新 본초학

本草學

신본초학

한의학은 수천 년간 우리의 역사와 같이 해왔지만 근세기 양의학의 발달로 침체하고 있는 것은 부정할 수 없다. 많은 사람들은 의학의 패러다임에 변화가 있다고 인식하고 있지만 그것은 섣부른 판단일 수 있다. 도리어 많은 서구의 선진국에서는 동양의 전통의학이나 건강법을 연구하는 사람들이 늘어가는 추세이다.

정작 우리는 서구의 과학이라는 미명 아래 우리의 우수한 한 문화를 과소평가하고 있는 것은 아닌지 모르겠다. 많은 사람들은 한약 먹으면 죽는 줄로 인식하고 있는 작금의 실태가 실로 안타깝기 그지없다. 수천 년을 이어온 전통의학을 최근 몇 십년 사이에 사람 죽이는 학문으로 전락시킨 것은 선조들이 물려준 전통학문을 부정하는 것이고, 또한 전통의료업에 종사하는 사람들을 살인자로 치부하는 것이다.

전통이라고 다 좋은 것은 아니지만, 우리가 폄하하고, 등한시하는 것을 외국에서는 배우고 있는 것이 참으로 아이러니컬하다. 더 안타까운 것은 고금을 막론하고, 한의학의 근간(根幹)이 중국의 테두리를 벗어나지 못했다는 것이다. 겉은 한의학(韓醫學)으로 포장하려고 노력하지만 속을 들여다보면 고대 중의학(中醫學)과 거의 유사하다. 그러나 지금 중국은 이미 수십 년 전부터 중·서의(中·西醫) 결합을 통하여 거듭나고 있다. 중·서의 결합은 단순히 진단은 양의학, 처방은 한약을 의미하는 것이 아니고, 고대의 본초학 이론과 현대약리학적인 이론을 결합해서 처방한다.

한국에서는 아직도 감초를 '약방의 감초'라 해서 대부분의 처방에 많이 사용하는데, 중국이나 다른 나라에서는 사용용량을 많이 줄였고, 또한 갈근을 과거에는 감기약이나 위장약으로 대부분 사용했지만 지금은 중풍 치료약으로 많이 사용되고 있다. 상기의 두 가지만 보더라도 과거의 이론과는 확연하게 다르다고 볼 수 있다.

고대적인 것이 다 틀린다고도 볼 수 없지만 다 맞다고도 볼 수 없다. 고대 과학의 한계성을 인정해야 하는데도 불구하고 아직도 고대 것만 고집한다면 오류를 범할 수 있다.

아직도 고대서적만 믿고 생약을 사용하는 사람들이 많이 있는 것 같다. 전 세계에서는 이미 금지되어가는 약을 사용하는 것은 무슨 오만인지 모르겠다. 지금 한국의 전통의학계는 동의보감과 사상의학이라는 카테고리의 딜레마에 빠져 있는 것 같다. 동의보감을 시대적으로 본다면 정리가 잘된 책인 것은 분명하고, 사상의학 또한 새로운 분야를 창조한 것은 맞다. 그러나 이제 우리는 동의보감과 사상의학의 울타리에서 벗어나야 한다. 현대 과학적으로 봤을 때 공감대를 형성하지 못하는 것을 무슨 보물인냥 안고 있으면 발전에 저해될 것으로 생각한다. 만약 두 가지 이론으로 모든 질병 치료가 가능하다면 다른 의학이 필요하지 않을 것이다. 현실이 그렇지 않은 것만 봐도 증명된 것이다.

의학은 유기체이다. 각종 생명과학 분야가 발전하듯이 전통의학도 진화해야 한다. 한국의 전통의학이 침체국면에 접어든 것은 세상의 변화와 국민의 눈높이에 적응하지 못해서 생긴 것이다.

다른 문화권에서는 사용하지 않는데도 질병치료에 전혀 장애가 되지 않는 고가 약재를 구태여 사용하는 것은 진료를 빙자한 강매 지나지 않는다. 이런 식으로는 국민들로부터 공감대를 형성할 수 없다. 이젠 변해야 한다. 진정한 온고지신(溫故知新)이란 과거에 머물러 있는 것이 아니라 과거의 것을 기초해서 앞으로 나가는 것이다.

우리가 선조들로부터 훌륭한 전통의학을 유산으로 물려받았듯이 우리도 후손을 위하여 물려 받은 것을 더 발전시켜 물려줄 의무가 있다. 그런데 지금 우리는 과연 그렇게 하고 있는지 의문이다. 우리의 역사가 문자로 기록된지도 수천 년이 지났지만 정말 우리 것이라 할 수 있는 의학서는 손꼽을 정도이고, 그것도 대부분이 중국책 짜집기 한 수준이다. 특히 근대에는 임상경험에 대해서 상세히 기록한 책은 거의 없는 것 같다. 그래서 진정으로 의학을 시술하기를 원하는 후학들에게 약간의 도움이라도 되었으면 하는 심정으로 그동안 모아온 자료와 경험을 바탕으로 이 책을 발간하게 되었다.

지금 미국이나 기타 서구의 여러 나라에서는 대체요법까지 의료영역으로 편입시켜 합법화를 추진하고 있다. 그러나 우리는 아직도 영역다툼에만 전념하고 있는 것을 보면 참으로 애석하다. 우리도 하루빨리 동·서의(東·西醫)가 융합되어 새로운 차원의 의학이 탄생하기를 기대해 본다.

필자가 어문학 전공이 아닌 관계로 번역이 매끄럽지 않은 부분이 많더라도 독자 제현께서는 감안해서 읽어주시기 바라고, 또한 열심히 한다고 했지만 여러 가지 부족한 면이 많을 것으로 생각되기에 많은 조언과 충언을 부탁하는 바이다.

항상 음으로 양으로 지원해주시는 부모님과 박봉에도 불구하고 가정을 알뜰히 꾸려가는 아내 황선애에게 감사의 마음을 전하고 싶다. 그리고 묵묵히 믿고 지켜봐주는 형제들에게도 사의(謝意)를 표하는 바이다.

끝으로 경제성없는 전공서적임에도 불구하고 자연과학의 발전을 위하여 출판해주신 한올출판사 사장님께 깊은 감사를 드린다.

2014년 1월
김용현

일러두기

이 책의 내용은 대부분이 중약학(中藥學), 중국 의학 논문, 인터넷(중국)에서 발췌한 것과 필자가 병원에 근무할 때 경험한 내용들을 결합해서 집필한 것임을 밝혀둔다. 한국에도 이런 책은 수권 있지만 대부분 발췌한 자료가 불분명한 것이 많고, 또한 임상에 관한 자료가 적어 후학들에게 도움이 될까 해서 저작하게 되었다.

이 책을 읽기 전에 아래의 사항을 참고한다면 도움이 될 것으로 생각한다.

첫째, 이 책의 본문은 약재개요, 약리연구, 임상응용, 사용용량, 주의사항으로 구분되어 있다. 약재개요는 중약학(中藥學), 본초학 책을 응용하였고, 대부분이 고대적인 내용이다. 약리연구는 한약을 동물 실험해서 얻은 결과이고, 임상응용은 병원에서 환자에게 실험해서 얻은 결과이다. 사용용량과 주의사항은 고대에 인식한 것과 현대적인 실험을 통해서 얻은 결과를 응용한 것이다.

둘째, 여기에 인용된 처방을 전문가가 아닌 자는 절대 함부로 모방하지 말기 바란다. 왜냐하면 논문의 저자는 처방의 약을 100% 밝히지 않았을 뿐만 아니라 또한 부작용을 처리할 수 있는 능력이나 시설이 없는 상태에서 함부로 사용하는 것은 위험할 수 있기 때문이다. 또한 전문가라도 안전성이 완벽하게 검증되지 않았으면 함부로 인체의 동·정맥 투여하지 말기 바란다. 단순히 약액이 청결하고, 구강투여로 무해하다고 해서 동·정맥주사를 할 수 있는 것은 아님을 인지하기 바란다.

셋째, 이 책에 수록된 내용은 대부분이 논문의 원문과 기타 자료를 그대로 번역한 것이다. 저자의 개인적인 경험일 수 있고, 의학계에서 보편적인 공감대를 가지고 있는 것은 아닐 수도 있다. 특히 처방한 약재의 용량은 한·중(韓·中)간에 차이가 있으므로 주의하기 바란다.

넷째, 주의사항에 유의하기 바란다. 약재의 부작용에 대해서 고금간에 인식 차이가 많을 수 있는데, 현대적인 인식이 더 안전적일 것으로 생각한다. 고대에 인식한 약재의 독성은 지극히 개인적인 감각에 의존해서 이루어졌다보니 현대 약리학에 비해 논리성과 정밀성이 많이 뒤떨어진다.

다섯째, 약리연구를 너무 신뢰하지 말기 바란다. 약리연구는 대부분이 동물실험에서 얻은 결과이다. 인체에 실험했을 때는 전혀 다른 결과가 나타날 수 있다는 것을 인지하기 바란다. 또한 임상응용이 있더라도 그 결과에 대해서 맹신하지 말기 바란다. 논문을 위한 논문이 많다보니 수치가 좀 과장된 경우가 허다하다.

나름대로 최선을 다했지만 미비한 점이 많을 것으로 생각한다. 한약을 연구하는 사람들에게 많은 도움이 되기를 바라고, 좋은 의견 있으면 지도편달을 부탁드리는 바이다.

03 사하약(瀉下藥)

07 온리약(溫裏藥)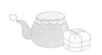

08 행기약(行氣藥)

13 화담 · 지해평천약(化痰 · 止咳平喘藥)

1) 화담약(化痰藥) ······ 565

2) 지해평천약(止咳平喘藥) ······ 608

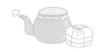

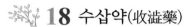 **18** 수삽약(收澁藥)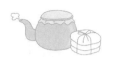

19 용토약(涌吐藥)

20 외용약 및 기타 약재

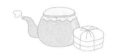

01

해표약(解表藥)

정의 신체표면에 들어온 사기(邪氣)를 발산(發散)시키고, 표증(表證)을 치료하는 약재를 해표약이
라 한다.

작용 매운 맛은 체표의 사기(邪氣)를 외부로 발산시켜 제거한다. 또한 거풍작용(祛風作用 _{바람을 없}
_{애는 작용})이 있어 폐기(肺氣)를 선발(宣發 _{발산시켜 통하게 함})시키고, 진(疹 _{피부에 돋아나는 것})의 투발
(透發 _{밖으로 돋아나게 함})시킨다. 일부 해표약들은 거습지통(祛濕止痛 _{습을 제거하고 통증을 없앰})의
효능이 있어 풍습(風濕)으로 인한 전신 통증에도 사용한다.

증상 각 장 참고

종류 신온(辛溫) 해표약, 신량(辛凉) 해표약

배합 풍한(風寒)으로 인한 표증에는 신온해표약을 사용하고, 풍열로 인한 표증에는 신량해표약
을 사용한다. 또한 정기가 허약해서 표증에 걸렸으면 체질에 따라 보양(補陽), 보기(補氣), 양
음(養陰) 등의 약을 배합한다. 그리고 온병(溫病)의 초기에는 신량 해표약에 청열해독약(淸
熱解毒藥)을 적당하게 배합한다.

주의 ① 과도하게 발한시키면 양기(陽氣)와 음액(陰液)이 손상되므로 주의한다.
② 고열이 장기간 지속되었으면 음액이 손상되었으므로 주의해야 한다.
③ 오래된 부스럼, 배뇨장애, 출혈 환자들에게는 외감표증(外感表症)이 있더라도 주의해서
   사용한다.
④ 계절과 지역의 특성에 따라 약량을 달리한다.
⑤ 일반적으로 본류의 약은 장시간 끓이지 않는다.

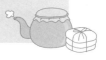

1) 신온해표약(辛溫解表藥)

작용 맛은 맵고 성질이 따뜻하기 때문에 거풍해표(祛風解表 바람과 표증을 없앰), 발표산한(發表散寒 표증과 한사를 없앰) 작용이 있다.

증상 일반적으로 오한, 발열, 기침, 천식, 무한(無汗), 두통, 신통(身痛), 설태박백(舌苔薄白), 맥부긴(脈浮緊) 등의 표실증(表實證), 혹은 수종, 창양(瘡瘍), 풍습비통(風濕痹痛) 등의 병증에 사용한다.

주의 강한 발한작용이 있기 때문에 신체허약자, 진액(津液) 부족자는 주의한다.

마황(麻黃)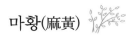

Ephedra sinica Stapf

약재개요

마황과에 속한 여러해살이 초본형태의 소관목식물인 초마황(草麻黃) 혹은 목적마황(目賊麻黃)과 중마황(中麻黃)의 지상부위의 줄기이다. 뿌리는 수삽약에 속한다. 성미(性味)는 신(辛), 미고(微苦), 온(溫)하고, 폐와 방광에 귀경하며, 발한해표(發汗解表 땀을 내서 표증을 없앰), 선폐평천지해(宣肺平喘止咳 폐기를 뚫어주고 천식과 기침을 멎게 함), 이뇨소종(利尿消腫 소변을 통하게 해서 부종을 없앰), 온통산한(溫通散寒 따뜻하게 해서 한사를 없앰)의 효능이 있어 오한, 발열, 두통, 신체통증, 코막힘, 기침, 천식 등의 증상에 사용한다.

약리연구

(1) 평천(平喘: 천식을 완화시킴) 작용

D-pseudoephedrine이 평천 작용의 유효 성분이고, 그 기전은 ① 아드레날린은 신경과 부신 수질에서 norepinephrine와 epinephrine의 방출을 촉진시키고, 간접적으로 아드레날린 작용을 발휘해서이고, ② D-pseudoephedrine의 화학구조식이 아드레날린과 유사하고, 기관지 평활근의 β-아드레날린 수용체와 직접적으로 결합하고, ③ 알러지 매개체의 방출을 억제하고, ④ β-아드레날린 수용체를 직접 흥분시켜 말초 혈관을 수축해서 기관지 점막의 부종을 경감시켜 천식의 발작과 예방에 효능이 있는 것으로 밝혀졌다.[1]

(2) 발한 작용

실험에서 마황의 휘발 성분은 발한 작용이 있었고, D-pseudoephedrine은 인체의 발한을 유발하지는 못하지만 인체가 더운 환경(예를 들어 이불을 덮고 있을 때)에 처했을 때 D-pseudoephedrine 50~60mg을 복용하면 복용하지 않는 것보다 발한이 빠르고 양이 많았다.[2]

(3) 해열 작용

마황의 휘발 성분을 인공적인 발열이 있는 토끼와 쥐에게 투여한 결과 해열 작용이 있었고, terpineol 성분이 최고 현저했다.[1],[2]

(4) 항균 작용

마황의 수전액을 체외에서 실험한 결과 포도구균, 탄저균, 이질균, 상한균, 대장균, 유행성감기균 등을 억제시키는 작용이 현저했다.[2]

(5) 위장관(胃腸管) 운동 억제 작용

마황의 D-pseudoephedrine 성분은 위장관의 평활근을 이완시켰고, 위장내 내용물이 십이지장으로 이동하는 것을 연장시켰다.[2]

(6) 이뇨, 축뇨(縮尿) 작용

마황은 이뇨 작용이 있는데 D-pseudoephedrine 성분이 현저하다. 이뇨 작용의 기전은 신장 혈관을 확장시켜 신혈류의 증가로 보는 견해가 있고, 다른 견해는 신소관의 Na의 재흡수를 차단하는 것으로 보고 있다. D-pseudoephedrine 성분은 방광 괄약근의 장력을 증가시키는데 이 작용으로 인해 소변횟수가 감소되어 소변이 농축된다.

(7) 혈압상승 작용

마황의 ephedrine 성분은 심박동수 증가, 심근 수축력 증가, 심박출량 증가, 혈관수축의 작용으로 혈압을 상승시키고, a, p-수용체의 흥분으로 수축기 혈압이 확장기 혈압보다 높고, 압력상승의 특징은 완만하면서 지속적이고, 반복적으로 사용하면 내성이 생긴다.[19]

(8) 중추신경 흥분 작용

마황의 ephedrine 성분은 대뇌피질과 피질하부의 중추를 흥분시켜 심리흥분, 불면증, 떨림증상을 출현시켰고, 수면제의 작용을 단축시켰고, 호흡중추, 혈관운동중추도 흥분시켰다.[19]

(9) 혈당에 미치는 영향

마황의 수용성(水溶性) 성분을 쥐의 복강에 투여한 결과 일시적으로 혈당이 상승하였으나 잠시 후 하강하였고, 마황의 다당류 A를 약물로 인해 혈당이 상승된 쥐의 복강에 투여한 결과 혈당이 현저하게 감소했다.

(10) 기 타

이외에 이담작용(利膽作用), 항알러지, 용혈작용, 요독증(尿毒症) 감소 작용이 있는 것으로 밝혀졌다.

약리연구

(1) 풍한해수(風寒咳嗽), 천식 치료

방 약 1 | 마황분, 백호초분을 7:3 비율로 배합한 고약(약 분말 0.1g 함유)을 따뜻하게 만들어 폐수혈(肺腧穴)에 도포한다. 이 방법으로 소아 해수 천식환자를 치료한 결과 88.6% 완치, 14.6% 호전 되었다.[3]

방 약 2 | 마황, 해백, 선태, 황금, 지용, 오매를 1.5:1.5:1.5:1:1:1 비율로 배합해서 액체로 제조하고, 매 10ml 약에 생리식염수 10ml를 첨가하고, 마스크를 통하여 20분간 흡입하는 방법으로 1일 3회 실시한다. 이 방법으로 60명을 치료한 결과 총 유효율은 95%였다.[4]

방 약 3 | 마황고(마황분, 호초분을 7:3으로 배합)를 마유(麻油)와 연단(鉛丹)으로 연제(煉劑)해서 고약을 만들고, 약이 따뜻할 때 폐수혈에 1일 1회 도포한다.(매 고약에 약 성분 0.1g 함유). 이 방법으로 소아 기관지천식 환자 320명을 치료한 결과 유효율은 94.1%였다.[5]

방 약 4 | 마황, 패모[가]10g, 빙탕(氷糖)30g, 백주(白酒)150ml(환자에 따라 술의 양을 조절한다). 약을 용기에 넣고 수전하고(눌지 않도록 저어준다), 여과한 후 1일 3회 투여한다. 이 방법으로 기침환자 302명에게 치료한 결과 269명이 유효한 효과가 있었다.[6]

(2) 알러지 치료

방 약 | 마황(炒)5g, 선태5g, 감초5g, 생대황, 황백, 오매, 판람근, 괴미[가]10g을 수전한 후 1일 1첩 투약하고, 7일을 치료 기간으로 한다. 이 방약으로 48명을 치료한 결과 1~2회의 치료 기간으로 완치 28명, 현저한 효과 12명, 효과 2명, 무효 6명이었다. 증상에 따라 마황을 가감(加減)한다. 풍한(風寒)에는 8~12g, 열증(熱症) 혹은 허증(虛症)에는 2~6g, 습(濕)이 많으면 6g을 사용한다.[7]

(3) 유뇨증 치료

방 약 1 | 마황, 익지인, 황기, 상표초, 감초를 일반 용량으로 사용한다. 체중과 나이에 따라 용량을 달리하고, 탕약으로 1일 1첩을 투약하고, 3~5세는 1첩에 마황을 4g 사용하고, 6~12세는 6g , 12세 이상은 9g을 사용한다. 이 방약으로 35명을 치료한 결과 1명을 제외하고 모두 효과가 있었다고 보고했다[8].

방 약 2 | 마황2할, 익지인1할, 육계1할의 분말3g을 식초에 개어 병(餠)을 만들어 배꼽에 붙인다. 36시간 후 제거하고, 6~12시간 경과 후 다시 붙인다. 3회 시술한 후 일주일에 1번씩 붙인다. 이 방법을 38명에게 시술하고 관찰한 결과 총 유효율은 86.9%였다[9].

방 약 3 | 마황42g, 오미자, 토사자^각28g, 익지인21g을 분말로 만들어 취침전에 투여한다. 이 방약으로 63명을 치료한 결과 한 명을 제외하고 모두 완치되었고, 3회 복용 후 완치자 5명, 7회 복용 후 완치자 27명, 11회 복용 후 완치자 17명, 14회 복용 후 완치자 16명으로 나타났다. 저자는 마황의 선통기기(宣通氣機 기를 통하게 함), 산발진액(散發津液 진액을 발산시킴), 조절수도(調節水道 체액의 통로를 조절함) 효과라고 본다.[10] 이외에 생마황을 냉수에 1시간 담가 두었다가 2번 수전한 후 수면 전에 투여한다. 이 방약을 1달간 복용시켰더니 유뇨증이 대부분 완치되었다는 보고가 있다. 사용량은 5~7세는 3g, 8~15세는 5g, 16세 이상는 16g이다.[11]

(4) 소아설사 치료

방 약 1 | 마황2~4g, 전호4~8g에 물 300ml를 붓고 수전한 후 설탕을 소량 가미(加味)해서 1일 동안 몇 회로 나누어 투여한다. 이 방법으로 138명을 치료한 결과 완치 126명(91.3%), 그 중 1첩 복용 후 완치자 52명, 2첩 후 완치자 72명, 3첩 후 완치자는 2명이었다. 저자는 마황은 선통폐기(宣通肺氣 폐를 통하게 함), 대장기기(大腸氣機 대장의 기) 조절이 가능하고, 습(濕)과 물을 분리하고, 소변을 통하게 하고, 대변의 수분을 제거시켜 설사를 멎게 한다고 인식했다.[12]

방 약 2 | 마황15g, 애엽15g에 적당량의 물을 붓고 수전한 후 약 찌꺼기를 싸서 배꼽을 찜질하고, 탕약으로 좌약을 한 결과 설사에 양호한 효과가 있었다고 보고했다.[13]

(5) 어린병(魚鱗病) 치료

방 약 | 어린탕 1호: 마황, 선태 등 배합. 어린탕 2호: 당귀, 지황 등 배합, 먼저 1호를 20일간 복용한 후 다시 2호를 160일간 투여한다. 6개월을 1회 치료기간으로 한다. 이 약으로 483명을 치료한 결과 총유효율이 93.17%이고, 5년간 관찰한 결과 재발율은 33.3%였다.[14]

(6) 분만 후 소변장애 치료

방 약 | 마황과 계지를 1:1비율로 배합해서 분말로 만든다. 분말 5g을 술로 개서 배꼽과 관원혈에 1일 1회 도포한다. 도이빙은 이 방법으로 300명을 치료한 결과 260명이 완치되었다고 보고했다.[15]

(7) 기능성 사정 불능증

방 약 | 수면전에 마황분말 3g을 배꼽에 놓은 뒤 사향장골 파스로 붙여둔다. 이 방법으로 62명에게 7일 동안 실시한 결과 모두 완치되었다.[16]

(8) 외상성 활낭염 치료

방 약 | 생마황120g, 마전자, 유향(법제), 몰약(법제), 생감초ᵃ90g의 분말을 바셀린 480g에 넣어 열로 용해시킨다. 환부에 약을 바르고 붕대 감아두었다가 3일마다 한 번씩 교환해 준다. 강조준은 이 약을 사용하여 외상성활낭염, 건초낭염, 건초염 23명을 치료한 결과 완치 16명(69.6%), 호전(26.1%) 6명, 무효 1명이었다고 보고했다. 이외에 튜마티스성 관절병변, 혈전 폐쇄성 맥관염, 다발성 관절염에 효능이 있는 것을 봐서 마황은 활혈거어(活血祛瘀 _{혈액을 맑게 하고 어혈을 없앰}) 작용이 있는 것으로 인식되며, 자궁탈수(脫垂)와 탈항에도 사용하고, 양위(陽痿)에도 효능이 있다고 보고한 것이 있다.[17]

(9) 양위(陽痿) 치료

방 약 | 마황, 마전자, 구기자, 토사자 등을 수전하여 투여한다. 보고에 의하면 이 방법으로 양위환자를 치료한 결과 양호한 효능이 있었다.[18]

(10) 풍수형(風水型) 수종 치료

방 약 | 생강, 석고, 백출 등을 배합하여 본 병을 치료한 보고가 있고, 근대에는 마황연교적소두탕(麻黃連翹赤小豆湯)으로 급성 신장염을 치료한 보고가 있다.[19]

(11) 신장염 치료

방 약 | 마황10g, 생석고30g, 생강3편, 자감초3g을 기본 처방으로 하고, 부종(浮腫)이 심하면 생강을 생강피10g으로, 자감초를 사상자, 지부자ᵃ20g으로 바꾸고, 소변에 단백질이 있으면 익모초30g을 배합하고, 혈뇨가 있으면 백모근30g, 소계10g을 첨가해서 1일 1첩, 5일을 치료기간으로 투여한다. 1~2회 치료 후 소변을 1회 검사하고, 복약시 짠 음

식과 기름진 음식을 피한다. 이 방법으로 급성 신장염 환자 42명을 치료한 결과 33명 완치, 6명 호전, 3명은 무효였다[20].

(12) 소화기 출혈 치료

방 약 | 마황5g, 백급20g, 황기30g, 당귀10g을 탕약으로 1일 1첩을 투여한다. 이 방약으로 11명을 치료한 결과 6명 현저한 개선, 4명 호전, 1명은 무효였다.[21]

사용용량

고대에는 2~9g 정도 사용했으나 현재 중국에서는 일반적으로 3g 이하 사용한다. 마황의 추출물을 쥐의 복강에 주사한 결과 LD_{50}은 650mg/kg이었고, 마황의 휘발성분을 쥐의 복강에 주사한 결과 LD_{50}은 1.35mg/kg이었다.

주의사항

마황의 다른 성분은 독성은 적으나 D-pseudoephedrine 성분은 독성이 있다. 쥐에게 실험한 결과 안구 돌출, 꼬리 감아 올리기, 자감(紫紺) 등이 출현하였고, 마황소(麻黃素)를 쥐의 복강에 주사한 결과 안구돌출, 안구내 출혈증상이 있었다. [1],[19]

중독초기에는 중추신경과 교감신경이 흥분상태가 되고, 불안, 신경과민, 두통, 어지러움, 불면증, 오심구토, 상복부 불편감, 발한, 혈압상승, 동공확대, 심계(心悸), 흉부통증 등이 출현했다. 심하면 배뇨장애, 시력모호, 쇼크, 혼미, 호흡곤란, 경련 등이 발생하고, 더 심하면 호흡부전, 심방세동으로 사망한다. 그리고 장기간 복용하면 중독된다.

이 약은 발한력(發汗力)이 강하기 때문에 자한(自汗), 도한(盜汗), 신폐허약(腎肺虛弱)으로 인한 천식, 기침 등에는 사용하지 않는다.

계지(桂枝)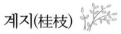
Cinnamomi Ramulus

약재개요

녹나무과(樟科)에 속한 상록수인 육계의 어린 가지이고, 봄에 가지를 잘라서 건조한 후 사용한다. 성미(性味)는 신(辛), 감(甘), 온(溫)하고, 심장, 폐, 방광에 귀경한다. 발한해표(發汗解表 땀을 나게 하고, 표증을 없앰), 온경통양(溫經通陽 경락을 따뜻하게 하고 양기를 통하게 함), 온조양기(溫助陽氣 양기를 도움)의 효능이 있어 두통, 발열, 오한, 관절통, 흉통, 심계(心悸), 수종 등의 병증에 사용한다.

약리연구

(1) 진정, 진통 작용

계지의 cinnamaldehyde 성분은 쥐의 활동을 감소시켰고, 쥐의 꼬리 압박자극 실험과 초산 복강투여로 인한 반응을 억제시키는 작용이 있었다.[14]

(2) 해열 작용

계지의 수전액, cinnamaldehyde 성분은 상한(傷寒), 부상한(副傷寒)으로 인한 쥐의 발열을 해열시켰고, 마황과 계지를 배합해서 쥐에게 투여한 결과 족부 한선(汗腺)에 흥분작용이 있었다.[14]

(3) 항 경련 작용

계지의 cinnamaldehyde 성분은 strychinin로 인한 강직성 경련과 사망시간을 연장시켰고, nicotin으로 인한 경련과 사망을 감소시켰으나 pentetrazol로 인한 경련에는 아무런 효능이 없었다.[13]

(4) 거담지해(祛痰止咳 가래를 없애 기침을 멎게 함) 작용

계피유(桂皮油)를 흡입시킨 결과 분비물에 희석되었고, 폐(肺)로 배출했다.[15]

(5) 혈관확장, 항-응혈(凝血) 작용

계피는 관상혈관과 사지혈관을 확장시켜 심장과 사지에 혈류를 증가시켰고, 혈액응고를 억제시키는 작용이 있었다.[16]

(6) 기타

이외에 건위(健胃), 이뇨, 항균 등의 작용이 있는 것으로 밝혀졌다.

(1) B형 간염 치료

방 약 | 계지, 육계, 건강, 백작약, 단삼, 대조, 감초 등으로 과립제를 만들어 1회 2봉(매 봉지 생약 12g 함유), 1일 2회 투약하고, 6개월을 1회 치료기간으로 한다. 북경 제2 전염병 병원에서 이 약을 증상이 없는 B형 간염 보균자(HBsAg양성)환자 56명을 치료한 결과 음성 14명, 호전 10명, 무효 16명이었다. DNA~P 양성자 54명 중 음성으로 전환자 26명, 호전 15명, 무효 13명으로 밝혀졌다.[1]

(2) 저혈압 치료

방 약 | 계지, 감초, 부자(장시간 수전)[각]15g을 1일 1첩 투여한다. 4~14첩 복용후 혈압이 정상이거나 정상에 접근하면 다시 10여 첩을 투여한다. 이 방약으로 39명을 치료한 결과 28명이 현저한 효과가 있었다.[2] 이외에 100명에게 계지, 육계, 맥문동, 감초를 온수에 우려 복용시킨 결과 양호한 효능이 있었다는 보고가 있다.[3]

(3) 동부전 증후군 치료

방 약 | 계지, 감초[각]10g, 강활6g, 몰약, 유향[각]5g을 수전하여 1일 동안 투여한다. 치료기간이 최 단시간인 자는 1주일, 최 장시간인 자는 2개월이었다. 이 방약으로 20명을 치료한 결과 14명 완치, 3명 호전, 3명은 무효였다.[4]

(3) 동상 치료

방 약 | 2000ml 물에 식염15g을 용해한 후 계지, 도인, 생강을 넣고 수전한 다음, 다시 소금 45g을 넣고 용해 후 적정온도에 환부를 약액에 30분간 담가 둔다. 이 방법으로 약 1000명에게 매일 저녁 1회, 연속 4일간 실시한 결과 모두 완치되었다.[5]

(4) 신경성 피부염 치료

방 약 | 계지, 금은화[각]30g, 지각15g에 물 1500ml 넣고 5분간 수전한 후 찌꺼기를 버리고, 적당한 온도에 환부를 씻어주고(1일 1회), 15~20일간 실시한다.[6] 이 방법으로 18명을 치료한 결과 완치 13명, 호전 2명, 무효 3명이었다.

(5) 족부선창(진균성 피부염) 치료

방 약 | 계지, 방풍^각30g, 지각10g에 적당양의 물을 넣고 10분간 수전한 후 환부를 씻어주고, 1일 7~10회 실시한다. 이 방법으로 46명을 치료한 결과 완치 42명, 4명이 무효였다.[7]

(6) 소아 ADHD 치료

방 약 | 계지탕을 이용하여 30명의 소아 ADHD 환자를 치료한 결과 93.3%가 호전되었다는 보고가 있다.[8]

(7) 소아 장기간 기침 치료

방 약 | 계지6~15g, 생백작약6~10g, 감초3g, 생반하5g, 생강6~10g, 대조3개, 산사근30g, 큰오매1개를 탕제하여 장기간 기침하는 소아 100명을 치료한 결과 대부분 호전했다.[9]

(8) 소아 유뇨증 치료

방 약 1 | 계지 분말을 식초에 반죽하여 병(餠)처럼 만들어 둔다. 먼저 배꼽을 뜨거운 물로 찜질한 후 상기의 약을 배꼽에 붙이고 붕대로 감아두었다가 익일 아침에 제거한다. 이 방법으로 32명을 치료 결과 총 유효율이 90%였다.[10]

방 약 2 | 오령산(계지, 저령, 택사^각12g, 백출12g, 복령20g, 인삼6g)을 탕액으로 만들어 기침시 배뇨하는 환자 14명에게 복용시킨 결과 4~20일내 모두 완치했다.[3]

(9) 협심증 치료

방 약 | 계지50g, 신이3g을 약한 불로 2회 수전하고, 1회 수전시 물을 200ml 붓는다. 약을 여과한 후 38도의 주정을 한방울 첨가해서 5ml주사기에 넣고 냉장 보관하다가 발작시 코로 6~10방울 주입한다. 이 방법으로 수많은 협심증환자에게 실험한 결과 15분 이내 대부분 통증이 완화되었다고 보고했다[11].

(10) 충수염 치료

방 약 | 계지탕에 광목향, 광진피를 가감한 후 충수염환자 64명에게 복용시킨 결과 62명이 현저한 효과가 있었고, 호전 1명, 무효 1명이었다고 보고했다. 환자들의 복용량은 평균 6첩이었고, 백혈구도 24시간 이내 정상으로 회복했다고 보고했다.[3]

(11) 백혈구 감소증 치료[3]

방 약 | 계지탕에 교고람(絞股藍), 황정(법제), 호장, 감초를 가감하여 탕액으로 30첩을 투여한다. 이 방약으로 35명을 치료한 결과 완치 25명(71.43%), 호전 9명(25.71%), 무효 1명(2.86%)으로 나타났다. 다른 보고에 의하면 계지 12g을 탕약으로 투약해서 생리과

다로 인한 심계증상이 있는 부녀를 치료한 결과 양호한 효과가 있었으며, 계지 12g, 감초(炒)8g, 석창포 4g으로 돌발성 이농(耳聾)환자를 치료한 결과 양호한 효능이 있었고, 류마티스 관절염(계지, 마황, 방풍, 부자 등 배합), 류마티스성 심장병(계지, 마황, 택사, 황기 등 배합), 소화성궤양(계지, 건강, 백지 등과 배합), 안면신경마비(방풍, 적작약 등과 배합) 등의 병증에도 효능이 있다고 보고했다.[3]

사용용량

일반적으로는 3~9g 사용하나 특수한 경우에는 15~30g까지 사용한다.

주의사항

LD$_{50}$에서 약의 독성이 주야(晝夜)로 현저하게 다르게 출현했고, 열증(熱症)에는 주의해서 사용한다[13]. 계지는 맵고 따뜻하여 열(熱)을 발생시키고 쉽게 음(陰)을 손상시키므로 온열병, 음허화왕(陰虛火旺 음액이 부족하여 열이 많이 발생함), 혈열망동(血熱妄動 혈액에 열이 있어 순환이 증가됨) 등에는 금하고, 임신부와 생리과다에는 주의한다.

자소엽(紫蘇葉)

Perilla frutescens(L.)Britt

약재개요

꿀풀과(脣形科)의 1년생 초본식물인 자소의 잎이다. 성미(性味)는 신(辛), 온(溫)하고, 폐와 비장에 귀경한다. 발표산한(發表散寒 표증을 발산시키고, 한사를 없앰), 행기관중(行氣寬中 기를 돌려주고 비위를 통하게 함), 해어해독(解魚蟹毒 생선이나 게로 인한 식중독을 없앰)의 효능이 있어 오한발열, 두통, 코막힘, 기침, 가슴답답함, 구토 등의 병증에 사용한다.

약리연구

(1) 해열 작용

수전액이나 추출물을 Typhoid로 인한 발열이 있는 토끼에게 경구 복용시킨 결과 경미한 해열작용이 있었다.[7]

(2) 항균 작용

자소의 수전액은 포두구균을 억제하는 작용이 있었고, 추출물은 진균을 억제하는 작용이 있었는데 유효성분은 perillaldehyde이다.[7]

(3) 혈액 응고 작용

자소의 수전액은 토끼의 혈액응고시간, 혈장K 회복시간, 응혈효소의 시간을 단축시켰다. 이것은 내원(內原)적인 응혈(凝血)계통에 촉진작용이 있고, 외원(外原)적인 응혈에는 효능이 없는 것을 말한다.[8]

(4) 장(腸)운동 촉진

자소엽에서 추출한 Perllaketone 성분은 쥐의 장(腸)운동을 촉진시켰다. 이것은 장(腸) 괄약근을 자극해서 유발된 것이다.[9]

(5) 항–방사선 작용

소엽은 방사선으로 인한 피부손상을 보호하는 작용이 있었고, 자소분말에서 추출한 유제(油劑)는 anti-oxidation 작용이 있었다.[10]

(6) 항–구토 작용

자소 수전액이나 휘발 성분은 동물 실험에서 구토를 현저하게 억제시켰다. 효과는 백소(白蘇)와 동일했다.[11]

(7) 면역작용에 미치는 영향

자소엽의 ether 추출물은 비장세포의 면역을 증강시키는 작용이 있었고, 에탄올 추출물과 perillaldehyde 성분은 면역을 억제시키는 작용이 있었다.[12]

(8) 기 타

이외에 지해(止咳), 거담(祛痰), 평천(平喘 천식을 완화시킴), 항염, 항암 작용이 있는 것으로 밝혀졌다.

임상응용

(1) 풍열(風熱) 감기 치료

방 약 | 자소, 형개^각1500g, 대청엽, 압척초(鴨跖草), 사계청(四季靑)^각3000g에 물25000ml를 넣

고 수전하여 농축한다(매 ml당 약성분 함유량은 4g). 1일 3~4회, 1회 40ml씩 투약, 증상이 심한 자는 3~4시간마다 1회 투여한다. 이 약으로 풍열(風熱)감기 환자 100명을 치료한 결과 현저한 효과 48명, 유효 44명, 무효가 8명으로 나타났다.[2]

(2) 회충병 치료

방 약 | 생자소씨 분말50~70g(성인, 소아 20~50g)을 1일 2~3회, 3일 연속 투여한다. 이 약을 회충병 환자 100명에게 복용시킨 결과 92명이 회충을 배출했다.[3]

(3) 만성 신부전(腎不全) 치료

방 약 | 소엽30g, 황연5g, 반하12g, 단삼15g, 복령15g, 옥수수수염30g을 1일 1첩, 1일 2회 투여한다. 이 방약을 가감(加減)하여 25명을 결과 현저한 효과 8명, 유효 4명, 무효 13명이었다.[4]

(4) 만성 기관지염 치료

방 약 | 건조한 자소잎, 건강(10:1)으로 25%의 약액을 만들어 1일 2회, 1회 100ml씩 투약하고, 10일을 1회 치료기간으로 한다. 이 방약으로 552명을 치료한 결과 4회 치료 후 증상이 대부분 억제 된 자는 62명, 현저한 효과 150명, 호전 213명, 무효 127명이었다. 이외에 자소가 혈당을 높이는 작용이 있는 것으로 밝혀졌다.[5]

사용용량

자소는 독성이 있어 민감하게 자극하고, 자소 추물물 10mg/kg을 산양(山羊)에게 정맥주사한 결과 사망했다.[6]

주의사항

자소의 방향물질(β-caryophyllene)을 쥐의 위장에 투여한 결과 LD_{50}은 1.95mg/kg이었고, 사지와 하악이 불수(不隨)되었고, 순환부전으로 사망했다. α-pinene 성분은 피진(皮疹), 협조운동 상실, 혼미, 헛소리, 위장 자극증상이 발현하였고, 흡수시 심계, 신경장애, 흉통, 기관지염, 신장염 등이 발생했다. 열병이 있거나 표허기약(表虛氣弱)자는 주의한다.

생강(生薑)
Zingiberis Rhizoma Recens

강(薑)과에 속한 여러해살이 초본식물인 생강의 뿌리이다. 즙을 내면 생강즙이라 하고, 껍질은 생강피이고, 외숙(煨熟)하면 외강(煨姜)이라 한다. 성미(性味)는 신(辛), 온(溫)하고, 폐와 비장에 귀경한다. 발한해표(發汗解表 땀을 내고 표증을 없앰), 온중지구(溫中止嘔 비위를 따뜻하게 해서 구역질을 없앰), 난폐지해(暖肺止咳 폐를 따뜻하게 해서 기침을 멎게 함)의 효능이 있어 구토, 기침, 오한발열, 두통, 코막힘 등의 병증에 사용한다.

약리연구

(1) 항-궤양 작용

생강의 Zingiberene 성분은 위장 점막세포를 보호하는 작용이 있었고, 수전액은 개의 위산과 위액을 분비시켰고, 염산성과 자극성의 위점막 손상을 현저하게 억제시켰다.[11]

(2) 항-구토 작용

생강 추출물은 말초성 구토제로 인한 개의 구토를 억제시켰다.[12]

(3) 위액분비에 미치는 영향

10%의 생강 수전액을 위장의 유문을 묶은 쥐에게 투여한 결과 위액분비, 위액산도, 총 산(酸)배출량이 현저하게 증가했다.[13]

(4) 소화효소에 미치는 영향

생강은 펩신작용을 감소시키고, 지방분해효소를 증가시키고, 췌장효소를 현저하게 억제시키고, 식물이나 미생물의 전분효소와 타액전분효소도 억제시켰다.[14]

(5) 이담보간(利膽補肝 담즙을 잘 통하게 하고, 간을 보함) 작용

생강의 아세톤 추출물은 이담작용(利膽作用)이 있었고, 생강페놀, 생강 에탄올은 carbon tetrachlorid로 인한 간 손상에 용량 의존성으로 억제작용이 있었다.[15]

(6) 호흡에 미치는 영향

주정(酒精)으로 추출한 생강은 마취된 고양이의 혈관운동중추, 호흡중추를 흥분시켰고, 직접 심장을 흥분시켰다. 생강주정은 심장수축력을 증강시키고, 심장수축의 지속시간을 연장시켰다.[16]

(7) 진정, 최면, 항-경련 작용

생강유(生薑油)는 쥐의 활동을 현저하게 감소시키고, 바비탈의 수면시간을 연장시켰으며, pentetrazole로 인한 경련에 대항했다.[17]

(8) 기 타

생강은 이외에 혈지질 감소, anti-oxidation, 해열, 진통, 항-염증, 항-알러지 등의 작용이 있는 것으로 밝혀졌다.

임상응용

(1) 이질 치료

방 약 | 생강46g, 홍탕(紅糖)31g을 갈아서 죽(粥)처럼 만들어 1일 3회 투약하고, 7일을 1회 치료기간으로 한다. 임극공은 이 약을 이용하여 급성세균성 이질 환자 50명을 치료한 결과 완치율이 70%, 호전율 30%였고, 이 약 복용 후 복통, 이급후중(裏急後重)증상이 소실되는 시간은 평균 5.16일과 5.14일 이었다. 대장경으로 검사하고, 균을 배양한 결과 음성으로 변한 시간은 4.58일과 3.6일이었다고 밝혔다.

(2) 여성 완고성 심실성(心室性) 부정맥 치료

방 약 | 생강100g, 당귀60g, 대추10개, 양고기500g. 재료를 사기그릇에 넣고 약한 불로 죽처럼 끓여 국물과 찌꺼기를 3회로 나누어 1일동안 투여한다. 3일을 1회 치료기간으로 하고, 음허(陰虛)로 열이 많으면 복용을 금한다. 이 방약으로 30명을 치료한 결과 28명은 현저한 효능이 있었고, 2명은 무효였다.[1]

(3) 유문폐쇄 치료

방 약 | 생강사심탕: 생강25g, 적감초15g, 인삼10g(혹은 당삼20g), 건강, 황연, 황금^각10g, 반하12g, 대추20g을 끓여 6시간마다 1/4씩 투여한다. 증상이 중(重)한 자는 매 1~2시간

마다 투여한다. 이 방약으로 52명을 치료한 결과 2~5첩 복용 후 호전자 30.8%, 6~8첩 복용 후 호전자 30.8%, 11~15첩 복용 후 호전자 25%, 16~20첩 복용 후 호전자 15.4% 였다.[2]

(4) 노인 완고성(頑固性) 딸꾹질 치료

방 약 | 생강(껍질 제거)100g을 즙을 내서 뜨거운 물100ml에 혼합한 후 식힌다. 온도가 35도 쯤 되었을 시 꿀 20ml 첨가해서 1번에 투약하고, 1일 1회 투여한다. 이 방법으로 15명 을 치료한 결과 1~11회 복용 후 모두 완치되었다.[6]

(5) 심한 구토 치료

방 약 | 생강30~50g의 즙을 냉수에 혼합해서 투여한다. 효과가 없을 시 재차 복용하면 대부 분 멈춘다.[7]

(6) 기침·천식 치료

방 약 | 생강(계란 반크기, 껍질 제거)을 분쇄한 후 계란과 혼합한 뒤 식용유에 넣고 색깔이 노랗게 될 때까지 초(炒)해서 따뜻할 때 투여한다. 아침에 1회 투약하고, 7회를 1회 치료기 간으로 한다.[8]

사용용량

일반적으로 3~12g 사용하고, 법제한 것은 1.5~6g, 생강껍질은 1~4.5g 사용한다. 생강기름을 쥐의 복강에 주사한 결과 LD_{50}은 1.23ml/kg이었고, 위장 투여의 LD_{50}은 3.45ml/kg이었다. 쥐가 사망하기 전에 활동감소, 운동실조, 근육이완 등의 증상이 있었고, 호흡마비로 사망했다. 신선한 생강주사액을 쥐의 정맥에 인간에게 사용하는 안전범위의 625배를 사용한 결과(근육주사는 1회 2ml 사용) 자극성이 없었고, 용혈실험에서는 음성이었다.

주의사항

대량으로 사용한 후 급성 신장염이 유발했다는 보고가 있다. 생강은 맵고 따뜻하여 음허화왕(陰虛火旺 음액이 부족하여 열이 많이 발생함)으로 인한 기침, 각혈과 열병(熱病)에는 복용을 금한다.

형개(荊芥)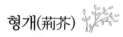

Schizonepeta tenuifolia Briq

약재개요

꿀풀과(脣形科)에 속한 한해살이 초본식물인 형개의 지상부분이다. 성미(性味)는 신(辛), 미온(微溫)하고, 폐와 비장에 귀경한다. 거풍해표(祛風解表 바람과 표증을 없앰), 투진소창(透疹消瘡 피진을 돋게 하고 부스럼을 없앰), 지혈(止血)의 효능이 있어 두통, 발열, 오한, 창양(瘡瘍), 비강출혈, 변혈, 자궁출혈 등의 병증에 사용한다.

약리연구

(1) **항균 작용:** 체외실험에서 황색 포도구균, 디프테리아균, 티푸스균, 이질간균, 녹농균 등을 억제하는 작용이 있는 것으로 밝혀졌다.[1]

(2) **해열 작용:** 티푸스균에 감염된 토끼에게 형개추출물을 투약한 결과 체온이 하강했다.[2]

(3) **지혈 작용:** 생형개는 지혈작용이 없고, 형개탄은 출혈시간을 단축시켰다. 실험에서 나타난 것은 형개가 체내에서 응혈물질을 촉진시키고, 용혈을 억제시키는 작용이 있는 것으로 밝혀졌다. 그리고 체외에서 응집을 촉진시켰고, 약 농도가 5mg/ml였을 시 혈소판 체외 응집이 억제되었다.[3]

(4) **평활근에 미치는 영향:** 소량에서는 평활근을 흥분시켰고, 대량에서는 억제시키는 작용이 있었다.[4]

(5) **평천거담**(平喘祛痰 천식을 완화시키고, 가래를 없앰) **작용:** 형개유는 천식을 감소시키고, 거담작용이 있는 것으로 밝혀졌다.

사용용량

일반적으로 3~9g을 사용하고, 산후 출혈과다로 머리가 어지러울시 30g 사용한다. 형개 주사액을 쥐의 복부에 주사한 결과 LD_{50}은 30046±76.5mg/kg였다.[5]

주의사항

형개를 복용한 후 과민반응을 유발한 보고가 있고, 증상으로는 가슴답답함, 상복부 불편감, 복통, 오심구토, 피부가려움, 어혈, 피진(皮疹) 등이 있다.

방풍(防風)

Saposhnikovia divaricata

약재개요

산형과(傘形科)에 속한 여러해살이 초본식물인 방풍의 뿌리이다. 성미(性味)는 신(辛), 감(甘), 미온(微溫)하고, 방광, 간, 비장에 귀경한다. 거풍해표(祛風解表 ^{바람과 표증을 없앰}), 해경지통(解痙止痛 ^{경련과 통증을 제거함}), 제습(除濕)의 효능이 있어 두통, 신통(身痛), 오한, 관절통증, 사지경련, 파상풍 등의 병증에 사용한다.

약리연구

(1) 진정 작용

방풍수전액 40g/kg을 쥐에게 투여한 결과 수면에 든 쥐가 현저하게 증가하였고, 쥐의 활동이 현저하게 감소했다.[4]

(2) 진통 작용

주정(酒精)으로 추출한 50%방풍액을 쥐에게 투여하고 전기자극한 결과 통증을 견디는 역치가 현저하게 증가하였고, 피하주사에도 효능이 있었다.

(3) 비특이성 면역능력 향상[4]

약리실험에서 방풍 수전액은 정성적인 쥐 복강 대식세포의 기능을 현저하게 증강시켰다.

(4) 기 타

이외에 해열, 항균, 항염증, 항경련 등의 작용이 있었다.

임상응용

(1) 기관지천식 치료

방 약│ 방풍, 은시호, 오미자, 오매^각12g을 1일 1첩씩 알러지 환자 48명에게 복용시킨 결과 31명은 현저한 효과가 있었고, 14명은 호전 되었으며, 3명은 무효였다. 총 유효율은 93.6%였다.[1]

(2) 관절통 치료

방 약 │ 방풍, 우슬, 계지를 상용용량으로 배합하여 주사액을 만들어 매 혈자리에 0.5~1ml를 1일 1회 주사하고, 5~7일을 1회 치료기간으로 시술한다. 이 방법으로 만성요통, 사지 통증 환자 336명을 치료한 결과 완치 134명, 현저한 효과 92명, 호전 97명, 무효 13명으로 나타났다.[2]

(3) 주사비(酒齄鼻) 치료

방 약 │ 방풍, 산치자, 지각, 천궁, 황금, 연교, 백지, 길경각9g, 형개, 황연, 감초각6g을 3일에 1첩을 투약하고, 대풍자(大楓子), 수은, 행인 등으로 만든 고약을 1일 1회 환부에 도포한다.

사용용량

쥐의 위장에 투여한 결과 LD_{50}은 213.8±25.4g이었다.

주의사항

음허화동(陰虛火動 음액의 부족으로 열이 발생함)의 두통에는 금하고, 부자와 배합하여 사용 시 부자의 독성이 감소되고, 황기와 배합하면 황기의 효능이 증강된다고 한다[3]. 소수의 환자는 피부에 과민성 반응이 나타났다. 표허자한(表虛自汗), 음허발열(陰虛發熱)에는 사용하지 않는다.

강활(羌活)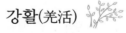
Notopterygium incisum Ting

약재개요

산형과(傘形科)에 속한 여러해살이 초본식물인 강활 및 동속식물인 관엽강활 혹은 천강활의 뿌리이다. 성미(性味)는 신(辛), 고(苦), 온(溫)하고, 방광, 위장에 귀경한다. 발표산한(發表散寒 표증과 한사를 없앰), 거풍제습(祛風除濕 바람과 습사를 없앰), 진통의 효능이 있어 오한, 발열, 두통, 신통(身痛), 관절통, 어깨·허리 등 상반신의 통증에 사용한다.

약리연구

(1) **해열 작용:** 강활유는 쥐 실험에서 체온을 현저하게 강하시켰다.[1]

(2) **항염증 작용:** 강활유는 쥐 실험에서 귀와 복부의 염증을 현저하게 억제시켰다.[1]

(3) **진통 작용:** 쥐에게 강활유를 복용시킨 후 복부에 초산을 주입하여 경련을 일으키는 수를 비교한 결과 강활유를 투여한 쥐가 현저하게 낮았으며, 열자극을 한 결과 통증역치가 연장되었으므로 현저한 진통작용이 있는 것으로 볼 수 있다.[1]

(4) **항-심율 이상:** 강활의 수용액은 실험용 토끼의 심율이상을 현저하게 단축시켰으며, 오두(烏頭)중독으로 인한 심율이상의 발생을 연장시켰다.[2]

(5) **항-심근경색:** 강활유는 뇌하수체로 인한 급성 심근경색을 억제시켰는데 그것은 관상동맥을 확장시킨 것으로 보이고, 혈류량을 증가시킨 결과라고 추정한다. 그리고 강활유는 심근의 혈류량을 증가시켜 심근의 허혈을 개선시켰다.[3],[4]

(6) **항-쇼크:** 50%농도의 추출액 0.5ml를 연속적으로 쥐의 위장에 12번 주입한 결과 현저하게 쇼크를 예방하였으나 100%농도의 추출액을 주입한 결과 항-쇼크 반응이 없었다.

임상응용

(1) **항-RA 관절통:** 독활, 천궁, 우슬, 모과, 오공 등을 배합하여 RA환자에게 투여한 결과 효과가 있었다.[5]

(2) **완고성(頑固性) 두통:** 천궁, 황금, 황연, 방풍 등을 배합하여 완고성 두통을 치료한 결과 양호한 효과가 있었다.[6]

(3) **신부전:** 마황, 계지, 세신, 창출, 홍화 등을 배합하여 만성 신장염 환자에게 약욕을 시킨 결과 전신 발한(發汗)으로 부종이 감소되었다.[7]

사용용량

강활의 휘발 성분을 쥐의 위장에 주입한 결과 7일내에 사망하지 않았고, LD_{50}은 $6.64\pm0.87ml/kg$이었다.[9]. 2%의 강활주사액 10ml/kg(임상 사용 용량의 125배)을 토끼의 정맥에 1회에 주사한 결과 특이한 이상 반응이 발견되지 않았다.

주의사항

일반적으로 혈허성(血虛性) 경련이나 음허화왕(陰虛火旺 ^{음액이 부족하여 열이 많이 발생}) 증상에는
주의하고, 풍(風)이 없는 두통에는 복용하지 않는다.

창이자(蒼耳子)

Xanthium sibiricum Par.et Widd

약재개요

국과(菊科)에 속한 한해살이 초본식물인 창이 열매이다. 성미(性味)는 신(辛), 고(苦), 온(溫)
하고, 독이 있으며, 폐에 귀경한다. 통비강(通鼻腔), 거풍습(祛風濕), 지통(止痛)의 효능이 있어
두통, 비염, 축농증, 사지경련, 관절통 등의 병증에 사용한다.

약리연구

(1) 호흡흥분, 혈압강하

창이자 주사약을 마취된 토끼, 개에게 투여한 결과 혈압이 강하하였고, 호흡의 폭과 빈도가
증가했다. 정상인 토끼에게도 호흡흥분과 혈압하강작용이 있었다.[6]

(2) 심장억제 작용

체외에서 쥐의 심장을 단시간 동안 억제시키는 작용이 있었다.[6]

(3) 진해(鎭咳) 작용

창이자 수전액을 쥐의 위장에 투여한 결과 암모니아수나 SO_2로 인한 기침을 억제시키는 작
용이 있었다.[6]

(4) 혈당감소 작용

창이자는 정상적인 동물의 혈당을 감소시켰으나 Alloxan monohydrate로 상승된 혈당은 감
소시키지 못했다.[7]

(5) 항-바이러스 작용

생약 0.5g/ml의 창이자추출액을 1:5 희석할 시에는 포진바이러스(疱疹)를 완전히 억제시켰고, 1:10 희석 시는 100TCID$_{50}$포진바이러스 성장을 억제시켰다.[8]

(6) 항-산화 작용

창이자는 쥐의 지질산화를 감소시켰고, 심장 과산화 지질을 감소시켰다.[9]

(7) 기타

이외에 항균, 면역억제, 항염, 진통 등의 작용이 있는 것으로 밝혀졌다.

임상응용

(1) 만성비염 치료

방 약 1 │ 창이자9g, 황기20g, 백출10g, 방풍, 신이^{각}6g, 자감초5g을 기본 처방으로 하고, 두통자는 백지5g, 만형자9g을 첨가해서 1일 1첩을 탕약으로 투여한다. 이 방약으로 130명을 치료한 결과 47명 완치, 65명 호전, 18명 무효였다.[10]

방 약 2 │ 창이자, 신이화, 황금^{각}1000g, 청대250g으로 비강 점입액을 만들어 1일3회, 1회 3~4방울을 투입한다. 이 방법으로 1194명(단순비염, 비대성비염, 변태성비염 등)을 치료한 결과 총 유효율이 83.8%였다.[11]

(2) 이질 치료

방 약 │ 신선한 창이자 100g을 분쇄해서 15분간 수전한 후 계란 2개를 약액에 풀어서 이질 발생 직전에 투여한다. 이 방법으로 24명을 치료한 결과 21명 완치였고, 그중 3명이 재발하였는데 다시 2첩 복용 후 완치되었다.[12]

(3) 치통 치료

방 약 1 │ 창이자6g을 황색이 될 때까지 초(炒)한 후 껍질을 벗기고, 종자를 분말로 만들고, 계란 1개 넣고 볶는다(기름, 소금 미사용). 1일 1회 투약하고, 연속해서 3회 투여한다. 형비는 이 방법으로 치통환자 50명을 치료한 결과 48명은 1회 통증이 중지되었고, 3회에 완치 되었으며, 2명은 효능이 없었다고 밝혔다.

방 약 2 │ 창이자, 현삼^{각}15g의 탕약으로 치통환자를 치료한 결과 양호한 효과가 있었다고 보고했다.[13]

(4) 신경성 피부염 치료

방 약 │ 창이자15~24g, 방풍9~12g, 오보사, 당귀, 적작약, 백질려^각9~15g, 목단피9g 등을 온수에 1시간동안 담가 두었다가 약한 불로 각 30분간 재탕, 삼탕으로 수전하여 약액을 350~400ml 추출한 다음 2~3등분으로 나누어 1일 동안 투여한다. 이 약으로 26명을 치료한 결과 14명 완치, 5명 현저한 효과, 7명은 무효였다. 일반적으로 20첩 복용 후 증상이 억제되었다.[1]

(5) 요퇴부(腰腿部) 통증 치료

방 약 │ 30%창이자 주사약을 만들어 통증부위에 2~4ml를 격일제로 주사하고, 10회를 1회 치료기간으로 한다. 이 방법으로 163명(요부 염좌, 요부근육 과로, 좌골신경통, 비대성 요추염)을 시술한 결과 유효율이 89%였고, 일반적으로 3~5차 시술한 후 현저한 효과 있었으며, 급성 요부염좌와 요부근육 노손(勞損) 환자에게는 비교적 좋은 효과가 있었다.[14]

(6) 풍한습비(風寒濕痺) 치료

방 약 │ 여름에 신선한 창이자 줄기와 잎을 채취하여 씻은 후 수분을 제거하고 분쇄하여 니(泥) 만든다. 이를 비닐위에 얇게 펴서 환부에 붙이고 붕대로 감은 후 3시간 정도만 붙여둔다(장시간 붙여두면 환부에 수포 발생). 이 방법으로 25명을 치료한 결과 13명 완치, 11명 유효, 1명이 무효였다.[2]

(7) 안면신경마비 치료

방 약 │ 창이자6~12g, 신이9~12g, 박하3~15g을 1일 동안 투약하고, 증상에 따라 가감한다. 이 약으로 87명을 치료한 결과 양호한 효과가 있었다.[1]

(8) 사마귀 치료

방 약 │ 창이자를 75%의 주정 50ml에 넣고 밀폐한 후 7일간 두었다가 여과한 다음 하루에 몇 번씩 환부를 도포한다. 이 방법으로 104명을 시술한 결과 완치 98명, 유효 5명, 무효 1명이었다.[3]

(9) 염창(경골부위 궤양) 치료

방 약 │ 창이자60~120g을 분말 만들어 저유(猪油)와 혼합한 후 환부에 약을 바르고 붕대로 감아 둔다. 하계에는 3일, 동계에는 7일 후 제거한다.[15] 이 방법으로 1명을 치료한 결과 2회로 완치되었고, 수개월동안 재발되지 않았다.

(10) 만성 기관지염 치료

방 약 │ 50%의 창이자 팅크제를 1일 3회, 매 10~20ml씩 투약한다. 이 약으로 275명을 치료한 결과 총유효율은 97.5%였다. 금교맥(金蕎麥), 어성초를 배합하여 담열형(痰熱型) 기관지염을 치료한 결과 효과가 있었다.[3]

(11) 결막염 치료

방 약 │ 창이자(炒)60g, 생치자60g, 목적15g을 산제(散劑)로 만들어 1일 3회, 1회 9g씩 투여한다. 이 방약으로 결막염 환자를 치료한 결과 양호한 효과가 있었다.[3]

(12) 무좀 치료

방 약 │ 창이자30g, 명반, 고삼, 사상자, 황백각15g을 탕액으로 만들어 수면전에 환부를 씻어준다. 이 방법으로 18명 환자를 치료한 결과 양호한 효과가 있었다.[3]

(13) 중풍 후유증(사지 부종) 치료

방 약 │ 신선한 창이자 잎 60g에 물 2500ml를 첨가하여 수전한 후 환부를 찜질한 결과 중풍 후유증의 부종에 양호한 효과가 있었다.[4]

사용용량

창이자의 지방을 제거한 후 물로 추출한 결정체에는 강한 독성이 있었다. 쥐의 복강에 1회 주사로 LD_{50}은 0.93g/kg이었고, 동물마다 중독증상은 차이가 있었다. 부작용의 증상으로는 활동감소, 반응둔감, 호흡불규칙이 나타났고, 사망전에는 호흡곤란, 경련 등이 있었고, 각 장기의 조직검사에서 손상이 아주 심했다. 창이자 종자 추출물의 중독원인은 간괴사였고, 이어서 수종, 경련 등이 직접적인 사망원인이었다.

주의사항

창이자30g이상 혹은 10개 이상을 복용하면 1~3일이내 중독증상이 발생하는데 경미할 때는 두통, 어지러움, 구역질, 구토, 복통, 설사, 식욕부진, 피로, 안면조홍 등이 있고, 심할 때는 혼수,

경련, 부정맥, 황달, 간종대, 출혈, 핍뇨, 간세포 괴사, 신부전, 호흡부전 등으로 사망할 수 있다[5]. 소아가 창이자를 2일 동안 600g을 복용한 후 사망한 보고가 있다. 일반적으로 혈허성(血虛性) 두통에는 사용하지 않는다.

신이(辛夷)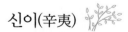
Magnolia liliflora Desr

약재개요

목란과(木蘭科)에 속한 낙엽관목식물인 신이의 꽃봉오리이다. 성미(性味)는 신(辛), 온(溫)하고, 폐와 위장에 귀경한다. 산풍한(散風寒), 통비강(通鼻腔)의 효능이 있어 두통, 코막힘, 비염 등의 병증에 사용한다. 목모화(木筆花)라고도 한다.

약리연구

(1) 국소 수렴, 자극, 마취 작용

신이의 휘발 성분은 토끼의 결막 혈관을 확장, 충혈시키고, 동공을 확대시키는 작용이 있었고, 신이 추출물 혹은 수전액을 햄스터의 피하에 주사한 결과 마취작용이 있었다.[1]

(2) 항-병원균(病原菌) 억제 및 소염 작용

신이 수전액은 금황색포도구균, 백후간균, B형연구균, 이질간균 등을 억제하는 작용이 있었고, 쥐에게 항-염증 작용이 있었다.[1],[2]

(3) 진통 작용

열판(熱板)으로 진통작용을 실험한 결과 신이의 주정추출물은 쥐의 통각(痛覺) 역치를 증가시켰다.[2]

(4) 혈압강하 작용

신이 수전액, 주정추출물을 마취한 개, 고양이, 토끼, 마취 안 한 쥐와 개의 혈압을 강하시켰다. 실험성 신장성(腎臟性) 고혈압도 강하시켰다. 개의 신장성 고혈압에는 효능이 없었으나 본태성(本態性) 고혈압에는 효능이 있었다.[1]

(5) 자궁수축 작용

신이 수전액은 체외에서 쥐와 토끼, 체내에서는 개와 토끼의 자궁을 흥분시켰다.[1]

(6) 항 과민 작용

신이유(油)는 햄스터의 과민성 소장 수축을 억제시켰고, 과민성 천식도 억제시키는 작용이 있었다.[3]

(7) 호흡흥분 작용

개에게 0.01~0.1g/kg을 정맥주사한 결과 호흡을 현저하게 흥분시켰다.[4]

(8) 혈류 증가 작용

체외에서 토끼의 귀내부, 쥐의 비강내에 혈류량을 현저하게 증가시켰다.[5] 이외에 항암작용, 항-응고 작용이 있는 것으로 밝혀졌다.

사용용량

신이는 독성이 낮은 편이다. 개의 정맥에 수전액 1g/kg, 토끼에게는 4.7g/kg을 정맥주사해도 사망하지 않았다. 쥐의 복강에 주사한 결과 LD_{50}은 22.5±0.96g/kg이었다.

주의사항

신이 수전액을 복용한 후 과민반응을 유발한 보고가 있고, 증상으로는 어지러움, 부정맥, 가슴답답함, 오심, 전신가려움증 등이었다. 음허발열(陰虛發熱), 위열성(胃熱性) 두통, 치통, 기허성(氣虛性) 두통 등에는 사용하지 않는다.

총백(蔥白)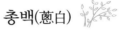

Allium fistulosum L

약재개요

백합과(百合科)에 속한 여러해살이 초본식물인 파의 뿌리에 가까운 줄기이다. 성미(性味)는 신(辛), 온(溫)하고, 폐와 위장에 귀경한다. 발한해표(發汗解表 ^{땀을 내고 표증을 제거함}), 선통양기(宣通陽氣 ^{양기를 통하게 함}), 해독산결(解毒散結 ^{독을 없애고 뭉친 것을 풀어줌})의 효능이 있어 풍한감기, 설사복통, 창옹정독(瘡癰疔毒), 배뇨장애, 하복부 냉통 등의 병증에 사용한다.

약리연구

(1) 장양(壯陽) 작용

총백의 즙을 쥐에게 투여한 결과 교미의 횟수가 현저하게 증가되었고, 남성호르몬과 정낭의 무게가 증가되었다.[11]

(2) 항-암 작용

총백의 수전액은 체외에서 자궁경부암세포 JTC-26을 현저하게 억제시키는 작용이 있었고, 위액중에 Nitrite 함량을 감소시켰고, 합성을 억제하여 위암발생을 억제시켰다.[12]

(3) 항-균 작용

총백의 휘발 성분은 결핵균, 이질균 등을 억제하는 작용이 있었고, 그 기전은 세균효소와 관계있는 것으로 밝혀졌다.[13]

임상응용

(1) 감기 치료

방 약 | 총백에 담두시나 생강을 혼합해서 수전하여 투여한다. 이 방법으로 107명을 치료한 결과 1~2일 만에 완치했다.[9]

(2) 복통 치료

방 약 | 파의 줄기와 뿌리15g, 혈갈, 몰약, 유향^각3g, 대황, 빙편^각1g을 혼합하여 니(泥)를 만들어 먼저 1/2을 관원혈(關元穴)에 붙이고 붕대로 싸두었다가 10일 후 제거한 뒤 나머지 1/2로 교환해 준다. 만약 약이 건조하면 식초를 첨가하고, 20일을 1회 치료기간으로 한다. 이 방법으로 피임기구 삽입 후 복통을 호소하는 환자 180명에게 시술한 결과 132명이 완치 되었고, 40명이 현저한 효능이 있었고, 8명이 무효였다.[3]

(3) 고지질혈증 치료

방 약 | 1일 2회, 1회 총백 250g을 아침에는 볶아서 섭취하고, 저녁에는 삶아서 투여한다. 20
일을 치료기간으로 한다. 이 방법으로 10명을 치료한 결과 혈중 TG가 감소하였고, 2
명은 현저하게 감소하였고, 증상이 개선되었으나 3명은 콜레스테롤이 증가했다[10].

(4) 알러지 치료

방 약 | 총백 15개를 잘게 썰어서 물을 넣고 수전하여 따뜻할 때 투약하고, 총백 20개를 잘게
썰어 적당량의 물을 넣고 수전한 후 국소를 찜질한다. 풍한성(風寒性)에는 형개10g,
감초3g, 풍열성(風熱性)에는 대청엽, 연교[각]15g을 가감(加減)하여 사용한다. 이 방법
으로 알러지 환자 100명을 치료한 결과 전부 완치했다. 복용 1일 만에 완치된 자는
23명이고, 이틀인 자는 32명이었고, 3일인 자는 28명이었고, 4일인 자는 12명이었고,
그리고 5~8일인 자는 5명이었다.[1] 이외에 stress성 소화불량, 음낭수종, 부인배뇨장
애, 피부병의 가려움증 등에도 효능이 있다고 보고했다.

사용용량

일반적으로 3~10g을 사용한다.

주의사항

신선한 총백과 봉밀(蜂蜜)을 혼합하여 복용한 후 사망한 보고가 있음으로 주의를 요한다.[8]

백지(白芷)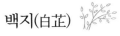
Angelica dahurica Benth

약재개요

산형과(傘形科) 속한 여러해살이 초본식물인 흥안백지(興安白芷) 혹은 천백지(川白芷) 혹은
항백지(杭白芷)의 뿌리이다. 성미(性味)는 신(辛), 온(溫)하고, 폐와 위장에 귀경하고, 해표지통
(解表止痛 ^{표증을 없애고 통증을 제거함}), 소종배농(消腫排膿 ^{부종을 없애고 고름을 배출함}), 거풍조습(祛風

燥濕 _{바람을 없애고 습을 건조시킴})의 효능이 있어 감기, 두통, 치통, 축농증, 비염, 대하 등의 병증에 사용한다.

약리연구

(1) 광민(光敏)작용

Xanthotoxin등의 성분은 광활성물질(光活性物質)로 백전풍(白癜風)치료에 효능이 있다.[8]

(2) 혈압하강 작용[9]

백지의 imperation 성분은 혈압을 하강시키는 작용이 있었고, 지속시간은 1.5시간이었다.

(3) 항-염증 작용

수전액 4g/kg을 쥐의 위장에 투여한 결과 Xylene로 인한 귀의 염증을 억제시키는 작용이 있었다.[10]

(4) 중추흥분 작용

백지독소의 소량은 연수호흡중추, 혈관운동, 미주중추, 척수를 흥분시켰고, 혈압상승, 심박동수 감소하였고, 대량시에는 경련, 마비 등의 증상이 출현했다.[11]

(5) 피부에 미치는 작용

화학약으로 인한 접촉성 피부병이 있는 쥐의 피부에 외용 팅크제를 도포한 후 자외선을 조한 결과 현저하게 억제되었고, 인간이 내복후 체외에 흑광선을 조사한 결과 임파세포의 DNA 합성을 현저하게 억제시켰다.[12]

(6) 기 타

이외에 지혈, 항암, 항-경련, 해열작용이 있는 것으로 밝혀졌다.

임상응용

(1) 표재성 매균병(菌病) 치료

방 약 | 백지, 생반하^각30g, 반모(斑蝥, 머리제거)20g을 75%주정 2000ml에 7일간 담가두었다

가 찌꺼기를 여과한 후 액체를 밀봉된 병에 보관한다. 약액을 환부에 솜으로 발라주고 피부의 각질이 벗겨질 때 시술을 정지한다. 이 방법으로 300명을 치료한 결과 98.3%의 유효율이 있었다[1].

(2) 유두 균열 치료

방 약 | 백지10g을 환부에 발라준다. 이 방법으로 유두균열환자 50명을 치료한 결과 전부 완치 되었고, 치료기간이 최장자는 3일이었고, 최단자는 1일이었다[2].

(3) 건선(마른 버짐) 치료

방 약 1 | 백지광민환(약명: 白芷光敏丸). 이 약으로 건선환자 284환자를 치료한 결과 133명 완치, 근접한 완치 121명, 현저한 효과 17명, 유효 6명, 무효 7명이었다. 치료시 흑광선(黑光線)으로 조사(照射) 했다.

방 약 2 | 천백지과립제(약명: 川白芷顆粒制, 매g당 생약 5.6g 함유)을 체중 50kg이하인 자는 20g을 투약하고, 50~60kg인 자는 30g을 투약하고, 약물을 복용한 후 흑광선(黑光線)으로 조사(照射)하고, 조사 전에 천백지 팅크제를 피부에 바른다. 이 약으로 건선환자 50명을 치료한 결과 완치 24명, 대부분 완치 15명, 현저한 효과 7명, 유효 2명, 무효 2명이었다.

(4) 백대하 치료

방 약 | 백지500g, 석회1500g에 냉수 500ml를 넣고 7일 동안 둔 후 백지를 꺼내 깨끗이 씻은 다음 말려서 분말을 만든다. 붉은 대추500g에 물 2500ml 넣어서 2000ml까지 수전, 농축하고 찌꺼기를 걸러낸다. 대추농축액200ml에 백지분말50g, 흰설탕20g넣고 1일 2회, 공복에 투약한다. 5일을 1회 치료기간으로 하고, 성생활과 차고 매운 음식을 금한다. 이 방약으로 각종 백대하증 환자 128명을 치료한 결과 1회 치료기간으로 완치 100명, 2회 치료기간으로 20명 완치, 3회 치료기간으로 8명이 완치되었다[3].

(5) 위장통 치료

방 약 1 | 백지30~60g, 감초15~30g을 탕약으로 1일 1첩을 투약하고, 병중에 따라 가감한다. 이 방약으로 위장통 환자 40명(위·십이지장궤양, 만성위염)을 치료한 결과 현저한 효과가 있었고, 1명도 부작용이 발생하지 않았으며, 약량이 30g이하였을 시에는 약효에 지장이 있었다.

방 약 2┃ 백지10~30g, 백작약10~30g, 백급10~30g, 백규인6~12g을 1일 1첩 투약한다. 이안원은 이 방약으로 궤양환자 57명을 치료한 결과 현저한 효과 35명, 나머지는 무효였다고 밝혔다. 저자는 백지가 방향화탁(芳香化濁), 온중산한(瑥中散寒), 거어생기(祛瘀生肌), 소종지통(消腫止痛)의 작용으로 궤양에 효능이 있다고 여긴다.

(6) 안면신경마비 치료

방 약┃ 동등량의 백지, 번목별(番木鼈)의 분말에 빙편(약량의 1/10)을 혼합한 후 1/10~2/10을 하관혈에 붙여둔다. 매 4~5일마다 1회 교환해 주고, 3~4회를 치료기간으로 한다. 당수연은 이 방법으로 안면신경마비환자 123명을 치료한 결과 완치율이 91.1%였다고 밝혔다.

(7) 요추 마취성 두통 치료

방 약 1┃ 백지31g을 수전한 후 1일 2회 투약한다. 공군병원에서 요추 마취로 인한 두통 환자 73명을 치료한 결과 완치 69명, 호전 3명, 무효 1명이었고, 복용 1첩후 완치자 13명, 2첩 복용후 완치자 20명, 1~3첩 복용후 완치자 56명이었다.

방 약 2┃ 백지30g, 천궁, 천오, 감초^각13g. 반은 황색이 될 때까지 볶은 다음 분말로 만들고, 나머지는 생것을 분말로 만든 다음 혼합해서 환으로 만들거나 혹은 분말을 1일 2회, 1회 1/10을 투약한다. 이 방약으로 혈관 신경성 두통 환자 130명을 치료한 결과 완치 84명, 현저한 효과 25명, 호전 21명이었다

방 약 3┃ 백지30g, 황기, 당삼^각12g을 수전하여 1일 1첩을 투여한다. 이 방약으로 마취로 인한 두통 환자 6명을 치료한 결과 모두 3첩 복용후 완치됐다[4].

(8) 외상성 피부손상 치료

방 약┃ 백지 분말을 고압 살균해둔다. 찰과상 부위를 멸균한 다음 백지분말을 얇게 도포한다. 이 방법으로 외상성 피부손상환자 76명을 치료한 결과 1회로 모두 완치했다.[5]

(9) 화상 치료

방 약┃ 백지150g, 자초150g, 금은화150g, 봉밀150g, 빙편7.5g, 참기름2500g을 고약으로 만든다. 이 방약으로 소면적의 화상환자를 치료한 결과 현저한 효과가 있었다[6]. 이외에 백지는 여드름, 간염, 관절부종, 고혈압, 경련 등에도 효능이 있는 것으로 밝혀졌다.

일반적으로 3~9g을 사용하나 대량으로는 30g이상도 사용한다. 추출액을 실험용 쥐의 위장에 주입한 결과 LD_{50}은 42.88g/kg였다[7].

주의사항

음허성(陰虛性) 열이 있으면 주의한다.

고본(藁本)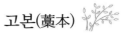
Ligusticum sinense Oliv

약재개요

산형과(傘形科) 속한 여러해살이 초본식물인 고본의 뿌리 줄기이다. 성미(性味)는 신(辛), 온(溫)하고, 방광에 귀경하고, 발표산한(發表散寒 표증을 발산시키고 한사를 흩어줌), 거풍이습(祛風利濕 바람을 없애고 습을 통하게 함), 지통(止痛)의 효능이 있어 감기, 두통, 관절통 등의 병증에 사용한다.

약리연구

(1) 해열, 진통, 진정 작용

고본의 중성유 성분은 쥐의 자율적인 활동을 억제시켰고, 고본은 열판(熱板) 실험에서 반응시간을 연장시켰고, 해열작용이 있었다[1].

(2) 항염작용

고본의 중성유는 초산으로 높아진 복강모세혈관의 투과성과 히스타민으로 높아진 쥐의 피부 모세혈관의 투과성을 억제시켰다[2].

(3) 평천(平喘) 작용

Cnidilide성분은 콜린으로 인한 기침을 완화시키고, 히스타민을 감소시켰고, 쥐의 기관지를 이완시키는 작용이 있었다[3].

(4) 평활근 억제 작용

고본의 중성유는 장(腸)과 자궁의 평활근을 억제시키는 작용이 있었다[4].

사용용량

고본의 중성유를 쥐의 위장 투여 72시간후 LD_{50}은 70.17±4.95g/kg이었고, 일반적으로 2~10g을 사용한다.

주의사항

혈허성(血虛性) 두통과 열이 있는 증상에는 주의한다.

향유(香薷)

Elsholtzia splendens Nakai ex F

약재개요

꿀풀과(脣形科)에 속한 한해살이 초본식물인 향유의 전초이다. 성미(性味)는 신(辛), 미온(微溫)하고, 폐와 위장에 귀경한다. 발한해표(發汗解表), 화습화중(化濕和中 습을 없애고 비위를 편안하게 함), 소종삼습(消腫滲濕 부종을 없애고 습을 통하게 함)의 효능이 있어 두통, 배뇨장애, 수종 등의 병증에 사용한다.

약리연구

(1) 항균작용

향유의 휘발성분은 금황색포도구균, 뇌막염쌍구균, 상한간균 등을 강하게 억제시키는 작용이 있었다[1].

(2) 항 바이러스 작용

향유의 수전액은 $ECHO_{11}$를 억제시키는 효능이 있었다[2].

(3) 진통작용

향유의 휘발성분이 0.3~0.15ml/kg일 때 쥐에게 초산을 투여하여 발생하는 비틀기 실험에서 진통작용이 현저하였고, 용량과 밀접한 관계가 있었다[3].

(4) 진정작용

향유의 휘발성분 0.3ml/kg을 쥐에게 투여한 결과 역치가 상승하였고, 바비탈의 수면시간을 연장시켰다[4].

(5) 기 타

이외에 향유는 체외에서 장을 수축하는 작용과 면역을 증강시키는 작용이 있었다.

임상응용

(1) 감기 치료

방 약 | 향유, 판람근, 포공영 등의 분말을 배꼽에 도포하여 소아 여름감기 환자 150명을 치료한 결과 양호한 효능이 있었다고 밝혔다[5].

(2) 여름설사

방 약 | 향유, 육일산(六一散), 곽향, 황연 등을 배합하여 여름설사 환자 90명을 치료한 결과 양호한 효능이 있었다고 보고했다[6].

(3) 소아 상호흡기 감염

방 약 | 향유, 곽향, 형개를 탕약으로 투여한다. 이 방약으로 108명을 치료한 결과 양호한 효능이 있었다고 보고했다[7].

사용용량

일반적으로 5~12g을 사용한다. 거습(祛濕)하려면 농전(濃煎)해서 사용한다.

주의사항

허약성(虛弱性) 발한이 많으면 사용을 금한다.

2) 신량해표약(辛凉解表藥)

작용 청열해표(淸熱解表 ^{열과 표증을 없앰}), 소산풍열(疎散風熱 ^{풍열을 발산시킴}) 등의 작용이 있다.

증상 발열, 오한은 경미하고, 인후부 건조, 설태박황(舌苔薄黃), 맥부삭(脈浮數)한 증상에 사용한다. 일부 약은 머리와 눈을 시원하게 하고, 인후부를 통하게 하고, 폐기를 통하게 해서 기침을 멎게 하고, 사기를 발산시켜 피진을 통하는 작용이 있으므로 풍열성(風熱性) 안병(眼病), 인후종통(咽喉腫痛), 피진(皮疹)의 투발불창(透發不暢), 혹은 풍열로 인한 기침 등의 병증에 사용한다. 청열(淸熱), 해독(解毒)의 약재와 배합하면 효능이 증강된다.

주의 이 약들은 성질이 차기 때문에 열이 없는 표증이나 비위허약, 양기부족의 증상에는 주의해서 사용한다.

박하(薄荷)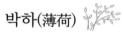

Mentha haplocalyx Briq

약재개요

꿀풀과(脣形科)에 속한 여러해살이 초본식물인 박하의 줄기와 잎이다. 성미(性味)는 신(辛), 양(凉)하고, 간과 폐에 귀경한다. 소산풍열(疎散風熱), 청리두목(淸利頭目 ^{머리와 눈을 시원하게 함}), 소간행기(疎肝行氣 ^{간기를 통하게 함}), 이인투진(利咽透疹 ^{인후부를 통하게 하고, 피진을 발진시킴})의 효능이 있어 두통, 발열, 안구충혈, 가슴답답함, 옆구리 팽창통 등의 병증에 사용하고, 음허혈조(陰虛血燥 ^{음액이 부족하고, 혈이 마름}), 간양상항(肝陽上亢 ^{간의 양기가 올라감}), 비위허약(脾胃虛弱), 표허자한(表虛自汗)에는 주의한다.

약리연구

(1) 해열 작용

소량의 박하를 복용시킨 결과 발한해표(發汗解表)작용이 있었는데 그 기전은 중추신경을 흥분시켜 피부의 모세혈관을 확장하고, 한선(汗腺)분비를 촉진시켜 산열(散熱)한 것이다.[2]

35

(2) 진통, 지양(止痒) 작용

박하추출액을 국소피부에 바르면 자극으로 인하여 통각(痛覺)신경이 억제되지만 단독으로 사용하면 진통작용이 거의 없고, 시호와 같이 사용하면 진통효과가 탁월하다.[3]

(3) 항–자극, 거담, 지해(止咳) 작용

박하추출액은 항자극 작용으로 기관지의 분비를 촉진시켜 끈적한 점액의 배출을 용이(容易)하게 하여 지해(止咳)작용을 한다.[2]

임상응용

(1) 외감성 발열: 박하, 형개, 금은화, 행인, 석고 등을 배합하여 사용한다.[4]

(2) 인후염: 박하, 감초, 길경, 맥문동, 판람근 등을 배합하여 사용한다.[5]

(3) 유방암 수술후 방사선치료부위 피부반응: 박하유, 전분을 혼합한 후 병변부위를 마사지한다.[6]

(4) 황갈색 반점: 박하, 시호, 황금, 치자 등을 배합하여 사용한다.

(5) 만성 알러지 치료

방 약 | 박하15g, 계원(桂圓)6개를 1일 2회 복용, 연속에서 2~4주 투여한다. 장행인는 이 방약으로 만성 알러지 환자 40명을 치료한 결과 현저한 효과 32명, 호전 4명, 무효 4명이었다고 밝혔다.

사용용량

박하유(油)를 쥐의 피하주사 시 치사량은 2.0g/kg이다. 일반적으로 1.5~6g을 사용하나 병이 중(重)한 자는 9g까지 사용한다.[3]

주의사항

장시간 수전하지 않는다.

상엽(桑葉)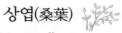

Morus alba L

상과(桑科)에 속한 낙엽 소교목(小喬木)인 뽕나무의 잎이다. 성미(性味)는 고(苦), 감(甘), 한(寒)하고, 폐와 간에 귀경한다. 소풍청열(疏風淸熱 풍사(風邪)를 발산시키고 열을 내림), 청간명목(淸肝明目 간의 열을 내리고 눈을 밝게 함), 청폐윤조(淸肺潤燥 폐의 열을 내리고 건조한 것을 습윤하게 함), 청혈지혈(淸血止血 혈액의 열을 없애고 지혈시킴)의 효능이 있어 발열, 두통, 어지러움, 인후종통(咽喉腫痛), 안구충혈과 삽통(澁痛), 다루(多淚) 등의 병증에 사용한다.

약리연구

(1) 혈당감소 작용

상엽의 ecdysterone성분은 쥐에게서 각종 방법으로 유도(誘導)된 고혈당을 감소시키는 작용이 있었고, 포도당을 당원으로 전환을 촉진하는 작용이 있었으나 동물의 정상적인 혈당에는 변화가 없었다.[7]

(2) 혈압하강

마취된 개에게 투여한 결과 일시적으로 하강하였으나 호흡에는 영향이 없었다.[8]

(3) 기 타

이외에 항균, 항염증, 자궁흥분 작용이 있었다.

임상응용

(1) 유미뇨 치료

방 약 | 생상엽을 정제로 만들어 유미뇨(乳糜尿) 환자 66명을 치료한 결과 63명이 증상이 소실하였고, 총 유효율은 95.46%였다.[1]

(2) 상피종(象皮腫) 치료

방 약 | 상엽 4g을 1일 3회로 연속해서 1개월을 1회 치료기간으로 투여한다. 이 방약으로 하

체 상피종 환자 97명을 치료한 결과 37명은 기본적으로 완치되었고, 16명은 현저한 효과, 22명은 유효였다.[1]

(3) 경피증(硬皮症) 치료

방 약 ┃ 25%의 상엽주사약을 1일 1회, 매 회 4ml, 10일을 치료기간으로 근육주사한다. 장포증은 이 방약으로 5명을 치료한 결과 4명은 양호한 효과가 있었다고 밝혔다.

(4) 야간 도한(盜汗) 치료

방 약 ┃ 상엽분말9g을 쌀미음으로 1일 1회 연속해서 4~5일 간 투여한다. 이외에 상엽과 검은 참깨의 분말을 1:4 비율로 혼합한 후 꿀로 환약을 만들어 복용하면 피부미용에 좋고, 상엽을 깨끗이 세척, 소독한 후 매일 15g씩 차대용으로 15일 간 음용하면 중년부인의 주근깨 치료에 효능이 있다고 밝혔다.[2]

사용용량

일반적으로 3~12g을 사용한다. 10%의 상엽주사약을 실험용 쥐의 복강에 인간에게 사용하는 안전범위의 250배를, 인간에게 사용하는 용량의 60배를 21일간 주사한 결과 장기(臟器)손상이 출현하지 않았다.[3]

주의사항

상엽주사액을 근육주사하면 국소에 통증이 극심하고, 소수의 환자는 발열, 어지러움 등의 증상이 출현했다. 그리고 소수의 환자는 약 복용 후 요부(腰部)나 하체에 통증을 호소했지만 일반적으로 1~2일후에 소실했다.[4]

국화(菊花)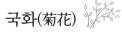

Chrysanthemum morifolium Ramat

약재개요

국과(菊科)에 속한 여러해살이 초본식물인 국화의 꽃이다. 성미(性味)는 신(辛), 감(甘), 고(苦), 미한(微寒)하고, 폐와 간에 귀경한다. 소풍청열(疏風淸熱 바람과 열을 없앰), 청간명목(淸肝明

目 _{간의 열을 없애고 눈을 밝게 함}), 평억간양(平抑肝陽 _{간의 양기를 누름}), 청열해독(淸熱解毒 _{열과 독을 없앰})의 효능이 있어 두통, 발열, 안구충혈, 어지러움 등의 병증에 사용한다.

약리연구

(1) 항-노화 작용

수전액을 쥐의 위장에 투여한 결과 혈중 GSH-Px의 활성을 증가시켰고, 산화지질을 감소시켜 동물의 노화를 연장시켰다.[7]

(2) 인간 적혈구막 보호 작용

형광탐침의 DPH와 ANS 실험에서 국화 추출물은 적혈구막의 유동성을 감소시켜 보호작용이 있었고, 이 작용은 지질층에 진입하여 발생한 것이다.[8]

(3) 강심, 혈관확장 작용

국화수전액은 관상동맥을 확장시켜 심근허혈(心筋虛血)을 경감시켰고, 많은 추출성분은 관상동맥의 혈류를 증가시키는데 수전액(水煎液)보다 효능이 못 했다. 그리고 심장의 수축력을 증강시켰다.[9]

(4) 항-미생물 작용[10]

체외실험에서 수전액은 각종 병원균, 유행성 감기바이러스, Leptospirosis를 억제하는 작용이 있었고, 체내실험에서는 대장간균, 금황색 포도구균, 이질간균 등을 억제시키는 작용이 있었다.

(5) 기 타

이외에 항염증, 해열, 혈압하강 등의 작용이 있는 것으로 밝혀졌다.

임상응용

(1) 상호흡기 감염 치료

방 약 | 신선한 국화에 주사용 증류수를 혼합하여 주사약을 만든 뒤 근육주사하여 상호흡기 감염, 편도선염, 급성기관지염, 간염 등을 치료한 결과 예방과 치료하는 작용이 있었고, 유효율은 80%였다.[1]

(2) 구강궤양 치료

방 약 | 흰국화꽃, 조갯살, 빙편을 혼합하여 1일 수차례 환부를 도포한 결과 수일내에 궤양이 완치되었다.[1]

(3) 고혈압 치료

방 약 1 | 국화, 금은화[각]24~30g(어지러움이 있는 자는 상엽12g, 동맥경화나 혈중 콜레스테롤이 높은 자는 산사12~24g을 첨가한다)에 뜨거운 물을 넣은 후 10~15분 뒤 음용(飮用)하고, 1일 4회까지 차대용으로 투여한다(장시간 끓이면 안됨).[2] 이 방약으로 고혈압 환자 46명을 치료한 결과 복용3~7일후 두통, 두운(頭暈), 불면증 증상이 경감하고, 혈압이 정상으로 회복된 자가 35명이었고, 나머지는 10~30일을 투여한 결과 증상이 현저하게 호전되었다.

방 약 2 | 국화40g, 백출10g, 방풍10g, 세신, 복령, 모려, 인삼, 백반, 당귀, 건강, 천궁, 계지[각]3g, 길경8g, 황금5g을 탕약으로 만들어 1일 1첩, 15일을 1회 치료기간으로 투약하고, 혈압이 정상으로 회복된 후에는 산제(散劑)로 만들어 1회 4g씩 1일 3회 투여한다. 이 방약으로 68명을 치료한 결과 현저한 효과 29명, 호전 33명, 6명은 무효였다.[3]

(4) 협심증, 심근경색 치료

방 약 | 백국화3000g을 추출, 농축하여 2개월을 1회 치료기간으로 투여한다. 이 방법으로 164명을 치료한 결과 1~2회 치료기간 복용후 심교통의 유효율이 86.5%였다. 그중 35.6% 현저한 효과이고, 50.9%는 유효, 45.3%는 심전도상의 유효였는데, 그 중 14.3%는 현저한 효과였다. 70%의 환자는 20일 이내 효과가 나타났다.[4]

(5) 편두통 치료

방 약 | 국화20g을 1000ml의 뜨거운 물에 넣어두었다가 1일 동안 3회에 걸쳐 차대용으로 투약하고, 2개월을 1회 치료기간으로 한다. 이 방법으로 32명을 치료한 결과 완치 23명, 9명은 유효였다.[5]

(6) 신경 관능증(neruosis) 치료

방 약 | 국화1000g, 천궁400g, 단피, 백지[각]200g으로 베게를 만들어 수면할 때 사용하고, 1개월간 사용할 수 있다. 왕경충은 이 방법으로 36명을 치료한 결과 현저한 효과 28명, 호전 6명, 2명은 무효였고, 33명의 고혈압 환자에게 실시한 결과 1명 외에 일정의 효과가 있었다고 밝혔다.

국화는 비교적 안전하여 독성 실험한 보고가 없으나 야국화(野菊花)를 쥐에게 정맥주사한 결과 LD_{50}은 10.47g/kg이었다.[6]

주의사항

야국화를 복용한 후 피부에 과민성 반응이 발생한 보고가 있다. 외감풍열(外感風熱)에는 주로 황국화를 사용하고, 청열명목(淸熱明目)과 평간(平肝 간의 양기를 억제시킴)의 목적으로는 백국화를 많이 사용한다.

우방자(牛蒡子)
Arcium lalla L

약재개요

국과(菊科)에 속한 이년생 초본식물인 우엉의 성숙한 종자이다. 성미(性味)는 신(辛), 고(苦), 한(寒)하고, 폐, 위에 귀경한다. 소풍청열(疏風淸熱 열과 풍사(風邪)를 없앰), 해독소종(解毒消腫 독을 없애고 부종을 제거함), 이인소종(利咽透疹 인후부를 통하게 하고 피진을 발진시킴), 선폐거담(宣肺祛痰 폐를 통하게 하고 가래를 없앰)의 효능이 있어 기침, 각담불리(咯痰不利 가래가 잘 안 뱉어짐), 인후부 종통(腫痛), 열독창종(熱毒瘡腫), 이하선염 등의 병증에 사용한다. 서점자, 대력자, 오실이라고도 한다.

약리연구

(1) 항-신장병

우방자의 Arctilin 성분은 aminonucleoside로 인한 쥐의 신장병변성 단백뇨 배설 증가를 현저하게 억제시켰고, 혈중 각종 지표를 개선했다.[6]

(2) 혈당 감소

우방자는 장시간 쥐의 혈당을 감소시켰고, 탄수화물의 내성을 증가시켰으며, 정상적인 쥐에게 당(糖)을 투여한 후 증가한 고혈당과 Alloxanmonohydrate로 인한 고혈당을 감소시켰다.[7]

(3) 안압 감소

우방자 수전액 2.5g/kg을 토끼의 위장에 투여한 결과 정상적인 안압(眼壓)이 경미하게 감소하였으나 물 부하로 인한 안압은 상승했다.[8]

(4) 기 타

이외에 면역증강, 항균, 항-종류 작용이 있는 것으로 밝혀졌다.

임상응용

(1) 급성염증 치료

방 약 ┃ 우방자는 급성후두염, 편도선염 등에 효능이 있고, 후두종통(喉頭腫痛)에 판람근, 길경피, 박하, 감초를 수전하여 투여한다. 이외에 화농성 편도선염, 유선염, 소아 신우신염, 급성신장염 등에도 효능이 있는 것으로 밝혀졌다.

(2) 신장성(腎臟性) 단백뇨 치료

방 약 ┃ 우방자15~30g, 석위, 황기, 익모초각30g, 백출, 복령, 택사, 단삼, 우슬각15g, 감초10g 을 1일 1첩씩 투약하고, 30일을 1회 치료기간으로 한다. 이 방약으로 25명을 치료한 결과 16명 완치, 7명 호전, 2명 무효였다.[1]

(3) II형 당뇨병 치료

방 약 ┃ 우방자 분말 1.5g(1회량)을 황기, 당삼, 촌동, 숙지황, 산수육, 복령의 탕액으로 1일 3회 투여한다. 혹은 우방자15g을 상기(上記) 탕약과 같이 탕약으로 만들어 1일에 1첩을 투약하고, 30일을 1회 치료기간으로 한다. 이 방약으로 48명을 치료한 결과 70%는 양호한 효과가 있었고, 20%는 호전 되었고, 10%는 유효였다.[2]

(4) 주위성 안면신경마비 치료

방 약 ┃ 우방자30~40g, 백지6~10g을 변증분석하여 상황에 따라 가감한다. 먼저 우방자를 30분 먼저 수전한 후 다시 백지를 넣고 재탕, 삼탕한다. 1일 1첩, 1일 3회, 온복(溫服)하고, 1회 200ml 투여한다. 성복은 이 방약으로 20명을 치료한 결과 모두 완치되었고, 평균 치료기간은 15~30일이었다고 밝혔다. 이외에 당뇨병성 신장병에 변증분석하여 생우방자3g을 1일 2회 투여한 결과 효능이 있었고[3], 우방자20g 혹은 황연10g을 가감하여 투여한 결과 코 막힘에도 좋은 효능이 있었다[4]. 그리고 변비, 삼차신경통, 급성유선염, 부인과 비뇨기감염 등에도 효능이 있다고 밝혀졌다.

사용용량

우방자는 독성이 비교적 약하다. 우방자 배당체를 개구리, 쥐, 토끼에게 투여한 결과 강직성 경련, 경미한 호흡무력, 운동실조증이 출현했고, 이어서 마비되었다.

주의사항

장기간 설사자는 사용에 주의를 요한다.[5]

선태(蟬蛻)
Cryptotympana

약재개요

선과(蟬科)에 속한 매미의 허물이다. 성미(性味)는 감(甘), 한(寒)하고, 폐, 간에 귀경한다. 소산풍열(疎散風熱 바람과 열을 없앰), 투진(透疹 피진을 발진하게 함), 명목제예(明目除翳 눈을 밝게 하고 내장을 없앰), 식풍정경(熄風定痙 바람의 잠재우고 경련을 진정시킴)의 효능이 있어 안구충혈, 목예, 다루(多淚), 발열, 두통, 파상풍, 경련 등의 병증에 사용하고, 임신부는 주의한다. 선의(蟬衣), 선퇴(蟬退)라고도 한다.

약리연구

(1) 항경련 작용

Strychnine로 인한 경련이 있는 쥐에게 선태 에탄올 추출물을 복강에 주사하거나 수전액을 위장에 투여한 결과 사망률이 현저하게 감소했다.[13]

(2) 진정 작용

에탄올 추출물은 nembutal의 수면시간을 연장시켰고, 정상적인 쥐의 활동과 카페인의 흥분 작용을 현저하게 감소시켰다.[14]

(3) 생명력 향상

에탄올 추출물은 Strychnine로 인한 경련을 감소시켜 사망률을 감소시켰고, 파상풍이 있는 쥐의 생존시간을 연장시켰으나 사망은 피할 수가 없었다.[14]

(4) 기 타

이외에 해열진통, 면역억제, 모세혈관투과성 감소작용이 있었다.

임상응용

(1) 천식 치료

방 약 | 선의(蟬衣)30g, 지용, 강잠, 사간^각10g, 마황, 감초^각6g, 세신3g, 천패모9g을 탕약으로 만들어 2~3회로 분할하여 투여한다. 이 방약으로 130명을 치료한 결과 15일 후 완치자 45명, 35일 후 완치자 55명, 35일 후 완치자 17명, 36일 후 호전 혹은 재발자는 12명이었다.[7]

진관근은 선태는 기침을 멎게 한다고 했다. 해수중에서도 기관지의 가려움으로 인한 해수에 탁월한 효능이 있고, 신속하게 가려움을 제거하고 해수를 없애준다고 밝혔다.[8]

선광아는 선태는 기관지 평활근의 경련을 없애주고, 항-알러지 작용이 있어 해수와 천식을 없애 주고, 특히 간폐울열(肝肺鬱熱 간과 폐에 열이 뭉침)에 효능이 있고, 폐위풍열(肺衛風熱)자는 상국음, 사백산(瀉白散), 마황석감탕에 선태, 강잠을 첨가하고, 간화범폐(肝火犯肺 간열이 폐에 침입함)자는 대합산(黛蛤散), 사백산(四白散)에 선태, 지용을 첨가하여 사용한다고 보고했다.[9]

(2) 두통 치료

방 약 | 선태, 백질려^각15g에 물을 400ml 붓고 30분 간 수전한 후 200ml 탕액을 짜내고, 다시 300ml 물을 붓고 30분간 수전한 후 200ml 약액을 짜낸 뒤 두 약을 혼합해서 조석으로 투여한다. 이 방약으로 생리성 두통 환자 38명을 치료한 결과(생리 1주전 복용, 생리 정지 후에는 복용 중단, 연속해서 3개월간 복용) 완치 28명, 호전 7명이었다[10].

(3) 만성 알러지 치료

방 약 | 선태의 환약(봉밀로 제조)을 1일 1회, 1회 20~30g, 온수로 투여한다. 강소성 피부과 병

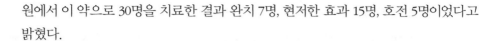

원에서 이 약으로 30명을 치료한 결과 완치 7명, 현저한 효과 15명, 호전 5명이었다고 밝혔다.

(4) 파상풍 치료

방 약 1 | 선태240g, 전갈, 오공, 강잠, 지용, 천오, 반하, 백부자, 생남성, 정력자, 대황^각60g, 조구등, 갈근^각80g. 매병당 2ml로 주사액(매병당 약 함유량 2g)을 만들어 5세 이하는 1회 5ml씩 1일 2회 근육주사하고, 6~12세는 4ml씩 1일 2회, 성인(13세 이상)은 4ml씩, 6~8시간마다 주사한다. 모두 증상이 소실될 때가지 시술한다. 이휘는 이 방약으로 21명을 치료한 결과 19명이 완치 되었고, 2명이 사망했다고 밝혔다.

방 약 2 | 선태분말(머리제거)45~60g(신생아5~6g)을 황주(黃酒)(성인 90~120ml, 신생아 10~15ml)에 넣어 니(泥)를 만든 뒤 호스를 이용하여 위장으로 주입한다. 어린이의 나이, 경련의 정도에 따라 선태량을 가감한다. 치료 중 항-파상풍약을 사용하지 않고, 단지 보존요법(링거)과 항생제 요법을 병행해서 치료한다. 왕명심은 이 방법으로 8명을 치료한 결과 7일 후 완치자 2명, 8일 후 완치자 2명, 나머지 4명은 각 10, 12, 16, 17일 만에 완치 되었고, 1명도 재발하지 않았다고 밝혔다.

방 약 3 | 선태200g을 2번 수전한 후 소량을 연이어 소아 파상풍환자에게 복용시킨 결과 완치되었다.[3]

(5) 급성 신장염 치료

방 약 1 | 선태10~15g, 마황5~10g, 소엽5~10g, 지용10g, 백모근15~30, 복령10g, 택사10g, 백출15g, 차전자(단독 포장)7.5g을 탕액으로 투여한다. 이 방약으로 23명을 치료한 결과 모두 완치되었다.[1]

방 약 2 | 마황6~9g, 선태9~15g, 백모근30g, 어성초30g을 탕액으로 1일 1첩, 1일 3회 투약하고, 10일을 1회 치료기간으로 한다. 평소에 소금을 적게 섭취하고, 침대에 누워 일주일 정도 휴식한다. 이 방약으로 소아 급성 신장염 환자 120명을 치료한 결과 99명이 완치 되었고, 유효 19명, 무효 2명, 평균 치료기간은 2.1회였다.[2]

(6) 치질 치료

방 약 | 선태(炒)분말15g, 빙편분말12g, 참기름 30ml을 균일하게 혼합해서 보관한다. 금은화20g, 목별자12g(분쇄), 감초12g을 끓여서 환부를 온욕한 후 보관중인 약을 치질핵에 발라준다. 매일 저녁에 1회 실시하고, 5~7일 동안 시술한다. 장화는 이 방법으로 53명을 치료한 결과 모두 통증, 출혈, 종창(腫脹)이 소실되었다고 밝혔다.

(7) 안과질환 치료

방 약 1 | 선태600g을 청결히 씻은 후 증류수 1000ml 붓고 30분간 수전하고, 여과해서 침전 물과 단백질을 제거한다. 다시 물1000ml 첨가하여 병에 넣고 고압으로 살균한 후 1 일 혹은 격일로 결막하에 주사한다(주사전에 1%리도카인을 2방울 주입). 10회를 1 회 치료기간으로 한다. 장동생은 이 방법으로 각막 혼탁 환자 110명을 치료한 결 과 각막이 얇게 혼탁한 환자 59명(69쪽 안구) 중 현저한 효과 39쪽(유효율 88.4%) 이고, 각막 반예(斑瞖) 환자 39명(42쪽 안구) 중 현저한 효과 21쪽 안구(유효율 71.4%), 각막에 흰반점이 있던 12명(14쪽 안구)의 유효율은 28%였다.

방 약 2 | 선의9개를 분말로 만들어 온수나 황주로 투여한다. 이 방법으로 백내장 환자 51명 을 치료한 결과 시력이 현저하게 증가했다.

(8) 소아 습관성 경련 환자

방 약 1 | 선태, 구등[각]9g을 탕액으로 만들어 1일 1첩을 투약하고, 동시에 수면제 0.15mg/kg/ Tid로 투여한다. 이 방법으로 121명을 치료한 결과 10~15일 만에 대부분 완치되었다[4].

방 약 2 | 선태5g을 식초에 개어 수면 때마다 전천문(前天門)부위에 20분간 붙여둔다. 이 방 법으로 7회 시술한 결과 완치되었다.[5]

(9) 과민성 자전(紫癜) 치료

방 약 | 선태를 기본 방약으로 하고, 증상에 따라 가감한 후 탕액으로 투여한다. 이 방약으 로 30명을 치료한 결과 모두 양호한 효과가 있었고, 부작용은 한명도 없었다.[6]

(10) 피부가려움증 치료

방 약 | 동일량의 선의, 봉방(炙)을 1회 3g, 1일 3회 술로 투약하거나 동일량의 선의, 박하를 1 회 3g, 1일 3회 술로 투여한다.

(11) 소아 고열 치료

방 약 1 | 선태9g, 하고초9g을 차 대용으로 며칠간 복용하면 즉효이다.

방 약 2 | 선태, 치자[각]9g, 지골피5g, 조구등3g의 분말에 계란 노란자를 넣고 잘 혼합한 다음 4개의 병(餠)을 만들어 용천혈과 내관혈에 붙인다. 장홍금은 이 방법으로 발열환 자 90명을 치료한 결과 1회 완치자 58명, 2회 완치자 21명, 3회 완치자 11명이었다고 밝혔다.

(12) 안면신경마비 치료

방 약 | 웅풍선(雄風蟬)3개, 생석고3g을 분말로 만들어 황주(黃酒)로 투여한다. 이 약으로 안면 신경마비 환자 10명을 치료한 결과 9명이 완치되었다.[10]

(13) 영아 설사 치료

방 약 | 선태(머리제거), 대황(분쇄)1~3g을 20분간 물에 담가 두었다가 약한 불로 10~15분간 수전한다. 약액 50ml를 1회 3~5ml씩 1일 동안 5~8회 투여한다. 이 약으로 영아 설사(출생 6개월 이하 55명, 6개월에서 1세 미만인 자 125명, 13개월에서 2세인 자 120명, 병기간 1일~2개월, 대변횟수 4~6회에서 10~20회 불균등)를 치료한 결과 증상이 소실되고 6개월 내 재발하지 않은자 192명, 5일 이내 재발자 48명, 무효(약 복용 중지 후 재발자 포함)61명, 총 유효율이 80%이고, 복용기간이 최장시간은 6일, 최단시간은 1일이다.[10]

(14) 동상 치료

방 약 | 선태, 당귀의 분말을 참기름에 개어 환부에 도포한다. 다시 바셀린을 도포한 후 거즈로 싸두고, 1일 1회 교환해 주고, 5일간 실시한다. 이 방법으로 53명을 치료한 결과 완치 48명, 현저한 효과 3명, 유효 2명이었다.[10]

(15) 자궁탈수증(脫垂: 陰挺) 치료

방 약 | 선태15g, 황백12g에 물 500ml 붓고 20분간 수전한 후 약액(250ml 정도)을 짜내고, 다시 물 300ml 붓고 15분간 수전한 후 150ml 약을 추출한 다음, 두 약을 혼합한 후 적정온도에서 국소부위를 세척한다. 1일 1회, 연속해서 3~5일간 실시한다. 이 약으로 9명을 시술한 결과 6명 완치, 3명 호전이었다.[10]

사용용량

일반적으로 5~12g을 사용한다. 선태주사약의 LD_{50}은 80±41.8mg/Kg이었고, 연이어 토끼에게 정맥주사한 결과 BUN강하, Ccr이 상승하였고, 약 투여 중지후 정상으로 회복했다.[11]

주의사항

선태를 약주형태로 만들어 투여한 결과 전신발한(發汗), 안면홍조, 심한 자는 작은 반점이 전신에 출현하였고, 체온이 상승했다. 그리고 풍열외감(風熱外感)으로 인한 복통환자에게 투여한 결과 복통이 지속적이었고, 복부팽만, 장명(腸鳴) 등이 있었지만 오심구토는 없었다.[12]

갈근(葛根)
Pueraria lobata ohwi

약재개요

두과(荳科)에 속한 여러해살이 낙엽 등본(藤本)식물인 칡의 뿌리이다. 성미(性味)는 감(甘), 신(辛), 양(凉)하고, 폐와 위장에 귀경한다. 발표해기(發表解肌 표증을 없애고 근육을 풀어줌), 승양지사(昇陽止瀉 양기를 끌어 올리고 설사를 멎게 함), 투진(透疹 피진을 발진시킴), 청열생진(淸熱生津 열을 없애고 진액을 생성시킴)의 효능이 있어 발열, 두통, 무한(無汗), 경추·어깨부위 통증, 설사, 소갈증(消渴症), 고혈압, 심장병 등의 병증에 사용한다.

약리연구

(1) 항-심장허혈(虛血) 작용[7]

수전액, 주정침출액 등은 뇌하수체후엽소로 인한 급성심근허혈을 억제하는 작용이 있었다.

(2) 관상동맥확장 작용

갈근소(Puerarin)는 관상동맥을 확장시키고, 혈류를 증가시키고, 뇌하수체후엽소로 인한 경련을 억제하는 작용이 있었고, 혈소판응집을 억제하고, 혈관내피(內皮) 손상을 회복시켰다.[8]

(3) 혈압하강, 부정맥 등 치료

갈근은 동물 실험에서 정상혈압이나 고혈압의 혈압을 하강시키고, 약물이나 심근경색으로 인한 부정맥을 억제시켰으며, 심박동수를 감소시키는 작용이 있었다.[9],[10]

(4) 뇌혈관 순환 개선 작용[9]

갈근은 동물실험에서 뇌혈관의 저항을 감소시키고, 뇌혈류를 증가시켜 순환을 개선시켰다.

(5) 평활근의 수축 및 이완 작용

갈근은 평활근을 수축하거나 이완시키는 성분이 있는데 Daidzein성분은 쥐의 실험에서 장(腸)의 경련을 이완시켰고, 수전액은 강력한 acetycholine 같은 작용이 있었다.

(6) 혈당감소 작용

갈근소는 쥐의 실험에서 고혈당을 감소시켰고, Alloxan monohydrate나 아드레날린으로 인한 고혈당을 억제시키는 작용이 있었다.[11]

(7) 기억력 증강 작용

수전액은 스콜포라민으로 인해 기억력이 감소된 쥐와 40%의 주정 투여로 기억력이 감소된 쥐에게 실험한 결과 기억력이 향상되었다.[12]

(8) 지질감소 작용

갈근소는 쥐의 실험에서 Alloxan monohydrate 로 인해 높아진 혈중 콜레스테롤을 감소시켰다.[13]

(9) 간기능 보호 작용

갈근소는 carbon trtrachlorid로 인해 쥐의 간세포 손상으로 높아진 GPT, GOT를 현저히 하강시키는 작용이 있었다.[14]

(10) 유행성감기 억제 작용

갈근탕은 유행성 감기바이러스로 인한 쥐의 세포침윤을 억제하여 폐렴을 경감시켰고, 생명을 연장 시켰는데 그 기전은 IFN이 유도한 IL~1a의 생성을 억제하고, 신체가 바이러스로 인한 면역의 병리반응을 조절한 것이지 직접적으로 바이러스의 복제에 관여한 것은 아니다.[15]

(11) 기 타

이외에 항산화, 해열, 항암 등의 작용이 있는 것으로 밝혀졌다.

임상응용

(1) 편두통 치료

방 약 | 갈근, 산사, 결명자, Se(셀렌), Zn(아연), 비타민B_1으로 드링크제 형태로 만들어 15일을

1회 치료기간으로 투여한다. 이 방약으로 편두통 환자 60명을 치료한 결과 56명이 현저한 효과가 있었고, 4명은 호전 되었고, 2명은 무효였다고 보고 했다[1].

(2) 마진성(麻疹性: 홍역) 폐렴 치료

방 약 | 갈근30g, 상엽, 대청엽^각15g, 박하, 황금, 자초, 금은화^각10g, 감초3g을 탕약으로 만들어 1일 1첩을 투여한다. 우둔업은 이 방약으로 홍역성 폐렴 환자 372명(139명은 심력부전 합병)을 치료한 결과 364명 완치, 8명 사망하였고, 평균 해열시간은 2.7일이고, 평균 입원기간은 6.9일이었다고 보고 했다.

(3) 심근경색 치료

방 약 1 | 갈근60g, 전괄루30g, 울금15g, 택란15g, 유기노15g, 당귀10g, 연호색15g, 실소산18g(包煎)을 탕약으로 만들어 1일 1첩 투여한다. 심근경색 환자 49명, 협심증 44명을 치료한 결과 총 유효율이 97.7%였다고 보고 했다.

방 약 2 | 갈근, 산사를 6:1비율로 추출하여 환약을 만들어 1일 3회 투여한다. 이 약으로 심근경색 환자 110명에게 실험한 결과 심교통(心絞痛)의 완화율이 90%였다.

(4) 뇌혈전 치료

방 약 | 갈근30~50g, 홍화(後下)15~25g, 지용25~40g을 탕약으로 만들어 조석으로 공복에 따뜻하게 투약하여 86명의 뇌혈전 형성 환자를 치료한 결과 44명 완치, 26명 현저한 효과, 10명 호전, 6명 무효였다고 보고 했다.

(5) 이농(耳聾) 치료

방 약 1 | 갈근40~60g, 자석60g, 골쇄보30~60g, 산약30g, 백작약15g, 천궁15g, 석창포9g, 대황(주정법제)15~18g, 감초12g, 대조15g을 탕약으로 만들어 이농 환자를 치료한 결과 완치률이 82.4% 였다

방 약 2 | 갈근을 주정으로 추출하여 정제로 만들어 1일 3회 투여한다.(1회 복용량 생약 4.5g) 이 약으로 돌발성 이농 환자 100명을 치료한 결과 25명 완치, 51명 호전, 24명은 무효였다고 보고 했다.

(6) 고혈압 치료

방 약 1 | 갈근10~15g을 탕약으로 만들어 1일 2회 투여한다. 중국 의학 대학교에서 이 약으

로 후두부 통증을 수반한 고혈압 환자 222명을 치료한 결과 후두부 통증 완화율이 79~90%였고, 90%는 일주일 만에 효능이 있었다. 혈압이 강하하더라도 두통, 어지러움, 후두부 통증이 완화되지 않는 환자는 갈근30g을 탕약으로 만들어 복용하면 효능이 있다고 했다.

방 약 2┃ 갈근30g, 괴미15g, 충울자15g을 500ml 탕약으로 만들어 조석으로 250ml씩 1개월간 투여한다. 조준은 이 방약으로 고혈압 환자 50명을 치료한 결과 혈압이 정상으로 회복하였고, 증상 개선이 1년 간 지속된 자는 9명, 6개월 지속자 6명, 3개월 지속자 8명이었다. 혈압이 강하하였고, 증상이 유효한 자는 19명, 무효인 자는 8명이었다고 보고 했다.

(7) 외상(타박상) 치료

방 약┃ 갈근100g을 농전(濃煎)하여 약액이 뜨거울 때에 환부를 훈증하고, 적당하게 식으면 환부를 담가 둔다. 이 방법으로 8명을 치료한 결과 양호한 효과가 있었다고 보고했다.

(8) 소아 세균성 이질 치료

방 약┃ 갈근10g, 황백6g, 황연5g, 생대황8g, 호장20g, 목향5g을 탕약100ml로 만들어 1일 2회 관장(灌腸)한다. 관장속도는 50~60방울/min, 용량은 5~8ml/kg이다. 이 방법으로 32명을 치료한 결과 31명 완치, 1명은 호전되었다.[2]

(9) 알코올성 지방간 치료

방 약┃ 갈근30g, 시호15g, 단삼30g, 산사30g, 택사30g, 결명자30g, 백개자15g을 탕약으로 1일 1첩, 1일 2회 투여한다. 이 방약으로 32명을 치료한 결과 유효율이 93.75%이었다.[3]

(10) 과민성 대장염

방 약┃ 갈근15g, 황금10g, 백작약24g, 천궁10g, 당귀12g, 건강3g, 강반하10g, 이근피(李根皮)15g, 백출10g, 감초(炙)6g을 수전하여 1일 1첩, 1일 2회, 연속해서 15일을 투여한다. 진소경은 이 방약으로 40명을 치료한 결과 19명 완치, 15명 현저한 효과, 4명은 유효, 2명은 무효였다고 보고 했다.

(11) 당뇨병 치료

방 약┃ 동등량의 갈근, 택사, 가시오가피를 환약으로 만들어 1일 3회(1회 복용량6~8g), 식전에 투약하고, 1개월을 1회 치료기간으로 한다. 조관영은 이 방약으로 24명을 치료한 결과 9명 현저한 효과, 9명 유효, 6명 무효였다고 보고 했다.

(12) 주위성(周圍性) 안면신경 마비 치료

방 약 | 갈근15~50g, 마황15~20g, 계지, 백개자(白芥子), 천궁^각10~30g, 강활, 방풍, 강잠^각 10~15g, 전갈5~10g, 감초6g을 탕약으로 1일 1첩을 투여한다. 진입부는 이 방약으로 주위성 안면신경마비 환자 86명을 치료한 결과 79명이 완치되었고, 5명 호전, 2명은 무효였다고 보고 했다.

(13) 고지질 혈증 치료

방 약 | 갈근30g, 태자삼, 생지황, 인진, 천궁, 현삼, 울금, 산사, 강황^각15g, 감초6g을 탕약으로 만들어 1일 1첩, 1일 2회 투약하고, 30일을 1회 치료기간으로 한다. 하대화는 이 방약으로 고지질혈증 환자 55명을 치료한 결과 18명 현저한 효과, 30명 호전, 7명은 무효였다고 보고 했다[4].

(14) 농약 중독 치료

방 약 | 갈근소 5mg/kg을 연이어 2~4회 정맥주사한다. 이 방법으로 농약 중독자 10명을 치료한 결과 2~6시간 후에 증상이 소실자는 5명, 다른 5명은 24시간 후에 증상이 소실되었다고 보고 했다[5].

(15) 녹내장 치료

방 약 | 만성 단순성 녹내장 환자 33명(64쪽 안구)명에게 1% 갈근소를 투여한 결과 안압이 현저하게 하강했다고 보고 했다. (24시간 평균안압 4.57±1.73KPa에서 3.43±1.67kPa로 하강했다)

사용용량

쥐에게 주정으로 추출한 갈근 분말 10g/kg, 20g/kg을 연이어 3일 간 투약한 결과 독성 반응이 없었고, 복강에 주사한 결과 LD_{50}은 2.1±0.12g/kg이었다.[6]

주의사항

양기허약으로 인한 설사에는 사용하지 않는다.

시호(柴胡)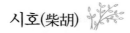
Bupleurun chinese DC

약재개요

산형과(傘形科)에 속한 여러해살이 초본식물인 시호의 전초(全草)이다. 성미(性味)는 고(苦), 신(辛), 미한(微寒)하고, 심포(心包), 간, 삼초(三焦), 담(膽)에 귀경한다. 해표퇴열(解表退熱 표증과 열을 없앰), 소간소울(疏肝消鬱 간기를 소통시키고 뭉친 것을 풀어줌), 승거양기(昇擧陽氣 양기를 끌어 올림)의 효능이 있어 한열왕래(寒熱往來 추웠다가 더웠다가 함), 흉협고만(胸脇苦滿), 구고인건(口苦咽乾), 어지러움, 두통, 월경불순, 생리통, 탈항, 자궁하수, 호흡촉박, 피로 등의 병증에 사용한다.

약리연구

(1) 해열, 진통, 진정 작용

북시호유, saikosaponin성분은 효모주사로 인해 발열하는 쥐의 체온을 현저히 하강시켰고, 수전액이나 saikosaponin 은 전기자극으로 인한 통증을 경감시키는 작용이 있었으며, 바비탈의 수면시간을 현저하게 연장시켰다.[17]

(2) 항-염증 작용

시호유나 saikosaponin은 각종 삼출성 염증이나 증식성 염증을 억제하는 작용이 있었다. 그 기전은 adrenal grand를 자극하여 발생한 adrenal cortex의 촉진과 유관하다.[18]

(3) 항경련 작용

시호수전액 20g/kg을 쥐의 위장에 투여한 결과 카페인으로 인한 경련을 억제하는 작용이 있었다.[19]

(4) 혈압강하, 심근억제, 용혈 작용

시호의 주정추출물은 마취된 토끼의 혈압을 하강시켰고, saikosaponin은 개와 토끼의 혈압을 하강시켰다. 체외에서 개구리의 심근을 억제하는 작용이 있었고, saikosaponin성분은 용혈작용이 현저한 것으로 밝혀졌다.[20]

(5) 보간이담(補肝利膽 간을 보하고 담즙을 배출시킴) 작용

시호 수전액은 개의 총 담즙배출량과 담염(膽鹽)성분을 증가시켰고, carbon tetrachlorid 로 인한 간세포의 손상을 회복시켰다.[21]

(6) 항-궤양 작용

saikosaponin은 위산분비를 억제시키고, 위액PH를 증가시켰고, 초산으로 인한 쥐의 궤양을 치료하였으며, 트립신을 강력하게 억제시키는 작용이 있었다.[22]

(7) 항-신장염

saikosaponind 는 동물의 만성 신장염을 억제하는 작용이 있는데 그 기전은 내원성 당피질 호르몬(glucocorticoid)분비 촉진, PLA^{2}활성, IgG억제, C^{3}의 사구체 침전, 지질대사 개선 등과 유관한 것이다.[23]

(8) 기 타

이외에 면역증강, 대사촉진, 항암, 항-미생물 등의 작용이 있는 것으로 밝혀졌다.

임상응용

(1) 발열 치료

방 약 | 시호1000g, 대황1000g, Clofenamic Acid(소염진통제)15g, 설탕(적당량)에 물 1000ml넣고 혼합하여 시럽으로 만들어 1회1~2ml/kg, 1일 3~4회 투여한다. 장서선은 이 방약으로 소아 고열 환자 112명을 치료한 결과 98명 현저한 효과, 2명 유효, 12명은 무효였다고 보고했다[1]. 이외에 북시호 주사약 1회 2~4ml(ml당 생약 5g함유)를 근육주사하여 급성 발열 환자 57명을 치료한 결과 17명 현저한 효과, 23명 유효, 17명은 무효였다는 보고가 있다.

(2) 전염성 간염 치료

방 약 | 북시호 주사약 10~20ml를 50%의 포도당에 혼합하여 1일 1~2회 정맥주사하거나 20~30ml를 10%의 포도당 250~500ml에 혼합하여 1일 1회 정맥주사한다. 이 방법으로 전염성 간염 환자 100명을 치료한 결과 양호한 효과가 있었고, 환자는 주사 후 정신, 식욕, 자각증상이 개선하였고, 간기능 검사에서는 GPT, GOT와 황달 지수는 정상으

로 회복시간이 최고 빨랐고, TTT, ZTT의 회복시간은 늦었다는 보고가 있다. 간염의 활동기에는 40~50ml를 사용하고, 정상으로 회복 후에는 약량을 감소해야 한다고 했다.

(3) 소화성 궤양 치료

방 약 1 | 시호6g, 백합30g, 단삼, 해조, 백작약각10g, 포공영15g, 진피6g, 대조5개를 수전하여 1일 1첩을 투여한다. 이 방약으로 위, 십이지장 궤양 환자 60명을 치료한 결과 38명 완치, 19명 호전, 3명은 무효였다고 밝혔다.[2]

방 약 2 | 시호, 당삼, 백작약, 연호색, 백급, 진주분말, 청대, 감초를 정제(중량 0.3g)로 만들어 1회 1.8g, 1일 4회 투여한다. 이 방약으로 소화성 궤양 환자 354명을 치료한 결과 62.4% 완치, 총 유효율은 93.8%였다고 밝혔다.[3]

(4) II형 당뇨병 치료

방 약 | 시호, 황기, 귀전위각15g, 승마, 창출, 길경, 황금, 계내금각10g, 황연5g을 수전하여 1일 1첩 투여한다. 이 방약으로 본병 환자 35명을 치료한 결과 15명 현저한 효과, 16명 유효, 4명은 무효였다고 밝혔다.[4]

(5) 담낭염 치료

방 약 | 시호30g, 울금, 목향, 호장, 백출, 반하, 백작약, 계내금각60g을 0.25g의 캡슐에 넣어 1회 5알, 1일 3회, 식후에 투여한다. 이 방약으로 94명을 치료한 결과 총 유효율이 98.93%였다고 밝혔다.[5]

(6) GPT감소 증가

방 약 | 시호, 오미자, 감초 수전액을 내복한 결과 GPT가 감소했다.[6]

(7) 고지질 혈증 치료

방 약 | 시호주사약을 근육주사한 결과 지질과 콜레스테롤이 감소했다.[7]

(8) streptomycin 부작용 치료

방 약 | 시호, 향부, 천궁의 분말을 내복한 결과 streptomycin부작용에 일정한 효능이 있었다고 밝혔다.[8]

(9) 원발성 고혈압 치료

방 약 | 시호, 인삼, 진피, 승마, 황기, 백출, 당귀, 감초 등을 수전하여 원발성 고혈압환자에게 투여한 결과 효능이 있었다고 밝혔다.[9]

(10) 뇌진탕 후유증 치료

방 약 | 시호, 황금, 천궁, 당귀 등의 수전액을 투여한 결과 효능이 있었다는 보고가 있다[10].

(11) 삼출성 중이염 치료

방 약 | 시호500g, 천궁, 향부^각250g을 환약으로 만들어 1일 2회, 1회 5g, 10일을 치료기간으로 투여한다. 이 방약으로 84명을 치료한 결과 완치 36명(청력회복, 이명 소실, 고막 색 정상), 28명 호전(청력회복, 이명 경감, 고막 정상근접), 20명은 무효였다.[11]

(12) 각종 사마귀 치료

방 약 | 시호주사약2ml(생약 1g 함유)를 1일 1회, 20일을 1회 치료기간으로 근육주사한다. 이 방법으로 25명을 치료한 결과 유효율이 60%이고, 그 중 심상우 환자 6명중 3명 완치, 1명 호전, 2명 무효이고, 편평우 환자 12명중 3명 호전, 1명 무효였다.[12]

(13) 이농(耳聾) 치료

방 약 | 통기산, 시호, 향부^각12g, 천궁6g을 수전하여 1일 3회, 연이어 3일간 투여한다. 이 방약으로 이농 환자 27명을 치료한 결과 26명 완치, 1명은 호전이었다.[13]

(14) 혈관성 두통 환자 치료

방 약 | 시호, 오미자^각30~40g, 천궁, 백작약^각20g, 세신6g, 백지, 강활, 강잠^각12g을 수전하여 1일 1첩 투여한다. 이 방약으로 106명을 치료한 결과 88명 완치, 14명 현저한 효과, 4명은 무효였다.[14]

(15) 유선증식(乳腺增殖) 치료

방 약 | 시호, 당귀, 홍화^각20g, 황약자5g, 곤포15g, 단삼30g을 수전하여 약액을 수건에 묻혀 환부에 도포한 뒤 이온 도입기로 20분간 시술하고, 매주 3회 실시한다. 이 방법으로 48명(91쪽 유방)을 치료한 결과 총유효율이 97.8%였다.[15]

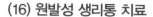

(16) 원발성 생리통 치료

방 약 | 시호, 지질, 자감초, 포황, 오령지 등을 탕약으로 투약해서 80명을 치료한 결과 양호한 효능이 있었다고 보고했다.[16]

사용용량

일반적으로 5~12g을 사용한다. 시호 과립제 0.6g을 투여한 결과 30%의 환자는 피로감이 있었고, 대량으로 투여한 결과 80%는 깊은 수면에 빠졌고, 17%의 환자는 수면 장애를 호소하였고, 작업의 능률이 저하하였고, 소수의 환자는 식욕감퇴, 복부팽만의 증상이 출현했다.

10%의 시호 수용성 침출액을 쥐의 피하에 주사한 결과 최소 사망량은 100mg/kg이었고, 시호배당체를 쥐에게 경구 투여한 결과 LD_{50}은 4.7g/kg이었고, 용혈작용이 있었다.

시호수전액을 쥐의 위장에 10ml/kg(시호6g/50ml)씩 매주 6회, 모두 28일간 투여한 결과 아드레날린 중량 증가, 흉선중량 감소, 간세포 소량 증대했다.

주의사항

과립제를 대량 투여한 결과 식욕감퇴, 복부팽만 등이 출현했고, 주사제를 근육주사한 결과 피부 과민반응, 과민성 쇼크가 발생한 보고가 있다. 주요 증상으로는 두통, 어지러움, 부정맥, 피로, 사지마비, 안면홍조, 심마진, 수종성 홍반(紅斑), 가려움증 등이다. 심한 자는 기절하였고, 심박동수 감소, 체온하강, 호흡곤란, 혼수, 쇼크를 유발했다. 시호는 승발(昇發)하는 효능이 있으므로 진액부족이나 간(肝)의 양기가 상승하는 증상에는 사용하지 않는다.

승마(升麻)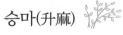

Cimicfuga heracleifolia Kom

약재개요

모간과(毛茛科)에 속한 여러해살이 초본식물인 삼엽승마 혹은 흥안(興安)승마의 뿌리이다. 성미(性味)는 신(辛), 감(甘), 미한(微寒)하고, 폐, 비장, 대장, 위장에 귀경한다. 발표투진(發表透疹 _{표증을 발산시키고, 피진을 발진시킴}), 청열해독(淸熱解毒 _{열을 내리고 독을 없앰}), 승거양기(昇擧陽氣 _{양기를 끌어 올림})의 효능이 있어 두통, 구강궤양, 치통, 열독창양(熱毒瘡瘍), 피부소양증, 호흡촉박, 권태, 오래된 설사, 탈항, 자궁하수 등의 병증에 사용한다.

약리연구

(1) 평활근 억제 혹은 흥분 작용

동물 실험에서 체외에서는 장(腸)과 임신한 자궁의 평활근을 억제시켰고, 임신하지 않은 자궁과 방광의 평활근은 흥분시켰다.[7]

(2) 진통, 진정 작용[8]

위장에 초산을 투여한 쥐의 비틀기 실험에서 현저하게 억제시켰으나 꼬리에 압박을 가하는 방법에는 진통작용이 없었고, 승마팅크제와 승마소(素)는 진정작용과 항-경련작용이 있었다.

(3) 보간(保肝) 작용

승마 메탄올 추출물은 carbon tetrachlorid로 인해 간이 손상되어 상승한 GPT, GOT를 억제시켰고, 간세포를 조직학적으로 경감시켰다.[9]

(4) 해열 작용

승마1~2g/kg을 쥐의 위장에 투여한 결과 정상체온을 하강시켰고, typhoid 나 paratyphoid의 균으로 인한 발열도 하강시켰다.

(5) 항-응고, 지혈 작용

승마추출물은 체외에서 항-응혈 작용이 있었고, 승마탄(炭)은 출혈시간을 단축시킴으로 지혈작용이 있는 것으로 밝혀졌다[10].

(6) 백혈구 증가 작용

호장, 승마 수전액 55g/kg을 쥐에게 투여한 결과 endoxan으로 감소된 백혈구를 상승시켰고, 그 중 중성(中性)세포만 증가시켰다.[11]

(7) 기 타

이외에 항균, 심근억제, 심박동수 감소, 혈압하강, 혈지질 감소 작용이 있었다.

임상응용

(1) 위하수 치료

방 약 | 승마, 지각각15g을 수전하여 1일 2회 투약하고, 증상에 따라 가감하여 3개월을 치료

기간으로 치료한다. 이 방약으로 위하수 환자 50명을 치료한 결과 10명 완치, 9명 현저한 효과, 24명 유효, 7명은 무효였다.[1]

(2) 변혈(便血) 치료

방 약 | 대황30g, 황연9g, 황금, 승마, 괴각^각15g을 수전하여 1일 1첩을 투여한다. 이 방약으로 변혈 환자 61명을 치료한 결과 58명 현저한 효과, 3명은 유효였다.[4]

(3) 과민성 자전 합병 신장염 치료

방 약 | 별갑(炙)30g, 당귀12g, 승마9g, 촉초(蜀椒), 감초, 웅황분말(단독복용)^각6g을 수전하여 투여한다. 사용화는 이 방약으로 본병 환자 15명을 치료한 결과 11명은 자전소실, 부종소실, 6개월 내 소변 검사 음성이었고, 4명은 무효였다고 밝혔다.

(4) 노인성 신경성 이명(耳鳴) 치료

방 약 | 북승마30~45g, 황기15g, 인삼6g, 황백6g, 만형자10g, 백작약10g, 갈근10g, 석창포8g, 감초5g을 2회 수전하여 500ml로 만들어 1일 2회 투약하고, 1주를 1회 치료기간으로 한다. 양약 Diazepam 2.5~5mg, Nicotinic Acid 100mg, Adenosine Triphosphate 40mg을 1일 3회 투여한다. 이 방법으로 본병 환자 45명을 치료한 결과 8명 완치, 12명 현저한 효과, 17명 유효, 8명은 무효였다.[3]

(5) 자궁하수 치료

방 약 | 승마분말4g을 생계란에 (대두(大豆)크기로 구멍을 뚫어서) 넣고 흔들어서 혼합한 후 물 묻은 종이로 구멍을 막고 찐다. 계란이 익으면 껍질을 벗긴 후 복용한다. 1일 2회, 10일을 치료기간으로 하고, 치료기간 사이에는 2일을 휴식한다. 이 방법으로 자궁하수 환자 120명(I도 하수 63명, II도 하수 51명, III도 하수 6명)에게 3회 치료기간을 실시한 결과 104명 완치, 12명 현저한 효과, 4명은 무효였다.[2]

(6) 붕누(崩漏) 치료

방 약 | 시호, 승마, 길경, 황기, 지모를 가감하여 탕약으로 투여한다. 아효운은 이 방약으로 10명(기허하함성(氣虛下陷性))을 치료한 결과 모두 양호한 효능이 있었다고 밝혔다.

(7) 치주염 치료

방 약 | 동일량의 승마, 골쇄보, 생석고의 분말을 수전해서 1일 3회 투여한다. 이 방약으로

186명을 치료한 결과 일반적으로 3일 시술 후 효능이 있었고, 1주 후 현저한 효과가 나타났고, 치주염이 축소했다고 밝혔다.

(8) 급성 비동염(鼻洞炎) 치료

방 약 | 승마6g, 갈근15g, 적작약12g, 황금12g, 창이자10g, 생감초6g을 수전하여 투여한다. 담경서는 이 방법으로 48명을 치료한 결과 40명 완치, 2명 호전, 6명은 무효였다고 밝혔다. 승마는 양호한 해독작용이 있어 열병, 식중독에 효능이 있다. 바이러스성 간염에도 변증 후 승마30~45g을 첨가하여 치료하면 양호한 효능이 있고, 신선한 승마를 60~90g을 사용하여 유행성 감기, 이하선염, 유전성 매독, 편도선염을 치료한 보고가 있고, 천선자(天仙子)중독에 승마50g, 통초50g, 맥문동30g, 생감초10g을 1000ml로 수전하여 자주 복용하면 양호한 효능이 있다고 했다.[5] 또한 만성 류마티스성 질환, 건위제(健胃劑)로 사용하기도 하고, 서각(犀角)대용으로도 사용한다고 밝혔다.[6]

사용용량

어떤 임상의사는 6g은 승양(昇陽)작용, 10g은 청열(淸熱)작용, 30~60g은 해독작용이 있다고 주장했다.

주의사항

대량으로 복용시 운동억제와 중추억제의 부작용이 있었고, 두통, 사지 강직성 수축, 성기(性器) 이상 발기, 혈압하강이 출현할 수 있고, 심할 경우에는 호흡곤란이 있고, 위장에 자극적이다. 승마는 약성이 위로 올라감으로 음허로 인해 양기가 상승했거나 폐기가 상승하여 생긴 천식, 기침, 마진(痲疹)이 이미 발진했으면 사용하지 않는다.

만형자(蔓荊子)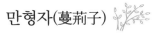
Vitex rotundifolia L

약재개요

마편초(馬鞭草)과에 속한 낙엽관목 식물인 만형의 과실이다. 성미(性味)는 신(辛), 고(苦), 평

(平)하고, 방광, 간, 위장에 귀경한다. 소산풍열(疏散風熱 ^{풍열을 흩어줌}), 청리두목(淸利頭目 ^{머리와} ^{눈을 시원하고 통하게 함})의 효능이 있어 두통, 안구충혈, 관절통 등의 병증에 사용한다.

약리연구

(1) 혈압강하 작용

본약의 수전액과 주정 추출물을 혈압강하 실험한 결과 주정추출물이 효과가 현저하였고, 유지시간도 길었다. 그러나 심전도에는 아무런 변화가 없었다.

(2) 거담평천(祛痰平喘 가래를 삭이고 천식을 완화시킴) 작용

주정추출물은 거담작용이 양호하여 시중에 판매중인 만형자유(蔓荊子油) 보다 양호하였고, 만형자의 수전액과 파라핀 추출물은 기관지를 확장시키는 작용이 있었다.

(3) 미세순환 개선

만형자는 실험성 순환장애가 있는 쥐의 실험에서 말초순환과 내장의 순환을 개선하는 작용이 있었다.

(4) 기 타

이외에 항균, 진통, 항암, 흑색소 생성 억제 등의 작용이 있는 것으로 밝혀졌다.

사용용량

안전도와 LD_{50} 실험에서 임상사용용량의 200~300배를 사용하여도 독리(毒理) 작용 출현은 극소수였다.

주의사항

비위(脾胃)의 양기가 부족하면 주의한다.

목적(木賊)

Eguisetum hiemale L

약재개요

속새과(木賊科)에 속한 여러해살이 상록 풀인 속새의 지상부분이다. 성미(性味)는 감(甘), 고(苦), 평(平)하고, 폐, 간에 귀경한다. 소산풍열(疎散風熱 풍열을 흩어줌), 명목퇴예(明目退臀 눈을 밝게 하고 내장을 제거함), 지통(止痛)의 효능이 있어 감기, 안구충혈, 시력감퇴, 변혈, 치질 등의 병증에 사용한다.

약리연구

(1) 혈압하강

마취된 개의 혈압을 장시간 하강시켰고, 하강의 정도와 시간은 투여량과 비례했다[7].

(2) 혈관확장 작용

에탄올 추출물은 토끼의 혈관을 확장시켰고, 히스타민으로 인한 혈관수축을 억제했다[7].

(3) 관상동맥 혈류량 증가, 항-부정맥

에탄올 추출물은 체외에서 쥐의 심장 관상동맥의 혈류량을 증가시켰고, 뇌하수체후엽소로 인한 T파 상승을 억제하였고, 심박동수를 감소시켰다[7].

(4) 기 타

이외에 장(腸)의 흥분 혹은 억제, 혈소판 응집 억제, 항균 등의 작용이 있었다.

임상응용

(1) 황달형 전염성 간염 치료

방 약 | 목적30g, 판람근, 인진호^각15g을 탕약으로 만들어 1일 1첩, 1일 2회 투여한다. 이 방약으로 황달형 전염성 간염 환자 73명을 치료한 결과 68명완치, 현저한 호전 4명, 호전 1명이었고, 평균 입원기간은 30일이었다[1].

(2) 구강 궤양치료

방 약 | 신선한 목적50g(건조한 것은 20g 사용)에 물 200ml 넣고 20분간 끓인 후 찌꺼기를 버리고, 설탕을 적당하게 넣은 후 2회로 나누어 복용한다[2].

(3) condyloma acuminata 치료

방 약 | 목적200g을 수전하여 죽처럼 농축한 후 거즈를 2일간 약액에 담가 두었다가 매일 3회 이상 도포한다. 이 방법으로 24명을 치료한 결과 항문에 병이 있는 2명을 제외하고는 모두 완치했다[3].

(4) Psoriasis 치료

방 약 | 목적 주사약을 1회 2ml, 매일 2회, 15일을 치료기간으로 근육주사하고, 부작용이 없으면 연이어 실시한다. 이 방법으로 99명을 치료한 결과 4명 완치근접, 49명 현저한 효과였다[4].

(5) 진폐증 치료

방 약 | 목적의 탕약을 농축해서 (1회 복용량은 생약 20~50g) 1일 2회 투약한다. 이 약으로 36명을 치료한 결과 증상이 많이 개선했다[5]. 이외에 자궁 경부암, 식도암, 요로 결석, 신장염 등에도 효능이 있는 것으로 밝혀졌다.

사용용량

일반적으로 3~10g을 사용한다. 목적을 주정으로 주출하여 쥐의 위장에 주입한 결과 LD_{50}은 249.6g/kg이고, 복강으로 주사한 LD_{50}은 47.56g/kg이었다[6].

02

청열약(淸熱藥)

정의 인체 내부의 열을 없애는 작용이 있는 약을 청열약(淸熱藥)이라 한다.

작용 청열(淸熱), 사화(瀉火), 해독(解毒), 양혈(凉血), 청허열(淸虛熱) 등의 작용이 있다.

증상 열병(熱病)으로 인한 고열, 열리(熱痢), 부스럼과 음허(陰虛)로 인한 열증에 사용한다.

종류 ① 청열사화약(淸熱瀉火藥) : 기(氣)에 있는 열을 없앤다.

② 청열조습약(淸熱燥濕藥) : 신체에 열을 없애고, 습을 건조시킨다.

③ 청열양혈약(淸熱凉血藥) : 혈액에 있는 열을 없앤다.

④ 청열해독약(淸熱解毒藥) : 열과 독을 없앤다.

⑤ 청허열약(淸虛熱症) : 허열증(虛熱症)에 사용한다.

배합 ① 열은 음액(陰液)을 손상시키고, 청열약은 성미가 고한(苦寒)하여 음액을 손상시키므로 양음약(養陰藥)을 소량 배합한다.

② 이 약들은 성미가 차기 때문에 비위의 양기를 손상시키므로 대량으로 장기간 복용시에는 보비양위약(補脾養胃藥)을 배합한다.

③ 체내에 열이 있는 상태에서 외사(外邪)가 침입했다면 해표약(解表藥)을 배합한다.

④ 열사(熱邪)로 음액(陰液)이 손상되어 변비가 생겼다면 사하약(瀉下藥)을 배합한다.

⑤ 열사(熱邪)로 경련이 있으면 식풍지경약(熄風止痙藥)을 배합하고, 정신이 혼미하면 개규약(開竅藥)을 배합한다.

주의 청열약은 성질이 많이 차고, 건조하기 때문에 비위의 양기가 허약하거나 음액이 부족하면 주의한다.

1) 청열사화약(清熱瀉火藥)

작용 해열 작용이 강하기 때문에 폐열(肺熱), 위열(胃熱), 심열(心熱), 서열(暑熱)로 인한 각종 실열증(實熱症)에 사용한다.

증상 고열, 발한, 갈증, 가슴답답함, 헛소리, 발광, 소변이 적고 붉으며, 설태가 누렇고 건조하고, 맥에 힘이 있는 병증에 사용한다.

주의 노인, 신체허약자, 어린이는 주의하고, 필요하다면 보약을 배합해서 사용한다.

석고(石膏)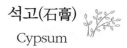
Cypsum

약재개요

석고는 광석으로서 황수황산칼슘(Caso₄, 2H₂O)이다. 성미(性味)는 신(辛), 감(甘), 대한(大寒)하고, 폐와 위장에 귀경한다. 청열사화(清熱瀉火), 제번지갈(除煩止渴 ^{가슴 답답함과 갈증을 제거함})의 효능이 있어 고열, 기침, 가래, 두통, 치통, 습진, 화상, 창양(瘡瘍) 등의 병증에 사용한다.

약리연구

(1) 심장흥분 혹은 억제 작용

소량의 석고 추출액은 체외에서 두꺼비와 토끼의 심장을 흥분시켰고, 대량에서는 억제시키는 작용이 있었다.[8]

(2) 이담, 이뇨 작용

석고는 쥐의 소변량을 증가시켰고, 쥐와 고양이에게는 담즙 배출을 증가시켰다.[8]

(3) 해열 작용

토끼의 인공발열을 해열시켰고, 그 작용은 칼슘과 무관했다. 기타 해열제와 배합하여 투여한 결과 해열작용이 증강했다.[8]

(4) 면역 증강 작용

석고는 토끼 폐포의 대식세포를 백색포도구균에 대한 식균작용을 증강시켰다.[8]

(5) 기 타

이외에 진통, 항-바이러스 작용이 있는 것으로 밝혀졌다.

임상응용

(1) 유행성 B형뇌염 치료

방 약 | A: 생석고100g, 생지황, 황연, 연교, 현삼, 지모[각]20g, 수우각(水牛角), 곽향[각]50g, 금은화, 죽엽, 대청엽, 치자, 적작약, 황금[각]15g.

　　　 B: 생석고200g, 수우각75g, 금은화, 생지황[각]50g, 대청엽, 판람근[각]30g, 연교, 선태, 구등, 지모, 울금, 석창포, 생감초[각]20g.

　　　 병의 상태가 경, 중(中)상태이면 A방약을 사용하고, 중(重)한 상태이면 B방약을 사용한다. 상기의 방약으로 25명을 치료한 결과 18명 완치, 5명 호전, 2명은 무효였다고 밝혔다.

(2) 이하선염 치료

방 약 1 | 생석고50~100g, 시호15g, 황금, 당삼, 반하[각]10g, 생강, 감초[각]5g, 대조5개, 판람근30g, 해조, 귤핵[각]15g을 1일 1첩, 1일 3회 투약해서 유행성 이하선염과 고환염이 합병한 환자 25명(5~10일 동안 3~7첩 투약)을 치료한 결과 모두 완치되었다고 보고했다.

방 약 2 | 석고분말500g을 오동유(梧桐油)에 개어 환부에 붙이고, 1일 1~3회 교환해 준다. 이 방약으로 105명을 치료한 결과 54명 완치, 7명 호전 44명 무효였다.[1]

(3) 구강염

방 약 | 생석고, 생지황, 산치자, 황금, 황연, 복령, 담죽엽, 등초(燈草). 1세 이하는 생석고15g 사용하고, 기타약은 3g을 사용하고, 1세 이상은 약량을 배(倍)로 하여 탕약으로 1일 1첩 투여한다. 이 방약으로 86명(소아)을 치료한 결과 평균 해열시간은 2.3일, 완치기간은 3.47일이었다.[2]

(4) 장염 치료

방 약 | 한수석(寒水石), 생석고, 활석^각30g을 두 번 끓여서 침전시킨 다음 맑은 약액만 2회에 걸쳐 투약하고, 증상이 심한 자는 1일 2~3첩까지 투여한다. 이 방약으로 175명을 치료한 결과 155명 완치, 7명 호전, 13명은 무효였다.[3]

(5) 충수염 치료

방 약 | 생석고 분말500g, 오동유(梧桐油)150g을 혼합하여 두었다가 충수염 확진 환자에게 충수의 국소 부위와 주위(직경 5~10cm)에 두께 2cm로 도포하고, 복막염 환자에게는 복부전체(하부: 치골상부, 측부: 액와중심선, 상부: 검상돌기)를 2cm 두께로 도포한다. 매 24시간마다 한번씩 교환해주면서 양약치료를 동시에 실시한다. 동부은은 이 방법으로 충수염환자 220명을 치료한 결과 유효율이 91%에 도달했다고 밝혔다.

(6) 화상 치료

방 약 | 석고(법제)60g, 노검석(법제)30g, 황승(黃升)6g, 경분, 고반^각6g, 청대12g, 용골(煅)20g의 분말을 만든다. 환부를 소독한 후 약분말을 도포하고 붕대로 감아둔다. 이 방약으로 27명의 화상환자를 치료한 결과 모두 완치되었다.[4]

(7) 정신분열증 치료

방 약 | 생석고120g, 진피15g, 죽여15g, 몽석60g, 황금15g, 지실10g, 대황(주정법제)10g, 폐란10g, 산조인^(炒)80g을 탕약으로 1일 1첩, 1일 2회 투약하고, 30~60첩을 1회 치료기간으로 한다. 이 방약으로 122명을 치료한 결과 66명 완치, 55명 호전, 1명은 무효였다.[5]

(8) 사랑니 주위염

방 약 | 생석고40g, 황연20g, 백지20g, 세신3g, 천궁20g의 분말을 1일 3회, 1회 5~10g씩 온수로 투약하고, 5일을 1회 치료기간으로 한다. 임신부는 복용을 금한다. 이 방약으로 112명을 치료한 결과 완치율 81.2%, 호전 13.4%, 무효 5.4%였다.[6]

(9) 수액 후유증(수액시 주사기가 혈관을 관통하여 조직에 수액 침투 후 생긴 후유증)

방 약 | 석고, 대황 분말을 선인장과 함께 분쇄하여 니(泥)를 만들어 환부에 1일 1회, 3일을 1회 치료기간으로 도포한다. 이 방법으로 수액 후유증이나 후유증으로 염증을 합병한 환자 102명을 치료한 결과 94명 완치, 7명 유효, 1명 무효였다.

사용용량

일반적으로 9~45g을 사용하고, 특수한 경우에는 90~120g을 사용한다. 임상에서 1회에 250g을 사용하여도 부작용이 발생하지 않았다고 보고한 바가 있다. 내복에는 생용(生用)하고, 탕제에 넣을 때에는 분말을 선전(先煎) 한다. 외용시에는 단련(煅鍊)후 사용한다.

주의사항

비소를 다량 함유한 석고를 대량으로 복용하면 중독되어 사망할 수 있다.[7]

지모(知母)

Anemarrhena asphodeloides Bge

약재개요

백합과(百合科)에 속한 여러해살이 초본식물인 지모의 뿌리이다. 성미(性味)는 고(苦), 감(甘), 한(寒)하고, 폐, 위장, 신장에 귀경한다. 청열사화(淸熱瀉火), 양음윤조(養陰潤燥 음액을 생성하고 건조증을 습윤하게 함)의 효능이 있어 고열, 번갈(煩渴), 기침, 가래, 골증조열(骨蒸潮熱 뼈를 찌는 듯한 더위가 몰려옴), 도한(盜汗), 심번(心煩), 소갈증 등의 병증에 사용한다.

약리연구

(1) 항균 작용

지모는 체외에서 이질간균, 상한간균, 용혈성 연구균, 폐렴쌍구균 등에 강력한 항균작용이 있는 것으로 밝혀졌다.[1],[2]

(2) 혈당 강하 작용

정상군(正常群)과 고혈당군(群)의 모형에 실험한 결과 모두 혈당 강하 작용이 있는 것으로 밝혀졌다.[3]

(3) 기억력 증강 작용

지모 사료로 성장한 쥐는 일반 사료를 사용한 쥐보다 Y자형 미로에서 기억력과 학습능력이 높은 것으로 밝혀졌다.[4]

(4) 항-간염

지모 추출물은 동물에게서 간염의 활성을 억제하는 작용이 있었다.[5]

이외에 지모에 계지, 감초(炙), 생석고 등을 배합하여 급성 풍습병(風濕病)에 사용하기도 하고, 황백, 우슬, 단삼 등을 배합하여 전립선 비대에도 사용한다.[6]

사용용량

지모침출액 0.5ml를 토끼에게 정맥주사한 결과 호흡과 혈압에는 영향이 없었으나 1~3ml 주사 후에는 호흡억제, 혈압은 경미한 하강이 있었고, 7ml 주사 후에는 호흡중지, 혈압하강으로 사망했다. 0.01%의 침출액은 두꺼비의 심장에 아무런 반응이 없었으나 0.01~0.1%에서는 심근 수축력이 감소하였고, 1%에서는 심장박동이 중지했다.

주의사항

비장의 양기가 부족한 증상에는 적합하지 않다.

로근(蘆根)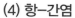

Phragmites communis Trin

약재개요

화본과(禾本科)에 속한 여러해살이 초본식물인 갈대의 뿌리줄기이다. 성미(性味)는 감(甘), 한(寒)하고, 폐와 위장에 귀경한다. 청열생진(淸熱生津 열을 없애고 진액을 생성함), 청위지구(淸胃止嘔 위장의 열을 없애고 구역질을 멎게 함), 청폐거담(淸肺祛痰 폐의 열과 가래를 없앰), 제번(除煩), 이뇨의 효능이 있어 구강건조, 기침, 가래, 폐옹(肺癰), 소변적통(小便赤痛 소변이 붉고 배뇨통) 등의 병증에 사용한다.

약리연구

(1) 해열 작용

coixol 성분은 TTG성 발열에 현저한 억제작용이 있었다.[3]

(2) 진정, 진통 작용

coixol 성분은 쥐에게 진정작용이 있었고, 카페인에 길항작용이 있었다. 토끼의 중추신경을 억제하는 작용이 있었고, 전기자극 실험 중 현저한 진통작용이 있었다.[3]

(3) 골격근 억제 작용

coixol 성분은 전기자극으로 인한 개구리 신경근육의 수축을 억제시켰다.[3]

(4) 기 타

이외에 평활근 억제 등의 작용이 있었다.

임상응용

(1) 호흡기 질환

① 소아 급성 기관지염 치료

방 약 | 노근(鮮)30g, 동과인, 율무각12g, 도인, 행인, 래복자, 옥호접(玉蝴蝶)각6g, 담남성3g을 탕약으로 만들어 1일 1첩, 1일 3~4회로 투여한다. 이 방약으로 200명을 치료 한 결과 완치율이 84.5%였다.

② 농흉(膿胸), 폐농양(肺膿瘍) 치료

방 약 | 노근300g을 약한 불로 2회 수전하여 600ml 만들어 1일 3회 투약하고, 1~3개월을 1회 치료기간으로 한다. 일반적으로 7~10일이면 효과가 있다. 이 방법으로 농흉(膿胸)[1], 폐농양(肺膿瘍) 환자[2]를 치료한 결과 양호한 효과가 있었다고 보고했다.

③ 세균성 폐렴 치료

방 약 | 노근, 어성초, 금은화, 측백엽각30g, 단삼30~60g, 생석고20~30g, 황금, 연교각15g, 절패모, 행인, 북오미자, 감초, 대황각10~15g, 삼칠10g을 탕약으로 1일 1첩, 1일 3회 투약하여 17명을 치료한 결과 12명 완치, 2명 호전, 3명은 무효였다.

④ 만성기관지염 치료

방 약 | 노근, 어성초각15g, 금은화, 담남성, 연교각10g, 포공영9g, 진피6g, 사삼, 괄루, 단삼, 도인, 죽여, 맥문동, 복령각9g을 수전하여 1일 1첩, 1일3회 투여한다. 이 방약으로 508명을 치료한 결과 122명 현저한 효과, 383명 호전, 3명은 무효였다.

(2) 급성 신장염 치료

방 약 | 노근, 어성초, 백모근^각100g을 수전하여 1일 3회 투약하고 염분섭취를 금한다. 이 방약으로 6명을 치료한 결과 부종, 단백뇨가 소실하였고, 평균 치료기간은 30일이었다.

(3) 급성장염 치료

방 약 | 노근, 어성초^각50g, 분갈(粉葛)10g, 강후박(姜厚朴)20g, 지금초(地錦草)20g을 수전하여 1일 1첩, 1일 2회 투약하고, 구토가 심한 자는 곽향, 향유^각10g을, 설사가 중(重)한 자는 신곡10g을 첨가한다. 이 방법으로 32명을 치료한 결과 1~2일 만에 완치했다고 밝혔다.

사용용량

독성이 낮아 실험용 쥐에게 0.5g/kg을 1일 1회, 연이어 1개월간 위장에 주입한 결과 부작용이 없었다.[3]

주의사항

특별히 보고된 바가 없다.

천화분(天花粉)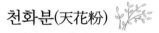

Trichosanthes kirilowii Maxim

약재개요

호로과(葫蘆科)에 속한 여러해살이 숙근초질(宿根草質)의 등본(藤本)식물인 괄루를 말린 것이다. 성미(性味)는 고(苦), 미감(微甘), 한(寒)하고, 폐와 위장에 귀경한다. 청열생진(淸熱生津 열을 없애고 진액을 생성함), 윤조화담(潤燥化痰 건조한 것을 습윤하게 하고 가래를 삭임), 소종이농(消腫利膿 부종과 고름을 없앰)의 효능이 있어 구강건조, 번갈(煩渴), 소갈증, 기침, 가래, 각혈, 옹종창양(痈腫瘡瘍) 등의 병증에 사용한다.

약리연구

(1) AIDS 억제 작용

천화분의 단백질 독은 AIDS바이러스가 감염된 면역세포내에서 복제를 억제시켰고, 면역세포 중에 살아있는 바이러스 수(數)를 감소시키는 작용이 있었다.

(2) 혈당감소 작용[7]

천화분의 Trichosan A, B, C, E 성분은 혈당을 감소시켰다. 그 중 A성분이 특출한 작용이 있었다.

(3) 유산 및 임신 억제 작용

천화분의 단백질 성분은 태반의 자양층 세포에 직접 작용하여 세포를 괴사시키고, 융모막의 성선호르몬과 난소세포를 감소시키고, 전립선소의 합성을 증가해서 자궁 수축을 증강시켜 유산시켰다.[8]

(4) 기 타

이외에 항암작용, 면역증강 작용이 있었다.

임상응용

(1) 이하선염 치료

방 약 | 동일량의 천화분, 녹두의 분말을 물로 개서 환부에 1일 3~4회 도포하여 소아 유행성 이하선염 환자 36명을 치료한 결과 모두 완치되었다.

(2) 당뇨병 치료

방 약 1 | 천화분12g, 오매10g, 황기30g, 황정15g, 황연3g을 수전하여 1일 1첩을 투약하고, 1개월을 치료기간으로 한다. 이 방약으로 130명(그 중 76명은 양약치료 중이고 효과가 양호하지 않았음, 환자 중 심장병 합병자 24명, 고혈압 11명, 뇌경색 2명, 고지질혈증 17명, 피부가려움증자 11명, 합병증이 없는 자 65명)을 치료한 결과 46명 완치, 81명 호전, 3명은 무효였다.[1]

방 약 2 | 천화분, 갈근^각30g, 산약, 산수유^각24g, 숙지황20g, 단피, 복령, 택사^각12g을 수전하여 1일 1첩을 투여한다.이 방약으로 72명의 음허형(陰虛型) 당뇨병 환자를 치료한 결과 56명 완치, 9명 호전, 7명은 무효였다⁽²⁾.

(3) 암 치료

방 약 1 | 천화분15g, 황기, 황정^각30g, 계내금10g, 진피, 자감초^각6g을 수전하여 1일 1첩을 투약하고, 화학적인 항암치료를 실시한다. 이 방법으로 식도암, 분문암 환자 32명을 치료한 결과 완치 2명, 호전 11명, 안정 16명, 악화 3명이었다⁽³⁾.

방 약 2 | 천화분, 사삼, 해합^각15g, 맥문동, 백미^각12g, 백화사설초, 반지련^각30g, 생감초6g, 천패모분3g(단독복용)을 수전하여 1일 1첩을 투여한다. 이 방법으로 105명을 치료하였고, 그중 45명은 방사선, 화학치료, 수술을 했다. 기침 증상이 현저하게 개선되었고, 1년 이상 생존율이 40%, 그 중 3명은 9년 이상 생존했다.⁽⁴⁾

(4) 약물 유산

방 약 | 천화분 단백질로 주사약을 만들어 근육주사하거나 양수에 주사하여 중기(中期) 임신자 10000명에게 시술한 결과 97.3%의 성공률을 보였다.

(5) 습관성 변비 치료

방 약 | 천화분15g, 당귀15g, 원삼15g, 래복자30g을 산제(散劑)로 만들어 1회 6g, 1일 3회 10일간 투여한다. 이 방약으로 96명을 치료한 결과 86명 완치, 7명 유효, 3명은 무효였다.⁽⁵⁾

(6) 피하혈종 치료

방 약 | 동등량의 천화분, 백지, 적작약, 강황의 분말을 95%의 주정이나 식초에 개어 환부에 도포하고 붕대로 고정한다. 이 방법으로 18명을 치료한 결과 23일 만에 완치되었다.⁽⁶⁾ 이외에 동물 실험에 의하면 자궁경부암, 위암, 폐암, 유선암 등을 억제하는 작용이 있는 것으로 밝혀졌다.

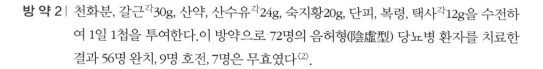
사용용량

천화분 주사약 0.2~2mg/kg을 개에게 근육주사한 결과 부작용이 3~5일 만에 회복 되었으나 3~4mg/kg을 주사한 결과 대부분이 1~2주일 만에 사망했다. 그리고 백혈구가 증가하였고, 0.2~2mg/kg에서는 심전도상의 S-T파가 하강하였으나 2~3일에 회복하였고, 3~4mg/kg에서는

S-T파가 점진적으로 하강하였고, T파도 현저하게 바뀌었다. 또한 간장, 신장에 영향이 있었다. 3~4mg/kg에서는 SGPT가 상승하였고, NPNI가 200mg/kg쯤 되었다.

주의사항

천화분 추출물을 주사하고 6~8시간이 지난 후에 발열이 있었으며, 체온은 대부분이 38~39도 사이였고, 48시간 이후 소실되었다. 천화분 단백질의 부작용은 발열, 두통, 피부발진, 인후통증 등이 있고, 심한 경우에는 쇼크를 초래한다. 사용전에 피하실험 실시 후 사용하고, 알러지 체질이나 간, 신장, 심장의 기능장애가 있는 환자는 사용을 금하고, 출혈, 빈혈, 지능장애, 급성염증이 있는 환자는 주의해서 사용한다.

죽엽(竹葉)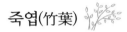

Phyllostachys nigra Munro var

약재개요

화본과(禾本科)에 속한 담죽의 잎이다. 성미(性味)는 감(甘), 담(淡), 한(寒)하고, 심장, 폐, 위장에 귀경한다. 청열생진(淸熱生津 열을 없애고 진액을 생성함), 청심제번(淸心除煩 심장의 열을 제거하고 답답함을 없앰), 이뇨(利尿)의 효능이 있어 고열, 구강건조, 구강궤양, 배뇨장애, 고열성 정신불안 등의 병증에 사용한다. 담죽엽(淡竹葉)이라고도 한다.

약리연구

(1) 이뇨 작용
담죽엽은 이뇨 작용이 강력하고 염화물까지 배설한다.[6]

(2) 해열 작용
담죽엽은 각종 원인으로 발열하는 동물의 체온을 하강시켰다.[7]

(3) 기 타
이외에 항균작용이 있었다.

임상응용

(1) 질염 치료

방 약 | 담죽엽100g을 10분간 담가 두었다가 처음에는 강한 불로 끓이고, 다시 약한 불로 10분간 끓인 후 1일 2회 투여한다. 이 방약으로 5명을 치료한 결과 모두 완치되었다.[1]

(2) 특발성 수종 치료

방 약 | 담죽엽10~20g을 차대용으로 1일 1첩, 1개월간 투여한다. 이 방법으로 37명을 치료한 결과 25명 완치, 7명 현저한 효과, 5명은 무효였다.[2]

(3) 바이러스 심근염 치료

방 약 | 도적산(導赤散: 담죽엽, 생지황, 목통, 감초)을 증상에 따라 가감(加減)한 후 1일 1첩을 탕약으로 투여한다. 이 방약으로 64명을 치료한 결과 55명 완치, 6명은 호전되었다.[3]

(4) 진폐증(塵肺症) 치료

방 약 | 담죽엽액 20ml를 1일 2회 경구투약하고, 10일을 1회 치료기간으로 한다. 이 방약으로 17명의 진폐증 환자를 치료한 결과 15명 유효, 2명은 무효였다.[4]

(5) Behcets sydrome 치료

봉인안은 도적산을 가미(加味)하여 8명을 치료한 결과 7일 좌우에 완치했다고 밝혔다.

(6) 구강궤양 치료

방 약 | 담죽엽, 생석고, 생대황을 수전하여 1일 1첩을 투약하고, 2%의 brocaine에 석류산(錫類散)1병을 혼합하여 환부에 1일 2~3회 발라준다.

사용용량

쥐의 LD_{50}은 64.5g/kg이었다. 일반적으로 1.5~4.5g을 사용하고, 중증에는 9g까지 사용한다.[5]

주의사항

비위, 신장의 양기허약자는 주의해서 사용한다.

하고초(夏枯草)

Prunella vu lgaria L

약재개요

꿀풀과(脣形科)에 속한 여러해살이 식물인 하고초의 꽃이다. 성미(性味)는 고(苦), 신(辛), 한(寒)하고, 간과 담에 귀경한다. 청설간화(淸泄肝火 ^{간열을 내림}), 해독산결(解毒散結 ^{독을 제거하고 뭉친 것을 풀어줌})의 효능이 있어 두통, 어지러움, 임파선·갑상선 종대(腫大), 고혈압 등의 병증에 사용한다.

약리연구

(1) 혈당감소 작용

하고초에서 추출한 화합물은 uroxin으로 상승된 쥐의 혈당을 현저하게 억제시켰고, 그 작용의 정도는 100mg이 인슐린 22.6u에 해당되었다.[7]

(2) 면역 작용

하고초는 면역과정 중 병리적인 손상에 잠재적으로 치료 작용이 있고, 장기간 대량을 사용하면 면역기능이 억제되었다.[8]

(3) 항-미생물 작용

대장간균, Typhoid균, 장티푸스, 녹농균, 진균 등을 억제시키는 작용이 있었다.[9]

(4) 혈압 하강 작용

하고초의 각종 성분은 마취된 동물에서 혈압을 하강시키는 작용이 있었고, 그 기전은 무기염으로 인한 것으로 추정된다[10].

(5) 기 타

이외에 항염, 항-심근경색, 항-혈액응고 등의 작용이 있는 것으로 밝혀졌다.

임상응용

(1) 갑상선 질병 치료

방 약 | 하고초, 생모려^각30g, 원삼, 백작약, 생지황, 맥문동^각15g, 절패모10g, 감초5g을 증상

에 따라 가감(加減)한다. 이 방약으로 갑상선 기능항진증 환자 30명을 치료한 결과 10명 완치, 10명 현저한 효과, 7명 호전, 3명은 무효였다.[1] 이외에 하고초, 전당귀(全 當歸), 진주모, 생모려각30g, 곤포, 단삼각15g을 환약으로 투약하여 단순성 갑상선 종대 (腫大) 환자 46명을 치료한 결과 완치 6명, 28명 현저한 효과, 4명 호전, 3명은 무효였다.

(2) 폐결핵 치료

방 약 1 | 하고초50g을 탕약(혹은 차 대용으로)으로 투약하고, 병이 오래되고 궤양이 회복되지 않거나 반복적인 자는 백두옹100g, 진피10g을 첨가한다. 이 방약으로 경부 임파 결핵 환자 50명을 치료한 결과 모두 완치되었다.[2]

방 약 2 | 하고초200g, 황정100g의 분말에 물500ml를 붓고 장시간 끓여서 농축하여 고약을 만든 뒤 환부에 붙여두고, 1일 1회 교환 해 준다. 이 방법으로 경부 임파 결핵 환자 39명을 치료한 결과 완치 26명, 11명 호전, 2명 무효였다.[3] 이외에 하고초30g, 단삼 30g, 삼능, 아출각15g, 모려30g, 조자15g을 탕약으로 투약하고, 수질4.5g, 혈갈4.5g 을 분말로 투약하여 건락성(乾酪性) 폐결핵 환자 50여명을 치료한 결과 병변부위 가 현저한 흡수자 41.8%, 흡수자 40%, 공동(空洞)10곳 중에서 폐합(閉合)된 곳은 8 곳, 축소 2곳이었다.

(3) 고혈압 치료

방 약 | 하고초, 국화각10g, 결명자, 구등각5g을 탕약으로 1일 1첩, 1일 2회 투약하여 고혈압 환자 95명을 치료한 결과 18명은 기본적으로 완치, 17명 현저한 효과, 유효 19명, 12명 은 무효였다.

(4) 중증(重症) 간염 치료

방 약 | 하고초12~15g, 백화사설초, 백모근각15~30g, 감초6~12g, 판람근, 산두근각10~15g 을 탕약으로 1일 1첩 투약하고, 2~3개월을 1회 치료기간으로 한다. 동시에 비타민C 200mg을 1일 3회 투여한다. 이 방약으로 만성 B형간염 환자 50명을 치료한 결과 33 명은 정상에 근접하게 치료가 되었고, 12명 호전, 5명은 무효였다.[4]

(5) 삼출성(滲出性) 흉막염 치료

방 약 | 하고초1근에 물 2000ml를 넣고 1000~1200ml까지 끓여서 1일 3회, 1회 30~50ml 투약 하여 9명을 치료한 결과 2명 외에 모두 완치되었다.

(6) 암 치료

방 약 | 하고초30g, 태자삼15g, 홍화9g, 시호9g, 불수9g, 목향9g, 자초근30g, 의이인30g, 야국화30g, 백모등(白茅藤)30g, 당귀12g을 탕약으로 만들어 1일 1첩, 1일 2회 투여한다. 강소성 계동현 해복지구 간암 방치조(防治組)는 이 방약을 fluorouracil과 같이 투약하여 원발성 간암 환자 50명을 치료한 결과 5명 정상 근접 완치, 12명 현저한 효과, 13명 유효, 20명은 무효였다. 생존율 1년 이상인 자는 17명(34%), 2년 이상을 초과한 자는 8명(16%)이었다고 보고했다.[4]

(8) 진폐증(塵肺症) 치료

방 약 | 하고초, 상기생각15g, 단삼, 울금, 적작각9g, 아출, 말린무우, 아관석(鵝管石)각12g, 진피6g 등을 탕약으로 투약하여 석면으로 인한 진폐증 환자 24명을 치료한 결과 13명 현저한 효과, 8명 호전, 2명은 무효였다.

사용용량

일반적으로 9g 좌우를 사용하나 중증에는 30g까지 사용하기도 한다. 본 약의 추출물로 급성, 아급성 독성실험한 결과 독성반응은 없었다.

주의사항

가끔씩 과민 반응을 출현하는 환자가 있는데 그 증상은 위장 불쾌감, 구토, 구역질, 심계(心悸), 복통, 설사, 전신홍반(紅斑), 가려움증 등이다[6]. 비위와 신장의 양기허약한 자는 주의해서 사용한다.

치자(梔子)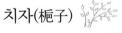

Gardenia jasminoides Ellis

약재개요

천초과(茜草科)에 속한 상록관목식물인 치자의 익은 열매이다. 성미(性味)는 고(苦), 한(寒)하고, 심장, 폐, 위장, 삼초(三焦)에 귀경한다. 사화제번(瀉火除煩 ^{열과 가슴답답함을 없앰}), 양혈지혈

(凉血止血 혈액을 차게 해서 지혈시킴), 청열해독(淸熱解毒 열과 독을 없앰), 청리습열(淸利濕熱 열을 내리고 습을 통하게 함)의 효능이 있어 고열, 심번(心煩), 황달, 적뇨(赤尿), 토혈, 비혈, 혈뇨 등의 병증에 사용한다.

약리연구

(1) 항염증 및 연부조직 손상 치료

Xylene, 파두유로 인한 쥐의 귀부위 염증과 메탄올로 인한 족부의 아급성 염증을 현저하게 감소시켰고, 쥐와 토끼의 연부조직손상 모형(模型)에 치료 작용이 있었다.[7]

(2) 진정, 체온하강 작용

쥐 실험에서 바비탈과 협조반응으로 수면시간을 12배 연장시켰고, 자발적인 활동이 현저하게 감소되었고, 주정으로 추출한 치자는 쥐의 체온을 3℃도 하강시켰다.[8]

(3) 위장, 췌장에 미치는 영향

geniposide 성분은 위장근육에 콜린과 유사한 억제작용이 있었고, 판크래틱 아밀라제를 현저하게 하강시키는 작용이 있었고, 췌장의 분비를 현저하게 증가시켰다. 쥐의 유문을 묶고 십이지장에 치자배당체를 투여한 결과 위액분비가 감소하였고, 위산도(胃酸度)를 하강시켰으며, 쥐의 위장운동을 감소시키고, 생치자 수전액은 쥐의 위산분비와 펩신의 활성이 현저하게 억제되었다.[9]

(4) 혈압 강하 작용

수전액, 주정추출액은 동물의 혈압을 하강시켰고, 그 기전은 연수부교감신경중추의 긴장도 증강과 관계가 있다[10].

(5) 기 타

이외에 보간이담(補肝利膽), 진통, 설사, 항-미생물, 혈액응고 작용이 있는 것으로 밝혀졌다.

임상응용

(1) 관절 염좌 치료

방 약 1| 동일량의 생치자, 생부추 분말에 계란의 흰자위를 넣어 반죽한 다음 환부에 도포

79

하고, 1일 1회 교환해주는 방법으로 수백명을 치료한 결과 양호한 효능이 있었다.

방약 2 ┃ 치자500g, 홍화500g을 50%의 주정 2500ml에 7일간 담가 두었다가 여과하여 보관해둔다. 염좌 부위를 약주로 5분간 마사지 해주고, 다시 30분 동안 도포해 준다. 상기의 방법을 1일 2회 실시한다. 이 방법으로 급성 염좌 환자 206명을 시술한 결과 106명이 완치되었고, 67명이 현저한 효과, 33명 호전되었다.[2]

방약 3 ┃ 동등량의 생치자, 대황의 분말을 소독한 후 보관한다. 염좌 24시간 이내는 식초에 개고, 24시간 이후에는 주정에 개서 환부에 도포한다. 이 방법으로 관절 염좌 환자 150명을 치료한 결과 24시간 때부터 부종이 소실되었고, 48시간 후 완치된 자 130명, 72시간에 완치자 15명, 96시간에 완치자 5명이었다.[1]

(2) 관심병(冠心病) 치료

방약 ┃ 치자12g, 도인12g의 분말을 봉밀30g에 넣어 혼합한다. 이 약을 심장부위에 7cm×15cm넓이로 붙인 뒤 붕대로 감아두고, 3일마다 1회 교환해주고, 2회 교환 후에는 7일마다 한 번씩 교환해 준다. 이 방법으로 50명을 치료한 결과 호전 44명, 그 중 22명은 현저한 효과, 심전도상에 7명은 현저한 효과, 18명은 호전, 25명은 무효였다.

(3) 급성 혈전성 천정맥염(淺靜脈炎) 치료

방약 ┃ 치자25g, 금은화25g, 생지유25g, 적작약25g, 유향25g, 몰약25g의 분말을 바셀린 500g에 혼합해서 적당량을 환부에 도포한다. 이 방법으로 29명을 치료한 결과 모두 완치했다.[4]

(4) 급성 황달형 간염 치료

방약 ┃ 치자30g, 적작약50g, 단삼30g, 대황10~30g을 탕약으로 1일 1첩, 1일 2회 투약하고 30~45일을 1회 치료기간으로 한다. 이 방법으로 만성 활동성 중증 황달형 간염환자 35명을 치료한 결과 완치 26명, 호전 3명, 무효 6명이었다.[3]

(5) 소변 저류(瀦留) 치료

방약 ┃ 치자6g, 식염(적당량), 마늘 한쪽을 분쇄하여 적당량의 온수를 첨가한 후 배꼽에 24시간 동안 붙이는 방법으로 22명을 치료한 결과 모두 양호한 효과가 있었다.

(6) 위염 치료

방약 ┃ 치자, 태자삼, 오수유 등을 탕약으로 투약하여 위염을 치료한 보고가 있다.[4]

(7) 자궁기능성 출혈 치료

방 약 | 치자(炒), 춘피(椿皮), 백출 등을 수전하여 투여한 결과 기능성 자궁 출혈증 치료에 양호한 효능이 있는 것으로 보고 했다.[5]

사용용량

치자의 주정 추출물10g/kg을 쥐에게 연이어 4일간 위장에 주입한 결과 간이 회녹색을 나타냈다.[6] 또한 쥐의 복강에 주사한 결과 LD_{50}은 27.54g/kg이었고, 피하주사는 31.79g/kg이었다.

주의사항

산치자와 기타 유효성분은 간장에 독성작용이 있으니 주의하고, 또한 설사작용이 있으므로 평소에 설사를 하는 자는 주의한다.

압척초(鴨跖草)

Commelina communis L

약재개요

닭의장풀과(鴨跖草)에 속한 한해살이 풀인 닭의장풀의 지상부분 전초(全草)이다. 성미(性味)는 감(甘), 고(苦), 한(寒)하고, 폐, 비장, 방광에 귀경한다. 청열이뇨(淸熱利尿), 해독(解毒)의 효능이 있어 발열, 부스럼, 배뇨장애 등의 병증에 사용한다.

약리연구

(1) 진통작용

열판실험과 초산 비틀기 실험에서 진통작용이 있는 것으로 밝혀졌다. 압척초의 농전액(濃煎液)을 쥐에게 실험한 결과 진통작용이 현저했다[1].

(2) 항균작용

실험관 실험에서 압척초 수전액은 금황색 포도구균, 백색염구균을 현저하게 억제시켰다[1].

(3) 항내독소 작용

체외 실험에서 압척초액은 세포내독소를 현저하게 억제시켰다[1].

(4) 기 타

이외에 항염, 자궁수축 등의 작용이 있는 것으로 밝혀졌다.

임상응용

(1) 감기치료 및 예방

방 약 | 압석초3~5g을 수전하여 1일 2회 복용한다[2]. 이 방약으로 130명을 치료한 결과 1~3일내에 체온이 정상으로 회복한 자는 109명이었고, 4일 이후에 해열한 자는 21명이었고, 정제(생약 10.3g 함유)로 1일 3회, 1회 2알, 연이어 4일간 290명에게 투약한 결과 1명이 감기에 걸렸고, 대조군은 371명 중 23명이 감기에 걸렸다.

(2) 유행성 이하선염 치료

방 약 | 압석초5g을 탕약으로 투약해서 5명을 관찰한 결과 해열과 부종이 소실되는 시간은 2.8일이었고, 두통은 1.4일, 구토는 1.2일 만에 소실하였고, 평균 입원기간은 4.6일이었다.

사용용량

일반적으로 10~15g(신선한 것은 60~90g)을 사용하고, 대량으로는 50~200g을 사용할 수 있다. 쥐에게 수전액을 투여한 결과 최대 한계량은 80g/kg이었다.

주의사항

비위의 양기가 허약한 병증에는 주의한다.

2) 청열조습약(淸熱燥濕藥)

작용 이 약들은 대부분이 성질이 차고 맛이 쓰다. 쓴 약은 습(濕)을 없애고, 찬 것은 열(熱)을 내린다. 이런 약을 청열조습약이라 한다.

증상 습열(濕熱)이 체내에 뭉치면 발열, 설태니(舌苔膩), 핍뇨 등의 증상이 있지만 장기마다 증상의 특징이 다르다. 장(腸)과 위(胃)에 습열(濕熱)이 있으면 설사, 이질, 치질 등의 증상이 있고, 간과 담에 습열이 있으면 황달, 옆구리 통증, 입이 쓴 증상이 있고, 방광에 습열이 있으면 배뇨장애, 배뇨통이 있다. 그외에 관절부종이나 습진(濕疹) 등도 있을 수 있다.

주의 비위의 양기가 부족하거나 음액이 부족한 증상에는 주의한다. 필요시 비위를 튼튼하게 하는 약이나 보음약(補陰藥)을 배합한다.

황금(黃芩)
Scutellaria baicalensis Georgi

약재개요

꿀풀과(脣形科)에 속한 여러해살이 초본식물인 황금의 뿌리이다. 성미(性味)는 고(苦), 한(寒)하고, 폐, 담(膽), 위장, 대장에 귀경한다. 청열조습(淸熱燥濕 열과 습을 없앰), 사화해독(瀉火解毒 열과 독을 제거함), 량혈지혈(涼血止血 혈액을 차게 해서 지혈시킴), 안태(安胎 태아를 편안케 함)의 효능이 있어 황달, 설사, 열림(熱痲), 옹종창독(癰腫瘡毒), 고열, 번갈(煩渴), 기침, 출혈 등의 병증에 사용한다.

약리연구

(1) 항-변태반응 및 항염 작용

wogonin, wogonoside성분은 피부과민반응을 억제하는 작용이 있었다. 두 성분은 실험성 천식을 억제하였고, anti-Histamine, anti-choline 작용이 있었고, 두 성분은 쥐의 복강에 초산 주사로 인한 삼출물 증가를 억제하였고, 쥐의 족부에 화합물 투여로 인한 염증성 반응을 억제시켰다.

(2) 항-바이러스 작용

체외실험에서 B형 간염균의 DNA복제를 억제하는 작용이 있었고, Flavone 성분은 유행성 독감 바이러스를 억제하는 작용이 있었다.[8]

(3) 혈압하강, 이뇨, 진정 작용

황금소(素)는 마취된 개에게서 이뇨 작용이 있었고, 황금소, 황금주정 추출물, 수전액은 동물실험에서 혈압을 하강시켰고, 대뇌피질을 억제하는 작용이 있었다.[9]

(4) 항-혈소판 응집 작용

황금소(素) 등은 각종 원인으로 유도된 혈소판 응집을 억제하는 작용이 있었고, DIC를 방지하였고, 혈소판과 섬유단백원(Fibrinogen)의 함량을 감소시켰다.

(5) 보간이담(補肝利膽 간을 보하고 담즙을 통하게 함), 항 산화 작용

황금의 메탄올 추출물은 ANIT의 간세포 손상을 억제하였고, 혈청담홍소(Bil)를 감소시켰고, 황금배당체는 토끼에게 이담작용이 있었고, 간미립세포에서 지질의 산화를 억제시켰다.

(6) 지혈 작용

황금의 S, B, G2 성분은 동물실험에서 지혈작용이 있었고, 황금소와 배당체는 저기압으로 인한 쥐의 폐출혈을 치료하는 작용이 있었다[10].

(7) 당뇨성 백내장 치료

황금 수전액은 쥐의 당뇨성 백내장을 치료하는 작용이 있었고, 황금 배당체는 동물의 체내에서 aldose를 억제하는 작용이 있었다.[11]

(8) 항-방사선 손상

황금 수전(水煎) 추출물은 60Co방사선 손상에 보호력을 증가시켰고, 비장(脾臟)중량, 백혈구, 혈수판의 수치를 증가시켰다.[12]

(9) 기 타

이외에 내피(內皮)손상, 항-경련, 항암, 항진균, 항균 등의 작용이 있는 것으로 밝혀졌다.

임상응용

(1) 전염성 간염 치료

방 약 | 황금추출물 0.5g을 1일 3회 투여한다. 보고에 의하면 이 약으로 전염성 간염환자 27
명을 치료한 결과 복용 후 1개월 이내 자각증상과 증후가 소실되었고, 간기능이 정
상으로 회복되었고, 15일 치료 후 ALT, AST가 정상으로 회복된 자는 74.1%였다.[1]

(2) 고혈압 치료

방 약 | 20%의 황금 팅크제를 1회5~10ml씩 1일 3회 투약하여 51명을 치료한 결과 1~12개월
경과 후 혈압이 20/10mmHg 하강한 자가 70%에 달하고, 임상증상이 경감되었거나
소실되었다.

(3) 급성 담낭염 치료

방 약 | 5%의 황금 주사약 80~120ml을 5~10%의 포도당 250~500ml에 혼합하여 1일 1회 정맥
주사하고, 증상이 억제되면 0.5g을 1일 3~4회, 1~2주 동안 경구 투여한다.
이 약으로 급성 담낭염 환자 72명을 치료한 결과 45명 완치, 20명 유효, 7명은 무효였다.

(4) 호흡기 질환

① 폐심병(肺心病) 합병 감염증 치료

방 약 | 황금, 치자, 당삼, 천궁^각370g, 대황260g으로 1000ml 주사약을 만들어 1회 80~ 120ml
를 5%포도당 500ml에 혼합하여 1일 1회 정맥주사로 폐심병 합병 녹농간균(綠膿杆
菌)감염 환자 18명을 치료한 결과 11명 현저한 효과, 3명 유효, 4명은 무효였다.

② 노인 폐부(肺部) 감염

방 약 | 황금, 치자, 대황, 인진호 등으로 100ml 주사약을 만들어 생리식염수100ml에 혼합해
서 정맥주사로 치료한 결과 40%의 현저한 효과, 33.3%의 유효율이었다.[2]

③ 소아 급성호흡기 감염 치료

방 약 | 50% 황금수전액을 1세 이하는 6ml, 1세 이상은 8~10ml를 1일 3회 투여한다. 이 방법
으로 급성호흡기 감염자 51명, 급성 기관지염 11명, 급성편도선염 1명을 치료한 결과
체온이 정상으로 회복, 증상 소실자는 51명, 무효 12명이었다.

④ 만성 기관지염 치료

방 약 | 황금1근, 감초0.5근을 2회 수전(3근)하고, 석회1근에 물10근을 넣어 골고루 혼합한 후 24시간 두었다가 상층 부위의 8근을 추출한 후 수전약액을 넣는다. PH7~8에 맞춘 후 1회 20~25ml, 1일 3회 투약하여 35명을 치료한 결과 2명 완치, 16명 현저한 효과였다.

(5) 신장염, 신우신염 치료

방 약 | 5%의 황금 추출물을 1회 100~200mg씩 1일 2회 근육 주사하여 급성 신장염 환자 11명을 치료한 결과 6명 완치, 5명 호전이었고, 신우신염 9명을 치료한 결과 4명 완치, 4명 호전, 1명은 10일 치료 후 아무런 변화가 없었다.

(6) 바이러스성 각막염

방 약 | 황금, 어성초[각]50g에 물 1000ml를 넣고 30분간 담가 두었다가 끓인다. 끓기 시작하면 약한 불로 10분간 더 끓여 약을 여과한 후 다시 물 500ml를 넣고 끓여 여과한다. 두 약액을 혼합하여 2/3는 3회에 걸쳐 투약하고, 1/3은 4회로 나누어 세안한다. 1일 1첩, 5일을 1회 치료기간으로 한다. 이 약으로 30명을 치료한 결과 모두 양호한 효과가 있었다.[3]

(7) 전염성 단핵세포(單核細胞) 증가증 치료

방 약 | 황금, 황기, 청대, 자초, 단피, 아출, 당귀, 도인을 탕약으로 만들어 1일 2~3회 투약하고, 7~10일을 1회 치료기간으로 한다. 이 약으로 123명을 치료한 결과 평균 해열기간은 양약(洋藥)보다 현저하게 단축되었다.[4]

(8) 임신 입덧 치료

방 약 1 | 황금30~45g을 탕약으로 만들어 몇 회에 걸쳐 투여한다. 이 방법으로 임신 입덧 환자 274명을 치료한 결과 유효율이 97.45%였다.[5]

방 약 2 | 황금, 구기자[각]50g을 온수에 담가 두었다가 차대용으로 수시로 투여한다. 이 방법으로 임신 입덧 환자 200여명을 치료한 결과 유효율이 95%에 달했다.[6]

(9) 갱년기 생리불순 치료

방 약 | 황금의 껍질을 벗기고 쌀뜨물에 하룻밤 담가 두었다가 다음날 자건(炙乾)한다. 이

방법으로 7번 한 후 분말로 만든다. 다시 식초에 개어 녹두크기로 환약을 만들어 조석으로 70알씩 온수(溫水)로 투여한다. 이 방법으로 42명을 치료한 결과 유효율 95%였다.[7]

사용용량

일반적으로 3~9g을 사용한다. 쥐의 복강에 주사하는 방법으로 실험한 결과 LD_{50}은 3081mg/kg이었다. 황금추출물 4g/kg을 쥐의 위장에 8주 동안 투여한 결과 부작용이 발견되지 않았다. 청열(淸熱)할 때에는 생황금을 많이 사용하고, 안태(安胎)에는 볶아서 많이 사용한다. 상초열(上焦熱)에는 술로 법제를 하고, 지혈 시에는 초(焦)해서 사용한다.

주의사항

소수의 환자는 황금을 복용하거나 주사약으로 투약한 후 위장의 불편함이나 설사 등의 반응이 출현했다. 비위허한(脾胃虛寒)으로 인한 식욕부진, 설사에는 주의한다.

황련(黃連)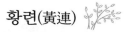
Coptis chinensis Franch

약재개요

미나리아재비과(毛茛科)에 속한 여러해살이 초본식물인 황련, 삼각엽(三角葉)황련 혹은 운련(雲連)의 뿌리와 잎이다. 성미(性味)는 고(苦), 한(寒)하고, 심장, 간, 위장, 대장에 귀경한다. 청열조습(淸熱燥濕 열과 습을 없앰), 사화해독(瀉火解毒 열과 독을 없앰)의 효능이 있어 설사, 이질, 구토, 고열, 번조(煩燥), 정신혼미, 불면증, 옹종창독(癰腫瘡毒) 등의 병증에 사용한다.

약리연구

(1) 항-바이러스 작용

황연수전액은 유행성감기 바이러스, B형 간염 바이러스를 억제하였고, 황연소(素)는 눈병 바이러스를 억제시켰다.[18]

(2) 향균 작용

황연수전액은 이질간균, Typhoid, paratyphoid, 포도구균, 용혈성연구균, 폐렴구균 등을 억제하는 작용이 있었다. 그 기전은 세균대사과정 중에 발생하는 것으로 추정한다.[19]

(3) 비특이성 면역기능 향상

황연원액은 쥐의 복강대식세포의 활성(活性)을 향상시켰고, 이물질(異物質) 소화기능도 향상시켰다.[20]

(4) 중추신경에 미치는 영향

소량 Berberine성분은 대뇌피질을 흥분시켰고, 대량은 억제되었다. 임상에서 Berberine 성분은 호흡중추와 호흡감수기를 흥분시켰다.

(5) 항-부정맥 치료

Berberine성분은 항-부정맥 치료 작용이 있었고, 아세티콜린으로 인한 토끼의 심박동 완만과 S-T파의 하향이동을 억제하는 작용이 있었고, 심근 수축력증가, 심근 산소사용량 감소작용이 있었고, 그 기전은 K, Na운송과 연관이 있었다.[21]

(6) 혈압하강

Berberine 성분은 혈압을 하강시켰고, 그 기전은 혈관확장, 항-콜린, 항-아드레날린과 승압반사(昇壓反射) 억제, 혈관운동중추 억제와 연관있다.[22]

(7) 설사억제 작용

Berberine 성분은 쥐에게서 피마자유와 번사엽으로 인한 설사작용을 억제시켰고, 그 작용의 기전은 항염작용과 유관하다.[23]

(8) 피부지질합성 억제 작용

체외실험에서 Berberine 성분과 황연알카리 성분은 쥐의 귀부위와 피지선의 지질합성을 억제하는 작용이 있었다.

(9) 기 타

이외에 항-진균, 항-응고, 평활근 이완, 혈당강하, 해열, 항-종류(腫瘤), 이담(利膽) 등의 작용이 있었다.

(1) 지골(指骨) 골수염 치료

방 약 | 황연50g에 물 800ml를 넣고 600ml까지 끓인 후 병에 보관한다. 사용시에는 작은 용기에 적당히 약액을 넣고 환지(患指)를 30~50분간 담그고, 1일 2회 실시하고, 사용한 약은 재사용하지 않고, 10일을 1회 치료기간으로 한다. 일반적으로 2~3회 치료기간을 실시한다. 이 방법으로 43명의 지골 골수염 환자를 치료한 결과 37명 완치, 5명은 호전이었다.[1]

(2) 미란성(糜爛性) 위염 치료

방 약 | 황연, 고반[각]60g, 백급, 구향충(九香蟲)[각]100g, 포공영, 생황기[각]300g, 감초90g을 분말로 만들어 1일 3회, 1회 10~15g을 식전에 미탕(米湯)으로 투약하고, 1개월을 1회 치료기간으로 한다. 이 방약으로 38명을 치료한 결과 27명 완치, 6명 유효, 5명 무효였다.[2]

(3) 부정맥 치료

방 약 1 | 황연30g에 온수 300ml 붓고 작은 불로 100ml까지 끓인 후 1회에 투약하고, 1일 2회 투여한다. 맛을 위해 식초를 적당량 첨가해도 된다. 이 방약으로 완고한 조기 수축 환자 167명을 치료한 결과 79명 완치, 52명 현저한 효과, 24명 유효, 15명은 무효였다. 이 방법은 양약(洋藥)보다 현저하게 우수하였지만 소수의 환자는 설사나 소화불량 증상이 출현했다.[3]

방 약 2 | 황연20g, 고삼20g, 단삼30g, 대조6개를 탕약으로 1일 1첩 투약하고, 6주를 1회 치료기간으로 한다. 이 약으로 관심병, 바이러스성 심근염, 고혈압, 심근염 등으로 인한 완고한 심실조기수축환자 46명을 치료한 결과 35명 현저한 효과, 8명 유효, 3명은 무효였다.[4]

방 약 3 | 황연10g, 감초(炙)10g을 탕약으로 만들어 1일 1첩을 조금씩 몇 회로 나누어 투약하고, 7일을 1회 치료기간으로 한다. 1회 치료기간 후에 1주일 휴식한 다음 다시 제 2 치료기간을 실시한다. 이 방법으로 일반적인 부정맥치료를 3개월 이상해도 효능이 없었던 쾌속성 부정맥 환자 42명을 치료한 결과 22명 현저한 효과, 13명 호전, 7명은 무효였다.[5]

(4) 상한(傷寒) 치료

방 약 | 황연분말2g을 매 4시간 마다 투약하고, 체온이 정상으로 회복한 후 3~5일 더 투여한

다. 이 방법으로 15명을 치료한 결과 13명 완치, 2명 무효였다. 완치된 환자의 체온이 정상으로 회복되는 평균시간은 5.6일이었다.

(5) 위축성 위염 치료

방 약 | 황연500g, 식초500ml, 백설탕500g, 산사1000g에 온수 4000ml를 붓고 7일간 담가 두 었다가 1회 50ml, 1일 3회 식후에 투여한다. 이 방법으로 위축성 위염 환자 24명을 치 료한 결과 췌장염으로 사망한 1명 외에 21명은 위내시경상 위점막의 위축병변 소실, 2명은 표재성 위염으로 전환했다. 위액분석 결과 공복의 총산도(總酸道)와 유리산 도는 정상이었고, 1~5년간 관찰한 결과 단 한명만 재발하였거나 암으로 발전한 환 자는 없었다.[6]

(6) 세균성 이질 치료

방 약 1 | 황연, 백부[각]12g, 한련초, 목향[각]10g을 탕약으로 1일 1첩을 투여한다. 이 방약으로 36명을 치료한 결과 완치 32, 4명은 호전되었다.[7]

방 약 2 | 동일량의 황연, 황금, 황백의 분말1~3g을 생리식염수 40ml와 혼합하여 1일 1회 항 문으로 관장한다. 이 방법으로 146명을 치료한 결과 12명은 2일 만에 완치되었고, 106명은 3~6일 만에 완치되었고, 28명은 무효였다[8].

(7) 고혈압 치료

방 약 | 황연소(黃連素) 0.3~0.6g을 1일 3회 투여한다. 보고에 의하면 I기 고혈압 환자의 유효 율은 86.7%였고, II기 유효율은 77.1%였다.[9]

(8) 심부전 치료

방 약 | 황연소0.2g을 1일 3회, 7일을 1회 치료기간으로 투여한다. 이 약으로 일반적인 치료로 효과가 없었던 심부전 환자 21명을 치료한 결과 심부전III급 환자 12명은 8명이 II급 으로 유효하였고, 2명은 I급으로 호전했다. 심부전이 IV급인 9명중 3명은 III급으로 전환하였고, 4명은 II급으로, 1명은 I급으로 호전되었다[10].

(9) 폐결핵 치료

방 약 | 황연소0.3g을 1일 3회, 3개월을 1회 치료기간으로 투여한다. 보고에 의하면 이 방약 으로 폐결핵 환자 30명을 치료한 결과 약을 복용한 후 객혈, 발열, 기침 등의 증상들

이 전부 소실되었고, 배양균의 음성으로 전환율은 83.3%였고, X선상으로도 병변이 많이 흡수된 것으로 나타났다.

(10) 화농성(化膿性) 중이염 치료

방 약 | 10%의 황연 추출액에 3%의 붕산수(100ml용액에 황연10g 포함)를 붓고 2회 끓인 후 여과하여 사용한다. 환측 귀를 소독한 후 1일 3~4회, 몇 방울 약액을 주입하여 만성 중이염 환자 12명, 급성 화농성 중이염 63명, 미만성 외이도염 2명을 치료한 결과 모두 양호한 효과가 있었다.

(11) 당뇨병 치료

방 약 1 | 황연소0.5g을 1일 3회, 3주간 투여한다. 이 방약으로 33명을 치료한 결과 30명의 II형 당뇨병 환자는 증상이 소실되었고, 3명의 I형 당뇨병 환자는 인슐린 사용횟수가 3회에서 2회로 감소하였고, 사용량도 0.5U에서 0.3U로 감소하였고, 부작용은 없었다.[11]

방 약 2 | 황연소0.5g을 1일 3회, 1~3개월간 투여한다. 이 방약으로 간성(肝性) 당뇨병 환자 6명을 치료한 결과 유효율이 66.7%였다.[12]

방 약 3 | 황연소0.4g을 1일 3회, 1~3개월을 1회 치료기간으로 투여한다. 이 방법으로 II형 당뇨병환자 30명을 치료한 결과 25명은 유효, 5명은 무효였다.[13]

(12) 비염 치료

방 약 | 황연4g, 백지4g, 신이6g, 창이자6g을 15분간 수전한 후 약을 여과해서 비강에 5~7방울 넣어준다. 이 방법으로 비염환자를 치료한 결과 효과가 양호했다.[14]

(13) 화농성 감염 치료

방 약 1 | 황연20g, 생대황30g, 상지30g, 당귀20g, 백반15g을 수전하여 환부를 1일3~4회 훈증과 세척을 해주고, 1회 20~30분간 실시한다. 이 방약으로 수족부의 정창(疔瘡)환자 32명을 치료한 결과 30명 완치, 2명은 무효였다.[15]

방 약 2 | 황연, 토대황(土大黃), 토복령, 마변초, 포공영, 백급을 잘게 썰어 75%의 주정에 2~3개월간 담가 두었다가 찌꺼기를 여과한 후 소독한 거즈를 약액에 담근 후 환부를 도포하고, 1일 1회 교환해 준다. 이 방법으로 외과 감염환자 48명을 치료한 결과 45명 완치, 2명 호전, 1명은 무효였다.[16]

사용용량

염산(鹽酸) Berberine을 쥐의 복강에 주사한 결과 LD_{50}은 24.3mg/kg이었다. 일반적으로 0.9~6g을 사용하고, 중증(重症)에는 9g까지 사용한다. [17]

주의사항

과량복용시 오심, 구토, 호흡촉박, 경련 등의 증상이 출현하고, 임상과 실험에서 아래와 같은 부작용들을 보고한 바가 있다.

ㄱ. 정맥주사 후 급성 심원성(心源性) 대뇌 산소부족 증상출현 가능
ㄴ. 정맥주사 후 과민성 쇼크를 일으킬 가능성이 있다.
ㄷ. 복용 후 알러지 형태의 약진(藥疹)이나 홍역형 약진이 출현하기도 한다.
ㄹ. 두운(頭暈), 이명, 오심, 구토, 가슴두근거림, 호흡촉박, 관절통이 출현할 수 있다.
ㅁ. 설사, 복부팽만, 장명, 다뇨가 있거나 혈색소, 백혈구 감소를 초래할 수 있다.

황백(黃柏)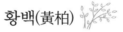

Phellodendron a murense Rupr

약재개요

운향과(蕓香科)에 속한 낙엽교목식물인 황벽(黃蘗)과 황백의 딱딱한 껍질을 제거 한 부드러운 껍질이다. 성미(性味)는 고(苦), 한(寒)하고, 신장, 방광, 대장에 귀경한다. 청열조습해독(淸熱燥濕解毒 열을 식히고, 습을 건조시키고, 독을 없앰), 퇴허열(退虛熱)의 효능이 있어 설사, 이질, 황달, 백대하(白帶下), 족슬종통(足膝腫痛), 열림(熱痲), 창양종독(瘡瘍腫毒), 습진(濕疹), 음허 발열, 골증도한(骨蒸盜汗), 유정(遺精) 등의 병증에 사용한다.

약리연구

(1) 항-부정맥 치료

Jatrorrhizine 성분은 항-부정맥 작용이 있고, 심근허혈과 재관주(再灌注)시기의 부정맥 시작 시간을 연장시키며 쥐에게서 부정맥의 발생과 사망률을 감소시켰다. [16]

(2) 혈압하강 작용

황백은 마취된 동물의 정맥이나 복강주사한 후 장시간 혈압을 하강시키는 작용이 있었고, Phellodendrine성분의 화합물인 Xylopinin도 하강작용이 있었다.[17]

(3) 중추억제 작용

Phellodendrine, Xylopinin 성분은 중추신경계통을 억제하는 작용이 있었고, 쥐의 자율적인 활동을 억제하는 작용이 있었다.[18]

(4) 항염증, 해열 작용

황백의 수전액은 파두유로 인한 쥐 귀부위의 부종과 복강 모세혈관 투과성을 억제시키는 작용이 있었고, 효모로 인한 쥐의 체온상승에는 특별한 효능이 없었으나 투여 5시간후 체온이 소수 하강하였으나 통계자료로는 의미가 없었다.[19]

(5) 항궤양 작용

황백의 추출물(Berberine 성분 제외)을 피하주사하거나 위장으로 투여한 결과 알코올성, 아스피린성 등의 궤양을 억제하는 작용이 있었다.[20]

(6) 위액분비 억제

주정추출물은 위산농도를 현저하게 억제시켰고, 수전액은 펩신의 활성을 현저하게 억제하였고, 그 성분은 Vergrtable alkali 성분과 수용성 물질이다.[19]

(7) 항-간염 치료

황백수전액 6.25%~100% 농도는 체외 실험에서 B형간염의 항원을 억제하는 작용이 있었고, Phellodendrine 성분은 치료 작용이 있었다.[21]

(8) 기 타

이외에 항균, 항진균, 진해(鎭咳), 면역억제 작용이 있는 것으로 밝혀졌다.

임상응용

(1) 만성 화농성 중이염 치료

방 약 | 20~30%의 황백 추출액을 소독한 환부에 5~10방울 주입하고, 15분 동안 측와위로 누

워 있는다. 이 방법으로 환자 76명(41명 고막천공)을 치료한 결과 완치 59명, 호전 13명, 4명은 무효였다.

(2) 결장염 치료

방 약 황백, 황연, 백급, 생지유, 오미자 등을 병의 상태에 따라 약량을 결정하고, 탕약으로 만들어 50ml를 관장한다. 약 온도는 37~38℃ 정도로 한다. 약 주입 시 환자의 자세는 무릎꿇고 엎드린다. 직장에서 30cm까지 호스를 삽입한 후 약을 주입하고, 주입 후 3~4시간 가량 누워 있는다. 이 방법으로 궤양성 결장염 환자 43명을 치료한 결과 28명 완치, 13명 호전, 2명은 무효였다고 보고했다.[1]

(3) 만성 결막염 치료

방 약 10%의 황백 추출액을 1일 2~3회, 1회 1~2ml를 점안(點眼)하여 474명의 만성 결막염 환자를 치료한 결과 우수한 품질의 황백을 사용한 78명은 모두 완치 되었고, 저품질의 황백을 사용한 것은 완치율이 55.8%였다.

(4) 폐결핵 치료

방 약 0.2%의 황백주사약 3~6ml를 1일 2회, 2개월을 1회 치료기간으로 근육주사하여 30명(침윤형 26명, 혈액확산형 4명, 공동(空洞)합병자 17명)을 치료한 결과 24명은 병변의 흡수가 호전 되었고, 6명은 변화가 없었고, 8명은 공동이 축소되었고, 혈침(血沈)이 증가 되었던 23명은 하강했다.

(5) 폐렴 치료

방 약 0.2%의 황백 주사약 3ml를 매 8시간 마다 근육주사하고, 체온이 정상으로 회복하면 1일 2회 주사한다. 이 방법으로 소아의 국소 폐렴환자 6명(1명 대엽성 폐렴)을 치료한 결과 시술 12~72시간 후 체온이 정상으로 회복하였고, 염증은 평균적으로 9일 만에 흡수했다.

(6) 자궁경부염 치료

방 약 황백65%, 오공6.4%, 웅황13%, 경분13%, 빙편2.6%를 분말로 만들어 밀봉된 병에 보관한다. 증상이 경미한 자는 7일에 한번씩 약을 자궁경부의 환부에 발라주고, 중(重)한 자는 1주일에 2~3회씩 약을 발라준다. 보고에 의하면 이 방약으로 자궁경부 미란(糜

爛) 환자 970명을 치료한 결과 완치율은 64.4%였고, 총 유효율이 98.9%였다. 장기간 관찰한 결과 재발율은 4.6%였고, 자궁경부 핵이질(核異質) 환자 71명의 역전환율(逆轉換率)은 100%였다. 이외에 황백60g, 고반, 오배자(炒)^각60g, 웅황15g, 빙편3g, 유향3g을 분말을 만들어 외용으로 108명을 치료한 결과 완치율이 98%였다고 밝혔다.

(7) 피부와 점막 치료

방 약 1 | 황백30g, 청대10g, 육계3g의 분말을 빙편분말0.6g에 혼합한 후 밀봉 보관하고, 외용시 적당량을 환부에 뿌려 준다. 이 약으로 귀두, 사지 비점막, 질벽궤양, 허열성(虛熱性) 구강궤양, 미란성 위염 등에 사용한 결과 모두 양호한 효과가 있었다고 보고했다.⁽²⁾

방 약 2 | 황백30g, 마치현(鮮)300g(건조한 것은 60g)을 탕약으로 만들어 식힌 후 환부에 1일 4회, 1회 30분씩 습포해 준다. 이 방약으로 삼출형 피부병 환자 186명을 치료한 결과 현저하게 치료기간이 단축 되었고, 증상이 개선되었다고 밝혔다.⁽³⁾

(8) 농포창(膿疱瘡) 치료

방 약 1 | 황백30g, 황연30g, 청대20g, 빙편5g, 고반10g, 녹두분12g을 분말로 만들어 외용으로 사용한다. 습성(濕性)환자는 탈지면으로 환부를 청결히 한 후 약분말을 살포하고, 건선환자는 식용유에 약을 개서 환부에 도포해 준다. 1일 2회, 완치까지 실시하고, 소아는 붕대로 환부를 감아준다. 이 방법으로 300명을 치료한 결과 288명 완치였고, 평균 치료시간은 5.5일이었다고 밝혔다.⁽⁴⁾

방 약 2 | 황백30g, 가자(訶子), 오배자, 청과(靑果)^각30g, 명반20g에 물 1500ml를 첨가하여 1000ml까지 수전한다. 모두 3회 수전한 후 약액을 혼합하여 1일 3회, 1회 15~30ml로 환부를 세척하고, 5~7첩을 1회 치료기간으로 한다. 이 방약으로 화농성 피부염 환자 60명을 치료한 결과 28명 완치, 16명 현저한 효과, 12명 호전, 4명은 무효였다.⁽⁵⁾

(9) 질염 치료

방 약 | 황백30g, 고삼30g, 황연6g, 연교15g, 적작약30g, 단삼30g, 소목30g을 30분간 담가 두었다가 200ml까지 끓이고, 이 방법으로 3회 끓여서 혼합하여 수면전에 좌욕(35~37℃도)을 실시한다. 이 방약으로 음창(陰瘡: 외음부 종기, 산후외상, 감염 등)환자 21명을 치료한 결과 모두 완치 되었고, 10일 만에 완치된 자는 4명, 20일은 15명, 30일은 2명이었다.⁽⁶⁾

(10) 화상 치료

방 약 1 황백분말 5할, 유수(榆樹)분말 2할을 80%의 주정(주정량은 약량보다 한 손가락의 넓이 많게 함)에 48~72시간 담가 두었다가 약을 제거하고, 주정을 여과하여 보관한다. I~II도 화상이나 경미한 감염부위에는 분무기로 직접 환부표면에 분무한다. 이 방법으로 141명을 치료한 결과 137명이 완치 되었고, 4명은 중도 치료를 중단하였고, 완치율은 97.7%였다. 평균 치료기간은 7~17일이고, 모두 흉터가 남지 않았다.[7]

방 약 2 황백, 노감석, 진주, 해표초, 백반 등을 분말로 만들어 10g을 1m²의 면적에 살포할 수 있다. 이 방약으로 II, III도 화상환자 102명을 치료한 결과 모두 흉터없이 완치되었다.[8]

(11) 구강염 치료

방 약 황백20g, 청대20g, 육계3g, 빙편0.5g, 대황10g을 분말로 만들어 구강염 부위에 1회 3~4g, 1일 2~3회 발라주고, 1회 5g씩 1일 2~3회 투여한다. 이 방약으로 요독증에 염주균을 합병한 구강염 환자 16명을 치료한 결과 9명 완치, 5명 호전, 2명은 무효였다.[9]

(12) 한증(汗症) 치료[10]

방 약 1 동일량의 생황백, 오배자의 분말을 온수로 약을 개어 소아의 배꼽에 채워 넣고 붕대로 감아 24시간 두었다가 익일 교환해 준다. 이 방약으로 소아 도한(盜汗) 환자 36명을 치료한 결과 모두 24시간 만에 효과가 있었다.

방 약 2 황백9g, 창출12g, 천초30알에 물 2000ml를 첨가하여 600ml까지 끓여서 1일 3회 투약하고, 1첩으로 2일간 투여한다. 약맛을 위해 설탕을 첨가해도 된다. 이 방약으로 회음부 자한증(自汗症) 환자 57명을 치료한 결과 26명은 1첩을 복용한 후 완치 되었고, 나머지 환자는 몇 첩을 복용한 후 완치되었다.[11]

(13) 표재성(表在性) 정맥염 치료

방 약 황백1000g, 석고(煆)800g을 분말로 만들어 냉수에 개어 환부에 1일 2회 도포해 준다. 이 방법으로 26명을 치료한 결과 3~5일후 전부 완치되었다.[12]

(14) 신경성 피부염 치료

방 약 황백50g을 식초 200ml에 6~7일 간 담가 두었다가 여과한 후 소독한 환부에 약액을 발라준다. 피부가 회백색을 띠면 식초의 탈수 작용이 일어난 것이고, 환부가 비늘처럼 일어난 것을 탈락하게 한다. 이 방법으로 신경성 피부염 환자 36명을 치료한 결과 완치 19명, 현저한 효과 12명, 호전 4명, 무효 1명이었다.[13]

(15) 독사교상(蝮蛇咬傷) 치료

방 약 | 생황백180g, 단피180g, 생남성150g, 웅황90g, 백지150g, 하고초120g을 분말로 만들어 50g씩 환부에 도포하고, 2일마다 1회씩 교환해 준다. 이 방약으로 67명을 치료한 결과 모두 완치되었다.[14]

(16) 간경화 치료

방 약 | 황백 Berberine 성분의 주사약으로 간경화 환자 40명을 치료한 결과 6명 완치, 20명 현저한 효과, 10명 유효, 1명 무효, 3명 사망이었다. 만성 간염환자 19명을 치료한 결과 12명 완치, 5명 현저한 효과, 2명 무효였고, 치료기간 중 부작용은 발생하지 않았다.

사용용량

쥐에게 추출물을 복강에 주사한 결과 LD_{50}은 2.7g/kg이었고, Phellodendron성분을 복강에 주사한 결과 LD_{50}은 69.5mg/kg이었다. 일반적으로 3~9g을 사용하고, 중증(重症)에는 12~18g 까지 사용한다.[15]

주의사항

경구복용하면 일반적으로 특수한 부작용이 없으나 소수의 환자는 과민성 피부발진이 생겼다. 그러나 주사약은 설사하거나 국소가 붓거나 통증이 있다. 비위허한(脾胃虛寒)으로 인한 설사, 식욕부진 등의 증상에는 주의한다.

용담초(龍膽草)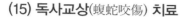
Gentiana scabra Bunge

약재개요

용담과(龍膽科)에 속한 여러해살이 초본식물인 삼화(三花)용담 혹은 동북(東北)용담의 뿌리이다. 성미(性味)는 고(苦), 한(寒)하고, 간, 담, 위장에 귀경한다. 청열이습(清熱利濕 열을 없애고 습을 통하게 함), 사간화(瀉肝火)의 효능이 있어 생식기의 부종과 가려움증, 백대하, 습진, 협통(脇痛), 두통, 구고(口苦), 안구충혈, 청각장애 등의 병증에 사용한다.

약리연구

(1) 위산분비 촉진 작용

용담초의 Gentiopicroside 성분을 개의 위장에 투여한 결과 직접적으로 위액분비를 촉진하였고, 유리산 함량을 증가시켰다.[8]

(2) 이담보간(利膽補肝 담즙을 통하게 하고 간을 보함) 작용

동물실험에서 용담초 주사약은 담즙량을 현저하게 증가시켰고, Gentiopicroside 성분은 carbon tetrachlorid로 인한 간세포 손상을 억제하는 작용이 있었다.[9]

건강한 쥐, 간손상이 있는 쥐의 십이지장에 50g/kg의 용담주사액를 투여하거나 건강한 개의 정맥에 4.5g/kg을 주사한 결과 모두 담즙분비가 현저하게 증가했다. 개의 답즙 분비는 투여후 5분과 20분이 최고치에 달했다. 용담의 gentiopicroside 성분은 perchlormethane와 Galn으로 손상된 쥐의 간장을 보호하는 작용이 있었고, 약을 투여한 쥐의 간세포의 손상과 변형, 간당원 합성 장애가 경감했다.

(3) 이뇨 작용

10g/kg을 5마리 토끼의 정맥에 주사한 결과 투여후 30분만에 소변량이 0.76ml에서 2.64 ml로 증가했다[10].

(4) 효소활성 억제

용담초는 간장(肝臟)의 cortisol 멸활(滅活)작용을 억제하는 작용이 있었다.[11]

(5) 혈당상승 작용

용담초의 Gentianine 성분을 쥐의 복강에 주사한 결과 30분후에 혈당이 상승하였고, 3시간 동안 지속되었다.[12]

(6) 소화기에 미치는 영향

용담 혹은 용담의 gentiopicroside 성분은 위액, 위산분비를 촉진했다. gentiopicroside 성분을 개의 위장에 투여한 결과 위액분비를 촉진하고, 유리염산을 증가시켜 식욕을 항진시켰다. 설하(舌下)나 정맥주사는 효능이 없었다. 일반적으로 용담의 gentiopicroside 성분이 직접 위액분비를 촉진하는 것으로 인식한다.

(7) 중추신경에 미치는 영향

용담의 gentiopicroside 성분은 쥐의 중추계통을 흥분시키는 작용이 있었으나 대량은 마취 작용이 있었다. 다른 보고에 의하면 25~200mg/kg을 복강에 주사하거나 위장에 투입한 결과 중추가 억제되었고, 쥐의 활동이 감소하였고, barbital의 수면작용을 연장시키고, 체온하강, 근육이완작용이 있었다고 보고했다.

(8) 기 타

이외에 면역기능증강, 중추흥분(소량흥분, 대량억제), 항염증 등의 작용이 있는 것으로 밝혀졌다.

임상응용

(1) 대상포진 치료

방 약 | 용담초60g, 웅황30g, 빙편10g을 분말로 만들어 식초에 혼합해두고, 병변부위를 침으로 자침(刺針)한 후 약을 1일 2회 도포해 준다. 이 방약으로 대상포진 환자 110명을 치료한 결과 103명이 완치되었다.[1]

(2) 간염 치료

방 약 | 용담사간탕(용담초, 산치자, 황금, 시호, 당귀, 생지황, 택사, 차전자, 목통, 감초)을 증상에 따라 가감하여 치료한다. 이 방약으로 간염환자 32명을 치료한 결과 완치 27명, 현저한 효과 4명, 1명은 무효였고, 평균 62첩을 복용했다.[2]

(3) HP 감염 환자 치료

방 약 | 용담초, 백화사설초, 포공영, 오매, 전당귀, 백작약, 감초를 탕약으로 투여한다. 이 약으로 31명을 치료한 결과 22명 완치였고, 총 유효율은93.6%였다.[3]

(4) Catarrhal keratitis 치료

방 약 | 용담초6g, 황금9g, 율무(炒)12g, 적작약9g, 단피9g, 충울자9g, 방풍9g, 강활9g, 지부자6g, 선의6g을 탕약으로 1일 1첩, 15일을 1회 치료기간으로 투여한다. 이 약으로 36명을 치료한 결과 7명 완치, 10명 현저한 효과, 6명 유효, 3명은 무효였다.[4]

(5) 족부 백선(足癬) 치료

방 약 | 용담초, 대풍자육(肉), 생남성, 황정^각30g, 토근피(土槿皮)50g, 봉방10g, 빙편5g의 분 말을 오래된 식초 500ml에 7일간 담가 두었다가 여과한 후 1일 3회 도포한다. 이 방법으로 족선 환자 71명을 치료한 결과 64명 완치, 7명은 무효였다.[5]

(6) 담도 조영(照影) 시 응용

방 약 | 용담초15g, 인진15g, 지실10g, 복령10g, 포공영10g을 탕약 100ml로 만들어 1회에 투여 한다. 이 방약군(中藥群)과 지방섭취군(群)으로 나누어 각 20명을 관찰한 결과 중약 군는 담낭 검사 시 사용이 용이(容易)하고, 검사효과가 양호하며 부작용이 없을 뿐 만 아니라 동시에 치료작용이 있었다.[6]

사용용량

쥐에게 용담초 성분인 Gentianine를 위장에 주입한 결과 LD_{50}은 1.3g/kg이었고, 개에게 Gentiopicroside 성분 500mg/kg을 정맥에 주사한 결과 구토하였으며, 1000mg/kg을 정맥주사 한 결과 사망했다[7].

주의사항

식후 복용하거나 대량으로 복용하면 소화장애가 출현할 수 있고, 소수의 환자는 두통, 안 면홍조, 어지러움이 출현하기도 했다. 비위허한(脾胃虛寒)으로 인한 설사, 식욕부진에는 사용 하지 않는다.

고삼(苦蔘)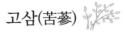
Sophora flavescens Ait

약재개요

콩과(荳科)에 속한 여러해살이 초본식물인 고삼의 뿌리이다. 성미(性味)는 고(苦), 한(寒)하 고, 심장, 간, 위장, 대장, 방광에 귀경한다. 청열조습(淸熱燥濕 ^{열을 내리고 습을 건조시킴}), 사화해독 (瀉火解毒 ^{열을 내리고 독을 없앰}), 살충(殺蟲), 이뇨(利尿)의 효능이 있어 황달, 설사, 대하(帶下), 소 양증(瘙痒症), 농포창(膿疱瘡), 옴, 마풍(痲瘋) 등의 병증에 사용한다.

약리연구

(1) 심근허혈증(心筋虛血症) 치료

고삼의 Matrine 성분은 토끼의 급성심근허혈을 현저하게 보호하는 작용과 부정맥을 억제하는 작용이 있었다.[25]

(2) 백혈구 증가

matrine 성분은 백혈구를 증가시키는 작용이 있었고, cyclophosphamide로 인한 백혈구 감소를 억제하는 작용이 있었으며, 근육주사한 결과 골수를 보호하는 작용이 있었다.[26]

(3) 항 미생물 작용

고삼의 matrine 성분은 체내, 외에서 항균작용이 있었고, 체내에서는 levomycetin과 강도가 유사하였고, 체외실험에서 1%의 matrine 성분은 이질간균, 대장간균 등을 억제하는 작용이 있었다.[27]

(4) 평천(平喘 천식완화), 거담(祛痰) 작용

고삼의 matrine 성분은 아세트콜린으로 인한 기관지, 장관(腸管)의 흥분을 억제하는 작용이 있었고, 중추 β수용체의 흥분으로 인한 기관지 경련을 억제시켰다.[28]

(5) 진정, 진통 작용

고삼의 matrine 성분은 쥐의 자율적인 활동을 감소시켰고, 중추흥분제와 카페인으로 인한 흥분을 억제시켰고, 진통작용이 있었다.[29]

(6) 정자 활동 억제 작용[30]

체외에서 고삼의 matrine 성분은 정자의 활동을 억제시켰고, 용량과 비례했다.

(7) 항-과민 반응

고삼의 Oxymaterine 성분은 비대세포의 히스타민 방출을 억제시켰고, 그 정도는 농도와 밀접한 관계가 있고, 그 기전은 약물이 비대세포에 직접적으로 작용한 것이다.[31]

(8) 기 타

이외에 항암, 보간이담(補肝利膽), 항염, 항궤양, 면역억제작용이 있는 것으로 밝혀졌다.

임상응용

(1) 백혈구 감소증 치료

방 약 | 고삼 주사약을 처음에는 200mg(12ml), 나중에는 400mg을 근육주사한다. 이 방법으로 백혈구가 감소한 환자(악성종류(腫瘤)로 방사선 치료후 감소) 25명을 치료한 결과 21명은 백혈구가 증가해서 지속적으로 방사선 치료를 할 수 있었고, 4명은 백혈구가 증가하지 않았으나 감소하지도 않아 계속해서 방사선 치료를 할 수 있었다.

(2) 간질 치료

방 약 | 고삼과 자금정(紫金錠: 산자고60g, 오배자60g, 천금자상(霜)30g, 대극45g, 주사22.5g, 웅황22.5g, 사향9g)을 1:4비율로 혼합하여 분말로 만들어 0.3g으로 정제로 만든 뒤 40명의 간질 환자를 치료한 결과 17명 완치, 13명 유효였다. 이외에 고삼 250g을 남아(男兒)소변 100g에 혼합하여 밀봉한 뒤 15일 담가 두었다가 1일 반술(큰 찻숟가락)을 수면전에 투약하여 2명의 간질환자를 완치했다는 보고가 있다.

(3) 부정맥 치료

방 약 1 | 고삼, 단삼, 당삼각20g, 대추6개를 탕약으로 1일 1첩, 1일 2회 연속해서 20~30일간 투여한다. 이 방약으로 오래된 심근경색 합병 조기 수축 환자 50명을 치료한 결과 29명 현저한 효과, 10명 유효, 11명 무효였다.[1]

방 약 2 | 고삼30~45g, 인진호20~40g, 영지20~30g, 창포15~20g, 감초(炙)15~30g을 기본방약으로 하고, 음허(陰虛) 자는 석곡15~40g, 황연5~8g, 양허(陽虛) 자는 계지10~15g, 황기30~40g, 담부자편(淡附子片)15~30g을 가감하여 탕약으로 만들어 1일 1첩을 따뜻할 때 투약하고, 2개월을 1회 치료기간으로 한다. 이 방약으로 부정맥 환자 89명을 치료한 결과 빈발성 심실성 조기 수축 환자 29명 중 22명 증상 소실, 5명 경감, 2명은 무효였고, 실상성진발성심동과속(室上性陣發性心動過速: supraventricular tachycardia)환자 18명 중 16명 증상 소실, 2명 경감, 심방성, 심실성 기전수축(心房性,心室性 期前收縮)환자 13명 중 현저한 개선 10명, 경감 3명, 심방성, 심실성 전도장애 환자 29명중 16명 현저한 개선, 9명 경감, 4명은 무효였다.[2]

(4) 각종 피부병 치료

방 약 1 | 고삼30g, 사상자15g, 황백15g, 명반15g, 창이자15g을 탕약으로 끓여서 500ml로 농축하여 사용한다.

좌욕법: 10% 희석액에 1일 1회 10분간 좌욕을 실시한다.

습포법: 10%의 약액을 거즈에 묻혀 환부에 10분까지 감아두고, 1일 1회 실시하고, 7일을 치료기간으로 한다. 이 방법으로 155명의 피부병 환자(농포창, 수족선(手足癬), 포피귀두염, 음부항문습진과 가려움증)를 치료한 결과 효과는 각 100%, 94.7%, 90.5%, 90%였다.[3]

방 약 2 | 고삼50g, 단삼, 당귀미(當歸尾)[각]25g, 천궁15g, 방풍20g 등을 75%의 주정 500ml로 팅크제를 만들어 환부에 1일 3회 발라준다. 이 방법으로 백전풍 환자 20명을 치료한 결과 일반적으로 14~21일 치료한 후 양호한 효과가 있었고, 경미한 자는 2주 후 현저한 효과가 있었고, 심한 자는 1달여 만에 증상이 소실되었다.[4]

방 약 3 | 고삼, 하수오, 당귀, 백지[각]50g, 백선초 500ml, 적당량의 냉수를 병에 넣고 약한 불로 1시간 가열한 후 환부에 1일 2회 도포한다. 이 방법으로 여드름 환자 34명을 치료한 결과 14명 완치, 9명 현저한 효과, 10명 유효, 1명은 무효였다.[5]

방 약 4 | 고삼30g, 낭독(狼毒), 인진, 황백, 해동피[각]15g, 천초, 고반, 독활, 감초[각]10g에 물 1000ml, 오래된 식초1000ml를 넣고 24시간 담가 두었다가 1000ml까지 끓인 후 1일 1회, 1회 1시간씩, 연속해서 30일간 발을 담가 둔다. 이 방약으로 족선(足癬)환자 63명을 치료한 결과 42명 완치, 8명 현저한 효과, 7명 유효, 6명은 무효였다.[6]

방 약 5 | 고삼, 애엽, 화초지(花椒枝), 서장경(徐長卿), 웅황, 백반을 탕액으로 만들어 환부를 세척한다. 이 방법으로 원발성 피부 정분양 병변(原發性皮膚淀粉樣 病變) 환자 20명을 치료한 결과 모두 효능이 있었다. 치료기간이 짧은 자는 3일 만에 효능이 있었고, 긴 자는 7일 만에 효능이 있었다. 일반적으로 1~3개월간 치료해야 한다.[7]

방 약 6 | 고삼, 호황연, 지유, 지부자[각]200g을 75%의 주정 1000ml에 1주일간 담가 두었다가 여과한 후 다시 75%주정 1000ml 혼합한 뒤 환부에 1일 3회 발라주고, 14일을 1회 치료기간으로 하고, 연속해서 2회 치료기간을 시술한다. 보고에 의하면 이 방약으로 선증(癬症) 환자 50명(전신선증 16명, 허벅지 23명, 수부 5명, 족부 6명)을 치료한 결과 15명 완치, 23명 유효, 12명은 무효였다.[8]

(5) 만성 기관지염, 기관지 천식 치료

방 약 | 고삼추출액150mg, 황백과실유(黃柏果實油)100mg을 1일 2회 투약하여 300명의 만성 기관지염 환자를 치료한 결과 증상억제 104명, 현저한 효과 93명, 호전 94명, 총 유효율 97%였다.

(6) 불면증 치료

방 약 1 | 고삼500g을 냉수1000ml에 12~20시간 담가 두었다가 1시간 끓인 후 400~600ml 를 짜낸다. 다시 물 1000ml를 넣고 300~500ml로 수전하고, 다시 물 1000ml를 넣고 500ml를 짜낸다. 삼탕한 약액들을 혼합하여 다시 1000ml로 농축한 후 성인은 20ml, 소아는 5~15ml를 투약하여 101명의 불면증 환자를 치료한 결과 유효율이 95%였다.

방 약 2 | 고삼30g, 황연8g, 단삼20g을 탕약으로 수면전에 투여한다. 이 방약으로 간울화화 (肝鬱化火 ^{간기가 뭉쳐서 열로 변함})로 인한 완고한 불면증 환자를 치료한 결과 현저한 효과가 있었다.[9]

(7) 간염 치료

방 약 1 | 고삼30g, 대황(법제)30g, 적작약30g, 계골초30g, 황금15g, 울금15g, 계내금30g을 탕 약으로 1일 1첩, 1일 2회 투약하고, 1개월을 치료기간으로 하고, 1~3개월간 투여한 다. 이 방약으로 B형 바이러스성 간염환자 100명과 A형 간염환자 100명을 대조군 (對照郡)으로 치료한 결과 두 군(群)은 현저한 차이가 없었고, 모두 양호한 효과가 있었다.[10]

방 약 2 | 고삼30g에 시호, 황기, 당귀, 복령, 천궁, 대황을 적당히 배합하여 탕약으로 1일 1첩 을 투여한다. 이 약을 고삼을 배합하지 않은 기타 약으로만 대조군(對照郡)를 하 여 B형 간염을 치료한 결과 고삼을 배합한 군는 알부민이 현저하게 상승하였고, HBs-Ag의 음성으로 전환율이 대조군보다 우수했다.[11]

방 약 3 | 고삼 추출액 150mg을 희석하여 1일 1회 연이어 60일을 정맥 주사한다. 이 약으로 만성 B형 간염환자 31명을 치료한 결과 4주 후 증상이 현저히 호전되었고, 간, 비장 이 수축되었다. 계속해서 치료한 결과 1명은 HBs-Ag가 음성으로 전환하였고, 17명 은 HBe-Ag가 음성으로 전환했다.[12]

방 약 4 | 동일량의 고삼, 호장을 미세한 분말로 만들어 0.2g을 4등분하여 매일 아침마다 식 전에 1등분을 양쪽 비강으로 불어 넣고, 30분 마다 1회, 연이어 4회 실시하고, 1달 동안 실시한다. 이 방법으로 소아 급성 황달형 간염 환자 106명을 치료한 결과 현 저한 효과 90.56%, 9.44%는 유효였다. [13]

(8) 수종 치료

방 약 | 고삼분말 8g을 3회로 나누어 1일 동안 투여한다. 래구영은 이 약으로 간경화, 신장경

화, 결핵성 흉막염 등으로 인한 수종환자 30명을 치료한 결과 유효율이 93.3%였고, 복용 1~2일 만에 이뇨가 있었던 자는 75%였다고 밝혔다.

(9) 각종 염증 치료

방 약 | 50%의 고삼주사약을 1회 2~3ml, 1일 2회 근육주사한다. 보고에 의하면 이 방법으로 급성편도선염, 급성결막염, 급성유선염, 치주염, 외과감염, 신우신염, 급성기관지염, 급성임파선염 등 10여종의 급성 염증 환자 220명을 치료한 결과 평균 유효율은 90% 이상이고, 완치율은 74%였다.

(10) condyloma acuminata 치료

방 약 | 외용약: 고삼60g, 질려(鮮)50g, 대풍자(껍질 제거)10g, 백부10g의 분말에 물 200ml를 넣고, 100ml까지 끓인 후 환부 표면에 면봉으로 도포한다. 1일 3회, 연속해서 7~10일 간 시술한다.

내복약: 고삼10~20g, 자질려15g, 대청엽30g을 탕약으로 1일 1첩, 1일 2회 연이어 7~10 일간 투여한다. 이 방법으로 condyloma acuminata을 치료한 결과 3일 후 현저한 효과가 있었고, 질병의 발전을 억제하였고, 외음부의 가려움증이 감소하였고, 1주일 후에는 환부가 건조되면서 결국에는 소실되었다. 완치 후 다시 1주일간 더 투약하여 철저히 치료한다.[14]

(11) 장염 치료

방 약 1 | 고삼30g에 물 500ml를 넣고 작은 불로 80~100ml로 끓여 수면전에 관장하고, 7일을 1회 치료기간으로 한다. 치료기간 사이에는 2일간 휴식 후 다시 2차를 실시하고, 변혈이 있으면 지유를 첨가한다. 이 방법으로 만성 결장염 환자 10명을 치료한 결과 모두 양호한 효능이 있었다.[15]

방 약 2 | 고삼, 괴화(槐花)각30g을 수전(水煎)하여 150ml로 농축해서 직장내에 주입한다. 1일 1회, 15일을 1회 치료기간으로 실시한다. 치료기간 사이에는 5일간 휴식하고, 모두 2회 실시한다. 보고에 의하면 이 방법으로 만성 직장염 환자 120명을 치료한 결과 완치 91명, 25명 호전, 4명은 무효였다.[8]

(12) 수뇨관(輸尿管) 결석 치료

방 약 | 고삼20~30g에 작약감초탕을 배합하여 수전해서 투여한다. 이 방약으로 수뇨관 결석

환자 38명을 치료한 결과 결석 배출이 32명이었고, 최소 복용자는 8첩, 최대 복용자는 32첩이었다.[16]

(13) 자궁경부 미란(糜爛), 질염 치료

방 약 1 | 고삼200g을 분말로 만들어 참기름에 1주일간 담가 두었다가 걸러낸다. 먼저 질내부와 외음부를 Benzalkonium bromide로 소독한 후 환부에 1일 1~2회 약액을 발라준다. 이 방법으로 트리코모나스성 질염 환자 60명을 치료한 결과 55명 완치, 3명 현저한 효과, 2명은 무효였다. 치료기간이 최단자는 6회, 최장자는 24회였다.[17]

방 약 2 | 고삼, 사상자, 지부자, 황백각30g을 탕약으로 만들어 질외부를 훈증한다. 1일 1~2회, 1회 10~20분, 5~7일을 1회 치료기간으로 실시한다. 이 방약으로 노인성 질염을 치료한 결과 대부분이 5~14일 만에 완치되었다.[18]

(14) 귀두염 치료

방 약 | 고삼30g, 사상자20g, 황백15g, 형개12g, 생창출12g을 증상에 따라 가감하여 탕약으로 1일 1첩을 투여한다. 이 방약으로 약물성 귀두염 환자 32명을 치료한 결과 단기간 내에 모두 완치되었고, 평균 복용량은 3.8첩이었다.[19]

(15) 신우신염 치료

방 약 | 고삼, 전당귀, 활석, 복령각15g, 절패모, 백출, 진피각10g을 기본 방약으로 하고, 수종이 있으면 청염(靑鹽)10g을, 혈뇨에는 백모근30g, 단백뇨에는 황기30g, 오심구토에는 강반하8g을 배합하여 23명을 치료한 결과 16명 완치, 4명 호전, 2명 유효, 1명은 무효였다.[21]

(16) 담낭염 치료

방 약 | 고삼, 대황, 용담초, 울금, 금전초각120g의 분말을 저담(豬膽) 10개에 혼합해서 환약을 만들어 1회 9~12g, 1일 3회, 식전에 투여한다. 복용기간에는 기름진 음식, 매운 음식, 찬 음식, 신(酸)음식을 금한다.[22] 이 방약으로 20명을 치료한 결과 복용 1첩으로 완치자 16명, 2첩 완치자는 4명이었다.

(17) 치질 치료

방 약 | 고삼, 생대황, 황백각50g, 포공영, 금은화, 백부, 석류피, 활석각40g을 수전한 후 생봉

사40g, 호박6g, 빙편5g을 넣는다. 약액을 넓은 용기에 담은 후 앉아서 훈증한다. 이때 환부에 약이 들어가도록 손으로 엉덩이 벌려준다. 약액이 식으면 환부를 세척해 준다. 조석으로 각 1회 실시하고, 1회 30~40분간 실시한다.[23] 이 방약으로 25명을 치료한 결과 14명 완치, 9명 호전, 2명은 무효였다.

(18) 화상치료

방 약 | 고삼, 대황각6g, 빙편2g, 혈갈3g의 분말을 생채유(生菜油)40ml에 혼합한 후 환부에 1일 3~4회 도포해 준다. 이 방약으로 12명을 치료한 결과 모두 양호한 효능이 있었다.[24]

사용용량

고삼의 Matrine 성분을 동물에게 실험한 결과 경련과 호흡중추의 마비증상이 출현했고, Kushenol C 성분을 쥐에게 정맥 주사한 결과 LD_{50}은 103.1±7.66g/kg이었으며, Oxymaterine 성분의 LD_{50}은 144.2±22.8mg/kg이었다. 일반적으로 6~9g을 사용하고, 피부병 치료에는 15~30g을 사용한다.

주의사항

고삼약액은 너무 써서 먹기가 곤란하고, 소수의 환자는 복용 후 어지러움, 오심, 구토, 변비 등의 부작용을 호소했다. 비위의 양기가 부족해서 생긴 설사, 식욕부진에는 주의한다.

3) 청열량혈약(淸熱凉血藥)

> **작용** 혈액과 음액(陰液)에 있는 열을 제거하는 작용이 있다.

> **증상** 열병으로 인한 비혈(鼻血), 치은출혈, 토혈, 혈변이 있거나 혹은 혀가 검붉고, 답답해 하고, 심지어 정신이 혼미하거나 헛소리하는 증상에 사용한다.

> **주의** 이 약들은 성질이 차기 때문에 양기가 허약하여 생긴 설사, 사지냉한 등의 증상에는 사용하지 않는다.

서각(犀角)

Rhinoceros unicornis L

약재개요

서과(犀科)에 속한 척추동물인 코뿔소의 뿔이다. 성미(性味)는 고(苦), 함(鹹), 한(寒)하고, 심장, 간, 위장에 귀경한다. 양혈지혈(涼血止血 혈액을 차게 해서 지혈시킴), 사화해독(瀉火解毒 열과 독을 없앰), 안신정경(安神定驚 마음을 안정시키고 놀람을 진정시킴)의 효능이 있어 고열, 불면증, 경련, 각종 출혈증, 열성반진(熱盛斑疹) 등의 병증에 사용하고, 임산부는 신중히 사용한다.

약리연구

(1) 강심 작용

10%의 서각약액은 두꺼비의 체내, 혹은 체외에서 심장과 체외에서 토끼의 심장에 강심작용이 있었다. 약액은 심장의 수축력을 증강시키고, 심박동수 증가, 혈액의 박출량은 많았으나 대량으로 사용시에는 중독증상이 출현했다.[1]

(2) 혈관에 미치는 영향

10%의 서각 수전액은 두꺼비의 하체 혈관을 처음에는 수축시켰으나 잠시 후에는 확장시켰다.[1]

(3) 혈압에 미치는 영향

서각 수전액을 마취한 개와 토끼에게 정맥주사한 결과 처음에는 혈압이 상승하였고, 잠시 후 하강하다가 다시 지속적으로 상승했다. 그 작용의 기전은 혈관의 확장과 관계가 있고, 나중에 상승하는 것은 심장의 흥분이 혈관의 확장을 초과해서 발생한 것으로 추정한다.[1]

(4) 해열 작용

서각은 대장간균으로 인한 토끼의 발열에는 해열작용이 없었다. 다른 보고에 의하면 서각을 생리식염수로 추출한 약액을 대장간균으로 인한 발열이 있는 토끼에게 정맥 주사한 결과 해열작용은 있었으나 온열자극법이나 부신피질을 뇌에 주사한 발열에는 효능이 없었다고 보고했다.[1]

(5) 기 타

서각은 진정 작용이 있고,[2] 토끼에게 실험한 결과 백혈구가 잠시 동안 감소하다가 다시 증가하였고, 혈소판의 증가로 혈액응고 시간이 단축하였으며, 장(腸)과 자궁을 흥분시키고, 경미한 동공 확대가 발생했다.[3]

사용용량

일반적으로 0.7~1.5g을 단방으로 투약하고, 광서각(廣犀角)은 3~9g을 수전하여 투약하고, 분말로는 1.5~3g을 단방으로 투여한다.

주의사항

독성은 낮고 쥐에게 30%의 수전액 0.5ml를 정맥 주사한 결과 경련, 호흡 불규칙, 안구돌출의 증상이 출현하였으나 5분후 소실하였고, 그 후 5~6시간 동안은 수면상태에 있었다.[1]

수우각(水牛角)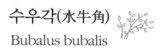
Bubalus bubalis

약재개요

우과(牛科) 동물인 물소의 뿔이다. 성미(性味)는 함(鹹), 한(寒)하고, 심장, 간, 위장에 귀경한다. 청열양혈(淸熱凉血 열을 없애고, 혈액을 차게 함), 해독의 효능이 있어 고열, 혼미, 반진(斑疹), 열성(熱性) 출혈 등의 병증에 사용한다.

약리연구

(1) 혈액에 미치는 영향

수우각의 수전액은 쥐의 출혈시간을 14.5% 단축시켰다. 다른 보고에 의하면 수우각 전분의 현탁액은 쥐의 출혈시간에 아무런 영향이 없었다고 보고했다.[1]

(2) 항-경련 작용

수우각의 에스테르나 95%의 주정 추출물은 strychnine로 인한 경련의 잠복기와 쥐의 생존시간을 연장시켰고, 동물에게서 바비탈의 수면시간을 연장시켰다.[1]

(3) 강심 작용

수우각은 체외에서 개구리의 심근 수축력을 증강시켰고, 황우각(黃牛角)의 수전액은 체외에서 두꺼비, 토끼의 심근의 수축력을 증강시켰다.[2]

(4) 혈압에 미치는 영향

황우각의 수전액을 마취된 고양이, 토끼에게 정맥주사한 결과 처음에는 혈압이 상승하였고, 잠시 후 하강하여 정상으로 회복했다.[2]

임상응용

(1) 과민성 자전(紫癜) 치료

방 약 | 수우각40~100g을 30분간 먼저 수전한 뒤 생지황10~30g, 적작약10~20g, 단피10~20g을 첨가하여 다시 30분간 수전한 후 1일 1첩, 심한 자는 1일 2첩을 투여한다.[3]

(2) 간염 치료

방 약 | 수우각분말50g, 시호, 복령, 황기, 단삼, 감초각15g으로 정제(1알 0.5g, 생약 0.45g 함유)로 만들어 1회 10알, 1일 3회, 30일을 치료기간으로 투여한다.[4]

사용용량

서각(犀角)보다 5~10배 더 사용한다.

주의사항

특별히 부작용은 없으나 소수의 환자는 소화장애를 호소했다. 성질이 차기 때문에 비위허약으로 인한 설사에는 주의한다.

적작약(赤芍藥)

Paeonia veitchii Lynch

약재개요

미나리아재비과(毛茛科)에 속한 여러해살이 초본식물인 모과(毛科)적작약과 난엽(卵葉)작약 혹은 작약의 뿌리이다. 성미(性味)는 고(苦), 미한(微寒)하고, 간(肝)에 귀경한다. 청열양혈(淸熱凉血 열을 없애고 혈액을 차게 함), 거어지통(祛瘀止痛 어혈을 제거하여 통증을 없앰), 량간(凉肝)의 효능이 있어 토혈, 비출혈, 생리통, 타박상, 안구충혈, 종창(腫脹), 부스럼 등의 병증에 사용한다.

약리연구

(1) 진통, 진정, 항 경련 작용

작약의 배당체는 진정작용이 있고, 뇌실주사가 복강주사보다 현저하였고, 감초와 배합하여 추출한 메탄올 추출물은 바비탈의 수면시간을 연장시켰다. 전기경련에 길항작용이 없었지만 Petetrazole로 인한 경련에 경미한 억제반응이 있었다. 쥐의 꼬리부위 압박실험에서 작약배당체와 감초추출물성분을 복강에 주사한 결과 상호 협조(協助)반응이 있었다.

(2) 체온하강 작용

작약배당체는 쥐의 정상체온과 인공발열을 해열시키는 작용이 있었다.[14]

(3) 항 미생물 작용

적작약은 체외에서 이질간균, 대장간균, 백일해간균, 포도구균, 용혈구균, 질병을 유발하는 모종(某種)의 진균 등을 억제하는 작용이 있었다.[15]

(4) 혈당에 미치는 영향

토끼에게 작약 수전액을 경구 투여한 결과 혈당이 상승하였고, 0.5~1시간 후 최고였으며, 5~6시간 후 점점 정상으로 회복했다. 작약배당체를 쥐에게 정맥주사한 결과 쥐의 고혈당이 현저하게 하강했다. [16]

(5) 항-궤양 작용

작약 배당체는 자극성 궤양을 보호하는 작용이 있었고, 작약배당체와 감초의 유효성분은 유문결박(結縛)에 위액분비의 협조반응이 있었다. 작약뿌리의 추출액은 위산을 경미하게 분비시켰고, 또한 식욕을 개선시켰다.

(6) 항-혈전 작용

적작약은 항-혈소판 응집작용이 있었고, 모형동물에서 cAMP가 현저하게 상승하였으며, 실험에서 혈액응고시간이 연장되었다.

(7) 심폐기능 개선

적작약은 관상동맥을 확장시켜 혈류량을 증가시키고, 급성 심근경색이 있는 심장병을 보호하는 작용이 있었고, 폐동맥 고압에는 폐혈관 확장, 심박출량 증가작용이 있었다. [17]

(8) 기 타

이외에 보간(補肝), 항염 등의 작용이 있는 것으로 밝혀졌다.

임상응용

(1) 폐심병(肺心病) 치료

방 약 | 적작약 정제(매 알당 생약 5g 함유) 1회 6알, 1일 3회, 3개월을 1회 치료기간으로 투여한다. 이 방법으로 폐심병 대상기(代償期) 환자 30명을 치료한 결과 혈류도, 심전도 상의 증상이 현저하게 개선되었고, 폐동맥의 압력이나 폐혈관의 저항도 현저하게 하강했다. [1]

(2) 관심병(冠心病) 치료

방 약 | 적작약탕약(매 ml 당 생약 1g 함유)을 1회 40ml, 1일 3회, 연이어 70일간 투여한다. 이

방약으로 125명의 관심병 환자를 치료한 결과 심교통(心絞痛)이 있었던 93명 중 72명은 대부분 증상이 완화되었고, 18명은 현저한 효과가 나타났다. 심계, 호흡이 촉박한 112명 중 83명은 대부분 증상이 억제되었고, 19명은 개선되었다. 심전도상의 현저한 만성 관상동맥 혈액공급 부족환자 95명 중 60명은 현저한 효과, 30명은 개선되었다. 심실 조기 수축 환자 12명 중 6명 완치, 4명은 호전, 2명은 무효였고, 치료전에 설질(舌質)이 어자(瘀紫)였던 43명중 21명은 치료후 현저한 개선이 있었고, 치료전에 25명이었던 박백(薄白)의 설태는 치료후 108명으로 증가했다.[13]

(3) 간염 및 간경화 황달 치료

방 약 1 | 적작약60~120g에 천(川)우슬, 회(懷)우슬, 당귀, 별갑, 백출, 모려, 복령, 후박, 진피, 지각 등을 적당히 배합하여 탕약으로 투여한다. 이 방약으로 간경화 황달 환자 60명을 치료한 결과 32명 현저한 효과, 22명 호전, 6명은 무효였다.[3]

방 약 2 | 적작약100~150g, 도인30g, 홍화30g을 기본약으로 하고, 황달로 피부가려움증이 있으면 자초30~60g을, 변비나 간열(肝熱)증상이 있으면 괄루30g을, 구갈증상이 있으면 갈근을, 기혈허약(氣血虛弱) 증상이 있으면 황기, 당귀를 첨가해서 탕약으로 투여한다. 이 방약으로 비실질성(非實質性) 괴사성 만성 중증 간염환자 55명을 치료한 결과 양호한 효과가 있었고, 사망율이 감소했다.[4]

방 약 3 | 적작약40~120g, 택란15g, 갈근15~30g, 생지황15g, 단피15~30g, 익모초15g을 탕약으로 만들어 투여한다. 이 방약으로 중증(重症) 황달형 간염환자 24명을 치료한 결과 20명 완치, 4명은 현저한 효과였다.[5]

방 약 4 | 적작약80~120g, 도인15g, 홍화15g을 탕약으로 1일 1첩 투여한다. 이 방약으로 중증 담즙 울체성(鬱滯性) 간염환자 350명을 치료한 결과 288명 현저한 효과, 26명 유효, 36명 무효였다.[6]

방 약 5 | 변증분석을 통하여 기본 방약을 결정한 후 다시 적작약 50~80g을 첨가해서 탕약으로 투여한다. 이 방약으로 간병 중증 황달 환자 31명을 치료한 결과 완치 30명, 호전 1명이었다.[7]

방 약 6 | 적작약60g, 대황(後下)30g, 금전초30g, 인진호15g, 후박12g, 지각12g, 당귀9g, 감초9g으로 탕약 250ml을 만들어 1일 1첩 식후에 투약하고, 14일을 1회 치료기간으로 한다. 필요시 2회 치료기간을 실시한다. 이 방약으로 중증 황달형 간염 환자 61명을 치료한 결과 58명 완치, 2명 현저한 효과, 1명은 무효였다.[8]

방 약 7 | 적작약100g, 단삼30g으로 탕약 200ml를 만들어 1일 2회, 10일을 1회 치료기간으로

투여한다. 이 방약으로 급성 황달형 간염환자 25명을 치료한 결과 3회 치료기간으로 모두 완치되었다.[11]

방약 8 | 적작약60~90g, 대황20~35g을 기본방약으로 하고, 판람근, 연교, 수우각분말, 황연, 황금, 단피, 삼칠, 백모근, 감초 등을 적당히 가감(加減)하여 사용한다. 이 방약으로 중증 간염 환자 34명을 치료한 결과 13명 생존, 21명 사망이었다.[2]

(4) 급성 뇌혈전증 치료

방약 | 인공합성한 적작약의 유효성분 180mg을 5%의 포도당 500ml에 혼합하여 1일 1회, 15일을 1회 치료기간으로 정맥 주사한다. 이 방법으로 급성 뇌혈전증 환자 263명을 치료한 결과 106명 완치, 98명 현저한 효과, 38명 호전, 21명은 무효였다.[9]

(5) 신경통 치료

방약 | 적작약20g, 단삼, 당귀, 생황기각15g, 천궁, 강활각12g을 기본 방약으로 하고, 내열(內熱)자는 생석고(先煎)30g, 황금10g을 첨가하여 탕약으로 투약하고, 8첩을 1회 치료기간으로 한다. 이 약으로 신경통 환자 32명을 치료한 결과 27명의 후두(後頭) 신경통 환자는 23명이 완치, 안구주위 신경통 환자 5명중 4명이 완치했다.[10]

(6) 결장간곡부(結腸肝曲部) syndrome 치료

방약 | 적작약100g, 후박25g, 단삼20g을 탕약으로 1일 1첩, 1일 3회 투약하고, 연속해서 7일을 1회 치료기간으로 투여한다. 이 방약으로 12명을 치료한 결과 6명 현저한 효과, 5명 유효, 1명은 무효였다.[12]

(7) 유선염 치료

방약 | 적작약, 감초각50g을 증상에 맞게 가감(加減)하여 1일 1첩을 탕약으로 투여한다. 이 방약으로 급성 유선염 환자 102명을 치료한 결과 모두 완치되었다[3].

(9) 만성 비염 환자 치료

방약 | 적작약150g, 당귀75g, 홍화75g으로 주사약을 만들어 비강(鼻腔)점막부위를 마취한 후 1ml를 주사하고, 솜으로 1~2시간 압박해 준다. 2~3일마다 1번씩 주사(ml당 생약 1g 함유)해서 만성비염과 변태반응성 비염환자 30명을 치료한 결과 29명 유효, 1명은 무효였다.

사용용량

본 약의 독성은 낮다. 고양이에게 실험한 결과 최대 사용용량은 186g/kg이었고, 이 양은 임상 사용량의 1163~2325배이다.

주의사항

허한성(虛寒性)으로 인해 생리가 없는 증상에는 주의한다.

생지황(生地黃)

Rehmanniae Radix

약재개요

현삼과(玄蔘科)에 속한 여러해살이 초본식물인 지황의 뿌리이다. 성미(性味)는 감(甘), 고(苦), 한(寒)하고, 심장, 간, 신장에 귀경한다. 청열양혈(淸熱凉血 열을 없애고 혈액을 차게 함), 자음생진(滋陰生津 진액과 음액을 생성함)의 효능이 있어 발열, 구강건조, 각종 출혈증, 소갈증 등의 병증에 사용한다.

약리연구

(1) 혈당하강 작용

지황액이나 알코올추출액은 정상적인 동물의 혈당을 감소시켰고, 아드레날린으로 인한 고혈당에는 무효였다. 회경산(地名)의 지황 RG-WP성분은 정상적인 쥐의 혈당을 감소시켰고, 그 활성 성분은 다당류에 있고, 췌장을 자극하여 인슐린 분비를 촉진시켰다.[17]

(2) 내분비에 미치는 영향

지황은 간세포에서 cortisol 합성분해대사를 연장시켰고, dexamethasone이 뇌하수체와 아드레날린 피질에 억제하는 것을 대항하는 작용이 있었고, 갑상선 항진된 쥐의 혈중 T_3, T_4를 교정(矯正)하는 작용이 있었다.[18]

115

(3) 강심(强心) 작용

1%의 지황링거용액을 체외에서 개구리에게 투여한 결과 현저한 강심작용이 있었고, 농도가 낮은 상태에서는 효능이 없었으며, 대량에서는 독작용(毒作用)이 있었다.[19]

(4) 지혈 작용

주정추출액은 토끼의 응혈(凝血)시간을 단축시켰고, 복강주사나 지황탄(地黃炭)의 내복도 쥐의 꼬리부위 출혈시간을 단축시켰다.[19]

(5) 이뇨 작용

지황추출액을 마취된 개에게 정맥주사한 결과 소변량이 증가하였고, 이뇨 작용은 강심작용과 신장혈관 확장과 유관(有關)하다.[19]

(6) 면역에 미치는 영향

생지황은 쥐 비장의 RFC작용을 현저하게 억제시켰으나 건조한 지황의 수전액은 반대작용이 있었다.[20]

(7) 골수에 미치는 영향

지황은 쥐에게서 cFU-S의 증식분화 작용이 있었고, 쥐의 cFu-E성장을 촉진하는 작용이 있었는데 이것은 보혈(補血)작용과 골수조혈(骨髓造血)세포 계통과 밀접한 관계가 있는 것을 의미한다.[21]

(8) 기 타

이외에 항-방사선, 항노화, 진균, 항암, 설사 등의 작용이 있는 것으로 밝혀졌다.

임상응용

(1) 고혈압 치료

방 약 | 생지황 추출물0.15g(생약1.5g), 택사추출물0.068g(생약0.75g), 조구등추출물6mg(생약3g)으로 정제(tablet)를 만들어 1일 3회, 1회 2알을 투약하여 56명을 치료한 결과 24명 현저한 효과, 유효 21명, 무효 11명이었다.

(2) 전염성 간염 치료

방 약│ 생지황12g, 감초6g으로 주사약을 만들어 1일 1회 근육주사해서 50명을 10일간 치료한 결과 41명 현저한 효과, 7명 호전, 2명은 무효였다.

(3) 당뇨성 신경병변 치료

방 약│ 생지황 주사약60ml(생약120g), 단삼 주사약60ml(생약120g)을 링거액 500ml에 혼합하여 격일로 14회 정맥 주사한다. 이 방법으로 23명을 치료한 결과 혈당은 221mg에서 188mg으로 강하하였고, 경골신경의 전도속도가 39.27±4.19에서 50.2±6.75로 빨라졌다.[7]

(4) 상소화도(上消化道) 출혈

방 약│ 생지황30할, 대황15할, 황연9할, 생황기15할, 생감초6할의 분말을 30봉지로 포장하고, 30g에 물 200ml를 넣고 끓여서 여과한 후 냉복(冷服)한다. 1봉지를 1일 2회로 투약하고, 증상이 심하면 1일 2포를 4회로 나누어 투약하고, 5일을 1회 치료기간으로 한다. 이 약으로 상소화도 출혈 환자 100명을 치료한 결과 지혈 성공자가 90명이었다[12].

(5) 변비 치료

방 약│ 생지황50~100g, 현삼, 맥문동^각50g을 25~30분간 끓인 후 1일 2회 투약하고, 3일간 연속 복용을 1회 치료기간으로 한다. 이 약으로 50명을 치료한 결과 41명 현저한 효과, 9명은 유효였다.[4]

(6) 류마티스 관절염 치료

방 약│ 생지황(분쇄)90g에 물 600~800ml를 넣고 1시간(끓은 후부터) 끓인 후 약 300ml를 추출해 1일내에 1회 혹은 2회에 모두 투여한다. 이 방법으로 류마티스 관절통 환자 12명을 12~50일간 치료한 결과 9명 완치, 3명 현저한 효과였다. 적혈구 침강은 일반적으로 증상이 소실한 후 정상으로 회복되었고, 류마티스성 관절염(rhumatoid arthritis) 환자 11명을 치료한 결과 9명 현저한 효과, 1명 호전, 1명은 무효였다.

(7) 외상성 혈종(血腫) 치료

방 약│ 생지황(분쇄)을 온수(溫水)에 담가 두었다가 환부에 도포하고, 미개방성 상처에는 빙편을 소량 첨가하고, 개방성 상처에는 설탕물이나 꿀물을 첨가하여 습도를 유지한다. 이 방법으로 환자 36명을 치료한 결과 2~7회 치료로 소종(消腫)했다.[6]

(8) sheehans syndrome증 치료

방 약 | 생지황(분쇄)90g에 물900ml를 붓고 1시간 반(끓은 후부터) 동안 수전한 후 200ml를 추출해 1일내에 1회 투약하고, 이 방법으로 연속해서 3일간 투약하고, 이후에 7일, 16일, 33일마다 투약하고, 연속해서 3일 동안 복용한다. 35일에 12첩을 투약하고, 그 후부터는 1~3개월 동안 복용을 중지하고, 다시 상기와 같은 방법으로 복용한다. 이 방법으로 sheehans syndrome증 환자 8명을 치료한 결과 3~5개월 치료 후 자궁이 정상으로 회복된 자는 3명, 생리 회복자 1명, 임신 가능자는 2명이었다.[13]

(9) 안과 좌상(挫傷), 맥립종(다래끼) 치료

방 약 1 | 생지황100g, 황연50g, 황백25g, 당귀미(當歸尾)10g, 홍화10g. 먼저 지황을 술에 오래 담가 두었다가 분쇄해서 다른 약과 혼합하여 유지(油紙)에 묻혀 눈의 상하에 붙여준다. 이 방법으로 눈주위 좌상 환자 50명을 치료한 결과 28명 현저한 효과, 23명 호전이었다.[2]

방 약 2 | 생지황15g(신선할수록 양호), 생남성 분말9g을 찧어서 고약(膏藥) 형태로 만들어 환측의 태양혈(太陽穴)에 붙이고, 반창고로 고정해 준다. 1일 2회 실시한다. 이 방법으로 맥립종 환자 36명을 치료한 결과 모두 완치되었고, 36명은 안검 주위의 피부가 딱딱하고, 붉은 부종과 통증이 있었는데 모두 농(膿)이 생기지 않았고, 일반적으로 1~3일간 실시 후 효능이 출현했으며, 2~5일 만에 완치되었다.[3]

(10) 피부병 치료

방 약 1 | 생지황(분쇄)90g에 물 1000ml를 붓고 1시간(끓은 후부터) 끓인 후 300ml를 추출해서 1일 1회 혹은 2회에 다 투약하여 습진, 알러지, 신경성 피부염 등 환자 37명을 치료한 결과 28명 완치, 3명 현저한 효과, 5명 호전, 1명은 무효였다.

방 약 2 | 생지황90g, 수우각(先煎)30g, 단피, 금은화, 적작약, 황금(各)9g, 판람근15g을 기본방약으로 하고, 고열자(高熱者)는 생석고20g, 가려움증이 심한 자는 고삼12g을 첨가하여 탕약으로 1일 1첩을 투여한다. 이 방약으로 홍피증(紅皮症: 박탈성 피부염)환자 14명을 치료한 결과 모두 완치 되었고, 치료기간이 최단자는 37일이었고, 최장자는 120일이었다.[1]

(11) 자궁출혈 치료

방 약 | 생지황60g, 정종500ml. 용기에 약과 정종 375ml와 물 125ml를 넣고 약한 불로 수전

하고, 끓으면 뚜껑을 열어 증발을 시킨다. 100ml까지 수전한 후 여과하고, 다시 약에다가 정종 125ml와 물 250ml를 넣고 같은 방법으로 100ml까지 끓인 후 여과한다. 두 약을 혼합해서 조석으로 투여한다. 이 방약으로 기능성 자궁 출혈 환자 48명을 치료한 결과 모두 완치 되었고, 복용시간 최단(最短)자는 1일, 최장(最長)자는 3일이었고, 2개월에서 7년간 관찰한 결과 완치자는 44명, 현저한 효과 4명이었다.[5]

(12) 이부(耳部) 질환 치료

방 약 | 신선한 지황을 청결히 한 후 썰어서 용기에 넣고, 60% 주정을 약의 평면 높이만큼 넣고 4주 간 담가 두었다가 약을 걸러내서 밀봉보관한다. 환부를 소독한 후 약액을 2~3방울씩 1일 3회 넣어준다. 이 방법으로 이부 질환자 54명을 치료한 결과 3~10개월 후 48명 완치, 2명 현저한 효과였는데, 4명의 외이도 종기에는 효과가 현저하지 않았고, 화농성 중이염, 급성catarrhal성 중이염, 외이도염에는 현저한 효과가 있었다.[8]

(13) 원발성 혈소판 감소성 자전(紫癜) 치료

방 약 | 생지황30~60g을 탕약으로 20명을 치료한 결과 현저한 효과 7명(출혈, 반점 등 소실, 혈소판 10만 이하), 유효 5명(혈소판이 감소하는 경향이 있으나 출혈이 없는 상태), 진보 6명(기본적으로 출혈은 억제됨, 혈소판 하강하는 경향은 있으나 치료전보다 약간 상승한 상태), 무효 2명이었다.[14]

(14) 홍반낭창성 관절통 치료

방 약 | 생지황120g, 황금60g, 고삼30g을 수전하여 20명 치료한 결과 모두 완치하였고, 10일 내에 완치자 13명, 11~13일에 완치자 5명, 1~3개월에 완치자 2명이었다.[15]

(15) 화농성 중이염 치료

방 약 | 신선한 생지황을 청결히 한 후 껍질을 제거하고 염수(鹽水)로 세척한 뒤 얇게 잘라 소독한 절구로 찧어서 약액을 짜낸다. 1근당 50ml를 짜내고, 매 100ml당 빙편분말 1g을 넣어 1%의 현탁액을 만든다. 환부를 소독하고 건조한 후 약액 2~3방울을 넣고 솜으로 막아둔다. 1일 혹은 격일에 1회 시술한다. 이 방법으로 20명을 치료한 결과 12명 증상소실, 7명 진보, 1명은 무효였다.[16] 이외에 생지황은 급성백혈병[9]과 풍화치통(風火齒痛)에 효능이 있는 것으로 밝혀졌다.[10]

지황 수전액과 주정 추출액60g/kg을 연이어 3일, 18g/kg을 15일간 쥐의 위장에 주입한 결과 독성(毒性) 반응이 출현하지 않았다.[11]

주의사항

소수의 환자는 설사, 복통, 구역질, 피로, 심계(心悸) 등의 부작용이 출현하였으나 며칠이내 소실했다. 비허습체(脾虛濕滯 비장이 허약하고 습이 막힘)로 인한 복부팽만, 설사 환자에게는 사용하지 않는다.

모단피(牡丹皮)
Moutan Cortex

약재개요

미나리아재비과(毛茛科)에 속한 여러해살이 낙엽소관목식물인 모단의 근피(根皮)이다. 성미(性味)는 고(苦), 신(辛), 미한(微寒)하고, 심장, 간, 신장에 귀경한다. 청열양혈(淸熱凉血 열을 없애고 혈액을 차게 함), 활혈산어(活血散瘀 혈액을 맑게 하고 어혈을 없앰), 퇴허열(退虛熱)의 효능이 있어 발열, 열성반점, 각종 출혈증, 생리통, 자궁근종, 옹종창독(癰腫瘡毒) 등의 병증에 사용한다.

약리연구

(1) 항-동맥경화

단피의 Paeonol 성분을 토끼의 복강에 주사한 결과 식이(食餌)로 인한 동맥경화 형성을 현저하게 억제시켰다.[7]

(2) 이뇨 작용

단피의 Paeonol 성분은 쥐 실험에서 물, Na, Cl을 배설시켰고, 투약 용량에 따라 증가했다.[8]

(3) 항-심근허혈 작용

개에게 단피 수전액(주정침전)을 정맥주사한 결과 관상혈관 묶음으로 인한 심장허혈(虛

血)을 개선시켰고, 관상혈관의 혈류량 증가, 심근 산소 사용량 감소, 심박출량 감소 작용이 있었다.[9]

(4) 혈압하강 작용

단피의 수전액, 혹은 Paeonol성분은 마취된 개에게서 원발성, 긴장성 혈압을 하강시켰고, 그 수축압과 확장기압의 하강폭은 모두 4KPa를 초과했고, 지속시간은 8~25일이었다[10].

(5) 진정, 항-경련 작용

단피의 Paeonol 성분은 쥐의 활동을 감소시켰고, 전기경련과 Pentetrazole로 인한 경련을 억제하는 작용이 있었다.[11]

(6) 기 타

이외에 항-부정맥, 항-응결, 진통, 체온하강, 항균 등의 작용이 있었다.

임상응용

(1) 혈소판 감소성 자전증(紫癜症) 치료

방 약 │ 단피30g, 생지황15g, 당귀12g, 적작약, 백작약, 단삼, 아교, 녹각교^각10g을 탕약으로 1일 1첩, 1일 3회 투약하고, 4첩을 1회 치료기간으로 한다. 코피에는 백모근20g, 우절5개, 혈여탄3g을 첨가하고, 치육 출혈에는 생석고30g, 지모10g, 혈여탄3g을, 안구 결막 출혈에는 산치자3g, 여정자10g, 한련초10g, 혈여탄3g을, 혈변에는 괴화탄10g, 지유탄10g을, 혈뇨에는 황백, 지모, 측백엽탄^각10g, 혈여탄3g을 가감(加減)하여 사용한다. 이 방약으로 32명을 치료한 결과 26명은 복용 2~4일 만에 출혈이 정지 했다.

(2) 고혈압 치료

방 약 │ 처음에는 단피15~18g을 탕약으로 1일 3회 투약하고, 아무런 부작용이 없으면 50g으로 증가한다. 7명을 치료한 결과 일반적으로 복용 3~5일 만에 혈압이 현저히 하강하였고, 증상이 개선했다.

(3) 과민성 비염 치료

방 약 │ 10%의 단피 탕약을 매일밤 50ml씩 10일을 1회 치료기간으로 투여한다. 이 방법으로 과민성 비염환자 27명을 치료한 결과 완치 12명, 진보 7명이었고, 다른 약을 복용했거나 수술한 자는 4명이었다.[1]

(4) cholinergic 알러지 치료

방 약 | 단피주사약(생약 10mg 함유)2ml를 혈해혈(血海穴)에 자침(刺針)한 뒤 득감(得感)후 주입한다. 1일 1회, 7일을 1회 치료기간으로 한다. 이 방약으로 7명을 치료한 결과 6명 완치, 1명은 현저한 효과였다.[2]

(5) 동방결절 기능저하, 혹은 동방결절 회복시간 연장환자 치료

방 약 | 단피, 단삼, 계지, 인삼의 분말을 2:2:1:1비율로 혼합해서 캡슐에 넣고 1회 4.5g씩 1일 3회, 2주일을 1회 치료기간으로 투여한다. 이 방약으로 동방결절 기능저하, 혹은 동방결절 회복시간 연장환자 32명을 치료한 결과 동방결절 평균 회복시간은 1766.3ms로 치료전보다 37.7ms 단축되었고, 치료전후를 비교한 결과 현저한 차이가 있었고, 환자의 심율(心率)이 모두 증가하였으며, 자각증상이 현저하게 개선되었다.[3]

(6) 소화기출혈 치료

방 약 | 단피에 황토탕을 배합하여 소화기 출혈증에 사용하면 양호한 효능이 있다고 보고한 바가 있다.[4]

(7) 갱년기 장애[5]

방 약 | 단피, 한련초, 생지황, 산수유, 산약, 여정자, 부소맥, 대조 등을 수전하여 1일 1첩, 1개월을 치료기간으로 투여한다. 이 방약으로 38명을 치료한 결과 총 유효율이 94.7%였다.

(8) 전립선 증식 치료

방 약 | 단피, 숙지황, 산약, 산수유, 택사, 복령, 포황, 오령지 등을 배합하여 분말로 투여한다. 이 방약으로 40명을 치료한 결과 총 유효율이 92.5%였다.[6]

사용용량

모단피의 Paeonol을 쥐의 정맥주사, 복강주사, 경구투여 48시간 후의 LD_{50}은 각각 196mg/kg, 781mg/kg, 3430mg/kg이었다. 모단분광산납(牡丹酚磺酸钠) 500mg/kg, 750mg/kg을 쥐의 복강에 연이어 30일 동안 주사한 결과 GPT, Ccr, BUN 등에 이상이 없었고, 장기(臟器) 검사에서도 위점막 수종 외에는 특이한 것이 발견되지 않았다.

주의사항

독성이 낮고, 고혈압이 있는 개를 치료한 결과 간, 신장, 혈액, 심전도상에 부작용이 출현하지 않았다. 소수 환자는 구역질, 어지러움이 있었으나 잠시 후 소실되었다. 양기부족, 임신부, 생리과다의 환자에게는 적합하지 않다.

현삼(玄蔘)

Scrophularia ningpoensis

약재개요

현삼과(玄蔘科)에 속한 여러해살이 초본식물인 현삼의 뿌리이다. 성미(性味)는 고(苦), 감(甘), 함(鹹), 한(寒)하고, 폐, 위장, 신장에 귀경한다. 청열량혈(淸熱凉血 열을 없애고 혈액을 차게 함), 사화해독(瀉火解毒 열과 독을 없앰), 자음강화(滋陰降火 음액을 생성하고 열을 내림)의 효능이 있어 발열, 구강건조, 헛소리, 인후종통(咽喉腫痛), 부스럼, 나력담핵(瘰癧痰核 갑상선과 임파선 종대) 등의 병증에 사용한다. 원삼(元蔘)이라도 한다.

약리연구

(1) 혈관 확장 작용

현삼은 두꺼비의 하지(下肢) 혈관을 확장시키는 작용이 있었고, 용량과 무관했다.

(2) 항균 작용

현삼수전액, 추출액, 생약은 모두 포도구균, 녹농균 등을 억제하는 작용이 있었다.[5]

(3) 당뇨병에 미치는 영향

현삼추출액은 토끼의 혈당을 소량 감소시켰다.[6]

(4) 강심 및 항-심근허혈 작용

추출물은 두꺼비의 심장에 경미한 강심작용이 있었고, 용량이 약간 많을 시에는 중독증상이 출현하였고, 주정추출물은 체외에서 토끼 심장혈관의 혈류량을 증가시켰다.[7]

(5) 기 타

이외에 진정, 항경련, 진통 작용이 있었다.

임상응용

(1) 소아 고열 치료

방 약 | 현삼20~30g, 이화(二花), 석고^각30g, 형개, 신곡^각10g을 기본 방약으로 하고, 변비가 있으면 대황3~5g을 첨가해서 2회 수전하여 150ml를 만들어 3세 이하는 1첩을 투약하고, 3~8세는 1첩 반(半), 8~12세는 2첩을 투여한다. 이 방약으로 소아 고열 환자 175명을 치료한 결과 모두 유효하였고, 그 중 71명은 12시간 이내 체온이 정상으로 회복했다.[1]

(2) 만성 인후염 치료

방 약 | 현삼, 맥문동, 초결명^각5~10g을 온수 200ml에 10분간 담가 두었다가 투약하고, 1일 1회, 1~2개월을 1회 치료기간으로 투여한다. 이 방약으로 100명을 치료한 결과 78명 완치, 13명 호전, 9명은 무효였다.[2]

(3) 혈관염 치료

방 약 | 현삼, 금은화^각90g, 당귀60g, 감초24g, 생지용15g, 홍화12g, 포공영20g, 전갈9g, 천산갑15g을 사과락(絲瓜絡) 탕약으로 투약해서 혈전성 혈관염 괴사기(壞死期: 열독내온형(熱毒內蘊型)) 환자를 치료한 결과 양호한 효과가 있었다.

(4) 돌발성 이농(耳膿) 치료

방 약 | 현삼, 우슬 등을 주사약으로 만든다. 10ml(생약 10mg 함유)를 5%의 포도당500ml에 혼합하여 1일 1회, 10일을 1회 치료기간으로 정맥주사 한다. 이 방약으로 돌발성 이농환자 45명을 치료한 결과 유효율이 80%였다.[3]

사용용량

일반적으로 6~12g을 사용하고, 중병에는 30g까지 사용한다. 본 약은 독성이 낮고, 분리 성분인 flavone를 쥐에게 경구 투여한 결과 LD_{50}은 555mg/kg이었다.[4]

본 약재는 성질이 차서 기의 순환을 방해하기 때문에 비위허한(脾胃虛寒)으로 인한 가슴답답함, 식욕부진, 설사 등의 증상에는 사용하지 않는다.

자초(紫草)

Lithospermi Radix

약재개요

자초과(紫草科)에 속한 여러해살이 초본식물인 자초와 신강(新疆)자초의 뿌리이다. 성미(性味)는 감(甘), 한(寒)하고, 심장, 간에 귀경한다. 량혈해독(凉血解毒 혈액을 차게 하고 독을 제거함), 활혈(活血), 투진(透疹)의 효능이 있어 열성반점, 인후부 통증, 창양(瘡瘍), 습진, 음부가려움증, 화상 등의 병증에 사용한다.

약리연구

(1) 피임 작용

자초와 자초근에탄올 추출액은 쥐의 발정기를 억제시켰고, 쥐의 성호르몬을 억제하는 작용이 있었으나 뿌리의 색소성분에는 발정을 억제하는 작용이 없었다.[22]

(2) 면역에 미치는 영향

자초의 다당류는 쥐 복강 대식세포의 식균작용을 촉진시켰고, 비장의 T세포수와 기능을 증강시켰다.[23]

(3) 심장에 미치는 영향

신강산(新疆産)의 자초는 건강한 체내 토끼심장과 체외두꺼비 심장을 흥분시키는 작용이 있었고, 그 작용은 KCL작용으로 추정한다. 다른 보고에 의하면 소량에서는 흥분하나 대량에서는 억제되고, 최후에는 확장기를 정지시켰다.[22]

(4) 항-미생물 작용

자초는 황금색포도구균, 대장간균, Typhoid, 이질간균, 유행성독감, B형간염을 억제하는 작용이 있었다.[24]

(5) 해열 작용

자초수전액은 실험성 발열이 있는 토끼에게 투여한 결과 해열작용이 있었고, 복강에 주사한 결과 쥐의 정상체온이 하강하였고, TTG로 인한 발열도 해열시켰다.

(6) 지혈 작용

수전액과 주정추출액은 쥐의 꼬리부위 출혈에 지혈작용이 있었고, 동물의 복강에 주사한 결과 응혈에는 영향이 없었으나 간소(肝素)의 항응혈작용을 막았다.[25]

(7) 기 타

이외에 항알러지, 보간(補肝), 항암, 항염 등의 작용이 있었다.

임상응용

(1) 내과 질환

① 간 염

방 약 1 자초근, 생지황, 지모, 석남엽(石楠葉), 창이자, 선의를 탕약으로 1일 1첩, 2회로 투여한다. 이 방약으로 B형간염 HBs-Ag 양성 환자 206명을 치료한 결과 147명이 음성으로 전환했다.[1]

방 약 2 자초, 인진, 판람근각30g, 수분초15~30g, 대황, 치자, 울금, 산사각10g을 1일 1첩 탕약으로 투여한다. 이 방약으로 A형간염 환자 80명을 치료한 결과 78명 완치, 최단시간은 7일, 최장시간은 28일이었고, 평균 치료일수는 14.5일이었다.[2]

방 약 3 자초15~20g, 태자삼12g, 인삼엽2~5g, 북사삼, 백출, 복령각10g을 증상에 따라 가감해서 탕약으로 1일 1첩 투약하여 100명을 치료한 결과 59명 완치, 40명 호전, 1명 무효였다. 그 중 급성 간염 64명 중 48명 완치, 15명 호전, 1명은 무효였고, 만성 간염 36명 중 11명 완치, 25명 호전이었다.

방 약 4 자초10g, 하고초15g, 감초6g, 한련초15g, 계골초20g을 1일 1첩, 30일을 1회 치료기간으로 투여한다. 보고에 의하면 이 방약으로 만성 간염 환자 25명을 치료한 결과 유효율이 85%였다. 위의 방약으로 B형 간염을 치료하기 위해 자초의 양을 20g으로 늘리고, 황기, 백출을 적당히 가감하여 HBs-Ag양성 환자 42명을 치료한 결과 음성으로 전환율이 84%였다.[3]

② 신장염

방 약 1 자초15~30g, 익모초15g, 백모근10g, 선의5g, 적소두(赤小豆)10g, 감초3g을 탕약으

로 1일 1첩을 투여한다. 이 방약으로 자반성 신장염(nephritis of henoch~ schonlein purpura) 환자 12명을 치료한 결과 10명 완치, 2명 호전이었다.[8]

방약2| 자초15~30g, 생지황12g, 백모근15g, 적작약10g, 적소두(赤小豆)30g, 단피10g을 탕약으로 1일 1첩을 연속해서 2개월간 투약하고, 소변으로 단백질이 배출되면 토복령 15g, 관절통이 있으면 해풍등을 첨가한다. 이 방약으로 자반성 신장염(nephritis of henoch~schonlein purpura) 환자 30명을 치료한 결과 모두 현저한 효과가 있었다고 밝혔다[9].

③ 암 치료

방약1| 자초추출물과 인삼추출물을 혼합하여(매 ml 당 1.0mg 함유) 1일 3회, 식전에 1회, 각 0.4mg/kg, 0.6mg/kg, 0.75mg/kg씩 투약하고, 연속해서 30일을 실시한다. 곽희 평은 이 방법으로 폐암 말기 환자를 치료한 결과 현저하게 폐암의 발전을 억제시켰 고, 신체의 면역기능을 증강시키고, 암덩이를 25%이상 축소시킨 환자가 63.3%, 총 완화율이 36.9%, 치료후 1년 생존율이 47.3%였다고 보고했다.

방약2| 자초, 천초, 도인, 생의인, 지모, 절패모, 강향, 자원, 노근 등을 탕약으로 1일 1첩 투여한다. 이 방약을 폐암 각혈 환자를 치료한 결과 양호한 효능이 있었다고 보고 했다[10].

④ 기 타

방약1| 자초유(자초30g, 황백15g을 참기름 500ml 넣고 끓인 후 식으면 빙편3g을 넣어서 제조)를 화상의 정도에 따라 10~20ml를 1일 3~4회 투여한다. 이 방약으로 **소화도(消化道) 화상** 환자 12명을 치료한 결과 9명 완치(輕3명, 中4명, 重2명), 유효 1명, 무효 2명이었다.[13]

방약2| 자초 추출물로 정제를 만들어 1일 3회, 1회 2알(알당 생약 0.8g 해당) 투여한다. 보고에 의하면 이 방법으로 **정맥염 환자** 25명을 치료한 결과 유효율이 100%였다.[20]

(2) 피부병 및 면역계 질환

방약1| 자초근90~150g으로 탕약 1000ml를 만들어 1일 1첩, 1일 3회 따뜻할 때 환부를 15분 간 담가 두고, 자초근30~45g, 대추10개를 탕약으로 투약하여 과민성 자반병 환자 12명을 치료한 결과 경구 복용과 외용을 동시에 실시한 6명 환자중 5명 완치, 1명 현저한 효과, 경구복용만 실시한 3명중에 1명 완치, 2명 현저한 효과, 외용만을 실 시한 3명 중에 2명 현저한 효과, 1명은 유효였다.

방약 2 | 청대3g, 자초9g, 유향6g, 백급9g을 탕약으로 투여한다. 이 방약으로 소아 과민성 자반병 환자 200명을 치료한 결과 128명 완치, 66명 호전이었다.[4]

방약 3 | 자초15~30g, 적작약6~12g, 당귀미6~10g, 홍화3~6g, 생지황10~15g, 단피5~10g,감초 3~6g을 증상에 따라 가감하여 탕약으로 1일 1첩, 1일 3회, 8첩을 1회 치료기간으로 투여한다. 이 방약으로 어열형(瘀熱型) 과민성 자반병 환자 56명을 치료한 결과 54 명 완치였다.[5]

방약 4 | 자초위주로 건선을 치료하고, 자초의 용량을 90~120g정도 사용한다. 예를 들면 자 초120g, 금은화90g, 현삼60g, 생감초30g을 탕약으로 복용하면 3첩 후에는 가려움 증이 많이 경감하고, 피부손상이 현저하게 줄어든다. 이 방약으로 건선환자 50명 을 치료한 결과 효능이 좋았고, 필자는 건선을 치료하는 데에는 자초의 양이 관건 이라고 주장했다. 9~15g은 청열투진(清熱透疹)작용, 15~30g은 량혈활혈(凉血活 血) 작용이, 30g이상 시에는 해독화반(解毒化斑) 작용이 있고, 건선을 치료할 때는 90~120g을 사용해야 해독소반 작용이 있는데, 진행기에는 120g을, 정지기(靜止期) 에는 90g을 사용하는 것이 적당하다고 밝혔다.[6]

방약 5 | 자초30~60g, 생지황30~60g, 지모6~20g, 감초(炙)10g, 산약30g을 탕약으로 만들어 1일 1 첩, 1일 2회로 투약하고, 자초의 양은 필히 30g 이상이어야 한다. 이 방약으로 **홍반낭창** 환자 120명을 치료한 결과 32명 완치, 38명 현저한 효과, 42명 유효였다.[16]

방약 6 | 자초와 참기름을 3:25로 배합한 뒤 138℃로 50분간 끓인 후 여과하여 환부에 1일 3~5회 발라준다. 이 방법으로 **대상포진** 환자 26명을 치료한 결과 1회 치료기간 후 20명 완치, 6명 호전이었다.[17]

방약 7 | 자초100g에 물1000ml를 넣어 약한 불로 500ml까지 끓인 후 다시 망초20g, 아차분 15g, 청대10g, 대황10g을 넣어 죽처럼 만들어 환부에 균일하게 도포하고, 탈락 후 다시 도포하고, 1일 4~5회 실시한다. 이 방법으로 **대상포진 출진기**(出疹期) 환자 88명을 치료한 결과 3일 후 물집이 말라 딱지를 형성했다.[18]

방약 8 | 자초20g을 식용유 250g으로 끓인 후 여과하여 1일 3~4회, 5일을 1회 치료기간으 로 환부를 도포한다. 이 방법으로 영아 기저귀성 피부염 환자 172명을 치료한 결과 168명 완치, 4명 호전, 일반적으로 1회 치료기간 후 완치되었다.[21]

방약 9 | 자초15g, 감초15g을 탕약으로 1일 1첩, 1일 2회 투약하여 장미색 비강진(pityriasis rosea) 환자 154명을 치료한 결과 124명 완치, 26명 현저한 효과, 4명은 무효였 다.(치료기간 중 목욕 가능)

(3) 구강 및 이비인후과

방 약 1 | 자초근 추출물로 연고를 만들어 식후, 수면 전에 구강상처 부위에 도포해서 구강 점막 병변 환자 30명을 치료한 결과 유효율이 89.7%였다.

방 약 2 | 자초3g을 참기름40g으로 끓이다가 기름색이 자색을 띠면 여과한 후 점이(滴耳)한 다. 이 방법으로 중이염 환자 53명을 치료한 결과 32명 완치, 18명 호전, 3명은 무효 였다. 치료기간이 최단자는 7일, 최장자는 13일이었다.[14]

방 약 3 | 자초20g, 래복자12g, 행인12g을 기초로 하고, 증상에 따라 가감하여 탕약으로 1일 1첩을 투여한다. 이 방약으로 비염환자 152명을 치료한 결과 유효율이 82%였다.[19]

(4) 부인과 및 남성과 질환

방 약 1 | 자초30g, 파극천, 백작약^각18g, 음양곽, 맥문동, 오미자^각15g, 당귀, 지모, 죽엽^각10g 을 탕약으로 1일 1첩을 투약해서 갱년기 장애 환자 30명을 치료한 결과 25명 완치 (자각증상 및 부종 소실, 혈압 정상으로 회복), 호전 5명이었다.

방 약 2 | 자초(잡질제거)200g을 향유(참기름)750g에 넣어 튀겨서 여과한 후 밀봉된 용기에 보관한다. 자궁경부를 청결히 한 후 자초유(油)를 솜에 묻혀 자궁경부와 질 상부 를 도포한다. 2일에 1회, 10회를 1회 치료기간으로 하고, 치료기간에는 성생활을 금 하고, 생리기간 중에는 시술하지 않는다. 이 방법으로 자궁경부미란 환자 100명을 치료한 결과 84명 완치, 8명 현저한 효과, 4명 호전, 4명은 무효였고, 대다수는 1회 치료기간 후 완치되었다.[7]

방 약 3 | 자초20~30g을 탕약으로 공복에 1일 3회 투여한다. 이 방약으로 임질, 요도 협착 환 자 62명을 치료한 결과 50명 완치, 12명 호전이고, 치료기간 최단자는 7일, 최장자 는 25일이었다.[11]

방 약 4 | 자초100g에 물 3000ml를 붓고 강한 불로 40분간 끓여 여과한 후 30분간 좌욕을 1 일 2회 실시한다. 이 방법으로 질염 환자 61명을 치료한 결과 58명 완치이고, 대부 분이 5~7일 만에 완치되었고, 재발자는 적었다.[12]

(5) 기 타

방 약 | 자초분말을 땅콩기름에 개어 0.6cm두께로 상처보다 4cm 더 크게 붙여서 붕대로 감 아두고, 매일 교환해 준다. 이 방법으로 **연부조직(軟部組織)** 손상 환자 37명을 치료 한 결과 3일내 완치자 29명, 호전자 8명이었다.[15]

사용용량

자초의 Acetylshikonin 성분을 쥐의 복강에 주사한 결과 LD_{50}은 22.75±1.02 mg/kg이었고, 자초시럽을 쥐에게 5~15mg/kg을 경구 복용시켜 2개월간 관찰한 결과 특별한 부작용이 없었다.

주의사항

자초는 일반적으로 특별한 독은 없으나 개별적으로 오심, 구토, 설사, 상복부 불편감 등이 출현했고, 약 복용을 중지하면 증상이 없어진다. 자초는 경미한 설사작용이 있으므로 비허성(脾虛性) 설사에는 주의한다.

4) 청열해독약(清熱解毒藥)

작용 열을 내리고, 독을 없애는 약을 청열해독약이라 한다

증상 각종 열독으로 인한 부스럼, 피부질환, 반진(斑疹), 인후종통, 임파선염, 이질 등의 증상에 사용한다. 일부의 약재는 독사에게 물렸을 때나 암에도 사용한다.

주의 청열해독약은 열독의 증상에 따라 배합을 달리한다. 열독이 혈액에 있으면 청열양혈약(清熱凉血藥)을 배합하고, 습(濕)이 있으면 조습약(燥濕藥)이나 이습약(利濕藥)을 배합하고, 허증에는 보약을 배합한다.

금은화(金銀花)
Lonicerae Flos

약재개요

인동과(忍冬科)에 속한 여러해살이 반상록(半常綠) 덩굴성 관목식물인 인동의 꽃봉오리이다. 성미(性味)는 감(甘), 한(寒)하고, 폐, 위, 대장에 귀경한다. 청열해독(清熱解毒)의 효능이 있어 발열, 설사, 농혈변, 장염, 부스럼 등의 병증에 사용한다.

약리연구

(1) 보간이담(補肝利膽 간을 보하고 담즙이 통하게 함) 작용

chlorogenic acid 성분은 담즙분비를 촉진시켰고, 배당체를 주사한 결과 carbon tetrachlo rid로 인한 간중독성의 GOT, GPT의 상승을 억제시켰고, 글리세린의 함유를 억제시켰고, 간세포의 병리학적인 손상을 예방했다.[12]

(2) 항-미생물 작용

체외실험에서 금은화는 각종세균, 진균, 바이러스를 억제시키는 작용이 있었다. 특히 금황색포도구균, 용혈성연구균, 대장간균, 유행성독감균 등에 효능이 있었다.[13]

(3) 항염 및 해열 작용

금은화추출 성분은 egg white나 pelvetia minor noda로 인한 족부의 부종을 억제하는 작용이
있었고, 삼출(滲出)과 증식을 억제시키는 작용이 있었다. 그 외에 현저한 해열작용이 있었다.[14]

(4) 면역증강 작용

금은화는 백혈구증가와 염증세포의 식균작용 능력을 향상시켰다.[15]

(5) 중추흥분 작용

전기쇼크 등의 실험에서 쥐에게 chlorogenic acid 성분을 투여 후 중추신경이 흥분했는데, 그
작용의 강도는 카페인의 1/6정도였다.[16]

(6) 기 타

이외에 금은화는 항-생육(生育), 항-내독소, 혈지질 감소 등의 작용이 있었다.

임상응용

(1) 폐렴 치료

방 약 1 | 금은화, 황금, 연교로 분무약(aerosol)을 6ml/병(매 병당 생약 18.7g 함유)으로 만들
어 성인은 1일 1~2병을 분무흡입하고, 1시간 후 재흡입하고, 매 흡입시 10~15회 이
하로 한다. 이 방법으로 급성 상호흡기 감염 환자 202명을 치료한 결과 147명 완치,
37명 현저한 효과, 10명 유효, 8명은 무효였다.[1]

방 약 2 | 금은화150g, 황금100g에 물 1000ml를 넣고 100ml로 농축하여 1회 1ml/나이, 1일 3
회 내복한다. 이 방약으로 소아 상호흡기 감염 환자 57명을 치료한 결과 유효율이
94.7%였다.[2] 이외에 금은화1000g, 연교1000g, 포공영1000g, 대청엽1000g, 판람근
1000g, 황금소(黃芩素)12.5g으로 주사약(매 ml당 생약 2g 함유)을 만들어 1일 2회,
1회 2~4ml를 근육주사해서 소아 호흡기 감염환자 100명을 치료한 결과 유효율이
91%였다.

(2) 상호흡기 감염 예방

방 약 | 금은화, 관중^각60g, 감초20g에 물 600ml 넣고 2회 끓이고(1회 30분간), 여과한 후
120ml로 농축해서 매일 오전에 분무흡입(1.2ml)을 하거나 인후부에 1.2ml씩 점입(滴

入)하여 소아 상호흡기 감염을 예방하기 위해서 393명에게 실시한 결과 발병율이 12.29%였다.

(3) 고혈압 치료

방 약 | 금은화, 국화, 야국화, 박하, 천궁, 빙편, 동(冬)상엽, 만형자, 죽엽, 교맥피(蕎麥皮), 결명자, 자단삼, 자석, 청목향 등으로 베개를 만들어 1일 6시간 이상 사용하고, 복용중인 혈압약을 1/2로 줄여서 투여한다. 이 방법을 연이어 3개월간 사용한 결과 각종 고혈압에 일정의 효능이 있었다.

(4) 간염치료

방 약 1 | 인동등60g, 백모근60g, 현삼30g, 당귀15g, 생감초10g, 생황기30g, 승마15g, 토복령30g을 탕약으로 1일 1첩을 투약해서 만성간염 33명을 치료한 결과 25명 현저한 효과, 6명 유효, 2명 무효였다.

방 약 2 | 인동등120g을 탕약으로 1일 2회, 15일을 1회 치료기간으로 투약해서 전염성 간염 환자 22명을 치료한 결과 12명 완치, 6명 호전이었다.

(5) 신장염 치료

방 약 | 금은화30g, 백모근30g, 익모초30g, 죽엽10g을 탕약으로 1일 1첩 투여한다. 유사정은 이 방약으로 풍열형(風熱型) 신장염 환자 44명, 습열형(濕熱型) 신장염 환자 8명을 치료한 결과 일반적으로 3~20첩 복용한 후 수종이 감소하고, 소변이 음성으로 전환하고, 혈압이 정상으로 회복했다고 보고했다.

(6) 급성 감염성 고열환자 치료

방 약 | 금은화20g, 청호10g, 판람근15g, 시호10g, 죽엽5g, 생석고(先煎)10g을 탕약으로 만들어 1일 1첩, 1일 2회 관장(灌腸)한다. 요로 감염 환자는 백모근20g, 인후통증 환자는 길경5g을 첨가한다. 이 방약으로 소아 급성 감염 고열환자 296명을 치료한 결과 250명 완치, 41명 현저한 효과, 5명은 무효였다.[4]

(7) 급성 임파관염 치료

방 약 | 금은화90g, 자화지정30g, 백반10g, 감초10g을 1일 1첩 탕약으로 투여한다. 이 방약으로 5명을 치료한 결과 1~2일 치료 후 모두 완치되었다.

(8) 화농성(化膿性) 폐렴 치료

방 약 | 금은화, 월계화^각30g, 대황^(後下)15g, 황연, 황금^각15g, 정력자30g을 탕약으로 1일 1첩 투여한다. 이 방약으로 79명을 치료한 결과 유효율이 95%였다[7].

(9) 이질 치료

방 약 | 금은화, 황연, 황금을 수전하여 투여한다.[9]

(10) 급성비뇨기 감염 치료

방 약 | 금은화, 모근, 연교, 포공영, 자화지정 등을 수전하여 투여한 결과 양호한 효능이 있었다고 보고했다[9].

(11) 고지질혈증

방 약 | 금은화 주사약으로 고지질혈증 환자 30명을 치료한 결과 콜레스테롤은 감소하지 않았으나 TG는 현저하게 감소하였고, 정맥주사와 내복을 동시에 실시하는 것이 효능이 양호했다. 그리고 심장혈관에 혈액공급이 향상되었다.[10]

(12) 급성 유선염 치료

방 약 | 금은화90g, 생감초15g, 조각자12g, 녹각편10g에 백주(白酒)50ml를 넣고 40~50분간 두 번 끓여서 온복한다. 유강은 이 방약으로 32명을 치료한 결과 31명 완치, 1명은 무효였다고 밝혔다.

(13) 유선암 치료

방 약 | 금은화60g, 왕불유행, 묘안초(猫眼草)^각30g, 자금정, 빙편^각15g을 분말로 만들어 1회 1.5~3g, 1일 4회 투여한다.[11]

(14) 재발성 구강 궤양 치료

방 약 | 금은화5g, 포황1g, 세신1g, 박하1g, 감초1g의 분말을 10g무게로 포장한다. 사용 시에는 천으로 된 주머니 넣고 입구를 봉(封)한 후 끓는 물에 15분 간 담가 두었다가 그 약액을 구강에 1~2분간 머금고 있다가 투여한다. 1일 10g을 2번 우려내어 몇 차례에 걸쳐 투여한다. 이 방약으로 66명을 치료한 결과 현저한 효과가 있었다.[3]

(15) 급성 피부병 치료

방 약 │ 인동등60g, 백선피, 판람근, 고삼^각30g, 황백, 편축, 지유^각20g을 탕약으로 만든 후 거즈에 약액을 묻혀 환부에 도포하고, 2~5분 간격으로 교환해주고, 40분간 도포한다. 3시간 휴식한 뒤 다시 실시한다. 이 방법을 완치까지 실시한다. 이 방약으로 40명을 치료한 결과 모두 완치 되었고, 치료기간이 최단자는 3일, 최장자는 7일이었다. [5]

(16) 급성 충수염 치료

방 약 │ 금은화60~100g, 포공영, 적작약, 율무^각20g, 대황^(後下)15~20g, 지실, 도인^각12g, 목향 10g, 감초6g을 탕약으로 1일 1첩을 투여한다. 이 방약으로 45명을 치료한 결과 평균적으로 6~7일 만에 전부 완치되었다. [6]

사용용량

일반적으로 6~12g을 사용하고, 중증(重症)에는 30~60g을 사용한다. 금은화 침출물을 쥐, 토끼, 개 등의 위장에 투여한 결과 호흡, 혈압, 소변량 등에 특별한 변화가 없었다. 쥐의 피하에 주사한 결과 LD_{50}은 53g/kg이었다. isochlorogenic acid 성분은 과민반응을 유발하였으나 경구 투여로는 유발되지 않았다.

주의사항

수전액은 동물실험에서 특이한 독성(毒性)작용이 발생하지 않았다. 일반적으로 비위의 양기가 허약한 환자는 주의한다.

연교(連翹)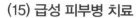

Forsythia suspensa (thunb.)Vahl

약재개요

물푸레나무과(木犀科)에 속한 낙엽관목식물인 연교의 열매이다. 성미(性味)는 고(苦), 미한(微寒)하고, 폐, 심장, 담(膽)에 귀경한다. 청열해독(淸熱解毒 ^{열과 독을 없앰}), 소옹산결(消癰散結 ^{뭉친 것을 풀어줌}), 소산풍열(疏散風熱 ^{풍열을 발산시킴})의 효능이 있어 발열, 두통, 구강갈증, 부스럼, 임파선부종, 결핵 등의 병증에 사용한다.

약리연구

(1) 강심(强心), 혈압하강 작용

연교의 oleanolic acid 성분은 경미한 강심작용이 있었고, 혈압하강작용이 있고, 혈압은 원혈압에서 40~60% 하강시켰다.[7]

(2) 항염, 해열 작용

연교 수전액의 수용(水溶)성분은 파두유(油)로 인한 육아(肉芽) 조직낭 삼출(滲出)과 혈관벽의 취성(脆性)을 현저하게 억제시켰고, 300%의 주사약은 쥐의 egg white로 인한 족부 부종을 억제시켰다. 또한 수전액은 인공발열, 동물의 정상체온을 하강시켰다.[7]

(3) 진토(鎭吐) 작용

수전액을 쥐, 비둘기의 위장에 투여한 결과 몰핀 등으로 인한 구토를 감소시켰고, 그 기전은 연수의 구토화학감수기를 억제시키는 작용 때문이다.[7]

(4) 기 타

이외에 보간(補肝), 항-미생물 등의 작용이 있었다.

임상응용

(1) 전염성 간염 치료

방 약 | 연교를 추출하여 설탕을 넣고 시럽형태로 만들어 1회 10ml(생약 10g 함유), 1일 3회, 1개월을 1회 치료기간으로 투여한다. 이 방법으로 17명을 치료한 결과 치료전에 GPT의 평균치가 577.3이었던 환자가 치료 1~4주후 15명은 GPT가 정상으로 회복했고, 호전 1명, 1명은 무효였다.

(2) 급성 신장염 치료

방 약 | 연교30g을 약한 불로 150ml를 만들어 식후 3회에 나누어 투약하고, 연속해서 5~10일간 투약하고, 복용 중에는 매운 음식이나 짠 음식을 금지한다. 우성포는 이 방약으로 급성신장염 환자 8명을 치료한 결과 치료 전에 부종이 있고 혈압이 140~200/96~110mmHg, 단백뇨(+), 과립관형뇨(+), 적혈구(+), 백혈구(+)이었던 환자들

이 치료후 6명은 부종이 완전 소실하였고, 다른 2명은 호전 되었고, 혈압은 현저하게 하강하였고, 소변은 6명이 음성으로 회복하였고, 2명은 호전했다고 보고했다.

(3) 경부 임파선 결핵 치료

방 약 | 연교700g, 황백, 금은화^각500g, 포공영300g, 천패모100g, 오공6마리를 물로 추출한 후 95%의 주정(酒精)으로 침전한 후 주정을 제거하고, 소독한 거즈를 약액에 3분 정도 담가 두었다가 환부에 도포한다. 이 방약으로 36명을 치료한 결과 30~84일 만에 완치된 자는 35명, 1명은 무효였다.[1]

(4) 건선 치료

방 약 | 연교400g, 황금, 대청엽^각300g으로 주사약을 만들어 1회 2ml(생약 2g 함유), 1일 2회, 2 주~2개월간 근육 주사한다. 여성환은 이 방약으로 60명을 치료한 결과 총 유효율이 80%에 도달했고, 그중 11명이 완치되었고, 부작용은 한명도 없었다고 밝혔다.

(5) 소아 구강 궤양 치료

방 약 | 연교55g, 황금45g, 빙편30g, 연호색40g을 분말로 만들어 사용한다. 먼저 상처부위를 진한 녹차액으로 궤양부위의 가막(假膜)을 씻어 내고 약분말을 궤양면에 0.3g을 불어 붙이고, 1일 3~4회, 5일을 1회 치료기간으로 치료한다. 이 방법으로 126명을 치료한 결과 55명 현저한 효과, 56명 유효였다.[2] 이외에 연교20g을 차대용으로 자주 투여한 결과 구토에 효능이 있었다고 보고한 바가 있고[3], 연교주사약으로 내독소(內毒素)혈증 환자 20명을 치료한 결과 발열이 신속하게 해열하였고, 혈중독소가 감소하였고[4], 과민성 자전, 혈소판 감소성 자전, 폐결핵, 화농성 중이염, 각종 원인으로 인한 수족의 경련을 치료한 보고가 있다.[5]

사용용량

연교를 주사약으로 만들어 쥐의 복강에 주사한 결과 LD_{50}은 24.85±1.12g/kg이었다[6]. 일반적으로 6~9g을 사용하고 중증에는 15~30g을 사용한다.

주의사항

비위의 양기가 허약해서 생긴 설사, 식욕부진 등에는 주의한다.

포공영(蒲公英)
Taraxaci Herba

약재개요

국과(菊科)에 속한 여러해살이 초본식물인 포공영과 동속(同屬)식물의 뿌리까지 있는 전초(全草)이다. 성미(性味)는 고(苦), 감(甘), 한(寒)하고, 간과 위장에 귀경한다. 청열해독(淸熱解毒 열과 독을 없앰), 청이습열(淸利濕熱 습을 통하게 하고 열을 없앰)의 효능이 있어 옹종창독(癰腫瘡毒), 황달, 임력삽통(淋瀝澁痛 소변이 뚝뚝 떨어지고 통증이 있음) 등의 병증에 사용하고, 대량 복용하면 설사를 유발할 수 있다.

약리연구

(1) 보간이담(補肝利膽 간을 보하고 담즙을 통하게 함) 작용

포공영 수전액과 주사약은 carbom tetrachlorid로 인한 GPT상승을 현저하게 억제시켰고, 간세포 손상으로 인한 조직학적인 변화를 완만하게 했다. 또한 수전액은 담낭수축, 괄약근이완으로 담즙배출을 유리(有利)하게 했다.[16]

(2) 위산배출억제 및 항-궤양 작용

포공영은 쥐의 위산분비를 억제시켰고, 히스타민 등으로 유도된 위산분비를 억제시켰고, 수전액을 쥐의 위장에 투여한 결과 위궤양의 보호작용이 있었으며, 주정(酒精)으로 인한 위점막 손상을 보호하는 작용이 있었다.[17]

(3) 이뇨 작용

포공영은 문맥성(門脈性) 수종을 치료하는 작용이 있었는데 그 기전은 K와 유관하다.[16]

(4) 기 타

이외에 포공영은 심장흥분(소량), 심장억제(대량), 면역증강의 작용이 있었다.

임상응용

(1) 각종 감염(感染), 염증 치료

방 약 1 | 포공영 주사약을 매 회 2ml(생약 10g에 해당)씩 1일 2~3회 근육주사한다. 정맥주사

로는 생약 25~100g에 해당되는 용량을 5~10%의 포도당 250~500ml에 희석해서 사용하여 감염성 질환(40여 종)환자 700여명을 치료한 결과 항생제와 같은 수준의 항균, 항독 작용이 있는 것으로 밝혀졌다.

방 약 2 | 포공영30g, 황주(黃酒)200ml를 수전하여 투약하고 약의 찌꺼기는 환부에 도포한다. 이 방법으로 유선염 환자 40명을 치료한 결과 31명 완치, 7명 호전, 2명은 무효였다.[7]

방 약 3 | 신선한 포공영 전체의 즙을 내어 작은 빨대에 약을 넣어 귀안에 1일 3회 주입한다.약을 사용하기 전에 환부의 고름 등을 청결히 한 후 3~5세는 3방울, 6~10세는 5방울, 10세 이상은 7방울을 주입한다. 이 방법으로 화농성(化膿性) 중이염 환자 5명을 치료한 결과 모두 완치되었다.[8]

방 약 4 | 신선한 포공영을 청결히 한 후 분쇄하여 즙을 내고, 환부를 소독한 후 포공영즙을 환부 발라주고 싸두었다가 1일 1회 교환해 준다. 이 방법으로 갑구염(손톱 주위염: Paronychia) 환자 26명을 치료한 결과 그 중 홍(紅), 종(腫), 열(熱), 통(痛)이 있었던 15명은 모두 완치되었고, 통증과 화농성(化膿性) 분비물이 있었던 11명은 8명이 완치되었다.[9]

방 약 5 | 포공영, 자화지정각50g, 패장초, 백화사설초각30g, 고삼근15g을 수전하여 100ml로 만들어 방부제를 넣어서 사용한다. 매 회 사용 시 50ml를 100ml 물에 희석하여 관장(灌腸)한다. 약 온도는 38℃도 좌우이고, 주입 시 항문에서 15cm 상부에 서서히 주입하고, 1일 1회, 10회를 1회 치료기간으로 한다. 이 방약으로 질염환자 50명을 치료한 결과 38명 완치, 10명 호전, 2명은 무효였다.[10]

(2) 간염 치료

방 약 | 포공영30g, 오매18g, 대황3g, 선의(蟬衣)12g, 강잠10g, 오미자12g, 백모근30g, 호장15g을 탕약으로 1일 1첩, 30일을 1회 치료기간으로 투여한다. 이 방약으로 B형간염 환자 44명을 치료한 결과 1회 치료기간 후에는 1명도 음성으로 전환하지 않았으나 2회 치료기간 후에는 8명, 3회 치료기간 후에는 28명이 음성으로 전환하였고, 8명은 무효였다.[1] 이외에 포공영2ml(ml당 생약 5g 함유)의 주사약이나 50%의 포공영 시럽으로 급성 황달형 간염환자 77명을 치료한 결과 69명 완치, 8명은 무효였다.

(3) 위염 치료

방 약 1 | 포공영15g, 대황(後下)10g, 복령12g, 사인6g을 탕약으로 만들어 15일을 1회 치료기간

으로 투여한다. 이 방약으로 표재성(表在性) 위염 환자 42명을 치료한 결과 36명 현저한 효과, 5명 유효, 1명은 무효였다.⁽²⁾

방 약 2 │ 포공영30g, 지금초(地錦草)15g, 서장경10g, 아출10g, 목향6g, 오수유3g, 생감초12g을 탕약으로 농축하여 1회 20~30ml, 1일 3회 식후에 투여한다. 이 방약으로 HP양성 위장염, 궤양환자 40명을 치료한 결과 25명 완치, 9명 현저한 효과, 3명 호전이었다.⁽³⁾

방 약 3 │ 포공영40g에 물 300ml를 넣고 150ml까지 수전한 후 백급분말30g을 넣어 니(泥)를 만들어 1일 2회 공복에 투여한다. 이 방약으로 위궤양, 표재성(表在性)위염 환자 45명을 치료한 결과 위내시경 상으로 35명이 완치되었고, 병리학적으로 31명이 완치되었다.⁽⁴⁾ 다른 보고에 의하면 포공영60g에 오미소독음(五味消毒飲)을 가감(加減)하여 위, 십이지장 부위의 미란성(糜爛性) 염증 환자 40명을 치료한 결과 양호한 효능이 있었다고 보고했고⁽⁵⁾, 다른 학자는 포공영은 습열형(濕熱型) 위염에 효능이 양호하다고 보고했다.⁽⁶⁾

(4) 비뇨기 결석 치료

방 약 │ 포공영100g, 금전초30g, 해금사10g, 적작약20g, 석위10g을 수전(水煎)하여 1일 1첩을 투여한다. 이 방약으로 비뇨기 결석 환자 60여명을 치료한 결과 효과가 양호했고, 약성(藥性)이 부드러워 정기(正氣)를 손상시키지 않았다.⁽¹¹⁾

(5) 갑상선 기능항진증 안구 돌출증 치료

방 약 │ 포공영60g을 두 그릇으로 수전하여 한 그릇은 온복(溫服)하고, 나머지 한 그릇은 눈을 세안(洗眼)해서 3명을 치료한 결과 모두 양호한 효과가 있었다고 보고했다.

(6) 고 지질혈증 치료

방 약 │ 포공영, 산사, 상기생, 황기, 오미자를 7:3:3:3:1비율로 배합하여 정제로 만들어(매알 생약 0.35g 함유) 1회 6알씩, 1일 3회 투여한다. 이 방약으로 37명을 치료한 결과 28명 완치, 7명 호전, 2명은 무효였다.⁽¹³⁾

(7) 변비 치료

방 약 │ 포공영 60~90g을 수전하여 50~100ml를 만들어 설탕이나 꿀을 약간 가미해서 1회로 투여한다. 이 약으로 소아 열성 변비 환자 30명을 치료한 결과 모두 완치되었다.⁽¹⁴⁾

(8) 부인과 낭종(囊腫) 치료

방 약| 포공영90g, 삼능, 아출, 적작약, 단삼^각20g, 진피, 육계^각15g, 의이인50g을 수전하여 1일 2회, 1회 200ml, 15일을 1회 치료기간으로 투여한다. 이 방약으로 부인 낭종 환자 30명을 치료한 결과 모두 완치되었다.[12]

사용용량

일반적으로 9~25g을 사용하고, 중증(重症)에는 30~60g을 사용한다. 포공영주사액을 쥐의 정맥에 주사한 결과 LD_{50}은 58.88±7.94g/kg이었다.

주의사항

대량 복용한 후 설사작용이 있는 것으로 밝혀졌다[15]. 쥐, 토끼의 아급성 실험에서 신소관의 상피세포에 수종이 있었고, 관형뇨(管型尿)가 발생했다. 비장의 양기가 허약해서 생긴 설사증에는 사용하지 않는다.

대청엽(大靑葉)

Isatidis Folium

약재개요

십자화과(十字花科)에 속한 두해살이 초본식물인 숭람(菘藍)의 잎이다. 성미(性味)는 고(苦), 대한(大寒)하고, 심장, 폐, 위장에 귀경한다. 청열해독(淸熱解毒 ^{열과 독을 없앰}), 양혈거반(凉血祛斑 ^{혈액을 차고 하고, 반점을 없앰})의 효능이 있어 반점, 고열, 혼수, 번조(煩燥), 단독, 구강궤양, 인후종통(咽喉腫痛) 등의 병증에 사용한다.

약리연구

(1) 심장억제 작용

polygonumtinctrium Ait잎의 수전액은 체외에서 두꺼비의 심장을 억제시키는 작용이 있었고, 용량의 증가에 따라 효능이 증강하였고, 최후에는 심장의 박동이 정지했다.[6]

(2) 항염, 해열 작용

polygonumtinctrium Ait잎의 수전액은 Xylene로 인한 국소피부 염증반응을 억제시켰고, 모세혈관의 투과성을 증가시켰다. 또한 메탄올로 인한 쥐의 족부 수종을 경감시켰다. 그리고 typhoid로 인한 쥐의 발열을 하강시켰다.[6]

(3) 평활근의 억제 혹은 흥분 작용

polygonumtinctrium Ait잎의 수전액은 체외에서 토끼의 장(腸)을 억제시키는 작용이 있었고, 유동작용을 감소시켰고, 자궁의 평활근을 현저하게 흥분시키는 작용이 있었다.[6]

(4) 기 타

이외에 항미생물, 항-내독소(內毒素), 항암, 면역증강 등의 작용이 있었다.

임상응용

(1) 고열 치료

방 약 | 대청엽30, 시호30g, 연교20g, 황금15g, 단피30g, 백모근20g, 청반하12g을 탕약으로 만들어 4~6시간마다 1회씩 투여한다. 이 방약으로 120명을 치료한 결과 80명 완치, 34명 유효, 6명은 무효였다.[3]

(2) 폐렴 치료

방 약 | 대청엽30g, 사계청30g, 금은화, 연교^각15g, 야교맥근30g, 형개, 방풍, 행인, 길경^각9g을 수전하여 1일 1~2첩, 1일 4회로 투여한다. 이 방약으로 30명을 치료한 결과 3일 이내에 해열하고, 증상이 개선되고, 15일 이내 X-RAY상에 염증이 흡수되었고, 환자 중에 양약과 같이 치료한 자는 8명이었다.[2]

(3) 수족농포병(手足膿疱病) 치료

방 약 | 대청엽30g, 판람근30g, 백화사설초30g, 용계20g, 황백10g, 황금10g, 용담초10g, 치자10g, 백선피15g, 적작약10g, 진피10g을 탕약으로 투약하고, 외용으로는 Ichthammol 연고를 발라준다. 이 방약으로 수족 농포병 환자 56명을 치료한 결과 3개월 후 10명 완치, 24명 현저한 효과, 13명 호전, 9명은 무효였다.[1]

(4) condyloma acuminata 치료

방 약 | 대청엽, 판람근^각30g, 금전초15g, 대황12g을 수전하여 절반은 투약하고, 절반은 약 찌

꺼기와 같이 환부에 도포한다. 이 방약으로 남성 condyloma acuminata 환자 28명을 치료한 결과 14명 완치, 12명 호전, 2명은 무효였다.[4]

사용용량

일반적으로 6~15g을 사용하고, 중증에는 30g까지 사용한다. 대청엽 추출물을 쥐의 위장에 5g/kg, 1일 1회, 5일 동안 주입한 결과 사망하거나 독성반응은 없었다[5]. 수전액을 쥐의 복강에 주사한 결과 LD_{50}은 16.25±1.47g/kg이었다. 독성성분은 수용성이다.

주의사항

독성실험에서 대청엽의 배당체는 호흡, 혈압, 심장, 중추신경계통에 독작용이 없었다. 소수의 환자는 오심, 구토 등 소화기 계통에 증상이 있었다. 국소에 주사하면 통증이 있고, 근육주사 후 혈뇨가 있었다는 보고가 있다. 비위의 허한(虛寒)으로 인한 식욕부진, 설사 등에는 주의한다.

판람근(板藍根)
Isatidis Radix

약재개요

숭람 혹은 마람의 뿌리이다. 성미(性味)는 고(苦), 한(寒)하고, 폐, 심장, 위장, 간에 귀경한다. 청열해독(淸熱解毒 열과 독을 없앰), 양혈이인(凉血利咽 혈액을 차게 하고 인후부를 풀어줌)의 효능이 있어 발열, 두통, 인후부(咽喉部) 통증, 반진(斑疹), 편도선염, 부스럼 등의 병증에 사용한다.

약리연구

(1) 면역증강 작용[13]
판람근의 다당류는 쥐의 면역을 현저하게 증강시켰고, 항체형성, 세포기능을 증강시켰다.

(2) 심혈관에 미치는 영향
체외에서 토끼의 귀, 하체(下體)에 혈류량을 증가시켰고, 장막(腸膜)의 미세순환을 개선하였

고, 마취된 개의 혈압을 하강시켰고, 모세혈관의 투과성을 감소시켜 쥐의 심근 산소사용량을
감소시켰다.

(3) 기 타

이외에 항-미생물, 항-내독소, 항암, 혈소판 억제 등의 작용이 있었다.

임상응용

(1) 이하선염 치료

방 약 1 | 판람근 60~120g(소아는 절반)을 매일 탕약으로 투약하고, 동시에 30%의 판람근 용
액으로 환부를 씻어준다. 보고에 의하면 이 방약으로 387명을 치료한 결과 377명
완치, 5명 호전 , 5명은 무효였다.

방 약 2 | 판람근30g, 포공영10g, 선인장(신선한 것)30g. 먼저 판람근과 포공영을 수전하고,
선인장(껍질과 가시 제거)은 즙을 5~10ml 짜내서 약액에 넣고 1일 1첩을 투여한다.
김국화는 이 방약으로 유행성 이하선염 환자 49명을 치료한 결과 전부 완치되었다
고 보고했다.

(2) 만성 인후염 치료

방 약 1 | 5ml주사기에 판람근 주사약(5~6호의 바늘)을 넣고 압설판(壓舌板)으로 혀의 2/3
까지 누른 후 주사기로 인후부(咽喉部) 양 측면에 각 1ml씩 주사한다. 이때 너무 깊
이 찌르면 안되고 주사시 점막이 하얗게 부어오르는 것을 주의 깊게 관찰한다. 1주
3회, 2주를 1회 치료기간으로 한다. 이 방법으로 62명을 치료한 결과 47명 현저한
효과, 12명 유효, 3명은 무효였다.[1]

방 약 2 | 판람근 주사약 2ml, Dexamethasone 0.5mg, 식초4ml를 분무 흡입기로 15분간 흡입
하고, 1일 1회, 연속해서 7일간 시술한다. 이 방약으로 30명을 치료한 결과 총 유효
율이 85%였다.[2]

(3) 유행성 B형 뇌염 치료

방 약 | 판람근 경구복용, 혹은 근육주사하고 항생제를 배합하여 사용한다. 보고에 의하면
이 방법으로 45명을 치료 한 결과 경미하거나 보통형은 모두 완치 되었고, 중(重)한
자 17명(주사제 사용)은 완치율이 88.2%였고, 경구 투여한 12명은 완치율이 49.6%였

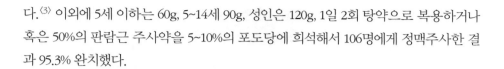

다.[3] 이외에 5세 이하는 60g, 5~14세 90g, 성인은 120g, 1일 2회 탕약으로 복용하거나 혹은 50%의 판람근 주사약을 5~10%의 포도당에 희석해서 106명에게 정맥주사한 결과 95.3% 완치했다.

(4) 간염 치료

방 약 | 판람근25g, 금은화25g, 단피15g, 시호15g, 산사(焦)15g, 신곡(焦)15g, 곡아(焦)15g으로 정제(매알 중량 0.25g)를 만들어 1회 6알씩, 1일 2회, 1개월을 1회 치료기간으로 투여한다. 이 방약으로 만성 B형 간염환자 201명을 치료한 결과 현저한 효과 25.9%, 총 유효율 69.7%, HBs-Ag 음성으로 전환자는 83명으로 41.3%였고, 증상, 증후, 간기능 검사에 모두 일정한 효능이 있었다.[4] 이외에 판람근(건조)30g을 30ml의 시럽으로 만들어 1회 10ml, 1일 3회 투약하여 B형간염 환자(HBs-Ag 양성) 52명을 치료한 결과 3개월 복용 후 음성으로 전환한 자는 32명이었고, 건강한 보균자는 효능이 양호했다.

(5) 통풍 치료

방 약 | 판람근 주사약을 1회 4ml, 1일 1회, 30일을 근육주사한다. 이 방법으로 통풍환자 5명을 치료한 결과 3명은 2.5년간 무재발(無再發)했고, 1명은 1.5년 무재발하였고, 1명은 2년에 재발하였으나 2일후 증상이 소실했다.[5]

(6) 대상포진 치료

방 약 1 | 판람근 주사약 2ml(생약 1g에 해당)를 성인은 1일 2회, 1회 4ml씩 주사하고, 소아는 1일 1회, 2ml씩 주사한다. 이 방법으로 대상포진 환자 58명을 치료한 결과 42명 완치하였고, 평균 치료기간은 7.06일 이었고, 비타민 B_{12} 등을 이용한 종합적인 치료법과 대조(對照)한 결과 판람근이 더 우수했다.[6]

방 약 2 | 판람근 과립제 15g, Cimetidine 0.2g을 1일 3회 경구 투약하고, 5일을 1회 치료기간으로 한다. 이 방약으로 32명을 치료한 결과 17명 완치, 10명 현저한 효과, 4명 유효, 무효 1명이었다.[7]

(7) 급, 만성 누낭염 치료

방 약 | 판람근20g을 청결히 한 후 물 500ml를 첨가하여 40분간 수전해서 여과한 후 무균병에 넣어두었다가 1회 5ml로 세안(洗眼)하고, 2~3방울 넣고 5분 간 앉아 있는다. 1일 1회, 1주를 1회 치료기간으로 한다. 이 방법으로 급성 누낭염 환자 22명을 치료한 결과

17명 완치, 4명 현저한 효과, 1명은 무효였다. 만성 누낭염 환자 78명을 치료한 결과 65명 현저한 효과, 유효 11명, 12명은 무효였다.[8]

(8) 구강 궤양 치료

방 약 | 판람근, 시호, 황기, 은이(銀耳)[각]15g을 200%의 탕액으로 만들어 매 회 30ml, 1일 3회, 4~6주를 1회 치료기간으로 투여한다. 이 방약으로 재발성 구강궤양 환자 100명을 치료한 결과 82명 완치, 16명 호전, 2명은 무효였다.[9]

(9) 편평우(扁平肬 납작한 사마귀) 치료

방 약 1 | 판람근, 대청엽, 마치현, 목적, 의이인, 향부의 분말30~60g에 전분20~40g넣어 균일하게 혼합해서 니(泥) 만들고, 환부에 4mm두께로 도포해주고, 비닐로 감아 1시간 동안 두었다가 제거한다. 1일 1회, 30일을 1회 치료기간으로 한다. 이 방약으로 104명을 치료한 결과 100% 완치 77명, 2/3 이상 완치 14명, 2/3이하 완치 8명이었고, 무변화 5명이었다. 완치기간이 최단시간자 8일, 최장시간자 30일이었고, 4개월 동안 39명을 관찰한 결과 재발자는 1명이었다[10].

방 약 2 | 50%의 판람근 주사약을 매 회 2ml, 1일 1~2회, 10일을 1회 치료기간으로 근육주사한다. 소아도 성인의 용량으로 사용한다. 보고에 의하면 이 방법으로 45명을 치료한 결과 39명이 완치, 혹은 호전이었고, 일반적으로 2~15일 만에 효과가 있었고, 치유기간은 7~45일로 동일하지 않았다. 피부손상이 심(甚)하고 광범위한 자는 무효가 많았다.[3]

(10) condyloma acuminata 치료

방 약 1 | 판람근, 대청엽, 대황, 백선피, 명반[각]30g, 사상자, 지부자(地膚子), 천초[각]15g에 물 1500~2000ml 넣고 수전한 후 조석으로 좌욕을 실시한다. 이 방약으로 항문 주위의 condyloma acuminata 환자 9명을 치료한 결과 7명 완치, 2명은 무효였다.[11]

방 약 2 | 판람근, 대청엽[각]30g, 금전초15g, 대황12g을 냉수에 한 시간 담가 두었다가 30분 간 수전한 후 반(半)은 내복하고, 반은 외용으로 사용한다. 이 방약으로 남성 condyloma acuminata 환자 28명을 치료한 결과 14명 완치, 12명 호전, 2명은 무효였다.[12]

(11) 단핵세포 증가증 치료

방 약 | 판람근 주사약을 1~7세는 매 회 1~2ml, 8세 이상은 매 회 2ml, 1일 2회 주사한다. 보고

에 의하면 이 방법으로 전염성 단핵세포 증가증 환자 43명을 치료한 결과 자각증상 개선, 체온하강, 임파세포 감소가 빨리 회복하고, 일반적으로 3~5일만에 완치되었다.[3]

사용용량

판람근의 Isatin성분을 쥐의 복강에 주사한 결과 LD_{50}은 1.1~2.0g/kg이었고, 5g/kg을 위장에 연이어 5일간 주입한 결과 사망하거나 독성반응이 출현하지 않았다.

주의사항

대량, 혹은 중등량 복용한 후 식욕부진, 설사, 혈변이 있었고, SGPT상승, 간세포괴사 등의 반응이 있었다. 비위허약으로 인한 설사 등에는 사용하지 않는다.

어성초(魚腥草)
Houttuyniae Heraba

약재개요

삼백초과(三白草科)에 속한 여러해살이 식물인 약모밀의 전초(全草)이다. 성미(性味)는 신(辛), 미한(微寒)하고, 폐에 귀경한다. 청열해독(淸熱解毒 열과 독을 제거함), 배농이뇨(排膿利尿 고름을 배출시키고 이뇨시킴), 청리습열(淸利濕熱 열을 없애고 습을 제거함)의 효능이 있어 농혈(膿血), 각혈(咯血), 기침, 가래, 기관지염, 폐렴, 창양(瘡瘍), 비뇨기 감염 등의 병증에 사용한다.

약리연구

(1) 면역력증강 작용

어성초는 백혈구의 식균작용을 증강시키고, 주사액은 혈액의 T임파세포, 중성백혈구의 식균율, 비장의 이성(異性)항체 형성율을 향상시켰다.[12]

(2) 항염 작용

어성초수전액은 쥐에게서 메탄올로 인한 족부(足部)부종을 현저하게 억제시켰고, 또한 r-글로불린의 Cu^+존재하의 열변성(熱變性)을 현저하게 억제시켰다. 어성초는 항염증의 활성 작용이 있고, 파두유나 Xylene로 인한 쥐의 귀부위의 부종, 피부 모세혈관의 투과성 항진을 현저하게 억제시켰고, HCA로 인한 복강 모세혈관 삼출(渗出)도 현저하게 억제시켰다.[13]

(3) 항균 작용

어성초의 추출액(일종의 황색유)은 용혈성연구균, 금황색포도구균, 유행성독감균 등 각종 세균을 억제하는 작용이 있었다.[14]

(4) 이뇨 작용

어성초의 추출성분은 동물의 모세혈관을 확장시키고, 혈류량과 소변분비를 증가시켜 이뇨작용을 했다.[15]

(5) 진해(鎭咳) 작용

어성초의 수용액은 암모니아로 인한 기침을 억제하는 작용이 있었으나 평천거담(平喘去痰천식을 완화시키고 가래를 제거함) 작용은 없었고, Quercetin성분은 거담, 진해작용이 있으므로 평천(平喘)의 효능이 있다고 볼수 있다.[13]

(6) 기 타

이외에 어성초는 항암, 항-바이러스 등의 작용이 있었다.

임상응용

(1) 폐부(肺部)질환

방 약 1 대청엽, 어성초, 마란초(馬蘭草), 담죽엽각30g을 탕약으로 1일 1첩, 심한 자는 2첩을 투여한다.(소아는 1/2 복용) 주국성은 이 방약으로 폐부 급성감염 환자 76명을 치료한 결과 75명이 완치하였고, 복용1~2일 만에 해열(解熱)하였고, 기침, 객담(喀痰), 폐부 Rale음 등이 호전했다고 밝혔다.

방 약 2 어성초 주사약 60ml를 10% 포도당 500ml에 혼합하여 1일 1회 정맥주사하고, 복방(複方) 어성초 주사약으로 근육주사한다. 팽배초는 이 방법으로 대엽성 폐렴 환자 8명(체온 39℃도 이상인 자는 7명)을 치료한 결과 치료 1~3일 만에 정상으로 회복했고, 병변 흡수시간은 평균 12.8일이었다고 했다.

방 약 3 | 어성초31.25g, 조휴31.25g, 길경12.5g, 반하(법제)9.375g, 앵속각7.8125g으로 시럽을 만들고, 다시 aminophylline 0.25g, Diphenhydramine 25mg을 혼합하여 정제(중량: 0.3g)를 만들어 1회 3알, 1일 3회 투여한다. 하박은 이 방약으로 만성 기관지염 환자 316명을 치료한 결과 임상증상 억제율 19%, 현저한 효과 27.85%, 총 유효율은 80.7% 였다. 기침, 가래, 천식 증상에 현저한 효과가 있었다고 보고했다.

방 약 4 | 어성초, 백화사설초, 야국화^각500g에 물을 두 번 넣어 1000ml를 증류해낸 후 다시 계면활성제(tweens) 3ml를 넣어 혼합하고, Sodium Chloride 8.5g을 넣어 여과한 후 1회 10ml씩 분무흡입하고, 10일을 1회 치료기간으로 한다. 이 방약으로 만성기관 지염 환자 29명을 치료한 결과 3명 완치, 14명 현저한 효과, 10명은 유효였고, 2명은 무효였다.[1]

방 약 5 | 어성초 주사약2ml를 공최혈(孔最穴)에 2ml씩 1일 2회, 3일을 1회 치료기간으로 주사한다. 이 방법으로 기관지 확장증 각혈 환자 380명을 치료한 결과 완치 근접자 328명, 현저한 효과 26명, 유효 10명, 무효 16명이었다.[2]

방 약 6 | 어성초75g, 황형자(黃荊子), 사삼^각50g, 육월설(六月雪)25g을 탕약 500ml로 만들어 설탕 50g과 소량의 방부제를 넣어 보관한다. 1회 15~25ml, 1일 3회, 5~7일을 1회 치료기간으로 투여한다. 주춘정은 이 약으로 백일해 환자 112명을 치료한 결과 109 명이 완치(57명 1회 치료기간 복용, 37명 2회 치료기간 복용, 15명은 3회 치료기간 복용)였다고 밝혔다.

방 약 7 | 어성초30g, 선학초30g, 묘조초(猫爪草)30g, 패장초30g, 산해라(山海螺)30g, 생반하 15g, 정력자15g, 조휴(蚤休)30g, 천문동20g, 절패모15g을 탕약으로 1일 1첩을 투여 한다. 이 방약으로 폐암환자 90명을 치료한 결과 2년이상 생존율 40%, 1년 이상 생 존율 55%, 6개월 이상 생존율 80%였다.[3]

방 약 8 | 폐암성 흉수(胸水)를 주사기로 빼낸 후 어성초 주사약 20ml를 흉강(胸腔)에 1일 1 회, 7일을 1회 치료기간으로 주입한다.(ml당 생약 1g 함유) 이 방법으로 **암성(癌性) 흉수 환자** 11명을 치료한 결과 흉수가 모두 제거되었다.[4]

(2) 황달형 간염 치료

방 약 | 어성초180g, 백설탕30g을 탕약으로 1일 1첩을 투여한다. 이 방법으로 황달형 간염 환 자 20명을 치료한 결과 모두 완치되었다.

(3) 신우 신장염 및 신 증후군 치료

방 약 1 | 어성초100~150g에 뜨거운 물 1000ml를 붓고 30분간 담가 두었다가 차(茶)형태로 1

일 1첩, 3개월을 1회 치료기간으로 복용하고, 1회 치료기간이 끝난 후 2~3일 쉬었다가 2회 치료기간을 실시한다. 이 방법으로 5명을 치료한 결과 2명은 완치 되었고, 3명은 치료 중에 있다고 보고했다. 완치된 2명은 초기에는 호르몬과 면역억제제로 치료하였으나 반복해서 재발되고, 호르몬 부작용이 있었으나 본 방법으로 4~5회 치료기간을 치료한 후 완치되었다. 일반적으로 1~1.5회 치료기간 후 임상증상과 소변검사에서 경감되었다고 밝혔다.[8]

방 약 2 | 어성초 주사약(ml당 생약 1g 함유) 8ml를 신수(腎腧), 족삼리 혈자리에 각 2ml씩 주사하고, 1일 1회, 2개월을 1회 치료기간으로 한다. 이 방약으로 난치성 신우신염 환자 16명을 치료한 결과 8명 완치, 6명 호전, 2명은 무효였다.[9]

(4) 세균성 이질 치료

방 약 | 어성초[後下]30g, 번사엽[後下]10g, 고삼, 빈낭, 해백, 신곡(炒)[각]10g, 적작약15g, 백작약15g, 생감초3g을 탕약으로 1일 1첩을 투약하고, 3~5일을 1회 치료기간으로 한다.[10] 이 방약으로 급성 이질 환자 26명을 치료한 결과 15명 완치, 8명 호전, 3명은 무효였다.

(5) 습관성 변비 치료

방 약 | 어성초5~10g을 끓는 물에 10분간 담가 두었다가 차(茶)형식으로 투약해서 61명을 치료한 결과 41명 현저한 효과, 20명 유효였다.

(6) 비염 치료

방 약 1 | 어성초9kg, 길경0.6kg, 감초0.25kg을 2회로 수전, 농축하여 12000ml로 만든 후 방부제를 넣고 포장한 후 멸균소독한다. 성인은 20~30ml, 1일 3회(소아는 1/2복용), 2주를 1회 치료기간으로 투여한다. 이 방약으로 400명을 치료한 결과 완치 378명, 호전 20명, 2명은 무효였다[5].

방 약 2 | 어성초50g, 창이자(炒), 신이화[각]25g, 길경20g, 백지, 감초[각]15g을 탕약으로 2일에 1첩, 1일 3회 투여한다. 이 방약으로 비두염(鼻竇炎: 비동염) 환자 900명을 치료한 결과 완치 866명, 호전 34명이었다.[6]

(7) 외과 수술후 감염 치료

방 약 | 항균1호(어성초원액, 염산황연소(鹽酸黃連素)로 구성)로 상처 부위를 세척하고, 안에 농(膿)이 차 있으면 항균1호를 붕대에 묻혀 상처부위에 두었다가 1일 1회 교환해

준다. 이 방법으로 급, 만성 화농성(化膿性) 감염환자(傷口形成) 80명을 치료한 결과 74명 완치, 5명 호전, 1명은 무효였다.[7] 이외에 각종 질병으로 외과 수술후 감염된 환자 52명을 어성초 주사약2~4ml를 1일 2~3회 근육주사하여 치료한 결과 어성초 주사약은 항생제보다 상처 유합율(癒合率)이 높았고, 감염율이 낮은 것으로 밝혀졌다.

(8) 홍반성 낭창 치료

방 약 | 어성초30g, 익모초, 토복령^각20g, 자초, 단삼^각15g, 홍화5g, 청호, 황정, 금은화^각9g을 기초로 하고, 변증분석(辨證分析)에 따라 가감(加減)하여 홍반낭창(紅斑囊瘡) 환자 31명을 치료한 결과 18명 완치, 8명 기본 완치, 5명은 호전이었다.

(9) 화농성 관절염 치료

방 약 | 어성초 주사약(ml당 생약 1g 함유)을 1회 5~15ml, 2~3일마다 관절강내에 주입하고, 동시에 5ml를 1일 2회 근육주사하여 3명을 치료한 결과 7, 10, 12일 만에 증상이 소실했다(치료시 관절 활동을 제한한다).

(10) 만성 전립선염 치료

방 약 | 어성초, 황금, 천궁으로 주사약을 만들어 중극(中極), 곡골(曲骨) 혈자리에 2ml씩 1일 1회, 7일을 1회 치료기간으로 주사한다. 동시에 고삼, 황백, 지부자를 수전하여 좌욕을 실시해서 180명을 치료한 결과 118명 완치, 23명 유효, 9명은 무효였다.

사용용량

쥐의 피하에 주사한 결과 LD_{50}은 1.6±0.081g/kg이었고, 체중이 17~20g인 쥐에게 1.5mg을 정맥주사하고, 1주일 간 관찰한 결과 사망하지 않았다.

주의사항

복방(複方) 어성초 정제를 장기간 복용시 간기능이나 인체에 특이한 영향은 없으나 인후건조(咽喉乾燥), 위장 작열감, 심계(心悸), 수전(手顫) 등이 출현했다는 보고가 있고, 어성초 주사약의 과민 반응으로 쇼크를 일으키기도 하고, 심지어 사망하기도 했다. 비위양허(脾胃陽虛) 증상에는 사용하지 않는다.

우황(牛黃)
Bovis Calculus

약재개요

소의 담낭결석을 천연우황이라 한다. 소의 담즙 혹은 돼지의 담즙을 가공하여 채집한 것을 인공우황이라 한다. 성미(性味)는 고(苦), 량(凉)하고, 간과 심장에 귀경한다. 청열해독(淸熱解毒 열과 독을 없앰), 식풍지경(熄風止驚 경련과 놀라는 증상을 없앰), 화담개규(化痰開竅 담(가래)을 없애고 감각기관을 뚫어줌)의 효능이 있어 고열, 정신혼미, 경련, 중풍, 경풍(驚風), 전간(癲癇) 등의 병증에 사용한다.

약리연구

(1) 보간이담(補肝利膽 간을 보하고 담즙을 통하게 함) 작용

deoxychlatr 성분은 괄약근을 이완시키는 작용이 있어 이담작용이 있는 것으로 인식하고, 우황산은 carbon tetrachlorid로 인한 간손상을 보호하는 작용이 있었고, 상승한 GPT를 하강시켰다.

(2) 적혈구 증가 작용

우황을 정상적인 토끼, 비장을 적출한 토끼, 출혈시켜 빈혈이 된 토끼에게 위장으로 투여한 결과 모두 적혈구가 증가했다.

(3) 진정 작용

우황의 수용액은 쥐의 자율적인 활동을 현저히 감소시키고, 카페인, 장뇌, 방기(防己)독소로 인한 흥분을 억제시키는 작용이 있었고, 바비탈의 수면시간을 연장시켰다.[5]

(4) 해열 작용

우황의 담산(膽酸)칼슘은 dinitrobenzene로 인한 쥐의 발열을 하강시켰고, 우황산(牛黃散)은 발열하는 동물의 체온을 현저하게 하강시켰다.

(5) 강심, 혈압하강 작용

체외실험에서 우황은 개구리의 심근 수축력을 증강시켰고, 저칼슘형 심부전도 심근력이 증강했다. 또한 우황의 수용액을 토끼에게 정맥주사한 결과 혈압을 현저하게 하강시켰고, 우황과 담산(膽酸)칼슘은 양호한 혈압하강작용이 있었다.[6]

(6) 거담, 평천(平喘 천식을 완화시킴), 호흡흥분 작용

쥐에게 phenol red 배설법으로 실험한 결과 우황을 5%의 $NaHCO_3$에 용해하여 사용하면 현저한 거담작용이 있고, 담산(膽酸)과 deoxychlatr 성분은 현저한 진해(鎭咳)작용이 있었고, 또한 호흡을 흥분시키는 작용도 있었다.[7]

(7) 기 타

이외에 우황은 항경련, 항염증, 면역증강, 항암, 내분비 조절작용이 있는 것으로 밝혀졌다.

임상응용

(1) 고열 치료

방 약 | 우황을 캡슐(매 캡슐 0.4g)에 넣어 1일 3회, 1회 4캡슐을 투여한다. 이 방법으로 34명을 치료한 결과 20명 현저한 효과, 8명 유효, 6명은 무효였다.[1]

(2) 소아 폐렴 치료

방 약 | 인공우황으로 소아 폐렴환자 50명(기관지성 폐렴 40명, 대엽성 폐렴 9명, 간질성 폐렴 1명)을 치료한 결과 44명 완치, 6명은 무효였다. 평균 해열기간은 3~5일이었고, 5~7일 만에 청진기상에 Rale음이 소실하였고, X선상에 병변이 흡수했다.

(3) 상호흡기 감염 치료

방 약 | 우황분말을 캡슐에 넣어 1회 0.8~1.6g씩 1일 3회 투여한다. 이 방약으로 상호흡기감염 환자 80명을 치료한 결과 52명 완치, 23명 호전, 5명은 무효였고, 부작용은 출현하지 않았다.[2]

(4) 아급성 중증 간염 치료

방 약 | 일반적인 약으로 치료를 하면서 우황, 웅담각2g을 첨가한다. 일반약만으로 치료한 군(群)의 생존율은 20%였고, 웅담과 우황을 첨가한 군(群)의 생존율은 63.6%였다. 그리고 간성혼수 환자를 일반 치료만 한 결과 생존율 0%였는데 웅담과 우황을 같이 사용한 군(群)의 생존율은 45.5%였다.[3]

사용용량

쥐의 복강에 담즙산을 주사한 결과 LD_{50}은 1.52g/kg이었다.[4]

주의사항

소수의 환자는 우황 첨가한 약을 복용한 후 피부과민 반응을 유발하는 환자도 있었고, 담즙으로 인해 설사를 하는 환자도 있었다. 임신부는 신중히 사용하고, 실열증(實熱症)이 아니면 주의한다.

토복령(土茯笭)
Smilax glabra Roxb

약재개요

백합과(百合科)에 속한 여러해살이 상록등본식물(常綠藤本植物)인 토복령의 뿌리이다. 성미(性味)는 감(甘), 담(淡), 평(平)하고, 간과 위장에 귀경한다. 해독(解毒), 거습이절(祛濕利節 습을 없애고 관절을 부드럽게 함)의 효능이 있어 사지경련, 옹절(癰癤), 열림삽통(熱痳澁痛 소변이 뜨겁고 배뇨통이 있음) 등의 병증에 사용한다.

약리연구

(1) 간암 치료

Aflatoxin B1로 인한 쥐의 간암을 억제하는 작용이 있었고, 쥐의 간암 전의 r-GT 간세포병변을 감소시켰다.[14]

(2) 심근보호 작용

토복령의 배당체를 쥐의 위장에 투여한 결과 Isoprenaline Hydrochloride로 유발된 심근급성 허혈의 혈중 CPK활성을 감소시켰다.[15]

(3) 세포면역반응 억제 작용

토복령수전액은 PC로 인한 쥐의 접촉성피부염을 억제시켰고, Xylene으로 인한 쥐의 귀(耳)부위 부종과 egg white로 인한 족부위의 염증반응을 억제시키는 작용이 있었다.[16]

(4) β-수용체 차단 작용

ethyl acetate로 추출한 토복령은 아드레날린으로 인한 토끼의 부정맥을 예방하는 작용이 있었다.[17]

(5) 기 타

이외에 토복령은 지질의 산화, 항동맥경화 등의 작용이 있었다.

임상응용

(1) 심장병 치료

방 약 | 토복령을 수전하여 32명의 심장병 환자에게 100일간 투여한 결과 운동능력 증강, 심전도 개선, 심장부의 통증이 감소했다.

(2) Leptospirosis 예방 및 치료

방 약 1 | 토복령60~180g, 감초9g을 탕약으로 1일 2회로 투여한다. 이 약으로 감염환자 18명을 치료한 결과 모두 완치되었고, 평균 치료일수는 3.6일이었다.

방 약 2 | 토복령120g, 지유, 청호, 백모근^각30g을 탕약으로 1일 1~3첩 투약하고, 해열 후에는 1첩을 4회로 나누어 투여한다. 보고에 의하면 이 약으로 감염 환자 14명을 치료한 결과 10명 완치, 4명 무효였다. 완치자는 체온과 증상이 정상으로 회복하는데 걸린 시간은 1~7일이었다. 이외에 토복령30g을 탕약으로 수전하여 1회 혹은 2회로 투약하고, 매주 3일을 연속해서 투약하고, 5주를 1회 치료기간으로 투약해서 2000여명에게 투여한 결과 약 복용자와 미복용자의 발병율은 1:5.58이었다.

(3) 신우신염 치료

방 약 | 토복령30g, 감초6g, 치자15g, 편축, 구맥, 차전자^각20g, 여정자, 한련초^각15g, 비해10g을 탕약으로 1일 2회 투여한다. 이 약의 총유효율은 90% 이상이었다.[2]

(4) 궤양성 결장염 치료

방 약 | 토복령25g, 대황20g을 수전하여 50~75ml로 만든 후 석유산(錫類散) 5병 넣고 희석한 후 30분 간 관장한다. 이 방법으로 46명을 치료한 결과 총 유효율은 97.4%였다.[3]

(5) 만성 골수염 치료

방 약 | 토복령, 감초, 대청엽 등을 산제로 만들어 환부를 도포한다. 이 방법으로 311명을 치료한 결과 260명 완치, 26명 현저한 효과, 20명 유효, 5명은 무효였다.[4]

(6) 골 결핵 치료

방 약 | 토복령12g, 유향, 몰약, 전갈^각60g, 오공10마리, 지별충30g, 토패모100g의 분말을 50% 초(炒)한 밀가루 300g에 혼합해서 환약 600알을 만들어 1회 6알, 1일 3회 투여한다. 이 방약으로 골, 임파선 결핵환자 9명을 치료한 결과 6명 완치, 1명 유효, 2명은 무효였다. 완치된 6명중 2명은 환부에 궤양이 있어 장기간 유합(癒合)하지 않았으나 4개월 복용 후 완치되었고, 궤양이 없는 4명은 3개월 이내에 완치되었다.[5]

(7) 임병(淋病)후 요도감염 치료

방 약 | 토복령200g, 생의인30g, 황기50g, 금은화, 백화사설초^각20g, 선태, 감초, 강잠, 행인^각 10g, 치자, 조자(皀刺), 고삼^각15g을 탕약으로 1일 1첩, 1일 2~4회로 투약하고, 30일을 1회 치료기간으로 한다. 이 약으로 58명을 치료한 결과 38명 완치, 16명 현저한 효과, 4명은 무효였다.[6]

(8) 매독 치료

방 약 | 토복령을 수전하여 소아 선천성 매독성 구강염 환자 4명을 치료한 결과 구강궤양이 현저하게 좋아졌고, 복용 9일 후 완치했다.[1]

(9) 건선 치료

방 약 1 | 토복령60g의 분말을 수전한 후 1일 1첩, 1일 2회, 연이어 15일간 투여한다. 이 방법으로 neurodermatitis 환자 50명을 치료한 결과 25명 완치(피부 손상 모두 소실), 현저한 효과 14명, 유효 7명, 4명은 무효였다.[7]

방 약 2 | 토복령45g, 괴화, 생지황, 자초, 백모근, 금은화^각30g, 단피, 현삼, 황금^각9g, 적작약, 대청엽15g, 감초6g을 탕약으로 1일 1첩을 투여한다. 9g의 환약으로 만들어 1일 3회 투약하여 255명을 치료한 결과 49명 완치, 현저한 효과 119명, 유효 43명, 무효 44명이었다.

(10) 개선(疥癬 옴) 치료

방 약 | 내복약: 토복령1800g, 선태, 노봉방^각30g, 강잠, 강황^각15g, 대황10g

　　외　용: 유황12g, 수은3g, 석고(熟), 고반^각10g, 바셀린100g

용   법: 내복약은 토복령을 제외하고 나머지 약은 분말로 만들어 18등분하여 1회
1/18을 1일 3회 투약하고, 1회 토복령 100g을 100ml로 수전하여 복용하고, 외
용약은 약들을 분말로 만들어 바셀린과 혼합해서 1일 2회 환부에 도포한다.
이 방법으로 개창 환자 150명을 치료한 결과 모두 1주 내에 완치했다.[8]

(11) 피부병 치료

방 약 | 토복령40g, 생의인30g, 산사(焦)15g, 신곡(焦)15g, 곡아(焦)15g, 오보사, 연교^각10g, 창
백출^각12g을 탕약으로 1일 1첩, 1일 2회 투약하고, 10첩을 1회 치료기간으로 한다. 국
소 피부에 손상이 있으면 탕약으로 환부에 도포해도 된다. 이 방약은 설태가 황니
(黃膩)하고 위장습열(胃腸濕熱)로 인한 피부병에 사용한다. 이 방약으로 피부병 환
자 270명을 치료한 결과 237명 완치, 20명 유효, 13명은 무효였다.[9] 이외에 토복령
30~240g으로 슬관절낭에 물이 찬 환자 10명을 치료한 결과 효능이 있었고[11], 토복
령, 금은화^각30g, 연교, 백미^각9g을 탕약으로 연속해서 2개월간 투약하여 호르몬제의
부작용을 감소시켰다[12]. 그리고 토복령30g, 대조10개, 인삼15g, 당귀15g, 복신20g,
울금10g, 감초6g으로 아편 의존자를 치료한 보고가 있다[13]. 최근에는 두통에 탁월
한 효능이 있는 것으로 밝혀졌다.[10]

사용용량

일반적으로 15~60g을 사용한다.

주의사항

본 약을 복용한 후 소수의 환자는 피부의 과민반응으로 가려움증, 홍반피진(紅斑皮疹)이
발생했다는 보고가 있다. 간신음허자(肝腎陰虛者)는 주의해서 사용한다.

마치현(馬齒莧)
Portulaca oleracea

약재개요

쇠비름과(馬齒莧科)에 속한 한해살이 육질(肉質)초본식물인 마치현의 전초(全草)이다. 성

미(性味)는 산(酸), 한(寒)하고, 대장, 간에 귀경한다. 청열해독(淸熱解毒 열과 독을 없앰), 양혈지혈(凉血止血 혈액을 차게 해서 지혈시킴)의 효능이 있어 설사, 이급후중(裏急後重 배변감은 급하나 배변후 통증이 심함), 붉고 흰 대하, 부스럼, 더운 소변, 혈뇨 등의 병증에 사용한다.

약리연구

(1) 흑색소 합성 억제

마치현은 활성이 강한 levarterenol과 도파민 성분이 풍부하여 흑색소 형성을 감소시키는 작용이 있다.[19]

(2) 궤양조직 촉진 작용

마치현의 비타민A 성분은 상피세포를 정상적인 기능을 하도록 도와준다.[20]

(3) 지질감소 및 항–심근경색

마치현이 함유한 n~3 지질산은 지질을 감소시키고, 심근경색을 억제시키는 작용이 있어 심장병 발생을 예방한다. 또한 마치현은 심근수축력을 증강시키고, 기관지를 이완시키는 작용이 있다. 그러나 수전액(水煎液)은 체외에서는 억제시켰다고 보고한 바가 있다.[21]

(4) 당뇨병 치료 작용

마치현의 수용액이나 지용성 추출성분은 uroxin으로 인한 동물의 심한 당뇨병으로부터 생명을 연장시키는 작용이 있었으나 혈당에는 변화가 없었다. 이것은 지질대사에 변화라고 추정한다.[22]

(5) 기 타

이외에 마치현은 항-미생물, 소장수축, 자궁흥분, 항산화 등의 작용이 있었다.

임상응용

(1) 폐부(肺部) 질환

방 약 1| 마치현30g, 마황(蜜炙), 고행인(苦杏仁), 생감초^각10g을 탕약으로 투여한다. 이 방약으로 **완고한 기침 환자** 43명을 치료한 결과(기관지염 37명, 기관지 주위염 6명, 병기간 3주 이상) 완치 38명, 호전 3명, 무효 2명이었다.[1]

방약 2 | 마치현200~300g을 2회 수전한 뒤 100~150ml로 농축하여 1일 2회, 5일을 1회 치료기간으로 투여한다. 1회 치료 후 효능이 없는 자는 다시 2회 치료기간을 실시한다. 2회 치료 후 효능이 없는 자는 무효이다. 이 방약으로 **소아 백일해** 환자 60명을 치료한 결과 1회 치료기간으로 완치자 34명, 2회 치료 후 완치자 14명, 무효인 자는 2명이었다[2].

(2) 소화기 질환

방약 1 | 전갈2마리, 마치현30g, 홍등(紅藤), 압석초(鴨石草)[각]15g, 계내금, 강황[각]12g, 시호, 감송[각]9g을 탕약으로 1일 1첩을 투여한다. 이 방약으로 **담낭염, 담결석** 환자 43명을 치료한 결과 20첩 복용후 유효자 22명, 40첩 복용 후 유효자 18명, 3명은 복용 시 효능이 있으나 계속해서 재발했다.[3]

방약 2 | 마치현, 사인, 지실, 백출 등을 변증분석 후 가감하여 탕약으로 위축성 위염 환자 56명을 치료한 결과 총 유효율은 85.7%였다.[4]

방약 3 | 마치현60g, 지유, 황백[각]15g, 반지련30g을 수전하여 1일 1첩, 1회100~200ml를 관장하여 만성 비특이성 결장염 환자 10명을 치료한 결과 완치 7명, 호전 2명, 1명은 무효였다.

방약 4 | 신선한 마치현즙에 설탕을 넣고 가열하여 3g 중량(생약 10g에 해당, 설탕 2.5g, 물 2ml 함유)으로 사탕처럼 만들어 2.5~4.5세는 1회 2~3개, 4.5~6.5세는 1회 3~4개를 1일 2~3회, 연속해서 7일간 투여한다. 이 방약으로 **소아 세균성 이질** 환자 42명을 치료한 결과 1명 현저한 효과, 40명 유효, 1명은 무효였다.[5]

방약 5 | 마치현, 지금초(地錦草), 봉미초(鳳尾草), 야마초(野麻草)[각]30g 등에 물 1000ml를 붓고 60ml로 수전, 농축하여 1일 1첩, 1일 2회 관장한다. 혹은 1회 20ml를 1일 2회로 내복한다. 대조군(對照群)는 gentamicin과 항이질약을 사용했다. 이 방법으로 이질 환자를 치료한 결과 한약군(漢藥群)과 양약(洋藥) 대조군의 완치 환자 수는 각 105명, 50명이었고, 호전 환자 수는 각 15명과 10명이었다.[6]

방약 6 | 마치현, 깨풀(鐵莧草)[각]3100g, 봉미초(鳳尾草), 선학초[각]1550g에 물 10000ml를 넣고 2회 수전하여 여과한 후 6000ml로 농축한 다음, 성인은 1회 20ml, 1일 3회 투약하고, 소아는 0.4ml/kg으로 1일 3회 투여한다. 이 방약으로 급성장염 환자 276명을 치료한 결과 213명 완치, 54명 유효, 9명은 무효였다.[7]

방약 7 | 건조한 마치현, 청호의 분말을 hibitane분말과 혼합해서 생후 1~6개월은 0.15g, 1~2세는 0.3g, 3세는 0.45g, 4세 이상은 0.6g을 1일 3회, 연이어 3일간 투여한다. 이 방약으로 소아 설사 환자 158명을 치료한 결과 모두 완치되었고, 치료기간은 1~5일이었다.[8]

방 약 8│ 갈근5g, 마치현30g, 목향6g, 황연5g을 100ml로 수전하여 1일 2회 관장한다. 1세 이하는 1회 5~10ml, 1세 이상은 15~20ml를 사용한다. 이 방약으로 소아 설사 환자 56명을 치료한 결과 47명 완치, 7명 호전, 2명은 무효였다.[9]

(3) 장염 치료

방 약 1│ 마치현25~50g, 편축25~40g, 고삼25~40g의 탕약 200ml를 1일 2회 투여한다. 도존화는 이 방약으로 trichomonad성 장염 환자 16명을 치료한 결과 그 중 15명은 증상이 소실하였고, 대변검사 2~3회 실시한 결과 trichomonad충이 음성이었다. 1명은 치료도중에 포기했다. 치료기간은 10~30일이었다고 밝혔다.

방 약 2│ 마치현, 포공영각100g을 탕약으로 **급성 충수염** 환자 31명을 치료한 결과 1명 외에 모두 효과가 있었다.

(4) 구충 치료

방 약│ 마치현25근에 물100근을 넣고 반복해서 수전하여 여과한 후(25% 탕액) 방부제를 첨가해서 보관한다. 성인은 1일 1회, 1회 200ml에 식초30g을 혼합하여 수면전에 투약해서 62명을 치료한 결과 복용 후 대변을 분석한 36명 중 21명이 구충이 배출하였고, 1회 치료기간으로 충란 음성율은 53.4%였다. 2회 실시 후 음성율은 57.2%였고, 1회 실시 후 충난 감소율은 80.8%, 2회 실시 후 충난 감소율은 84.6%였다.

(5) 피부병

방 약 1│ 마치현60g, 자초, 패장초, 대청엽각15g을 수전하여 조석으로 투약하고, 2주를 1회 치료기간으로 한다. 보고에 의하면 이 방약으로 **편평우 환자** 75명을 치료한 결과 47명 완치, 진보 11명, 17명은 무효였다.

방 약 2│ 신선한 마치현즙 100ml에 붕산2g을 혼합해서 1일 2회 환부에 바르고, 매일 일광욕을 10분간 실시하고, 점차로 연장하여 매일 1~2시간 환부를 일광욕 시킨다. 6개월을 1회 치료기간으로 한다. 이 방약으로 백전풍 환자 27명을 치료한 결과 9명 완치, 6명 현저한 효과, 5명은 호전, 3명은 무효였다[10].

방 약 3│ 신선한 마치현200~300g에 물 1500ml를 넣고 1000ml까지 수전하여 100ml는 내복하고, 나머지는 환부를 씻어준다. 임신부는 내복을 금한다. 이 방법을 이용하여 **급성 심마진** 환자 56명을 치료한 결과 41명 완치, 7명 현저한 효과, 5명은 호전, 3명은 무효였다.[11]

방 약 4 | 신선한 마치현, 해아차(孩兒茶)각35g, 토복령30g, 석류피20g, 사상자30g, 황백20g, 고반15g에 물 2000ml 넣고 15분간 수전한 후 20분간 족욕을 한다. 5일을 1회 치료 기간으로 하고, 1일 1회 실시한다. 이 방법으로 **족선환자** 204명을 치료한 결과 120 명이 양호한 효과가 있었다.[12]

(6) 대상포진 치료

방 약 | 마치현, 대청엽15g, 패장초15g, 황연10g을 1일 1첩 조석으로 투여한다. 이수진은 이 방 약으로 대상포진 환자 100명을 치료한 결과 86명 완치, 그 중 4~7일 만에 완치자 53명, 8~14일 만에 완치자 33명, 현저한 효과 15명, 유효 4명이었다고 보고했다. 이외에 다른 보고에 의하면 마치현을 수제(修制)후 찧어 니(泥)를 만들어 환부에 도포하고, 1일 2 회 교환해서 10명을 치료한 결과 모두 2일 이내 완치되었다고 보고한 바가 있다.[13]

(7) condyloma acuminata 치료

방 약 | 마치현30g, 백선피20g, 망초15g, 세신15g, 아담자10g를 200ml로 수전하여 뜨거울 때에는 훈증을 하고, 적당온도가 되면 환부를 담가 둔다. 1일 2회, 1회 30분, 1일 1첩을 사용한 다. 이 방약으로 30명을 치료한 결과 16명 완치, 9명 호전, 5명은 무효였다.[14]

(8) 외상성 종창 치료

방 약 | 동등량의 신선한 마치현, 망초를 분쇄하여 죽처럼 만들어 0.5cm 두께로 환부에 붙이고, 비닐로 싸두었다가 다음날 교환해 준다. 이 방법으로 외상성 종창환자 128명을 치료한 결과 유효율이 93%였고, 최단시간 유효자는 3일, 최장자는 7일이었다.[15]

(9) 말벌 교상(咬傷) 치료

방 약 | 신선한 마치현350g(건조한 마치현 150g)을 수전하여 1일 3회 투약하고, 신선한 마치 현을 찧어 환부에 바른다. 이 방법으로 114명을 치료한 결과 65명 완치, 42명 유효, 7명 은 무효였다. 치료 최단자는 1일, 최장자는 7일이었고, 환자 중 증상이 심하여 혈압이 급격히 하강한 자는 양약(洋藥)으로 혈압을 올린 후 다시 마치현으로 치료했다.[16]

(10) 신생아 제대염(臍帶炎) 치료

방 약 | 제대부위를 소독한 후 마치현탄(炭) 분말을 배꼽의 안쪽에 뿌려준다. 농성 분비물이 많으면 이물질을 제거한 후 동일한 방법으로 치료해 준다. 심하지 않은 자는 1일 1회,

심한 자는 1일 2회 실시해 준다. 이 방법으로 92명을 치료한 결과 68명 완치, 24명 유효였고, 평균적으로 치료한 시간은 5일이었다.[17]

(11) 하지(下肢) 만성 궤양 치료

방 약 ㅣ 먼저 따뜻한 1%염수로 환부를 청결히 한 후 오래된 호박씨 50~150g을 찧어 궤양주위에 0.5~1cm 두께로 도포하고, 다시 신선한 마치현을 찧어 환부에 0.5~1cm 두께로 도포한 후 붕대로 감아 두었다가 1일 1회 교환해 준다. 이 방법으로 장딴지에 만성 염증을 유발하는 환자 12명을 치료한 결과 10명은 치료 1달 만에 완치되었고, 2명은 골수염 합병증으로 인해 수술 치료를 받았다.[17]

(12) 급성 유선염 치료

방 약 ㅣ 마치현200g, 박초(朴硝)100g. 먼저 신선한 마치현을 분쇄하여 즙을 낸 뒤 박초를 넣고 균일하게 혼합한 후 환부를 도포한다. 매4~6시간마다 1회 교환해 준다. 이 방법으로 47명을 치료한 결과 전부 완치되었고, 그 중 치료 3일 만에 완치 된 자는 27명, 4일 만에 완치된 자는 14명, 5일 만에 완치된 자는 6명이었다.[18]

사용용량

마치현은 식용할 수 있고, 수전액은 부작용이 거의 없으나 대량을 주사하면 오심이 유발한다.

주의사항

마치현은 K, 도파민, 부신피질호르몬 성분을 함유하고 있어 양약(洋藥)과 동시에 복용시 주의해야 한다. 비위허한(脾胃虛寒)인한 설사에는 주의한다.

패창초(敗醬草)
Patriniae Radix

약재개요

패장과(敗醬科)에 속한 여러해살이 초본식물인 황화(黃花)패장과 백화(白花)패장의 전초

(全草)이다. 성미(性味)는 신(辛), 고(苦), 미한(微寒)하고, 위장, 대장, 간에 귀경한다. 청열거독(淸熱祛毒 열을 내리고 독을 없앰), 산옹-배농(散癰排膿 부스럼을 없애고 고름을 빼냄), 거어지통(祛瘀止痛 어혈을 풀어주고 통증을 없앰)의 효능이 있어 옹종(癰腫), 장옹(腸癰), 흉복부의 통증(瘀血性) 등의 병증에 사용한다.

약리연구

(1) 보간이담(補肝利膽 간을 보하고 담즙을 통하게 함) 작용

패장초는 항-간염 바이러스 작용이 있어 간세포의 염증을 없애고, 모세담관(毛細膽管)을 소통시키고, 간세포의 재생, 병변 방지 작용이 있었다.

(2) 항균, 항-바이러스 작용

패장초는 금황색 포도구균 등 각종 바이러스를 억제시키는 작용이 있었다.

(3) 진정 작용

패장초의 patriniside 성분은 쥐에게 현저한 진정작용이 있었고, 바비탈의 수면시간을 연장시켰다.

임상응용

(1) 감기 치료

방약 | 패장초 과립제로 감기 환자를 치료한 결과 유효율이 82.2%였고, 복용후 발열, 오한, 코막힘, 전신통증 등의 증상에 현저한 효능이 있었다.

(2) 유행성 이하선염 치료

방약 | 신선한 황화패장초와 석고를 배합하여 분쇄한 후 다시 계란의 흰자에 개어 환부를 도포한다. 합병증이 있는 자는 황화패장초10~15g을 수전하여 1일 3~4회 투약한다. 이 방법으로 수백 명을 치료한 결과 90%는 약 도포 24시간 이내에 증상이 소실했다.[1]

(3) 소아 설사 치료

방약 | 신선한 패장초를 청결히 한 후 즙(맛을 위하여 설탕 첨가 가능)을 짜내어 1세 이하

2ml, 1~2세 3ml를 1일 2회 투약하고, 탈수증이 있는 환자는 체액을 보충해 준다. 이 방법으로 소아 설사 환자 72명을 치료한 결과 68명 완치, 4명 호전이었다.[2]

(4) 세균성 염증 치료

방 약 │ 패장초 증류액(ml당 생약 2g 함유)2~4ml를 1일 2~4회 근육주사해서 급성 화농성 편도선염, 폐렴, 급성 충수염, 담도질환, 급성 췌장염 등 134명을 치료한 결과 완치율이 69%였고, 나머지는 많은 호전이 있었다.

(5) 침윤형 폐결핵 치료

방 약 │ 백화패장초시럽(100ml당 생약 50g 함유)을 1회 50ml, 1일 2회 투약하고, 백화패장초주사약(2ml당 생약 40g 함유)을 1일 2회 주사하고, 3개월을 1회 치료기간으로 한다.

(6) 신경쇠약 치료

방 약 │ 황화패장초(Patrinia scabiosaefolia Fisch)로 20%의 팅크제로 만들어 1회 10ml, 1일 2~3회 투약하여 수면장애 위주의 신경 쇠약 환자 62명과 중증(重症)정신병 회복기 신경장애 환자 284명을 치료한 결과 유효율은 92%와 80%였고, 현저한 효과는 30.7%와 33.5%였다.

(7) 만성 골반강내염 치료

방 약 │ 패장초30g, 홍등30g, 포공영30g, 금은화20g, 연교20g, 자화지정25g, 압석초20g, 단삼30g을 100ml로 수전하여 관장한다. 이 방약으로 380명을 치료한 결과 152명 완치, 185명 현저한 효과, 32명 유효, 11명은 무효였다.[3]

사용용량

일반적으로 9~15g을 사용하고, 중증에는 30g을 사용한다.

주의사항

황화 패장초는 소수의 환자에게 부작용이 출현했다. 구강건조, 위장불편감 등의 증상이 출현하였고, 백화패장초를 주사약으로 134명에게 실험한 결과 3명이 백혈구가 감소하였는데 1주일 후에 정상으로 회복했다. 비위허한자(脾胃虛寒者)는 주의한다.

백화사설초(白花蛇舌草)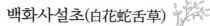

Oldenlandia diffusa (willd) Raxb

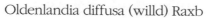

약재개요

꼭두서니과(茜草科)에 속한 한해살이 초본식물인 백화사설초의 전초(全草)이다. 성미(性味)는 미고(微苦), 감(甘), 한(寒)하고, 위장, 대장, 소장에 귀경한다. 청열이습(淸熱利濕 열을 없애고 습을 통하게 함), 해독소옹(解毒消癰 독과 부스럼을 없앰)의 효능이 있어 옹종창독(癰腫瘡毒), 인후종통(咽喉腫痛), 독사교상(毒蛇咬傷), 배뇨장애 등의 병증에 사용한다.

약리연구

(1) 면역증강 작용

백화사설초는 ConA와 LPS가 쥐에게서 비장세포의 증식반응을 촉진시켰고, 쥐의 비장세포가 sheep RBC의 특이항체 세포수 분비를 증가하였고, T 임파세포의 활성을 증강시켰다.

(2) 항균, 항염증 작용

백화사설초는 체외실험에서 이질간균, 금황색포도구균을 억제하는 작용이 있었고, 백혈구의 식균활동을 증강시켜 항염증 작용이 있었다.

(3) 기 타

이외에 항암작용 등이 있는 것으로 밝혀졌다.

임상응용

(1) 소아 폐렴 치료

방 약 | 백화사설초 주사약(ml 당 생약 2g 함유) 2ml를 1일 2회 근육주사해서 112명을 치료한 결과 52명 완치, 25명 완치 근접, 17명 호전, 12명 무효였고, 6명은 사망했다.

(2) 바이러스성 간염 치료

방 약 | 백화사설초, 백모근^각15~30g, 하고초, 판람근, 산두근^각10~15g, 감초6~12g을 탕약으로 1일 1첩, 1일 2회로 투약하고, 2~3개월을 1회 치료기간으로 한다. 이 방약으로 만성

B형간염환자 50명을 치료한 결과 33명 완치 근접, 12명 호전, 5명은 무효였다. HBs-Ag 양성인자가 3차 검사한 결과 복용 후 12명이 음성으로 전환하였고, HBs-Ag의 수치가 현저하게 저하한 자는 17명이었다.[3]

(3) 만성 신장염 치료

방 약| 백화사설초50g, 반지련30g, 익모초30g, 금은화30g, 연교20g, 포공영30g, 자화지정30g, 편축20g, 구맥15g을 1일 1첩, 탕약으로 투약하고, 82명을 치료한 결과 총 유효율이 96.3%였다.[8]

(4) 위염 치료

방 약 1| 백화사설초50g, 연호색10g을 탕약으로 투약하여 표재성 위염 환자 82명을 치료한 결과 65명 완치, 14명 호전, 3명은 무효였다. 20일을 1회 치료기간으로 한다[10].

방 약 2| 백화사설초30g, 황금15g, 단삼10g, 택란10g, 당삼15g, 백출10g, 복령10g, 백작약10g을 1일 1첩, 탕약으로 투약하고, 30일을 1회 치료기간으로 한다. 이 방약으로 HP감염 환자 126명을 치료한 결과 112명은 HP가 음성으로 전환하였고, 약 복용중지 4주후 재검사시 41명은 여전히 HP가 음성으로 나타났다.[11]

(5) 급성 류마티스 관절염 치료

방 약| 백화사설초, 토복령, 생지황, 백작약, 한방기, 인동등, 청풍등, 위령선, 녹함초, 적작약, 지용, 계지, 생감초로 과립제(중량: 12g, 생약 18g 함유)를 만들어 1회 2봉, 1일 3회 투여해서 34명을 치료한 결과 5명 완치, 15명 현저한 효과, 총 유효율은 91.23%였다.[7]

(6) 충수염 치료

방 약 1| 백화사설초1300g, 포공영450g, 홍등300g, 택란150g, 화초(火硝)450g, 생감초450g을 환약으로 만들어 15일 동안 투여한다. 이 약으로 22명(급성 충수염)을 치료한 결과 재발방지 예방효과가 있었고, 5년간 관찰한 결과 1명도 재발하지 않았다.[1]

방 약 2| 백화사설초30g, 귀침초(鬼針草), 패장초, 량면침(兩面針)각15g, 단삼, 백작약(炒), 광목향각10, 오공2마리, 전갈6g을 기본 방약으로 하고, 증상에 따라 가감한다. 이 방약으로 충수염 환자 65명을 치료한 결과 56명 완치, 4명 현저한 효과, 5명은 무효였다. 복용기간이 최장자는 22일, 최단자는 3일이었다.[2]

(7) 암 치료

방 약| 100%의 백화사설초로 주사약을 만들어 1회 2ml, 1일 3회 근육주사해서 악성 임파선류

(瘤) 23명을 치료한 결과 5명 완치, 7명 현저한 효과, 7명은 유효했다. 이외에 위암, 자궁암, 방광암, 간암, 직장암, 폐암, 임파암 등에도 효능이 있는 것으로 밝혀졌다.

(8) 여드름 치료

방 약 1 | 백화사설초20~30g, 맥문동, 생지황^각15~20g, 현삼10~15g을 2회 수전하여 탕약 500ml를 만들어 2회로 투약하고, 약찌꺼기는 다시 수전하여 1일 3~4회 세수한다. 이 방약으로 여드름 환자 56명을 치료한 결과 25명 완치(평균 치료일 29.7일, 평균 복용 27.2첩), 31명 호전이었다.[4]

방 약 2 | 백화사설초, 생산사^각30g, 생지황, 단삼^각20g, 현삼15g, 고황금(枯黃芩)10g, 생감초 5g 수전하여 1일 1첩을 내복한다. 이 방약으로 54명을 치료한 결과 33명 완치, 17명 현저한 효과, 4명은 무효였다.[5]

(9) 남성 불임 수술 후유증 치료

방 약 | 백화사설초30g을 탕약으로 1일 1첩, 3~4주를 1회 치료기간으로 투여한다. 보고에 의하면 남성 수정관을 묶은 후 부고환 울적증(鬱積症) 환자 10명을 치료한 결과 3명은 복용 후 증상이 대부분 소실했고, 부고환이 부드럽게 변했고, 접촉 시 통증이 경감하였거나 소실하였고, 7명은 접촉시 통증이 경감했다. 이들 중 9명은 정삭, 고환염을 합병하였는데 복용 후 6명은 호전, 3명은 무효였다. 필자는 백화사설초는 정자생산을 억제하는 것으로 밝혔다. 다른 보고에 의하면 백화사설초30g을 탕약으로 투약해서 38명의 부고환 울적(鬱積)을 치료한 결과 34명 완치였다.[6]

(10) 재발성 구강궤양 치료

방 약 | 백화사설초, 황기, 감초, 음양곽, 영지, 단피, 당귀, 생지황, 원삼, 금은화, 수우각, 진주의 분말을 캡슐에 넣어 성인은 1회 4~8개, 1일 3회 투여한다. 이 방약으로 246명을 치료한 결과 212명 완치, 28명 호전, 6명은 무효였다.[9]

사용용량

침출고(浸出膏)를 쥐의 복강에 주사한 결과 LD_{50}은 0.14g/kg이었다.

주의사항

소수의 환자는 연이어 10일간 복용 후 구강건조 증상이 있었고, 대량으로 정맥주사 후 백혈구가 감소하였으나 시술 중지 3~5일후 정상으로 회복했다. 임신부는 주의한다.

웅담(熊膽)
Fel Ursi

약재개요

곰과에 속한 척추동물인 갈색곰이나 흑곰의 담즙을 건조한 것이다. 성미(性味)는 고(苦), 한(寒)하고, 간, 담, 심장에 귀경한다. 청열해독(淸熱解毒 열과 독을 없앰), 식풍지경(熄風止驚 떨림과 놀래는 증상을 없앰), 청간명목(淸肝明目 간의 열을 없애고 눈을 밝게 함)의 효능이 있어 부스럼, 치질, 경기(驚氣), 간질, 경련 등의 병증에 사용한다.

약리연구

(1) 해열, 항염증 작용

맥주효모, 송절유(松節油), Dinitrobenzene로 인한 토끼의 발열에 해열작용이 있었고, 초산의 복강주사로 인한 쥐의 혈관투과성 항진이나 파두유로 인한 귀의 종창(腫脹)을 현저하게 억제하는 작용이 있었다.[4]

(2) 이담(利膽), 담석 용해 작용

웅담은 쥐의 담즙 분비를 촉진시켰고, 웅담이 포함한 다양한 담즙산은 이담작용이 있었다. 또한 담즙 중의 콜레스테롤을 감소시켜 과포화상태의 담즙을 불포화로 변화시켰다. 이 작용은 콜레스테롤의 결석형성을 방지하는 작용이다.[5]

(3) 소화에 미치는 영향

담즙산은 지방, 지용성 비타민 등의 흡수를 촉진시키고, 소장에서 칼슘의 흡수를 촉진시키고, 쥐의 위장에 투여한 결과 운동을 촉진시켰다.[5]

(4) 진정, 진통 작용

웅담은 쥐의 자율적인 활동을 억제하는 작용이 있었고, 진통작용도 있는데 인공적인 것보다 야생웅담이 더 강한 작용이 있었다.[6]

(5) 혈당하강 작용

웅담은 uroxin으로 인한 토끼의 고혈당을 현저하게 감소시켰고, 당뇨병 환자의 혈당과 뇨당(尿糖)을 감소시켰다.[7]

(6) 항-혈전 형성, 혈압강하 작용

담즙산은 쥐의 콜레스테롤과 TG를 감소시켰고, 용혈작용으로 혈전 형성을 억제시켰다. 또한 토끼의 혈관을 확장시켰고, 마취된 개의 혈압을 하강시키는 작용이 있었다.[7]

(7) 기 타

이외에 항경련, 진해(鎭咳), 항균 등의 작용이 있는 것으로 밝혀졌다.

임상응용

(1) 소아 백일해 치료

방 약 | 웅담, 주사, 강(姜)반하, 천패모, 관동화^각6g의 분말을 균일하게 혼합한 후 1~2세는 0.3~0.5g, 2~4세는 0.5~1.5g을 1일 3회 투여한다. 이 방약으로 100명을 치료한 결과 일반적으로 복용 2~3일 만에 증상이 경감하였고, 5~6일 만에 완치되었다.[1]

(2) 간염 및 간, 담질환 치료

방 약 1 | 2%의 웅담주사약 2ml를 1일 2회 근육주사하고, 변증분석해서 가감하여 치료하고, 1개월을 1회 치료기간으로 한다. 만성 간병환자 111명을 치료한 결과 만성간염, 만성 활동성 간염, 간경화 등의 유효율은 각 93.35%, 86.88%, 84.21%였다.[1]

방 약 2 | 웅담, 우황^각2g을 기본방약으로 하고, 증상에 따라 인진, 치자 등을 가감하여 1일 1첩, 탕약으로 아급성 간염 환자 44명을 치료한 결과 생존율이 63.6%였다.

(3) 폐심병 매균(霉菌 fungus) 합병 치료

방 약 | 웅담2g을 1일 3회 내복하여 폐심병 매균 합병환자 10명을 치료한 결과 모두 3일후 증상이 경감하였고, 10일후 설태가 희고 얇게 변했다.

(4) 골절 치료

방 약 | 웅담1g, 빙편0.5g, Ethyl paraben0.1g, 액체 파라핀, 바셀린 적당량을 혼합하여 100g의 고약으로 만들어 환부에 1일 3~4회 도포하고(골절 24시간 이후에 사용), 부종이 소실될 때까지 시술해서 골절환자 75명을 치료한 결과 유효율이 92%였다.

사용용량

웅담을 쥐의 위장에 주입한 결과 LD_{50}은 8600mg/kg이고, 복강에 주사한 결과 LD_{50}은 1165mg/kg이었다.

주의사항

일반적으로 탕약으로는 사용하지 않는다. 비위양허(脾胃陽虛), 신양부족(腎陽不足), 허증(虛症)에는 사용하지 않는다.

백선피(白鮮皮)

Dictamnus dasycarpus Turcz

약재개요

운향과(芸香科)에 속한 여러해살이 초본식물인 백선의 뿌리의 껍질을 건조한 것이다. 성미(性味)는 고(苦), 한(寒)하고, 비장과 위장에 귀경한다. 청열해독(淸熱解毒 열을 내리고 독을 없앰), 이습지양(利濕止痒 습을 없애고 가려움증을 멎게 함)의 효능이 있어 부스럼, 가려움증, 황달 등의 병증에 사용한다.

약리연구

(1) 심혈관에 미치는 영향

백선피의 dictamnine 성분(소량)은 체외에서 개구리의 심장을 흥분시키는 작용이 있었고, 심근의 장력 증가로 분당 박출량이 증가했다[1].

(2) 자궁에 미치는 영향[2]

백선피의 dictamnine 성분은 쥐와 토끼의 자궁평활근의 장력을 증강시켰고, skimmianine 성분은 고양이, 토끼의 체내에서 자궁의 수축력을 증강시키고 아드레날린의 효능을 증강시켰다.

(3) 기 타

이외에 항암[3], 항균작용[1] 등이 있었다.

사용용량

일반적으로 6~12g을 사용한다.

주의사항

양기가 허약한 병증에는 주의한다.

자화지정(紫花地丁)
Viola yedoensis Mak

약재개요

제비꽃과(菫菜科)에 속한 여러해살이 초본식물인 자화지정의 전초(全草)이다. 성미(性味)는 고(苦), 신(辛), 한(寒)하고, 심장과 간에 귀경한다. 청열해독(淸熱解毒 열을 내리고 독을 없앰)의 효능이 있어 각종 부스럼, 안구충혈 등의 병증에 사용한다.

약리연구

(1) 항균 작용

자화지정의 추출물은 녹농간균, 대장간균, 이질간균 등을 억제시키는 작용이 있었다[1].

(2) 기 타

이외에 해열, 소종(消腫), 소염작용이 있는 것으로 밝혀졌다.

임상응용

(1) 호흡기 감염

방 약 | 자화지정, 대청엽, 어성초, 압석초, 관중^각100g을 20개 봉지(각 봉지 18g)로 만들어 1회 1봉지, 1일 2회, 연이어 7일간 투약하고, 기타 해열제, 항생제는 복용을 금지한다. 이 방약으로 60명을 치료한 결과 39명 현저한 효과, 18명 유효, 3명은 무효였다[2].

(2) 화농성 감염증 치료

방 약 | 신선한 자화지정을 분쇄하여 환부에 도포한다. 이 방법으로 외상으로 인한 화농성
감염환자 19명을 치료한 결과 2~3일만에 완치하였다[3].

(3) 사마귀 치료

방 약 | 자화지정, 반지련, 판람근, 생의이인각15g, 상산6g을 수전한 후 오전, 오후에 각 1회
투약하고, 약찌꺼기는 환부를 도포한 후 건조한다. 7일을 1회 치료기간으로 실시한
다. 이 방법으로 26명을 치료한 결과 14명 완치, 4명 호전, 8명은 무효였다.[4]

(4) 욕창 치료

방 약 | 자화지정, 금은화, 포공영각50g, 앵속각20g, 적석지40g의 분말을 50도 백주(白酒)에
반죽해서 환부를 도포하고, 24시간마다 교환해 준다. 이 방법으로 32명(1기 22명, 2기
10명)을 치료한 결과 완치 28명, 4명은 호전이었다. 동시에 물리치료를 실시하면 효
능이 더욱 양호하다.

사용용량

일반적으로 8~16g을 사용한다.

주의사항

양기가 허약한 병증에는 주의한다.

청대(青黛)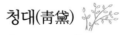

Indigo naturalis

약재개요

십자화과(十字花科)에 속한 숭람(菘藍)과 쥐꼬리망초과에 속한 마람(馬藍)과 마디풀과에 속
한 요람(蓼藍)의 잎에 있는 색소인데 가공해서 건조한 것이다. 성미(性味)는 함(鹹), 한(寒)하고,
위장, 간, 폐에 귀경한다. 청열해독(清熱解毒 열을 내리고 독을 없앰), 량혈산종(凉血散腫 혈액을 차게 하고
부은 것을 없앰)의 효능이 있어 각종 출혈증, 부스럼, 발열, 경련, 경기, 기침 등의 병증에 사용한다.

임상응용

(1) 만성 결장염 치료

방 약 | 청대2g, 황백1.5g, 아차(兒茶)1.0g, 고반0.5g의 분말을 50ml의 물에 혼합한 후 매일 저녁에 관장한다. 그리고 비위허약자는 삼령백출산을, 비허협울(脾虛挾鬱)자는 삼령백출산에 목향, 울금을 첨가하고, 비신양허(脾腎陽虛)자는 삼령백출산에 사신환을, 대장습열자는 백두옹탕을, 간위불화(肝胃不和)에는 소요산을 첨가해서 투약한다. 14일을 1회 치료기간으로 한다. 이 방약으로 만성 결장염 환자 42명을 치료한 결과 22명 완치, 12명 완치 근접, 8명은 유효였고, 평균 치료기간은 28일이었다.[1]

(2) 식도암 폐쇄 치료

방 약 | 청대30g, 붕사30g, 요사(礪砂)20g, 빙편5g, 침향5g의 분말을 봉밀에 개어 구강에 넣고 타액으로 삼킨다. 매일 4~6회 투여하고, 10일을 1회 치료기간으로 한다. 이 방약으로 식도암으로 식도가 폐색된 환자 51명을 치료한 결과 15명 현저한 효과, 22명 호전, 유효 9명, 5명은 무효였다[2].

(3) 직접 담홍소(Bilirubin) 증가증 치료

방 약 | 청대30g, 명반15g, 택란15g의 분말을 1회 1.2g, 1일 3회 투여한다. 사경공은 이 방약으로 5명을 치료한 결과 양호한 효능이 있었고, 1주내에 황달이 소실했다고 밝혔다.

(4) 과립구성 백혈병 치료

방 약 1 | 청대, 웅황(비율 9:1)의 분말을 캡슐(중량 0.3g)에 넣어 1일 3회, 1회 2~5g을 투여한다. 주갈상은 이 방약으로 25명을 치료한 결과 완전한 호전 18명, 부분 호전 7명이었고, 복용시 복부 불편, 출혈, 피부발진시에는 잠시 복용을 중단한다고 했다.

방 약 2 | 청대6~12g(성인)을 1일 3회, 연속해서 6개월에서 1년 동안 투약한다. 중국 의학 과학원에는 이 방법으로 22명을 치료한 결과 완전한 호전 4명, 부분 호전 4명, 호전 11명, 무효3명이었다고 보고했다.

방 약 3 | 청대에서 백혈병에 유효한 성분을 추출하여 150~400mg(성인)을 1일 3회, 연속해서 1년간 투약한다. 이 방법으로 과립구성 백혈병환자 314명을 치료한 결과 완전한 호전 82명, 부분 호전105명, 호전 87명, 무효 40명이었다. 처음 치료하는 환자가 재치료하는 환자보다 임상효능이 양호하였고, 처음 치료자의 최고 높은 효능이 있

는 중량은 14.16g이었고, 재치료 환자에게는 10.43g이었다. 일반적으로 치료 1주일에 증상이 호전 되었고, 체중이 증가하고, 15일에서 1개월 동안 치료한 후에는 혈액상에 많은 개선이 있었고, 간장, 비장이 축소되었고, 용량을 200mg 이상으로 증가한 자는 효과가 증가되지 않았다고 밝혔다.

(5) 건선(Psoriasis) 치료

방 약 1 | 청대의 분말2~3g을 매일 2회 식후에 내복하고, 위장이 불편한 자는 용량을 약간 줄여 복용한다. 그리고 피부 손상환자는 5%붕산 연고로 매일 1회 도포해준다. 원조장은 이 방법으로 건선 환자 46명을 치료한 결과 단기 완치자 18명, 유효14명, 무효 14명이었다고 밝혔다.

방 약 2 | 청대12g, 합분(煆), 석고(煆)각30g, 황백분말, 경분각15g의 분말에 참기름과 찻물을 1/2씩 넣고 니(泥) 만든 다음 환부에 도포하고 비닐로 싸두었다가 1일 2회 교환해 준다. 이 방법으로 건선환자 51명을 치료한 결과 42명 완치, 7명 호전, 2명은 무효였다.[3]

(6) 구강 궤양 치료

방 약 | 청대60g, 빙편12g, 박하2.4g의 분말을 병에 밀봉, 보관하고, 면봉에 약을 약간 묻혀 환부에 매일 4~5회 도포해 준다. 온화려는 이 약으로 86명(재발성 구강궤양 환자 57명, 세균성 구강염 12명)을 치료한 결과 신속하게 진통하였고, 완치 되었다. 이외에 청대 30g, 오배자(炒)30g의 분말을 환부에 1일 3회 골고루 뿌려준다. 이덕영은 이 방법으로 치료한 결과 3일 만에 완치 되었다고 보고했다.

(7) 전간(癲癇) 치료

방 약 | 청대10%, 붕사30%, 산약60%의 분말을 스테아린산(stearic acid) 부형제에 넣어 0.5g 중량으로 알약을 만들고, 1회 5g, 1일 3회 투약한다. 이 방약으로 375명을 치료한 결과 3명 완치, 99명 현저한 효과, 226명 호전, 47명은 무효였다[4].

(8) 소아 기이증(嗜異症) 치료

방 약 | 청대, 자초, 관중, 녹두, 산사(炒), 황정 등을 탕약으로 투여한다. 기이증은 위내열(胃內熱)이 많아 발생함으로 청열해독으로 치료한다. 양의에서는 기이증을 철, 아연의 부족과 관련이 있다고 보는 학자들도 있다. 진소정은 이 방약으로 소아 기이증 환자 42명을 치료한 결과 평균 3.5주 동안 약을 복용했고, 완치 10명, 현저한 효과 14명, 유효 10명, 무효 8명이었다고 밝혔다[5].

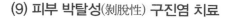

(9) 피부 박탈성(剝脫性) 구진염 치료

방약 | 청대, 황연, 천산갑, 빙편을 5:4:1:05 비율로 배합하여 분말을 만들고, 바세린 300g 넣고 유고(油膏)를 만들어 1일 2회 환부에 도포하고, 2주를 치료기간으로 한다. 이 방약으로 20명을 치료한 결과 11명 완치, 7명 유효, 2명은 무효였다[6].

(10) 화농성(化膿性) 중이염 치료

방약 | 청대분60g, 빙편12g, 박하뇌2.4g의 분말을 밀폐된 용기에 보관하고, 환부를 청결히 소독한 후 적당한 관에 약을 소량 넣고 귀구멍에 불어 넣는다. 1일 1회 실시한다. 왕연덕은 이 방법으로 화농성 중이염 환자 6명을 치료한 결과 5명 완치, 1명은 호전이었다고 밝혔다. 이외에 위장 출혈시 위내시경으로 청대분말2g을 출혈부위에 분무해주고, 0.5g씩 공복에 투약한 결과 소화성 위궤양에 효능이 있었다는 보고가 있고, 질염, 간염, 대상포진, 고환병, 욕창 등에도 효능이 있는 것으로 밝혀졌다[7].

사용용량

탕약으로는 0.9~4.5g을 사용하고, 분말을 단독으로 복용할 시에는 0.3~0.6g을 사용한다. 쥐의 복강에 주사한 결과 LD_{50}은 1.1~2.0g/kg 이었고, 쥐의 위장에 5g/kg씩 연이어 5일간 투여한 결과 사망하지 않았고, 독작용이 없었다.

주의사항

소수의 환자는 청대를 복용한 후 복통, 설사, 오심, 구토 등의 부작용을 호소하였고, Isatin 성분은 위점막을 자극하고, 혈소판이 감소하는 환자도 있었다.

조휴(蚤休)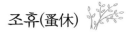

Paris polyphylla Smith

약재개요

백합과(百合科)에 속한 여러해살이 초본식물인 조휴(칠엽일지화(七葉一枝花))의 뿌리이다. 성미(性味)는 고(苦), 미한(微寒)하고, 독이 조금 있고, 간에 귀경한다. 청열해독(淸熱解毒 열을 내리고 독을 없앰), 소종지통(消腫止痛 ^{부종을 제거하고 통증을 없앰}), 식풍지경(熄風止痙 ^{바람과 경련을 없앰})의
효능이 있어 각종 부스럼, 경련, 혼미 등의 병증에 사용한다.

약리연구

(1) 항-사독(蛇毒) 작용

조휴는 쥐의 실험에서 코브라 등 독사의 독성을 현저하게 억제하는 작용이 있었고, 유효성
분은 아미노산 등이었다.

(2) 진통, 진정 작용

조휴의 수용액은 전기자극, 열판통증 실험에서 역치가 증가하였고, 쥐의 활동을 현저하게
감소시켰다[7].

(3) 심혈관에 미치는 영향

조휴에서 분리 추출한 스테로이드 배당체는 쥐의 태아 심근 세포박동을 정지시켰고, 저칼슘
배양기중에 심근 박동수가 저하된 것을 회복시켰다. 또한 동맥경화가 된 실험용 토끼에서 면
적이 축소되었고, 지질이 감소했다[8].

(4) 지해평천(止咳平喘) 작용[9]

조휴의 수전액을 쥐의 위장에 투여한 결과 지해평천작용이 있었으나 거담작용은 없었다.

(5) 기 타

이외에 조휴는 항미생물, 항암작용 등이 있었다.

임상응용

(1) 각종 감염증 치료

방 약 1 조휴분말(뿌리와 줄기의 껍질을 제거)을 1회 3g, 1일 2회, 식후에 투약하고, 10일을
1회 치료기간으로 하고, 모두 3회 투약하고, 매 치료기간 간에는 3일간 휴식한다.
이 방법으로 만성 기관지염 환자 250명을 치료한 결과 1회 치료기간 복용자 174명
중 유효율 78%였고, 2회 복용한 122명중 유효율은 96.7%였고, 3회 복용의 유효율

은 97.6%였다고 밝혔다. 이외에 조휴와 어성초를 배합하여 만성기관지염 환자 316 명을 치료한 결과 양호한 효과가 있었다고 보고한 것이 있다.

방 약 2 | 조휴, 금은화, 국화를 1:1:1비율로 배합하여 분말로 만들고, 적당량의 식초에 개어 환부를 도포한 후 천으로 싸두고, 매일 2회 교환해준다. 이 방법으로 유행성 이 하선염 환자 66명을 치료한 결과 3일내 완치자 45명, 유효자 10명, 무효자 11명이 었다[1].

방 약 3 | 조휴분말10g을 용기에 물과 같이 넣고 농도가 50%까지 농축한 후 빙편10g, 선인 장, 판람근[가]10g을 첨가해서 혼합한 뒤 환부에 매일 5~6회 도포한다. 주고용은 이 방약으로 유행성 이하선염 환자 52명을 치료한 결과 1~2일 이내 완치자 35명, 2~3 일이내 완치자 12명, 3~4일이내 완치자 5명이었다고 밝혔다.

방 약 4 | 조휴의 뿌리와 줄기의 분말(炒)을 1회 1.5g(성인), 1일 3회 온수로 복용한다. 이 방 약으로 급성 편도선염 30명을 치료한 결과 현저한 효과 18명, 유효 10명, 무효 2명 이었다. 복용 1일 해열자 16명, 2일 해열자 10명, 3일 해열자 2명이었다[2].

(2) 암 치료

방 약 1 | A. 조휴 주사약2.5ml를 근육이나 방광근처에 1일 2회 주사한다.(생약12.5g에 해당)

B. 조휴 산제(매g당 생약 0.8g 함유)를 1회 3~5g, 1일 3회, 1~2개월을 1회 치료기간으 로 투약한다.

상기의 두가지 방법으로 뇌종류, 폐암, 간암, 백혈병, 골육류(骨肉瘤), 근육류(筋肉 瘤), 임파선암, 양성종류에 사용했다. 이 방법으로 방광암 환자 1명에게 9개월간 치 료한 후 재검사를 한 결과 병변부위가 매끈하고, 색상이 정상이고, 혈관이 선명하 고, 좌측수뇨관과 혈관이 충혈되었지만 기타 이상조직은 발생하지 않았고, 방광내 에도 궤양이나 다른 성장물질이 없었다.

방 약 2 | 조휴50~100g을 단방으로 투약하거나 변증 분석하여 다른 약을 첨가해서 1일 2~3 회, 1회 치료기간을 10일 이상으로 하고, 7~8회 치료기간을 투약한다. 이 방법으로 위암환자 15명(병기간은 1개월에서 3년, 모두 암세포 전이됨)을 치료한 결과 11명 은 1년 이상 생존하였고, 4명은 2년 이상 생존했다.

방 약 3 | 동일량의 조휴, 산두근, 하고초의 분말을 봉밀로 환약을 만들어 1회2g, 1일 3회 투 약한다. 이 약으로 식도암을 치료한 결과 연하곤란, 종통(腫痛)은 없어졌고, 유효 율이 50%였다고 보고했다. 조휴 위주로 만든 각종 항암제는 후두암, 직장암, 폐암, 간암, 자궁경부암, 뇌류(腦瘤), 백혈병 등에 효능이 있는 것으로 밝혀졌다[3].

(3) 정맥염 치료

방 약 │ 건조한 조휴의 뿌리와 줄기에 식초(약5g에 식초 20ml)를 넣고 즙을 짜내서 매일 3~4 회 환부에 바른다. 이 방약으로 30명을 치료한 결과 2일이내 완치자 20명, 3일에 완치 자 9명, 7일에 완치자 1명이었다[4].

(4) 신경성 두통 치료

방 약 │ 조휴4~10g, 오공1~3마리, 적작약8~15g, 만형자10~15g, 야국화10~20g, 천궁4~8g, 해 아삼(孩兒蔘)15~30g을 탕약으로 1일 1첩, 1일 3회 투약하고, 약찌꺼기는 천에 싸서 머리에 찜질해주고, 방사를 금하고, 찬바람 쐬지 않으며, 매운 것과 술을 금한다. 이 방약으로 31명을 치료한 결과 15명 완치, 14명 호전, 2명은 무효였다. [5]

(5) 자궁출혈 치료

방 약 │ 조휴의 뿌리와 줄기에서 유효성분을 추출하여 캡슐(매 캡슐당 생약 2g에 해당)에 주 입한다. 출혈기간에는 1회 2캡슐, 1일 3회 투약하고, 출혈이 심한 경우에는 1일 4회까 지 투약하고, 1회 3~4캡슐까지 복용 가능하다. 전영등은 이 방법으로 자궁출혈 환자 300명을 치료한 결과 유효 286명, 14명은 무효였다. 평균 복용량은 33g, 지혈시간은 2.8일이었고, 지혈효과는 약량과 비례했다고 밝혔다.

(6) 피부염 치료

방 약 │ 조휴10~20%의 팅크제를 만들어 적당량을 환부에 발라준다. 정무영은 이 방법으로 송충이 등으로 인한 피부염 환자 21명(14명은 10%, 7명은 20%제제 사용)을 치료한 결과 모두 1회에 가려움증과 통증이 소실하였고, 피진(皮疹)도 점점 소멸했다고 밝 혔고, 벌에 쏘여 염증을 일으킨 환자 16명을 치료한 결과 15명 유효, 1명은 무효였다 고 했다.

(7) 남성유선 종괴(腫塊) 치료

방 약 │ 조휴 분말을 봉밀에 개어 환부에 매일 1회 바른다. 이 방법으로 남성유선 종괴자 8명 을 치료한 결과 모두 완치 되었고, 1년간 관찰한 결과 1명도 재발하지 않았다고 했다.

(8) 여성 클라미디아속(Chlamydiac) 감염 치료

방 약 │ 조휴 분말(멸균소독)1g을 자궁경부의 환부에 1일 1회 도포한다(생리시 실시 금지). 7

회를 1회 치료기간으로 실시하고, 치료기간 동안은 성생활을 금지한다. 이 방법으로 80명을 치료한 결과 56명 현저한 효과, 4명 유효였다. 12명의 환자는 약을 주입한 후 질내에 경미한 작열감을 호소했다.[6] 이외에 하고초와 배합하여 탕약으로 디프테리아 감염 환자 24명을 치료한 결과 평균적으로 7~8첩 투약한 후 완치되었고, 조휴를 95%의 주정에 담가 두었다가 약액을 경부 모낭염에 4~7일간 도포한 결과 대부분이 완치 되었다고 밝혔다. 그리고 조휴는 평천지해(平喘止咳)작용과 항병독(B형간염) 작용이 있는 것으로 밝혀졌다.

사용용량

일반적으로 3~8g을 사용한다. 조휴의 수전 추출물을 쥐의 위장에 36g/kg을 주입하고, 연이어 7일간 관찰한 결과 사망하지 않았다.

주의사항

국부에 주사시 경미한 자극반응이 출현하고, 대량 내복시 오심, 구토, 어지러움, 두통, 경련을 유발한다는 보고가 있다.

반변련(半邊蓮)
Lobelia chinensis Lour

약재개요

초롱꽃과(桔梗科)에 속한 여러해살이 초본식물인 수염가래꽃의 전초(全草)이다. 성미(性味)는 신(辛), 한(寒)하고, 심장, 소장, 폐에 귀경한다. 청열해독(淸熱解毒 열을 내리고 독을 없앰), 이수소종(利水消腫 물을 통하게 하고 부은 것을 제거함)의 효능이 있어 독사교상, 수종 등의 병증에 사용한다.

약리연구

(1) 이뇨 작용

반변련을 수전하여 동물과 인간에게 실험한 결과 장시간 현저하게 이뇨 작용이 있었으나 과당성분은 이뇨 작용을 억제했다[1].

(2) 호흡중추 흥분 작용

본 약을 수전하여 마취한 개에게 투여한 결과 경동맥의 화학감수기를 자극하여 반사적으로 호흡을 흥분시켰고, 몰핀으로 인한 호흡억제, Pilocarpine, acetylcholine으로 인한 기관지 수축증을 억제시키는 작용이 있었다[1].

(3) 혈압에 미치는 영향

추출물은 마취한 개에게 혈압강하 작용이 출현했고, 수전한 약액을 소량 정맥주사한 결과 잠시 혈압이 상승하였고, 대량으로 주사한 결과 장시간 혈압이 강하했다[1].

(4) 항 뱀독 작용

본 약은 뱀 교상 치료에 중요한 약으로 뱀에게 교상당한 개에게 실험한 결과 특이한 보호작용이 있었고, 방울뱀에 교상한 실험용 쥐에게도 보호반응이 출현했다[1].

(5) 설사 작용

본 약을 수전하여 내복한 결과 경미한 설사작용이 있었고, 토끼에게 체외 실험을 한 결과 장의 장력과 유동이 잠시 증가하였고, 잠시 후에는 억제하였고, 대량을 사용한 후에는 마취 작용이 출현하였고, 경구복용후는 식욕이 억제 되었다[1].

(6) 응혈기능 촉진

수전액을 복강에 주사한 결과 출혈시간이 단축되었다[1].

(7) 기 타

본 약은 구토작용, 함암작용, 이담(利膽)작용이 있는 것으로 밝혀졌다.

사용용량

일반적으로 10~15g을 사용한다. 수전액을 실험용 쥐의 복강에 주사한 결과 LD_{50}은 6.10± 0.26g/kg이었다.

주의사항

사망전에 주요증상은 호흡흥분, 광조(狂躁)불안, 경련이었고, 일반적으로 5분이내 사망했다[1].

사간(射干)

Belamcanda chinensis

약재개요

붓꽃과(鳶尾科)에 속한 여러해살이 초본식물인 사간의 뿌리줄기이다. 성미(性味)는 고(苦), 한(寒)하고, 폐에 귀경한다. 청열해독(淸熱解毒 열을 내리고 독을 없앰), 거담이인(祛痰利咽 가래를 없애고 목을 부드럽게 함)의 효능이 있어 인후부 부종 및 통증, 열성가래, 가래성 기침 등의 병증에 사용한다.

약리연구

(1) 소장평활근 억제 작용

사간수전액은 체외에서 쥐, 토끼의 소장을 억제시키는 작용이 있었고, 투여한 용량과 비례했다. 또한 pilocarpine로 인한 장의 강직성 수축에 길항작용이 있었다[6].

(2) 타액분비 촉진

수용액이나 주정추출액을 경구투여한 결과 토끼의 타액분비를 촉진시켰고, 주사는 경구복용보다 효능이 빠르고 강했다.

(3) 해열, 소염 작용

주정추출액은 쥐에게서 효모로 인한 열을 해열시켰고, 쥐에게서 모세혈관의 투과성, 귀 부위의 부종 등 염증반응을 억제시켰다[7].

(4) 기 타

이외에 항미생물, 항암작용이 있었다.

임상응용

(1) 유미뇨(乳糜尿) 치료

방 약 | 사간15g을 수전한 후 백설탕을 적당히 가감하여 1일 1첩, 1일 3회 투약하거나 환약으로 만들어 1회 4g, 1일 3회 식후에 투여하고, 10일을 1회 치료기간으로 한다. 병이 오래된 자는 천궁9g, 적작약12g을 배합하고, 혈뇨가 있는 자는 선학초, 생지황^각15g을 첨가한다. 이 방약으로 104명을 치료한 결과 94명 완치, 10명은 무효였다[1].

(2) 만성 비동염 치료

방 약 | 사간30~40g, 산두근15g, 시호6g, 신이, 치자, 박하^각10g, 세신3g, 감초5g을 탕약으로 1
일 1첩을 투약하고, 5첩을 1회 치료기간으로 한다. 이 방약으로 50명을 치료한 결과
32명 완치, 16명 호전, 2명은 무효였다[2]. 이외에 사간, 감송^각3g의 분말을 방사 1시
간 전에 백주와 같이 복용한 결과 성기능장애(陽萎)에 양호한 효능이 있었고,[3] 사
간20g을 수전, 농축해서 1일 2회, 1회 100ml를 인후통 환자에게 투약한 결과 양호한
효과가 있었고, 인후암에도 효능이 있는 것으로 밝혀졌다[4].

사용용량

일반적으로 5~10g을 사용한다. 주정 추출물을 쥐의 위장에 주입한 결과 LD_{50}은 66.78g/kg이
었다[5].

주의사항

대량 복용후에는 설사작용이 있는 것으로 밝혀졌다.

산두근(山豆根)

Sophora subprostrata chun et T

약재개요

콩과(荳科)에 속한 낙엽 소관목인 유지괴(柔枝槐)의 뿌리이다. 성미(性味)는 고(苦), 한(寒)
하고, 폐에 귀경한다. 청열해독(淸熱解毒 열을 내리고 독을 없앰), 이인후(利咽喉 목을 부드럽게 함), 소종
지통(消腫止痛 부은 것을 제거하고, 통증을 없앰)의 효능이 있어 인후부 부종과 통증, 황달, 각종 부스
럼 등의 병증에 사용한다.

약리연구

(1) 보간(補肝) 작용

산두근은 carbon tetrachlorid으로 인한 토끼와 쥐의 급성 간손상, D-Galactosamine 으로 인

한 쥐의 간손상을 보호하는 작용이 있었고, GPT를 하강시켰고, 주사약으로는 B형간염을 억제시키는 작용이 있었다[6].

(2) 면역에 미치는 영향

산두근을 Meth종류가 있는 쥐의 위장에 투여한 결과 중화활성(中和活性)을 향상시켰고, 쥐의 IgM~PFC수치, 혈청IgM과 IgG의 항체를 향상시켰다[7].

(3) 항염 작용

산두근의 Matrine성분은 초산으로 인한 쥐의 복강 모세혈관 투과성 증가, 파두유로 인한 쥐의 부종, 계란흰자위로 인한 쥐의 족부종창 등을 현저하게 억제시키는 작용이 있었다.[8]

(4) 진정, 진통 작용

산두근은 쥐의 자율적인 활동을 감소시켰고, 바비탈에 협조반응이 있었고, 산두근의 주정추출물을 피하주사한 결과 쥐의 비틀기 실험에서 현저하게 감소되었다[9].

(5) 항암 작용

산두근의 수전액, 주정추출물, Matrine성분은 각종 암을 억제하는 작용이 있었고, 종류(腫瘤)의 특이성, 비특이성 면역을 촉진하는 작용이 있었다[10].

(6) 백혈구에 미치는 영향

산두근 수용액을 정상적인 쥐의 복강에 투여한 결과 3일후 백혈구가 증가하였고, 투여 중지후 정상으로 회복했다[11].

(7) 기 타

이외에 산두근은 해열, 심장 혈류량 증가, 항균, 항위궤양 등의 작용이 있었다.

임상응용

(1) 간염 치료

방 약 1 | 산두근으로 주사약을 만들어 1일 1~2회, 1회 2ml(유효성분 35mg 함유), 2개월을 1회 치료기간으로 근육주사 한다. 소정매는 이 방법으로 만성 활동성 간염 환자 402명을 치료한 결과 총유효율이 91.8%였고, 치료중지후 관찰한 298명중 96명은 요요

현상이 있었는데 대량을 사용하거나 재 치료후 효능이 있었다. 산두근 치료 2~4주 후 SGPT가 신속히 감소하였고, 혈중 알부민이 증가 하였고, HBs-Ag와 HBe-Ag가 음성으로 전환하는 작용이 있었다.

방 약 2 | 산두근, 자초, 백화사설초, 단삼, 적작약, 백모근, 오미자^각15g, 호장, 황금, 황기^각 12g을 탕약으로 1일 1첩, 1일 3회 투약하고, 90일을 1회 치료기간으로 한다. 이 방약으로 만성 활동성 B형간염 환자 52명을 치료한 결과 22명 완치, 12명 현저한 효과, 10명 유효, 6명은 무효였고, 2명은 요요현상이 있었다[1].

(2) 암 치료

방 약 | 산두근으로 주사약을 만들어 1회 2~4ml, 1일 1~2회 근육주사 한다(ml당 생약 1g 함유). 강소성 모자 보건원에서 이 방약으로 영양막 종양(trophblastic tumor) 환자를 치료한 결과 그중 포상기태(hydatidiform mole) 환자 90명 중 임상완치 79명, 유효 2명 이었고, 용모막암 (chriocarcin oma) 환자 10명중 임상완치 4명, 유효1명이었다고 밝혔다. 강소 의학원 부속병원에서 이 방약으로 백혈병환자 11명을 치료한 결과 3명 현저한 효과, 호전 3명, 진보 2명, 안정 3명이었다고 보고했다.

(3) 건선 치료

방 약 | 산두근, 지골피^각150g, 청대, 천산갑, 감초^각30g, 창출100g, 빙편10g의 분말을 1회10g, 1일 3회 투약한다. 왕효평은 이 방약으로 건선환자 46명을 치료한 결과 24명 완치, 13명 현저한 효과, 6명은 유효, 3명은 무효였다.

(4) 자궁경부 미란 치료

방 약 | 산두근분말을 소독해서 보관한다. 먼저 환부를 소독한 후 면봉에 산두근 분말을 묻혀 발라주고, 1~3일마다 1회, 10회를 1회 치료기간으로 한다. 이 방법으로 320명을 치료한 결과 1회 치료기간 실시후 156명 완치, 94명 호전, 70명은 무효였다. 이외에 산두근10~15g, 국화10g, 감초10g의 탕약을 1일 1첩 투약해서 편도선염 환자를 치료한 결과 양호한 효과가 있었고[3], 부정맥, 치통, 기관지 천식, 위통 등에도 효능이 있는 것으로 밝혀졌다.

(5) 건선치료

방 약 1 | 산두근, 청용의(익지 않은 호도껍질)^각5kg을 주정으로 추출하여 주사약을 만들어 물에 희석한 후 무균상태에서 3~5ml(ml 당 생약 1g 함유)로 포장한다. 성인은 1회

5ml, 1일 2회, 30일을 치료기간으로 근육주사한다. 권지걸은 이 방법으로 100명을 치료한 결과 29명 완치, 34명 완치 근접, 13명 현저한 효과, 7명 호전, 17명은 무효였다고 밝혔다.

방 약 2| 산두근, 지골피^각150g, 청대, 천산갑(법제), 감초^각30g, 창출100g, 빙편10g의 분말을 1회 10g, 1일 3회, 연이어 1개월을 치료기간으로 복용한다. 이 방약으로 46명을 치료한 결과 24명 완치, 13명 현저한 효과, 6명 유효, 3명은 무효였다[1].

사용용량

일반적으로 6g 이하를 사용하고, 추출물을 실험용 쥐의 위장에 주입한 결과 LD_{50}은 15.58g/kg이었다[5].

주의사항

산두근은 유사한 제품이 많고, 임상작용이 다르다. 산두근60g을 탕약으로 투약하고 사망한 자가 있다. 산두근의 부작용은 어지러움, 오한, 발한, 오심, 구토 등이다[4].

마발(馬勃)

Calvatia gigantea Lloyd

약재개요

회포과(馬勃科)의 식물인 대퇴마발(大頹馬勃), 자퇴마발(紫頹馬勃), 탈피마발(脫皮馬勃)의 자실체를 건조한 것이다. 성미(性味)는 신(辛), 평(平)하고, 폐에 귀경한다. 청폐이인(淸肺利咽 폐의 열을 없애고 목을 부드럽게 함), 해독지혈(解毒止血 독을 없애고 출혈을 멎게 함)의 효능이 있어 폐열기침, 인후부 부종과 통증, 각종 출혈증 등의 병증에 사용한다.

약리연구

(1) 항-미생물 작용

껍질을 제거한 마발의 수전액은 금황색 포도구균, 녹농간균, 폐렴구균, 모종의 진균 등을 억제하는 작용이 있었다[2].

(2) 지혈작용

껍질을 제거한 마발분말은 외과수술, 발치, 비강출혈, 외상출혈 등에 지혈효과가 있었다.[2]

임상응용

(1) 당뇨성 괴저

방 약 | 환부를 청결히 소독한 후 마발분말을 환부에 도포한다. 동시에 다른 치료법도 실시한다. 양유홍은 이 방법으로 2명을 치료한 결과 모두 완치 되었고, 1명은 마발 치료만 실시했다고 밝혔다.

(2) 비특이성 궤양성 직장염 치료

방 약 | 마발5g, 황연3g, 명반2g의 분말에 계란 노란자1개에 넣어 충분히 혼합한 후 관장하고, 2시간 동안 누워 있는다. 10~30일을 1회 치료기간으로 한다. 이 방법으로 치료한 결과 양호한 효과가 있었다고 보고한 바가 있다.

(3) 동상 치료

방 약 | 마발분말(껍질과 잡질을 제거)을 고압으로 소독한 후 사용한다. 환부를 소독한 후 마발분말을 뿌리고 붕대로 감아 두었다가 2일마다 1회 교환해준다. 중제민은 이 방법으로 동상궤양 환자 132명을 치료한 결과 교환 4~5회만에 궤양, 홍종이 없어진 자는 126명이었고, 15일 이상 치료후에도 완치되지 않은 자는 4명이었다고 밝혔다.

(4) 유두 균열 치료

방 약 | 유향(법제), 오매(煨), 마발[각]15g, 삼칠6g, 절패모12g, 오공2마리를 분말로 만든다. 먼저 환부를 생리식염수로 청결히 한다. 환부에 1g을 도포하고, 1일 1~2회 실시한다. 이 방법으로 35명을 치료한 결과 33명 완치, 2명은 현저한 효과였다.

(5) 심마진(尋麻疹) 치료

방 약 | 마발, 백부, 백선피를 배합하여 술에 담가 두었다가 환부에 1일 1~2회 도포한다. 이 방법으로 심마진 환자 123명을 치료한 결과 모두 완치 되었다. 이외에 소화기 출혈, 수술시 출혈에 탁월한 효능이 있는 것으로 밝혀졌다.

사용용량

일반적으로 1.5~6g을 사용하고, 중증에는 15g 정도 사용한다.

마발의 분말을 수술시 지혈 목적으로 장기 내부에 뿌려두면 흡수가 되지 않음으로 주의한다.

백두옹(白頭翁)
Pulsatilla chinensis Reg

약재개요

미나리아재비과(毛茛科)에 속한 여러해살이 초본식물인 할미꽃의 뿌리이다. 성미(性味)는 고(苦), 한(寒)하고, 대장에 귀경한다. 청열해독량혈(淸熱解毒凉血 _{열을 내리고, 독을 없애고, 혈액을 차게} _함)의 효능이 있어 발열, 복통, 설사, 이질 등의 병증에 사용한다.

약리연구

(1) tricomonas 치료

수전액은 체외에서 trichomonas를 강력하게 억제시키는 작용이 있었고, 에테르, 아세톤 추출물은 질에 자극이 약하면서 살충작용이 있었다[13].

(2) 정자억제 작용

체외에서 백두옹 배당체는 정자를 죽이는 작용이 있고, 짧은 시간에 죽이고, 최소용량은 0.73mg/ml였다[14].

(3) 항-아베바원충 작용

백두옹의 수전액 혹은 배당체는 체내, 외에서 아베바 원충의 성장을 억제하는 작용이 있었다[15].

(4) 기 타

이외에 항균작용 등이 있었다.

임상응용

(1) 폐렴 치료

방 약 | 백두옹16g, 황연, 황백^각6g, 진피(秦皮)9g을 1일 1첩 투약하고, 16세 이하는 절반을 투

약한다. 만약 풍열폐폐(風熱閉肺 ^{풍열의 사기가 폐를 막음})에는 행인, 마황, 어성초, 강잠, 생석고, 정력자; 담열옹폐(痰熱壅肺 ^{담과 열이 폐에 뭉침})에는 황금, 생석고, 생감초, 정력자, 단삼, 백화사설초; 열련영음(熱煉營陰 ^{열로 음액이 부족함})에는 생지황, 현삼, 북사삼, 지골피, 단삼, 맥문동, 천화분, 옥죽; 기혈량번(氣血兩燔 ^{기와 혈 모두 열이 있음})에는 생지황, 현삼, 맥문동, 남사삼, 자초, 단삼, 백화사설초, 호근; 신혼섬어(神昏譫語)에는 자설단(紫雪丹)을 첨가한다. 이 방약으로 폐렴환자 67명을 치료한 결과 56명 완치, 11명 무효였고, 완치자중 체온이 정상으로 회복하는 기간이 3일 이내인 자는 8명, 5~6일에 회복 된 자는 37명, 8~14일만에 회복 된 자는 11명이었다[1].

(2) 만성 임파 결핵 치료

방 약| 백두옹 2000g을 물에 24시간 담가 두었다가 알루미늄 용기로 3회 수전한 후 여과해서 2000ml로 농축한 다음 24시간 침전하고, 다시 여과한 후 안식향 나트륨 2g 첨가하고, 고압 살균한 후 1회 80ml, 1일 3회, 2개월을 1회 치료기간으로 투약한다. 이 방약으로 만성 반복성 임파 결핵 환자 52명을 치료한 결과 그중 44명은 8개월 이내에 임파 종결(腫結)이 소실하였고, 나머지도 8명도 현저하게 작아졌다. 치료중 백두옹 1일 복용량이 240g에 도달하였고, 효과가 양호하였고, 부작용은 없었다. 장기간 복용자는 식욕이 증가하였고, 신체가 건강해졌다[2].

사자성은 매일 백두옹 30g을 탕약으로 1일 4회 투약해서 임파선염 환자 30명을 치료한 결과 양호한 효능이 있었다고 밝혔다[3].

곽인욱은 백두옹 100g, 당삼 12g, 백출(焦) 9g, 백화사설초 30g, 구두사자초(九頭獅子草) 30g, 황기 20g, 당귀 10g, 쌍화(双花) 20g, 포공영 20g을 탕약으로 임파선염을 치료한 결과 효능이 양호했다고 보고한 바가 있다[4].

(3) 심실성 조기박동 치료

방 약| 백두옹, 진피(秦皮), 황백, 해백 각10g, 괄누 20g, 황연수 15g, 단삼, 황기, 감초 각30g을 수전하여 1일 1첩을 투약한다. 이 방약으로 2명을 치료한 결과 모두 효능이 양호했다[5].

(4) 소화성 궤양 치료

방 약| 백두옹 210g, 생황기 105g, 봉밀 280g을 시럽으로 만들어 1회 20ml, 1일 3회 식전에 온수에 희석하여 투약하고, 3개월간 복용한다[6]. 우중위는 이 방약으로 147명을 치료한 결과 51명 완치, 84명 호전, 12명은 무효였다. 이 방약은 위음허형(胃陰虛型)의 소화성 궤양에 효능이 양호했다고 밝혔다.

(5) 아베마 이질 치료

방 약| 50%의 백두옹탕약을 1회 5~10ml, 1일 3회 투약한다. 명안소는 이 방약으로 26명을 치료한 결과 전부 완치 되었다고 보고했다.

(6) 영아 황달 치료

방 약| 백두옹3~6g, 황기, 백모근^각10~15g, 황금, 창출^각5~10g을 수전한 후 여과하고, 다시 그 약액에 대황1~2g을 10분간 담가 두었다가 1일 동안에 여러 차례에 걸쳐(중한 자는 2첩) 투약한다. 이 방법으로 50명을 치료한 결과 39명 완치, 8명 현저한 효과, 3명은 무효였다[7].

(7) 신경성 피부염 치료

방 약| 신선한 백두옹 잎을 가볍게 비벼서 약액이 흘러나오면 잎을 펴서 환부에 붙이고 붕대로 감아둔다. 5분후 환부에 작열감과 가려움이 있고, 20분후 가려움이 소실하면 약과 붕대를 제거한다. 병이 중하면 온수로 환부를 세척하여 부드럽게 해주고, 손상부위의 크기만큼 약을 도포해주고 1회 도포시 80cm²을 초과하지 않는다. 만약 여러 곳에 피부 손상이 있으면 1회 시술 4일후 다시 2차 시술을 실시한다. 이 방법으로 107명을 치료한 결과 66명 완치, 23명 현저한 효과, 12명 유효, 6명은 무효였다[8].

(8) 붕누(崩漏 기능성 자궁출혈) 치료

방 약| 백두옹60g, 지유탄30g의 탕약에 설탕60g을 첨가해서 2회로 나누어 복용한다. 시선강은 이 방약으로 58명을 치료한 결과 양호한 효능이 있었다고 밝혔다. 조국문은 이 방약으로 기능성 자궁출혈 환자 18명을 치료한 결과 복용 2첩후 지혈자는 10명, 3첩으로 지혈자는 6명, 5첩으로 지혈자는 1명, 6첩으로 지혈자는 1명이었다고 보고했다[9].

(9) 치통 치료

방 약| 백두옹 전초(全草)2000g을 추출하여 과립제100봉지를 만들어 1회 1~2봉지, 1일 1~3회 투약한다. 이 방약으로 풍화치통(風火齒痛) 환자 31명을 치료한 결과 완치 25명(복용15~30분후 효능이 있었고, 복용1~3회후 통증과 부종이 없어졌다), 유효 5명(복용3회후 통증 소실), 1명은 무효였다[10].

(10) 골반내강염 치료

방 약| 백두옹30g, 황연10g, 황백12g, 진피(秦皮)15g을 기초로 하고, 산후악로(産後惡露) 부

진(不盡)에는 관중탄30g, 익모초30g을 첨가하고, 기허(氣虛)에는 황기30g, 당삼24g을 첨가하고, 체온이 39℃도 이상인 자는 금은화50g, 포공영30g을 첨가하고, 소복(小腹) 통증에는 향부30g, 귤핵30g을 첨가한다. 이 방약으로 급성 질염환자 107명을 치료한 결과 1회 치료기간으로 완치자 67명, 2회 치료기간으로 완치자는 40이었다[11]. 이외에 공소림은 백두옹, 하고초, 현삼, 생대황각200g을 수전하여 200ml의 탕약을 만들어 여과한 후 냉장고에 보관하고, 매20ml를 초음파 분무흡입기에 넣고 1회 20~30분간 매일 2~3회 흡입한다. 이 방법으로 녹농간균 폐렴환자 7명을 치료한 결과 완치 6명, 무효 1명이었고, 완치자는 3회에 걸쳐 균을 배양한 결과 음성이었다고 밝혔다[12]. 이외에 각종 암, 이하선염, 간경화, 임파종대, 비대성 위염 등에도 효능이 있는 것으로 밝혀졌다. 그리고 백두옹60g, 황기30g, 해조15g, 수질, 지별충, 대조각10g의 탕약은 갑상선 종류에도 효능이 있었고, 백두옹, 연교, 활석각30g, 황백, 목통, 편축, 구맥, 복령각15g, 황연, 생감초각10g의 탕약을 1일 1첩 투약해서 신우신염 환자 67명을 치료한 결과 총유효율이 94.1%였다고 보고했다.

사용용량

일반적으로 건조한 것은 3~9g을 사용하고, 신선한 것은 15~30g을 사용한다. 추출물을 쥐의 복강에 주사한 결과 LD_{50}은 60g/kg이었다.

주의사항

백두옹소는 피부점막에 강렬한 자극이 있다. 신선한 백두옹을 분쇄하면 자극적인 냄새가 나고, 눈 점막에 닿으면 눈물이 나오고, 재채기, 기침을 유발한다. 내복하면 침을 흘리고, 위장에 염증을 일으키고, 구토, 복통, 신장염, 혈뇨, 심부전 등을 유발하고, 심지어 호흡곤란으로 사망하기도 한다. 건조하고 오래된 것은 자극이 많이 약해지고, 독성도 저하되어 일반적인 부작용은 없다.

진피(秦皮)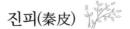
Fraxinus rhynchophylla Hance

약재개요

물푸레나무과(木犀科)에 속한 낙엽교목인 물푸레나무나 소엽백랍수(小葉白蠟樹)의 가지 껍질이다. 성미(性味)는 고(苦), 한(寒)하고, 간, 담, 대장에 귀경한다. 청열해독(淸熱解毒 열을 내리고 독을 없앰), 청간명목(淸肝明目 간의 열을 내리고 눈을 밝게 함) 의 효능이 있어 이질, 안구충혈 등의 병증에 사용한다.

약리연구

(1) 항경련, 진통 작용

추출물을 투약한 결과 Cyclobarbital의 수면시간을 연장시켰고, strychnine으로 인한 경련을 완화시켰고, 진통작용은 아스피린과 유사한 작용이 있었다[1].

(2) 요산 배출 촉진 작용

진피 추출물은 토끼와 풍습병(風濕病) 환자의 요산 배출을 촉진하였고, 그 기전은 교감신경의 흥분, 신장의 요산 재흡수 억제와 연관있다[2].

(3) 장(腸) 평활근에 미치는 영향

체외에서 1 : 2500 농도의 추출물은 토끼의 장을 억제시켰고, 수축의 폭이 줄어들고 이완기 연장, 빈도가 감소했다[3].

(4) 기 타

이 외에 평천지해(平喘止咳 천식을 완화하고 기침을 멎게 함), 거담(祛痰), 항암, 항염증 등의 작용이 있는 것으로 밝혀졌다.

사용용량

일반적으로 3~9g을 사용한다.

주의사항

쥐의 복강에 주사한 결과 3g/kg에서 사망하지 않았고, 피하에 250mg/kg을 주사한 후 사망했다[1].

아담자(鴉膽子)

Brucea javanica Merr

약재개요

소태나무과(苦木科)에 속한 상록 관목(大灌木) 혹은 소교목(小喬木)인 아담자의 성숙한 과실의 종자이다. 성미(性味)는 고(苦), 한(寒)하고, 대장, 간에 귀경한다. 청열해독(淸熱解毒 열을 내리고 독을 없앰), 절학소리(截瘧消痢 학질을 제거하고 이질을 없앰), 부식췌우(腐蝕贅疣 사마귀나 혹을 없앰)의 효능이 있어 학질, 티눈, 사마귀, 이질 등의 병증에 사용한다.

약리연구

(1) 항-뇌압상승 작용

아담자를 토끼의 위장에 투여한 결과 Sodium Nutropusside로 인한 뇌압상승을 경미하게 억제하는 작용이 있었고, 토끼에게 정맥주사한 결과 정상적인 혈압과 뇌압을 경미하게 하강시켰다.

(2) 항-위궤양 작용

아담자즙은 쥐의 위궤양을 보호하는 작용이 있었고, 용량과 관계가 있었다. 그 작용 기전은 위산, 팹신, HP균의 감소로 위점막 보호와 PGE_2증가하여 점막의 방어능력이 증강한 것이다.

(3) 면역증강 작용

아담자즙은 PFC실험에서 쥐의 비장세포수치를 증가시켰으나 세포면역에는 아무런 영향이 없었다. 또한 암환자에게 정맥주사한 결과 중성입세포가 산화 대사물질 분비를 촉진시켜 살균, 항암작용이 있었다.[14]

(4) 기타

이외에 항-기생충, 항암, 항지질산화 작용이 있었다.

임상응용

(1) HP(Helicobacter pylori) 균 억제

방 약 | 아담자의 유제(油劑) 10ml를 매 식사 30분 전에 투약하고, Cimetidine 200mg을 매 식

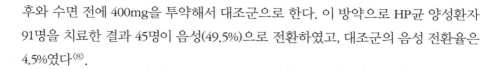

후와 수면 전에 400mg을 투약해서 대조군으로 한다. 이 방약으로 HP균 양성환자 91명을 치료한 결과 45명이 음성(49.5%)으로 전환하였고, 대조군의 음성 전환율은 4.5%였다[8].

(2) 궤양성 결장염 치료

방 약 1 | 아담자 유제(油劑) 50ml를 0.9%의 생리식염수 50ml에 혼합해서 수면전에 1회, 15일을 1회 치료기간으로 관장한다. 이 방법으로 23명을 치료한 결과 15명 완치, 7명 유효, 1명은 무효였다[1].

방 약 2 | 아담자, 방풍, 황백각10g, 포공영, 지유탄, 자화지정, 백렴각20g, 백급40g의 탕약을 50~80ml로 농축하여 수면 전에 관장하고, 14일을 1회 치료기간으로 치료한다. 이 방약으로 35명을 치료한 결과 21명 현저한 효과, 12명 유효, 2명은 무효였다[2].

방 약 3 | 아담자30g, 황금20g, 황연20g에 물 350ml에 넣고 수전하여 200ml로 만들어 여과한 후 관장한다. 이 방약으로 78명을 치료한 결과 모두 양호한 효능이 있었다[3].

(3) 암 치료

방 약 1 | 10%의 아담자 정맥유제(靜脈油劑·emulsion)를 만들어 1일 4ml(생약 0.4g에 해당), 1일 1회 근육주사한다. 정맥주사할 때는 4~8ml를 5%포도당 500ml에 희석하여 사용하고, 1일 1회 실시한다. 소수원은 이 방약으로 폐암이 뇌로 전이한 환자 8명을 치료한 결과 두통이 감소하였고, 식욕이 증가하였고, 기침이 없어졌고, 가래중에 혈액과 흉부통증도 소실하였고, 활동이 가능하고, 폐부의 병변이 안정되고, 혈압이 강하했다고 밝혔다. 10%의 아담자 유제(油劑) 20~30ml와 복방 아담자 유제를 매일 정맥주사하고, 중간에 아담자액 30ml를 내복시켜 장기간 폐암 전이 환자 7명을 치료한 결과 소량사용때 보다 효능이 더욱 양호했다고 보고한 것이 있다.

방 약 2 | 아담자의 분말을 캡슐(무게: 0.3g)에 넣어 1회 10~15알, 1일 2회 투여한다. 하남성 안양시 제3 인민병원에서 각종 암 환자 200여명을 치료한 결과 일정한 효과가 있었고, 특히 분문암에 양호한 효능이 있는 것으로 밝혀졌고, 민간에서는 식도암에 많이 사용하고, 증상이 경감하고, 암 병변이 축소했다고 밝혀졌다. 협서 중의원의 부속 종류과(腫瘤科)에서는 아담자 용액을 관장하여 직장암 11명을 치료한 결과 양호한 효능이 있었다고 밝혔다. 이외에 아담자유(油)를 유제(乳製)로 만들어 각종 암에 내복하거나 정맥주사하면 양호한 효능이 있는 것으로 밝혀졌다.

(4) 치질 치료

방 약 | 신선한 아담자를 계원육(桂元肉)싸서 1일 1~2회, 1회 7~15알, 식전에 온수로 투약하고, 연이어 7~15일간 실시한다. 복용시 씹어 먹어서는 안되고, 복용후에는 매운 음식과 음주를 금한다.

(5) 만성 비염 치료

방 약 | 먼저 비강을 청결히 한후 1%의 마황소, Dicaine을 비강에 분무해 마취한 후 아담자유를 솜에 묻혀 비갑부위에 도포해주고, 2~4일마다 1회 실시한다. 이 방법으로 21명을 치료한 결과 14명 현저한 효과, 6명 호전, 1명은 무효였다고 밝혔다.

(6) 피부병 치료

방 약 1 | 아담자20g, 백부40g을 60% 주정과 식초[각]500ml(양손 치료 용량)에 7~10일간 담가 두었다가 약액에 떠있는 기름을 버리고, 양손을 50분간 담가 둔다. 1일 2회, 12일을 1회 치료기간으로 한다. 이 방약으로 수부(手部)무좀 환자 47명(67쪽 손)을 치료한 결과 39명(59쪽 손) 완치, 7명(7쪽 손)호전이었다[4].

방 약 2 | 아담자주사약을 생리식염수에 희석하여 정맥주사 한다. 처음에는 1일 용량을 아담자 10ml를 사용하고, 증상에 따라 40ml까지 증가하여 연속해서 2주간 치료한다. 효능이 없으면 치료를 포기하고, 효능이 있으면 연이어 치료한다. 혹은 아담자 유액(乳液)20ml을 1일 3회, 연이어 14일간 투약하고, 1~2주일마다 재진한다. 이 방약으로 건선 환자 15명을 치료한 결과 6명 완치, 5명 현저한 효과, 2명 유효, 2명은 무효였다. 내복자는 초기에 오심, 구토감이 있었으나 사탕을 가미하여 복용한 결과 증상이 소실하였고, 정맥주사자는 특별한 부작용이 출현하지 않았고, 최고 빨리 효능이 출현한 자는 5~7일 이었고, 정맥주사자는 모두 완치 되었다[5].

(7) 티눈(Clavus) 및 굳은살 치료

방 약 | 아담자11~13알(껍질 제거)의 분말에 Salicylic Acid 1.5g을 배합하여 붕대위에 놓고 환부에 붙인 다음 반창고로 감아둔다. 이때 환부에는 반창고의 구멍을 뚫어 공기가 통하게 해준다. 그리고 환부를 물에 넣지 말고, 발한이나 감염을 예방한다. 10일마다 1회 교환한다. 육금인은 이 방약으로 티눈과 굳은 살 환자 2040명을 치료한 결과 2주간 치료후 모두 티눈이나 굳은 살이 탈락하였고, 티눈 44명, 굳은살이 있는 환자 225명은 재발을 하였으나 증상이 경미했다.

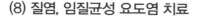

(8) 질염, 임질균성 요도염 치료

방 약 1 | 아담자20알에 물 100ml를 넣고 20ml로 수전하고, 주사기에 약액을 넣어 질내에 1일 1회 주입한다. 이 방법으로 트리코모나스성 질염 환자 6명을 치료한 결과 2~3회 시술후 완치 되었다. 그리고 아담자는 각종 질염에 효능이 있어 270명을 치료한 결과 240명이 완치 되었다[6].

방 약 2 | 아담자30알(껍질 제거)을 용안육(龍眼肉)에 싸서 삼킨다. 1회 10알, 1일 3회 투약하고, 해금사15g, 우방자6g, 석위10g, 생백작약9g, 삼칠6g, 금은화18g, 감초6g을 배합해서 내복한다. 이 방약으로 임질세균성 질염 환자 58명을 치료한 결과 모두 완치되었다[7]. 이외에 아담자는 이질이나 기생충에도 효능이 있는 것으로 밝혀졌다.

사용용량

아담자 수전액을 병아리에게 정맥주사한 결과 LD_{50}은 0.25g/kg이었다[9]. 장기간 복용하면 독성이 축적되고, 특히 페놀성분이 강한 독성이 있는 것으로 밝혀졌다.

주의사항

아담자는 국소 피부나 점막에 사용하면 강렬한 자극이 있고, 내복하면 위장의 불편감이 있고, 씹어 먹으면 오심, 구토, 복통, 설사, 어지러움 등의 발생율이 78.3%이나 일반적으로 증상은 경미하고, 과민반응을 일으키는 자도 있었다고 보고했다.

산자고(山慈姑)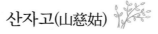

Cremastra variabilis Nakai

약재개요

난초과(蘭科)에 속한 여러해살이 초본식물인 구견란(杜鵑蘭)과 독산란(獨蒜蘭)의 가구경(假球莖)이다. 성미(性味)는 신(辛), 한(寒)하고, 독이 조금 있다. 간과 위장에 귀경하고, 청열해독(清熱解毒 열을 내리고 독을 없앰), 산결소옹(散結消癰 부스럼을 없애고 뭉친 것을 풀어줌) 의 효능이 있어 각종 부스럼에 사용한다.

약리연구

(1) 항–통풍 작용

콜키신은 급성 통풍성 관절염을 치료하는 작용이 있고, 몇 시간내에 관절의 염증반응을 없애는 효능이 있다[8]. 이외에 항암작용 등이 있는 것으로 밝혀졌다.

임상응용

(1) 편도선염, 구강염 치료[1]

방 약│ 산자고, 붕사, 빙편, 황백각30g, 청대60g, 황연120g, 저담12g의 분말을 1회 0.5g씩 환부에 도포한다. 이 방약으로 49명을 치료한 결과 43명 완치, 4명 호전, 1명은 무효였다.

(2) 식도암 치료

방 약│ 산자고250g에 물 2그릇 붓고 수전해서 1그릇으로 만든 다음 산자고를 버리고 게껍질 50g, 꿀200g을 넣어 혼합한 후 다시 수전한 후 1회 2순갈, 1일 4회, 10일을 1회 치료기간으로 투약한다. 이 약으로 식도암 환자 10명을 치료한 결과 모두 완치였다[2].

(3) 간경화 치료

방 약│ 산자고0.1g, 지별충0.1g, 천산갑0.9g, 누고(螻蛄)0.6g으로 정제(1알의 중량)를 만들어 1일 3회, 1회 5알, 3개월을 1회 치료기간으로 복용한다. 이 방약으로 간경화 환자 10명을 치료한 결과 완치근접이었다[3].

(4) 섬유종(纖維腫) 치료

방 약│ 산자고200g, 생향부50g. 향부를 분말로 만들어 산자고 내에 넣고 압착해서 병(餠)처럼 만들어 환부에 1일 1회 도포해준다. 이 방법으로 1명을 치료한 결과 완치였다[4].

(5) 유선증식 치료

방 약│ 동일량의 산지고, 녹각상, 반지련의 분말을 환약으로 만들어(오동나무 종자 크기) 1회4g, 1일 2회 온수로 복용한다[5]. 이 방약으로 100명을 치료한 결과 34명 완치, 32명 현저한 효과, 27명 호전, 7명은 무효였다.

(6) 자궁경부 미란 치료

방 약 | 산자고, 뇨사(硇砂), 오배자, 고삼, 황백, 사상자각15g, 아차, 황연각6g, 저담3개의 분말을 매 10g씩 붕대에 싸서 생리3~4일후 자궁경부 근처 삽입한다. 7일을 1회 치료기간으로 실시한다[6]. 이 방법을 실시한 결과 3회 치료기간으로 완치했고, 양호한 효능이 있었다. 이외에 이 방법으로 피부의 손상이 없는 유방암 환자를 치료한 결과 억제작용이 있었고, 산자고를 술에 담가서 혈전성 정맥염에 외용으로 사용한 결과 양호한 효능이 있는 것으로 밝혀졌다.

사용용량

일반적으로 3~6g을 사용한다. colchicine은 강한 최면작용이 있고, 체온하강, 혈압상승, 위장운동 증강작용이 있다. 쥐의 복강에 colchicine을 1회 주사한 결과 LD_{50}은 2.6~2.9mg/kg이었고, 정맥주사한 결과 LD_{50}은 2.7~3.03mg/kg이었다.

주의사항

산자고는 독성이 강렬하다. 단방으로 42~45g을 수전하여 투약한 결과 복통, 토사, 번조, 고열, 무뇨, 혈뇨, 신부전, 부정맥, 심근손상 등의 증상이 출현하였고, 중독성 쇼크나 신부전으로 사망한 보고가 있다[7].

녹두(綠豆)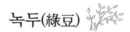
Phaseolus radiatus L

약재개요

콩과(荳科)에 속한 한해살이 초본식물인 녹두의 종자를 건조한 것이다. 성미(性味)는 감(甘), 한(寒)하고, 심장과 위장에 귀경한다. 청열해독(淸熱解毒 열을 내리고 독을 없앰), 거서(祛暑 더위를 없앰)의 효능이 있어 더위, 갈증, 부스럼 등의 병증에 사용한다.

약리연구

(1) 혈지질 감소 작용

녹두의 주정 추출물은 정상인 쥐의 혈중 콜레스테롤을 현저하게 감소시켰고, 실험성 고콜레스트롤증이 있는 토끼의 콜레스테롤도 현저하게 감소시켰다[1].

(2) 인화상(磷火傷) 억제 작용

녹두탕은 토끼의 인화상 모형에서 인(P)의 량을 현저하게 감소시켰다. 인의 배설을 촉진하고, 인중독을 예방했다[2].

(3) 기 타

쥐실험에서 폐암, 간암을 예방하는 작용이 있는 것으로 밝혀졌다[3].

임상응용

(1) 여성 피임

방 약 | 녹두, 운태자(蕓苔子), 충울자, 왕불유행의 분말을 균일하게 혼합한 후 산후, 인공유산후, 혹은 생리후 5일부터 1회 9g, 1일 2회, 연이어 7일간 복용한다[4].

(2) 고혈압 치료

방 약 | 동일양의 유황(硫黃), 녹두를 2시간 수전(包煎)한 후 유황을 꺼집어 내서 20%대황(酒制)과 혼합하여 정제를 만들어 1회 4알, 1일 1회, 연이어 10일을 치료기간으로 투약한다. 식후에 투약하고, 치료기간 간에는 5일간 휴식한다. 이 방약으로 107명을 치료한 결과 68.22% 완치, 유효율은 93.46%였다[4].

(3) 이하선염 치료

방 약 | 녹두를 삶은 후 배추심에 넣고 20분간 다시 끓인 후 한번에 다 투약하고, 1일에 1~2회 복용한다. 이 방법으로 34명을 치료한 결과 모두 완치하였고, 병 초기에 복용한 결과 효능이 더욱 양호했다[4].

사용용량

일반적으로 10~30g을 사용하고, 대량으로는 120g까지 사용한다. 수전시 분쇄후 사용한다.

주의사항

비위가 허한(虛寒)한 사람이나 허한성(虛寒性) 설사에는 주의한다.

5) 청허열약(淸虛熱藥)

작용 음허(陰虛)나 열병(熱病)후기의 발열을 없애는 작용이 있다.

증상 음허(陰虛)로 인한 발열, 골증조열(骨蒸潮熱 뼈를 찌는 듯한 열이 몰려옴), 수족심열(手足心熱), 구강·인후부 건조, 허번불면(虛煩不眠), 도한(盜汗), 설홍소태(舌紅小苔), 맥세삭(脈細數) 등의 증상이나 온열병 후기에 열사(熱邪)가 남아 있어 진액을 손상시키는 증상에 사용한다.

주의 이 약들은 자니(滋膩)하므로 음이 허하지 않거나 열이 없으면 주의한다.

지골피(地骨皮)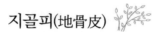
Lycium chinese Mill

약재개요

가지과(茄科)에 속한 낙엽관목식물인 구기(枸杞) 뿌리의 껍질이다. 성미(性味)는 감(甘), 담(淡), 한(寒)하고, 폐, 신장에 귀경한다. 퇴허열(退虛熱), 청폐화(淸肺火), 량혈(凉血)의 효능이 있어 음허성 발열, 감질발열(疳疾發熱), 도한(盜汗), 기침, 천식, 토혈, 코피 등의 병증에 사용한다.

약리연구

(1) 혈압하강 작용

지골피 수전액은 마취된 동물과 정상적인 동물에게서 현저한 혈압강하작용이 있었고, 게다가 심박동수 감소, 호흡증가 작용이 있었다.[8]

(2) 해열 작용

지골피 수전액, 주정(酒精)추출액 등은 토끼의 실험성 발열에 해열작용이 있었다.[9]

(3) 혈지질 감소 작용

지골피 추출물은 토끼의 혈중 콜레스테롤을 강하시켰으나 TG에는 별 반응이 없었고, Betaine 성분은 지방간을 억제시켰다.[9]

(4) 혈당감소 작용

지골피는 urexin으로 인한 쥐의 당뇨병에서 B세포의 손상을 경감시켰고, 수전액은 정상적인 토끼의 혈당을 14% 감소시켰고, 7~8시간 유지되었다.[9]

(5) 기 타

이외에 구기자는 항균, 면역증강 등의 작용이 있었다.

임상응용

(1) 고혈압 치료

방 약 1｜지골피60g에 물 3그릇을 넣고 1그릇까지 수전한 다음 설탕을 약간 가미(돼지고기에 넣어 수전함)하여 격일로 1첩을 투여한다. 이 방법으로 고혈압 환자 50명을 치료한 결과 20명 현저한 효과, 27명 유효, 3명은 무효였다.

방 약 2｜신선한 지골피62g(건조한 것은 31g)을 탕약으로 1일 2회 투약하여 1~3기 고혈압 환자 36명을 치료한 결과 20명 현저한 효과, 5명 유효, 11명은 무효였다.

(2) 당뇨병 치료

방 약｜지골피50g에 물 1000ml 넣고 서서히 500ml까지 수전해서 조금씩 차(茶)대용으로 투약하고, 비타민C, B₁을 보조로 근육주사하여 16명을 치료한 결과 다음(多飮), 다식(多食), 피로 등의 증상이 1주일 내에 없어졌고, 혈당과 뇨당이 음성이었다.

(3) 알러지성 피부병 치료

방 약｜지골피30g, 오매15g, 정향3g, 백작약12g을 기본방약으로 하고, 가려움이 심한 자는 서장경, 야교등ᵃ30g 배합하여 1일 1첩을 탕약으로 5~7일 간 투여한다. 이 방약으로 피부묘화증(dermographia) 환자 50명을 치료한 결과 유효율이 84%였다.

(4) 티눈(clavus) 치료

방 약｜지골피6g, 홍화3g의 분말을 참기름에 반죽한 후 환부에 바르고 거즈로 싸둔다. 2일마다 1회 교환해준다. 이 방법으로 25명을 치료한 결과 모두 완치되었다. 이 중 한번 시술로 완치 19명, 3회 완치자는 2명, 5회 완치자는 1명이었다.

(5) 출혈증 치료

치주출혈 | 지골피150g, 대황탄90g을 2회 수전하여 600ml를 만들어 식초200ml 넣고, 1회 40~50ml씩 1일 3~5회 입을 헹구어 준다.

비출혈, 각혈 | 지골피 50g을 차(茶) 대용으로 10일간 투여한다.

대하, 자궁출혈 | 지골피50g, 당귀, 당삼, 속단ᵃ15g, 저육(豬肉: 지방제거)100g, 홍당(紅糖: 매회 25g씩 첨가)50g을 탕약으로 1일 1첩, 1일 2회로 투약하고, 2회 수전 후에 저육도 먹는다.

(6) 화농성 궤양 치료

방 약 | 생지골피분말100g, 생지골피(炒)100g을 고압소독해서 각각을 병에 보관한다. 궤양이 깊지 않고, 피부가 홍윤(紅潤)하고, 표면에 화농성 분비물이 없으면 숙지골피(炒한 것) 분말로 도포한 후 48시간 마다 교환해주고, 궤양이 깊고 농(膿)이 많은 자는 생지골피 분말을 사용하여 치료하고, 환부가 호전되어 농액이 없어지면 다시 숙(熟)지골피 분말로 치료한다. 만약 궤양부위에 농액 소실과 조직 생성이 늦으면 생숙지골피를 50%씩 혼합하여 사용하고, 5일을 1회 치료기간으로 한다. 이 방법으로 30명을 치료한 결과 총 유효율이 100%였다. 화농성 염증이 항염증치료로 효능이 없거나 수술로 빼낸 자도 사용할 수 있다.[1] 이외에 지골피, 생강ᵃ120g을 니(泥)를 만들어 수면전에 산기(visceral herniation) 부위에 도포하고, 붕대로 감아 두었다가 수면 후 제거한다. 이 방법으로 산기를 치료한 결과 효능이 있었다고 보고했다.[2]

사용용량

지골피 수전액을 쥐의 복강에 주사한 결과 LD_{50}은 12.8g/kg이었고, 팅크제를 복강에 주사한 결과 LD_{50}은 4.7g/kg이었다.[4]

주의사항

지골피 탕약을 투여한 후 부정맥이 발생한 보고가 있다.[3] 외감풍한성(外感風寒性) 발열, 비허성(脾虛性) 설사자에게는 사용하지 않는다.

201

청호(菁蒿)

Artemisia apiacea Hance

약재개요

국과(菊科)에 속한 한해살이 초본식물인 청호와 황화호(黃花蒿)의 전초이다. 성미(性味)는 고(苦), 신(辛), 한(寒)하고, 간, 담, 신장에 귀경한다. 청허열(淸虛熱), 양혈해서(凉血解暑 ᵉ혈액을 차게 하고 더위를 없앰), 퇴학(退虐)의 효능이 있어 발열, 학질, 배뇨장애 등의 병증에 사용한다.

약리연구

(1) 해열 작용

청호주사약을 토끼에게 투여한 결과 해열작용이 있었고, 금은화와 같이 사용한 결과 협조작용이 있었다.[6]

(2) 항 백혈병 치료

청호의 파생물질은 백혈병[388]세포를 억제시키는 작용이 있었다.[7]

(3) 심혈관에 미치는 영향

Artemisinin 성분은 심박동수를 감소시키고, 심근수축을 억제시키고, 관상혈관의 혈류량감소, 항부정맥 작용이 있었고, 압력하강은 심장억제와 유관하다.[8]

(4) 기 타

이외에 항말라리아, 항균, 보간이담(補肝利膽 ᵃᵃ간을 보하고 담즙을 배출함), 면역증강 등의 작용이 있었다.

임상응용

(1) 고열 치료

방 약 1| 청호의 수용물질로 정제(매 알 생약 1.5g 함유)를 만들어 1회 8알, 1일 3~4회, 연이어 3일 동안 투여한다. 사천성 중약 연구소에서는 이 방법으로 유행성 감기, 보통감기,

만성 기관지염, 폐렴, 요도 감염 등으로 인한 고열환자 44명을 치료한 결과 유효율이 80% 이상이었다고 보고했다. 환자 중 체온이 37.5~39℃ 이상인 자는 19명, 39℃ 이상인 자는 25명이었다고 했다.

방 약 2 | 200%의 청호주사약 2~4ml를 1일 1~2회 근육 주사하여 각종 고열환자 126명을 치료한 결과 총 유효율은 68.25%였다.[1]

(2) 만성 기관지염 치료

방 약 | 청호의 휘발유로 각종 형태의 약을 만들어 투약한다. 이 방법으로 1584명을 치료한 결과 양호한 거담, 진해(鎭咳), 평천(平喘) 작용이 있었다.[2]

(3) 진폐증 치료

방 약 | 청호추출물로 정제를 만들어 1회 1.5g, 1일 3회, 연이어 2년간 투약하고, 계절 간에는 7일 동안 휴식한다. 이 방약으로 23명을 치료한 결과 기침, 객담, 흉통 등 주요증상이 현저하게 개선되었고, X선상에 안정적이고, 폐혈류량이 증가했다.[3]

(4) 급성 황달형 간염 치료

방 약 | 청호, 용담초^각30g을 1일 1첩, 탕약으로 30일간 투여해서 23명을 치료한 결과 21명완치, 2명 진보였다.

(5) 소변 저류(瀦留) 치료

방 약 | 신선한 청호를 분쇄하여 배꼽에 놓고 25×30cm 크기의 비닐을 덮고, 반창고로 고정하여 두었다가 하복부가 서늘한 감이 있거나 소변을 배출하면 제거한다. 이 방법으로 45명을 치료한 결과 일반적으로 30~60분 만에 소변을 배출했다. 그러나 노인성 전립성 비대형의 소변저류에는 효능이 없었다.[4]

(6) 비출혈 치료

방 약 | 청호를 비강에 점입(點入)하도록 증류해서 36명을 치료한 결과 34명 완치, 2명은 무효였고, 이외에 만성비염에도 효능이 있었다.[5]

(7) 반형(盤型) 홍반 낭창 치료

방 약 1 | 청호(사천성, 광서성 생산품) 분말500g을 꿀1000~1500ml에 혼합하여 10g으로 환약을 만들어 1일 4~6환을 식후에 투여한다.

방약2 | 청호소 0.3g을 매일 내복하다 점차로 양을 증가하여 0.4~0.9g/d로 투약하고, 3일을
1회 치료기간으로 한다.

위의 2가지 방법으로 50명을 치료한 결과 30명은 완치 근접, 15명 유효, 5명은 무효였다.[6]

사용용량

청호유제(油劑)를 쥐의 위장에 주입한 결과 LD_{50}은 21.0±0.08g/kg이었고, 청호소(菁蒿素)를
위장에 주입한 결과 LD_{50}은 4223mg/kg이었다.

주의사항

학질에 유효한 청호소 성분은 물에 녹지 않음으로 수전하지 않는다.

호황련(胡黃蓮)

Picrorrhiza scrophulariaeflora Pennell

약재개요

현삼과(玄蔘科)에 속한 여러해살이 초본식물인 호황련의 뿌리이다. 성미(性味)는 고(苦), 한
(寒)하고, 심장, 간, 위, 대장에 귀경한다. 청허열(淸虛熱), 거감열(袪疳熱), 청습열(淸濕熱)의 효
능이 있어 발열, 도한, 소아감적(小兒疳積), 소화불량, 복창체수(腹脹體瘦 복부가 팽만하고 신체가 마
름), 이질 등의 병증에 사용한다.

약리연구

(1) 간장보호, 이담(利膽) 작용

Picroside II 성분은 과산화 메테인(Perchlormethane)으로 인한 쥐의 간중독 증상을 보호하
는 작용이 있었고, 이담작용이 있었다.[1]

(2) 항염증 작용

호황연 분말과 ether로 추출한 성분은 쥐의 약물로 유도한 관절염에 혈관 투과성을 증가시
켜 염증을 억제시켰다.

(3) 기 타

이외에 항균작용, 자궁수축 작용이 있는 것으로 밝혀졌다.

임상응용

(1) 소아 급성 이질 치료

방 약| 호황연, 황금, 금은화, 백작약, 감초를 배합하여 이질을 치료한 보고가 있다.[2]

(2) 유행성 이하선염 치료

방 약| 호황연, 대황, 오수유, 담낭성의 분말을 식초에 개서 용천혈에 붙여 본병을 치료한 보고가 있다.[3]

사용용량

호황련의 Picroliv 성분을 쥐의 복강에 투여한 결과 LD_{50}은 2026.9mg/kg이었다. 동물에게 2500mg/kg을 경구투여 한 결과 사망하지 않았다.

주의사항

비위허약자는 복용하지 않는다.

은시호(銀柴胡)

Stellaria dichtoma L. var. lanceolata Bge

약재개요

패랭이꽃과(石竹科)에 속한 여러해살이 초본식물인 은시호의 뿌리이다. 성미(性味)는 고(苦), 미한(微寒)하고, 간, 위장에 귀경한다. 청허열(淸虛熱), 퇴감열(退疳熱)의 효능이 있어 음허성 발열, 도한 등의 병증에 사용한다.

약리연구

(1) 혈지질 감소

Gypsophila Bge Kom에서 추출한 Gypsogenin 성분은 동맥경화가 있는 토끼의 혈청 콜레스테롤 농도를 감소시켜 증상을 개선시켰다.[1]

(2) 해열 작용

야생과 재배한 은시호의 ether 추출물은 효모혼합액으로 인한 쥐의 발열을 해열했다.[2]

(3) 기 타

야생과 재배한 은시호의 ether 추출물은 항염증 작용이 있는 것으로 밝혀졌다.

사용용량

일반적으로 5~10g을 사용한다.

주의사항

외감풍한(外感風寒), 혈허(血虛), 무열자(無熱者)는 주의한다.

백미(白薇)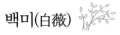

Cynanchum atratum Bge

약재개요

박주가리과(蘿藦科)에 속한 여러해살이 초본식물인 백미 혹은 만생백미(蔓生白薇)의 뿌리이다. 성미는 고(苦), 함(鹹), 한(寒)하고, 위장과 간에 귀경한다. 청열량혈(淸熱凉血 열을 내리고 혈액을 차게 함), 이뇨통림(利尿通淋 소변을 통하게 함), 해독해창(解毒解瘡 독을 없애고 부스럼을 치료함)의 효능이 있어 발열, 각종 부스럼, 배뇨장애 등의 병증에 사용한다.

약리연구

(1) 해열, 항염증 작용

백미의 수전 추출물은 쥐의 인공발열을 억제하는 작용이 있었고, 수전추출물은 2%의 파두유로 인한 쥐의 귀부위 염증반응을 억제시키는 작용이 있었다[1].

(2) 거담, 평천(平喘) 작용[2]

페놀, 콜린, 히스타민 등으로 인한 가래에 거담작용이 있었고, 또한 평천작용도 있었다.

임상응용

(1) 반신불수 치료

방 약 | 백미15g, 택란10g, 천산갑6g을 수전하여 복용한다. 이 방약으로 3명을 치료한 결과 양호한 효능이 있었다[3].

(2) 혈관 억제성 어지러움증 치료

방 약 | 백미30g, 당삼30g, 당귀15g, 자감초6g을 수전하여 복용한다. 이 방약으로 11명을 치료한 결과 완치 9명, 유효율은 100%였다[4].

사용용량

일반적으로 5~12g을 사용한다.

주의사항

비위의 양기가 부족한 증상에는 주의한다.

03

사하약(瀉下藥)

정의 대장을 윤활하게 하거나 설사를 유발하여 배변을 촉진하는 약을 사하약이라 한다.

작용 대변을 통하게 해서 적체(積滯), 수음(水飮), 유해물질, 실열(實熱)을 제거한다.

증상 대변건조, 대변의 장내적체(腸內積滯), 실열내결(實熱內結), 수종 등

종류 공하약(攻下藥), 윤하약(潤下藥), 준하축수약(峻下逐水藥)

배합 리실증(裏實證)과 외감표사증(外感表邪證)이 동시에 있으면 먼저 체표에 있는 사기를 없앤 후 리실증으로 치료하고, 증상에 따라 공하약과 해표약을 동시에 사용해서 외감표사(外感表邪)가 내부로 침입하는 것을 방지한다. 리실증과 정기(正氣) 허약이 동시에 존재하면 보약과 동시에 사용해서 사하(瀉下)로 인한 정기(正氣) 손상을 방지한다.

주의 신체허약, 임신부, 출산 후, 월경전, 후에는 금지하거나 유의한다.

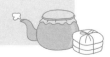

1) 공하약(攻下藥)

작용 공하약은 쓰고 차기 때문에 대변을 통하게 하고, 열을 없애는 작용이 있다.

증상 열을 내리는 작용이 있어 외감열병(外感熱病)으로 인한 고열, 정신혼미, 헛소리, 발광(發狂) 혹은 체내 열의 상승으로 인한 두통, 안구충혈, 인후부 통증, 치통, 토혈, 비혈 등의 증상과 열이 쌓여 생긴 변비에 사용한다. 한성(寒性) 변비는 온리약(溫裏藥)을 배합하여 사용한다. 열이 있을 때 배변시키면 해열에 도움된다.

대황(大黃)

Rheum Palmatum L.

약재개요

마디풀과(蓼科)에 속한 여러해살이 초본식물인 장엽(掌葉)대황과 당고특(唐古特)대황 혹은 약용 대황의 뿌리이다. 성미(性味)는 고(苦), 한(寒)하고, 비, 위, 대장, 간, 심장에 귀경한다. 사하퇴적(瀉下退積 장내 쌓인 음식을 설사하게 함), 청열사하(淸熱瀉下), 해독(解毒), 활혈제어(活血除瘀 혈액을 맑게 하여 어혈을 없앰), 청설습열(淸泄濕熱)의 효능이 있어 고열, 혼미, 헛소리, 변비, 자궁근종, 암 등의 병증에 사용한다. 장군(將軍), 천군(川軍)이라고도 한다.

약리연구

(1) 설사 작용

설사작용을 유발시키는 성분은 Anthracene glycoside이고, 그 중 sennoside A 성분이 가장 강력하다. 그 기전은 경구투여 후 소화도(消化道)에서 세균의 생물학적인 대사산물로 인한 것이고, 다른 하나는 소장에서 흡수한 후 간장에서 환원한 물질이 위벽신경을 자극해서 대장의 유동증가로 인한 것이다[33].

(2) 항 궤양 및 소화촉진 작용

동물실험에서 대황은 위산분비를 억제시키고, 프로티나제의 활성을 감소시켜 스트레스성 위궤양을 예방 및 치료하는 작용이 있고, 주정으로 인한 위점막 손상을 보호하는 작용이 있었다. 또한 소량(0.6~0.9g)을 투여 시에는 위산을 촉진하는 작용이 있었다[34].

(3) 보간이담(補肝利膽 간을 보하고 담즙을 통하게 함) 작용

대황은 carbon tetrachlorid로 인한 쥐의 간세포 손상을 예방과 치료하는 작용이 있었다. 그 기전은 간세포의 흡수와 배설율을 높이고, 간세포막 보호와 괴사의 감소로 인한 것이다. 대황은 개의 실험에서 담즙분비를 촉진시켰다[35].

(4) 강심 작용

대황의 강심작용은 농도와 상관이 있고, 심장의 MAP 폭을 높이고, 심근수축력을 증강시키는데, 그 기전은 세포막상의 Na-K-ATP 효소와 유관하다[36].

(5) 지혈 작용

대황의 경구투여, 관장, 외용방법 등은 모두 인간과 동물의 혈액응고시간을 단축시켰다. 지혈성분은 chrysophanol, Emochin, Physcion 등이고, 그 기전은 모세혈관 투과성 감소와 섬유단백질(Fibrinogen)의 증가로 인한 것이다[37].

(6) 신부전 예방 및 치료 작용

대황의 추출물은 인간과 동물에서 신부전의 발전을 연장시켰다. 그 기전은 신장의 손상을 경감시키는 것과 유관하고, BUN, Ccr 등의 요독증의 물질을 감소시킨다[37].

(7) 뇨산(尿酸)형성 방지

Xanthione oxidase은 뇨산형성에 중요한 작용을 하는데 대황은 Xanthione oxidase의 활성을 억제시키는 작용이 있어 뇨산형성에 영향을 주어 통풍을 치료하는 작용이 있다[38].

(8) 기타

이외에 항균, 항암, 항염증, 항노화, 혈당감소 등의 작용이 있는 것으로 밝혀졌다.

임상응용

(1) 감염성 질환 치료

방약 1| 대황15~30g, 망초9g, 현삼15g, 감초6g을 100ml의 탕약으로 만들어 투약하고, 4시간후 체온을 측정하여 하강하지 않는 자는 다시 1첩을 투약하여 급성폐렴 57명, 상호흡기 감염 9명, 급성 세균성이질 33명, 급성 췌장염 30명, 비뇨기감염 7명, staphylocossal septicemia 감염 30명을 치료한 결과 대부분이 복용 3일후 체온이 정

상으로 회복했다. 초기ARDS 환자 18명에게 이 약으로 치료한 결과 복용 후 대변이 통하고, 복부 팽만이 경감한 후 호흡곤란증상이 개선되었고, 전신 중독증상이 호전되어 사망률이 감소했다.

방약 2 │ 생대황분500g, 생창출500g, 노감석500g, 밀랍(蜜蠟)200~300g, 향유5000g을 고약으로 만들어 환부를 도포해서 **외상성 감염** 환자 320명을 치료한 결과 총 유효율이 99.7%였고, 완치율이 98.5%였다.

방약 3 │ 대황, 황금, 황연, 목통, 단삼의 분말을 캡슐(매 캡슐 중량 0.5g)에 넣어 1회 6알, 1일 4회 투약해서 복부 **염기성 세균 감염** 환자 90명을 치료한 결과 양호했다.[1]

(2) 편도선염 치료

방약 1 │ 생대황9g(심한 자는 12g 사용)을 끓는 물에 담가 두었다가 매 2시간 마다 1회 투약해서 편도선염 환자 61명을 치료한 결과 모두 완치했다. (기타 약 미(未)복용)

방약 2 │ 생대황(焙乾)20g을 분말로 만들어 1/4~1/3을 식초에 혼합하여 족심(足心)에 (男左女右) 붙이고 거즈로 감아두었다가 8시간 후 제거하고, 1일 1회, 연이어 3~4회를 실시하여 소아편도선염 환자를 치료한 결과 양호한 효과가 있었다.[2]

(3) 간염 치료

방약 1 │ 생대황20g을 250ml로 수전하고, 온수 1000ml에 혼합하여 1일 1회, 2주를 1회 치료기간으로 관장한다. 이 방약으로 **간성뇌병(肝性腦病)** 환자 24명을 치료한 결과 임상증상 개선자는 18명, 사망자는 6명이었다.[3]

방약 2 │ 정제한 대황편(생약 1g 함유) 1회 5~9알, 1일 3회 식후 투약해서 급성 바이러스성 간염 환자 208명을 치료한 결과 임상증상, 간기능, 황달 치료에 양약(洋藥)보다 우수했다.[4]

방약 3 │ 대황6g(주정에 12시간 담가 두었다가 건조), 청피4g의 분말을 1회 3g, 1일 3회, 10일을 1회 치료기간으로 투여한다. 이 약으로 급성 A형 간염 환자 67명을 치료한 결과 41명 완치, 16명 현저한 효과, 7명 유효, 3명은 무효였다.[5]

방약 4 │ 대황, 대조를 10:3비율로 배합하여 0.3g 무게로 정제(매알 생약 18g 함유)를 만들어 1회 4~6알, 1일 3회, 3개월을 1회 치료기간으로 투여한다. 이 약으로 B형간염 환자 52명을 치료한 결과 HBs-Ag가 음성으로 전환 한 자는 12명, anti-HBe가 음성으로 전환한 자는 12명, HBV-DNA가 음성으로 전환한 자는 9명이었다.[6]

(4) 담낭염 및 담도(膽道) 질환 치료

방약 1 | 대황600g을 끓는 물로 5분 동안 끓인 후 투여한다. 처음에는 300g, 다음에는 200g, 마지막은 100g을 투약하고, 1일 1첩을 투여한다. 복용 후 바로 초음파로 검사한다. 이 방법으로 담도 회충증 환자 40명에게 실험한 결과 평균적으로 처음 복용 30분에서 한 시간 후에 복통이 경감하고, 평균적으로 40분 만에 3회 복용 후 초음파상에 담총관내에 빛이 소실하였고, 1개월 간 관찰한 결과 17명은 재발하지 않았고, 초음파상에 정상이었다.[7] 이외에 대황30~60g을 수전하여 복통이 경감 할 때까지 매 1~2시간 마다 1회 씩 투약해서 급성 담낭염 환자 10명을 치료한 결과 모두 완치하였고, 사용한 약량은 평균 248g이었다고 한 보고가 있다.

방약 2 | 대황(법제)20~30g을 1일 1~2첩, 5분 간 수전한 후 식으면 투여한다. 이 방법으로 담낭출혈 환자 18명을 치료한 결과 모두 완치하였고, 최소 복용자는 2첩, 최대 복용자는 13첩이었고, 흑변(黑便)이 소실한 시간은 6시간에서 6일이었다.[8]

방약 3 | 생대황10~20g, 목향10g에 끓는 물 300ml을 넣은 뒤 10분 후 조금씩 서서히 투여한다. 이 약으로 담교통(膽絞痛) 환자 45명을 치료한 결과 복용 1시간 후 통증이 현저하게 경감한 자는 21명, 유효 20명, 4명은 무효였다.[9]

(5) 급성 췌장염 치료

방약 | 생대황분9~15g, 현명분15~30g을 뜨거운 물 200ml에 넣은 후 2~4시간마다 1/3씩 설사할 때까지 투여한다. 약 복용 후 구토한 자는 30분 후에 다시 투약하고, 1첩을 복용한 후 3~4시간이 지나도 설사를 하지 않으면 다시 1첩을 투여한다. 고문선은 이 방약으로 급성 췌장염 환자 100명을 치료한 결과 모두 완치 되었고, AMS는 평균 3.25일 만에 정상으로 회복했다고 밝혔다. 중국의 여러 병원에서 대황을 전제(煎劑), 충제(沖劑), 당장제(糖漿劑), 정제(片劑) 등으로 만들어 급성 췌장염 환자 791명에게 동서결합으로 치료한 결과 합병증 발생 감소, 수술율 감소, 사망율이 감소했다고 밝혔다.[10]

(6) 급성 소화기 출혈 치료

방약 | 생대황2g, 오배자1.5g, 감초1g의 분말을 1일 3회 투여한다. 이 방약으로 상소화도(上消化道) 출혈환자 78명을 치료한 결과 72명 완치, 3명 현저한 효과, 1명 유효, 2명은 무효였다.[11] 이외에 하강평은 생대황으로 간경화성 식도출혈 예상환자 14명에게 투약해서 식도 출혈을 예방했다고 보고했다.[12]

(7) 궤양, 위염 치료

방 약 1│ 대황추출물10ml(ml 당 생약 1g 함유)를 1일 3회 투약하고, Ranitidine을 대조군(對照群)으로 하고, 4주를 1회 치료기간으로 한다. 이 방약으로 소화도(消化道) 출혈 환자 100명을 치료한 결과 86명 완치, 유효 6명, 8명은 무효였다. 총 유효율은 92%였고, 대조군(對照群)과 비교하여 현저한 차이가 없었고, 게다가 대황은 부작용이 적었다.[13]

방 약 2│ 대황정제(매 알당 생약 0.25g 함유)를 1일 3회, 1회 3~5알을 투여한다. 이 방약으로 소화성 궤양환자 104명을 치료한 결과 60명 완치, 32명 호전, 9명은 무효였다. 그리고 HP양성인 궤양환자 40명을 치료한 결과 완치 24명, 유효 13명, 3명은 무효였고, HP가 음성으로 전환한 자는 36명이었다.[14]

방 약 3│ 대황분말3~5g을 뜨거운 물 300~500ml에 넣고, 액체가 황색으로 변하면 30~50ml씩 1시간 간격으로 1일 동안 투약하고, 출혈이 심한 자는 삼칠3g을 배합하여 투여한다. 이 방법으로 급성 미란성 위염 환자 33명을 치료한 결과 29명 완치, 4명은 무효였다.[15]

(8) 급성 장폐색 치료

방 약 1│ 대황분말15g, 초갱미(炒粳米)분말50g을 봉밀100g에 혼합하여 성인은 1회에 다 투약하고, 소아는 몇 번에 나누어 투여한다. 이 방약으로 불완전성 장폐색 환자 30명을 치료한 결과 일반적으로 복용 4~10시간 후 설사하였고, 1주일 동안 관찰한 결과 재발하지 않았다.[16]

방 약 2│ 대황, 오매^각30g, 건강20g, 봉밀100g(먼저 건강과 오매에 물 300ml를 넣고 10분간 끓인 후 다시 대황과 봉밀을 넣고 2~3분 간 끓인다.)을 수전하여 서서히 투여한다. 구토가 심한 자는 1회 50ml를 코로 위장에 2시간 마다 1회 주입하고, 6시간 후 효능이 없으면 항문으로 관장한다.

　　보고에 의하면 이 방약으로 회충성 장폐색 환자 80명을 치료한 결과 단 한명을 제외하고는 모두 6~48시간 이내 대변과 회충을 배설하였고, 그 중 56명은 6~24시간 이내에 장폐색의 증상이 없어졌고, 환자는 모두 3~5일 만에 완치되어 퇴원했다.[1]

(9) 궤양성 대장염 치료

방 약│ 생대황200g, 오배자100g(1/2은 생약으로, 1/2은 炒하여 사용), 혈갈15g을 분말로 만들어 고압 살균하고, 캡슐에 넣는다. 대장경으로 환부를 찾아내서 캡슐 5~20알을 삽입하고, 1일 1회, 15일을 1회 치료기간으로 치료한다. 이 방약으로 만성 궤양성 대장염 환자 190명을 치료한 결과 136명 완치, 44명 호전했다.[18]

(10) 급, 만성 신장 기능 부전, 뇨독증 치료

방 약 1 | 대황주사약(매 100ml당 생약 50g 함유)으로 뇨독증을 치료한다

    사용방법: a. 대황주사약100ml을 10%포도당 400ml에 혼합하여 정맥주사한다.

            b. 100ml를 경구 투여한다.

            c. 100ml를 38~39℃로 따뜻하게 한 후 항문으로 관장한다.

    상기의 3가지 방법을 1일 1회 실시한다.

    하얼빈 의과 대학에서 이 방법으로 뇨독증 환자 21명을 치료한 결과(경구복용자 12명, 관장자 4명)양호한 자(BUN이 50%이하 감소한 자)는 9명, 호전(BUN이 25%이 상 감소한 자)자는 11명, 유효(BUN이 25%이하 감소한 자)는 6명이었고, 무효는 11명이었다고 밝혔다.

방 약 2 | 대황, 단모려[가]15~30g, 육계6~12g, 청대6~9g, 괴미30~60g을 400ml로 수전하여 1일 2회 200ml씩 관장하고, 1일 설사횟수를 2~3회로 유지한다.

    진변경은 이 방약으로 만성신부전 환자 11명을 치료한 결과 BUN이 평균 22.1ml% 감소하였고, NPN이 평균 39.1ml% , Ccr은 1ml% 감소하였고, 임상증상이 경감했다고 밝혔다.

방 약 3 | 대황분10g을 온수로 투약해서 신장이식 후 요독증 환자 10명을 치료한 결과 증상이 호전 되었고, Ccr, BUN이 감소했다.

방 약 4 | 대황50g, 인삼9g을 탕약으로 1일 1첩을 1일 2회 투여한다. 동시에 양약(洋藥)을 정상적으로 투여한다. 이 방약으로 급성 신부전 환자 45명을 치료한 결과 모두 증상이 다뇨기(多尿期)나 회복기로 전환했다.[19]

방 약 5 | 대황15~30g, 모려30g, 황백10g, 세신3g, 괴실(槐實)15~30g을 2회 수전한다. 매 수전시 300~500ml의 물을 넣고 150~250ml까지 수전한 후 따뜻할 때 관장한다. 1일 2회, 7~14일을 1회 치료기간으로 실시한다. 이 방약으로 소아 급성 신부전 환자 48명을 치료한 결과 총 유효율이 85.4%였다.[20]

(11) 고지질혈증, 비만증 치료

방 약 | 대황, 택사, 시호로 정제(매알 생약 2g 함유)를 만들어 1회 3~6알, 1일 2회, 온수로 투여한다. 이 약으로 중노년의 고지질 혈증 72명을 치료한 결과 총 유효율이 91.67%였다.[21]

(12) 정신분열증 치료

방 약 1 | 대황60g, 석창포, 울금^각10g, 백합, 합환피^각30g, 원지, 생모려^각15g을 탕약으로 1일 1 첩을 조석으로 투약하고, 열성 변비가 심한 자는 모려를 제거하고, 생대황 120g, 망 초(沖服)10g을 배합한다. 이 방약으로 광형(狂型)정신분열증 환자 78명을 치료한 결과 57명 완치, 15명 유효, 6명은 무효였다.[22]

방 약 2 | 생대황3~150g, 생지황30g, 황연5g, 굴홍20g, 천축황10g, 창포30g, 생용골30g, 생모 려30g을 탕약으로 1일 1첩 투여한다. 이 약으로 광증 환자 50명을 치료한 결과 모 두 유효였다.[20]

(13) 촌충, 요충 치료

방 약 2 | 동일량의 생대황, 비자(榧子: 껍질제거)의 분말을 온수로 투약하고, 연령이 1세 증 가함에 따라 0.4g씩 증가하고, 1일 3회, 7일간 투여한다. 보고에 의하면 이 방법으 로 요충증 환자 96명을 치료한 결과 87명이 현저한 효과, 9명은 유효였다.[1]

(14) 화상 치료

방 약 | 생대황100g에 물 1000ml를 첨가하여 수전한 후 gentamicin 40ml, Metronidazole 분 말1%를 약액에 혼합하여 환부를 습포해 준다. 이 방법으로 화상환자 36명을 치료한 결과 색소침착이나 흉터가 생기지 않았다.[24]

(15) 피부염 치료

방 약 1 | 생대황8~12g을 약한 불로 5~10분간 수전한 후 여과하고(500ml 정도), 망초분말 6~9g을 혼합해서 투약하고, 1일 1첩, 1일 3회 투여한다. 경미한 자는 1~2첩, 심한 자 는 3~4첩 정도 투여한다. 이 방법으로 칠성(漆性) 피부염 환자 20명을 치료한 결과 10명 완치, 7명 현저한 효과, 2명 호전, 1명은 무효였다.[25]

방 약 2 | 동일량의 대황, 유황을 분말로 만든다. 환부(頭部)를 온수로 세척하여 습기가 있 게 한 후 약분말로 2~3분간 비빈 후 다시 온수로 약을 세척한다. 이 방법을 3~5일 마다 1회 실시한다. 상기의 방법으로 지루성 두피염 환자 100명을 치료한 결과 60 명 현저한 효과, 31명 유효, 9명은 무효였다.[1]

(16) 급성 연부조직 손상 치료

방 약 | 대황100g, 유향20g, 몰약20g, 빙편10g을 분말로 만들어 백주나 75%의 주정에 혼합하

여 환부에 도포하고, 붕대로 감아 두었다가 1일 2회 교환해 준다. 이 방약으로 200명을 치료한 결과 108명 현저한 효과, 82명 유효, 10명은 무효였다.[26]

(17) 은소병(Psoriasis) 치료

방 약 | 생대황[後下]3~15g, 숙대황6~20g을 수전하여 1일 1첩을 2회로 나누어 투약하고, 외용으로는 생대황30g, 숙대황30g을 30%의 주정100ml에 일주일 간 담가 두었다가 여과하여 환부에 1일 1~2회 발라주고, 환부를 5~10분 간 마사지하여 따뜻하게 한다. 이 방법으로 45명을 치료한 결과 28명 완치, 12명 호전, 5명은 무효였다.[27]

(18) 대상포진 치료

방 약 1 | 대황, 황백, 오배자, 망초를 2:2:1:1비율로 혼합하여 미세하게 분말을 만들어 30%의 바셀린에 배합해서 고약을 만들어 붕대에 2mm 두께로 약을 발라 환부에 도포하고, 1일 1회 교환해 준다. 이 방법으로 150명을 치료한 결과 모두 완치 되었고, 평균 치료기간은 2~4회였다.[1]

방 약 2 | 생대황30g, 빙편5g, 오공5마리를 미세한 분말로 만들어 참기름에 혼합하여 환부에 1일 2회 도포한다.[27]

(19) 비 출혈 치료

방 약 | **급성 비출혈**: 출혈량이 많고 급한 자는 대황분3~5g을 거즈에 묻혀 비강내의 출혈부위에 도포한다.

만성 출혈: 대황5~10g을 온수15~30ml에 30분간 담가 두었다가 여과한 후 환자를 눕히고 비강내에 1회 2~3방울 점입하고, 1일 3~5회 실시하고, 지혈 후 3일 더 실시한다. 이 방법으로 급성 비강 출혈 환자 7명을 치료한 결과 모두 1회에 지혈하였고, 만성 비혈 환자 55명 중 1회 시술로 지혈자 7명, 1일 내에 지혈자 44명, 2일에 지혈자 6명, 3일 내 지혈자 1명이었고, 시술 중지 10~15일 후 재발자는 3명이었다.[28]

(20) 항문 질환 치료

방 약 1 | 대황, 오배자, 망초, 상기생, 적작약, 형개, 연방, 어성초[各]30g을 수전하여 환부를 1일 15~30분간 훈증한다. 이 방약으로 혈전성 외치질 환자 39명을 치료한 결과 33명 완치, 6명은 유효였다.[29]

방 약 2 | 생대황30g, 차전초30g, 지각15g, 형개15g, 마치현30g에 물 3000~4000ml 넣고 30분 간 수전한 후 식으면 30분 간 좌욕하고, 1일 2~3회, 3일을 1회 치료기간으로 한다. 이 방법으로 항문 질환 환자 129명을 치료한 결과 72명 현저한 효과, 46명 유효, 11명은 무효였다.[30]

(21) 전립선염 치료

방 약 | 생대황50g을 수전하여 먼저 회음부를 훈증과 세척하고, 시계방향으로 마사지해 준다. 1일 1회, 1회 30분간 실시하고, 생강즙에 대황분말20g을 혼합하여 중격, 회음부위에 도포한다. 이 방법으로 60명을 치료한 결과 56명 완치, 3명 현저한 효과, 1명은 유효였고, 3명이 재발했다.[31]

(22) 부인과 질병 치료

방 약 | 대황, 별갑, 호박의 분말을 2:2:1비율로 혼합하여 식초로 환을 만들어 1일 2회, 1회 2.5g을 온수로 투약하고, 생리기간에도 투약하고, 3개월을 1회 치료기간으로 한다. 이 방약으로 자궁내막 이위증(異位症) 환자 76명을 치료한 결과 총 유효율이 80.26%였다.[32]

사용용량

일반적으로 3~10g을 사용하고, 공하(攻下)시킬 때는 생용(生用)하고, 수전시에는 후하(後下)하거나 뜨거운 물에 우려서 투여한다. 장시간 수전하면 약효가 감소한다. 대황을 술로 법제하면 사하력(瀉下力)은 약해지지만 활혈(活血) 작용은 강해짐으로 어혈증 및 준하(峻下)에 부적당한 사람에게 사용한다. 초(焦)한 것은 출혈증에 사용한다.

쥐 10마리(체중: 18~22g)에게 생대황에테르 추출물을 1회에 40g/kg을 복강에 주사하거나 햄스터 5마리(체중: 170~220g)를 16시간 동안 금식시키고, 생대황수전액 30g/kg을 경구투여하고, 72시간 관찰한 결과 모두 사망하지 않았고, 이상이 발견되지 않았다.

쥐 60마리(체중: 17~21g)를 6개 군(群)으로 나누어 생대황 수전액을 1회 경구투여한 결과 LD_{50}은 153.5±4.58g/kg이었다. 대황을 장기간 동물에게 투여한 결과 소화기, 면역계, 생식기에 이상이 발생했다. 소화기는 설사증상이 있었고, 면역계에는 흉선, 비장, 장내막의 임파절이 위축되었고, 자궁, 난소 등도 위축되었고, 유산했다.

대황의 품종이 생산지에 따라 다르고, 작용과 효능도 천차만별임으로 전문가의 감별이 중요하고, 수전 방법에 따라 약효도 다르다. 최고 강한 사하(瀉下)작용은 끓는 물에 45초간 담가 두었다가 마시면 최고의 효능이 있다고 보고하였고, 대황은 독은 없으나 대량으로 복용하면 오심, 구토, 두혼(頭昏), 복통, 황달 등의 증상이 출현하고, 용량을 줄이거나 복용중지하면 증상이 소실한다(32). 비위양허(脾胃陽虛)로 인한 설사, 식욕부진과 임신, 월경, 수유기 여성은 사용을 금한다.

망초(芒硝)

Sodium Sulfate ($Na_2SO_4 \cdot 10H_2O$)

약재개요

황산나트륨을 함유한 천연광물을 가공한 결정체이다. 자연산을 뜨거운 물에 용해하고, 여과한 후에 식혀서 결정체를 만드는데 박초(朴硝) 혹은 피초(皮硝)라고도 한다. 박초와 무를 같이 삶은 뒤 상층을 걸러내어 식혀서 만든 결정체가 망초이다. 망초가 풍화를 거쳐 백색분말이 되면 이것을 현명분이라 한다. 성미(性味)는 함(鹹), 고(苦), 한(寒)하고, 위장, 대장에 귀경한다. 청열사하(淸熱瀉下 열을 없애고 설사시킴), 연견소종(軟堅消腫 딱딱한 것을 부드럽게 하고 부은 것을 없앰)의 효능이 있어 고열, 변비, 인후부 통증, 구강궤양, 안구 충혈, 부스럼 등의 병증에 사용한다.

약리연구

(1) 항암 작용

망초는 DMH로 유발된 쥐의 대장암을 억제시키는 작용이 있었고, 기전은 산화(酸化)적인 장(腸)내의 환경과 장의 상피세포의 DNA합성 억제와 유관하다.(26)

(2) 이뇨 작용(27)

무뇨증과 뇨독증에 4.3%의 Na_2SO_4를 정맥주사하면 이뇨 작용이 있고, 치료된다.

(3) 조직탈수 작용

고농도의 Na_2SO_4를 경구투여하면 유문경련을 유발해서 약액의 위장배출이 연장된다. 이때 조직의 수분을 장관으로 흡수시켜 조직의 수종이 치료된다.[28]

(4) 설사 작용

Na_2SO_4을 경구복용 후 SO_4^{2-}은 장점막에서 흡수가 어려워 장내에서 고삼투압을 형성하여 용적성(容積性) 설사를 유발하고, 염류는 장점막을 자극하여 자극성 설사를 유발한다.[27]

(5) 기 타

이외에 이담(利膽), 항균작용이 있는 것으로 밝혀졌다.

임상응용

(1) 이하선염 치료

방 약 | 대황30g, 청대10g, 망초50g의 분말을 식초에 혼합하여 환부에 1일 3회 도포한다. 이 방법으로 이하선염 환자를 치료한 결과 효능이 있었다고 보고했다.[1]

(2) 심박 조율 수술후 어종(瘀腫) 치료

방 약 | 환부 넓이의 거즈(3~4층)위에 박초를 놓은 다음 거즈를 환부에 도포한 후 붕대로 감아주고, 1일 1회 교환해 준다. 이 방법을 6명에게 실시한 결과 4~14일 만에 종창(腫脹)이 모두 소실했다.[2]

(3) 간경화 복수 치료

방 약 1 | 망초3g, 감수6g을 분말로 만들어 신궐혈에 붙인다. 이 방법을 14명에게 시술한 결과 모두 유효했다.[3]

방 약 2 | 망초30g, 생우육(生牛肉)150g을 작은 불로 쇠고기가 뭉글러질 때까지 수전해서 고기와 탕을 투여하고, 1주일에 1회 투여한다. 이 방법으로 간경화 조기 복수환자 82명을 치료한 결과 61명 완치, 7명 현저한 효과였다. 복수가 소멸되면 본 방약의 복용을 중지하고 건비환(健脾丸), 제생신기환(濟生腎氣丸)을 조석으로 각 1알씩 투여한다.[4]

(4) 담결석 치료

방 약 1 | 초석, 반석, 저담즙, 생대황 등 10가지 약을 분말로 만들어 캡슐에 넣어 1회 4~8알, 1일 3회, 식사 30분 전에 온수로 투여한다. 이 방약으로 115명을 치료한 결과 총 유효율이 98.26%였다.[5]

방 약 2 | 망초50g, 백반25g, 대황100g, 계내금100g, 울금100g, 천산갑, 석위, 위령선각100g,적백작약각15g, 광목향, 아출각30g, 연호색50g, 금전초150g으로 환약을 만들어 투여한다. 이 방약으로 담결석 환자 350명을 치료한 결과 총 유효율이 90.6%에 달했다[3].

방 약 3 | 망초60g, 명반30g을 분말로 만들어 1회 1~3g, 1일 2회, 3개월을 1회 치료기간으로 투여한다. 이 방약으로 치료한 결과 결석이 배출했다고 보고했다.[6]

(5) 이뇨 및 소변 저류 치료

방 약 1 | 온수로 배꼽을 청결히 한 후 배꼽 주위를 수건 등으로 직경이 8cm 정도로 테두리를 만든 후 현명분50g을 넣고 약간의 물을 부어 습도를 유지한다. 이때 물이 흐르지 않을 정도로 붓고, 수분이 마르면 다시 물을 넣어주고, 1~3시간 도포해준 뒤 효과가 출현 후에 3일 간 더 실시한다.[7] 이 방법으로 급성 소변 저류환자 27명을 치료한 결과 22명 완치, 5명은 무효였다.

방 약 2 | 망초, 총백각250g을 혼합하여 초(炒)해서 따뜻할 때 아랫배 부위를 도포해 준다. 이 방법으로 륭폐(癃閉)환자(소변 저류 24명, 신부전 6명) 30명을 치료한 결과 소변저류 환자는 1~3회 시술 후 22명 완치, 2명은 유효하였고, 1회 시술 후 완치자는 1명, 2회 시술 후 완치자는 8명, 3회 시술 후 완치자는 4명이었고, 신부전 환자는 1~3회 시술 후 유효자는 4명, 2명은 무효였다.[8]

방 약 3 | ① 망초50g에 100ml의 온수를 넣는다. ② 포도당분말20g에 물 100ml를 넣는다. 이 두 가지 약을 12시간마다 교대로 적당한 온도로 관장하고, 10~14일을 1회 치료기간으로 한다. 이 방법으로 만성 신부전 환자 11명을 치료한 결과 모두 효능이 있었다.[9]

(6) 비뇨기 결석 환자 치료

방 약 1 | 망초, 활석, 차전자, 목통, 해금사, 오약을 기본방약으로 하고, 증상에 따라 가감한다. 통증이 심하면 백작약, 감초, 연호색을 첨가하고, 기체(氣滯)가 심하면 목향, 지각, 천련자를 첨가하고, 어혈이 심한 자는 천우슬, 도인, 적작약을 첨가한다. 망초는 10~20g을 단독으로 투여한다. 이 방약으로 18명을 치료한 결과 모두 완치되었다. 치료 시 환자의 체질과 설사의 정도에 따라 달리하는데 최대로 참을 수 있는 정도로 하고, 설사가 심한 자는 백출, 산약으로 치료한다[10].

방 약 2 | 망초100g, 호박30g, 붕사20g, 해금사100g을 미세한 분말로 만들어 1회 5g, 1일 3회 투여한다. 이 약으로 비뇨기 결석을 치료한 결과 양호한 효능이 있었다고 보고 했다.[11]

(7) 장(腸) 마비 치료

방 약 | 망초100~200g을 거즈나 수건에 싸서 따뜻하게 하여 중, 하복부에 도포하고, 기타 다른 치료를 실시한다. 이 방법으로 소아 중독성 장마비 환자 285명을 치료한 결과 일반적으로 2시간 후에 복창(腹脹)증상이 호전되었다.[12]

(8) 대장경 검사전에 대장 청결

방 약 | 망초 분말을 캡슐에 넣고 검사 당일 공복에 캡슐 24알(약 24g 함유)을 투여한다. 체질 허약한 자나 노인은 3~5알 정도 적게 투약하고, 변비가 심한 자는 3~5알 정도 더 많이 투여한다. 복용 후 물을 많이 마시고, 점심은 소량으로 식사하고, 오후에는 배변한 후 대장경을 검사한다. 약복용과 검사시간이 6시간 이상이어야 한다. 이 방법으로 121명에게 실시한 결과 망초는 부작용이 적고, 장의 청결도가 양호했다[13].

(9) 외과 감염 치료

방 약 1 | 망초와 빙편을 10:1비율로 혼합하여 환부의 넓이에 맞는 거즈에 0.5cm두께로 펴서 환부에 도포한 후 붕대로 감아 두었다가 2~3일마다 1회 교환해 준다. 장연춘은 이 방법으로 외과 감염환자 230명(단독 25명, 급성 유선염 42명, 봉와염 30명, 농(膿)이 형성 안 된 종기 40명, 임파관염 38명, 정맥염 27명, 충수 주위 농종 28명)을 치료한 결과 모두 시술 3회 만에 완치되었다고 밝혔다.

방 약 2 | 망초, 포공영^각50g, 독활, 황백^각30g을 수전하여 먼저 환부를 훈증하고, 온도가 적당할 때 수건에 약액을 묻혀 습포한다. 1일 2~3회, 1회 30분, 혈관이 만성 홍종(紅腫)한 자는 홍화 20~40g을 배합하여 사용한다. 이 방약으로 **혈전성 정맥염** 환자 51명을 치료한 결과 33명 완치, 8명 현저한 효과, 9명은 호전, 1명은 무효였다.[14]

방 약 3 | 20%의 망초용액을 거즈에 묻혀 1일 10~12시간, 1일 1회, 습포를 해주고, 청열이습(淸熱利濕), 화혈통맥약(和血通脈藥: 창출, 황백, 방기, 생의이인, 우슬, 모과, 당귀, 천궁, 왕불유행)을 내복한다. 이 방약으로 **정맥염** 환자 24명을 치료한 결과 국소가 종창(腫脹)한 자는 습포실시 5~7일 만에 증상이 사라졌고, 염증도 많이 호전 되었다.[15]

방 약 4 | 망초60g, 빙편3g을 분말로 만들어 약포에 넣어서 환부에 도포한 다음 반창고로 붙여두고 더러워지면 교환해 준다. 10일을 1회 치료기간으로 하고, 생리기간에는 사

용을 중지한다. 이 방법으로 **전정대선염(前庭大腺炎)** 환자 58명을 치료한 결과 37명 완치, 21명 현저한 효과였다.[16]

방 약 5 망초120g, 대황30g을 분말로 만들어 10×10cm 크기의 거즈 봉투에 넣고, 환부에 직접도포하고, 2~3일에 1회 교환해주고, 실밥을 제거한 후까지 실시하고, 만약 침윤 등의 감염 흔적이 있으면 몇 일간 더 도포해 준다. 일반적으로 15일 정도 실시하면 호전된다. 이 방법으로 2600명의 **복부 수술** 환자에게 실시한 결과 1명도 상처부위가 감염되지 않았고, 모든 상처가 완벽하게 완치되었다.[17]

(10) 치질 치료

방 약 망초150g, 명반(明礬)15g의 분말에 온수 2000ml를 넣고 용해한 후 뜨거울 때에는 훈증하고, 약액이 적당하게 식으면 환부를 세척해 주고(약액이 식을 때까지), 1일 2~3회 좌욕해 준다. 하미화는 이 방법으로 외치환자 50명을 치료한 결과 완치 45명, 4명 호전, 1명은 무효였다. 완치자 중 치료기간이 최단자는 4일, 최장자는 16일이었다고 보고했다.

(11) 골절 치료

방 약 망초2000~3000g을 분쇄하여 거즈에 1cm두께로 싸서 환부에 도포하고, 붕대로 감아 둔다. 도포 후 망초는 수분을 흡수하고, 열로 용화(熔化)하여 환자는 청량감이나 벌레 기어가는 느낌이 있다. 8~12시간 마다 교환해주고, 피부손상과 자극에 주의한다. 이 방법으로 경·비골 골절 환자 16명, 하퇴근육 찰과상 4명, 상박 압박상 3명, 척·요골 골절상 4명, 대퇴골 골절상 2명, 발목관절 골절상 9명을 치료한 결과 모두 12~48시간 안에 통증이 현저하게 경감하였고, 종창(腫脹)이 소실하였거나 경감했다.[18]

(12) 습진, 가려움증 치료

방 약 1 망초150~300g을 냉수에 용해하여 환부에 1회 30분간 도포한다. 이 방법으로 급성 습진 환자 10명을 치료한 결과 모두 완치 되었고, 시술 기간이 최단자는 1일, 최장자는 3일이었다.[19]

방 약 2 박초(朴硝)150~200g을 온수 7500ml에 용해하여 환부를 1일 1회 세척해 준다. 보고에 의하면 이 방법으로 완고한 피부 가려움증(만성습진, 개창 포함)을 치료한 결과 일반적으로 2일 만에 효능이 있었다.[20]

방 약 3┃ 망초30g, 식염 1술을 온수에 용해하여 적당한 온도에 환부를 담가 주고, 1일 3~5회 실시한다. 유창인은 이 방법으로 음낭습진 환자를 치료한 결과 양호한 효능이 있었다고 보고했다.

방 약 4┃ 망초100g, 상엽(霜)30g을 10분간 수전하여 환부를 세척해 준다. 장향금은 이 방약으로 노인성 피부 가려움증 환자를 치료한 결과 양호한 효능이 있었다고 보고했다.

(13) 갑상선 낭종(囊腫) 치료

방 약┃ 낭종의 크기만한 거즈 봉투에 현명분을 1cm 두께로 넣고 야간에 환부에 붙이고, 물을 표면에 뿜어준 다음 비닐로 싸고 반창고 고정해 준 다음 hot pack해주고, 익일 아침에 제거한다. 1일 1회, 7일을 1회 치료기간으로 한다. 이 방법으로 12명을 치료한 결과 1~3회 치료기간 후 8명이 완치, 2명 호전, 2명은 무효였고, 악화된 자는 없었다.[21]

(14) 인공유산

방 약┃ 유산 실시 12시간 전에 망초200g을 배꼽에 붙여두고, 12시간 후에 양수에 rivanol를 주사한 후 정상적인 수술을 실시한다. 24시간 후에 약을 제거한다. 이 방법으로 30명을 유산하고, 일반적인 수술한 다른 30명을 대조군(對照群)으로 비교했다. 치료군의 수술후 자궁 수축시간은 평균 23.5시간이고, 수술시간은 13시간, 불완전 유산율은 4.5%였고, 대조군은 32.6시간/16.4시간/7.6%였다.[22]

(15) 회유(回乳)

방 약 1┃ 망초150g을 이등분하여 거즈 2개위에 놓고 양측 유방위에 도포한 후 24시간 후에 제거한다. 이 방법으로 36명에게 실시한 결과 2일 이내 회유자는 30명, 3일 이내 회유자 2명, 3일 후 회유자는 4명이었다.[22]

방 약 2┃ 망초200g을 좌우로 나누어 거즈 봉투에 넣어 유방위에 도포하고, 약이 젖어 축축하면 다른 것으로 교환해 준다. 고위민은 이 방법으로 회유한 결과 양호한 효능이 있었다고 보고했다.

방 약 3┃ 망초50g, 대황20g을 분말로 만들어 계란을 넣고 잘 혼합하여 유방부위를 도포한다. 이 방법으로 회유한 결과 5~7시간에 효과가 있었다고 보고한 바가 있다.[23]

(16) 칠성(漆性) 피부염 치료

방 약┃ 환부에 따라 적당량의 망초를 온수에 용해해서 거즈에 묻혀 환부를 1일 3~4회 세척해주고, 약액을 몇 번 사용한다. 이 방법으로 치료한 결과 일반적으로 훈증, 세척 2회 후에 습진이 수렴되고, 종창(腫脹)이 소실했다. 최장시간 치료자는 3일이었다.[24]

(17) 발기증 치료

방 약 | 원명분10g을 수면전에 양손에 쥐고 묶어두었다가 다음 날 제거하고, 1주일 간 시술한다. 이 방법으로 소아 발기증(특별한 이유없이 계속 발기한 상태) 환자를 치료한 결과 양호한 효능이 있었다.[25]

사용용량

망초수전액을 쥐의 복강에 주사한 결과 LD_{50}은 6.738g/kg이었고, 투약 1시간 후 사망했다. 신장에 허혈(虛血)증상이 있었다.

주의사항

경구로 대량 복용하면 오심, 구토, 설사, 허탈 등의 부작용이 출현한다[19]. 양기가 부족한 자는 주의하고, 임신부, 수종자는 사용을 금한다.

번사엽(番瀉葉)
Cassia angustifolia Vahl

약재개요

콩과(荳科)에 속한 소관목식물인 협엽번사(狹葉番瀉)와 소엽번사(小葉番瀉)의 잎이다. 성미(性味)는 감(甘), 고(苦), 한(寒)하고, 대장에 귀경한다. 사하통체(瀉下通滯 설사시켜 적체를 없앰)의 효능이 있어 열성변비에 사용한다.

약리연구

(1) 설사작용

번사엽 추출물을 쥐의 장에 주입한 결과 대장의 운동이 촉진되었고, 설사를 하였다. 번사엽의 주성분인 Sennoside A, B, C, D 성분중 A, B가 설사 작용을 유발했다[1].

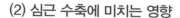

(2) 심근 수축에 미치는 영향

Sennoside A를 마취된 쥐에게 정맥주사한 결과 심박동수 증가, 수축압·동맥압 상승, 좌실의 수축력이 증강되었고, 심근의 산소 소비양이 증가하였다[2].

(3) 위점막 보호작용

실험에서 번사엽은 HCL과 indocin으로 손상된 위점막을 보호하는 작용이 있는 것으로 밝혀졌다. 10%의 번사엽 수전액은 0.6%의 HCL과 피하주사한 indocin의 위점막 손상을 현저하게 감소시켰고, 소량 indocin 주사는 그 작용이 소실되었다[3].

임상응용

(1) 유행성 출혈열 치료

방 약ㅣ 번사엽30~60g을 200~300ml로 수전하여 차대용으로 1일 내에 복용하고, 연이어 3-5일간 복용하고, 복용후 묽은 대변을 유지한다. 교부량은 이 방법으로 유행성 출혈열 환자 50명을 치료한 결과 2일 이내 해열자 42명, 3~4일에 해열자는 8명이었고, 복통이 현저했던 27명 중 3일 이내 경감 된 자는 17명이었고, 약 복용전에 현저한 저혈압 환자는 9명이었으나 복용 2일후 혈압이 정상으로 회복한 자는 7명이었다. 번사엽은 설사작용이 현저하고, 비교적 안정적이고, 게다가 심하지 않으며 정기를 손상시키지 않았다고 밝혔다.

(2) 급성 췌장염 치료

방 약 1ㅣ 번사엽10~15g를 온수200ml에 우려서 1일 2~3회 투여한다. 병이 중한 자는 직장으로 1일 1~2회 관장한다. 이 방법으로 급성 췌장염 환자 130명을 치료한 결과 모두 완치 되었고, 평균 치료기간은 4.8일이고, 복통의 경감 시간은 2.1일이고, 체온이 정상으로 회복하는 시간은 1.8일이고, AMS가 정상으로 회복하는 시간은 3.1일이고, 위장을 감압 할 필요가 없고, 작용이 빠르고 사용에 간편한 장점이 있었다고 밝혔다.

방 약 2ㅣ 번사엽5~10g/1회, 온수 300~500ml에 우려내어 투여한다. 처음 통변후에는 매일 2~3회, 1회 3g을 투여하고, 배변 횟수를 3~5회로 유지한다. 일반적으로 3~4일간 금식하고, 매일 2500~3000ml의 포도당이나 생리 식염수를 정맥주사하고, 증상이 경감한 후에 정맥주사를 중지하고, 이어서 비위와 간기(肝氣) 조리해준다. 이 방법으로 급성 수종형 췌장염 환자 110명을 치료한 결과 모두 완치 되었고, 평균 입원 기간은 12.2일이었다[4].

방 약 3 | 번사엽을 1회 1g, 1일 3~4회 투여한다. 증상, AMS, 증후가 정상으로 회복한 후 하루 더 투여한다. 치료기간중에는 금식하고, 금식기간 중에는 포도당2000ml를 정맥주 사해서 체액을 보충한다. 김아성은 이 방법으로 급성 췌장염 환자 100명을 치료한 결과 모두 완치 되었고, AMS의 하강이 최단 시간은 6시간이고, 최장자는 72시간이 고, 강하하여 정상으로 회복하는 시간이 최단시간은 18시간, 최장자는 192시간이 고, 혈중AMS가 하강하기 시작한 시간이 최단자는 24시간, 최장자는 48시간, 정상 으로 회복한 시간이 최단자는 24시간, 최장자는 96시간이고, 복통이 경감한 평균 시간은 63.7시간이었다고 밝혔다.

(3) 소화성 출혈 치료

방 약 1 | 번사엽을 캡슐(매알 생약 0.5g 함유)에 넣어 1회 2알, 1일 3회 온수로 복용하고, 대변 검사후 잠혈이 음성으로 전환되면 하루 더 복용한다. 이 방법으로 소화성 출혈 환 자 109명을 치료한 결과 103명 완전 지혈, 6명은 무효였다. 지혈시간이 최단자는 6 일이었고, 양약과 대조한 결과 지혈시간이 양약보다 더 짧았다.

방 약 2 | 번사엽분말2g을 온수150ml에 우려서 1일 3회 복용한다. 이 방법으로 소화성궤양 합병 출혈 환자 45명(토혈, 흑변자 28명, 단순히 흑변자는 17명, 십이지장궤양 환자 38명, 위궤양자 7명)을 치료한 결과 모두 유효하였고, 지혈기간이 최단자는 1일이 고, 최장자는 3일이었다[5].

(4) 비뇨기 결석 치료

방 약 | 번사엽50g(성인)을 온수에 우려내어 투여한다. 성인이 30g 이하를 복용하면 통변작 용이 있고, 1일 배변 횟수는 4~6회를 유지하고, 신체허약자는 7~8회 정도 배변한다. 약 복용중지후 설사가 없어지고, 어지러움 등의 증상이 있으면 십전대보탕을 투약한 다. 이 방법으로 34명을 치료한 결과 26명 완치, 2명 유효, 6명은 무효였고, 30개의 결 석이 배출하였다[6].

(5) 담낭 회충 치료

방 약 | 번사엽8~14g(성인, 소아4~6g)을 투약한다. 먼저 항경련약을 투여하여 진통시키고, 경 련이 없어지면 회충약을 투약하고, 다시 1시간 후에 번사엽을 투여한다. 이 방법으로 담도회충 환자 136명을 치료하고 회충약만 사용한 대조군과 비교한 결과 치료군이 대조군보다 현저한 차이가 있었다[7].

(6) 복부 수술후 장기능 회복

방 약 1 번사엽25g을 온수300ml에 10분간 담가 두었다가 수술 12시간후부터 소량씩 투여하고, 24시간이내 다 투여하고, 익일에도 방귀와 대변이 배출할 때까지 투여한다. 이 방법으로 수술환자에게 투약한 결과 방귀가 나오기 시작하는 시간은 33.72시간이고, 대변 배설하기 시작하는 시간은 33.92시간이었다. 배기배설(排氣排泄)시간은 대승기탕(大承氣湯)이나 공백조(空白組)보다 현저히 빠르고, 복용 3일내에 배변 횟수는 대승기탕조보다 적었다. 번사엽은 대장의 기능을 촉진하고, 음액의 손상을 방지했다[8].

방 약 2 번사엽5g을 온수에 20분간 담가 두었다가 1회에 투약한다. 동춘방은 이 방법으로 부인과 복부수술 환자에게 투여한 결과 장마비 증상이 빨리 없어졌고, 장유동이 촉진되었고, 식사할수 있는 시간이 단축되었고, 각종 정맥주사량이 줄었다.

(7) 회유(回乳)작용

방 약 번사엽4g을 온수200-300ml에 10분간 담가 두었다가 하루 동안 2~3회로 나누어 복용한다. 이 방법으로 36명(산모 9명, 인공유산 18명, 기타 질환 합병자 9명)에게 회유 목적으로 투여한 결과 모두 양호한 효능이 있었고, 최장시간 복용자는 7일, 최단시간 복용자는 3일이었다. 약 복용시 경도 설사자, 비위허약자는 복용을 금한다.

(8) 비만 치료

방 약 번사엽, 택사, 산사 등으로 차를 만들어 투여한다. 왕옥분은 비만, 기아감, 복부팽만, 변비, 피로 등이 있는 위열형(胃熱型) 비만자 4명을 치료한 결과 복용 1-3개월후 체중이 4~11kg 감소하였고, 복부의 둘레가 5~6cm 감소했다고 밝혔다.

(9) 만성신장 기능 부전 치료

방 약 번사엽5~10g을 온수100~150ml에 2시간 담구어 두었다가 여과한 후 오전, 오후로 나누어 투여하고, 아미노산을 정맥주사하고, 감염에 주의하고, 전해질의 균형을 조절한다. 이 방법으로 22명(남자 14명, 여자 8명, 평균 46.6세, 병기간 15일~5년)을 치료한 결과 각종 검사 지표에서 검사전과 현저한 차이가 있었다[9].

(10) 복부 검사전 장도(腸道) 청결

방 약 번사엽10~15g을 온수500ml에 5~10분간 담가 두었다가 1회에 투약하고, 다시 온수

500ml에 5분간 담가 두었다가 복용시킨다. 이 방법으로 복부 X선을 촬영할 환자 100명에게 실시하였다. 검사전날 밤10시 투여하고, 배변후 촬영한 결과 대조군에 비해 X선의 해상도 양호했다[10]. 이외에 탈수증상이 없는 급성 이질환자에게 번사엽을 차처럼 우려서 수백명에게 투여한 결과 양호한 효능이 있었고, 정신병약으로 인한 변비환자를 치료한 결과 우수한 효능이 있었다고 보고하였다.

사용용량

일반적으로 3-7g을 사용한다.

주의사항

신체허약자, 임신부, 수유기 여성은 복용을 금한다. 대량복용시 격렬한 복통이 있고, 15g의 번사엽을 투여한 환자가 결장 천공으로 사망한 사례를 보고한 바가 있고[11], 또한 번사엽40g 투여 5시간 후 장명(腸鳴), 설사, 흑변 5회, 소변저류 증상이 발생했다는 보고가 있다.[12]

노회(蘆薈)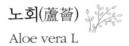
Aloe vera L

약재개요

백합과(百合科)에 속한 여러해살이 상록육질(肉質) 식물인 알로에의 액즙을 끓여서 농축시킨 것이다. 성미(性味)는 고(苦), 한(寒)하고, 간과 대장에 귀경한다. 사하통부(瀉下通腑 설사시켜 장관을 통하게 함), 량간(凉肝), 살충(殺蟲)의 효능이 있어 고열, 변비, 감적(疳積) 등의 병증에 사용한다.

약리연구

(1) 상처 유합 촉진 작용

알로에상(霜)은 화상(토끼, 3도 화상)으로 인해 괴사된 조직의 탈락을 단축시켰고, 상처유합시간을 단축시켰다. 이것은 항균, 지혈, 상피조직재생과 상관있는 것으로 추정한다.[11]

(2) 보간(補肝) 작용[12]

알로에주사약, 배당체의 결정체는 동물실험에서 화학성 간손상을 보호하는 작용이 있었다.

(3) 위점막 보호 작용

알로에소A를 정맥주사한 결과 shay궤양과 undocin 으로 인한 위장손상을 억제시키는 작용이 현저했다.

(4) 기 타

이외에 설사, 항균, 강심, 면역증강, 항염증 작용이 있었다.

임상응용

(1) 상처 치유 촉진 작용

방 약 | 토끼에게 III도 화상입히고 1%의 알로에 연고로 치료한 결과 괴사된 조직이 조기에 탈락하였고, 상처 유합의 시간이 단축했다.[1]

(2) 항암 작용

방 약 | 알로에를 음료로 만들어 위암, 백혈병, 간암에 체외 실험한 결과 억제작용이 있는 것으로 밝혀졌고, 쥐의 체내실험에서는 유선암, 췌장암, 자궁경부암을 억제하는 작용이 있는 것으로 밝혀졌다.[2-6]

(3) 각종 출혈 치료

방 약 | 알로에 분말5~10g을 국소의 소량 출혈에는 뿌려주고, 외상이나 소동맥이 절단된 대량 출혈에는 분말을 솜이나 유지에 묻혀 출혈부위를 막거나 압박해주고, 비(鼻)출혈이 간헐적이고, 출혈량이 많지 않은 자는 3~6g을 온수10~20ml에 개어 비강(鼻腔) 내에 1~2방울, 1일에 3~5번 주입한다. 이 방법으로 발치(拔齒), 비강(鼻腔)출혈, 혈우병, 외상성, 혈소판감소, 연부조직(軟部組織)외상, 직장의 작은 궤양, 항문 파열, 치질 등으로 인한 출혈 환자 156명에게 실시한 결과 1회에 지혈되었고, 비강에 주입한 45명 중 1일에 지혈된 자는 37명, 2일에 지혈된 자는 8명이고, 6개월에서 2년간 출혈한 자는 연이어 2주간 치료했다.[7],[2]

(4) 녹내장 치료

방 약 | 노회50g, 정향50g, 흑축(黑丑)50g, 자석100g을 분말로 만들어 캡슐에 넣고 1회2~4g, 1일 2회 투약하여 녹내장 환자 37명(71쪽 안구)을 치료한 결과 51쪽 안구는 현저한 효과, 17쪽 양호, 13쪽은 무효였다.

(5) 여드름 치료

방 약 | 일반 화장품에 알로에 5~7%를 혼합하여 일반적인 화장법으로, 경미한 자는 1일 1회, 중(重)한 자는 조석으로 1회 바른다. 왕소천은 이 방법으로 여드름 환자 140명을 치료한 결과 82명 현저한 효과, 54명 유효, 4명이 무효였다고 보고했다. 이외에 알로에와 빙편을 배합하여 75%의 주정(酒精)에 담가 두었다가 하계(夏季) 피부염에 사용하면 효과가 양호하다고 보고했다.[9] 알로에는 피부미용에 효능이 있어 여름에 태양 광선으로 인한 화상에도 효능이 있고, 겨울에는 다른 보습제와 같이 사용하면 피부 주름을 제거하고, 거칠어지는 것을 예방하는 효과가 있었다. 샴푸에 넣어 머리를 감으면 갈라진 머리카락과 건조한 것을 치료한다고 보고했다. 알로에300g, 녹두 150g의 분말을 여름에는 수박물로 혼합하고, 다른 계절에는 계란의 흰자위로 개어 1일 1회, 1회 30분, 1개월 간 얼굴을 도포한 결과 주근깨 치료에 효능이 있었다고 보고했다.[10]

사용용량

알로에주사약(ml당 생약 0.1g 함유)을 0.05ml군(群), 0.1mg/kg군으로 나누어 연이어 6개월간 개에게 근육주사한 결과 투약 15일후 혈액, GPT, Ccr, 체중을 측정하고, 다시 매 1개월마다 1회 장기(臟器)는 해부, 현미경 검사한 결과 모두 정상이었고, 대량군(大量群)과 소수의 개는 근육이 괴사했다. 일반적으로 0.6~1.5g이면 설사작용이 있다.

주의사항

비위의 양기가 허약해서 생긴 식욕부진, 설사와 임신부는 주의한다.

2) 윤하약(潤下藥)

작용 윤하약은 지방 성분이 많은 종자를 사용하고, 윤건활장(潤乾滑腸 마른 곳을 윤활하게 하고 장을 통하게 함) 작용이 있어 대변을 부드럽게 하여 배설을 용이하게 한다.

증상 노인, 신체허약, 오랜된 병으로 인한 음액고갈(陰液枯渴), 혈허성(血虛性) 변비에 사용한다.

주의 열(熱)로 진액이 손상되었으면 해열자음약(解熱滋陰藥 열을 없애고 음을 보충하는 약)을 배합하고, 혈허(血虛)에는 양혈약(養血藥)을 배합하고, 기체(氣滯)가 있으면 행기약(行氣藥)을 배합한다.

화마인(火麻仁)

Cannabis sativa L

약재개요

삼과(大麻科)에 속한 한해살이 식물인 대마의 익은 과실이다. 성미(性味)는 감(甘), 평(平)하고, 비장, 대장에 귀경한다. 윤장설변(潤腸泄便 장을 윤활하게 하고 대변을 배설시킴)의 효능이 있어 변비 등의 병증에 사용한다. 대마인, 마자인(麻子仁)이라고도 한다.

약리연구

(1) 통변 작용

화마인은 장의 점막을 자극시켜 분비물 증가와 수분 흡수 감소로 설사작용이 있다.[1],[2]

(2) 혈압 강하 작용

화마인을 주정으로 추출하여 마취한 고양이, 정상적인 토끼의 위장에 주입한 결과 30분 후 혈압이 서서히 하강했다.[1]

(3) 고지질혈증 치료

쥐에게 고지방을 함유한 화마인 사료를 먹여 실험한 결과 화마인은 쥐의 혈중 콜레스테롤의 상승을 억제시켰다.[3]

사용용량

화마인은 muscarin 성분이 있어 50~100g 이상을 복용하면 중독증상을 일으킨다[4]. 중독증상은 오심구토, 어지러움, 가슴답답함, 사지마비, 불안번조, 정신착란, 맥박증가, 동공확대, 혼미 등이 있다.

주의사항

임상보고에 의하면 중독증상은 대부분이 0.5~2시간 내에 발생하고, 중독의 정도는 식사량과 정비례한다. 예후는 비교적 양호하고, 가역성(可逆性)이고, 과실 껍질에 독성이 있음으로 제거한 후 복용하면 예방할 수 있다. 설사자는 복용을 금한다.

욱리인(郁李仁)
Prurus humilis Bge

약재개요

장미과에 속한 낙엽관목식물인 욱리의 익은 종자이다. 성미(性味)는 신(辛), 고(苦), 평(平)하고, 대장과 소장에 귀경한다. 윤장통변(潤腸通便 장을 윤활하게 하고 대변을 배설시킴), 이수퇴종(利水退腫 이뇨시켜 부종을 제거함)의 효능이 있어 변비, 수종 등의 병증에 사용한다.

약리연구

(1) 항염증 작용
족관절에 부종이 있는 쥐에게 IR-A, IR-B 성분을 정맥주사 한 결과 염증을 억제시켰다.[1]

(2) 진통 작용
IR-A, IR-B 5mg/kg을 쥐에게 정맥주사한 결과 통증 억제율이 61%였다.[1]

(3) 소장 유동운동 촉진
욱리인은 소장의 유동운동을 현저하게 촉진시켰고, 수전한 약액의 효능이 최고 양호하였고, 지방은 수전액보다 못했다.[2]

사용용량

일반적으로 3~9g을 사용한다. 욱리인의 amygdalin 성분은 효소물에 녹은 후에 Hydrocyanic acid가 발생하여 인간을 사망케 할 수 있다.

주의사항

소량복용으로 중독되면 두통, 어지러움, 가슴답답함, 심계(心悸), 입쓺, 유연(流涎), 오심구토, 복통설사, 호흡곤란, 동공확대, 산발성 경련, 혼수, 사지냉 등의 증상이 있다. 외상으로 출혈이 있으면 혈액이 선홍색이고, 응고 되지 않는다. 대량복용하면 잠시 뒤에 인사불성되고 20~30분 만에 사망한다. 음액과 진액이 부족한 증상과 임신부는 복용을 금한다.

3) 준하축수약(峻下逐水藥)

작용 이 약들은 대부분이 독(毒)이 있어 설사작용을 강하여 유발하고, 체액을 대변으로 배출함으로 이뇨 작용도 있다.

증상 변비, 수종, 복수(腹水) 등의 증상에 사용한다.

주의 본 약재들은 약성이 강하고, 독성이 있어 정기(正氣)를 쉽게 손상시킴으로 병의 상태, 체질, 체형, 나이, 성별 등을 고려해야 한다. 병의 상태에 따라 선공후보(先攻後補 먼저 공격적인 약을 사용하고 후에 몸을 보함), 선보후공(先補後攻) 혹은 공보겸시(攻補兼施 사기를 공격하는 약과 보하는 약을 동시에 사용)를 고려한다. 병이 치료되면 복용을 바로 중단하고, 독성이 있는 약은 법제, 금기증 등을 준수한다.

감수(甘遂)

Euphorbia kansui Liou

약재개요

대극과(大戟科)에 속한 여러해살이 초본식물인 감수의 뿌리이다. 성미(性味)는 고(苦), 감(甘), 한(寒)하고, 폐, 신, 대장에 귀경한다. 이수축음(利水逐飮 이뇨시켜 체내의 물을 쫓아냄), 퇴종산결(退腫散結 부종을 제거하여 뭉친 것을 없앰)의 효능이 있어 수종, 복수, 전간, 옹종창독(癰腫瘡毒) 등의 병증에 사용한다.

약리연구

(1) 면역억제 작용

감수는 쥐의 흉선중량줄였고, 비장을 증대시켰고, 쥐의 항SRBC항체 생산을 억제시켰다.[14]

(2) 항-생육(生育) 작용

감수를 쥐의 자궁 내에 투여한 결과 유산되었다.[15]

(3) 암세포 성장 촉진 작용

감수의 생품은 체외에서 EB바이러스의 조기항원(EBA-EA)활성을 촉진하였고, 피부자극으로 종류(腫瘤)의 발생을 촉진시켰다.[16]

(4) 기 타

이외에 설사, 항-백혈병, 진통 등의 작용이 있었다.

임상응용

(1) 항 생육(抗生育) 작용

방 약 | 감수를 분리 추출한 Euphorbone, Kanzuiol triucallol 성분은 임신 중인 양을 유산 시켰고, 쥐의 자궁 내에 주입한 결과 유산되었다.[1]

(2) 설사 작용

방 약 | 감수의 주정 추출물은 실험용 쥐에게서 현저한 설사작용이 발생하였고, 그 작용의 유효 성분은 수지(樹脂)의 일종으로 밝혀졌다.[3]

(3) 만성 임파절염 치료

방 약 | 감수분말50g, 삶은 계란20개. 계란의 껍질을 벗기고, 젓가락으로 구멍을 뚫고, 약과 같이 15분간 끓인 후 1회 1개, 1일 2회 투여한다. 이 방법으로 치료한 결과 8일 만에 완치되었다.[4]

(4) 결핵성 삼출형 흉막염 치료

방 약 | 감수3g, 대황, 망초^각9g을 수전하여 투여한다. 보고에 의하면 이 약으로 6명을 치료한 결과 그중 흉수(胸水)가 적은 4명은 1~3첩 복용 후 흉수가 소실하였고, 흉수가 제 5번 늑골의 수평에 있는 1명, 제3늑골의 수평에 있는 1명은 6~9첩 복용 후 완치되었다.[5]

(5) 백일해 치료

방 약 1 | 감수, 파극천^각4g과 밀가루20g을 온수에 녹여 1일 3회 투여한다. 4개월~1세는 1일 0.5g을, 1~3세는 1일 1g, 3~6세는 1.5g, 6~10세는 2g을 투여한다. 이 약으로 50명을 치료한 결과 복용 10~20첩후 완치자 40명, 9명 현저한 효과, 1명은 무효였고, 대부분이 10일 만에 완치되었다.[6]

방 약 2 | 감수, 대극, 원화^각30g에 식초를 넣고 약간 검게 초(焦)한 후 분말을 만들고, 밀가루 60g을 혼합해서 환(오동나무 종자크기)을 만들어 1~2세는 1알, 3~4세는 2알, 5~7세

는 3알, 7~10세는 4알을 매일 아침에 투약하고, 심한 자는 1일 2회 투여한다. 일반적으로 복용 3일이면 80~90% 완치되고, 복용 4~7일이면 거의 완치된다.

(6) 장폐색 치료

방 약 | 감수분말을 1회 2g씩, 3~4시간마다 투여한다. 이 방법으로 마비성 장폐색환자 3명, 기계성 장폐색 2명, 회충성 장폐색 2명, 유착성 장폐색 3명을 치료한 결과 모두 양호한 효능이 있었다.[7]

(7) 관절 종대형 류마티스 관절염 치료

방 약 | 감수분말2g을 아침에는 미음으로 투약하고, 이외에 천초오, 진교, 한방기, 황기 등을 탕약으로 투여한다. 보고에 의하면 이 방법으로 류마티스 관절염 환자 38명을 치료한 결과 21명 현저한 효과, 15명 호전이었다.[8]

(8) 전광증(癲狂症) 치료

방 약 | 감수분말10g, 진(辰)주사12g, 대자석분12g, 돼지심장(혈액포함)1개. 먼저 돼지 심장을 잘라 혈액을 제거한 뒤 감수분말10g, 대자석분12g을 넣고 꿰맨 뒤 젖은 종이로 싸서 약한 불로 너무 검지 않게 굽는다. 다시 약을 끄집어내서 주사분말과 혼합한 후 매일 1/8을 투여한다. 이 방법으로 전광증 환자 68명을 치료한 결과 1회 치료기간 후 완치자 14명, 9명 현저한 효과, 2회 치료기간 후 완치자 21명, 현저한 효과 7명, 3회 치료기간 후 완치자 12명, 현저한 효과 4명, 무효자는 3명이었다.[9]

(9) 신부전 치료

방 약 | 생감수 분말을 캡슐에 넣어 1회 1~1.5g을 투여한다. 대변이 2~3회 배출하고, 소변량이 증가하여 대변이 건조하면 복용을 중지한다. 이 방법으로 출혈열, 급성신염 등으로 인한 신부전 환자 16명을 치료 한 결과 소뇨기(少尿期)를 안전하게 넘겼다[10].

(10) 산후 소변저류 치료

방 약 | 감수분말10g, 관장용 글리세린 40ml. 먼저 감수분말에 적당량의 밀가루를 혼합한 후 온수로 반죽하여 배꼽에 붙이고, 붕대로 감아두고, 글리세린40ml를 항문으로 관장한 후 5~20분 간 둔다. 이 방법으로 치료한 결과 최단 효과 시간은 20분, 최만자(最慢者)는 3시간이었고, 부작용은 없었다.[11]

(11) 기관지폐렴, 대엽성 폐렴 치료

방 약| 동일량의 감수, 대극, 원화를 식초에 끓여 건조한 후 분말로 만들어 연령과 체중에 따라 0.5~2g을 1일 1회 대조탕 50ml로 투여한다. 보고에 의하면 이 방법으로 기관지 폐렴환자 26명, 대엽성 폐렴, 광범위한 폐렴 3명, 천식성 폐렴 7명을 일반적인 치료법과 같이 치료한 결과 44명 완치, 1명은 입원 시 이미 증상이 심하여 치료 전에 사망했다.[5]

(12) 초막적액증(鞘膜積液症) 치료

방 약| 감수, 지각, 적작약, 곤포[각]10g, 감초5g을 수전하여 1일 1첩을 2회로 투여한다. 이 방약으로 소아 초막적액증 환자 7명을 치료한 결과 모두 완치 되었고, 일반적으로 2첩 후 부종이 작아졌고, 1주일 후 부종이 안전 흡수했다.[5]

(13) 간경화 복수 환자 치료

방 약| 감수분말을 캡슐에 넣고 초로 밀봉한 후 매일 아침에 투약하고, 소량에서 대량으로 복용하고, 처음 용량은 3g에서 시작한다. 이 방법으로 간경화 복수환자 30여명을 치료한 결과 구토나 위통 등이 발생하지 않았고, 설사했다.[12]

(14) 다형성(多型性) 홍반(紅斑) 치료

방 약| 감수, 감초[각]9g를 수전하여 환부를 침포(浸泡)한다. 보고에 의하면 이 방법으로 한랭형(寒冷型) 다형성(多形成) 홍반 환자 42명을 치료한 결과 피부손상이 완전히 소실한 자 30명이었고, 나머지는 약간 좋아졌다.

사용용량

감수주사액을 쥐의 복강에 주사한 결과 LD_{50}은 346.1±28.64mg/kg이었다[13].

감수의 주정추출물 10mg/kg을 1주 동안 토끼에게 정맥주사한 후 심장, 간, 신장을 조사한 결과 중독성으로 인한 조직변성이 있었고, 또한 토끼의 대퇴사두근에 주사한 결과 조직의 횡문근이 현저하게 종창(腫脹)하였고, 부분적으로 섬유박리 변성이 있었고, 간질(間質)에 수종이 현저했다. 또한 침출물은 강한 용혈작용이 있었다.

중독 잠복기시간은 0.5~2시간이고, 중독증상은 복통, 설사, 이급후중(裏急後重), 강렬한 구토, 탈수, 두통, 어지러움, 심계, 혈압하강, 호흡곤란, 맥박무력 등이 있었고, 최후에는 호흡마비로 사망했다. 노인, 어린이, 허약자, 임산부는 사용을 금한다.

파두(巴豆)
Croton tiglium L.

약재개요

대극과(大戟科)에 속한 교목(喬木)식물인 파두의 익은 종자이다. 성미(性味)는 신(辛), 열(熱), 대독(大毒)하고, 위장, 대장, 폐에 귀경한다. 사하냉적(瀉下冷積 냉으로 인해 쌓인 적체를 설사시킴), 축수거종(逐水祛腫 이뇨시켜 부종을 제거함), 제담이인(除痰利咽 가래를 없애 인후부를 통하게 함)의 효능이 있어 복부팽만, 대변불통, 복수(腹水), 디스토마, 디프테리아, 후두염 등의 병증에 사용한다. 강자(江子), 강자(剛子)라고도 한다. 파두상은 파두를 잘게 분쇄한 후 유지(油紙)에 싸서 가열한 뒤 기름을 제거한 것이다.

약리연구

(1) 소화기에 미치는 영향

파두유 1/2~1방울을 내복하면 즉시 구강, 인후부, 위장에 작열감과 구토작용이 있고, 장유동을 촉진시켜 1/2~3시간 내에 극렬한 설사를 일으켰다. 파두유는 장근(腸筋)에 직접작용하고, 소량은 토끼의 소장을 흥분시켰고, 대량은 억제시켰다.[1]

(2) 혈압과 호흡에 미치는 영향

동물 실험에서 파두유는 화학감수기의 영향으로 반사적으로 혈압을 상승시켰다. 토끼에게 정맥주사한 결과 호흡이 경미하게 증가하였고, 혈중 CO_2농도가 감소하였고, 피하에 주사하면 호흡이 빨라지고, 호흡교환량이 감소했다.[1],[2]

(3) 항균 작용

파두수전액은 유행성 독감균, 녹농간균, 황색 포도간균 등을 억제하는 작용이 있었고, 파두유는 유행성 B형 뇌염에 감염된 쥐의 사망률을 감소시켰고, 수명을 연장시켰다.[1]

(4) 세포증식에 미치는 영향

실험에서 수전액은 세포증식을 억제시켰다.[3]

(5) 진통 작용

극소량의 파두유를 쥐의 구강이나 피하 혹은 복강주사한 결과 중등정도의 진통작용이 있었는데 그 기전은 국소자극과 상관있다고 한다.[1]

임상응용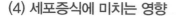

(1) 장폐색 치료

방 약 | 파두상(매 캡슐당 150~300mg 함유)을 1회 1~2알 투약하고, 필요시 3~4시간마다 투여한다. 보고에 의하면 이 방법으로 50명을 치료한 결과 40명 완치, 10명은 무효여서 수술했다. 완치 시간이 최단자는 1시간이고, 최장자는 48시간이고, 24시간 이내 완치자는 37명이었다.

(2) 수술 후 장유동 촉진

방 약 | 파두(혹은 껍질)5~15g에 물 500ml 넣고 약한 불로 끓이면서 수증기가 나오면 환자에게 흡입시키고, 증발하여 50ml로 농축하면 다시 nebulizer를 이용하여 흡입한다. 1일 1~3회, 1회 2~10분간 실시하고, 방귀를 배출하면 중지한다. 일반적으로 수술 후 다음 날부터 실시한다. 이 방법으로 수술환자 114명을 치료한 결과 5~10분후 장유동이 시작하거나 항문으로 방귀가 배출한 자는 97명이었고, 흡입시간이 최장자는 21분이었고, 모두 유효였다.[5]

(3) 기관지천식 치료

방 약 1 | 파두의 기름을 빼고 신선한 생강즙에 넣어 혼합한 후 대추에 작은 구멍을 뚫어 약을 넣고 솜으로 얇게 막는다. 병의 상태에 따라 일측 혹은 양측의 비공(鼻孔)에 1일 1회, 1회 1~2시간 넣어둔다. 7일을 1회 치료기간으로 한다. 최세원은 이 방법으로 기관지 천식 환자 30명을 치료한 결과 23명 완치, 6명 현저한 효과, 1명은 무효였다고 했다. 풍한성(風寒性)에 효능이 양호했고, 시술 후 비강에 열감(熱感)이 있으면 증상이 점진적으로 경감했다고 보고했다.

방 약 2 | 껍질을 제거한 파두 250g을 작은 구멍을 뚫은 배(梨)에 1~2알 넣고 오래 수전한 후 파
두는 버리고 즙만 매일 아침 공복에 투여한다. 이 방법을 15일간 실시한다. 이 방약으
로 천식환자 27명을 치료한 결과 22명 완치, 3명 호전, 2명은 무효였다.[6]

(4) 안면 신경마비 치료

방 약 1 | 파두4~8알(껍질 제거)을 50도의 백주(白酒) 250g에 혼합한 후 입구가 작은 용기에
넣고 끓인다. 수증기가 나오면 건측(健側)의 노궁혈에 약 20분간 훈증(薰蒸)한다.
1일 1회, 10회를 1회 치료기간으로 한다. 증광성은 이 방법으로 42명을 치료한 결과
16명 완치, 10명 호전, 6명 유효였고, 10명은 무효였고, 완치기간은 6~25일이었다고
밝혔다.

방 약 2 | 파두10알, 호초(胡椒)15알, 대조8알, 총심(蔥心)1개(파두는 껍질을 제거하고 검게
볶아 파두상을 만들고, 대조는 종자를 제거함)를 분쇄하여 비공(鼻孔)크기의 좌약
형태로 만들어 매일 수면전에 1알을 비공에 끼우고 수면후 익일 아침에 제거한다.
이 방법으로 안면신경마비 환자 56명을 치료한 결과 완치율이 96.43%였다.[7]

(5) 담도회충, 담도염, 담결석증 치료

방 약 1 | 생파두의 껍질과 흰막을 벗기고 작게 분쇄하여 사용한다. 성인은 1회 100mg(소아
는 50mg)을 매 3~4시간마다 투약하고, 통창(通暢)한 설사를 유지하고, 1일 복용
용량을 400mg을 초과하지 않으며, 일반적으로 12시간이내 1~3회 복용하면 담교통
(膽絞痛)이 경감해진다. 보고에 의하면 이 방법으로 담도회충증 55명중 총 유효율
은 93%명이었고, 44명의 담교통의 유효는 37명이었다고 밝혔다. 이 방법으로 급성
담도염 환자 17명을 치료한 결과 복용 2~3회, 30~40분 후 진통율이 94.1%였고, 복
용 6시간 후 대변이 묽게 배출하였고, 수술하지 않은 완치자 15명, 수술자는 2명이
었다.[8]

방 약 2 | 파두분말을 5일 동안 인진대시호탕으로 15일간 투여한다. 보고에 의하면 이 방법
으로 담석증 환자 300명을 치료한 결과 87명 완치, 188명 현저한 효과, 21명은 유효,
4명은 무효였고, 결석 배출율은 91.6%였고, 결석의 100% 제거율은 29%였다.

(6) 혈소판 응집에 미치는 영향

방 약 | 파두유의 활성성분인 PMA가 혈소판에 작용하여 혈소판중의 cGMP농도가 증가함
으로 일종의 혈소판 응집제가 된다.[1]

(7) 유방 양성 종양 치료

방 약 | 파두 120g을 황납(黃蠟)120g에 넣고 짙은 갈색이 되도록 볶은 후 황납액을 여과해서 버리고, 파두를 펼쳐 놓고 황납이 굳으면 투약한다. 1회 5알, 1일 3회 온수로 삼키고 (씹지 말것), 1개월을 1회 치료기간으로 투약하고, 10일간 휴식한 후 다시 투약한다. 오운창은 이 방법으로 유방 양성 종양 환자 458명을 치료한 결과 455명은 완치이거나 완치 근접이었고, 3명은 암으로 발전했다고 보고했다.

(8) 결핵 치료

방 약 | 파두의 껍질과 막을 제거(파손되지 않게 주의)한 후 침을 파두에 꽂아 녹은 황납(黃蠟)에 담구었다가 빼서 말린다. 이때 파두 전체를 황납이 싸도록 해야 한다. 매일 아침에 7알씩 투약하고, 병이 심한 자는 조석으로 각 7알씩 복용한다. 이 방법으로 결핵병 13명을 치료한 결과 폐결핵 환자 3명 중 1명 완치, 2명 현저한 효과였고, 장결핵 환자 3명은 모두 완치되었고, 요추, 고관절 결핵 환자 5명 중 3명 완치, 1명은 현저한 효과, 1명은 무효였고, 임파결핵 환자 2명 중 1명 완치, 1명은 현저한 효과였다.

(9) 설사 치료

방 약 | 파두, 황납^각30g를 혼합하여 분쇄하고 동전 크기로 만들어 배꼽에 붙이고 붕대로 고정한 다음 Hot pack을 조석으로 각 30분씩 해주고, 1일 1회 교환해 준다. 이 방법으로 소아 설사 환자 100명을 치료한 결과 82명 완치, 15명 호전, 3명은 무효였고, 입원시간은 평균 2~7일이었다.[13]

(10) 급성 충수염 치료

방 약 | 파두, 주사^각0.5~1.5g을 분쇄하여 균일하게 혼합한 후 란미혈(闌尾穴)에 붙이고 붕대로 감아두었다가 24~36시간 후에 붉은 점이나 수포가 형성 되었는지 검사하고, 형성이 안 되었으면 다시 실시한다. 보고에 의하면 이 방법으로 99명을 치료한 결과 85명 완치, 14명은 무효여서 수술했다.

(11) 골수염 치료

방 약 1 | 파두60g(껍질제거), 돼지족발 1쌍. 파두를 천으로 싼 다음 족발과 같이 그릇에 넣고 물 3000ml를 붓고 족발의 살이 뭉글어 질때까지 수전하고, 다시 800ml까지 농축한 다음 뼈와 파두를 제거하고, 식염을 첨가하지 않고, 1일 2회로 분할하여 공복

에 투여한다. 미완치자는 1주일 후에 다시 투약하고, 연속해서 10~20첩을 연이어 투여할 수 있다. 노약자, 소아는 1/2을 투여한다. 이 방법으로 골수염, 골결핵, 다발성 농종(膿腫) 환자 23명을 치료한 결과 완치자 17명, 5명 호전, 1명은 무효였다. 약 복용 후 설사를 8회 이하로 하고, 전신증상이 양호하면 정상적인 반응임으로 특별한 조치가 필요가 없다.

방 약 2 | 파두환(巴豆丸) 5알을 1일 3회 식후에 투약하고, 소아는 적당량을 투여한다. 이 방약으로 만성 골수염 환자 80명을 치료하고, 63명을 대조군(對照群)으로 했다. 3년 후 재발 여부를 조사한 결과 파두환군이 대조군보다 우수했다.[9]

(12) 한비(寒痹) 치료

방 약 | 토기(土器)그릇에 주정(白酒)과 껍질을 제거한 파두1~2(큰 것을 사용)개 넣고 분쇄하여 주정에 녹도록 한 다음 반복해서 환부에 바르고, 피부가 열감이 있으면 중지하고, 바른 후에 이상한 감이 있으면 생강편(生薑片)으로 가볍게 문질러 처리한다. 이 방법으로 급, 만성한비 환자 72명을 치료한 결과 일반적으로 1~2회 만에 완치되었다.[15]

(13) 임파선 결핵 치료

방 약 | 양질의 파두를 액화된 봉납(蜂蠟)으로 외곽을 밀봉하여 1일 2알, 1일 3회 투약하고, 33일을 1회 치료기간으로 한다. 1회 치료기간이 끝난 후 1주일간 휴식 후 결핵약과 같이 복용한다. 복용 시 절대 파두를 깨물어서 복용해서는 안된다. 이 방법으로 임파선 결핵 환자 20명을 치료한 결과 모두 완치하였고, 그중 2회 치료기간으로 완치는 15명이고, 3회 치료기간으로 완치자는 5명이었다[10].

(14) 암 치료

방 약 1 | 파두7개(껍질 포함), 홍반9g, 대조7개, 총백7개(뿌리 포함)분쇄한 뒤 3등분으로 분할하여 노궁이나 용천혈에 하나를 붙여두었다가 5일후에 제거하고, 5일간 휴식하고, 둘 중 붙이지 않은 혈에 다시 붙여둔다. 이 방법으로 임파선 종류(腫瘤) 환자 3명을 치료한 결과 1명은 완치, 2명은 호전했다.[8]

방 약 2 | 파두로 주사약을 만들어 2~4ml를 1일 1~2회 근육주사를 하거나 내복약으로 만들어 1일에 10~30ml를 매일 2~3회 투약하고, 1개월 이상 치료한다. 초중화는 이 방법으로 악성종류 환자 30명을 치료한 결과 1명 완치, 4명 부분 완치, 17명은 안정, 8명은 악화였다고 밝혔다.

(15) 옴(疥瘡) 치료

방 약 | 파두인(巴豆仁)30g, 향유(참기름)5g, 식초10ml. 먼저 파두를 미세하게 분쇄한 후 향유에 넣어 골고루 혼합하고, 다시 식초를 넣어 죽처럼 만들어 준비한다. 치료 시 약 2~3g을 두 손에 쥐고 심호흡으로 3회에 걸쳐 약 냄새를 흡입하고, 다시 약을 양측 손과 무릎 부위가 발적(發赤)하도록 문지른다. 수면 전에 실시하고, 5~7회를 1회 치료 기간으로 한다. 이 방법으로 개창환자 47명을 치료한 결과 모두 완치하였고, 1회 치료기간으로 완치자는 30명, 2회 치료기간으로 완치자는 17명이었고, 2개월간 관찰한 결과 1명도 재발 하지 않았다.[14]

(16) 아구창(鵝口瘡) 치료

방 약 | 파두1g, 수박씨0.5g을 분쇄한 후 적당량의 향유(香油)에 배합해서 인당혈에 붙인 뒤 15초 후에 제거한다. 1일 1회, 일반적으로 연이어 2번 실시한다. 이 방법으로 소아 아구창 환자 190명을 치료한 결과 완치율이 90%, 유효율 7.9%, 무효는 2.1%였다.[11]

(17) 결핵성 흉막염 치료

방 약 | 동일량의 파두상, 천패모, 길경의 분말을 캡슐(무게: 0.3g)에 넣은 뒤 처음에는 0.6g씩 1일 2회 온수로 투여한다. 이 방약을 결핵성 흉막염으로 대량 흉수(胸水) 있는 환자 10명을 치료한 결과 7명 현저한 효과, 3명은 양호했다. 흉수 소실 후 결핵치료를 하지 않은 1명의 재발환자 외에 모두 완치하였고, 6개월간 재발하지 않았다.[4]

사용용량

파두상으로 제조하면 독성이 경감한다. 내복에는 0.1~0.2g 사용한다. 인간에게 파두유 20방울을 투여한 후 사망하였고, 파두독소를 토끼의 피하에 주사한 결과 LD_{50}은 50~800mg이었다.[1]

주의사항

파두독은 기름에 있음으로 안전을 위하여 법제시 기름을 제거해야 한다.[12] 파두는 독성이 강해 임신부는 유산을 초래하고, 피부점막을 자극하여 수포를 형성한다. 그리고 내복 시에는 인후종통, 구토, 복부교통(絞痛), 설사, 심지어 장벽을 부식시키고, 미음같은 대변이 배출하고, 두통, 어지러움, 피부냉습, 탈수 증상이 발생하고, 심하면 호흡부전, 순환부전으로 사망할 수 있다. 부작용 시에는 초기에 계란 흰자위나 활성탄으로 위세척을 하거나 황연, 황백탕을 차게 하여 복용하거나 찬 미음을 투여한다. 파두 복용시 뜨거운 음식물로 복용하는 것은 금한다. 뜨거운 것으로 복용하면 설사작용이 증강되기 때문이다.

대극(大戟)

Euphorbia pekinensis Rupr

약재개요

대극과(大戟科)에 속한 여러해살이 풀인 대극의 뿌리를 건조한 것이다. 성미(性味)는 고(苦), 신(辛), 한(寒)하고, 독이 있다. 신장, 대장, 폐에 귀경하고, 축수이음(逐水利飮 물을 쫓아내거나 통하게 함), 소종산결(消腫散結 부종을 없애고, 뭉친 것을 풀어줌)의 효능이 있어 부종, 복수, 열독, 부스럼 등의 병증에 사용한다.

약리연구

(1) 혈관 확장 작용

대극뿌리 껍질의 주정추출물은 동물의 말초혈관을 확장시켰고, 아드레날린의 혈압상승을 억제시켰다[7].

(2) 진통 작용

수전액은 쥐에게서 진통작용이 있었고, 그 작용은 용량에 비례했고, 감초와 배합하면 진통작용이 있는데, 감초의 용량이 많으면 진통작용이 더 강했다[8].

(3) 심장에 미치는 영향

고농도의 수전액은 체외에서 개구리의 심장을 억제시키는 작용이 현저하였고, 저농도에는 작용이 약했다[8].

(4) 이뇨 작용[9]

수전액(농도80g/kg)을 쥐에게 경구투여한 결과 2~3시간후 소변량이 현저하게 증가했다.

(5) 기 타

이외에 항염, 항균, 설사작용 등이 있었다.

임상응용

(1) 간경화 복수 치료

방 약 | 대극 분말을 커피색이 될 때까지 볶은 후 캡슐에 넣어 1회 0.6~0.9g(성인)씩 격일로 투약하고, 7~8회 투약후 증상을 관찰한다. 복수가 빠지고 나면 인삼양영환(人蔘養榮丸)으로 조리한다. 보고에 의하면 이 방법으로 간경화성 복수 환자 20명을 치료한 결과 9명 현저한 효과, 9명 호전, 2명 무효였고, 복용횟수는 5~36회로 동일하지 않았다고 밝혔다.

(2) 광증 치료

방 약 | 홍아대극(紅芽大戟(신선한 全草 사용)500g을 300ml로 수전하여 1회에 투약하고 토한 후에 광증이 경감하지 않으면 익일 다시 250g을 사용한다. 광증이 경감하면 미음으로 보양한다. 이 방법으로 12명을 치료한 결과 모두 완치 되었다[4].

(3) 만성 인후염 치료

방 약 | 홍아대극(紅芽大戟)3g을 1일 2회 입에 물고 있다가 복용한다. 이 방약으로 54명을 치료한 결과 25명 완치, 21명 현저한 효과, 6명은 유효, 2명은 무효였다[5].

(4) 급, 만성 신장염 수종 치료

방 약 | 대극500g(수제(修制)후 껍질을 벗기고 작게 자른다)에 소금9g과 물을 적당히 넣는다. 약이 물을 충분히 흡수하면 건조시킨 뒤 분말로 만들어 캡슐에 넣는다. 1회 0.45~0.6g을 격일제로 투약하고, 6~9회를 1회 치료기간으로 한다. 이 방법으로 신장염성 수종환자 60명을 치료한 결과 수종이 현저히 경감했다고 밝혔다.

사용용량

일반적으로 0.6~1.5g을 사용한다. 경대극(京大戟)의 경구 투여시 중독량은 9~15g이다.

주의사항

동물실험에서 독성이 입증 되었고, 감초와 혼합한 결과 독성이 현저하게 감소했다[6]. 이 약은 강한 자극성이 있고, 피부에 접촉하면 염증을 유발하고, 구강으로 투여하면 구강점막, 인후부, 위점막에 충혈과 부종을 유발하고, 심하면 호흡마비로 사망한다. 대량복용하면 극렬한 구토, 토혈, 복통, 설사, 두통, 어지러움, 혈압하강, 탈수, 호흡곤란, 체온하강, 경련, 혼수 등의 증상이 출현한다.

원화(芫花)

Daphne genkwa Sieb.et Zucc

약재개요

팥꽃나무과(瑞香科)에 속한 낙엽관목인 원화의 꽃봉오리를 건조한 것이다. 성미(性味)는 신(辛), 고(苦), 온(溫)하고, 독이 있다. 신장, 대장, 폐에 귀경하고, 축수이음(逐水利飮 물을 쫓아내거나 통하게 함), 거담지해(祛痰止咳 가래를 없애고 기침을 멎게 함), 살충소창(殺蟲消瘡 벌레나 균을 죽이고 부스럼을 없앰)의 효능이 있어 부종, 복수, 기침, 부스럼 등의 병증에 사용한다.

약리연구

(1) 이뇨 작용

원화수전액을 쥐의 위장에 투여한 결과 배뇨량과 Na배출량이 현저하게 증가했다[8].

(2) 자궁흥분 및 항-생육(生育) 작용

원화 뿌리의 탄산나트륨 추출물은 체외에서 쥐의 자궁을 흥분시켰고, 임신한 쥐를 유산시켰다[9].

(3) 혈압하강 작용

원화엽의 추출물을 마취된 고양이에게 정맥주사한 결과 단시간 혈압이 하강했다[10].

(4) 항-부정맥 작용

원화의 flavone성분은 오두로 인한 쥐의 부정맥을 억제하였고, BaCl$_2$로 인한 부정맥을 예방하는 작용이 있었다[11].

(5) 진정, 진통, 항경련 작용

원화추출물 1g/kg을 쥐의 복강에 주사한 결과 진정작용이 현저하였고[12], 쥐의 위장에

20g/kg을 경구투여한 결과 전기자극에 대한 진통작용이 있었고, 주정추출물을 복강에 주사한 결과 열, 전기, 화학자극에 진통작용이 현저했다[13]. 또한 주정추출물을 쥐의 복강에 주사한 결과 strychnine Nitrate로 인한 경련을 억제시켰고, 개에게서 바비탈의 마취작용을 증가시켰다[12].

(6) 거담지해(祛痰止咳) 작용

Phenol red 배출 실험에서 쥐에게 원화5g/kg(식초법제)을 위장에 투여한 결과 거담작용이 있었고, 암모니아 분무로 인한 기침을 억제시키는 작용이 있었다[14].

(7) 기 타

이외에 항암, 항백혈병, 항균, 설사작용이 있었다.

임상응용

(1) 설사 작용

방 약 | 생원화, 식초법제원화는 모두 체외에서 토끼의 소장을 흥분시켜 유동운동이 증가했고, 장력을 상승시켰으나 대량으로 사용시에는 억제되었다[1].

(2) 약물 인공 유산

방 약 | 원화의 유효성분을 추출하여 60~80mg을 사용한다. 이 방법으로 1256명을 수술했다. 그중 958명은 양수에 투여한 결과 1회 성공률이 97%였고, 자궁내부에 투여한 298명 중 1회 성공률은 79%였고, 유산시간은 43~76시간이었다[3].

(3) 위암 치료

방 약 | 원화, 감수, 대극, 감초 등으로 환약을 만들어 투약한다. 이 방약으로 50명을 치료한 결과 2명 완치, 18명 부분 완치, 24명 안정, 6명은 악화였다[4].

(4) 주사비 치료

방 약 | 원화, 황연, 명반 등의 분말을 75%의 주정에 1주일간 담가 두었다가 매일 3회 환부를 도포한다. 이 방약으로 30명을 치료한 결과 18명 완치, 11명 유효, 1명은 무효였다[5].

(5) 류마티스 관절염 치료

방 약 | 원화로 약주를 만들어 조석으로 1회 환부에 발라주고, 10일을 1회 치료기간으로 하고, 3~5일 휴식 후에 다시 실시한다. 이 방법으로 86명을 관찰한 결과 24명 완치, 38명 현저한 효과, 18명 유효, 5명은 무효였다[3].

(6) 동상 치료

방 약 | 원화7.0g, 홍화3.5g을 75%의 주정 100ml에 15일간 담가 두었다가 Anisodamine (주사제)5mg, Glycerol 35ml를 혼합한 후 1일 3~4회 환부를 도포한다. 이 방법으로 106명을 치료한 결과 모두 완치 되었고, 평균 치료기간은 3.5일이었다[6]. 이외에 왕배재는 원화50g에 계란 4개를 넣어 수전한 후 1회 2알, 1일 2회, 20일간 투약한 결과 결핵성 임파절 종대에 효능이 있었다고 보고했다.

사용용량

일반적으로 0.5~1.5g을 사용한다. 원화근 주사약을 토끼의 대퇴 사두근에 0.5ml 주사한 결과 심한 자극성이 있었고, 추출물을 쥐의 위장에 주입한 결과 LD_{50}은 8.48±1.18g/kg이었다[7].

주의사항

대극 참조

견우자(牽牛子)

Pharbitis nol(L.) Cnoisy

약재개요

메꽃과(旋花科)에 속한 한해살이 덩굴성 초본식물인 견우의 익은 종자이다. 성미(性味)는 고(苦), 한(寒)하고, 독이 있다. 신장, 대장, 폐에 귀경하고, 축수사하(逐水瀉下 물을 쫓아내고 대변을 설사시킴), 살충소적(殺蟲消積 벌레나 균을 죽이고 뭉친 것을 없앰) 의 효능이 있어 부종, 가래, 변비, 회충증 등의 병증에 사용한다. 표면이 검은 것을 흑축(黑丑)이라 하고, 흰 것은 백축(白丑)이라 한다.

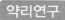
약리연구

(1) 이뇨 작용

견우자배당체는 이눌린의 신장배설을 촉진함으로 이뇨 작용이 있다고 볼 수 있다[12].

(2) 평활근 흥분 작용

견우자의 배당체는 체외에서 토끼와 쥐의 자궁을 흥분시켰고, 수용액의 알카리염은 쥐의 대장, 소장을 수축시켰다[13].

(3) 기 타

이외에 설사, 살충작용이 있는 것으로 밝혀졌다.

임상응용

(1) 소아 천식 치료

방 약 1 흑, 백축, 빈낭, 소자를 수전하여 100ml로 농축하고, 명반을 분말로 만들어 캡슐에 넣고, 수전한 약액은 밤6시, 10시에 캡슐과 같이 복용한다. 이 방법으로 30명을 치료한 결과 모두 완치했다[1].

방 약 2 건강에 설탕을 넣어 수전한 약액으로 견우자(炒)분말 30g을 주약으로 투약하고, 보조약으로 삼자양친산(약명: 三子養親散)을 복용한다. 1회 3g, 1일 3회, 2주를 1회 치료기간으로 투여한다. 이 방법으로 53명을 치료한 결과 병력을 정확히 기록한 28명중 5명 현저한 효과, 15명 유효, 8명은 무효였다[2].

(2) 임파 결핵 치료

방 약 흑, 백축30~60g, 벽전(壁錢: 납거미)소량(소아 1마리, 성인 20마리), 찹쌀500g. 찹쌀을 누렇게 볶은 다음 뜨거울 때 흑, 백축, 벽전을 넣고 찹쌀이 식으면 모두 분말을 만들고, 1회 30g을 죽으로 만들어 매일 2회 복용한다. 이 방법으로 30명을 치료한 결과 경미한 자는 1회에 완치 되었고, 중한 자는 2회에 완치 되었다고 밝혔다.

(3) 전간(癲癎) 치료

방 약 1 동일량의 흑, 백견우자를 6g(견우자 3g함유)크기로 환약을 만들어 12세 이하는 1회

1알 복용, 12세 이상은 1알 반을 매일 1~2회 복용한다. 이 방약으로 115명을 치료한 결과 총유효율이 56.7%였다[3].

방 약 2｜ 견우자250g, 석창포250g, 고반120g, 용골, 지용^각 적당량을 분말로 만들어 캡슐에 넣어 복용한다. 이 방법으로 586명을 치료한 결과 354명 완치, 211명 유효, 21명은 무효였다[4].

방 약 3｜ Sodium Phenytoin을 삼각근에 붙이고, 견우자분말2~3g(12세 이하 아동)을 1일 1~2회, 성인은 4g을 1일 2회 투약한다. 이 방약으로 35명을 치료한 결과 25명 완치, 6명 유효, 4명은 무효였다.

(4) 간성 복수 치료

방 약 1｜ 흑, 백축^각4.5g, 당삼15g, 초백출12g, 사인4.5g, 목향4.5g, 빈낭10g, 지각6g, 진피5g, 복령15g, 택사12g, 상륙(商陸)15g을 탕약으로 1일 1첩을 투여한다. 이 방약으로 간경화성 복수환자를 치료한 결과 양호한 효능이 있었다고 보고했다.

방 약 2｜ 흑축8g, 원화(식초법제)3g, 상륙(법제)8g, 초백출, 생백출^각50g, 홍대조10개를 탕약으로 1일 1첩을 복용한다. 이 방약으로 간성 복수 환자 86명을 치료한 결과 24명 완치, 58명 호전, 4명은 무효였다[5].

방 약 3｜ 견우자(분쇄, 衝)24g, 대황(後下)5g, 원명분(衝)12g, 지실9g을 탕약으로 투여해서 간경화성 복수를 치료한 결과 일반적으로 3~4회 설사후 양호한 효능이 있었다고 보고 했다.

(5) 요충 치료

방 약 1｜ 견우자10g(아동은 1/2)에 밀가루 100g을 넣고 구워서 공복에 투약하고, 15일 후에 다시 한번 시술한다. 이 방법으로 35명에게 실시한 결과 모두 1회에 완치 되었다.

방 약 2｜ 흑, 백축(炒)^각50g, 초빈낭15g, 사군자인(炒)10g을 분말로 만들어 균일하게 혼합하고, 아침 공복에 마유(麻油)로 계란을 전(煎)한 다음 따뜻할 때 계란위에 약분말을 뿌린 뒤 말아서 복용한다. 약량은 6~9세 4g, 10~14세 6g, 15~19세 8g을 투약하고, 격일제로 1회 투약하고, 3회를 1회 치료기간으로 한다. 만약 1회 치료기간으로 미완치자는 20일후에 다시 시작한다. 이 방약으로 300명을 치료한 결과 1회 치료로 290명 완치, 2회 시술로 10명 완치였다[6].

(6) 요부 염좌 치료

방 약 │ 생, 숙 흑·백축3~9g의 분말을 온수로 투약한다. 경한 자는 1일 1회, 중한 자는 매일 2회 복용한다. 이 방약으로 급성 요부 염좌 환자 104명을 치료한 결과 85명 완치, 17명 호전, 2명은 무효였다[7].

(7) 단순성 비만 환자 치료

방 약 │ 백견우자, 초결명(炒), 택사, 하엽, 생산사, 백출, 단삼, 대복피 등을 분쇄하여 1회 9g, 1일 3회 투약하고, 1개월을 1회 치료기간으로 한다. 이 방약으로 64명을 치료한 결과 정상체중 회복자 10명, 현저한 효과(5kg이상자)41명, 유효(3kg 이상자)8명, 5명은 무효였다[8].

(8) 지방간 치료

방 약 │ 흑, 백축[각]15g, 하수오(법제)10g, 생산사30g, 택사10g, 비해15g, 시호10g, 단삼20g, 인진호20g을 탕약으로 투약하고, 20일을 1회 치료기간으로 한다. 이 방약으로 48명을 치료한 결과 총유효율이 89.58%였다[9].

(9) 수종 치료

방 약 │ 흑, 백축[각]120g의 분말을 대추10개를 수전(설탕소량 가미)한 약액으로 1일 1회, 1회 6g, 연이어 2~3일간 복용한다. 이 방약은 간경화성 복수에도 사용 가능하다. 이외에 신선한 흑, 백축의 잎을 찧어 벌에 물린 곳에 바르는 방법으로 25명을 치료한 결과 유효율이 96%였다고 보고했다.

(10) 소아 위시석증(胃柿石症) 치료

방 약 │ 흑, 백축[각]18g을 볶은 다음 분말로 만들어 아침(공복)에 5g을 설탕물로 복용한다. 이 방법으로 위시석증(胃柿石症)과 장경색 합병증을 치료한 결과 양호한 효과가 있었다고 밝혔다.

사용용량

일반적으로 3~10g을 사용한다. 탕약으로 사용할 때에는 분쇄후 수전한다. 실험용 쥐에게 피하주사한 결과 LD_{50}은 37.5mg/kg이다.

대량으로 사용하면 중독되는데 두통, 어지러움, 구토, 복통, 설사(대변이 녹색), 혈변(점액함유), 심박동수가 120회/분에 도달하고, 심음저하, 혹은 언어장애, 돌연 발열, 혈뇨 등이 있고, 중한 자는 고열혼미, 사지궐냉, 구진청색, 전신피부청색, 호흡촉박 등이 출현할 수 있다.[11]

상륙(商陸)

Phytolacca acinosa Roxb

약재개요

자리공과(商陸科)에 속한 여러해살이 초본식물인 자리공의 뿌리이다. 성미(性味)는 고(苦), 한(寒)하고, 독이 있다. 신장, 대장, 폐에 귀경하고, 이수사하(利水瀉下 물을 통하게 하고 설사시킴), 소종산결(消腫散結 부은 것은 제거하고 뭉친 것을 풀어줌)의 효능이 있어 부종, 변비, 핍뇨, 용종 등의 병증에 사용한다.

약리연구

(1) 면역조절 작용

상륙의 중산성 다당류-다당류I과 II는 실험용 쥐의 임파세포 DNA-α를 활성화시켰다. 비장임파세포를 증식시켜 면역기능이 증강했다[1].

(2) 항염증 작용

상륙추출물은 동물의 뇌하수체-아드레날린 계통의 흥분작용을 유발한다.formol성 관절염과 Albumen주사로 인한 염증을 억제했다[2].

(3) 거담 작용

상륙의 수전제, 팅크제를 위장에 주입한 결과 현저한 거담작용이 있었다. 이 기전은 호흡기 점막을 자극하여 분비물을 증가시켜 가래를 희석하고, 섬모운동을 증강한 결과이다[3].

(4) 이뇨 작용

추출물을 두꺼비의 신장에 투여하거나 개구리의 신장에 투여한 결과 소변량이 증가했다. 그 기전은 혈관운동 중추자극으로 모세혈관 확장, 혈류량 증가와 신장 혈류순환 증가와 관련 있다.

(5) 기 타

이외에 항균, 혈압하강, 면역증강 등의 작용이 있는 것으로 밝혀졌다.

임상응용

(1) 만성 기관지염 치료

방 약 | 신선한 상륙의 뿌리1250g을 작게 잘라 물 1500ml를 넣고, 작은 불로 2시간 수전한 후 찌꺼기는 버리고, 약액에 꿀 4량을 넣고 600ml로 농축한 후 1회 20ml, 1일 3회 투약 한다. 이 방법으로 310명을 치료한 결과 30명 완치 근접, 84명 현저한 효과였다[2].

(2) 신장염, 간경화성 복수 치료

방 약 | 상륙, 택사, 두충[각]93g을 온수에 1~2시간 담가 두었다가 약한 불로 수전한 후 여과해 서 300ml로 농축한 후 1일 3회, 1회 10~15ml, 식후에 투여한다. 이 방법으로 만성 신장 염 환자 9명을 치료한 결과 8명이 양호한 효능이 있었고, 디스토마성 간경화 환자 8 명을 치료한 결과 5명은 소변량이 증가하였고, 복수가 경감하였고, 이 약의 우수한 점은 위장반응이 중하지 않고, 복수가 다시 발생하지 않았다[4].

(3) 신장 결석 치료

방 약 | 석견천(石見穿)15g, 상륙, 해부석[각]10g, 해금사, 황금[각]20g, 금전초50g을 탕약으로 투 약하고, 동시에 계내금분말50g, 호박분말20g을 1일 3회 복용한다. 이 약으로 신결석 환자 2명을 치료한 결과 1명은 5첩, 1명은 7첩 복용후 완치 되었다[6].

(4) 소화성 궤양 치료

방 약 1 | 상륙분10g, 혈여탄10g, 계란1개. 먼저 계란(껍질제거)과 약의 분말을 혼합한 후 후 라이팬에 식용유를 붓고 전(煎)한 다음 1일 2회 투약하고, 2주를 1회 치료기간으로 한다. 이 방법으로 소화성 궤양환자 30명을 치료한 결과 양호한 효능이 있었다[8].

방 약 2 상륙(건조)15~24g을 200ml로 수전하여 1일 2회 투여한다. 이 방법으로 소화성 출혈 환자 3명, 치질 출혈 환자 1명을 치료한 결과 복용 2~3첩후 지혈했다고 밝혔다.

(5) 건선(psoriasis)치료

방 약 상륙분말(분쇄후 고온, 고압으로 2시간 건조)을 1회 3g, 1일 3회 투여한다. 이 방법으로 건선(psoriasis)환자(일반형, 관절형, 급성 점상 건선) 40명을 치료한 결과 완치 12명, 현저한 효과 9명, 호전 11명, 무효는 8명이었다[5].

(6) 유선 증식 치료

방 약 상륙으로 정제를 만들어 처음에는 1회 3g, 1일 3회 투약하고, 부작용이 없으면 10g까지 증량하여 1일 3회 복용한다. 약량은 환자의 약의 민감성에 따라 결정하고, 용량이 많을수록 효능이 좋았다. 이 약으로 253명을 치료한 결과 94명 완치, 72명 현저한 효과, 74명 호전, 13명은 무효였다. 치료기간이 최단자는 1개월이었고, 최장자는 3년이었다[7].

(7) 혈소판 감소성 자전(紫癜) 치료

방 약 건조한 상륙을 얇게 썰어 물에 넣고 30분간 수전한 후 100%로 농축한다. 처음에는 30ml를 투약하고, 이후에는 1일 10ml, 1일 3회 투여한다. 이 방법으로 혈소판 감소증 환자 21명을 치료한 결과 20명은 2~4일만에 자전이 소실하였고, 코피, 치은 출혈이 호전하였고, 이중 반은 혈소판이 정상으로 회복했다[9].

(8) 자궁 미란(糜爛) 치료

방 약 건조한 상륙60g을 암탉이나 저육에 넣고 작은 불로 삶은 후 찌꺼기는 버리고, 2~3회에 걸쳐 고기와 탕을 복용한다. 이 방법으로 자궁미란으로 인한 백대하 증가증 환자 8명을 치료한 결과 양호한 효과가 있었다[10].

(9) 간경화 복수 외치법(外治法)

방 약 상륙500g과 생강을 분쇄하여 보관한다. 상륙 1.5~2g에 생강니(生薑泥) 소량을 넣어서 병(餅)을 만들어 배꼽에 붙이고 붕대로 고정해두었다가 24시간마다 교환해준다. 7일을 1회 치료기간으로 한다. 이 방법으로 10명을 치료한 결과 다른 약은 일체 사용하지 않은 4명의 평균 뇨량은 1300~2100ml이었고, 이뇨제를 사용한 3명의 뇨량은 922~1233ml였고, 나머지 3명의 뇨량은 1022~1400ml였다[11].

(10) 만성간염 치료

방 약 | 상륙, 시호, 인진, 울금, 토복령, 반지련 등으로 GPT(간울비허(肝鬱脾虛), 습열내련형 (濕熱內煉型))가 상승한 간염환자를 치료한 결과 GPT가 현저하게 감소했다.[14]

(11) 뇌압상승 치료

방 약 | 상륙, 강활, 진교, 빈낭, 초목(椒目), 대복피, 복령, 목통, 택사[각]9g, 적소두15g, 강피(姜皮) 6g을 수전하여 1일 1첩, 15일을 치료기간으로 복용한다. 이 방약으로 25명을 치료한 결과 22명 현저한 효과였고, 평균적으로 뇌압이 60~250mm H_2O 하강했다[15]. 이 외에 상륙은 급, 만성 간염으로 인해 GPT, GOT가 높은 환자에게 9~10g을 투약한 결과 낮아졌고[12], 미국에서는 미국산 상륙으로 구진암이나 기타 암을 치료한 보고가 있으나 미국산은 독이 있어 부작용이 출현함으로 사용시 주의를 요한다.

사용용량

일반적으로 5~12g을 사용한다. 상륙의 추출물을 실험용 쥐의 위장에 주입한 결과 LD_{50}은 20g/kg이었고, 복강에 주사한 결과 LD_{50}은 1.05g/kg이었다[13].

주의사항

소수의 사람은 상륙을 복용한 후 위장의 불편감이 있었으나 계속 복용한 결과 자동으로 소실하였고[4], 대량 복용하면 설사, 중추신경마비가 발생하고, 호흡, 심장의 기능 장애로 사망한 자도 있다.

04 거풍습약(祛風濕藥)

정의 　신체표면이나 경락에 머물러 있는 풍습과 비통(痺痛 ^{관절의 저림감, 마비감, 굴신장애, 혹은 열성 부종 등}_{의 통증})을 없애는 약을 말한다.

작용 　풍습(風濕)과 관절의 저림감, 마비감, 굴신장애, 혹은 열성 부종 등의 통증을 없애는 작용을 하고, 소수의 약은 근육을 풀어주고, 경락을 통하게 하는 작용과 뼈와 힘줄을 튼튼하게 하는 작용이 있다.

증상 　풍습비통(風濕痺痛), 힘줄의 경련, 저린감, 반신불수, 허리·무릎의 시린 통증, 하체허약(下體虛弱) 등의 증상에 사용한다.

배합 　① 사기가 체표에 있거나 혹은 통증이 상체에 있으면 거풍해표약(祛風解表藥)을 배합
　② 병사(病邪)가 경락에 있으며 혈어기체(血瘀氣滯 ^{혈액이 어혈되고, 기가 막힘}) 되었으면 활혈통락약(活血通絡藥 ^{혈액을 맑게 하고 경락을 풀어주는 약})을 배합
　③ 한습(寒濕)이 있으면 온경약(溫經藥)을 배합
　④ 병이 오래되고 열이 있으면 청열약(淸熱藥)을 배합
　⑤ 병이 오래되고 기혈이 부족하면 보기양혈약(補氣養血藥)을 배합
　⑥ 간신부족(肝腎不足)으로 허리·다리가 허약하면 보간양신약(補肝養腎藥)을 배합한다.

주의 　① 비증(痺症)은 만성병이기 때문에 장기간 복용해야 하므로 주제(酒劑), 환, 산제로 사용하고, 특히 주제는 거풍습약의 효능을 증강시킨다.
　② 장기간 대량으로 복용하면 음혈(陰血)을 손상시키므로 음혈이 부족한 환자들은 주의한다.
　③ 소수의 약은 독성이 있으므로 법제 규정과 복용 용량을 주의한다.

독활(獨活)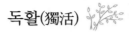

Angelica pubescens Radix

약재개요

미나리과(傘形科)에 속한 여러해살이 초본식물인 중치모(重齒毛)당귀의 뿌리이다. 성미(性味)는 신(辛), 고(苦), 온(溫)하고, 간, 신, 방광에 귀경한다. 제풍습(除風濕), 지통(止痛), 해표(解表)의 효능이 있어 관절통, 두통, 피부 가려움증, 감기 등의 병증에 사용한다.

약리연구

(1) 혈소판 응집 억제 작용

독활에서 추출한 H_6F_6와 Columbianetin, Columbianadin, Umbelliferone 성분은 체외에서 Adenosine diphosphate로 유도한 쥐의 혈소판 응집을 현저하게 억제시켰다.[2][3]

(2) 항-혈전 작용[2][4]

독활 주정(酒精) 추출물을 쥐의 복강에 투여한 결과 동, 정맥에서 혈전 형성을 억제시켰다.

(3) 항-응결 작용

실험용 쥐에게 독활 추출물을 내복시킨 결과 출혈 시간을 연장시켰고, 체외에서 항-응결작용과 피브리노겐을 용해시켰다.[2]

(4) 진통 작용

독활 수전액 2g/kg을 쥐의 복강에 주사한 결과 열판(熱板) 통증 실험에서 역치가 현저하게 연장되었다.[3]

(5) 광선민감 반응 작용

독활의 Isoimperatorin, Angelol 성분을 인체에 투여한 후 태양광선이나 자외선을 조사하면 피부에 일광성 피부염을 유발하고, 붉게 붓고 색소가 증가하며, 심지어 표피(表皮)가 두꺼워진다.[5]

(6) 기 타

이외에 혈압하강, 항경련, 항염, 항균, 항궤양 등의 작용이 있는 것으로 밝혀졌다.

임상응용

(1) menieres diesease 치료

방 약 | 독활30g, 계란6개. 계란을 삶은 후 껍질을 버리고 계란에 구멍을 많이 낸 후 약물에 넣고 다시 15분 간 수전하여 약액이 계란에 스며들게 한 후 계란만 1일 1회, 1회 2개 투여한다. 이 방법으로 12명을 치료한 결과 모두 완치되었고, 관찰한 결과 1명도 재발하지 않았고, 최소 복용자는 6일, 최장시간 복용자는 15일이었다.[1]

(2) 건선(psoriasis) 치료

방 약 | 독활정제 1회 3~6mg/kg을 자외선 조사(照射) 1.5~2시간 전에 투약하고, 조사 30분 전에 1%연고, 0.5%팅크제로 손상된 피부 부위를 처리한 후에 장파(長波) 자외선을 0.042J/cm²/min강도로 15~20cm거리에서 처음에는 15~20분 간 조사하고, 부작용이 없으면 30~40분 간 조사한다. 1주에 6회, 26회를 1회 치료기간으로 조사한다. 이봉기는 이 방법으로 61명을 치료한 결과 17명 현저한 효과, 8명 호전, 6명 무효였고, 평균 완치시간은 34.1일이고, 평균 조사량은 43J/cm²였다고 보고했다.

(3) 불면증 치료

방 약 | 독활30g, 주사6g, 호박6g을 분말로 만들어 캡슐에 넣어 수면 2시간 전에 6알을 투약하고, 10일을 1회 치료기간으로 한다. 이 방약으로 210명을 치료한 결과 175명 완치, 30명 유효, 5명은 무효였다.[6] 이외에 강활, 방풍, 맥문동, 창출, 백지 등을 혼합하여 두통에 사용하기도 한다.[7]

사용용량

독활의 성분인 화초독소(花椒毒素)를 쥐에게 근육주사한 결과 LD_{50}은 160mg/kg이었다[5].

주의사항

isoimperatorin, ostholt 성분을 어린 쥐에게 매일 2.5mg/75g(체중)을 60일간 투여한 결과 성장에는 큰 영향이 없었으나 간손상이 있었다. 수전액을 만성 기관지염 환자에게 투여한 결과 혀의 마비, 오심구토, 위장의 불편감 등의 부작용이 있었다. 음액과 혈이 허약한 환자는 복용 시 주의한다.

위령선(威靈仙)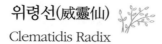
Clematidis Radix

약재개요

미나리아재비과(毛茛科)에 속한 식물인 위령선의 뿌리와 뿌리줄기이다. 성미(性味)는 신(辛), 함(鹹), 온(溫)하고, 방광에 귀경한다. 제풍습(除風濕), 통락지통(通絡止痛 경락을 통하게 하고 진통시킴), 거골경(祛骨鯁 목에 걸린 가시를 없앰)의 효능이 있어 관절통, 굴신장애, 저린감, 골경(骨·鯁) 등의 병증에 사용한다.

약리연구

(1) 혈당강하 작용

추출물을 쥐에게 실험한 결과 포도당의 동화(同化)작용이 현저했고, 혈당이 감소했다.[5]

(2) 담즙분비 촉진

위령선 수전액이나 주정 추출물을 쥐의 위장관에 주입한 결과 담즙분비가 증가했고, 주정 추출물을 정맥주사한 결과 담총관(膽總管)의 괄약근이 확장되어 담즙배출이 용이했다.[1]

(3) 담결석 방지 작용

위령선 수전액은 쥐에게서 담결석 형성율을 현저하게 감소시켰고, 그 기전은 혈중콜레스테롤 감소와 유관하다.[2]

(4) 심근보호 작용

위령선 수전액을 쥐의 복강에 주사한 결과 뇌하수체후엽소로 인한 심근허혈을 보호하는 작용이 있었다.

(5) 유산(流産) 작용

위령선 추출물을 쥐에게 근육주사한 결과 80%이상이 유산되었다.[8]

(6) 기 타

이외에 평활근 수축과 이완, 항균, 항이뇨, 진통작용이 있었다.

임상응용

(1) 이하선염 치료

방 약 | 위령선15g에 미초(米醋)90~150g 넣고 수전하여 끓으면 반(半)을 다른 용기에 보관한다. 식으면 환부에 발라주고, 나머지 반은 다시 물을 250ml 넣고 다시 수전하여 2회로 나누어서 내복한다. 이 방약으로 100여명을 치료한 결과 1~2회 모두 완치되었다.

(2) 사상충(filariasis) 치료

방 약 | 신선한 위령선(분쇄) 500g을 30분간 수전한 후 찌꺼기를 버리고 여과한 약액에 홍당(紅糖)500g, 백주(白酒)60g을 혼합하여 수전, 농축한 다음 정제로 만들어 5일 이내 10회로 투여한다. 강서 약학 학교에서 이 방법으로 사상충(filariasis) 양성 환자 33명을 치료한 결과 27명이 음성으로 전환 했다고 밝혔다.

(3) 황달형 간염 치료

방 약 | 건조한 위령선 분말9g에 계란을 넣고 혼합 한 후 식용유로 볶아서 1일 3회, 연이어 3일간 투여한다. 이 방법으로 15명을 치료한 결과 14명이 완치되었다고 밝혔다.

(4) 종골 골자(骨刺(calcaneal spur)) 치료

방 약 1 | 위령선60g, 오매30g, 석창포30g, 애엽20g, 독활20g, 강활20g, 촉양천(蜀羊泉)20g, 홍화15g을 식초 500ml에 잠시 담가 두었다가 다시 물 250ml를 넣고 수전 한 다음 환부를 약액에 넣고, 1회 1분 간 마사지해주고, 1일 1회 실시하고, 한 첩으로 8회까지 사용한다. 이 방약으로 54명을 치료한 결과 49명 완치, 5명은 호전이었다.

방 약 2 | 고삼, 천산갑, 향부, 투골초 등을 배합하여 본병을 치료한 보고가 있다.[4]

(5) 위통 치료

방 약 | 위령선30g을 수전하여 여과한 후 생계란(껍질제거)2개, 홍당(紅糖) 적당량을 넣고 다시 계란이 익을 때까지 수전하여 1일 1첩을 온복(溫服)한다. 하진문은 이 방법으로 위한통(胃寒痛)을 치료한 결과 양호한 효능이 있었다고 보고했다.

(6) 만성 담낭염 치료

방 약 | 위령선15~30g, 시호, 청호, 지실, 복령, 울금, 진피, 반하(법제)^각10g, 백작약6~10g, 생감

초3g을 수전하여 1일 1첩, 2~3회로 나누어 투약하고, 발열이 있으면 청호의 양을 증가한다. 팽가삼은 이 약으로 46명을 치료한 결과 모두 유효하였고, 그중 43명은 현저한 효과, 3명은 호전이었다고 밝혔다.

(7) 비뇨기 결석 치료

방 약 | 위령선60g, 백모근60g을 수전하여 1일 3회, 식전에 투여한다. 이 방약으로 비뇨기 결석 환자 15명을 치료한 결과 일반적으로 복용 6~8첩후 효능이 있었고, 15명 모두 결석을 배출했다.[6]

(8) 종류(腫瘤) 치료

방 약 1 | 위령선, 반지련, 백화사설초^각50g, 수질15g을 수전하여 1일 1첩, 30일을 1회 치료기간으로 투약하고, 3~4회 치료한다. 이 방약으로 식도암 환자 18명을 치료한 결과 증상개선, 생활능력의 향상, 생존율이 연장하였고, 유효율은 88.8%였다.[7]

방 약 2 | 위령선30g, 파두2g, 빙편5g, 초오(법제)10g, 생대황15g, 청목향15g, 토별충15g의 분말을 백주(白酒)와 식초를 1:2비율로 만든 액체에 혼합해서 환부에 도포한다. 용상운은 이 방약으로 피부에 있는 양성 종류(腫瘤) 환자 44명을 치료한 결과 38명은 완전 소실하였고, 6명은 현저하게 축소했다고 보고했다.

(9) 경부 임파결핵 치료

방 약 | 신선한 위령선을 니(泥)로 만들어 내관혈(男左女右)이나 환부에 붙인다. 이 방법으로 경부 임파결핵 환자 200여명을 치료한 결과 47명 완치, 3명은 유효였다.[9]

(10) 국소 경피증(硬皮症) 치료

방 약 | 위령선60g, 촉양천(蜀羊泉)40g, 석창포30g, 애엽, 독활, 강활, 천년건(千年健)^각20g, 홍화15g, 식초500g에 물 2500~3000ml를 넣고 수전하고, 여과한 후 환부를 훈증하고, 담가 둔다. 1일 1~2회 실시하고, 1첩으로 6~8회 사용 가능하다. 이 방약으로 국소성 경피환자 32명을 치료한 결과 25명 완치, 7명 유효였다.[10]

(11) 소아 빈뇨증 치료

방 약 | 위령선30~60g에 물 500~1000ml를 넣고 250~500ml로 농전(濃煎)한 후 적정 온도에 성기를 1일 2~3회, 1회 30분간 씻어준다. 이 방법으로 56명을 치료한 결과 47명 완치, 5명 호전, 4명은 무효였다.[11] 이외에 위령선90g, 백작약20g, 백급15g, 지실12g을 1일 1~2첩 투약하여 역류성 위염을 치료한 결과 일반적으로 1주 내에 완치되었다고 보고했다[10].

사용용량

위령선의 전체는 독이 있다. 줄기, 잎의 액이 피부에 접촉하면 수포, 궤양이 발생하고, 대량으로 복용하면 구토, 복통, 강렬한 설사를 유발한다. 쥐의 복강에 주사한 결과 LD_{50}은 50~150mg/kg이었다.

주의사항

본 약을 대량으로 복용한 후 위장 출혈 및 중독으로 사망한 예가 있다.[12]

위령선은 잘 움직이는 약으로 장기간 복용하면 정기가 손상되기 때문에 몸이 허약한 사람이나 임산부는 주의한다.

희렴초(豨薟草)
Siegesbeckia orientalis L

약재개요

국과(菊科)에 속한 한해살이 초본식물인 희렴과 선경(腺梗)희렴 혹은 모경(毛梗)희렴의 지상부분이다. 성미(性味)는 고(苦), 한(寒)하고, 간, 신장에 귀경한다. 제풍습(除風濕), 통경락(通經絡), 청열해독(淸熱解毒)의 효능이 있어 관절통, 사지 저린감, 반신불수, 고혈압 등의 병증에 사용한다.

약리연구

(1) 면역억제 작용

동물실험에서 희렴초는 세포면역과 체액면역, 비특이성 면역을 모두 억제시켰다.[1]

(2) 혈압강하 및 혈관 확장 작용

희렴초의 수전액이나 주정 추출액은 마취된 동물의 혈압을 하강시켰고, 신경이 살아 있는 토끼의 혈관을 확장시켰고, 신경 자극으로 인한 혈관 수축을 차단했다. 혈관확장의 기전은 교감신경의 억제로 추정한다.[3]

(3) 혈전형성 억제 작용

토끼에게 본 약을 정맥주사한 결과 혈전형성이 억제되었다.[4]

(4) 항-임신 작용

희렴초 배당체 20~40mg/kg을 쥐에게 투여한 결과 임신을 억제시키는 작용이 있었다.

(5) 기 타

이외에 항균, 항염 작용이 있었다.

임상응용

(1) 신경 쇠약, 불면증 치료

방 약 | 희렴초, 선학초, 대조^{각}50g을 기본방약으로 하고, 증상에 따라 가감해서 1일 1첩, 1일 2회 투여한다. 이 약으로 불면증 환자 30명을 치료한 결과 26명 완치, 4명 호전이었다.[2]

(2) 고혈압 치료

방 약 | 희렴초30g, 지골피10g을 농전(濃煎)하여 1일 2~3회로 투약하고, 정제는 1.5g을 1일 2~3회 투여한다. 서문은 이 약으로 67명을 치료한 결과 확장기 혈압이 20mmHg 이상 강하한 자는 35명, 10mmHg 하강자는 22명이었고, 고혈압의 기타 증상들은 호전했다고 밝혔다.

(3) 뇌혈관사고 후유증 치료

방 약 1 | 희렴초500g, 봉밀, 미주(米酒)^{각}30g, 먼저 약 위에 미주를 골고루 뿌린 후 건조한 다음 분말로 만들어 봉밀을 넣고 환약으로 만든다. 1회 10g, 1일 2회 투여한다. 이 방약으로 28명을 치료한 결과 8명 현저한 효과, 16명 유효, 4명은 무효였다.[5]

방 약 2 | 희렴초200g, 수질100g, 삼칠60g, 당귀60g, 도인60g, 홍화60g, 천남성40g, 사향5g, 빙편5g을 분쇄하여 250개 환약(매환 2.15g)으로 만들어 1회 1알, 1일 3회 투여한다. 이 방약으로 뇌혈전 환자 70명을 치료한 결과 현저한 효과가 있었다.[6]

(4) 건선(psoriasis)치료

방 약 | 희렴초, 취오동(臭梧桐)으로 환약을 만들어 1회 8~10알, 1일 2~3회 투여한다. 이 방약으로 건선(psoriasis)환자 20명을 치료한 결과 81.8%가 유효였다.

(5) 비증(痺症) 치료

방 약 | 해풍등, 낙석등, 계혈등, 순골풍, 투골초 등을 수전하여 투여한다.[7]

(6) 간염 치료

방 약 | 희렴초, 자초, 어성초, 금전초, 용담초를 배합하여 탕약으로 투여한다. 이 방법으로 급성 황달형 바이러스성 간염을 치료한 보고가 있다.[8]

(7) 만성 위염 치료

방 약 | 희렴초, 황연, 홍화, 단삼, 시호, 백작약, 길경으로 산제를 만들어 1일 3회, 1회 3g을 식전에 투여한다. 이 약으로 30명을 치료한 결과 진통의 유효율이 83.33%였다.[9]

(8) 야맹증 치료

방 약 | 건조한 희렴초분말3g을 저간(猪肝)15g에 넣어 수전한 후 1일 1첩을 투여한다. 팽세송은 이 방법으로 20여명을 치료한 결과 경한 자는 3차 시술 후 완치되었고, 심한 자는 7차로 완치했다고 밝혔다.

사용용량

일반적으로 6~13g을 사용하고, 심한 자는 15~30g까지 사용한다. 희렴초 주사약을 쥐에게 정맥주사한 결과 LD_{50}은 45.54g/kg이고, 복강에 주사한 결과 인간 내성(耐性)의 400배였다.[4]

주의사항

비위의 양기가 허약한 자는 주의한다.

모과(木瓜)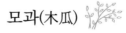
Chaenomeles Lagenaria Koidz

약재개요

장미과에 속한 낙엽관목인 모과의 익은 과실이다. 성미(性味)는 산(酸), 온(溫)하고, 간, 비장에 귀경한다. 서근통락(舒筋通絡 ^{근육을 부드럽게 하고 경락을 통하게 함}), 거습화위(祛濕和胃 ^{습을 없애고 위} ^{장을 편하게 함})의 효능이 있어 관절통, 각기종통(脚氣腫痛), 경련, 토사, 소화불량 등의 병증에 사용한다.

약리연구

(1) 면역 작용

모과수전액을 쥐의 위장에 투여한 결과 비장의 지수가 현저히 억제되었고, 추출액을 복강에 주사한 결과 쥐의 대식세포의 식균율이 감소했다. 그 외에 신장이식 환자에게 혈관의 내피세포와 T, B세포의 항체작용이 억제되었다.[2]

(2) 항균 작용

모과는 강한 항균작용이 있고, 각종 대장균, 포도구균을 억제하는 작용이 있고, 결핵간균도 억제하는 작용이 있었다.[3]

(3) 간장 보호 작용

모과를 단일(單一)약으로 과립제를 만들어 Perchlormethane로 간장이 손상된 쥐의 위장에 투여한 결과 손상된 간을 보호하였고, SGPT가 현저히 감소되었다.

(4) 항암 작용

추출물과 유기산은 EAC를 현저하게 억제시키는 작용이 있었고, 25%의 모과액을 쥐의 복강에 주사한 결과 EAC, 임파육류(淋巴肉瘤)가 현저하게 억제되었다.

(5) 기 타

이외에 항-응혈(凝血)작용 등이 있었다.

임상응용

(1) 유행성 이하선염 치료

방 약 | 모과60g, 대황150g, 포공영60g, 유향30g, 토별충30g, 포황30g, 오령지30g, 호장60g을 분말로 만들어 바셀린이나 꿀에 혼합하여 투여한다. 이 방약으로 유행성 이하선염 환자 60명을 치료한 결과 55명이 완치했다.[1]

(2) 장유착(腸癒着) 치료

방약 | 모과, 우슬^각50g을 500g의 백주에 7일간 담가 두었다가 매일 밤 수면 전에 환자의 주량에 따라 투여한다. 이 방법으로 수술 후 장유착 환자 13명을 치료한 결과 양호한 효능이 있었고, 최장(最長) 치료자는 6개월, 최단(最短) 치료자는 1개월이었다.[4]

(3) 급성간염 치료

방약 | 모과 추출물에 백당(白糖)을 넣어 15g 무게로 과립제(매 포장 생약 5g 함유)를 만들어 매 회 1봉지, 1일 3회, 온수에 녹여 투여한다. 이 방약으로 급성 간염 환자 102명을 치료한 결과 완치 60명, 21명 현저한 효과, 16명 호전, 5명은 무효였고, 특히 황달에 현저한 효과가 있고, HBs-Ag양성 환자 22명중 9명이 음성으로 전환 했다.[5] 이 방약으로 급성 바이러스성 황달형 간염 환자 70명을 치료한 결과 42명 완치, 19명 기본 완치, 9명은 호전이었다.[6]

(4) 지루성 탈모 치료

방약 | 모과, 상백피, 황금, 황백, 산치자, 옥죽, 산사 등으로 산제를 만들어 투여한다. 이 방약으로 110명을 치료한 결과 24명 현저한 효과, 69명 유효, 17명은 무효였다.[7]

(5) 세균성 이질 치료

방약 | 모과정제(1알 0.25g/생약 1.13g에 해당), 1회 5알, 1일 3회 투약해서 107명을 치료한 결과 평균 치료기간은 5~7일이고, 유효율 96.28%, 완치율 85.98%, 치유기간은 4.67일, 대변검사에서 음성율은 87.5%였다.[8]

(6) 무좀 치료

방약 | 모과, 감초^각30g을 수전하여 여과한 후 약물에 발을 5~10분간 담가 둔다. 이 방법으로 무좀 환자 47명을 치료한 결과 모두 완치되었다.[9]

사용용량

일반적으로 5~10g을 사용한다. 위산이 많은 자는 대량 복용을 금한다.

주의사항

허리·무릎 허약, 신장허약, 적체(積滯)자는 주의한다.

서장경(徐長卿)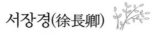

Cynanchum Paniculatum (Bge)

약재개요

박주가리과(蘿摩科)에 속한 여러해살이 초본식물인 서장경의 뿌리이다. 성미(性味)는 신(辛), 온(溫)하고, 간, 위장에 귀경한다. 거풍습(祛風濕), 지통지양(止痛止痒 ^{통증과 가려움증을 없앰})의 효능이 있어 관절통, 요통, 타박상, 복통, 치통, 습진(濕疹), 알러지, 완선(頑癬), 독사 교상(咬傷) 등의 병증에 사용하다. 요조죽(寮弓竹)이라고도 한다.

약리연구

(1) 진정 작용

Paeonol 성분은 항경련작용이 있고, 수면시간을 연장시키고, Barbital의 마취 시간을 연장시켰다.[2]

(2) 지질에 미치는 영향

고지질 혈증의 토끼에게 투여한 결과 혈중 콜레스테롤과 β-Lipoprotein이 감소했다.[3],[4]

(3) 동맥경화 방지 작용

Paeonol 성분을 매일, 6주간 복강에 주사한 결과 동맥경화 형성을 현저하게 억제하였고, 그 기전은 혈소판 응집억제와 상관이 있는 것으로 추정된다.[2]

(4) 진통 작용

서장경 약액은 동물의 열판 실험에서 진통작용이 있었고, Paeonol 성분이 통증의 역치를 높혔다.[3],[7]

(5) 해열 작용

Paeonol 성분을 주사하거나 내복시킨 결과 해열작용이 있었고, 용량이 많을수록 효과가 강했다. 30분 내에 최고의 수준이었고, 1~2시간 내에 정상으로 회복했다. 내복하면 3시간까지 연장되었다.[2]

(6) 기타

이외에 항산화, Ca내류방지, 항암, 평활근 수축방지 등의 작용이 있는 것으로 밝혀졌다.

(1) 신경쇠약 치료

방 약 ┃ 서장경, 야교등, 합환피, 상심자(桑椹子)^각30g, 단삼15g, 오미자4g, 감초3g을 1일 1첩, 100ml로 수전하여 수면 1시간 전에 투여한다. 이 방약으로 40명을 치료한 결과 34명 완치, 6명 호전이었다.[1] 이외에 서장경분말10~15g을 1일 2회 투약하여 두통, 불면증, 건망증, 정신긴장 등 신경 쇠약 환자 300명을 2~3개월 동안 치료한 결과 두통 환자 274명 중 유효율이 94.1%였고, 불면 환자 290명 중 유효율은 95.5%였고, 강박증 환자 251명 중 유효율이 95.21%였고, 건망증 환자 243명 중 유효율은 93.4%였고, 심계 환자 232명 중 유효율은 95.2%였다고 밝혔다.

(2) 만성 기관지염 치료

방 약 ┃ 서장경30g을 수전하여 1일 2회, 10일을 1회 치료기간으로 투여한다. 이 방법으로 54 명을 치료한 결과 41명 유효, 13명 무효였고, 소염, 화담지해(化痰止咳 ^{가래를 제거하고 기침을 멎게 함}), 평천(平喘 ^{천식을 완화시킴}) 작용이 있었다고 밝혔다.

(3) 급성 복통 치료

방 약 ┃ 100%의 서장경 주사약을 1일 2~4ml 근육 주사한다. 이 방법으로 장염, 담도(膽道)회 충, 궤양, 장(腸)회충, 담낭염, 담결석, 담도수술 후유증 등으로 인한 급성 복통 환자 47명을 치료한 결과 35명 유효, 12명은 무효였다. 일반적으로 주사 5~10분 후 효과가 있었고, 2시간 유지되었다고 밝혔다.

(4) 건선(psoriasis)치료

방 약 ┃ 서장경 주사약을 1일 2회, 1회 4ml 근육주사 한다. 피부손상이 경미한 자는 20일을 1 회 치료기간으로 하고, 심한 자는 40일을 1회 치료기간으로 한다. 주입신은 이 방약 으로 건선(psoriasis) 환자 150명을 치료한 결과 73명 완치(증상소실, 피부손상 완치, 무재발), 27명 현저한 효과, 22명 무효였다고 보고했다.

(5) 치통 치료

방약 | 서장경15g을 500ml로 수전하고, 30ml를 입에 물고 1~2분간 있다가 복용한다.(혹은 서장경 분말을 1회 1.5~3g, 1일 2회 투여) 이 방법으로 치통환자 200명을 치료한 결과 90%가 복용 후 치통이 소실했다고 밝혔다.

(6) 복부수술 후유증 치료

방약 | 서장경주사약 2ml(생약2g 함유)를 양측 족삼리혈에 주사한다. 이 방법으로 복부수술 환자 39명에게 주사하고, 대조군(對照群)은 어떤 약물치료도 하지 않았다. 결과 서장경 치료군(治療群)은 대조군에 비해 장기능(腸機能) 회복시간이 월등히 양호하였고(P<0.01), 진통효과도 현저했다.[8]

(7) 과민성 비염 치료

방약 | 서장경10g, 선의1g, 고삼10g, 백선피10g, 봉방(炙)6g, 감초10g을 수전하여 1일 2회 투여한다. 이 방약으로 74명을 치료한 결과 양약(洋藥)보다 양호한 효능이 있었다.[5]

사용용량

서장경의 Paeonol 성분을 쥐에게 정맥주사, 복강주사, 위장에 투여한 결과 각각의 LD_{50}은 196mg/kg, 781mg/kg, 343mg/kg이었다.[9]

주의사항

서장경을 탕약으로 만성 기관지염이나 천식환자에게 투여한 결과 소수의 환자는 구강이나 인후부(咽喉部)의 건조 증상이 있었으나 효능에는 차이가 없었다.

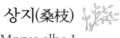

상지(桑枝)

Morus alba L

약재개요

상과(桑科)에 속한 낙엽교목(喬木)인 뽕나무의 어린 가지이다. 성미(性味)는 고(苦), 평(平)하고, 간(肝)에 귀경한다. 소풍통락(消風通絡 바람을 제거하고 경락을 통하게 함), 이관절(利關節 관절을 부드럽게 함)의 효능이 있어 관절통, 사지 경련, 수종 등의 병증에 사용한다.

임상응용

(1) 항암 작용

상색소(桑色素) 성분은 암의 활성(活性)에 강한 억제작용이 있고, 선암(腺癌)755, 임파백혈병L^{1210}, P^{388}, S^{180}을 억제하는 작용이 있었다. [1]

(2) 항균, 항-바이러스 작용

상색소(桑色素) 성분은 금황색포도구균, 이질간균, 상한간균, 포진바이러스를 억제하는 작용이 있었다. [1]

(3) 오십견 치료

방 약 | 계혈등, 위령선, 당귀, 강활, 계지, 백작약, 강황, 방풍 등을 배합하여 오십견을 치료한 결과 양호한 효능이 있었다고 보고한 바가 있다. [2]

(4) 임질 치료

방 약 | 상지30g을 수전하여 1일 1회 투여한 결과 임병균(淋病菌)의 음성율이 높았다. [3] 이외에 이뇨 작용이 있었다. [1]

사용용량

일반적으로 10~30g을 사용한다. 상색소를 토끼에게 피하주사한 결과 LD$_{50}$은 8~10g/kg이었다. [1]

주의사항

특별히 보고된 부작용은 없다.

상기생(桑寄生)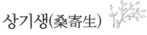
Viscum coloratum Nakai

약재개요

상기생과(桑寄生科)에 속한 상록소관목(常綠小灌木)인 곡기생(槲寄生) 혹은 상기생의 잎이 있는 가지이다. 성미(性味)는 고(苦), 평(平)하고, 간과 신장에 귀경한다. 제풍습(除風濕), 보간익신(補肝益腎 간과 신장을 보함), 강근골(强筋骨 뼈와 힘줄을 강하게 함), 안태(安胎 태아를 편안하게 함)의
효능이 있어 허리·무릎 통증, 습관성 유산, 하혈, 태동불안(胎動不安 임신시 태아의 상태가 불안정함)
등의 병증에 사용한다.

약리연구

(1) 관상동맥 확장 작용

상기생의 주사약은 정상과 체외에서 진전(震顫)이 있는 쥐의 관상혈관을 확장시키는 작용
이 있었고, 관상동맥의 혈류량을 현저하게 증가시켰다.

(2) 진전(震顫)방지 작용

상기생은 Iodoform으로 인한 쥐의 진전(震顫)을 현저하게 억제시켰고, 아트로핀과 배합하
여 사용한 결과 특별한 영향을 받지 않았고, 약간 증강했다. 그리고 체외에서 두꺼비의 심장에
투여한 결과 상기생의 진전방지 작용은 미주신경 흥분반사로 인한 것이 아니었다.

(3) 혈압강하 작용

수전액, 주정 추출액은 마취된 동물에게서 혈압을 강하시켰고, 그 기전은 중추성과 반사성
이 있는데, 중추진정작용이 있었고, 교감신경과 혈관운동의 흥분을 감소시킨 것이며, 반사성
은 감수기로 인한 것이다.

(4) 기 타

이외에 중추억제와 이뇨 작용이 있는 것으로 밝혀졌다.

임상응용

(1) Anti-HBsAg 작용

방 약 │ 상기생추출물 0.15~2.5mg(생약)/50ml를 HBs-Ag(8개의 혈액응고)에 접촉시킨 결과 8
배에 가까운 억제 작용이 있었다[1].

(2) 고지질 혈증 치료

방 약 │ 상기생, 갈근, 단삼으로 환약을 만들어 1회 4g, 1일 3회, 30일을 1회 치료기간으로 투
여한다. 이 방약으로 150명을 치료한 결과 Cholesterol, lipoprotein, Triglyceride에 현
저한 효과는 51명, 84명, 78명이었고, 유효는 15명, 16명, 34명이었으며, 무효는 15명, 9
명, 17명이었다고 밝혔다.[2]

(3) 혈압강하 작용

방 약 | 수전액, 주정 추출물은 마취한 동물의 혈압을 강하시켰다. 그 기전은 중추성 혹은 반사성으로 추정되고, 중추의 진정작용, 교감신경, 혈관운동의 흥분성 감소로 인한 것이다.[3]

(4) 부정맥 치료

방 약 | 상기생 주사약(매 ml당 생약 2g 함유) 2~4ml를 1일 2회 근육 주사한다. 정맥주사로는 12ml를 1일 1회, 14일을 1회 치료기간으로 사용한다. 이 방법으로 37명을 치료한 결과 심방성조박(心房性早搏)의 유효율은 55.5%였고, 실성조박(室性早搏)의 유효율은 76.9%였고, 오래된 심방세동에도 효능이 있었고, 유효율이 75%였다.[2]

(5) 협심증, 심교통(心絞痛) 치료

방 약 | 상기생 과립제(생약 39g 함유)를 1일 2회, 온수로 투약하고, 4~6주를 1회 치료기간으로 한다. 상해 제2 의학원에서 이 방약으로 협심증, 심교통 환자 54명을 치료한 결과 13명 현저한 효과, 28명 호전이었고, 심전도 개선율은 44%였다고 밝혔다.

사용용량

상기생의 주요성분인 Aricularin을 쥐의 복강에 주사한 결과 LD_{50}은 1.17g/kg이었고, 사망 원인은 경련으로 호흡이 억제되었기 때문이다.[3]

주의사항

소수의 환자는 어지러움, 복부팽만, 경미한 설사, 구강건조 등의 부작용이 발생했다. 외감성 통증에는 주의한다.

오가피(五加皮)

Acanthopanax gracilistylus W.W.Smith

약재개요

오가과(五加科)에 속한 낙엽소관목의 뿌리껍질인데 남오가피(南五加皮)라고도 한다. 성미

(性味)는 신(辛), 고(苦), 온(溫)하고, 간과 신장에 귀경한다. 제풍습(除風濕), 강근골(强筋骨 뼈와 힘줄을 강하게 함)의 효능이 있어 관절통, 사지 저림, 하체무력, 수종 등의 병증에 사용한다.

약리연구

(1) 면역증강 작용

남오가피 추출물을 쥐의 위장에 15g/kg을 주입한 결과 대식세포가 현저하게 증가했다.

(2) 항 피로 작용[1],[2]

남오가피 추출물을 쥐의 위장에 주입한 결과 수영시간이 현저하게 연장되었다.

(3) 항 고온 작용[1]

본 약 추출물을 쥐의 위장에 주입한 결과 고온에서 생존율이 현저하게 연장되었다.

(4) 항 저온 작용

남오가피 추출물을 쥐의 위장에 주입한 결과 1~2℃에서 생존율이 현저하게 연장되었다.[2]

(5) 산소부족 상태에서 내성(耐性) 연장

남오가피 추출물을 쥐의 위장에 주입한 결과 산소가 부족한 환경에서 생존율이 현저하게 연장되었다.[2],[3]

(6) 간장 보호 작용

남오가피 추출물을 쥐의 위장에 주입한 결과 간, 비장의 RNA의 합성을 현저하게 촉진시켰고, Perchlormethane로 손상된 쥐의 간(肝)에서 DNA 합성을 현저하게 촉진시켰다. [3]

(7) 혈당 강하 작용

Alloxan으로 인해 혈당이 상승된 쥐에게 본 약을 위장으로 투여한 결과 혈당이 현저하게 억제되었다.[1]

(8) 성 호르몬 작용

미성숙한 쥐에게 본 약 15g/kg을 투여하고 대조군(對照群)과 비교한 결과 본 약은 쥐의 성선(性腺)을 촉진시켰다.[1]

사용용량

남오가피는 4.5~9g, 북오가피는 3~6g을 사용한다. 남오가피 주사약을 실험용 쥐의 복강에 주사한 결과 LD_{50}은 81.85±10.4g/kg이었다.[4]

주의사항

동물실험에서 오가피의 독성은 아주 낮은 것으로 밝혀졌다. 연속해서 6개월간 투여한 결과 평균 수명이 연장되었고, 태아에 독성반응이나 기형이 발생하지 않았다.

외감풍열(外感風熱), 음허화왕증(陰虛火旺證 음액이 부족하여 열이 많은 증상)에는 사용하지 않는다.

오보사(五步蛇)
Agkistrodon acutus

약재개요

복사과(蝮蛇科)에 속한 오보사이다. 성미(性味)는 감(甘), 함(鹹), 온(溫)하고, 독이 있으며, 간에 귀경한다. 거풍통락(祛風通絡 바람을 제거하고 경락을 통하게 함), 거풍지양(祛風止痒 바람을 제거하고 가려움증을 없앰), 정경(定驚 놀램을 안정시킴) 의 효능이 있어 관절통, 구안와사, 사지저림, 반신불수, 나병, 완선(頑癬), 파상풍, 경기(驚氣) 등의 병증에 사용한다.

약리연구

(1) 진정, 진통, 최면 작용

동물에게 주사한 결과 진정, 최면과 진통 작용이 있었다[1].

(2) 혈압하강 작용

오보사를 주사약으로 만들어 마취된 개에게 투여한 결과 혈압이 현저하게 강하했다. 그 기전은 혈관확장과 히스타민의 방출과 연관 있는 것으로 추정한다[1].

임상응용

(1) 골증식증 치료

방 약 1 백화사1마리, 오사(烏蛇), 세신^각10g, 조각자, 희렴초, 투골초, 천산갑, 생유황, 생몰약, 두충, 위령선, 선령비^각15g, 오령지20g, 생천오, 생초오^각9g을 분말로 만들어 식초에 개서 환부에 행인 크기로 붙이고 붕대로 감아둔다. 1일 1회 교환해 주고, 10일을 1회 치료기간으로 한다.⁽²⁾ 이 방법으로 300명을 치료한 결과 114명 완치, 186명 호전이었다.

방 약 2 백화사4마리, 위령선72g, 방풍, 당귀, 혈갈, 투골초, 전충^각36g을 분말로 만들어 1회 3g, 1일 3회, 온수로 투여한다. 이 방약으로 52명을 치료한 결과 42명 현저한 효과, 6명 호전, 4명은 무효였다.⁽³⁾

(2) 경추병 치료

방 약 1 백화사10g, 유향, 몰약^각5g, 사향1.5g, 육계, 천오, 초오, 천초, 백개자^각5g을 분말로 만들어 밀봉 보관한다. 약 분말을 3×4cm 크기로 환부에 도포하고, 반창고로 붙여둔다. 매주 2회 교환하고, 4주를 1회 치료기간으로 한다. 동시에 갈근, 위령선^각30g, 전충6g, 투골초, 선령비, 백작약, 계혈등, 모과^각15g, 상지10g, 청풍등12g을 탕약으로 투여한다. 이 방약으로 3회 치료기간을 실시하고, 93명을 관찰한 결과 1년 완치자 45명, 6개월 현저한 효과자 24명, 3개월 유효자 15명, 무효자 9명이었다.⁽⁴⁾

방 약 2 백화사10할, 마전자(법제)1할, 구척1할, 호박3할, 계지3할을 분말로 만들어 캡슐에 넣어서 처음에서 3일까지는 1회 1알, 1일 3회 투약하고, 이후에는 1회 2알, 1일 3회 식후에 투여한다.⁽⁵⁾ 이 약으로 경추병 환자 167명을 치료한 결과 22명 완치, 135명 호전, 10명은 무효였다.

(3) 만성 골수염 치료

방 약 백화사(머리제거)100g, 천산갑15g, 전갈20g, 오공10g, 반모(날개제거)5g, 찹쌀50g을 분말로 만든 후 캡슐에 넣어 1회 1g, 1일 1회, 수면 전에 투여한다. 이 방약으로 12명을 치료한 결과 양호한 효능이 있었다.⁽⁶⁾

사용용량

백전(白錢)백화사의 독을 쥐의 피하에 주사한 결과 LD_{50}은 0.09mg/kg이었고, 오보사 독을 쥐의 피하에 주사한 결과 LD_{50}은 8.9mg/kg이었다.

신체허약자, 임신부는 주의하고, 음허내열증(陰虛內熱證 음액이 부족하여 체내에서 발열이 있는 증상)과 허성(虛性) 풍증(風症)에는 사용하지 않는다.

방기(防己)

Stephania tetrandra S. Moore

약재개요

방기과(防己科)에 속한 여러해살이 덩굴식물인 한방기(漢防己) 혹은 마두령과의 목방기(木防己)의 뿌리이다. 성미(性味)는 고(苦), 신(辛), 한(寒)하고, 비장, 신장, 방광에 귀경한다. 거풍습(祛風濕), 이수(利水), 진통(鎭痛)의 효능이 있어 관절통, 부종, 복수 등의 병증에 사용한다.

약리연구

(1) 항 심근경색 작용

방기의 Teyrandrine성분은 실험성 심근경색에 보호작용 있었다. 뇌하수체성 급성 허혈성 심근경색에서 심근의 손상을 예방하는 작용이 있었다[1],[2].

(2) 관상동맥 확장 작용

방기의 Teyrandrine성분은 체외 실험에서 토끼의 관상동맥의 확장이 현저하였고, 직접적으로 작용하여 관상동맥의 혈류량을 증가시켰다[3].

(3) 항-과민 반응

방기의 Teyrandrine성분은 과민물질에 길항작용이 있었다. Teyrandrine성분 30mg/kg을 실험용 쥐에게 정맥주사한 결과 피동적으로 PCA반응을 억제했다[4],[5].

(4) 규폐증 예방 작용

방기의 Teyrandrine성분 200mg/kg을 실험용 쥐의 위장에 투여한 결과 진폐증의 예방 및 치료 작용이 현저했다[6].

(5) 항-혈소판 응집 작용

방기의 Teyrandrine성분은 Verapamil 작용과 유사하고, 토끼의 체외실험이나 전체적인 실험에서 혈소판 응집이 억제되었다[9].

(6) 근육이완 작용

Teyrandrine성분은 쥐, 토끼, 개에게서 골격근의 이완작용이 있었고, 신경접합부의 아세티콜린의 합성과 분비를 억제했다[10],[11].

(7) 증식성 반흔(瘢痕) 억제 작용

Teyrandrine성분은 인간 피부에서 섬유세포의 성장을 억제하였고, 그 기전은 칼슘의 길항작용으로 여겨지고, 섬유세포DNA의 합성의 억제와 활성인자 방해와 상관있다.

(8) 뇌허혈상태 개선 작용

Teyrandrine성분은 뇌허혈성 상태에서 보호작용이 있어 뇌세포가 산소가 결핍상태에서 내성이 증강되는데, 그 기전은 칼슘차단 작용으로 혈관이 확장돼서 혈류가 증가한 것이다.

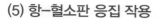

(1) 급성 신장염 치료

방 약 | 한방기15g, 부평15g, 선의, 강잠, 지용, 백선피, 지부자각10g을 수전하여 1일 1첩을 투여한다. 서사건은 이 방약으로 급성 신장염 단백뇨 환자 140명을 치료한 결과 단백뇨+++인 24명 환자중 16명 완치, 8명 현저한 효과, ++인 52명중 33명 완치, 13명 현저한 효과, 6명은 무효였다고 밝혔다. 치료후 완치자는 43명, 5명 현저한 효과, 6명은 무효였고, 단백뇨가 경미한 자는 모두 완치되었다.

(2) 규폐증(silicosis) 치료

방 약 1 | 한방기 추출물을 정제로 만들어 1일 200~300mg, 1일 3회, 식후에 투약하고, 매주 6일 동안 복용한다. 제1, 2회는 반년을 1회 치료기간으로 하고, 치료기간 간에 3~6개월간 휴식하고, 제3, 4회는 3개월을 치료기간으로 하고, 치료기간 간에는 2개월간 휴식하고, 총 복용량은 86.4~147.8g이다. 이 방법으로 규폐증 환자 33명(I기 1명, II기, III기는 각 16명)을 치료한 결과 흉부통증이 최고 호전 되었고, 다음은 흉민(胸

277

悶), 기침, 객담순이다. X-RAY상 호전자는 11명, 18명은 악화, 14명 정지, 8명은 융합성 병변이 축소하였고, 밀도가 떨어졌다[7].

방약2 | 방기, 청모과(靑木瓜)분말을 4:1비율로 혼합하고, 다시 황기1할을 수전한 약액으로 환약으로 만들어 수면전에 투약하고, 1회 3g, 3개월간 투여한다. 이 방약으로 탄광에 근무하는 규폐증 환자 69명(1기 7효, II기 48명, III기 14명)을 치료한 결과 유효율은 55~90%였고, 치료전후 X선으로 대조한 결과 4명 호전, 63명 안정, 1명은 가중했다[8].

(3) 고혈압 치료

방약 | 한방기의 추출물120mg을 25%의 포도당 20~40ml에 혼합하여 정맥주사한다. 소영경은 이 방약으로 26명을 치료한 결과 1차 정맥주사후 현저한 효과 22명, 유효 4명이었고, 일반적으로 1~2분내에 혈압이 강하하고, 15~30분에 강압작용이 최대였고, 지속시간은 1~3시간이었다고 밝혔다.

(4) 폐암 치료

방약 | 한방기 추출물 주사약200~300mg(2ml당 30mg 함유)을 50% 포도당 20~40ml에 혼합하여 1일 1회 정맥주사한다. 이 방법과 방사선 치료를 병합하여 폐암환자 97명을 치료한 결과 유효율이 60%였다.

(5) 버섯 중독 치료

방약 | 생목방기(生木防己)150g, 쌀250g에 물 1000ml를 넣고 양손으로 약과 쌀을 1000번 정도 비빈 후에 약을 여과해서 2회로 나누어 복용한다. 증상이 중한 자는 매일 4회 투약하고, 경한 자는 2회 투여한다. 오계방은 이 방법으로 14명을 치료한 결과 10명은 이 방법으로 완치하였고, 나머지 4명은 체액을 보충했다.

(6) 브루셀라병 치료

방약 | 방기15g, 행인15g, 연교15g, 활석25g, 생의인25g, 강황10g, 해동피15g, 황기15g, 백화사설초25g, 적작약10g, 지용10g을 수전하여 30일 동안 복용한다. 이 방약으로 14명을 치료한 결과 7명 완치, 5명 완치 근접, 2명 호전이었다[12].

사용용량

분방기의 Teyrandrine성분은 쥐의 간, 신장 등에 독성 반응이 있었고, 그 정도는 용량과 정비례했다[13]. 일반적으로 3~9g을 사용하고, 소량으로는 소변이 증가했으나 대량에서는 소변이 감소했다.

주의사항

소수의 환자는 오심, 설사, 상복부의 불편감, 위장의 경미한 통증을 호소하였고, 정맥주사시에는 국소의 일시적인 자극성 통증이 있었고, 소수의 환자는 색소침착, 비혈 등의 출혈 경향이 있었고, 간, 신장에 기능성 병변이 있는 자는 장기간 대량으로 복용을 금해야 한다.

진교(秦艽)

Gentiana macrophylla Pall

약재개요

용담과(龍膽科)에 속한 여러해살이 초본식물인 진교(秦艽), 마화진교(麻花秦艽), 조경진교(粗莖秦艽), 소진교(小秦艽)의 뿌리이다. 성미(性味)는 고(苦), 신(辛), 미한(微寒)하고, 위장, 간, 담에 귀경한다. 거풍통락서근(祛風通絡舒筋 바람을 없애고 경락을 통하게 하고 힘줄을 이완시킴), 청열(淸熱)의 효능이 있어 관절통, 수족불수, 음허성 발열 등의 병증에 사용한다.

약리연구

(1) 억제 혹은 중추 흥분 작용

진교의 Gentianine 성분(소량)은 실험용 쥐에게 진정 작용이 있었고, 바비탈계 약보다 최면 작용이 강했고, 대량으로 사용시에는 중추를 흥분시켰고, 최후에는 마비되어 사망했다[1].

(2) 혈압 강하 작용

진교의 Gentianine 성분은 실험용 쥐, 마취된 개, 토끼의 혈압을 잠시 동안 강하하였고, 심박동수도 감소시켰다. 그 작용의 기전은 미주신경과는 무관하고, 심장에 직접으로 영향을 미치는 것으로 추증한다[2].

(3) 항염증 작용

진교의 Gentianine 성분은 formol로 인한 관절염의 종창을 경감시켰고, 소염 작용이 있었고,

그 기전은 cortisone 작용과 유사했고, sodium salicylate 보다 강했다. Gentianine 성분의 항염증 작용은 신경을 통하여 뇌하수체 분비를 자극하고, 부신피질의 분비를 증가시켰다[1].

(4) 혈당 상승 작용

진교의 Gentianine 성분은 실험용 쥐의 혈당을 상승시켰고, 그 기전은 부신피질의 분비와 상관 있다고 추정한다[3].

(5) 진통 작용

진교의 Gentianine 성분은 실험용 쥐의 광열자극법과 열판자극에 통각의 역치가 상승함으로 진통작용이 있다고 본다[4].

(6) 항 알러지 작용

진교의 Gentianine 성분은 실험용 쥐에서 히스타민으로 인한 천식, 경련을 감소시켰고, 모세혈관의 투과성을 감소시켰다[1].

이외에 이뇨, 항균, 해열, 위액분비 촉진 등의 작용이 있는 것으로 밝혀졌다.

사용용량

일반적으로 3~9g을 사용한다.

주의사항

진교의 Gentianine 성분을 쥐의 위장에 주입한 결과 LD_{50}은 480mg/kg이었고, 복강에 주사한 결과 LD_{50}은 350mg/kg이었다[4].

해동피(海桐皮)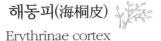
Erythrinae cortex

약재개요

콩과(Leguminosae)에 속한 상록교목인 자동(刺桐)의 줄기의 껍질이다. 성미(性味)는 고(苦), 신(辛), 평(平)하고, 간에 귀경한다. 거풍습통락(祛風濕通絡 ^{바람과 습을 없애고 경락을 통하게 함})의 효능이 있어 관절통, 사지경련, 피부병 등의 병증에 사용한다.

약리연구

(1) 항균, 항진균 작용

해동피는 체외실험에서 금황색포도구균을 억제하는 작용이 있었고, 그 외에 각종 진균을 억제시키는 작용도 있는 것으로 밝혀졌다.

(2) 진정, 진통 작용

동물실험에서 해동피는 바비탈의 수면시간을 연장시켰으나 동물의 자율적인 행동에는 아무런 영향이 없었고, 초산실험, 열판실험에서 진통작용이 있는 것으로 밝혀졌다.

임상응용

(1) 골절후유증 치료

방 약 | 해동피, 계혈등, 투골초, 신근초, 상기생, 속단, 천선등(天仙藤) 등을 수전하여 환부를 도포한다.

(2) 기 타

이외에 백선피, 생지황, 지부자, 당귀, 하수오, 홍화 등을 배합하여 신경성 피부병을 치료한 보고가 있다.

사용용량

일반적으로 4~14g을 사용한다. 동물실험에서 LD_{50}은 40.5±4.37g/kg이었다.

주의사항

신체가 허약하거나 혈허(血虛) 증상이 있으면 주의한다.

낙석등(絡石藤)

Trachelospermun jasminoides Lem

약재개요

협죽도과(夾竹桃科)에 속한 반원목질등본(攀援木質藤本) 식물인 낙석의 잎을 포함한 덩굴성 줄기이다. 성미(性味)는 고(苦), 미한(微寒)하고, 심장, 간에 귀경한다. 거풍통락(祛風通絡 바람을 없애고 경락을 통하게 함), 소종량혈(消腫凉血 부종을 없애고 혈액을 차게 함)의 효능이 있어 관절통, 사지경련, 인후부 부종 등의 병증에 사용한다.

약리연구

(1) 소종(消腫) 작용

낙석등의 추출물을 쥐에게 실험한 결과 formol로 인한 족부 부종을 60% 이상 억제시켰다. 이외에 진통 작용이 있었고, 뇌혈관 질환, 관절통에 효능이 있는 것으로 밝혀졌다[1].

(2) 호흡, 혈압에 미치는 영향

Actin성분은 중추신경을 자극하여 호흡을 빨라지게 하고, 대량 복용시에는 호흡부전이 출현하고, 심장에 미치는 영향은 비교적 경미하고, 혈관 확장, 혈압이 하강했다[2].

(3) 항균 작용

50%의 농전액은 금황색 포도구균, 상한 간균을 억제하는 작용이 있었다[3].

(4) 평활근 억제 작용

체외에서 토끼의 장과 자궁을 억제하는 작용이 있었다[2].

사용용량

일반적으로 6~15g을 사용한다.

주의사항

특별히 보고된 바가 없다.

취오동(臭梧桐)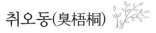

Clerodendron trichotomum Thunb

약재개요

마편초과(馬鞭草科)에 속한 낙엽관목인 해주상산의 어린 가지와 잎을 건조한 것이다. 성미

(性味)는 신(辛), 고(苦), 감(甘), 량(凉)하고, 간에 귀경한다. 거풍습(祛風濕)의 효능이 있어 관절통, 사지저린감, 반신불수 등의 병증에 사용한다.

약리연구

(1) 혈압강하 작용

마취된 각종 동물에 정맥주사한 결과 혈압이 서서히 하강하였고, 지속시간이 길었다. 그 기전은 혈관확장, 식물신경 차단 등과 유관한 것으로 추정한다[1].

(2) 진통, 진정 작용

쥐에게 전기자극실험한 결과 진통작용이 있었고, 쥐 실험에서 경미한 진정작용은 있었으나 최면 작용은 없는 것으로 밝혀졌다[2],[3].

(3) 기 타

이외에 취오동은 혈관확장, 항염 작용이 있는 것으로 밝혀졌다.

임상응용

(1) 고혈압 치료

방 약 | 취오동엽, 하고초, 희렴초, 국화^각12g, 지용, 구등, 택사^각9g을 수전하여 복용한다.

(2) 풍습성 관절염 치료

방 약 | 취오동엽, 방풍, 진교^각12g, 독활, 당귀, 모과, 계지^각9g을 수전하여 복용한다.

사용용량

일반적으로 6~20g을 사용한다. 독성은 비교적 약하다. 개에게 수전액10g을 투여한 결과 구토가 있었다. 10g 이하에서는 구토가 발생하지 않았고, 10g/kg을 연이어 3주간 투여한 후 간기능, 혈액, 심전도, 신장기능을 검사한 결과 특별한 변화가 없었다.

주의사항

한성비증(寒性痺症)에는 복용하지 않는다.

해풍등(海風藤)

Piper futokadsura Sieb

약재개요

호초과(胡椒科)에 속한 상록반원목질등본(常綠攀援藤本) 식물인 풍등(風藤)의 줄기이다. 성미(性味)는 신(辛), 고(苦), 미온(微溫)하고, 간에 귀경한다. 거풍습통락(祛風濕通絡 ^{바람과 습을 없애고 경락을 통하게 함})의 효능이 있어 관절통, 관절 굴신장애, 근맥경련, 타박상 등의 병증에 사용한다.

약리연구

(1) Anti-endotoxin 작용

해풍등의 추출물을 쥐에게 정맥주사 한 결과 endotoxin으로 인한 동맥혈압 하강에 길항하였고, endotoxin 혈증은 폐혈관 투과성 증가로 인한 폐수종을 경감시켰다[1].

(2) 항-생육 작용

해풍등의 Kadsarenore 성분은 PAK에 길항작용이 있어 배태작용을 억제시켜 자궁의 정상적인 생리활동에 영향을 미쳤다[2].

(3) 혈액, 혈관에 미치는 영향

쥐의 심근의 혈류량을 증가시켰고, 개의 심근경색에 양호한 효능이 있었고, 개의 뇌부위 허혈을 보호하는 작용이 있었다[1],[3].

임상응용

(1) 심장병 치료

방 약 | 해풍등을 정제(생약1g 포함)로 만들어 1회 4알, 1일 3회 경구투여한다. 이 방법으로 치료한 결과 심교통(心絞痛)의 유효율은 68.2%였다[4]. 이외에 뇌혈전을 치료한 결과 유효율이 93.4%였다고 보고한 것이 있다[5].

사용용량

일반적으로 8~20g사용하고, Kadsarenore 성분을 쥐의 정맥에 투여한 결과 LD_{50}은 2923mg/kg이었다[6].

주의사항

기혈부족으로 인한 비통(痺痛)과 어혈이 없는 병증에는 주의한다.

05

방향화습약(芳香化濕藥)

정의 약에 향기가 있고, 습을 없애 비장의 기능을 증강시키는 약을 말한다

작용 약의 성질이 따뜻하여 습을 건조시키고, 매워서 기를 통하게 하고, 또한 비장을 튼튼하게 하고, 위장을 깨어나게 한다.

증상 비위가 습(濕)으로 막혀 운화(運化)를 하지 못해 생긴 복부팽만, 신물구토, 대변묽음, 식욕부진, 피로, 구감다연(口甘多涎 입이 달고 침이 많음), 설태백니(舌苔白膩) 등의 증상에 사용한다. 이 외에 습온(濕溫), 서습(暑濕) 등에도 사용한다.

배합 한습(寒濕)에는 온리약(溫裏藥)을 배합하고, 습열(濕熱)에는 청열조습약(淸熱燥濕藥)을 배합한다. 또한 습(濕)은 점성이 있어 기의 흐름을 방해하므로 행기약(行氣藥)을 배합하면 효능이 증강된다. 비장 허약으로 인한 습(濕)에는 보비건운약(補脾健運藥)을 배합한다.

주의 ① 휘발성이 강한 약은 장시간 수전하지 않고, 산제로 많이 투여한다.
② 음액(陰液)이 부족하면 주의해서 사용한다.

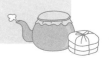

창출(蒼朮)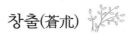
Atractylodes lancea DC

약재개요

국과(菊科)에 속한 여러해살이 초본식물인 모창출(茅蒼朮,南蒼朮) 혹은 북창출(北蒼朮)의 뿌리와 뿌리 줄기이다. 성미(性味)는 신(辛), 고(苦), 온(溫)하고, 비(脾), 위(胃)에 귀경한다. 조습보비(燥濕補脾 ^{습을 건조시키고 비장을 보함}), 거풍습(祛風濕), 해표(解表)의 효능이 있어 복부팽만, 구토, 신트림, 묽은 대변, 식욕부진, 피로, 외감성(外感性)수종 등의 병증에 사용한다.

약리연구

(1) 심장억제, 혈관확장 작용

창출은 두꺼비의 심장을 경미하게 억제시키는 작용이 있었고, 심장의 혈관을 경미하게 확장하는 작용이 있었다[1].

(2) 혈압에 미치는 영향

창출 추출물 소량을 토끼에게 투여한 결과 혈압을 경미하게 상승시켰고, 대량사용 시에는 혈압이 하강했다[1].

(3) 혈당에 미치는 영향

창출 추출물은 쥐, 토끼, 개의 혈당을 하강시켰고, 근당원(筋糖原), 간당원(肝糖原)도 감소시켰고, 당원생성을 억제시키는 작용이 있었다. [3]

(4) Na, K배출 증가

창출은 이뇨 작용은 없으나 Na, K배출은 현저하게 증가했다.[5]

(5) 미량원소 조절 작용

창출은 혈중 구리를 감소시키고 아연을 증가시켰다. '비허(脾虛)'인 동물에게 대사를 촉진시켰고, 체중, RBC, Hb를 증가시켰다.[6]

(6) 위장에 미치는 영향

창출의 Atractylol 성분은 위장 운동을 촉진시켰고, 쥐의 회장과 결장의 운동을 현저하게 억제했다.[7]

(7) 위액 PH에 미치는 영향

동물 실험에서 창출은 위액 PH값을 상승시켰고, 펩신의 활력(活力)은 감소시켰고, 위액분비에는 특별한 영향이 없었다.[8]

(8) 기 타

이외에 보간이담(補肝利膽 간을 보하고 담즙을 통하게 함), 지사(止瀉) 등의 작용이 있었다.

임상응용

(1) 심박동수 증가(동빈맥) 치료

방 약 | 창출20g을 30분씩 2번 수전하여 150ml로 만들어 혼합한 후 조석으로 투약하고, 3일을 1회 치료기간으로 한다. 이 방약으로 265명을 치료한 결과 215명 완치, 41명 호전, 9명은 무효였다.[2]

(2) 당뇨병 치료

방 약 | 창출10~15g에 황기, 사삼, 천문동, 맥문동, 현삼, 생지황, 산수유, 산약, 오미자를 배합하여 탕약으로 투여한다. 이 방약으로 II형 당뇨병 환자를 치료한 결과 복용 40첩 후 임상 완치자는 25명, 23명 호전, 4명은 무효였다.[4]

(3) 위하수(胃下垂) 치료

방 약 | 창출10~15g을 강한 불로 3분간 수전하여 끓으면 다시 약한 불로 20분간 더 수전하여 300ml로 만든다. 1일 1첩을 소량으로 자주 투약하고, 연이어 3개월 간 투여한다. 보고에 의하면 이 방약으로 위하수 환자 30명을 치료한 결과 모두 양호한 효과가 있었다.

(4) 세균성 이질 치료

방 약 | 창출(炒)90g, 대황(법제), 초오(炙), 행인(炒), 천강활(川羌活)각30g을 분말로 만들어 1.5g

을 1일 2회 투여한다. 보고에 의하면 이 방약으로 세균성 이질 환자 96명을 치료한 결과 62명 완치, 28명 호전, 6명은 무효였다.

(5) 비강 Polyp 치료

방 약 | 창출20g, 백지20g, 오매15g, 오미자15g을 수전하여 증기 흡입법으로 사용한다. 1첩으로 3~4회 실시하고, 1일 1~2회, 연이어 1~2개월 간 흡입한다. 30여 첩을 흡입하면 효능이 있다. 자각(自覺)적으로 비강이 편안하고, 통기(通氣)가 개선되어 10일 후 쯤에 검사하면 Polyp이 수축하고, 비강의 점액이 감소한 것을 발견할 수가 있고, 20일 후에는 현저하게 소실한다.

(6) 화상 치료

방 약 | 적당량의 창출분말을 흰깨 기름과 혼합하여 죽처럼 만들어 화상부위에 1일 1~2회 도포하고, 완치까지 실시한다. 경미한 자는 3~4일 만에 완치하였고, 7~10일 만에 딱지가 형성되었다. 중(重)한 자는 약간 길어질 수도 있다. 유요지는 이 방법으로 1952년 이래 지금까지 임상에서 치료했다고 보고했다.

(7) 독사 교상(咬傷) 치료

방 약 | 창출50g, 백지50g, 오공2마리, 조휴40g, 은화25g, 연교20g, 방풍15g, 천화분20g, 원삼20g, 감초10g을 수전하여 1일 3회 투약하고, 중(重)한 자는 4회 투약하고, 창출을 수전하여 환부에 도포해 준다. 보고에 의하면 이 방법으로 독사교상 환자 120명을 치료한 결과 노인 1명 사망 외에 모두 완치되었다.

(8) 유전성 피부 각화증(角化症) 치료

방 약 | 창출, 계혈등^각1kg, 당귀, 의이인^각500g을 약한 불로 수전한 후 여과하여 고약(膏藥)으로 만든 후 투여한다. 보고에 의하면 이 방약으로 60명을 치료한 결과 23명 완치, 19명 현저한 효과, 11명 유효, 7명은 무효였다.

(9) 소아 거식증 치료

방 약 | 창출20~40g을 100~200ml로 수전하고, 생계내금20~40g을 분말로 만들어 전자의 약액으로 1일 3회, 식사 1시간 전에 3회 투약하고, 3~4세는 20g, 5~7세는 30g, 7세 이상은 30~40g을 투여한다. 이 방법으로 75명을 치료한 결과 56명은 완치였다고 밝혔다.

사용용량

창출 휘발성분의 LD_{50}은 1958.3~2575.7 mg/kg이었고, 생산지에 따라 독성이 현저한 차이가 있었다.

주의사항

음허증(陰虛症)에는 주의한다.

후박(厚朴)

Magnolia officinalis Rehd

약재개요

목련과(木蘭科)에 속한 낙엽교목식물인 후박 혹은 요엽(凹葉)후박의 가지나 뿌리의 껍질이다. 성미(性味)는 고(苦), 신(辛), 온(溫)하고, 비(脾), 위(胃), 폐(肺), 대장(大腸)에 귀경한다. 행기(行氣), 조습(燥濕), 소적(消積 적체된 것을 제거함), 평천(平喘 천식을 완화시킴)의 효능이 있어 소화불량, 식욕부진, 복부팽만, 기침, 천식, 가래 등의 병증에 사용한다.

약리연구

(1) 횡문근 이완, 항 경련 작용

Mannolol, Honokiol 성분과 주정 추출물은 중추성 근육 경련을 이완시켰고, strychnine으로 인한 경련을 억제시켰다[1].

(2) 소화 촉진 작용

후박의 휘발성분은 미각을 자극하여 반사적으로 타액, 위액 분비를 촉진시키고, 위, 장의 유동을 촉진시켰다.[4]

(3) 항 궤양 작용

주정으로 추출한 후박은 위궤양을 현저히 억제시켰고, Mannolol, Honokiol 성분은 자극성 위궤양을 방지하는 작용이 있었다.[6]

(4) 간장 보호 작용

후박의 Mannolol, Honokiol 성분은 GPT, GOT를 감소시켰고, 현미경 상에 손상된 간세포의 변형과 괴사를 억제시켰다. 조직검사에서 간세포의 섬유화, 간경변을 현저하게 경감시켰다.[8]

(5) 항균 작용

후박의 Mannolol, Honokiol 성분은 폐렴구균, 이질간균, 금황색포도구균 등을 억제하는 작용이 있었다.[10]

(6) 혈소판 응집의 억제 작용

Mannolol, Honokiol 성분은 혈소판의 응집을 억제시켰다.[6]

(7) 중추 억제 작용

후박의 알코올 추출물은 뇌간과 뇌하수체 계통을 억제하는 작용이 있었고, Mannolol, Honokiol 성분은 척수의 반사를 강력하게 억제시켰다.[11]

(8) 평활근에 미치는 영향

후박의 수전액은 체외에서 토끼의 대장, 기관지를 흥분시켰고, 1:166 농도에서는 흥분하였고, 1:100 에서는 억제되었다.[4]

임상응용

(1) 십이지장궤양 치료

방 약 | 진피, 목향, 백작약, 백급, 원호 등을 수전해서 35명의 십이지장 궤양 환자를 치료한 결과 양호한 효과가 있었다고 보고했다.[2]

(2) 급성 위염 치료

방 약 | 목향, 침향, 오적골, 와릉자를 수전하여 급성위염을 치료한 결과 양호한 효과가 있었다고 보고했다.[3]

(3) 거식증 치료

방 약 | 창출, 복령, 래복자, 산사, 신곡, 곡아, 진피 등을 수전하여 거식증 환자 48명을 치료한 결과 양호한 효과가 있었다고 보고했다.[5]

(4) 위하수 치료

방 약 | 인삼, 후박^각10g을 주요 약으로 하고 백출, 복령^각20g, 반하곡, 래복자, 빈낭^각10g, 건
강, 황연^각5g, 초맥아15g, 자감초3g 등을 배합하여 투약하고, 비장이 허약한 자는 인
삼, 백출을 증가하고, 황연, 빈낭을 감소하고, 황기15g을 첨가한다. 이 방약으로 30명
을 치료한 결과 26명 완치, 3명 유효, 1명은 무효였다.[7]

(5) 간염 치료

방 약 | 간염I호(약명)로 B형간염 300명을 치료했다. 후박10g을 주요 약으로 하고 시호, 백
출, 진피^각10g, 판람근30g, 전기황(田基黃), 산두근, 호장^각15g, 신곡12g, 감초, 의이인
^각8g을 배합하고, 간부위에 통증이 있으면 원호, 천련자^각10g을 첨가하고, 소화불량,
트림증상이 있으면 지각10g, 목향6g을 첨가하고, 황달증상이 있으면 인진30g, 초치
자, 초황백^각10g을 첨가하고, 치주출혈이 있으면 천초, 단피^각10g을 첨가하고, 미열이
있으면 백미, 청호^각10g을 첨가하고, 변비가 있으면 대황, 원명분^각6g을 첨가하고, 설
사가 있으면 편두, 백련자^각10g을 첨가하고, 기름진 음식을 싫어하고 오심이 있으면
곽향, 페란^각10g을 첨가하여 3개월을 1회 치료기간으로 투여한 결과 86명 현저한 효
과, 166명 유효, 48명은 무효였다.[9]

(6) 기 타

이외에 항암, 혈압강하, 진정, 항-바이러스 등의 작용이 있는 것으로 밝혀졌다.

사용용량

후박의 수전액을 쥐의 복강에 주사한 결과 LD_{50}은 6.12±0.038g/kg이었고, magnocurarine 성
분을 복강에 주사한 결과 LD_{50}은 45.5mg/kg이었다.

주의사항

후박을 경구복용하면 독성이 미약하다. 그 이유는 후박이 함유한 주요 독성 성분은
magnocurarine인데 이 성분은 장에서 흡수가 잘 되지 않고, 흡수 후에도 신장으로 바로 배설
해 버려서 혈중농도가 낮기 때문이다. 그래서 경구투여하면 혈압하강이나 근육이완작용이 없
고, 쥐에게 60g/kg을 경구투여해도 아무런 영향이 없었다. 임신부와 음액이 부족한 증상에는
주의한다.

곽향(藿香)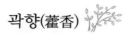
Pogostemon cablin Benth

약재개요

꿀풀과(脣形科)에 속한 여러해살이 초본식물인 곽향의 지상(地上)부분이다. 성미(性味)는 신(辛), 미온(微溫)하고, 비(脾), 위(胃), 폐(肺)에 귀경한다. 화습(化濕), 지구(止嘔), 해표(解表)의 효능이 있어 오한발열, 두통, 복부팽만, 식욕부진, 오심구토 등의 병증에 사용한다.

약리연구

(1) 설사에 미치는 영향

곽향정기산 용액을 황산 알루미늄으로 인해 설사하는 쥐의 위장에 주입한 결과 위, 장 기능의 정상화를 촉진시켰다.[2]

(2) 항 바이러스 작용

곽향의 flavone 성분은 항바이러스 작용이 있었고, 곽향 수전액은 leptospirosis를 억제하는 작용이 있었고, 농도가 31mg/ml에서는 멸균했다.[3]

(3) 항균 작용

신선한 곽향즙은 금황색구균, 백색구균, grass균의 성장을 억제하는 작용이 있었다.[4]

(4) 방부(防腐) 작용

곽향의 Pogastone 성분을 다른 균과 배양한 결과 항균작용이 있었고, 다른 약과 같이 내복액을 만들어 60일을 관찰한 결과 현저한 방부효과가 있었다.[6]

(5) 소화 촉진 작용

곽향의 휘발성분은 위액 분비를 촉진시켜 소화력을 증강했다.

(6) 위, 장의 유동 운동억제

12시간 금식(禁食)한 쥐에게 곽향정기산 캡슐을 위장에 주입한 결과 위, 장의 운동이 억제 되었다.[7]

(7) 구토 억제 작용

곽향정기산 캡슐, 곽향정기산의 용액을 황산구리로 인해 구토하는 비둘기의 위장에 주입한 결과 구토증상이 현저하게 경감했다.[7]

(8) Zn 이상으로 인한 위장 손상에 미치는 영향

Zn의 결핍이나 중독 시에는 장관(腸管)은 유사한 증상이 출현하고, 곽향은 장관의 점막에 직접 작용하여 손상을 억제시켰다.

(9) Ca에 길항 작용

곽향수전액은 Ca의 활성성분에 길항 작용이 있었다.

임상응용

(1) 유행성 설사 치료

방 약 ┃ 향유12g, 곽향12g, 활석16g, 의이인16g을 수전하여 1일 1첩, 1일 2회 투여한다. 이 방법으로 치료한 결과 일반적으로 1~2일 만에 설사, 복부팽만, 복통 등의 증상이 완치되었고, 식욕이 호전되었다. 3일내 완치율이 98.9%였다[1].

(2) 소아 여름 감기 치료

방 약 ┃ 시중에 판매중인 곽향정기산을 5개월 이내 영아(嬰兒)는 1회 5ml를 관장하고, 1살 이상은 생일이 1 개월씩 증가함에 따라 약 양(量)도 0.2ml 씩 증가해서 투여한다. 이 방법으로 34명을 치료한 결과 23명은 9시간 내 체온이 정상으로 회복했다.[5]

사용용량

일반적으로 5~15g을 사용한다.

주의사항

곽향을 복용한 후 알려진 반응을 유발한 임상보고가 있다. 위열성(胃熱性) 구토, 음허(陰虛) 증상에는 주의한다.

사인(砂仁)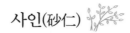
Amomum villosum Lour

약재개요

생강과(生薑科)에 속한 여러해살이 초본식물인 양춘사(陽春砂), 혹은 해남사(海南砂), 혹은 축사(縮砂)의 익은 열매이다. 성미(性味)는 신(辛), 온(溫)하고, 비(脾), 위(胃)에 귀경한다. 행기화습(行氣化濕 ^{기를 돌리고 습을 제거함}), 온중지사(溫中止瀉 ^{비위를 따뜻하게 하고 설사를 멎게 함}), 안태(安胎 ^{태아를 편안하게 함})의 효능이 있어 복부팽만, 식욕부진, 구토, 설사, 임신성 구역질, 태동불안(胎動不安 ^{임신시 태아의 상태가 불안정함}) 등의 병증에 사용한다.

약리연구

(1) 항-궤양 작용

사인은 위장, 십이지장 궤양을 억제하는 작용이 현저했다[1].

(2) 혈소판 응집 억제 작용

실험에서 사인은 혈소판 응집을 억제하는 작용이 현저한 것으로 밝혀졌다.[5]

(3) 해독 작용

사인은 Arachidonic Acid으로 인한 쥐의 사망을 현저하게 보호하는 작용이 있었다.[6]

(4) 해독 작용 및 항-아드레날린

사인은 Arachidonic acid로 인한 쥐의 사망률을 현저하게 감소시켰고, 교원(膠原)과 아드레날린으로 인한 급성사망을 감소시켰다.

임상응용

(1) 소화기 질병 치료

방 약 | 사인0.3g, 침향0.3g의 분말을 캡슐에 넣고 1회 4알, 1일 2~3회 투약하고, 7일을 1회 치료기간으로 한다. 이 방약으로 급성위염 82명, 만성 표재성(表在性) 위염 295명, 만성 위축성 위염 114명, 위궤양 204명, 위·십이지장 궤양 167명을 치료한 결과 522명 완치, 255명 호전, 85명 무효였다.[2]

(2) 소아 소화불량 치료

방 약 | 사인, 차전자^(炒), 산사^(炒)의 분말을 1일 3회 투여한 결과 소아 단순성 소화불량 치료에 양호한 효능이 있었다.[3]

(3) 애역^(呃逆) 치료

방 약 | 사인2g을 1일 3회 천천히 씹어서 타액으로 투여한다. 이 방약으로 애역환자 11명을 치료한 결과 모두 유효했다.[4]

(4) 유선염 치료

방 약 | 사인10~20g의 분말을 밀봉하여 보관한다. 찰쌀밥 소량과 사인 소량을 혼합하여 땅콩 크기로 만든 후 거즈에 싸서 비공(鼻空)을 막아준다. 좌측 병변 시에는 우측 비공을, 우측 병변 시에는 좌측 비공을 막아주고, 혹은 교대로 실시하고, 매 12시간 마다 교환한다. 염증이 소실하면 시술을 중지한다. 이 방법으로 유선염 환자 50명을 치료한 결과 40명은 완치하였고, 10명은 청열해독약과 같이 투여했다. 평균 치료기간은 6일이었고, 초기에 농액(膿液)이 소량 형성된 환자도 완치했다.[7]

사용용량

일반적으로 2~5g을 사용하고, 탕제시 후하(候下)한다.

주의사항

음허(陰虛)로 인한 열증에는 사용하지 않는다.

백두구(白荳蔲)

Amomum cardamomum L.

약재개요

생강과(生薑科)에 속한 여러해살이 초본식물인 성숙한 백두구의 열매이다. 성미(性味)는 신(辛), 온(溫)하고, 폐(肺), 비(脾), 위(胃)에 귀경한다. 행기화습(行氣化濕 기를 돌리고 습을 제거함), 온중지사(溫中止瀉 비위를 따뜻하게 하고 설사를 멎게 함)의 효능이 있어 복부팽만, 식욕부진, 구토 등의 병증에 사용한다.

약리연구

(1) 소화에 미치는 영향

백두구는 위액분비 촉진, 장유동 운동 증가, 장내(腸內)의 가스 제거, 장내 이상 발효 억제 등의 작용이 있는 것으로 밝혀졌다.[1]

(2) 담즙 분비 작용

백두구의 추물물을 경구복용하거나 십이지장에 투여한 결과 이담(利膽) 작용으로 담즙 분비를 촉진했다.

(3) 평천(平喘) 작용

Terpene-4-ol 성분은 강력한 평천 작용이 있었다.[2]

(4) 항 결핵 작용

본 약의 휘발성분을 햄스터의 결핵에 실험한 결과 Streptomycin의 효능을 증강시켰다.[3]

사용용량

일반적으로 2~5g을 사용하고, 탕제시 후하(候下)한다.

주의사항

음허(陰虛)로 인해 열이 있으면 주의한다.

초두구(草豆蔲)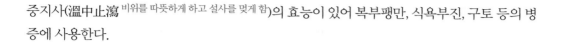
Alpinia katsumadai Hayata

약재개요

생강과(生薑科)에 속한 여러해살이 초본식물인 초두구의 성숙한 종자이다. 성미(性味)는 신

297

(辛), 온(溫)하고, 비장, 위장에 귀경한다. 온중행기조습(溫中行氣燥濕 ^{비위를 따뜻하게 하고, 기를 돌게}
^{하고, 습을 건조시킴})의 효능이 있어 복통, 복부팽만, 구토, 설사 등의 병증에 사용한다.

약리연구

(1) 위장에 미치는 영향

10%의 초두구 추출물 60~80ml를 쥐의 위장에 투여한 결과 위산배출에는 특별한 변화가 없
었으나 팹신의 활성은 현저하게 증가했다[1]. 그리고 초두구의 수전액을 체외에서 쥐에게 투여한
결과 저농도에서는 장(腸)이 흥분하였으나 1%보다 높은 농도에서나 휘발성분은 억제되었다.

임상응용

(1) 급성설사 치료

방 약 | 창출, 후박, 지실^각10~20g, 래복자(炒), 산사(炒), 신곡(炒), 복령^각30g, 진피, 반하, 목
향, 초두구^각6~15g, 강활, 계지, 방풍^각6~12g, 황연3~6g, 감초6g을 탕약으로 투여한다.
이 약으로 92명을 치료한 결과 모두 증상이 소실했다. 최소 복용자는 1첩, 최대 복용
자는 3첩이었다[2].

사용용량

일반적으로 4~8g을 사용한다. 수전할 때는 후하(後下) 한다.

주의사항

음허증이나 한습(寒濕)이 없는 병증에는 복용을 금한다.

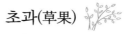

초과(草果)
Tsaoko Fructus

약재개요

생강과(生薑科)에 속한 여러해살이 초본식물인 초과의 익은 과실이다. 성미(性味)는 신(辛),

온(溫)하고, 비장, 위장에 귀경한다. 온중조습(溫中燥濕 비위를 따뜻하게 하고, 습을 건조시킴), 절학(截瘧)의 효능이 있어 복통, 복부팽만, 구토, 설사, 학질 등의 병증에 사용한다.

임상응용

(1) B형 간염 치료

방 약 | 초과(껍질을 제거하고, 생강즙과 물에 개어 볶음)40g, 인중황50g, 지골피60g을 수전하여 1일 1첩을 투약하고, 분말로는 1회 10g을 1일 1회 투약하고, 복통자는 천연자, 연호(醋炒), 울금^각12g을, 식욕부진, 복창자는 신곡20g, 사인6g, 대복피15g을, 설태가 활후이(滑厚膩)한 자는 백두구10g, 반하(생강법제)12g을, 황달자는 인진호, 대황^각20g을, GPT가 이상이 있으면 홍곡(紅曲)30g을, TTT이상자는 당귀, 적작약^각15g을, ZnTT이상자는 초결명, 지모^각15g을 배합한다. 이 방약으로 B형간염 환자 94명을 치료한 결과 59명 완치, 29명 호전, 6명은 무효였고, HBs-Ag가 음성 전환율은 62.65%였다[1].

(2) 학질 치료

방 약 | 초과, 상산, 시호, 지모 등으로 학질을 치료한 결과 양호한 효능이 있었다고 밝혔다.

(3) 유행성 감기 치료

방 약 | 초과, 시호, 계지 등을 배합하여 탕약으로 투약한다. 이 방약으로 300명을 치료한 결과 218명 완치, 68명 호전, 14명은 무효였다[2].

(4) 급, 만성 설사 치료

방 약 | 정향과 같이 분말을 만들어 180명을 치료한 결과 144명 완치, 27명 유효, 9명은 무효였다[3].

(5) 탈모 치료

방 약 | 초과15g, 가자5g, 산나(山奈)5g, 관계5g의 분말을 장뇌5g, 향유125g와 혼합해서 병에 넣어 3일간 밀봉해두었다가 사용한다. 머리를 온수에 비누로 감고 말린 뒤 약액 1~2방울 환부에 바른 후 강하게 비벼주고, 1일 2회 실시하고, 보신양혈탕(補腎養血湯)을 투여한다. 이 방법으로 30명을 치료한 결과 모두 완치 되었다[2]. 이외에 거담, 진해, 평천[4], 해열 작용[4]이 있는 것으로 밝혀졌다.

일반적으로 2~6g을 사용한다.

특별히 보고된 바가 없다.

패란(佩蘭)
Eupatorium fortunei Turcz

국화과(菊科)에 속한 여러해살이 초본식물인 란초(蘭草)의 전초(全草)이다. 성미(性味)는 신(辛), 평(平)하고, 비장, 위장에 귀경한다. 화습(化濕), 해서(解暑)의 효능이 있어 식욕부진, 복부팽만, 여름감기 등의 병증에 사용한다.

(1) 항 염증 작용

쥐의 실험에서 페란의 휘발성 물질은 파두유로 인한 귀의 염증을 현저하게 억제시키는 것으로 밝혀졌다. 약효의 정도는 약량과 비례했고, 독성이 중등 정도일 때는 신선한 것에서 추출한 휘발성 유지가 건조한 것보다 양호했다[1].

(2) 타액에 미치는 영향

체외 실험에서 휘발성 유지는 인체 타액의 전분효소의 활성을 증강시켰고, 동일량에서는 신선한 것에서 추출한 휘발성 유지가 건조한 것보다 양호했다[1].

(1) 독사교상 치료

방 약 | 먼저 소독수로 상처부위를 씻어주고, 수술칼로 교상방향으로 1cm 정도 짼 후 부항

으로 독액을 뽑아낸다. 다시 반복해서 환부를 씻어 청결히 한 후 깨끗이 닦아준 다음 신선하고 청결한 폐란잎100g을 찧어서 환부에 붙이고 붕대로 감아준다. 1일 2~3회 교환해주고, 교환할 때마다 상처부위를 청결히 세척해주고, 부종이 소실하고 정신이 돌아오면 치료를 중단한다. 독이 심한 자는 체액보충과 기타요법을 동시에 실시한다. 이 방법으로 독사 교상 환자 30명을 치료한 결과 완치 20명, 10명 호전이었다[2].

사용용량

일반적으로 5~10g을 사용한다.

주의사항

특별히 보고한 바가 없다.

06

이수삼습약(利水滲濕藥)

정의 수도(水道)를 통하게 하고, 수습(水濕)을 없애주는 약을 말한다.

작용 이수삼습약을 투여하면 소변량이 많아지고, 배뇨가 잘되어 체내에 축적되어 있던 수습이 소변으로 배출된다. 일부 약물은 습열(濕熱)을 제거한다.

증상 배뇨장애, 수종, 임병(淋病), 담음(痰飮), 습온(濕溫), 황달, 습창(濕瘡) 등의 병증에 사용한다.

배합 외감표증성(外感表症性) 수종에는 해표발한약(解表發汗藥)과 배합하고, 비장과 신장의 양기가 허약해서 생긴 부종에는 보비온신약(補脾溫腎藥)을 배합하고, 습열(濕熱)이 많은 자는 청열리습약(淸熱裏濕藥)을 배합하고, 열(熱)이 경락에 들어가 혈뇨가 있으면 양혈지혈약(凉血止血藥)을 배합한다.

주의 이뇨를 많이 시키면 음액(陰液)이 손상되기 때문에 음허증이나 진액이 부족한 병증에는 주의한다. 또한 신허성 유정(遺精), 유뇨증(遺尿證)이나 임신부는 주의한다.

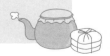

복령(茯苓)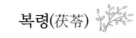

Poria cocos(Schw.) Wolf

약재개요

다공균과(多孔菌科)에 속한 진균(眞菌)복령의 균핵(菌核)이다. 성미(性味)는 감(甘), 담(淡), 평(平)하고, 심(心), 비(脾), 신(腎)에 귀경한다. 건비이수삼습(健脾利水滲濕 비장을 튼튼하게 하고, 물이 빠지게 하고, 습을 스며들게 함), 영심안신(寧心安神 마음을 안정시키고, 편안하게 함)의 효능이 있어 배뇨장애, 수종, 피로, 설사, 어지러움, 심계(心悸), 기침, 불면증 등의 병증에 사용한다.

약리연구

(1) 심혈관에 미치는 영향

복령의 수전액, 알코올 추출액 등은 체외에서 쥐, 두꺼비, 개구리의 심근 수축력과 심박동수를 증가시켰고, 복령소(茯笭素)는 모세혈관의 투과성을 억제시켰다.

(2) 혈당에 미치는 영향

복령의 수전액과 알코올 추출물은 토끼의 혈당을 감소시켰다.[1]

(3) 항-위궤양, 항-위점막 손상 작용

쥐에게서 유문의 결박(結縛)으로 인한 위궤양을 억제시켰고, 위액분비와 유리산의 함량을 감소시켰다. 복령을 쥐의 위장에 투여한 결과 위점막 손상을 막아주었고, 그 기전은 위점막의 보호막 형성이다.[2]

(4) 간장 보호 작용

Perchlormethane으로 간이 손상된 쥐에게 복령주사액을 피하주사한 결과 간손상과 GPT의 상승에 대항했다.[3]

(5) 면역에 미치는 영향

복령의 다당류는 흉선 위축 억제, 비장증대 억제, 종류(腫瘤)성장 억제하는 작용이 있고, 쥐의 위장에 투여한 결과 대식세포의 기능이 증강하였고, ANAE양성임파세포가 증가하였고, 쥐에게서 비장 항체 분비세포가 증가했다.[5]

(6) 조혈기능 촉진 작용

복령주사액을 쥐의 피하에 주사한 결과 RBC의 조혈기능이 촉진되었다.[6]

임상응용

(1) 간염 치료

방 약 | 카르복실기 복령다당(多糖) 60~120mg을 매일 근육주사하거나 매일 90~120mg을 10%의 포도당이나 생리식염수 50ml에 혼합하여 정맥주사한다. 보고에 의하면 간기능 이상자 50명에게 실시한 결과 16명은 주사 후 간기능이 정상으로 회복하였고, 나머지는 개선했다.[4]

(2) 실어증(失語症) 치료

방 약 | 복령(생강즙 1술, 죽력 1잔을 뿌린 후 스며들면 약을 건조함)90g, 전갈15g, 강잠60g, 울금60g을 분말로 만들어 1회 6g, 1일 3회, 식후에 온수로 투여한다. 유국정은 이 약으로 B형 뇌염 후 실어증 환자 2명을 치료한 결과 모두 양호한 효능이 있었다고 밝혔다.

(3) 탈모 치료

방 약 | 복령분말500g을 1회 6g, 1일 2회 복용하거나 혹은 수면 전에 10g을 투약하고, 동시에 보골지25g, 한련초25g을 75%의 주정 200ml에 1주일간 담가 두었다가 팅크제로 만들어 1일 1회 환부에 발라준다. 소홍의는 이 방법으로 탈모 환자 8명(남자 7명, 여자 1명, 평균 연령 20~30세, 병기간이 1개월자 4명, 2개월자 2명, 2년 1명, 5년 1명)을 치료한 결과 2개월 내 모두 완치되었고, 부작용은 없었다고 보고했다.

(4) 정신분열증 치료

방 약 | 복령60g을 수전하여 1일 1첩, 연이어 3개월 간 투여한다. 보고에 의하면 이 방법으로 53명을 치료한 결과 3명 완치, 11명 현저한 효과, 16명은 호전, 23명은 무효였다.[7]

(5) 수종 치료

방 약 | 복령의 함량이 30%가 되도록 병(瓶)을 만들어 수종환자 30명을 치료한 결과 모두 유효하였고, 그 중 25명은 효과가 현저했다.[8]

(6) 소아 표재성(表在性) 위염 치료

방 약 | 복령, 정향, 회양, 곽향, 여지핵 등으로 과립제를 만들어 6세 이하는 1일 2회, 1회 1포 (6g), 식전에 투약하고, 2주를 1회 치료기간으로 하고, 일반적으로 1~3회 치료기간을 투여한다. 이 방법으로 60명을 치료한 결과 9명 완치, 25명 현저한 효과, 21명 유효, 5 명은 무효였다.

(7) 주근깨 치료

방 약 | 복령, 백출^각20g, 당귀, 천궁, 백작약^(炒), 황금^각10g, 숙지황, 생지황^각30g, 백지6g을 1일 1첩, 1~2개월 간 투여한다.[9]

(8) 풍습성 요통 치료

방 약 | 복령, 황금, 시호^각10g, 당삼15g, 반하, 당귀, 백출, 두충^각10g, 백작약30g, 건강, 자감초 ^각5g, 대추6알을 1일 1첩 투여한다.

사용용량

수전액을 실험용 쥐의 복강에 주사한 결과 LD_{50}은 2000mg/kg이고, 위장에 주입한 것은 10000mg/kg이었다.[2]

주의사항

극소수의 환자는 복령 수전액 복용 후 알러지 반응이 있었다. 허한성 활정(虛寒性 滑精)이 나 기가 아래로 내려앉은 사람은 복용을 금한다.

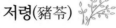

저령(豬苓)

Polyporus umbellatus Fr

약재개요

다공균과(多孔菌科)에 속한 저령의 균핵(菌核)이다. 성미(性味)는 감(甘), 담(淡), 평(平)하고,

신장, 방광에 귀경한다. 이수소종(利水消腫 물을 통하게 해서 부종을 없앰)의 효능이 있어 배뇨장애, 수종, 설사, 소변혼탁, 대하(帶下) 등의 병증에 사용한다.

약리연구

(1) 이뇨 작용

저령 수전액을 투여후 6시간 내에 소변량, 뇨중Cl 함량은 각각 62%, 45% 증가되었고, 그 기전은 신소체(腎小體)에서 수분과 전해질을 재(再) 흡수하기 때문이다.[1]

(2) 간장 보호 작용

저령의 다당류는 Anti-HBsAg 작용이 있고, Perchlormethane으로 손상된 간을 보호하는 작용이 있었고, 혈중 GPT를 하강시켰다.[2],[3]

(3) 면역증강 작용

저령의 다당류는 간 손상된 쥐의 대식세포를 정상으로 회복·증강시켰고, 세포의 면역기능을 높였고, LAK세포의 활성을 증강시켰다.[5],[6]

(4) 항 방사선 작용

급, 만성 방사선병에 현저한 효능이 있었다. 방사선 조사(照射)로 손상된 쥐의 조혈기능과 면역기능을 촉진시켰다.[3],[7]

임상응용

(1) B형 간염 치료

방약 1 | 저령 다당(多糖) 주사약 40mg을 1일 1회, 20일 간 근육주사하고, 10일 간 휴식한 후 다시 실시한다. 이 방법으로 만성 활동성 간염환자 73명을 치료한 결과(6개월 이상 치료자 54명, 3개월 치료자 19명) 총유효율이 78%였고, 현저한 효과가 37명, HBs-Ag 음성으로 전환자는 17명, 장시간 관찰한 39명 중 20명이 호전했다. 장기간 유효율이 유지자는 79.4%였다.[4]

방약 2 | 저령 다당(多糖) 주사약 40mg을 1일 1회, 20일간 근육주사하고, 10일 간 휴식 후 다시 시술한다. 3개월을 1회 치료기간으로 실시한다. 이 방법으로 만성 간염 환자 359명을 치료한 결과 증상개선, GPT·GOT감소, 바이러스 복제 감소, 간조직 재생 등의 작용이 있었고, 장기간 사용하여도 아무런 부작용이 없었다.[2]

(2) 유행성 출혈열 치료

방 약 | 저령30g, 택사30g, 복령15g, 아교30g(30ml의 물에 녹여서 설탕으로 가미하여 단독으로 투여). 설사자는 활석10g을 첨가한다. 약에 물 300ml를 넣고 2회 수전하고, 매 수전(水煎)시 70~80ml로 농축한다. 먼저 아교를 투약하고, 잠시 후 1회 수전한 것을 투약하고, 다시 1시간 뒤에 2회 수전한 것을 투여한다. 이 방법으로 유행성 출혈열 쇼크기(期) 환자 13명을 치료하고, 양약(洋藥)을 대조군(對照群)으로 하여 치료한 결과 저령군(群)은 1명도 사망을 안했으나 양약군(洋藥群)은 12명 중 3명이 사망했다고 밝혔다.

(3) 종류(腫瘤) 치료

방 약 1 | 저령 추출물 주사약(약명: 757) 40mg을 1일 1회 근육 심부에 주사하고, 연이어 14일을 치료한 후 다시 화학치료를 실시한다. 북경 동직문의원에서 이 방법으로 폐암 환자 50명을 치료한 결과 개선율이 86.1%였고, 종류가 축소하였고, 안정율이 70%였다. 환자 모두 아무런 부작용이 없었고, 화학치료로 인한 부작용을 제거하였거나 감소시켰다고 밝혔다.

방 약 2 | 저령의 다당류 주사액으로 폐암환자 50명을 치료한 결과 증상개선 62.5%, 종류의 안정율 25%였고, 저령 추출물로 원발성 폐암 32명을 치료한 결과 8명은 종류가 안정적이었다.[8]

(4) 건선(psoriasis) 치료

방 약 | 저령주사약(저령을 수전한 후 주정(酒精)으로 침전시켜서 제조(ml당 생약 0.5g 함유))을 1일 2회, 1회 2ml를 근육주사한다. 5~12세는 1일 1회, 1회 1ml를 근육주사하고, 연이어 2주 이상 실시한다. 고보운은 이 방법으로 265명을 치료한 결과 완치 근접자 83명, 현저한 효과 67명, 호전자 79명, 36명은 무효였다고 보고했다.

(5) 신장부종 치료

방 약 | 저령, 복령, 택사, 활석, 아교, 속단, 우슬, 금전초, 차전자, 감초를 가미하여 신장부종 환자 30명을 치료한 결과 유효율이 89%였다.[9]

(6) 급성방광염 치료

방 약 | 저령, 복령, 활석, 아교를 기본 방약으로 하고, 배뇨장애에는 차전자를, 배뇨통증이

있으면 석위, 오약을, 혈뇨에는 백모근, 천초탄을, 요통이 있으면 상기생, 우슬을 첨가하여 급성방광염환자 107명을 치료한 결과 모두 유효했다.[10]

사용용량

일반적으로 6~12g을 사용하고, 중(重)한 자는 20~25g까지 사용한다.

주의사항

저령을 근육주사한 후 소수의 환자는 구강건조, 어지러움, 피부가려움 등의 부작용이 있었으나 치료 중단할 필요가 없다. 장기간 시술자는 국소 흡수장애가 있었다.

택사(澤瀉)
Alisma orientale Juzep

약재개요

택사과(澤瀉科)에 속한 여러해살이 초본식물인 택사의 뿌리이다. 성미(性味)는 감(甘), 담(淡), 한(寒)하고, 신(腎), 방광(膀胱)에 귀경한다. 청열이수삼습(淸熱利水滲濕 열을 없애고, 물을 통하게 하고, 습을 스며들게 함)의 효능이 있어 배뇨장애, 수종, 설사, 소변혼탁, 대하(帶下), 담음(痰飮) 등의 병증에 사용하고, 신장이 허약해서 정액이 흐르는 증상이나 수종에는 사용하지 않는다.

약리연구

(1) 이뇨 작용

택사는 인간과 동물에게 이뇨 작용이 있었고, 건강한 사람이 복용한 후 소변량이 63%증가하였고, 뇨중에 Na와 요소성분이 증가했다.[1]

(2) 지질에 미치는 영향

택사추출물은 토끼의 콜레스테롤을 현저하게 감소시켰고, 그 기전은 외원성(外原性) 콜레스테롤의 흡수와 내원성(內原性) 대사 방해와 상관이 있는 것으로 추정된다.[2],[3]

(3) 항-지방간

택사 수전액과 추출물은 혈중 콜레스테롤과 지방간을 감소시켰다. 저단백 사료로 인한 지방간과 Perchlomethane로 인한 간손상에서 치료와 보호작용이 있었고, 복강주사에서는 면화유(油) 내복으로 인한 지질혈증을 감소시켰다.[5]

(4) 혈압에 미치는 영향

택사 추출물을 개와 토끼에게 정맥주사한 결과 혈압을 경미하게 하강시켰고, 지속 시간은 30분 정도였다.[7]

(5) 심장에 미치는 영향

택사 추출물은 토끼에게서 혈관긴장소(血管緊張素)로 인한 대동맥수축을 억제시켰고, 심박출량, 심박동수, 좌심실압력을 감소시켰지만 관상혈관의 혈류량은 증가시켰다.[9],[10]

(6) 결석형성 억제 작용

쥐에게서 초산칼슘 결석을 실험한 결과 택사는 결석형성과 응집을 억제시켰다.

(7) 혈당강하 작용

토끼에게 택사추출물을 피하에 주사한 결과 경미한 혈당감소가 있었고, 수전액을 주사한 결과 효능이 없었다.

(8) 항-응혈, 항-동맥경화 작용

택사는 혈액응고 시간을 연장시켰고, 산사와 배합한 결과 협동반응이 있었고, 혈소판의 응집을 억제시켰고, LDL을 감소시켰고, HDL을 증가시켰다.

임상응용

(1) 고지질 혈증

방 약 | 택사 추출물로 정제(매 알당 생약 3g 함유)를 만들어 1회 3알, 1일 3회, 1개월을 1회 치료기간으로 투여한다. 상해 제일 의학원 중산의원에서 이 약으로 고지질 환자 110명을 치료한 결과 그 중 콜레스테롤이 높았던 44명은 평균 258.4mg%에서 235.2mg%로 감소하였고, TG가 높았던 103명은 평균 337.1mg%에서 258mg%로 감소했다고 밝혔다.[4]

(2) 지방간 치료

방 약│ 택사20~30g, 하수오, 초결명, 단삼, 황정^각15~20g을 탕약으로 1일 1첩, 연이어 4개월간 투여한다. 보고에 의하면 이 방약으로 본병 환자 38명을 치료한 결과 19명 완치, 13명 현저한 효과, 4명은 유효, 1명은 무효였다. 통계 처리한 결과 치료군의 지질감소, 간 크기 축소, 간기능 회복 상태가 대조군(對照群)보다 양호했다.[6]

(3) 고혈압 치료

방 약│ 택사50~100g에 익모초, 차전인, 하고초, 초결명, 구등, 단피 등을 배합하여 탕약으로 1일 1첩, 1일 2회로 투약하고, 9첩을 1회 치료기간으로 한다. 이 방약으로 고혈압 환자 104명을 치료한 결과, 그 중 41명은 1기 환자로 현저한 효과 32명이었다. 평균적으로 36/26mmHg 하강하였고, 9명은 유효로 평균 30/19mmHg 하강하였고, 2기인 44명 중 28명은 현저한 효과로 34/24mmHg 하강했다. 15명은 유효로 평균적으로 26/24mmHg 하강하였고, 1명은 무효였다. 고혈압 3기인 19명 중 5명은 현저한 효과였고, 혈압이 평균적으로 22/14mmHg 하강하였고, 13명 유효, 1명은 무효였다.[8]

(4) 방실성(房室性) 부정맥 치료

방 약│ 택사, 자감초, 생감초^각30g, 황기15g을 1일 1첩 수전하여 투여한다. 보고에 의하면 이 방약 3~12첩으로 20명을 치료한 결과 모두 완치되었다.[6]

(5) 당뇨병 치료

방 약│ 택사, 화분, 황연, 당삼을 2:2:1:1비율로 혼합하여 분말로 만들어 1회 3g, 1일 3회 온수로 투여한다.[11] 이 방약으로 65명을 치료한 결과 유효율이 95%였고, 임상 경험에서 탕약은 산제(散劑)보다 효능이 낮았고, 경(輕), 중(中)환자에게 효능이 양호했다.

(6) 내이성 현운(內耳性 眩暈) 치료

방 약 1│ 택사50~70g, 백출20~30g을 기본 약으로 하고, 구토하면 강반하(생강법제)15g을 첨가하여 30분간 물에 담가 두었다가 약한 불로 15분 간 수전한 후 1일 1첩을 천천히 투여한다. 이 방약으로 42명을 치료한 결과 36명 완치, 50명 호전, 1명은 무효였다.[12]

방 약 2│ 택사50~120g, 생모려30~60g, 천마(先煎), 진피^각10g, 당삼, 복령^각15g, 감초^(炙)4g, 반하12g, 석창포5g, 백출, 조구등(候下)^각3g을 탕약으로 1일 1첩 투약하고, 6첩을 1회

치료기간으로 하고, 연이어 1~3회 치료기간을 투여한다. 이 방약으로 127명을 치료한 결과 58명 완치, 62명 현저한 효과, 7명은 무효였다.[13]

(7) 과민성 비염 치료

방 약 | 택사60g, 백출30g, 천마12g, 산약, 황기^각30g, 창출, 창이자, 신이화^각10g, 세신3g, 오매, 오미자^각15g을 15~20분간 수전하여 투여한다. 이 방약으로 본 병을 치료한 결과 90% 완치, 현저한 효과는 10%였다.[14]

사용용량

택사를 메틸 알코올로 추출하여 쥐의 복강에 주사한 결과 LD_{50}은 1.27g/kg이었고, 정맥주사한 결과 0.98g/kg이고, 4000mg/kg을 위장에 주입한 결과 사망하지 않았다.

주의사항

소수의 환자는 복용 후 경미한 식욕부진, 위장의 불편감, 장명(腸鳴), 설사, 알러지 반응 등의 증상이 있었고, 대량복용 후에는 혈뇨, 간신기능이상, 호흡중지 등의 증상이 있었다.

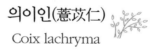

의이인(薏苡仁)
Coix lachryma

약재개요

벼과(禾本科)에 속한 여러해살이 초본식물인 의이의 익은 종자이다. 성미(性味)는 감(甘), 담(淡), 미한(微寒)하고, 비(脾), 위(胃), 폐(肺)에 귀경한다. 건비이수(健脾利水 ^{비장을 튼튼하게 하고, 체액을 통하게 함}), 제비삼습(除痺滲濕 ^{마비감을 없애고 습을 스며들게 함}), 청열배농(淸熱排膿 ^{열을 없애고 고름을 빼냄}), 서근(舒筋 ^{근육을 풀어줌})의 효능이 있어 배뇨장애, 수종, 각기(脚氣), 설사, 관절통, 화농성 폐렴, 장염 등의 병증에 사용하고, 변비, 비위허약으로 인한 식욕부진, 설사에는 사용하지 않는다.

약리연구

(1) 근육수축억제 작용

의이인유(油)와 coixol 성분은 근육섬유의 수축을 억제하는 작용이 있었다.

(2) 진정, 진통 작용

의이인의 coixol 성분을 정맥주사한 결과 쥐의 자발적인 활동이 억제되었고, 쥐의 복강에 주사한 결과 전기자극과 열자극(熱刺戟)에 현저한 진통작용이 있었다.

(3) 해열 작용

의이인의 coixol 성분을 쥐의 복강에 주사한 결과 정상적인 체온이 하강하였고, 실험성 발열도 하강했다.

(4) 면역 작용

의이인의 추출물(불포화지방)은 체액면역을 증강시켰다. 그 기전은 NK세포활성의 증강이거나 혹은 세포독성에 발휘한 것이다.

(5) 심장에 미치는 영향

저농도의 의이인유(油)는 체외에서 개구리와 쥐의 심장을 흥분시켰고, 고농도에서는 마비성 억제가 있었다. coixol 성분은 두꺼비의 심장을 억제시키는 작용이 있었다.

(6) 배란유발 작용

의이인을 사용한 방약은 완고한 무배란 질환을 치료하였고, 뇌하수체의 기능을 향상시키는 작용이 있었다.

(7) 혈당강하 작용

의이인의 추출물을 동물의 복강에 주사한 결과 7~24시간 후 혈당농도가 현저하게 감소하였고, 활성 물질은 coixan A, B, C 였다.

(8) 기 타

이외에 혈중칼슘감소, 항균, 트립신억제 작용이 있었다.

임상응용

(1) 소화기 암 치료

방 약 | 등류(藤瘤), 가자, 맥아, 율무를 배합해서 1일 1첩, 1일 3회 투약하여 수술자, 말기 수술 불가능자 등 168명을 치료한 결과 복용 후 식욕증가 등의 일정한 효과가 있었고,

부작용은 발견되지 않았다.[1] 이외에 의이인 시럽(매100ml당 생약 50g함유)으로 폐암, 자궁경부암 등을 치료한 보고가 있다.

(2) 자궁난소 낭종(囊腫) 치료

방 약 | 의인부자패장산(생의이인, 숙부자, 패장초로 구성)을 수전하여 투약하고, 이 방약으로 11명을 치료한 결과 초음파상에 모두 소실되었고, 평균 치료기간은 44일이었다.[1]

(3) 정형외과 치료

방 약 | 의이인, 방기, 복령으로 정제를 만들어 1일 3회, 1회 4알 투약하여 41명의 정형외과 통증 환자를 결과 총 유효율이 70%였다.[2]

(4) 좌골 신경통 치료

방 약 | 의이인60~90g, 부자(법제, 先煎)10~30g, 적작약20~40g, 자감초10~30g, 당삼15~30g, 당귀10~20g, 계혈등12g, 진교12~18g, 해풍등10g, 천우슬10g을 탕약으로 1일 1첩, 1일 2회 투여한다. 이 방약으로 23명을 치료한 결과 15명 완치, 7명 현저한 효과, 4명은 무효였다.[3]

(5) 좌골결절(坐骨結節) 활낭염(滑囊炎) 치료

방 약 | 의이인60g에 물 300ml를 넣어 200ml로 수전해서 1일 2회 투여한다. 이 방법으로 26~45일간 투약해서 25명을 치료한 결과 모두 완치되었고, 낭종(囊腫)이 흡수되었고, 증상이 소실되었다.[4]

(6) 요퇴통(腰腿痛) 치료

방 약 | 의이인45~90g, 우슬, 독활, 당귀각10g, 상기생18g, 위령선15g, 지용10g, 자감초6g의 탕약을 10~30일간 투여한 결과 완치율 67.4%, 총 유효율 95.7%였다.[5]

(7) 견비통 치료

방 약 | 의인부자산에 작약감초탕을 배합(의이인, 법제부자, 작약, 자감초, 복령, 당귀, 천궁, 도인, 홍화, 황기, 계지, 강황, 법제유황, 법제몰약, 계혈등, 청풍등, 해풍등, 낙석등, 진교, 강활, 향부)하여 탕약으로 만들어 1일 2회, 15일을 1회 치료기간으로 50명을 치료한 결과 40명 완치, 10명 유효였다.[6]

(8) 전염성 소아 간염 치료

방약 | 인진의미탕(인진호, 의이인, 홍조, 진피, 복령, 저령, 불수, 빙탕(氷糖))을 1~3세는 1일 3~5회, 4~5세는 2회, 5세 이상은 1회로 투약하여 18명을 치료한 결과 황달소실기간이 최단자는 4일, 최장(最長)자는 20일이었고, 대부분이 10일 이내 소실하였고, 간장이 축소하였으며, 대부분 간기능이 정상으로 회복하는 경향이 있었다.[1]

(9) 만성 충수염 치료

방약 | 의이인60g, 부자12g, 패장초30g을 수전하여 약액을 우측 천추혈에 hot pack 해 준다. 이 방법으로 93명을 치료한 결과 78명 완치, 호전 11명, 4명은 무효였다.[7]

(10) 편평우(扁平疣 편평한 사마귀) 치료

방약1 | 생의이인분말500g에 백설탕500g을 넣고 혼합해서 1회 1스푼, 1일 2~3회 투여한다. 이 방약으로 편평우 환자 19명을 치료한 결과 16명 완치, 3명은 무효였고, 일반적으로 7~14일 간 복용하면 피진(皮疹)이 서서히 소실한다.[8]

방약2 | 의이인10~30g을 수전하여 1일 1회, 2~4주간 투약해서 27명의 편평우 환자를 치료한 결과 9명 완치, 11명 현저한 효과, 7명은 무효였다. 다른 보고에 의하면 상기의 방법으로 15명을 치료한 결과 7~10첩을 복용한 후 편평우가 탈락하였고, 모두 완치되었다.[9]

(11) condyloma acuminata 치료

방약 | 의이인 정제(일본소태랑 한방제약사 제조), 1일 8알을 연이어 8주간 투여한다. 보고에 의하면 이 방약으로 4명의 condyloma acuminata 환자를 치료한 결과 최단 시간으로 30일 좌우에 완치되었고, 최장 시간으로는 40일 만에 증상이 소실하였고, 1년간 관찰한 결과 재발하지 않았다.[10]

(12) 만성 비특이성 결장 궤양 치료

방약 | 의이인20g, 패장초20g, 목향6g, 소조삼(蘇條蔘)15g, 목통10g, 자황기10g, 단피10g, 괴화15g, 백급15g, 빈낭10g, 백작약15g, 호황연10g, 원호10g, 감초6g을 탕약으로 1일 1첩을 투약하고, 동시에 천심련15g, 오적골10g을 50ml로 농전(濃煎)하여 1일 1~2회 관장한다. 이 방약으로 32명을 치료한 결과 15명 완치, 12명 현저한 효과, 5명은 무효였다[11].

(13) 담낭 Polyp 치료

방 약 | 생의이인(包煎)120g, 시호10g, 청피15g, 진피15g, 지실15g, 원호15g, 단삼20g, 황연6g, 별갑(炙: 先煎)20g, 천초(川椒)10g, 울금10g, 자감초10g을 수전하여 1일 1첩, 30일을 1회 치료기간으로 투여한다. 이 방약으로 98명을 치료한 결과 89명 완치, 6명 현저한 효과, 3명은 무효였다.[12]

(14) 비뇨기 결석 치료

방 약 | 생의이인분말30g에 백설탕을 첨가하여 1일 2회, 많은 물과 같이 투약하고, 줄넘기를 한다. 이 약으로 30여 명을 치료한 결과 80%가 결석을 배출했다[13].

(15) 소화도(消化道) Polyp 치료

방 약 | 시호6~18g, 묘인삼(苗人蔘)30~120g, 묘과초(苗瓜草)15~30g, 생의인30~120g, 수궁(守宮)2~3마리(쌀로 볶은 후 쌀은 제거하고 분말을 만들어 단독으로 투여), 석견천(石見穿)15~60g, 황기(炙)15~60g, 자감초6~18g을 수전하여 1일 3회 식후에 투여한다. 이 방약으로 소화도(消化道) Polyp 환자 15명을 치료한 결과 13명 완치, 2명 유효였다.[8]

사용용량

의이인을 아세톤으로 추출하여 쥐의 위장에 주입한 결과 최대용량은 10ml/kg이고, 의이인소(素)를 1일 20, 100, 500mg/kg을 연이어 30일간 투여한 결과 아무런 부작용이 없었다.[15]

주의사항

의이인으로 편평우를 치료할 시 대부분의 환자들이 피진(皮疹) 소실 전에 부작용이 나타났다. 그 증상은 피부가 증대(增大)하고, 붉게 변하고, 염증이 가중(加重)하였는데 계속 치료한 후 증상이 소실했다.

차전자(車前子)

Plantago asiatica L

약재개요

질경이과(車前科)에 속한 여러해살이 초본식물인 차전 혹은 평차전(平車前)의 익은 종자이다. 성미(性味)는 감(甘), 한(寒)하고, 신(腎), 간(肝), 폐(肺)에 귀경한다. 이뇨통림(利尿通淋), 삼습지사(滲濕止瀉 습을 스며들게 하고 설사를 멎게 함), 청간명목(淸肝明目 간의 열을 제거하고 눈을 밝게 함), 량폐화담(凉肺化痰 폐의 열을 제거하고 가래를 없앰)의 효능이 있어 배뇨장애, 수종, 임병(淋病), 안구충혈, 내장(內障), 시력감퇴, 기침, 가래 등의 병증에 사용한다.

약리연구

(1) 이뇨 작용

개와 토끼, 인간에게 실험한 결과 수분, 요소, 요산, NaCl의 배출이 증가했다.[1]

(2) 안압(眼壓) 감소 작용

차전자 수전액 2.5g/kg을 토끼에게 3~6일 동안 투여한 결과 안압이 경미하게 감소했다.[1]

(3) 괄절낭의 장력(張力) 증가 작용

5%의 차전자 주사액을 토끼의 슬관절에 주사한 결과 관절낭의 활막결체조직의 증식(增殖)이 촉진되어 이완된 관절낭의 장력(張力)을 원래대로 회복시켰다.[4]

(4) 항 노화 작용

차전자는 SOD의 활력을 높이고, LPO의 함량을 감소시켰고, 쥐의 수영시간을 증가시켰으며, 산소결핍에서 내성(耐性)이 증가했다.[5]

임상응용

(1) 고혈압 치료

방 약 | 차전자9g을 2회 수전하여 차처럼 음용한다. 한 달 복용 후 무효자는 18g을 투여한다. 보고에 의하면 이 방법으로 고혈압 환자 50명을 치료한 결과 3~4개월 복용 후 수축기 혈압이 20KPa(150mmHg) 이내로 하강(下降)한 자가 23명, 확장기 혈압이 12KPa(90mmHg) 이내로 하강한 자는 25명이었다.

(2) 단순성 비만

방 약 | 차전초, 하엽 등을 차 형태로 만들어 1일 1봉지, 30일을 1회 치료기간으로 투약하고,

2주후 다시 제 2회 치료를 실시한다. 보고에 의하면 이 방약으로 단순성 비만환자 328명을 관찰한 결과 체중은 평균 1kg이상, 가슴둘레 2cm 축소, 허리둘레 3cm 이상 축소하는 효과가 있었다.[3]

(3) 소화기 출혈 치료

방 약 | 차전자30g, 대황120g을 200ml를 수전해서 4~6회로 투약하고, 매 4~6시간마다 1회 투약하고, 처음 복용 시에는 2배로 투여한다. 이 방법으로 50명을 치료한 결과 3일만에 완치자 32명, 4일만에 완치자 10명, 6일만에 완치자 7명, 무효는 1명이었다.

(4) 소아 단순성 소화불량 치료

방 약 | 차전자를 볶은 후 출생 4~12개월은 0.5g, 1~2세는 2.0g, 1일 3~4회 투여한다. 이 방법으로 63명을 치료한 결과 59명 유효, 4명은 무효였다. 이외에 차전자4g, 산약10g을 가감하여 6개월 이하는 1/2, 2세 이상은 1/3을 추가해서 투여한다. 이 방법으로 101명을 치료한 결과 96명 완치, 5명은 호전되었다.[6]

(5) 황달형 간염 치료

방 약 | 차전초150g, 인진호300g, 생대황100g을 2~3회 수전한다. 1회에는 2시간 수전하고, 2, 3회에는 1회보다 짧게 한다. 두 약액을 혼합하여 60ml로 농축한 후 시럽을 적당량 넣고 혼합한다. 다시 Ethylparaban을 넣고 용해한 후 다시 증류수1000ml 넣어 보관한다. 1일 30ml, 1일 3회 내복하고, 10일을 1회 치료기간으로 한다. 이 방법으로 73명을 치료한 결과 70명 완치, 2명 유효였다.[7]

(6) 비뇨기 감염 치료

방 약 | 차전자20g, 홍조수피(대추나무껍질)60g을 천으로 포장한 후 물 1500ml를 넣고 500ml까지 수전한 후 설탕을 가미하여 1일 1회 투여한다. 이 방법으로 42명을 치료한 결과 양호한 효과가 있었다.[8]

(7) 급성 신장염 치료

방 약 | 신선한 차전초30g, 동과피, 옥미수^각15g을 기본 약으로 하고, 혈뇨가 있으면 신선한 백모근을 첨가해서 수전한 후 1일 1첩을 3회로 나누어 투여한다. 이 방법으로 급성 사구체신염 환자 30명을 치료한 결과 6명 완치, 4명 호전이었다.

(8) 잠복성 신장염 치료

방 약 │ 신선한 차전초 즙을 1일 3회, 1회 30ml를 투약해서 17명을 치료한 결과 2주후 현미경 상에 혈뇨감소, 적혈구 배출량 < 8000개/ml, 8주 치료후 총 유효율이 85%였다.[9]

(9) 통풍 치료

방 약 │ 차전초40g을 수전하여 1일 2회, 1회 200ml 투여한다. 이 방약으로 통풍환자 24명을 치료한 결과 22명 완치, 2명은 무효였다.[10]

(10) 소아 설사 치료

방 약 │ 차전자(包煎)30g을 400ml로 수전하고 백설탕을 가미하여 1일 1첩을 자주 음용한다. 이 방법으로 소아 설사 환자 69명을 치료한 결과 63명 완치(복용 1일 만에 완치자 26명, 2일 완치자 36명, 3일 완치자 1명), 무효는 6명이었다.[11]

(11) 태아 자세 교정

방 약 │ 차전자분말9g을 온수로 투약하고, 임신 28~32주에는 1주 1회, 연이어 3회 투여한다. 이 약으로 태아 자세 이상자 68명을 치료한 결과 정상으로 개선한 자는 80~90%였다.[12]

(12) 급성 세균성 이질 치료

방 약 1 │ 차전자(炒), 산사(炒)의 분말(비율 2:1)을 1일 3회, 1회 10g을 온수로 투약하고, 기름진 음식을 피한다. 이 방법으로 100명을 치료한 결과 81명 완치, 13명 현저한 효과, 6명 호전이었다.[13]

사용용량

일반적으로 6~12g을 사용한다. 차전자를 수전할 때에는 저어서 바닥에 눌어 붙는 것을 방지하고, 포전(包煎)하면 약효에 영향이 있다. 어떤 의사는 차전자 껍질이 점액성이어서 수전하면 수분이 내부로 침투할 수 없어 유효성분을 추출하지 못함으로 분말로 복용하는 것이 좋다고 했다.

주의사항

비장과 신장의 양기가 허약하면 주의해서 복용한다.

활석(滑石)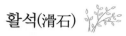

Talc (Mg₃[Si₄O₁₀](OH)₂)

Talc $(Mg_3[Si_4O_{10}](OH)_2)$

약재개요

수분을 포함한 광석으로 규산마그네슘이다. 광석을 캐낸 후 불순물을 제거한 뒤 활석분을 만든다. 고대에는 수비법(水飛法)으로 분말로 만들었는데 이것을 비활석(飛滑石)이라고 한다. 성미(性味)는 감(甘), 담(淡), 한(寒)하고, 위(胃), 방광(膀胱)에 귀경한다. 이수통림(利水通淋 물을 통하게 하고, 배뇨시킴), 청열해서(淸熱解暑 열을 없애고, 더위먹은 증상을 없앰), 수습렴창(收濕斂瘡 습과 부스럼을 수렴함)의 효능이 있어 발열, 배뇨장애, 습창(濕瘡), 습진(濕疹), 땀띠 등의 병증에 사용한다.

약리연구

(1) 피부 점막보호 작용

활석분을 염증부위나, 손상된 피부에 뿌리면 보호막이 형성되어 마찰을 감소시키고, 화학자극이나 독성물질을 흡수하여 건조를 촉진시키고, 결가(結痂)형성을 촉진한다. 내복 시에는 위점막을 보호하고, 구토진정, 지사(止瀉)작용이 있는 것으로 밝혀졌다.[1]

(2) 항균 작용

활석분은 살모넬라, paratyphoid fever, 뇌막염쌍구균 등을 억제시키는 작용이 있다.[1]

임상응용

(1) 비뇨기 감염

방 약 | 활석3할, 포황7할을 분말로 만들어 투여한다. 이 방약으로 사구체신염, 신우신염, 급성방광염, 요도염, 비뇨기결석 등을 치료한 결과 양호한 효능이 있었다.[2]

(2) 기 타

이외에 이질, 만성표재성 위염을 치료한 결과 양호한 효능이 있었다고 보고했다.

사용용량

일반적으로 5~15g을 사용한다.

주의사항

독성은 낮으나 보고에 의하면 활석분은 복부, 직장, 질 등에 육아종(肉芽肿)을 유발한다고 한다. 비위허약, 활정(滑精), 열병으로 인한 진액손상, 임산부 등은 주의한다.

금전초(金錢草)
Lysimachia christinae Hance

약재개요

앵초과(報春花科)에 속한 여러해살이 초본식물 과로황(過路黃)의 전초(全草)이다. 성미(性味)는 감(甘), 담(淡), 평(平)하고, 간(肝), 담(膽), 신(腎), 방광(膀胱)에 귀경한다. 이습퇴황(利濕退黃 습을 통하게 하고 황달을 제거함), 이뇨통림(利尿通淋 물을 통하게 하고, 배뇨시킴), 해독소종(解毒消腫 독과 부종을 없앰)의 효능이 있어 비뇨기 감염, 비뇨기 결석, 황달, 간·담결석, 악성종창, 독사교상(咬傷) 등의 병증에 사용한다.

약리연구

(1) 이뇨배석(利尿排石 소변과 결석을 배출함) 작용

금전초의 수전액을 개의 십이지장에 주입한 결과 수뇨관의 유동 운동이 증가하였고, 뇨량(尿量)이 증가했다. 과립제는 ethylene glycol로 인한 쥐의 결석을 예방과 치료의 효과가 있었다.[1]

(2) 이담배석(利膽排石 담즙을 통하게 하고 결석을 배출함) 작용

배석탕(약명: 排石湯)은 쥐와 개에게서 이담작용이 있었고, 체외 실험에서 담색소의 침전을 막아 결석 형성을 예방했다.[4]

(3) 면역에 미치는 영향

쥐의 세포면역과 체액면역을 억제시키는 작용이 있었다.[6]

(4) 혈관, 혈액에 미치는 영향

혈관의 평활근을 이완시키고, 혈소판의 응집을 억제하는 작용이 있었다.[7]

(5) 기 타

이외에 진통, 항균, 항염 작용이 있는 것으로 밝혀졌다.

임상응용

(1) 비뇨기 결석 치료

방 약 | 금전초100g, 해금사, 계내금, 백작약^각30g, 석위50g, 망초20g, 목통, 구맥, 차전자, 편축, 우슬, 지용^각15g을 500ml로 수전한다. 아침 6, 7, 8시에 농전(濃煎)한 차를 각 500ml를 투여하고, 9:00시에 탕약을 투약하고, 9:20분에 이뇨제(Hydrochlorothiazide) 25mg 투약하고, 9:50분에 신수(腎兪), 방광수(膀胱兪)혈에 지압하고, 10시:10분에 피하에 유산 Atropine 1g을 주사하고, 10시 50분에 환자에게 줄넘기를 하게 한다. 이 방법으로 32명을 치료한 결과 25명 완치, 5명 호전, 2명은 무효였다.[2]

(2) 소아 신경성 빈뇨(頻尿) 치료

방 약 | 금전초, 차전초, 봉미초(鳳尾草), 지금초(地錦草)^각10g, 통초, 생감초, 등심초(燈芯草)^각3g을 1일 1첩 수전해서 투여한다. 이 방약으로 37명을 치료한 결과 효능이 양호했다.[3]

(3) 간, 담결석 치료

방 약 | 금전초50~80g, 호장25g, 인진20~30g, 시호, 울금, 단삼, 지각, 위령선^각15g, 계내금(炙), 목향(後下), 천궁^각10g, 익모초30g을 수전해서 1일 1첩, 1일 4회, 1개월간 투여한다. 이 방약으로 담결석 환자 38명을 치료한 결과 8명 완치, 14명 현저한 효과, 13명 유효, 3명은 무효였다.[5]

(4) 켈로이드(Keloid) 치료

방 약 | 금전초300g, 자초200g을 물에 30분간 담가 두었다가 3번 수전하여 1000ml를 만들어 직류유도법을 이용하여 1일 1회, 1회 20분, 30일을 1회 치료기간으로 치료한다. 전기 강도는 성인 0.05~0.2mA/cm², 소아 0.02~0.05mA/cm²로 한다. 이 방법으로 켈로이드 환자 46명을 치료한 결과 유효율이 93.5%였다.[8]

(5) 만성 위염 치료

방 약 1 | 금전초45g, 계골초(谿骨草)45g, 대황(候下)12g, 계내금15g, 해백30g, 소회향3g, 원호

15g, 오령지15g, 산약30g, 감초6g, 생하엽9g, 대조5개를 탕약으로 1일 1첩을 투여한다. 이 방약으로 담즙 역류성 위염 환자 108명을 치료한 결과 완치 83명(위내시경상에 무담즙, 증상소실), 25명 호전(위내시경상에 무담즙, 증상 완치 근접, 6개월 이내 가끔 재발)이었다.[9]

방약 2| 금전초15g, 포공영10g, 단삼12g, 왕불유행10g, 석창포6g을 분말로 만들어 캡슐에 넣어 투여한다. 이 약으로 만성 위축염 위염 환자 80명을 치료한 결과 증상 소실율이 91.18%였고, 위내시경상에 호전율이 87.5%였다.[10] 이외에 왕인강은 금전초로 과립제를 만들어 조석으로 투약하여 만성위염 환자를 치료한 결과 양호한 효과가 있었다고 보고했다.[11]

(6) 화상 치료

방 약| 금전초, 금은화, 감초, 유기게르마늄, Polyviny Alcohol, Glycelin로 연고를 만들어 환부에 도포해 준다. 이 약으로 75명을 치료한 결과 52명 현저한 효과, 23명 유효였다.[12]

(7) condyloma acuminata 치료

방 약 1| 금전초, 해금사[각]20~30g, 석위15~20g을 수전하여 1일 1첩 투여한다. 서하방은 이 방약으로 비뇨기 감염 환자 72명을 치료한 결과 46명 완치, 10명은 무효였고, 평균 복용기간은 21일이었다고 보고했다.

방 약 2| 금전초150g, 목적100g, 삼능60g, 패장초80g을 2회로 수전해서 200ml로 농축한다. 다시 찐 찹쌀가루 20g, 소다30g, 석탄산(石炭酸)1ml, 95%주정 200ml에 혼합해서 7일간 담가 두었다가 2~3일마다 한 번씩 환부에 도포한다. 이 방법으로 condyloma acuminata 환자 47명을 치료 한 결과 35명 완치, 11명은 호전이었다.[13]

사용용량

일반적으로 30g을 사용하나 단방(單方)으로는 60~90g까지 사용한다.

주의사항

복용 후 백혈구 감소하는 경향이 있었으나 복용 중지 후 정상으로 회복하였고, 신선한 금전초를 훈증한 후 접촉성 피부염을 유발한 환자도 있었다.

석위(石葦)

Pyrrosia lingua (Thunb.) Farwell.

약재개요

고란초과(水龍骨科)에 속한 여러해살이 초본식물인 석위 혹은 유병석위(有柄石葦)의 전초(全草)를 건조한 것이다. 성미(性味)는 감(甘), 고(苦), 미한(微寒)하고, 폐(肺), 방광(膀胱)에 귀경한다. 이수통림(利水通淋), 청폐지해(淸肺止咳 ^{폐의 열과 기침을 없앰}), 량혈지혈(凉血止血 ^{혈액을 차게 하여 지혈시킴})의 효능이 있어 비뇨기 염증, 비뇨기 결석, 수종, 기침, 기관지염, 자궁이상출혈, 토혈, 비혈(鼻血) 등의 병증에 사용한다.

약리연구

(1) 진해(鎭咳), 거담(祛痰), 평천(平喘 ^{천식을 완화시킴}) 작용

쥐에게 석위 수전액이나 Isomangiferin 성분은 현저한 진해작용이 있었고, Isomangiferin 성분을 복강에 주사하거나 위장에 투여한 결과 거담작용이 있었고, 기관지 분비물을 감소시켰다.[1]

(2) 이뇨배석(利尿排石 ^{소변과 결석을 배출함}) 작용

20~40%의 석위 수전액 5mg/100g을 쥐에게 투여한 결과 이뇨 작용이 있었다.[2]

(3) 항-바이러스 작용

Isomangiferin 성분은 단순포진(疱疹)에 현저한 억제작용이 있었고, HSV-I의 세포내 복제를 억제하는 작용이 있었다.[4]

임상응용

(1) 기관지 천식 치료

방 약 | 석위30g, 감초3~15g, 구등15g, 마황(炙), 선의, 정력자^각9g, 오매6g을 기본 약으로 하고, 증상에 따라 가감해서 탕액으로 95명을 치료한 결과 완치 근접율이 94.2%였다.

(2) 비뇨기 감염 치료

방 약 | 석위, 포공영, 마치현^각30g, 고삼9~15g, 시호9~18g, 황백9g을 수전해서 투여한다. 이

방약으로 50명(급성 감염자 40명, 만성 감염자 10명, 소변 배양한 38명 중 양성자는 26명)을 치료한 결과 복용 3~15첩 후 48명 완치, 2명은 무효였다.[3]

(3) 백혈구 감소증 치료

방 약 1 | 석위30g, 계혈등20g, 토사자15g, 대조10개를 수전하여 투여한다. 이 방약을 노인폐암 환자 36명에게 복용시킨 결과 질병의 회복에 도움을 주었고, 병증이 안정적이었다.[5]

방 약 2 | 석위30g, 대조10g을 기본 약으로 하고, 백혈구가 3×10^9/L 이하인 자는 토사자, 구기자, 계혈등[각]20g을 배합하고, 어지러움, 자한(自汗), 피로자는 황기, 당삼[각]15g, 계혈등30g을 첨가하고, 사지냉, 외한(畏寒), 허리·무릎이 무력한 자는 부자5g, 토사자15g을 첨가하고, 인후부 건조, 자한, 수족심열(手足心熱) 자는 여정자15g, 한련초10g, 생지황30g을 첨가하여 탕약으로 1일 1첩을 투여한다. 이 방약으로 백혈구 감소 환자 47명을 치료한 결과 복용 6첩후 현저한 효과 45명, 복용 12첩후 현저한 효과는 2명이었다.[6]

(4) 벤젠 중독성 빈혈 치료

방 약 | 석위, 계혈등[각]30g, 태자삼, 진조, 아교[각]10g을 탕약으로 1일 1첩씩, 연이어 6일간 투약하고, 1일 휴식 후 다시 투여한다. 경미한 자는 1~3개월간 투약하고, 심한 자는 2~6개월간 투여한다. 이 방약으로 8명을 치료한 결과 14~50일 만에 현저한 효능이 있었다.[7]

(5) 수종 치료

방 약 | 복령, 포공영, 자화지정, 통초, 생포황, 오령지, 감초를 배합하여 치료한 결과 양호한 효과가 있었다.[8]

사용용량

일반적으로 6~9g을 사용하고, 중증에는 15~30g을 사용한다. 추출액을 쥐의 복강에 주사한 결과 LD_{50}은 17~90g/kg이었다.[9]

주의사항

음허증이나 습열(濕熱)이 없는 자는 주의한다.

인진호(茵蔯蒿)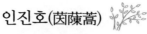
Artemisia capillaris Thunb.

약재개요

국화과(菊科)에 속한 여러해살이 초본식물인 사철쑥과 비쑥의 전초(全草)이다. 성미(性味)는 고(苦), 미한(微汗)하고, 비(脾), 위(胃), 간(肝), 담(膽)에 귀경한다. 이습퇴황(利濕退黃 습과 황달을 없앰), 청열해독(淸熱解毒 열과 독을 없앰)의 효능이 있어 황달, 습창(濕瘡), 가려움증 등의 병증에 사용한다.

약리연구

(1) 혈압하강 작용

수전액, 주정추출물, 휘발성분 등은 쥐, 고양이, 개, 토끼의 혈압을 현저하게 하강시켰고, 그 기전은 중추와 내장(內臟)혈관으로 인한 것이다.[7]

(2) 혈지질 감소 작용

수전액을 고지질혈증인 쥐에게 투여한 결과 현저하게 감소하였고, 동맥경화를 경감시켰고, 내장의 지방침전을 감소시켰다.[7]

(3) 해열, 소염 작용

인진소(茵蔯素)는 정상적인 쥐의 체온을 현저하게 하강시켰고, 맥주효모나 dinitrobenzene로 인한 발열을 해열시켰고[8], pelvetia minor로 인한 부종을 억제시키는 작용이 있었다.[9]

(4) 보간이담(補肝利膽 간을 보하고 담즙을 통하게 함) 작용

수전액은 담즙분비를 촉진시켰고, 배설작용이 있었고, carbon tetrachlorid로 인한 간손상을 경감시키고, 사망률을 감소시키고, 간세포의 재생을 촉진시켰다.[10]

(5) 면역증강 작용

인진호는 백혈구의 분열을 촉진하여 수(數)를 증가시키고, T세포의 면역활성(活性)을 제고(提高)시켜 면역기능을 증강시켰다.[11]

임상응용

(1) 항암 작용

① 간암치료

방 약 | 인진30g, 생지황, 판람근, 천화분^각15g, 산치자, 고삼, 단피, 적작약, 현삼^각9g, 대황6g, 황연, 용담초^각4g, 인공우황1.2g을 수전해서 1일 3회 투여한다.

② 유선암 치료

방 약 | 인진, 반지련^각30g, 산약, 백작약, 의이인^각9g, 당삼, 백부, 행인, 유황^각5g, 시호, 복령, 연교^각3g을 수전해서 투여한다.

③ 췌장암 치료

방 약 | 인진, 반지련, 야국화^각30g을 수전해서 1일 3회 투약하고, 인공우황, 초패모, 청대^각 0.3g의 분말을 수전한 약액과 같이 투여한다. 이 방법으로 치료한 결과 증상이 경감했고, 황달이 없어졌고, 생존기간이 연장 되었다.

(2) 신생아 용혈증 예방과 고담홍소(高膽紅素) 혈증(hyperbilirubinemia) 치료

방 약 1 | 인진15g, 황금9g, 대황(법제)3g, 감초1.5g을 과립제로 만들어 1일 2회, 1회 1포를 투여한다. 진혜영은 이 방약으로 과거 용혈(溶血)로 인한 유산, 조산, 신생아 용혈이 있었던 환자 19명을 치료한 결과(환자 자신이 확진(確診)시 분만까지 투여) 영아(嬰兒)는 전부 생존하였고, 3명은 출생 4시간만에 고담홍소증이 발생하였으나 사망은 하지 않았고, 황달의 발생도 연장되었음으로 본 약이 효능이 있다고 밝혔다. 그리고 본 방약으로 신생아 7명을 치료한 결과 Rh, ABO의 용혈병을 예방하였고, 원인 불명이나 G-6-PD의 결핍으로 인한 고담홍소증의 예방에도 도움이 되었다고 밝혔다.

방 약 2 | 인진15g, 울금8g, 계내금8g을 수전해서 1일 1첩을 투여한다. 이 방약으로 신생아 간염 증후군 환자 20명을 치료한 결과 16명 완치 근접, 7명 호전, 3명은 무효였다.[1]

(3) 간염 및 간병 치료

방 약 1 | 인진30~120g, 금전초를 기본 약으로 하고, 변증(變症) 후 가감(加減)하여 탕약으로 1일 1첩을 투여한다. 하덕향은 이 방약으로 중증 간염 환자 12명을 치료한 결과 SGPT, 황달지수, 혈청담홍질(bilirubin)이 회복하였거나 정상에 가깝게 되었고, 자각증상이 없어 퇴원하였고, 평균 입원기간은 56일이었다고 보고했다.

방 약 2 | 인진30~45g을 수전하여 급성전염성 황달형 간염을 치료한 결과 양호한 효능이 있었다고 보고했다.[2]

방 약 3 | 인진50g, 지이초(地耳草)50g, 울금20g, 황금15g, 호장30g, 대황6g, 수분초30g, 백작약20g, 생지황20g, 백출20g, 적설초(積雪草)20g, 선의6g을 수전한 후 뜨거울 때 계란의 흰자위 1개와 설탕을 적당하게 첨가해서 1일 2회 투여한다. 이 방약으로 임신성 담즙울체증(膽汁鬱滯症) 환자 35명을 10~40일간 치료한 결과 총 유효율이 97%였다.[5]

(4) 담도(膽道) 질환 치료

방 약 1 | 인진, 금전초, 울금^각15g, 생대황10g, 호장20g을 수전해서 1일 1첩을 3회로 투여한 결과 담낭염에 양호한 효능이 있었다.

방 약 2 | 인진20~50g, 울금10~15g, 시호10g, 황금10g, 지각10g, 목향10g, 대황^(後下)6~10g을 탕약으로 1일 1첩을 투여한다. 여경강은 이 방약으로 담결석 등 담도 질환 환자 31명을 치료한 결과 24명 완치, 6명 유효, 1명은 무효였다. 유효한 환자는 일반적으로 3~5첩 복용 후 증상이 개선되었고, 완치된 24명의 평균 복용기간은 24.5일이었다고 밝혔다.

(5) 고지질혈증 치료

방 약 | 인진, 택사, 하수오, 산사육^각30g, 초결명10g, 천련자20g을 수전해서 1일 3회로 투여한 결과 양호한 효능이 있었다.[4]

(6) 구강 궤양 치료

방 약 | 인진20g에 물 150ml를 넣고 10분간 끓인 후 차대용으로 투약하고, 3일을 1회 치료기간으로 한다. 23명을 치료한 결과 총 유효율이 96%였다.[6]

사용용량

일반적으로 8~30g을 사용한다. 급성 전염성 황달형 간염 치료 시에는 1일 용량으로 성인은 500~1000g을 초과해야 하고, 소아는 500g이상이어야 한다고 주장하는 학자도 있다.

주의사항

대량복용 시 어지러움, 구역질, 상복부의 포만감, 작열감 등의 부작용이 있다. 비위허약으로 인한 식욕부진, 설사자는 주의해서 투약한다.

편축(萹蓄)

Polygonum aviculare L

약재개요

마디풀과(蓼科)에 속한 한해살이 초본식물인 편축의 지상(地上)부분이다. 성미(性味)는 고(苦), 미한(微寒)하고, 방광(膀胱)에 귀경한다. 이뇨통림(利尿通淋 소변을 통하게 함), 살충소양(殺蟲消痒 벌레를 죽이고 가려움을 없앰)의 효능이 있어 배뇨장애, 배뇨통, 혈뇨, 피부습진, 음부 가려움증 등의 병증에 사용한다.

약리연구

(1) 이뇨 작용

편축 수전약액을 쥐의 위장에 주입한 결과 뇨량과 뇨중 Na^+, K^+가 증가했다. 그 기전은 약에 함유한 염화칼슘과 상관있는 것으로 추정한다.[2]

(2) 혈압강하 작용

편축주사액을 고양이, 토끼, 개에게 정맥주사한 결과 혈압이 하강했다.[1]

(3) 지혈 작용

편축 주정 추출물은 혈액응고시간을 단축시켰고, 자궁평활근의 장력(張力)을 증강시켰다. 유산이나 분만 후 자궁출혈시 지혈제로 사용 가능하다.[1]

임상응용

(1) 세균성 이질 치료

방 약 | 100%의 편축시럽을 1일 2~3회, 매 회 50ml 투약하고, 7~10일을 1회 치료기간으로 한다. 이 방법으로 108명을 치료한 결과 104명이 호전이었고, 특별한 부작용이 없었다.[1]

(2) 초막적액(鞘膜積液) 치료

방 약 | 편축, 의이인각30g을 수전하여 1일 2회 투약하고, 7일을 1회 치료기간으로 한다. 이 방약으로60명을 치료한 결과 46명 완치, 4명은 유효였다.[3]

(3) 이하선염 치료

방 약 | 신선한 편축(분쇄)30g에 석회수(石灰水) 적당량, 계란 흰자위 1개를 넣어 균일하게 혼합한 후 환부에 도포한다. 이 방법으로 20여명을 치료한 결과 일반적으로 도포 4시간 후 체온이 하강하고, 대부분이 1~3일 만에 완치되었다[3].

(4) 유미뇨 치료

방 약 | 편축, 차전자[각]30g, 신선한 산대조근(酸大棗根)150g에 물 2000ml를 첨가하여 1500ml로 수전해서 1일 1첩을 3회로 투여한다.[4]

(5) 치통 치료

방 약 | 편축50~100g을 수전해서 2회로 투여한다. 이 방약으로 81명을 치료한 결과 치주염으로 인해 염증을 일으킨 1명 외에 모두 2~3첩 복용 후 통증이 소실되었다.[5]

(6) 유정(遺精) 치료

방 약 | 편축, 금앵자[각]30g을 수전해서 1일 2회, 1일 1첩을 투여한다. 이 방약으로 63명을 치료한 결과 모두 완치되었고, 복용시간이 최단자는 2일, 최장자는 12일이었고, 2년간 관찰한 결과 2명만 재발했다.[3]

사용용량

일반적으로 6~15g을 사용한다.

주의사항

편축 수전액을 고양이, 토끼에게 실험한 결과 최소 치사량은 20mg/kg이었고, 1:50의 비율로 추출한 약액을 정맥주사한 결과 최소 치사량은 2ml/kg이었다.

구맥(瞿麥)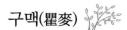
Dianthus superbus L

약재개요

석죽과(石竹科)에 속한 여러해살이 초본식물인 구맥(술패랭이꽃)과 석죽(패랭이꽃)의 지상부위이다. 성미(性味)는 고(苦), 한(寒)하고, 심(心), 소장(小腸), 방광(膀胱)에 귀경한다. 이수통림(利水通淋 물을 통하게 하고 소변을 배뇨시킴), 활혈통락(活血通絡 혈액을 맑게 하고 경락을 통하게 함)의 효능이 있어 배뇨장애, 배뇨통, 폐경 등의 병증에 사용한다.

약리연구

(1) 심장억제 작용

체외에서 토끼, 개구리의 심장에 실험한 결과 강력한 억제 작용이 있었다.[1]

(2) 혈압 강하 작용

구맥 수전액은 마취한 개의 혈압을 하강시켰다. 그 원인은 심장억제 작용으로 인한 것으로 추정한다.

(3) 이뇨 작용

구맥 수전액은 토끼, 개에게 이뇨 작용이 현저하였고, K의 배출이 Na보다 높았다.[3]

(4) 장관(腸管) 흥분 작용

체외의 토끼 장관, 마취한 개의 장관을 실험한 결과 흥분작용이 있었다.

(5) 자궁 흥분 작용

주정으로 추출한 약액은 마취한 토끼의 자궁, 쥐(체외에서) 자궁을 모두 현저하게 흥분시켰다.

(6) 항-흡혈충(吸血蟲) 작용

10%의 구맥 수전액은 체외에서 직접적인 살충 작용이 있었고, 흡혈충에 감염된 토끼의 위장에 주입한 결과 살충율이 34%였다.[5]

임상응용

(1) 내이성(內耳性) 어지러움증

방 약 | 구용탕(구맥20g 이상, 지용, 갈근, 석창포, 승마, 오공)으로 129명을 치료한 결과 유효율이 90%였다.[2]

(2) 비뇨기 감염 치료

방 약 | 구맥, 차전자, 감초, 편축, 치자, 익모초^각10g, 황백5g을 탕약으로 1일 1첩을 투약해서 110명을 치료한 결과 총유효율이 97.3%였다.

(3) 만성 전립선염 치료

방 약 | 구맥, 황백, 지모, 적작약, 익모초, 패장초, 비해^각12g, 토복령, 우슬, 황정, 통초^각10g를 배합하여 38명을 치료한 결과 총유효율이 94.7%였다.[4]

사용용량

일반적으로 4.5~10g을 사용한다.

주의사항

Eugenol 성분을 쥐의 위장에 주입한 결과 LD_{50}은 5g/kg이었고, 피하주사한 결과 LD_{50}은 5g/kg이었다[6]. 임신부는 주의한다.

동과피(冬瓜皮)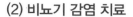
Benincasa hispida

약재개요

박과(芦科)에 속한 1년생 초본식물인 동과의 껍질이다. 성미(性味)는 감(甘), 미한(微寒)하고, 폐(肺), 소장(小腸)에 귀경한다. 이수소종(利水消腫 ^{물을 통하게 하고 부종을 없앰})의 효능이 있어 수종 등의 병증에 사용한다.

약리연구

(1) 이뇨 작용

비신장성 수종 회복기에 동과피 50g을 수전하여 물 1000ml와 같이 복용하면 2시간내에 소변량이 2배가 된다[1].

(2) 혈당에 미치는 영향

주정추출물250mg/kg을 쥐에게 투여한 결과 포도당 부하실험에서 혈당이 떨어지지 않았다.

임상응용

(1) 하계 고열혼미 치료

방 약 | 동과피500g에 백호탕이나 청궁탕을 가감하여 복용한다[2].

(2) 급성 심마진 치료

방 약 | 동과피100g, 형개20g, 금은화20g을 기본 약으로 하고, 수전한 후 백설탕을 적당하게 넣어 온복하고, 1일 1첩, 5일을 1회 치료기간으로 하고, 증상에 따라 가감한다. 그리고 약액으로 전신욕을 실시한다. 이 방법으로 50명을 치료한 결과 40명 완치, 6명 현저한 효과, 3명 호전, 1명은 무효였다[3].

(3) 임신성 고혈압 증후군 치료

방 약 | 신선한 동과피250g을 수전해서 차처럼 복용한다. 1일 1첩, 3~7일을 1회 치료기간으로 투여한다. 이 방법으로 20명을 치료한 결과 모두 완치 되었다[4]. 이외에 동과피 수전액에 소량의 사향을 넣어 당뇨병에 투여한 결과 증상이 경감되었고, 열사병을 치료한 결과 일정한 효능이 있었다고 밝혔다.

사용용량

일반적으로 15~30g을 사용하고, 중증에는 60g까지 사용한다.

주의사항

특별히 보고 된 것이 없다.

적소두(赤小豆)
Phaseolus calcaratus Roxb

약재개요

콩과(荳科)에 속한 한해살이 반전요(半纏繞) 초본식물인 팥의 성숙한 종자이다. 성미(性味)

는 감(甘), 산(酸), 평(平)하고, 심(心), 소장(小腸)에 귀경한다. 이수소종(利水消腫 물을 통하게 하고 부종을 없앰), 해독배농(解毒排膿 독을 없애고 고름을 배출함)의 효능이 있어 부종, 간경화 복수, 이하선염, 유선염, 단독 등의 병증에 사용한다.

약리연구

(1) 피임 작용

적소두의 trypsin 억제제는 인간 정자의 acrosin의 활성을 억제시키는 작용이 있어 정자와 난자의 결합을 방해함으로 피임의 작용이 있다고 볼수 있다[1].

(2) 항균 작용

20%의 적소두 수전액은 금황색포두구균, 이질간균, 상한간균 등을 억제하는 작용이 있는 것으로 밝혀졌다[2].

임상응용

(1) 유행성 이하선염 치료

방 약 | 적소두50~70알의 분말을 온수와 계란흰자위(혹은 봉밀)에 반죽하여 환부에 도포한다[3]. 이 방법으로 7명을 치료한 결과 일반적으로 1회 치료로 양호한 효능이 있었다.

(2) 간경화 복수 치료

방 약 | 적소두1근, 잉어1마리(1근 이상)에 물2000~3000ml 넣고 삶은 후 적소두, 잉어, 탕을 몇회로 나누어 복용한다. 매일 혹은 격일제로 1첩을 복용하고, 완치까지 복용한다. 이 방법으로 2명을 치료한 결과 복용후 소변량이 증가하였고, 복부둘레가 줄어들었고, 부작용은 없었다[3].

사용용량

일반적으로 10~30g을 사용한다.

주의사항

혈허증(血虛證)이나 배뇨량이 많은 경우에는 주의한다. 장기간 대량으로 섭취하면 진액과 기가 빠져서 몸이 허약해진다.

옥미수(玉米鬚)

Maydis stigmata

약재개요

벼과(禾本科)에 속하는 한해살이 초본식물인 옥수수의 수염이다. 성미(性味)는 감(甘), 평(平)하고, 간(肝), 담(膽), 방광(膀胱)에 귀경한다. 이수소종(利水消腫 물을 통하게 하고 부종을 없앰), 활혈통락(活血通絡 혈액을 맑게 하고 경락을 통하게 함)의 효능이 있어 부종, 배뇨장애 등의 병증에 사용한다.

약리연구

(1) 이뇨 작용

옥미수의 수전액을 토끼에게 정맥주사한 결과 강한 이뇨 작용이 있었고, 염소화합물을 배설하였고, 이뇨 작용은 신외성(腎外性)이었다[1].

(2) 혈당감소 작용

옥미수의 수전추출물을 쥐의 복막으로 100mg/kg을 투여한 결과 쥐의 정상적인 혈당이 현저하게 감소했다. 또한 옥미수의 수전액을 uroxin, 아드레날린으로 혈당이 상승된 쥐에게 투여한 결과 현저하게 강하했다[2].

(3) 혈압강하 작용

마취된 개에게 옥미수 수전추출물을 정맥주사한 결과 용량과 비례해서 혈압이 강하하였다[3].

임상응용

(1) 만성신장염 치료

방 약 1 옥미수50g에 온수600ml를 첨가하여 20~30분간 수전한 후 300~400ml되면 여과해서 투여한다. 1일 1회 투여한다.이 방법으로 만성 혈관구성 신장염(慢性血管球性腎臟炎) 환자 9명을 치료한 결과 10여개월후 3명 완치, 2명 호전, 4명은 무효였다[4].

방 약 2 옥미수60g을 수전한 후 1일 2회 투약하고, 동시에 KCl 1g을 1일 3회 투여한다. 이 방법으로 12명(환자중 10명은 수종이 중하고, 2명은 경미)을 치료한 결과 3개월 복용후 9명은 수종이 완전히 소실, 2명 대부분 소실하였고, 1명은 15일 복용후 모두 소실되었다. 일반적으로 복용 3일후 이뇨 작용이 있었고, 동시에 단백뇨 등도 일정 량이 감소하였고, 소수 환자는 혈중 단백질 상승, 혈압이 정상으로 회복했다.

사용용량

일반적으로 20~80g을 사용한다.

주의사항

양기부족으로 인한 빈뇨에는 사용하지 않는다.

택칠(澤漆)

Euphorbia helioscopia L.

약재개요

대극과(大戟科)에 속한 두해살이 초본식물인 등대풀의 전초(全草)이다. 성미(性味)는 신(辛), 고(苦), 미한(微寒)하고, 폐(肺), 소장(小腸), 대장(大腸)에 귀경한다. 이수소종(利水消腫 물을 통하게 하고 부종을 없앰), 화담지해산결(化痰止咳散結 가래를 삭이고, 기침을 멎게 하고, 뭉친 것을 풀어줌)의 효능이 있어 부종, 폐열성 기침, 가래, 갑상선 종대 등의 병증에 사용한다.

약리연구

(1) 해열 작용

택칠의 줄기, 잎의 수전액을 토끼의 위장에 투여한 결과 인공발열을 경미하게 해열하는 작용이 있었고, 그것은 뇌하수체-아드레날린 계통과 상관있었다[1].

(2) 혈관 및 평활근에 미치는 영향

택칠의 뿌리 수전액은 체외에서 토끼의 귀부위 혈관을 확장시켰고, 체외에서 토끼, 쥐의 장관(腸管)을 흥분시켰다[1].

(3) 기관지에 미치는 영향

택칠의 Quercetin 성분은 체외에서 쥐의 기관지를 현저하게 확장시켰고, 또한 수전액은 양호한 거담작용이 있었다[2],[3].

임상응용

(1) 결핵 및 결핵성 누관(瘻管) 치료

방 약 1 | 택칠 추출물을 붕대에 놓은 후 환부를 도포하거나 혹은 약액을 희석한 후 붕대에 적신 후 누관 구멍을 막는다. 이 방법으로 임파결핵, 요추 임파결핵 등을 치료한 결과 효능이 있었다[4].

방 약 2 | 신선한 택칠50g, 백합, 모려(煅)각30g, 생지황15g, 숙지황, 현삼각12g, 천패모, 백작약, 맥문동각10g, 당귀8g, 감초5g, 길경3g을 수전하여 1일 1첩, 매첩 3회 수전, 1일 3회 투약한다. 다시 신선한 택칠250g을 수전한 후 차대용으로 투여한다. 이 방약으로 폐결핵 환자를 치료한 결과 양호한 효능이 있었다[6].

(2) 만성 기관지염 치료

방 약 | 택란 정제로 232명을 치료한 결과 현저한 효과 84명, 총유효율은 88.79%였다[5].

(3) 만성 신장염 치료

방 약 | 택란, 택사각30g, 반하, 자원, 백전각12g, 황금, 복령, 백출각15g, 계지, 감초각6g, 생강5편을 수전한 후 1일 1첩, 2주를 1회 치료기간으로 투약한다. 이 방법으로 80명을 치료한 결과 66명 임상완치, 14명 호전이었다[7].

(4) 류마티스성 관절염 치료

방 약 | 택칠, 보골지, 호장, 위령선, 뢰공등, 백화사설초, 진교, 전갈, 오공, 세신 등을 수전하여 1일 1첩을 투약한다. 이 방약으로 35명을 치료한 결과 4명 완치, 9명 현저한 효과, 17명 호전, 2명은 무효, 3명은 치료를 중단했다[8].

(5) 기 타

이외에 급성 세균성 이질, 황달형 전염성 간염, 학질, 암, 매핵기, 유행성 이하선염 등을 치료한 보고가 있다.

사용용량

일반적으로 4~12g을 사용한다. 독성은 비교적 적어 쥐에게 경구 투여한 결과 LD_{50}은 125g/kg 이었다. 신선한 택칠즙을 접촉하면 통증이 있고, 복용하면 구강점막이 헐고, 안구에 넣으면 실명할 수도 있다.

주의사항

신체가 허약하면 대량으로 복용하지 않는다. 택칠에 대한 인식은 고금간에 차이가 많다. 현대에는 독이 있는 것으로 인식한다. 그러나 부작용에 관한 보고는 많지 않고, 최대 135g까지 복용해도 특별한 부작용이 발생하지 않았다는 보고도 있다. 소수의 환자는 복용후 구강건조, 위장불편감, 상복부 통증 등을 호소했다.

목통(木通)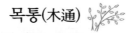
Akebiae caulis

약재개요

으름덩굴과(馬兜鈴科)에 속한 등본식물인 목통의 덩굴줄기이다. 성미(性味)는 고(苦), 한(寒)하고, 심(心), 소장(小腸), 방광(膀胱)에 귀경한다. 이수통림(利水通淋 물을 통하게 하고 소변을 배뇨시킴), 청열(淸熱), 통유(通乳)의 효능이 있어 배뇨장애, 구강궤양, 출산후 모유결핍 등의 병증에 사용한다.

약리연구

(1) 억균(抑菌) 작용

수전액과 추출액은 모두 다종의 진균(眞菌)을 억제하는 작용이 있었다[3].

(2) 이뇨 작용

팅크제로 만들어 토끼에게 위장에 주입하거나 수전하여 위장에 주입하거나 정맥주사한 결과 모두 현저한 이뇨 작용이 있었다[3].

337

(1) 소아 급성 황달형 간염 치료

방 약 | 목통, 곽향, 석창포, 황금^각3~6g, 인진15~30g, 백규인, 사간^각2~4g, 활석6~12g, 연교 5~15g, 천패모1~3g을 수전해서 1일 1첩을 투약한다. 이 방법으로 30명을 치료한 결과 27명 완치, 2명 호전, 1명은 무효였다[1].

(2) 대상포진 치료

방 약 | 목통, 생지황^각15g, 죽엽10g, 감초6g, 세신3g, 금은화, 연교^각60g을 기본 약으로 하고, 증상이 중하고, 환부의 수종이 심하면 목통을 더 첨가하고, 환부가 옆구리이면 시호 6g을 첨가하고, 하체에 부종이 있으면 우슬6g을 첨가하여 1일 1첩, 1일 2회 투약한다. 이 방약으로 12명을 치료한 결과 모두 완치했다[2].

일반적으로 3~9g을 사용한다. 마두령산(馬兜鈴酸)을 쥐에게 정맥주사하면 치사량은 60mg/kg이고, 토끼에게 매일 1.5mg/kg을 복강주사한 결과 3~9일만에 사망했다. 내복시 천목통(川木通)의 중독량은 60~90g이고, 관목통(關木通)은 30~60g이다.

약 투여후 잠복기 시간은 3~6시간이다. 초기에는 상복부 불편감, 구토, 가슴답답함, 복통, 설사 등의 증상이 유발하고, 이어서 빈뇨, 부종, 소변급박 등의 증상이 출현하고, 최후에는 정신혼수, 무뇨, 혈압상승 등의 증상이 나타나면서 신부전과 뇨독증으로 사망한다.

통초(通草)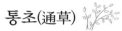
Tetrapanax papyriferus K.

두릅나무과(五加科)에 속한 관목식물인 통탈목(通脫木)의 가지인데 내부의 흰 것을 사용한다. 성미(性味)는 감(甘), 담(淡), 미한(微寒)하고, 폐(肺), 위장에 귀경한다. 청열이수(清熱利水

열을 내리고 물을 통하게 함), 통유(通乳 유즙을 통하게 함)의 효능이 있어 배뇨장애, 배뇨통, 모유결핍 등의 병증에 사용한다.

약리연구

(1) 이뇨 작용

쥐에게 실험한 결과 이뇨 작용이 현저하였고, K의 배출량이 증가하였고, 이뇨 작용은 K배출과 유관한 것으로 추정한다.

(2) 소화기에 미치는 영향

통초는 간장과 기타조직의 지방대사를 촉진하였고, 간장질환에 보조약으로 사용할 수 있다. 통초의 유당은 소아에게 중요한 의미가 있다. Ca의 흡수를 촉진하고, 설사작용이 있다.

임상응용

(1) 모유결핍 치료

방 약 | 통초10g, 천산갑(炮)6g, 왕불유행(炒)에 돼지족발을 넣어 수전해서 투여한 결과 모유결핍에 양호한 효능이 있었다[3].

사용용량

일반적으로 4~8g을 사용한다.

주의사항

임신부는 주의한다.

해금사(海金砂)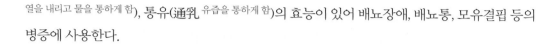
Lygodium japonicum Sw.

약재개요

실고사리과(海金沙科)에 속한 여러해살이 초본식물인 실고사리의 성숙한 포자를 건조한 것이다. 성미(性味)는 감(甘), 한(寒)하고, 소장(小腸), 방광(膀胱)에 귀경한다. 이수통림(利水通淋 물을 통하게 하고 소변을 배뇨시킴)의 효능이 있어 혈뇨, 소변혼탁, 비뇨기 결석, 부종 등의 병증에 사용한다.

약리연구

(1) 이담 작용

Transp-cowmaric acid 성분은 쥐 담즙의 분비를 증가시켰으나 담홍소와 콜레스테롤의 농도를 증가시키지는 않았다[1].

(2) 결석 배출 작용

해금사의 주정추출물을 개의 정맥에 주사한 결과 수뇨관의 유동빈도가 증가하였고, 수뇨관 상부의 압력이 높아져 결석의 이동이 유리했다[2].

(3) 항균 작용

해금사는 황금색포도구균, 녹농간균, 이질간균, 상한간균 등을 억제시키는 작용이 있었다[3].

임상응용

(1) 비뇨기 결석

방 약 1 | 해금사, 금전초각30g, 석위20g을 수전하여 복용한다. 이 방약으로 72명을 치료한 결과 46명 완치, 16명 유효, 10명은 무효였다[4].

방 약 2 | 해금사50g, 금전초150g, 계내금10g을 수전하여 복용한다. 이 방약으로 542명을 치료한 결과 383명 결석 배출, 총유효율은 72%였고, 수뇨관 결석은 용이하게 배출하였으나 신장결석은 효능이 저조했다[5].

(2) 대상포진 치료

방 약 | 신선한 해금사엽을 청결히 한 후 분쇄해서 환부에 도포하고, 매일 1회 교환해주고, 용담사간탕을 투약한다. 이 방법으로 대상포진환자를 치료한 결과 양호한 효능이 있었다[6].

(3) 유선염 치료

방 약 | 해금사근60g를 수전하여 1일 1첩, 1일 2회 투여한다[7]. 이 방약으로 유선염 환자 80

명을 치료한 결과 모두 완치했다. 해열기간이 최단자는 1/2일이고, 최장자는 2일이었고, 소종(消腫)시간이 최단자는 하루 반이고, 최장자는 4일이었다.

사용용량

일반적으로 8~20g을 사용한다. Transp-cowmaric acid 성분을 쥐에게 투여한 결과 LD_{50}은 1.1±0.26g/kg이었다.

주의사항

배뇨장애와 신장의 음액이 부족한 증상에는 주의한다.

비해(萆薢)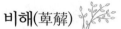
Dioscorea hypoglauca Palib

약재개요

마과(薯蕷科)에 속한 여러해살이 만생초본식물인 분배서여(粉背薯蕷) 혹은 면비해(綿萆薢)의 뿌리이다. 성미(性味)는 고(苦), 평(平)하고, 간(肝), 위(胃), 방광(膀胱)에 귀경한다. 이습탁(利濕濁 혼탁한 습사를 제거함), 거풍습(祛風濕)의 효능이 있어 소변혼탁, 풍습관절통, 요통, 백대하 등의 병증에 사용한다.

약리연구

(1) 항-동맥경화 작용

비해는 동맥경화 형성을 억제하는 작용이 있다고 보고한 바가 있다[6].

임상응용

(1) 임질성 요도염 치료

방 약 | 토복령, 활석, 창출, 차전자, 구맥, 목통, 편축 등을 탕약으로 투여한다[1].

(2) 유미뇨 치료

방 약 | 동일량의 비해, 의이인, 산약, 편두, 견실, 창포의 분말을 투약한 결과 양호한 효능이 있었다고 보고했다[2].

(3) 전립선염 치료

방 약 1 비해분말, 토사자, 사원자, 익지인, 산약, 우슬, 복령, 택사, 오약, 석창포, 차전자, 감초를 수전해서 1일 1첩을 투여한다. 이 방약으로 만성 전립선염 환자 133명을 치료한 결과 50명 완치, 42명 완치 근접, 36명 호전, 5명은 무효였다[3].

방 약 2 비해, 소계, 백화사설초, 왕불유행, 황백, 숙지황 등을 수전한 후 주정으로 추출해서 농축한 뒤 과립제(1포 10g, 1포당 생약 3g함유)로 만들어 1일 3회, 1회 1~2포, 온수에 녹여 투약하고, 1개월간을 1회 치료기간으로 한다. 이 방약으로 만성 전립선염 환자 100명을 치료한 결과 56명 완치, 30명 현저한 효과, 11명 유효, 3명은 무효였다[4].

(4) 전립선염으로 인한 양위증(陽萎症) 치료

방 약 비해, 황화(黃花), 원지, 육종용, 천우슬, 백작약(杭州) 등을 투여한다. 이 방약으로 186명을 치료한 결과 총유효율이 80.6%였고, 완치가 43명이었다[5].

(5) 고지질혈증 치료

방 약 비해분말5g을 1일 3회 온수로 투약하고, 30일을 1회 치료기간으로 하고, 연이어 3개월 동안 투약한다. 이 방약으로 56명을 치료한 결과 고콜레스테롤증 36명중 18명 현저한 효과, 11명 유효, 3명 무효였고, 고TG증 56명중 23명 현저한 효과, 22명 유효, 7명 개선, 4명은 무효였고, 이 방법은 효과가 장기간 유지되었고, 재발을 잘 하지 않는다.

(6) 족선 치료

방 약 포공영, 지정, 의이인, 활석, 인진, 생지황, 야국화, 감초 등을 배합해서 탕약으로 투여하고, 외치(外治)를 동시한 실시한 결과 양호한 효과가 있었다[7]. 이외에 어떤 학자는 비해와 토사자 등을 배합하여 양위, 유정, 혈정(血精), 정액기형증에 효능이 있었다고 보고했다[8].

사용용량

일반적으로 10~15g을 사용한다.

주의사항

특별히 보고 된 것이 없다.

지부자(地膚子)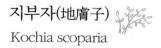

Kochia scoparia

명아주과(藜科)에 속한 한해살이 초본식물인 지부의 성숙한 열매를 건조시킨 것이다. 성미(性味)는 고(苦), 한(寒)하고, 방광(膀胱)에 귀경한다. 청열이수(淸熱利水 열을 내리고, 물을 통하게 함), 지양(止痒)의 효능이 있어 발열, 배뇨장애, 부스럼, 가려움증 등의 병증에 사용한다.

약리연구

(1) 항염, 항진균 작용

지부자수전액을 쥐의 위장에 투여한 결과 파두유로 인한 쥐의 염증 반응을 억제시키는 작용이 있었고, 지부자 추출액(비율 1:3)은 시험관내에서 각종 진균을 억제시키는 작용이 있는 것으로 밝혀졌다[1],[2].

(2) 이뇨 작용

지부자 수전추출물을 쥐의 복강에 주사한 결과 이뇨 작용이 있었다[2].

(3) 지양(止痒) 작용

70%지부자 주정(酒精) 추출물은 dextran으로 인한 쥐의 가려움증을 억제시키는 작용이 있었다[3].

임상응용

(1) 유선염 치료

방 약 | 지부자50g을 수전해서(홍당(紅糖)으로 가미) 온복한 후 발한(發汗)한다. 이 방약으로 33명을 치료한 결과 일반적으로 2첩 복용후 경감하였고, 4첩 복용후 완치하였고, 소수는 6첩 복용후 완치했다[4].

(2) 편평우(flat wart) 치료

방 약 | 지부자 150g에 물1000ml를 넣고 300ml로 수전한 후 여과한다. 다시 백반50g을 넣어

용해한 후 사용한다. 면봉에 약액을 발라 환부가 붉어지도록 문지른다. 1일 3~6회 실시하고, 치료기간중에는 화장품 사용을 금한다. 이 방법으로 27명을 치료한 결과 효과가 양호했다[5].

(3) 모낭염(毛囊炎) 치료

방 약 | 지부자15g, 사상자15g을 2000ml로 수전한다. 환부의 머리카락을 짧게 자른 후 약이 따뜻할 때 환부를 씻어준다. 매일 1회 실시하고, 5일간 연이어 사용한다. 이 방법으로 치료한 결과 양호한 효능이 있었다[6].

(4) 족부 무좀 치료

방 약 | 지부자, 사상자, 고삼, 백선피, 황백[각]20g을 기본 약으로 사용하고, 환부에 삼출물이 많으면 백반25g을 첨가한다. 1일 1첩을 수전한 후 환부를 30분간 담가 두고, 2주일을 1회 치료기간으로 한다. 이 방약으로 50명을 치료한 결과 44명 완치, 3명은 유효였다. 일반적으로 10첩 실시한 후 완치되었다[7].

(5) 심마진(尋麻疹 urticaria) 치료

방 약 1 | 지부자50~100g을 2회 수전한 후 400~500ml로 농축한다. 성인은 1첩을 2회로 나누어 복용하고, 동시에 약 지꺼기는 환부를 도포한다. 3일을 1회 치료기간으로 한다. 이 방법으로 44명을 치료한 결과 31명 현저한 효과, 9명 호전, 4명은 무효였다[8].

방 약 2 | 지부자30g에 물 500ml를 넣어 250ml로 수전해서 여과한 후 홍탕(紅糖)30g을 넣어 가미하고, 1일 2회 투약하고, 발한(發汗)한다. 이 방약으로 100여명을 치료한 결과 대부분 1~10첩 복용한 후 완치되었다[9].

(6) 홍반(紅斑) 치료

방 약 | 지부자30g, 괴화12g, 백국화9g, 관동화9g, 야교등9g을 수전해서 2회로 복용한다. 이 방약으로 46명을 치료한 결과 39명 완치, 2명 현저한 효과, 3명 유효였다[10].

(7) 항문습진 치료

방 약 | 지부자, 오방초(五方草), 생대황[각]30g, 백선피15g, 유황10g, 백반5g을 기본 약으로 사용하고, 환부에 삼출액이 많으면 백반, 백선피의 용량을 두배로 첨가하고, trichomonadia가 있는 경우는 고삼30g을 첨가해서 수전한 후 항문부위를 매일 2회

훈증해주고, 10일을 1회 치료기간으로 실시한다. 이 방약으로 66명을 치료한 결과 48명 완치, 15명 유효, 총유효율은 95.4%였다[11].

사용용량

일반적으로 4~20g을 사용한다. 급성독리 실험에서 LD_{50}은 7.15±0.03g/kg이었다.

주의사항

양기가 허약하거나 임신부는 주의한다.

동규자(冬葵子)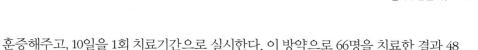

Malva verticillata L.

약재개요

아욱과(錦葵科)에 속한 한해살이 초본식물인 아욱의 성숙한 종자를 건조한 것이다. 성미(性味)는 감(甘), 한(寒)하고, 대장(大腸), 소장(小腸), 방광(膀胱)에 귀경한다. 이수통림(利水通淋 물을 통하게 하고 소변을 배뇨시킴), 윤장(潤腸), 통유(通乳 모유가 나오게 함)의 효능이 있어 배뇨장애, 수종, 모유결핍 등의 병증에 사용한다.

약리연구

(1) 항균 작용

동규자 70%주정추출물이나 수전(水煎) 추출물은 농도가 300mg/ml일시 이질간균을 현저하게 억제시키는 작용이 있었다.

(2) Anti-addiment, 혈당강하 작용

동규자의 다당류 MVA-1는 현저한 Anti-addiment 작용이 있었고, 또한 혈당을 감소시키는 작용이 있었다.

임상응용

(1) 임신부 소변 불통

방 약 | 동규자6g, 대황3g을 수전해서 2회로 나누어 복용한다[4].

(2) 소변불통 치료

방 약 | 동규자12g, 활석9g, 향유3g, 곽향4.5g을 수전해서 복용한다[4].

사용용량

일반적으로 4~12g을 사용한다. 소수의 환자는 동규자를 함유한 탕약 2첩복용한 후 복시로 보이고, 3첩을 복용한 후 정신이 극도로 흥분하고, 심지어 환각증상이 출현하고, 헛소리까지 했다. 약 복용을 중지후 chlorpromazine를 투여한 결과 익일에 증상이 소실되었다.[3]

주의사항

비장허약으로 설사하는 증상과 임신부는 주의한다.

등심초(燈心草)

Juncus offusus L.

약재개요

골풀과(燈心草)에 속한 여러해살이 초본식물인 등심초의 줄기 속심을 건조한 것이다. 성미(性味)는 감(甘), 담(淡), 미한(微寒)하고, 심(心), 폐(肺), 소장(小腸)에 귀경한다. 이수통림(利水通淋 물을 통하게 하고 소변을 배뇨시킴), 청심제번(淸心除煩 심장의 열을 내리고, 가슴답답함을 없앰)의 효능이 있어 배뇨장애, 배뇨통 등의 병증에 사용한다.

약리연구

(1) 항-암 작용

등심초의 수전액은 시험관내에서 JIC-26을 억제시키는 작용이 있었으나 암세포의 무선택성 작용하는 약물이다[1].

(2) 기 타

이외에 등심초는 이뇨, 지혈 작용이 있는 것으로 밝혀졌다.

임상응용

(1) 유행성 이하선염 치료

방 약 | 등심초로 각손혈(角孫穴)에 뜸을 실시한다. 이 방법으로 유행성 이하선염 환자 100명을 치료하고, 2~5일간 관찰한 결과, 3~6세 43명중 40명 현저한 효과, 3명 유효, 7~12세 36명 환자중 32명 현저한 효과, 4명 유효, 16세 이상 10명중 1명 유효, 9명은 무효였다. 질병 발병 24시간내에 시술한 자는 효과가 양호했고, 48시간 이상된 자는 효과가 저조했다[2].

(2) 만성신장염 치료

방 약 | 신선한 등심초(全草)60g, 두부300g을 수전해서 두부까지 모두 복용한다. 1일 1첩, 30일을 1회 치료기간으로 하고, 치료기간 간에는 1주일간 휴식한다[3]. 이 방약으로 30명을 치료한 결과 16명 완치, 8명 현저한 효과, 2명 호전, 4명은 무효였다.

(3) 비강출혈 출혈

방 약 | 등심초10g, 선학초10g, 철견차100g을 60ml로 수전해서 여과한 후 절탕(蔗糖)50g을 첨가하여 1회 20ml, 1일 3회 투여한다. 이 방약으로 50명을 치료한 결과 25명 완치, 16명 현저한 효과, 5명 호전, 4명은 무효였다. 재발성 출혈, 혈소판 감소성 환자도 양호한 효능이 있었다[4].

(4) 구강궤양 치료

방 약 | 등심초, 복령, 백출各6g, 계지4g, 주사0.5g(단독복용), 생감초2g을 수전해서 1일 1첩(2세 이하는 적당량 투여)을 투약하고, 5일을 1회 치료기간으로 한다. 치료기간 간에는 1일 휴식한 후 다시 투여한다. 이 방약으로 소아 재발성 구강궤양 환자 50명을 치료한 결과 36명 완치, 12명 호전, 2명은 무효였다[5].

사용용량

일반적으로 2~4g을 사용한다.

몸이 허약한 사람은 주의한다.

삼백초(三白草)

Saururi herba seu Radix

약재개요

삼백초과(三白草科)에 속한 여러해살이 초본식물인 삼백초의 뿌리와 전초(全草)를 건조한 것이다. 성미(性味)는 고(苦), 신(辛), 한(寒)하고, 폐(肺), 방광(膀胱)에 귀경한다. 청열이수(淸熱利水 열을 내리고 물을 통하게 함), 해독소종(解毒消腫 독과 부종을 없앰), 거담(祛痰)의 효능이 있어 발열, 배뇨장애, 배뇨통, 각종 부스럼, 폐열감기 등의 병증에 사용한다.

약리연구

(1) 혈당강하 작용

삼백초의 수전액은 아드레날린의 혈당상승 작용을 길항하였고, Uroxin 으로 인한 동물의 고혈당을 하강시키는 작용이 있었다[1].

(2) 혈소판 응집 억제 작용

체외의 동물실험에서 삼백초는 ADP로 유도된 토끼의 혈소판 응집을 억제시키는 작용이 있었고, 당뇨병 환자의 응혈(凝血)이상을 개선하는 작용이 있다고 볼수 있다[1].

(3) 항균, 항염 작용

50%의 삼백초 수전액은 황금색포도구균, 상한간균 등을 억제시키는 작용이 있었다. 삼백초의 Hyperoside 성분은 항염작용이 현저했다[2],[3].

(4) 이뇨 작용[3]

삼백초의 Avacularin 성분은 마취된 개에게서 이뇨 작용이 있었고, 쥐에게도 강한 이뇨 작용이 있었다. 이뇨 작용의 강도는 Aminophylline보다 약했지만 독성은 1/4밖에 되지 않았다.

사용용량

일반적으로 12~20g을 사용한다. 삼백초의 Avacularin 성분을 쥐의 복강에 주사한 결과 LD_{50} 은 1.173g/kg이었고, Hyperoside 성분의 LD_{50}은 0.5g/kg이었다[3].

주의사항

비위의 양기가 부족한 사람은 주의한다.

07

온리약(溫裏藥)

정의 인체의 내부를 따뜻하게 하고, 한증(寒症)을 없애주는 약을 온리약이라 한다

작용 성미가 맵고 따뜻하여 중초(中焦)를 따뜻하게 하고, 건비익위(健脾益胃 비장과 위장을 보함), 거한지통(祛寒止痛 한사를 없애 통증을 제거함)한다. 소수의 약재는 양기를 북돋아준다.

증상 리한증(裏寒症)의 증상은 두 가지가 있는데, 하나는 한사(寒邪) 침입으로 비위의 양기가 막혀서 복부냉통, 구토설사 증상이 나타나는 것이고, 다른 하나는 양기(陽氣)가 허약하고 한사(寒邪)가 내부에서 발생한 것이다. 양기가 부족하면 추위를 싫어하고 사지가 서늘하고, 얼굴이 창백하고, 소변이 맑고 길며, 설담태백(舌淡苔白), 맥침세(脈沈細)하거나 혹은 대한망양(大汗亡陽)하며, 사지역랭(四肢逆冷), 맥이 약하고 끊어질듯 한 증상이 있다.

배합 외감성(外感性) 표증(表症)이 있으면 해표약(解表藥)을 배합하고, 한사(寒邪)가 뭉쳐 기가 막혔으면 행기약(行氣藥)을, 한습(寒濕)이 내부에서 생긴 자는 건비화습약(健脾化濕藥)을, 비신양허자(脾腎陽虛者)는 온비난신약(溫脾暖腎藥)을, 양기가 다 떨어져 탈진한 자는 원기대보약(元氣大補藥)을 배합한다.

주의 ① 본류의 약을 대량으로 장기간 오용하면 음액(陰液)이 쉽게 손상되기 때문에 열증(熱症), 음허증(陰虛症), 임산부는 모두 주의한다.
② 소수의 약은 독성이 있으므로 법제와 용량을 준수한다.

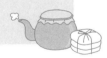

부자(附子)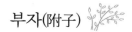
Aconitum carmichaeli Debx

미나리아재비과(毛茛科)에 속한 여러해살이 초본식물인 오두(烏頭)의 뿌리를 가공한 것이다. 성미(性味)는 신(辛), 열(熱)하고, 독이 있으며, 심(心), 신(腎), 비장(脾臟)에 귀경한다. 조양구역(助陽救逆 양기의 회복을 도와 사지가 굳고 추운 증상을 없앰), 보화회양(補火回陽 양기를 회복시킴), 거한지통(祛寒止痛 한사를 없애 통증을 제거함)의 효능이 있어 한증(寒症), 사지냉통, 복부냉통, 관절냉통 등의 병증에 사용한다.

(1) 진통, 진정 작용[20]

부자의 수전(水煎) 침출물을 쥐의 복강에 주사한 결과 통증역치를 높혔고, 꼬리압박실험에서 통증을 억제시켰고, 경구투여한 결과 바비탈의 수면시간을 연장시키고, 자발적인 행동이 감소했다.

(2) 체온조절 작용

부자 추출물을 쥐에게 경구 투여한 결과 2시간 동안 체온이 하강하였고, 한랭한 상태에서 부자의 수전액을 쥐와 닭에게 투여한 결과 체온하강을 억제시켰고, 심지어 하강한 체온을 회복시켰다.[21]

(3) 지사 작용

부자수전액은 쥐에게서 피마자유와 번사엽으로 인한 설사를 억제하는 작용이 있었다.[22]

(4) 항 궤양 작용

부자 수전액은 쥐에게서 스트레스성과 염산으로 인한 궤양을 억제시키는 작용이 있었다.[20]

(5) 평활근에 미치는 영향

부자의 Aconictine 성분이 대량일 때는 체외에서 토끼의 소장을 현저하게 수축시키고, 소량은 영향이 없었다. 그 기전은 평활근에 직접적으로 영향을 미치는 것이 아니고, 교감신경에서 유발된 것이다.[23]

(6) 강심, 혈압상승 작용

부자의 Aconictine 성분은 혈압을 상승시키는 물질 중의 하나이고, 체외에서 개구리의 심장을 증강시키고, 체내에서 토끼와 쥐의 심장 수축력을 증강시켰다. salsolinol, coryneine 성분은 쥐의 혈압을 상승시키고, 강심작용이 있었다.[20]

(7) 항-부정맥 작용

부자의 higebamine 성분은 심박동수를 증가시키고, 완만형 부정맥을 개선하는 작용이 있었다. 부자주사약은 방실결절(房室結節)의 회복시간을 단축시켰고, 혈액공급을 개선했다.[24]

(8) 항-쇼크 작용

부자수용액은 내독소(內毒素)로 인한 쇼크가 있는 고양이에게서 대동맥압력, 좌심실 수축압의 하강을 억제하였고, 생존율을 향상시켰다.[25]

(9) 혈당하강, Na배출 감소 작용

부자의 Aconictine 성분은 혈당을 하강시키는 작용이 있었고, 토끼 신장의 혈류량을 현저하게 감소시키고, 소변중 Na의 배출을 감소시켰다.[26]

(10) 기 타

이외에 면역증강, 혈관확장, 부교감신경 흥분, 국소마취 작용 등이 있었다.

임상응용

(1) 쇼크 치료

방 약 | 부자, 홍삼^각10g을 수전하여 첫째 날은 2첩을 투약하고, 둘째 날부터 1첩을, 연이어 3~5일간 투여한다. 이 방법으로 9명을 치료한 결과 모두 완치했다.[1] 이외에 흑부자 156.25g, 단삼156.25g, 홍삼93.75g으로 1000ml의 주사약을 만들어 1일 80~200ml를 10%의 포도당 250~500ml에 혼합한 뒤 2회 정맥주사하여 급성 심근경색, 외상성, 감염성, 중독성, 수술쇼크, 저혈압 등 각종 쇼크를 치료한 결과 유효율이 86.5%였다.

(2) 저혈압 치료

방 약 | 백출12g, 담부자(淡附子), 생강^각9g, 자감초3g, 대조3개를 기본 약으로 하고, 기허(氣虛)인 자는 당삼, 자황기를 첨가하고, 혈허(血虛)인 자는 당귀, 숙지황을 첨가하고,

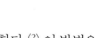

양허(陽虛)인 자는 종용, 신령비, 녹용을 첨가하여 탕약으로 투여한다.[2] 이 방법으로 30명을 치료한 결과 21명 완치, 6명 현저한 효과, 3명은 호전이었다.

(3) 심부전 치료

방 약 | 부자5할, 오미자, 건강, 북오가피^각1할, 황연, 황금^각2할, 지실, 정력자, 반하^각3할을 수전하여 1일 1첩을 투여한다. 이 방약으로 만성 심부전 환자 21명을 치료한 결과 총 유효율이 90.4%이고, 심박동, 심장기능검사에서 변화가 있었고, 통계처리 상에서 모두 $P<0.01$이었다.[4] 이외에 부자(先煎)10~15g, 북오가피10~15g, 택란15g, 적작약15g, 천궁15g, 단삼15g, 계내금15g, 당삼25g, 맥문동25g을 탕약으로 투약하여 허혈성(虛血性) 심부전 환자 42명을 치료한 결과 유효율이 96.5%였고, 3~7일 만에 Digitoxin 사용을 중단했다.

(4) 중풍 반신불수 치료

방 약 | 생부자, 당귀^각40g, 강활60g, 원지20g, 위령선90g, 유향, 호박^각30g, 몰약50g에 마늘을 적당히 첨가한 후 분말로 만든다. 상기의 약 5g을 식초에 넣어 반죽한 후 환측의 노궁혈과 용천혈에 붙이고 파스로 고정을 해두었다가 익일 아침에 제거한다. 처음부터 10일까지는 1일 1회 실시하고, 10일 후에는 격일제로 실시한다. 이 방법으로 100명을 치료한 결과 24명 완치, 39명 현저한 효과, 34명 호전, 3명은 무효였다.[5]

(5) 안면신경마비 치료

방 약 | 숙부자, 천오(법제)^각90g, 유향10g의 분말을 8~10포로 나누고, 1포를 생강분말3g과 같이 온수에 반죽한 후 환측의 태양혈, 지창혈에 붙인 뒤 천으로 덮어 고정한 후 hot pack을 해 준다. 1일 1회, 연이어 5~10일간 실시한다.[6]

(6) 위장통증 치료

방 약 1 | 부자(炮)3~5g, 강반하10g, 백급, 포공영, 산사(炒), 곡아(炒), 맥아(炒)^각30g, 진피, 향부^각9g, 사인6g, 당삼, 산약, 복령^각15g, 백출12g, 천련(川連)3g을 수전해서 1일 1첩, 9주를 1회 치료기간으로 한다. 복용 3회 후 위내시경 검사를 실시한다. 이 방법으로 10명을 치료한 결과 4명 완치, 4명 현저한 효과, 2명은 호전이었다.[7]

방 약 2 | 부자, 광목향, 연호색^각10g, 감초4g의 분말을 생강즙에 개어 약병(藥餠)을 만들어 배꼽이나 통증이 심한 부위에 붙이고, TDP로 15~20분 간 조사(照射)한다. 이 방법

으로 위장통 환자 100명을 치료한 결과 현저한 효과 28명, 62명 유효, 10명은 무효였다.[8]

(7) 위하수 치료

방 약 | 숙부자(先煎)12g, 백출(炒)10g, 애엽(炒)5g, 소회향5g을 수전해서 1일 2회로 식후에 투약하고, 연이어 50일간 투여한다. 이수예는 이 약으로 32명을 치료한 후 바륨조영촬영으로 위장력, 유동을 관찰한 결과 8명을 제외한 나머지는 모두 호전했다. 위소만(胃小彎)이 정상으로 회복자는 15명, 위대만(胃大彎)이 7cm 상승자 7명, 5cm 상승자 8명, 3cm 상승자는 6명, 경미한 상승자는 3명이었고, 반이상은 복부팽만감 감소, 식욕이 증가했다고 밝혔다.

(8) 풍습성 관절염 치료

방 약 1 | 왕비과립제(부자, 생·숙지황, 음양곽, 독활, 방풍, 오공, 지모, 조자, 양경골(羊脛骨), 백작약, 홍화, 보골지, 위령선, 신근초, 골쇄보 등, 1포 10g)를 1회 1포(증상이 중한 자는 2포), 1일 2~3회 온수로 투여한다. 이 방법으로 간신허성(肝腎虛性) 관절통 환자 332명을 치료한 결과 유효율이 70.79%였고, 혈액침전이나 류마티스 인자가 음성으로 전환했다.[9]

방 약 2 | 부자, 감초, 마황^각60g, 계지, 지모, 방풍^각120g, 작약, 백출150g의 분말을 1회 5g을 당귀생강양고기탕(양고기200g, 당귀60g, 생강30g에 물 800ml를 넣어 약한 불로 300ml까지 수전한 후 1회 15ml를 복용)으로 1일 2회 투여한다. 이 방법으로 류마티스 관절염 환자 23명을 치료한 결과 2명 완치, 6명 현저한 효과, 13명 호전, 2명은 무효였다.[10]

(9) 정자 발육부전 치료

방 약 1 | 토사자, 사상자^각10g, 황기, 신령비^각30g, 백출, 숙지황, 구기자^각15g, 계지6g, 용골 15g을 수전하여 1일 1첩을 투여한다. 이 방약으로 51명을 치료한 결과 임신자 14명, 정상자 11명, 호전자 16명, 10명은 무효였다[11].

방 약 2 | 부자, 백출, 계지, 용골을 녹두크기의 환약으로 만들어 1회 5~9g, 1일 3회, 식전에 복용하고, 3개월을 1회 치료기간으로 투여한다. 이 방약으로 32명을 치료한 결과 정액이 정상으로 회복한 자는 17명(13명 임신), 9명 호전, 6명은 무효였다.[12]

(10) 요통 치료

방 약 | 생부자, 생천오, 생남성^각30g, 화초, 웅황, 장뇌, 정향^각18g, 건강12g, 사향1.2g을 3g무게로 환약을 만들어 최고 통증이 심한 부위에 붙이고 반창고로 고정한 뒤 헤어 드라이기로 환부에 20~30분간 열풍 마사지를 해 준다. 이 방법을 1일 1회 실시해서 56명을 치료한 결과 43명 완치, 12명 유효, 1명은 무효였다.[13]

(11) 설사 치료

방 약 | 계부이중탕(桂附理中湯, 부자, 육계를 대량으로 첨가함)을 1일 1첩, 200ml로 수전해서 2회로 투약하고, 6주를 1회 치료기간으로 한다. 이 방약으로 노인의 균성(菌性) 설사 환자 108명을 치료한 결과 총 유효율이 88.9%였고, 그 중에 완치는 31명이었다.[14]

(12) 신장 기능 장애 치료

방 약 1 | 담부자(淡附子)30g, 생대황30g, 황기30g, 익모초30g, 차전자30g, 생모려30g, 지실10g을 3g중량으로 환약을 만들어 1알을 배꼽에 붙이고 붕대로 감아 두었다가 3~4일 마다 1회 교환해 준다. 이 방법으로 뇨독증 환자 340명을 치료한 결과 병의 발전을 억제하는 효과가 있었다.[15]

방 약 2 | 숙부자20g, 강반하, 복령, 황기^각30g을 수전하여 청령환(淸寧丸)과 같이 투약하고, 관장도 실시한다. 이 방법으로 뇨독증 환자 15명을 치료한 결과 6명 증상제거, BUN 30% 감소, 혹은 정상으로 회복했고, 빈혈증상이 개선됐다. 8명은 증상이 개선하였고, 3년 이상 생존하였고, 1명은 사망했다.[16]

(13) 소아 유뇨증(遺尿症) 치료

방 약 | 부자6g, 생강30g, 보골지12g의 분말을 반죽하여 배꼽에 놓고 반창고를 붙여준다. 이 방법으로 25명(하원허한형(下元虛寒型))을 치료한 결과 20명 완치, 3명 현저한 효과, 2명은 무효였다.[17]

(14) 탈모 치료

방 약 | 부자(법제)30g, 골쇄보30g의 분말을 식초60g에 7일간 담가 두었다가 1일 3회 이상 환부를 발라준다. 이 방법으로 26명을 치료한 결과 양호한 효과가 있었다.[18]

(15) 금단 현상 치료

방 약 | 부자30g, 백작약20g, 당삼20g, 백출20g, 계지20g, 세신6g, 산수유30g, 원호30g, 오공

2g, 감초20g을 수전해서 1일 1첩을 투약하고, 1주일 후 효과를 관찰한다. 이 방약으로 금단현상 환자 20명을 치료한 결과 11명 완치, 4명 현저한 효과, 3명 유효, 2명은 무효였다[19].

사용용량

일반적으로 1.5~9g을 사용한다. 초벌 가공한 생부자를 쥐에게 투여한 결과LD$_{50}$은 5.49g/kg이었고, 정맥주사는 0.49g/kg이었고, 가공품을 쥐에게 경구 투여한 결과 LD$_{50}$은 161g/kg이었고, 정맥주사는 2.8g/kg이었고, 숙부자(熟附子)의 경구투여의 LD$_{50}$은 17.42g/kg, 정맥주사는 3.516g/kg이었다.

주의사항

법제가 부정확하거나 수전시간이 부족하거나 혹은 대량으로 복용하면 중독을 일으킨다. 증상으로는 구강 작열감, 유연(流涎), 오심, 구토, 어지러움, 호흡곤란, 동공확대, 안면창백, 부정맥이 출현하고, 심지어 돌연사망하기도 한다. 부자주사약은 소수의 환자는 전신경련, 발열 등의 부작용이 있었으나 소실했다. 중독 시에는 위세척한 후 활성탄을 투약하고, 정맥주사로 체액을 조절하고, 체온유지, 호흡 등에 주의하고, 필요시 산소나 호흡흥분제를 투여하고, 부정맥이 있으면 고삼 30g을 수전하여 투여한다. 실열이 있거나 음허로 인한 열이 있으면 사용을 금하고, 노인, 신체 허약자, 임산부는 주의한다.

초오(草烏)

Aconiti ciliae tuber

약재개요

미나리아재비과(毛茛科)에 속한 여러해살이 초본식물인 북오두(北烏頭)와 같은 속 근연식물의 덩이뿌리를 건조한 것이다. 성미는 신(辛), 고(苦), 온(溫)하고, 독이 많다. 심장, 간, 비장에 귀경하고, 거풍습(祛風濕), 산한지통(散寒止痛 한사를 흩어지고 통증을 없앰)의 효능이 있어 관절통, 사지냉통, 두통, 타박상 등의 병증에 사용한다.

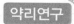 **약리연구**

초오의 성분은 천오와 유사하고, 약리적인 작용도 유사한데 진통, 항염 등의 작용이 있는 것으로 밝혀졌다.

임상응용

(1) 두통 및 편두통 치료

방 약 1 | 천오(법제), 초오(법제), 전갈^각6g, 백지18g, 백강잠10g, 감초5g의 분말을 1회 3~5g, 1일 3회, 온수로 투약하고, 7일을 1회 치료기간으로 한다. 이 약으로 두통환자 95명을 치료한 결과 76명 완치, 15명 현저한 효과, 4명은 호전이었다[1].

방 약 2 | 생초오, 생천남성, 생부자^각30g, 총백7개, 생강40g의 분말을 붕대에 싼 다음 수증기로 찐 후 환부에 도포한다. 이 방법으로 편두통 환자 43명을 치료한 결과 24시간 내에 진통자는 40명, 2~3일에 진통자 3명, 2년 동안 미재발자는 31명이었다[2].

(2) 좌골신경통 치료

방 약 | 초오(법제), 천오(법제), 천남성(법제), 유향, 몰약^각9g, 지용15g을 수전하여 1일 1첩, 1일 2회 투약하고, 20일을 1회 치료기간으로 한다. 이 방약으로 32명을 치료한 결과 20명 완치, 7명 현저한 효과, 3명 유효, 2명은 무효였다[3].

(3) 염창(臁瘡) 치료

방 약 | 초오, 건강^각90g, 적작약, 백지, 천남성^각30g, 육계15g을 분말로 만들어 사용한다. 환부를 소독한 후 약분말을 환부에 도포하고 붕대로 감아두었다가 1일 1회 교환해준다. 이 방법으로 32명을 치료한 결과 18명 완치, 14명 호전이었다[4].

(4) neonatal scleredema 치료

방 약 | 초오(법제)7.5g, 천오(법제)7.5g, 육계6g, 유황, 몰약^각7.5g, 당귀, 홍화, 천궁, 적작약, 투골초^각15g의 분말을 바세린에 혼합해서 10%의 고약을 만들어 사용한다. 피부에 붕대를 덮은 후 그 위에 따뜻한 약을 도포하고, 24시간마다 1회 교환 해준다. 이 방법으로 50명을 치료한 결과 42명 완치, 8명은 사망했다[5].

(5) 이명 치료

방 약 | 생초오60g을 75%주정 200ml에 1주일간 담가 두었다가 약액을 1회 2~3방울, 1일 1~2

회, 10일을 치료기간으로 실시한다. 이 방법으로 96명을 치료한 결과 1~3회 치료기간 후 30명 현저한 효과, 18명 호전, 34명 유효, 14명은 무효였다.

사용용량

일반적으로 2~4g을 사용한다. 독성이 아주 강하고 천오보다 더 강하다. 중독시 두통, 구강마비, 호흡곤란, 시력장애, 정서불안, 정신이상 등의 증상이 출현한다.

주의사항

독성이 있어 생것을 복용하면 안 되고, 특히 노약자, 임신부는 복용을 금한다. 그리고 열이 있는 통증과 음허로 인한 발열에는 사용하지 않는다.

천오두(川烏頭)

Acontium kusnezoffii Rchb

약재개요

미나리아재비과(毛茛科)에 속한 여러해살이 초본식물인 오두(烏頭)의 뿌리를 건조한 것이다. 성미는 신(辛), 고(苦), 온(溫)하고, 독이 많다. 심장, 간, 비장에 귀경하고, 거풍습(祛風濕), 산한지통(散寒止痛 한사를 흩어지고 통증을 없앰)의 효능이 있어 관절통, 사지냉통, 두통, 타박상 등의 병증에 사용한다.

약리연구

(1) 진통, 마취 작용[1], [2]

오두 주사약 5mg/kg을 쥐에게 정맥주사한 결과 20분후 통증역치가 2.4배 증가하였고, 60분후에는 3배 증가하였고, pethidne와 유사하였고, 개구리 족부 표면과 좌골신경 마취가 현저했다.

(2) 항암 작용

오두 주사약 200ug/ml는 증식하는 모든 위암세포를 억제시켰고, 인간 위암세포의 유사분열(有絲分裂)을 억제시켰고, 쥐의 간암세포 억제율이 47.71~57.36%였다[2].

(3) 강심 작용

천오의 수전액은 강심작용이 현저했다. 그 기전은 미주신경에 영향을 미치는 것이고, 더 중요한 것은 직접작용하는 것이다. 그리고 생천오를 냉동으로 추출한 물질은 Aconitine성분이 많아 부정맥을 유발했다.

(4) 혈관에 미치는 영향

오두제재와 Aconitine 성분은 모두 혈관을 확장시키는 작용이 있었으나 고농도 Aconitine 은 혈관을 수축시켰다[3].

(5) 혈압에 미치는 영향

오두의 Aconitine 성분은 혈압을 하강시켰는데 그 기전은 혈관 확장과 유관하다. 대량에서는 혈압이 불안정적이고, 현저하게 하강하였는데, 그 기전은 부정맥, 박출량 감소와 유관하다[4].

(6) 신경-근육 차단 작용

오두의 Aconitine 성분은 체외에서 간접적인 자극하에 쥐의 횡근과 고양이의 경전근(脛前肌)이 처음에는 증강하였고, 후에는 수축했다[5].

(7) 혈당강하 작용

일본산 오두근의 주정, 수전 추출물은 쥐의 정상적인 혈당을 감소시켰다. 오두의 다당류 A, B, C, D는 정상 혹은 Uroxin으로 상승된 혈당을 감소시켰다[6].

임상응용

(1) 류마티스성 관절염 치료

방 약 | 천오, 초오^각80g, 마황, 건강^각60g, 세신, 육계^각40g, 강활, 백지^각70g의 분말을 60도의 백주(白酒)에 넣어 축축하게 젖으면 용기에 넣어 볶은 후 병(餠)을 만들어 환부에 도포하고, 붕대로 감아두었다가 전신에 발열감이나 미비한 발한이 있으면 제거한다. 1일 1~2회, 1회2~4시간 실시하고, 3일후 교환한다. 이 방법을 수만명에게 시술한 결과 모두 양호했다[7].

(2) 암 치료

방 약 | 오두 주사약 0.8mg/2ml를 1일 1~2회 근육주사하고, 30일을 1회 치료기간으로 실시한다. 치료기간 간에는 15~30일 동안 휴식한 뒤 다시 다음 치료기간을 실시한다. 이 방법으로 수술이 불가능한 위암말기 환자 16명을 치료한 결과 총유효율이 61.54%였고, 위암 고식(姑息)수술 환자 46명의 유효율은 90%였고, 말기 원발성 간암환자 22명의 유효율은 54.54%였다[8].

(3) 삼차신경통 치료

방 약 | 천오, 초오[각]3g, 천초, 생마황, 생반하, 생남성[각]15g, 편강황30g을 분쇄하여 주정에 2일간 담가 두었다가 환부에 도포한다[9].

(4) 오십견 치료

방 약 | 생천오, 생초오, 건곡(建曲), 창출[각]9g, 감초3g을 500ml 백주(白酒)에 7일간 담가 두었다가 매일 저녁 수면전에 3~6ml를 복용한다[10].

(5) 좌골신경통 치료

방 약 | 천오(법제, 先煎2시간)30g, 황기12g, 백작약15g, 계지, 당귀, 천궁, 천우슬, 자감초[각]10g, 마황, 홍화[각]6g, 오공2마리를 수전하여 1일 1첩을 복용한다. 이 방약으로 120명을 치료한 결과 56명 완치, 52명 호전, 12명 무효였다[11].

(6) 추간원판 탈출증 치료

방 약 | 숙부자15g, 천오(법제), 초오(법제)[각]9g, 마황12g, 황기60g, 백작약30g, 감초15g을 수전하여 1일 1첩을 복용한다[12]. 이 방약으로 36명을 치료한 결과 29명 완치, 6명 현저한 호전, 1명은 호전이었다.

사용용량

일반적으로 1.5~4.5g을 사용한다. 탕약으로 사용할 때에는 반드시 선전(先煎)해야 하고, 내복할 때에는 법제한 후에 사용한다.

주의사항

초오 참고

건강(乾薑)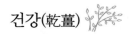
Zingiber officinale Rosc

약재개요

생강과(生薑科)에 속한 여러해살이 초본식물인 생강의 뿌리를 건조시킨 것이다. 성미(性味)는 신(辛), 열(熱)하고, 비(脾), 위(胃), 심(心), 폐(肺)에 귀경한다. 온중산한(溫中散寒 비위를 따뜻하게 하고 한사를 없앰), 온폐화음(溫肺化飮 폐를 따뜻하게 하여 수분을 없앰), 회양통맥(回陽通脈 양기를 회복시켜 혈류를 통하게 함)의 효능이 있어 복부냉통, 구토, 설사, 기침, 천식 등의 병증에 사용한다.

약리연구

(1) 지해평천(止咳平喘 기침을 멎게 하고 천식을 완화시킴) 작용

아세톤으로 추출한 건강은 체외에서 햄스터의 기관지 수축과 Isoprenaline으로 인한 이완에 영향을 주지 않았고, acetylecholine과 히스타민으로 인한 수축은 억제시켰다.[1]

(2) 혈압에 미치는 영향

생강의 shogaol 성분을 쥐에게 근육주사한 결과 혈압이 순간적으로 상승하였고, 잠시 후 하강했다.[2]

(3) 위점막 보호 작용

건강 0.6mol/L은 위산으로 인한 점막 손상, 자극성으로 인한 손상을 보호하는 작용이 있었고, 이 기전은 위산을 억제하는 것이 아니고, 위점막을 자극해서 PGE 분비하여 보호하는 것으로 밝혀졌다.[3]

(4) 항 궤양 작용

zingiberen 성분은 위산과 주정(酒精)으로 인한 궤양을 억제하는 작용이 있었다.[4]

(5) 구토억제 작용

건강의 아세톤 추출물을 황산구리로 구토하는 개구리의 임파강(淋巴腔)에 주사한 결과 구토가 억제되었고, 황산납으로 인해 구토하는 개의 위장에 주입한 결과 구토가 억제되었다.[5]

(6) 장관(腸管)운동 억제

체외에서 토끼를 실험한 결과 건강은 nicotine, 히스타민으로 활발해진 장(腸) 활동을 억제시켰고, 농도가 증가할수록 작용이 강했다.[6]

(7) 이담 작용

건강을 석유에테르로 추출하여 마취한 개에게 실험한 결과 담즙분비가 촉진했다.[7]

(8) 간장 보호 작용

생강 정유(精油)는 실험용 쥐에서 Perchlormethane 중독으로 상승된 GPT를 강하시켰다.[8]

(9) 부신피질에 미치는 영향

건강 추출물은 미성숙한 쥐 부신피질의 비타민C를 현저하게 감소시켰다.[9] 이외에 진정, 진통, 해열, 혈소판 항응고, 항염증, 항균 등의 작용이 있었다.

사용용량

일반적으로 0.9~6g을 사용한다.

주의사항

생강 정유(精油)를 쥐의 복강에 1.34ml/kg이상 주사하고, 3.73mg/kg을 위장에 주입한 결과 협조(協調)반응 상실, 근육이완, 최후에는 호흡마비로 사망했다.[10] 외감풍열(外感風熱)이나 실열증(實熱症)에는 주의한다.

육계(肉桂)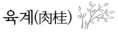
Cinnamomum cassia Presl

약재개요

녹나무과(樟科)에 속한 상록교목식물인 육계의 껍질이다. 표층의 껍질을 없앤 것을 육계심(肉桂心)이라 하고, 거친 가지나 연한 나뭇가지 껍질을 관계(官桂)라 한다. 성미(性味)는 신

(辛), 감(甘), 열(熱)하고, 신(腎), 비(脾), 심(心), 간(肝)에 귀경한다. 보양조화(補陽助火 양기를 보해줌), 거한지통(祛寒止痛 한사를 없애 통증을 제거함), 온경통맥(溫經通脈 경락과 혈맥을 따뜻하게 함)의 효능이 있어 복부냉통, 식욕부진, 설사, 성기능 장애, 어혈성 폐경, 생리통 등의 병증에 사용한다.

약리연구

(1) 진통, 진정 작용

육계수전액 10g/kg, 20g/kg과 ether추출물 0.8ml/kg, 1.6ml/kg을 쥐의 위장에 투여한 후 열판(熱板) 실험을 한 결과 통증 역치(閾値)가 높았다.[5] 육계의 휘발성분인 cinnamaldehyde는 쥐의 자발적인 활동과 isobutylamine로 인한 활동을 감소시켰고, strychnine로 인한 강직성 경련과 사망시간을 연장시켰다.[5]

(2) 체온에 미치는 영향

육계의 수전액은 정상체온을 강하하였고, 각종 원인의 발열을 해열하는 작용이 있었다. 해열과 동시에 말초혈관의 확장 작용으로 순환을 촉진시켜 해열작용이 있는 것으로 추정한다.[6] 체온이 낮은 동물에게는 체온을 상승시키는 작용도 발견되었다.[7]

(3) 항-궤양 작용

육계의 수용성추출물은 스트레스성궤양, 한랭(寒冷)자극성 궤양, 염산으로 인한 궤양을 억제시키는 작용이 있었다.[17]

(4) 담즙분비 촉진 작용

육계의 에테르 추출물을 쥐의 십이지장과 경구(經口)로 투여한 결과 담즙분비가 촉진되었고, 지속시간은 4시간 정도였다.[18]

(5) 항-염증 작용

육계의 에테르 추출물을 경구 투여한 결과 xylene로 인한 귀의 부종과 아세트산으로 인한 복부 모세혈관 삼투압 증가를 억제하는 작용이 있었고, 수용성추출물은 pelveta minor로 인한 족부(足部) 부종을 억제시켰다.

(6) 말초혈관 확장 및 혈압하강 작용

육계의 수전액이나 수용성메탄올 추출물은 마취된 개에게서 혈압과 말초 혈관의 저항을 현저하게 하강시켰고, 동맥에 주사한 결과 말초혈관의 저항을 현저하게 하강시켰다.[19]

(7) 체온조절 및 해열 작용

육계는 저체온에서는 체온을 상승시키고, 고체온에서는 하강시키는 쌍방향적인 작용이 있었고, typhoid나 온열자극으로 인한 발열을 해열시키는 작용이 있었다.[20]

(8) 내분비에 미치는 영향

육계는 혈중 테스트론, 인슐린의 활성, 항-glucorticoid 등의 작용이 있었다.[20]

(9) 기 타

이외에 면역증강, 항-방사선, 항암, 평천지해(平喘止咳) 등의 작용이 있었다.

임상응용

(1) 노인성 기관지 폐렴(陽虛性) 및 기관지 천식 치료

방 약 1 | 육계6g을 1일 3회 투약하고, 증상이 호전되면 6g을 3회로 나누어 투약하고, 다시 신기환(腎氣丸)18g/d 투약하고, 1주일 간 조리한다.[1]

방 약 2 | 육계분말 1g에 100%주정 10ml를 넣고 10시간 두었다가 0.15~0.3ml를 빼내서 2%의 브로카인 2ml와 혼합한 후 양측 폐수혈(肺腧穴)에 각 1ml를 주사한다. 이 방약으로 기관지천식 환자 21명을 치료한 결과 19명 양호한 효과, 1명 유효, 1명은 무효였다. 이 방법은 폐결핵 발전기(發展期), 심부전의 실상기(失償期), 고도의 허약자는 사용을 금한다.[2]

(2) 요통 치료

방 약 | 육계분말을 1회 5g, 1일 2회, 3주를 1회 치료기간으로 투여한다. 이 방법으로 신양허형(腎陽虛型) 요통 환자 102명(風濕型 척추염 35명, 류마티스성 척추염 5명, 요부 근육 손상 55명, 원인불명 7명)을 치료한 결과 47명 완치, 39명 현저한 효과, 유효 14명, 무효 2명이었다.[3]

(3) 녹농균 감염 치료

방 약 | 0.5%의 육계유(肉桂油)를 용기에 담고 소독한 거즈에 약액을 적셔 환부나 상처구멍에 끼워두고, 1일 1회 교환해 준다. 이 방법으로 녹농균 감염 환자 11명(화상 7명, 골수염 3명, 복벽누공 1명)을 치료한 결과, 화상환자(화상II-III도)에게 실시한 결과 4명

은 1주간 치료 후 완치, 3명은 현저한 호전, 3명의 만성 골수염 환자 중 2명 현저한 효과(1명은 1개월 치료 후 균배양에서 음성으로 전환, 누관(漏管)이 1cm으로 축소), 복벽누관 환자는 5일 치료 후 상처 구멍이 아물었다.[4]

(4) 소아 유연(流涎) 치료

방 약| 육계분말10g을 식초에 혼합해서 병(餠)을 만들어 매일 밤 수면 전에 용천혈(勇泉穴)에 붙이고 붕대로 감아 두었다가 익일 아침에 제거한다. 이 방법으로 소아 유연 환자 6명을 치료한 결과 모두 양호한 효능이 있었고, 일반적으로 3~5회로 완치되었다.[8]

(5) 부자중독 치료

방 약| 육계5~10g을 물에 담가 두었다가 투약하고, 복용 5~15분 후에 바로 구토하고, 다시 15~30분이 지나면 증상이 호전된다. 만약 증상이 호전되지 않으면 육계3~5g을 다시 투여한다. 이 방법으로 14명을 치료한 결과 모두 완치했다.[9]

(6) 신경성 피부염 치료

방 약| 육계분말200g을 밀폐된 병에 보관한다. 적당량을 식초에 개어 환부에 바르고, 2시간 후 제거한다. 만약 완치되지 않으면 격일제로 다시 실시한다. 이 방법으로 50명을 치료한 결과 모두 양호한 효능이 있었고, 경미한 자는 1회, 심한 자는 2~3회로 완치되었다.[10]

(7) 소아 설사 치료

방 약 1| 육계, 복령, 차전자, 서양삼 등을 탕약으로 만들어 투여한다. 이 방약으로 소아 추계(秋季) 설사 환자 238명을 치료한 결과 195명 완치, 17명 현저한 효과, 9명은 유효였다.[11]

방 약 2| 육계2할, 건강, 오수유, 정향, 호초[각]1할의 분말을 바셀린4~5g에 혼합해서 배꼽에 붙이고 붕대로 감아 고정하고, 1일 1회, 3일을 1회 치료기간으로 한다. 이 방법으로 영아 설사 환자 200명을 치료한 결과 완치율이 94%이고, 유효율은 100%였다.[12]

(8) 원발성 생리통 치료

방 약| 육계, 정향, 원호, 실소산, 장뇌의 분말을 관원혈(關元穴)에 붙이고, 4일마다 교환해

주고, 매 생리 5일 전에 붙이고, 생리 3일째 시술을 중지하고, 연이어 3개월을 1회 치료 기간으로 한다. 이 방법으로 150명을 치료한 결과 총 유효율이 92%였다.[13]

(9) 양위(陽萎) 치료

방 약 | 육계, 급성자(急性子), 구채자(韭菜子), 음양곽, 소회향각30g의 분말을 백주(白酒) 60ml에 담가 두었다가 약에 주정(酒精)이 스며들면 토기에 넣어 초(炒)한 다음 2등 분해서 수면 전에 명문, 관원혈에 붙이고 잔 뒤 다음날 아침에 제거한다. 1첩으로 3회 사용하고, 사용할 때 마다 따뜻하게 해서 사용한다. 이 방법으로 78명을 치료한 결 과 유효율이 98%였다.[14]

(10) 협착성(狹窄性) 건초염 치료

방 약 | 동일량의 육계, 정향의 분말을 만들고, 생강을 얇게 쓸어 편(片)을 만든다. 먼저 환부 에 약 분말을 소량 놓고 생강편으로 덮은 후 애엽으로 뜸을 해 준다. 이 방법으로 협 착성 건초염 환자 25명을 치료한 결과 23명 완치, 호전 2명이었다.[10]

(11) 협심증, 심교통(心絞痛) 치료

방 약 | 육계, 향부를 주약(主藥)으로 해서 분무제를 만들어 설하(舌下)에 1~3회 분무한 다.(약량 0.3~0.9ml, 생약 0.1~0.3g에 해당) 전국 협심증, 심통(心痛)학회에서 이 방법 으로 협심증, 심교통(寒症) 환자 366명을 치료한 결과 185명 현저한 효과, 80명 유효, 101명 무효였다고 밝혔다.(경, 중(中)자에게 효능이 양호했다.)[15]

(12) 동상 치료

방 약 | 육계3, 장뇌2g의 분말을 Anisodamine400mg, 바셀린9g에 혼합해서 고약을 만들어 매 일 환부를 도포한다. 이 방법으로 1804명을 치료하고, 812명을 관찰한 결과 모두 완 치되었다.[10]

(13) 충수염 수술 후 장기능 회복

방 약 | 동일량의 육계, 오수유의 분말을 가열된 바셀린에 넣고 혼합한 다음 거즈의 중앙에 2cm×2cm 크기로 놓고 따뜻할 때 배꼽에 붙여준다. 일반적으로 수술후에 실시하고, 24시간마다 1회 교환해 준다. 이 방법을 충수염 수술한 환자에게 시술하고, 장기능 을 관찰 한 결과 최단시간 방귀가 배출한 시간은 16시간이고, 최고 늦게 배출한 자는 40시간, 평균 23시간이었고, 대조군(對照群)의 평균은 31.8시간이었다.[16]

사용용량

일반적으로 0.6~4.5g을 사용하고, 중증에는 9~15g을 사용하기도 한다. cinnamic aldehyde 성분의 LD_{50}은 정맥주사는 132mg/kg이고, 복강주사는 610mg/kg이고, 위장투여는 2225mg/kg이었다.

주의사항

육계를 대량으로 투여한 결과 어지러움, 구강건조, 소변감소, 심박동수 증가 등의 부작용이 있었다. cinnamic aldehyde 성분을 동물에게 소량투여한 결과 운동억제가 출현했지만 대량에서는 강력한 경련, 운동실조, 호흡촉박이 발생하였고, 최후에는 마비로 사망했다. 음허성(陰虛性) 발열, 실열증(實熱證), 임신부는 사용을 금한다.

오수유(吳茱萸)
Euodia rutaecarpa Benth

약재개요

운향과(蕓香科)에 속한 낙엽관목 혹은 소교목(小喬木)식물인 오수유의 익은 열매이다. 성미(性味)는 신(辛), 고(苦), 열(熱)하고, 독이 소량 있으며, 간(肝), 비(脾), 위(胃)에 귀경한다. 거한지통(祛寒止痛 한사를 없애 통증을 제거함), 소간강기(疎肝降氣 간기를 소통시키고, 기를 아래로 내림), 조습(燥濕), 지구(止嘔)의 효능이 있어 상복부냉통, 산통(疝痛), 두통, 허한성(虛寒性) 설사 등의 병증에 사용한다.

약리연구

(1) 항-궤양 작용

오수유는 스트레스성, 알코올성, 소염제성(性), 기타 화학적인 물질로 인한 궤양을 억제시키는 작용이 있었다.[1]

(2) 위산 억제, 위장 운동억제 작용

오수유탕은 쥐의 위산분비를 억제시키는 작용이 있었고, 위액의 산도를 감소시키는 작용이 있었고, 오수유나 오수유탕은 위장의 자발적인 운동을 억제하였고, 아세티콜린으로 인한 경련성 수축을 억제하는 작용이 있었다.[2]

(3) 지사(止瀉) 작용

오수유를 수전하여 쥐의 위장에 주입한 결과 아주까리유로 인한 설사를 감소시켰고, 약의 용량과 지속시간은 비례했다.[1]

(4) 지구(止區) 작용

오수유나 오수탕은 유산동(硫酸銅 $CuSO_4$)으로 구토하는 비둘기의 위장에 투여한 결과 구토 빈도가 현저히 감소했다.[2]

(5) 간장 보호 작용

오수유탕을 실험용 쥐의 위장에 5~10g/kg을 투여한 결과 tetrachloromethane로 인해 상승된 GPT를 감소시켰으나 5g/kg 이하는 감소하지 않았다.[1]

(6) 강심 작용

오수유탕은 토끼의 심근 수축력을 현저히 증강시켰고, 체외에서도 두끼비의 심근 수축력을 증강시켰으나 심박동수는 증가하지 않았다.[9]

(7) 혈압상승, 항–쇼크 작용

오수유탕은 혈압을 신속하게 상승시키는 작용이 있었다. 심박동수가 완만해지고, 토끼의 출혈성 쇼크에 정맥주사한 결과 혈압이 상승한 후 하강하였고, 소변에는 변화가 없었다.

(8) 기 타

이외에 항균, 미세순환 개선, 항응혈, 진통, 항염증 작용이 있었다.

임상응용

(1) 만성위염 치료

방 약 | 오수유10g, 백호초10g, 진피30g의 분말을 식초에 반죽하여 배꼽에 붙이고 핫팩을 30분간 실시한다. 이 방법으로 한성(寒性)위염(두통, 복부냉통, 설사 등 증상) 환자 12명을 치료한 결과 11명 완치, 1명은 무효였다.[3]

(2) 설사 복부 팽만 치료

방약 1 | 오수유2g, 정향1.5g, 목향1.5g, 육계3g, 창출3g을 식초에 개어 배꼽에 붙이고 2일마다 1회 교환해 준다. 이 방약으로 설사 환자 200명을 치료한 결과 188명 완치, 12명 유효였다.[4]

방약 2 | 오수유2g, 웅황1g, 빙편(소량)의 분말을 식초에 개어 매일 저녁에 배꼽에 붙인다. 이 약으로 만성 설사 환자 34명을 치료한 결과 28명 완치, 5명 호전, 1명은 무효였다.[5]

(3) 트림, 딸꾹질 치료

방약 1 | 동일량의 오수유, 삼칠의 분말을 1회 6g, 연한 소금물로 수전하여 투여한다. 이 약으로 신경성 트림 환자 23명을 치료한 결과 복용 10일 후 17명 완치, 3명은 유효했다.[6]

방약 2 | 오수유20g, 육계5g의 분말을 식초 10g에 개서 용천혈에 붙인다. 이 방법으로 완고한 딸꾹질 환자 12명을 치료한 결과 대부분이 3일 만에 완치되었다.[7]

(4) 간손상 환자 치료

방약 | 오수유15g, 인진15g, 금은화12g, 백작약12g, 진피12g을 기본 약으로 하고, 식욕부진자는 산사, 신곡, 곡아를 배합하고, 설태가 두껍고 느끼하면 복령을 첨가하고, 어혈이 있으면 당귀, 단피를 배합하여 탕약으로 투여한다. 이 방약으로 약물성(결핵약) 간손상 환자 60명을 치료한 결과 42명 완치, 12명 현저한 효과, 6명은 호전이었다.[8]

(5) 성기능 장애 치료

방약 | 오수유분말을 신궐혈에 붙인 결과 본증에 효능이 있었고, 오수유와 호초분을 타액으로 반죽해서 수면 전에 신궐혈에 붙이고, 익일 아침에 제거하고, 1회 치료기간을 7~10일로 한다. 시술 시에는 성생활을 금지한다. 조루증은 동일량의 오수유, 오배자의 분말을 식초로 반죽하여 수면 전에 신궐혈에 붙이고, 익일 아침에 제거한다. 1일 1회, 7일을 1회 치료기간으로 실시하고, 시술 시에는 성생활을 금지한다.[10]

(6) 고혈압 치료

방약 1 | 오수유(담즙법제)500g, 용담초 추출물6g, 웅황50g, 백반(식초법제)100g, 주사50g, Cyclopenthiazide 175mg의 분말 200~250mg을 배꼽에 넣은 후 솜으로 막고 붕대로 감싸주고, 일주일에 한번 교환해 준다. 이충은 이 약으로 고혈압 환자 353명(한약군: 302명, 양약군: 51명)을 치료한 결과 한약군은 170명 현저한 효과, 85명 유효, 47명 무효였고, 양약군은 33명 현저한 효과, 9명 유효, 9명은 무효였다고 보고했다.

다른 보고에 의하면 이 방법으로 고혈압 환자 116명을 치료한 결과 총 유효율이 77.58%였고, 그 중 현저한 효과는 29.31%, 증상 개선율은 82.35%, 이 중 80%는 2주 내에 효과가 시작했다고 밝혔다.[20]

방 약 2 | 오수유 분말21~31g을 식초에 개서 수면 전에 양측의 발 중앙에 붙여두었다가 12~24시간 후에 제거한다. 일반적으로 붙인 후에 혈압이 하강하고, 증상이 개선된다. 경미한 자는 1회, 심한 자는 2~3회 실시하여 21명을 치료한 결과 모두 양호한 효능이 있었다. 보고에 의하면 오수유15~30g을 분말로 만들어 양측 용천혈에 붙여서 고혈압환자 259명을 치료한 결과 경미한 자는 1회 시술로 128명이 현저한 효과, 중증자는 3회 시술로 현저한 효과자는 128명이었고, 모두 30일을 실시하고, 3개월 후 관찰한 결과 53명이 혈압이 상승하였고, 206명은 혈압이 정상이거나 안정적이었다.[11]

(7) 생리통 치료

방 약 | 오수유6g, 당삼20g, 원호, 적작약[각]9g, 육계3g, 당귀, 건강, 대조[각]12g을 수전하여 1일 1첩을 투여한다. 이 방법으로 1명을 치료한 결과 3첩 복용 후 완치했다.[12]

(8) 구강염, 구강 궤양 치료

방 약 1 | 오수유10g, 청반하(淸半夏)10g의 분말을 계란의 흰자위에 개어 족심(足心)에 붙인다. 이 방약으로 소아 구설(口舌)에 생긴 염증 환자 125명을 치료한 결과 34명은 1회 시술로 완치, 91명은 2회 시술로 완치했다.[11]

방 약 2 | 동일량의 오수유, 정향을 분말로 만든다. 1회 2~3g을 용천혈에 붙인 뒤 고정하고, 12시간마다 교환해주고, 3일을 1회 치료기간으로 한다. 이 약으로 소아 구강 궤양 환자 50명을 치료한 결과 1회 시술로 완치자 34명, 2회 시술로 완치자 14명, 2명은 무효였다.[13]

(9) 에이즈병 설사 치료

방 약 | 오수유, 육두구, 보골지, 오미자, 백작약탄, 복령, 부자(炮), 백출(炒), 황연, 광목향을 수전해서 1일 1첩을 투약하고, 일반적으로 6첩 정도 복용하면 설사가 멈춘다.[14]

(10) 습진, 신경성 피부염 치료

방 약 | 오수유(輕度로 炒)50g, 웅황10g, 오적골35g의 분말을 5:1비율로 바셀린과 혼합해서 환부에 도포해주고, 황금, 지모, 촌동, 형개, 상백피[각]10g, 승마7.5g을 탕약으로 투여한다. 이 방약으로 전정(前庭) 습진 환자 10명을 치료한 결과 모두 완치되었다.[15]

(11) 파상풍 치료

방 약 | 오수유15g, 모과20g, 방풍, 고본^각10g, 전갈6g, 강잠, 천마, 계지^각8g, 선의12g, 백질려 1g을 수전해서 주사(朱沙)1g과 같이 1일 1첩을 투여한다. 이 방법으로 15명을 치료한 결과 모두 완치했다.[16]

(12) 유연(流涎), 편도선염, 이하선염 치료

방 약 1 | 오수유, 남성(법제)을 3:1 비율로 혼합해서 분말을 만들고, 매일 저녁 1회, 용천혈(男左女右)에 붙이고, 5~10일 간 실시한다.[17] 이 방법으로 유연 환자 69명을 치료한 결과 45명 완치, 22명 호전, 2명은 무효였다.

방 약 2 | 오수유 분말을 식초에 개서 산사 크기로 환약을 만들어 용천혈에 붙이고, 비닐로 싸서 고정한다. 2일마다 1회 교환해주고, 완치까지 실시한다. 내복약으로는 판람근20g을 수전하여 차대용으로 투여한다. 이 방법으로 소아 편도선염 환자 41명을 치료한 결과 32명 완치, 9명은 재발했다고 밝혔다[18].

방 약 3 | 오수유15g, 생대황12g, 황연8g, 남성4g의 분말을 식초에 개어 용천혈에 붙인다. 이 방법으로 소아 이하선염 환자 40명을 치료한 결과 1~4첩 실시 후 완치되었다[19].

사용용량

일반적으로 0.9~6g을 사용하고, 중증에는 9g을 사용한다. 오수유 Evoxin 성분의 LD_{50}은 705mg/kg이고, 정맥주사로는 135mg/kg이었다.

주의사항

소수의 환자는 복용 후 구강건조, 복부팽만감이 있었고, 15g 초과시 소수의 환자는 흉민(胸悶 ^{가슴답답함}), 두통, 어지러움 증상이 출현하였고, 대량으로 복용 시에는 시력장애, 정신착란 증상이 발생했다. 음허성(陰虛性) 발열에는 주의한다.

세신(細辛)
Asarum heterotropoides Fr

약재개요

쥐방울덩굴과(馬兜鈴科)에 속한 여러해살이 초본식물인 북세신(北細辛) 혹은 화세신(華細

辛)의 전초(全草)이다. 성미(性味)는 신(辛), 온(溫)하고, 폐(肺), 신(腎)에 귀경한다. 거풍산한지통(祛風散寒止痛 바람과 한사를 없애고 통증을 제거함), 온폐소음지해(溫肺消飮止咳 폐를 따뜻하게 해서 수음을 제거하고 기침을 멎게 함), 개규통비(開竅通鼻 감각기관을 열어주고 비강을 뚫어줌)의 효능이 있어 두통, 치통, 비통(鼻痛), 기침, 천식, 가래 등의 병증에 사용한다.

약리연구

(1) 항-염증 작용

북세신 추출물의 휘발성 성분은 pelvetia minor 로 인한 족부 부종을 억제시켰고, 쥐 염증부위의 삼출액과 히스타민 함량을 억제시키는 작용이 있었다. 또한 세신유는 히스타민과 전립선소 E$_2$로 인한 모세혈관의 투과성을 증가시키고, 정상적인 쥐의 아드레날린 내(內) 비타민C 함량을 증가시켰다.[15]

(2) 호흡개선 작용

세신 추출물을 토끼에게 정맥주사한 결과 몰핀으로 인한 호흡억제를 억제시키고, 북세신의 주정추출물은 체외에서 폐의 혈류량을 증가시켰고, methyleugenol 성분은 기관지를 확장시키는 작용이 있다.[16]

(3) 마취, 진통, 최면 작용

methyleugenol 성분을 매 분당 2ml를 서로 다른 동물에게 정맥으로 투여한 결과 1~2분 만에 동물을 마취시켰고, 진통작용이 있었다. 또한 50mg/kg을 쥐의 복강에 주사한 결과 바비탈의 최면시간을 현저하게 연장시켰다.[17]

(4) 강심, 항-쇼크 작용

북세신의 주정 추출물을 물에 1:2 비율로 희석하여 쥐에게 투여한 결과 심박동력이 증강하였고[18], 세신 추출물을 쇼크한 동물에게 투여한 결과 mAP, LVSP, SCBF은 상승하였고, CVR은 감소하였고, 도파민과 유사한 작용이 있었다.[19]

(5) 미량원소에 미치는 영향[20]

세신은 혈중 Zn 농도를 감소시켰고, Cu 농도와 간조직의 Zn은 증가시켰고, 간 조직의 Cu는 감소시켰다.

(6) 기 타

이외에 미세순환개선, 신진대사촉진, 항산화, 면역조절, 항-알러지 등의 작용이 있었다.

 임상응용

(1) 만성기관지염 치료

방 약 | 세신, 감수, 백개자, 생연호, 생반하^{각}0.6g, 장뇌0.3g, 빙편, 담반(膽礬)^{각}0.06g을 분말로 만들어 생강즙과 식초에 혼합해서 폐수, 심수, 격수, 선기, 산중혈에 붙인 뒤 8~12시간 후에 제거한다. 이 방법으로 만성 기관지 환자 100명을 치료한 결과 93명은 1년 내에 효능이 있었고, 허한성(虛寒性), 담습형(痰濕型), 담열성(痰熱型) 모두 효능이 있었다.[1]

(2) 류마티스성 관절염 치료

방 약 | 세신30~160g, 부자$^{(법제, 先煎)}$10~30g, 희렴초30~100g을 기본 약으로 하고, 증상에 따라 가감하고, 1첩 2회, 1회 40분 간 수전해서 200ml를 만들고, 4회로 투여한다. 이 방약으로 류마티스성 관절염 환자 100명(호르몬제 미사용)을 치료한 결과 완치 76명(증상 소실, 직장생활 가능), 14명 현저한 효과, 10명은 무효였다. 평균 치료기간은 30~60일이었다. 일반적으로 심혈관 질병이 없으면 장기간 투약해도 부작용이 없었다.[2]

(3) 협심증, 심교통(心絞痛) 치료

방 약 | 휘발성 세신유(細辛油)50ml에 빙편 16g을 첨가한다. 다시 95%의 주정 600ml에 용해하고, 기타 첨가제를 사용하여 분무제(nebulizer)로 만들어 심교통(心絞痛) 시 구강에 2~5회 분사해서 흡입시킨다. 이 방법으로 281명을 치료한 결과 1분 내에 진통자는 56명, 1~2분에 진통자는 55명, 2~5분에 진통자는 71명이었다.[3]

(4) 동방결절 증후군 치료

방 약 | 세신10g, 부자(법제)10g, 황기18g, 당삼12g, 마황, 자감초, 계지^{각}9g을 수전하여 투여한다. 이 방약으로 14명을 치료한 결과 (그 중 6명은 20%의 세신 팅크제를 10ml/3~4회/day를 동시에 사용함) 49일~5개월 간 치료한 후 심율 6~10회/min 증가자는 11명, 3명 무효였고, 각종 자각증상이 경감하였거나 소실했다.[4]

(5) 경추병(椎動脈性) 치료

방 약 | 경통령과립제(약명 : 세신, 황기, 당귀, 천궁, 단삼, 도인, 홍화, 갈근, 지용, 감초 등으로 구성, 1포당 생약 12g 함유)를 1일 3회, 30일을 1회 치료기간으로 투여한다. 이 방약으로 102명을 치료한 결과 38명 완치, 29명 현저한 효과, 31명 호전, 4명은 무효였다[5].

(6) 견관절 염증 치료

방 약 | 세신분말80g을 300g의 생강에 넣어 니(泥)를 만들고, 다시 60도의 백주(白酒) 100g과 토기에 넣어 초(炒)를 한 후 거즈에 싸서 통증부위에 매일 저녁에 1회 도포한다. 이 방법으로 37명을 치료한 결과 86명 완치, 유효율은 100%였다.[6]

(7) 국소 마취

방 약 | 세신의 휘발 물질을 에테르 3%로 추출하여 만든다. 사용용량은 수술에 따라 용량을 결정하고, 최대 용량은 30~40ml를 사용한다. 무한 의학원 제일 부속병원의 이비인후과, 구강과, 외과수술에서 세신마취제를 국소침윤마취, 신경 block마취를 이용하여 52명에게 수술을 실시한 결과 33명은 양호한 효과가 있었고, 17명 약간의 효과, 2명은 무효였다고 밝혔다.

(8) 신경성 피부염 치료

방 약 | 세신, 마전자, 초오[각]5g을 80~90%의 리졸(lysol)액 1000ml에 10~15일간 담가 두었다가 환부에 바른다. 이때 건강한 피부는 도포하지 않는다. 이 방약으로 230명을 치료한 결과 219명은 1~2회 시술 후 완치였고, 유효율은 98.26%였다.[7]

(9) 혈관성 두통 치료

방 약 1 | 세신15g, 백작약, 천궁[각]30g, 국화, 갈근[각]20g을 수전하여 1일 1첩을 투약하고, 6일 투약한 후 3일간 휴식하고, 다시 6일을 투여한다. 이 방법으로 500명을 3개월간 치료한 결과 163명 완치, 274명 현저한 효과, 54명 호전, 9명은 무효였다.[8]

방 약 2 | 세신, 백지, 강잠[각]12~18g, 반하, 지모[각]9~12g, 선의6g을 기본 약으로 하고, 어혈자는 계혈등, 당귀, 적작약, 오공을 첨가하고, 기체자(氣滯者)는 연호색, 천궁, 시호, 청목향을 배합하고, 1일 1첩을 투여한다. 이 방약으로 13명을 치료한 결과 5명 현저한 효과, 7명 진보, 1명은 무효였다.[9]

(10) 담낭회충증 치료

방 약 | 세신6g, 오매30g, 당삼, 천련자^각15g, 계지, 황백, 대황(後下)^각10g, 부자, 원호, 지실^각
12g, 천초, 건강, 황연^각9g을 수전해서 1일 3~4회 투여한다. 이 방법으로 치료한 결과
현저한 효과가 있었다.[10]

(11) 기 타

방 약 1 | 세신3g, 망초3g, 웅황5g, 아조(牙皂)6g, 장빙(樟氷)0.3g의 분말을 큰 마늘에 넣어 분
쇄해서 니(泥)를 만든다. 다시 0.5g 크기(녹두알 크기)로 환약을 만들어 탈지면으로
싸서 치통이 있는 귀안에 넣어두고 1일 2~3회 교환해 준다.[11]

방 약 2 | 황백5g을 30분간 수전한 후 세신, 박하^각5g을 넣고 다시 20분간 수전한 후 200ml
의 약을 2회로 나누어 투여한다. 이 방약으로 **건조성 사성(嗄聲)**에 사용한다.[12]

방 약 3 | 세신5~10g을 15분 간 끓는 물에 담가 두었다가 자주 투약하고, 15일을 1회 치료기
간으로 하여 **양위증**을 치료한다.[13]

방 약 4 | 세신10g, 자감초30g을 수전하여 수면 전에 투약해서 양위증을 치료한다.[14]

사용용량

세신의 용량에 대해서 고대나 지금이나 쟁론이 많다. 세신은 독이 약간 있지만 정확한 변증
으로 대량을 사용할 수 있다. 대용량(15~20g)은 양기부족에 사용하고, 중등량(10g)은 기침천
식에 사용하고, 소량(2~5g)은 두통, 치통에 사용하고, 산제로는 1~3g을 사용하고, 더 많은 대
량은 주의한다.

세신의 휘발성분을 쥐의 복강에 주사한 결과 LD_{50}은 0.247g/kg이었고, 개에게 피하주사, 경
구투여 시 LD_{50}은 1g/kg이었다. 개구리, 쥐, 토끼에게 투여한 결과 처음에는 호흡흥분하였고,
나중에는 억제되었고, 반사 소실이 출현하고, 최후에는 호흡마비로 사망했다.

한 환자는 세신8g 들어있는 복합처방을 장기간 복용한 후 두통, 복통, 구토, 불안, 기면, 사
지 근육 장력 증가, 호흡곤란, 급성 간신(肝腎)기능 이상을 초래한 보고가 있다.

주의사항

대용량을 복용하면 심계, 오심, 구토, 부정맥, 경추부위 강직, 구강건조, 체온, 혈압 상승, 동
공확대, 근육진전, 경련, 안구돌출, 혼미 등이 출현할 수 있다. 기허(氣虛)로 인한 다한(多汗),
음허(陰虛)로 인해 양기가 상승한 두통과 폐의 음액이 부족해서 생긴 기침 등에는 주의한다.

정향(丁香)

Syzygium aromaticum Merr.et Perry

약재개요

도금낭과(桃金娘科)에 속한 상록수 식물인 정향의 꽃봉오리이다. 성미(性味)는 신(辛), 온(溫)하고, 비(脾), 위(胃), 신(腎)에 귀경한다. 온중하역(溫中下逆 비위를 따뜻하게 하여 위로 올라오는 증상을 내려줌), 온신보양(溫腎補陽 신장을 따뜻하게 하고 양기를 보함), 산한지통(散寒止痛 한사를 없애 통증을 제거함)의 효능이 있어 구토, 트림, 식욕부진, 설사, 양위(陽萎), 하체허약 등의 병증에 사용한다. 공정향(公丁香)이라고도 한다.

약리연구

(1) 장유동 억제 작용

정향 ether 추출물 0.3mg/kg을 아주까리 기름으로 인해 설사하는 쥐의 위장에 주입한 결과 설사가 억제되었고, 수전액 20g/kg을 번사엽으로 인해 설사하는 쥐의 위장에 주입한 결과 현저하게 억제되었다. 정향, 육계, 창출 등으로 만든 '사극성(瀉克星)'은 위장의 공복과 장(腸)의 추진운동과 설사를 억제하는 작용이 있었다.[1]

(2) 진통 작용

실험용 쥐에게 수전액 10g/kg, 20g/kg이나 ether 추출물0.15mg/kg, 0.3mg/kg을 쥐의 위장에 주입하고, 열판실험, 초산(醋酸)으로 자극한 결과 감각반응 잠복기가 연장되었고, 초산으로 인한 몸비틀기가 감소했다.

(3) 혈전에 미치는 영향

정향 수전액 10g/kg, 20g/kg이나 정향유 0.075ml/kg, 0.15ml/kg을 쥐의 위장에 주입한 결과 혈전형성의 예방작용이 있었고, 정향유는 수전액보다 작용이 강했다.

(4) 진균병 치료

정향수전액을 진균성 피부병의 환부에 바른다. 이 방법으로 31명을 치료한 결과 8명 완치, 10명 현저한 효과, 8명 유효, 5명은 무효였다.

(5) 항 궤양 작용

정향수전추출물 10g, 20g/kg은 쥐의 스트레스성 궤양을 억제하는 작용이 있었고, 정향의 에테르 추출물 0.3ml/kg은 indocin, 알코올로 인한 궤양을 억제하는 작용이 있었다.

(6) 답즙분비 작용

정향의 에테르 추출물은 마취된 쥐의 담즙을 분비시켰고, 2시간 지속되었다.

(7) 기 타

이외에 평천(平喘), 항산화 등의 작용이 있는 것으로 밝혀졌다.

임상응용

(1) 장폐색 치료

방 약 | 정향30~60g을 분말로 만들어 75%의 알코올에 개서 배꼽에 6×8cm 크기로 붙이고 붕대로 감아둔다. 이 방법으로 마비성 장폐색환자 20명(수술후유증10명, 미만성 복막염 후 장마비 7명, 척추손상 장마비 3명)을 치료한 결과 모두 양호한 효능이 있었다. 시술 2시간에 장명(腸鳴)이 있었고, 4~8시간 후에는 대변, 방귀가 배출했다.[2]

(2) 소아 설사 치료

방 약 | 정향30g, 차전자(炒)20g, 필발10g, 호초, 육계각5g을 분말로 만들어 병에 밀봉 보관하고, 사용 시에는 1회 100~300mg을 배꼽에 넣은 뒤 반창고로 막아두고, 1일 1~2회 교환해 준다. 이 방약으로 321명을 치료한 결과 221명 완치, 92명 유효, 8명은 무효였다.[3]

(3) 조루증 치료

방 약 | 정향, 세신각20g을 75%의 알코올 100ml에 15일간 담가 두었다가 약액을 방사(房事) 1.5~3분 전에 성기와 귀두에 바른다. 이 방법으로 조루 환자 156명을 치료한 결과 심리적인 원인으로 인한 조루에 효능이 좋았고, 단방으로 사용해도 무방하였다.[4]

(4) 신경통 치료

방 약 | 정향, 울금, 시호, 지각, 천궁, 적작약, 감초각9g, 판람근30g을 수전하여 1일 1첩, 1일 2

회 투여한다. 이 방약으로 대상포진 후 신경통 환자 30명을 치료한 결과 23명 완치, 7명 현저한 효과였다. 임상 관찰에서 정향과 울금을 배합해도 부작용은 없었다.[5]

(5) 액취(腋臭) 치료

방 약 | 정향18g, 홍승단(紅升丹)27g, 석고45g의 분말을 녹색병에 밀봉 보관하고, 솜에 약분을 묻혀 액와부를 매일 1회 가볍게 마사지 해주고, 연이어 5일 동안 실시한다. 이 방약으로 188명을 치료한 결과 모두 완치되었다.[6]

(6) 유두 균열 치료

방 약 | 정향5g, 홍당(紅糖)5g에 백주 1잔을 넣고 건조할 때까지 불로 초(炒)한 후 분말을 만들어 식용유에 개서 환부에 바른다. 이 방법으로 20명을 치료한 결과 모두 완치되었다.[6]

(7) 고환 초막 적액(鞘膜積液) 치료

방 약 | 정향분말2g을 배꼽에 붙여둔다. 격일제로 1회 실시하고, 20일을 1회 치료기간으로 하고, 치료기간 간(間)에는 5~10일 간 휴식한다. 이 방법으로 소아 고환 초막적액 환자 243명을 치료한 결과 148명 완치, 72명 현저한 효과, 20명은 유효였다.[8]

(8) 협심증의 심교통(心絞痛) 치료

방 약 | 정향15g, 울금15g, 천궁20g, 산사30g, 인삼10g을 분말로 만들어 81개의 캡슐에 넣고, 1회 3개, 1일 3회 투약하고, 1회 6개를 정종에 개어 양측 용천혈에 붙이고, 1일 1회 교환해 준다. 이 방약으로 31명을 치료한 결과 총 유효율이 93.5%였다.[9]

(9) 맥립종(다래끼 hordeolum) 치료

방 약 | 정향7알, 대조1개(종자 제거)의 분말로 땅콩 크기로 환약을 만들어 1일 1알, 병변 안구의 반대측 비구(鼻口)에 넣어둔다. 일반적으로 3~5일 만에 효과가 있다. 이 방약으로 156명을 치료한 결과 94명 현저한 효과, 57명 유효, 5명은 무효였다.[10]

(10) 구취(口臭) 치료

방 약 | 정향, 후박^각2할, 박하1할을 증류법으로 휘발성분을 추출하여 밀봉된 병에 보관하고, 온수 50ml에 약액 0.5~1ml를 혼합하여 입을 행구어 준다. 이 방법으로 구취 환자 32명, 치통 환자 15명을 치료한 결과 모두 완치했다.[11]

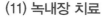

(11) 녹내장 치료

방 약 | 정향, 알로에, 흑축^각50g, 자석100g의 분말을 캡슐에 넣어 1일 2회, 1회 3~5알을 식사 1시간 후에 투여한다. 이 방법으로 71쪽의 안구를 치료한 결과 51쪽 현저한 효과, 7쪽 호전, 13쪽은 무효였다.[12]

(12) 구강 궤양 치료

방 약 | 정향9~15g의 분말을 작은 컵에 냉수와 같이 넣고 4시간 담가 두었다가 환부에 매일 6~8회 약액을 발라준다. 이 방법으로 치료한 결과 일반적으로 2~3회 만에 회복했다.[12]

사용용량

자정향엽(紫丁香葉) 수전액 0.6 mL/20g을 쥐의 위장에 투여한 결과 1마리도 사망하지 않았으나 초산에스테르 추출액을 쥐의 정맥주사한 결과 LD_{50}은 120.28 ± 12.29g/kg이었다.

주의사항

어떤 보고에 의하면 치은 출혈에 정향으로 마사지후 대포성(大泡性) 약진이 발생하였고, 심지어 호흡곤란으로 사망한 보고가 있다. 위장에 열이 있어 생긴 트림, 구강 건조증과 실열증, 음허(陰虛)로 인한 발열에는 주의한다.

화초(花椒)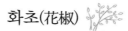
Zanthoxyli fructus

약재개요

운향과(蕓香科)에 속한 낙엽관목 혹은 소교목 식물인 화초 혹은 청초(靑椒)의 익은 열매를 건조한 것이다. 성미(性味)는 신(辛), 열(熱)하고, 비(脾), 위(胃), 신(腎)에 귀경한다. 온중(溫中 ^{비위를 따뜻하게 함}), 지통(止痛), 살충(殺蟲)의 효능이 있어 비위의 양기가 부족해서 생긴 구토, 트림, 식욕부진, 설사, 복통과 회충으로 인한 복통, 설사 등의 병증에 사용한다.

약리연구

(1) 위장운동 조절 작용

화초 수전 추출물10g/kg을 쥐의 위장에 투여한 결과 위장의 운동이 현저하게 억제되었고, 화초의 수전액은 몰핀이나 아트로핀으로 억제된 위장을 운동시켰다[7].

(2) 진통, 마취 작용

화초의 수전 추출물과 에테르 추출물은 에탄올산으로 인한 쥐의 비틀기 반응을 억제하였고, 에테르 추출액이 수전 추출물보다 효능이 강했다. 또한 화초 주정 추출물은 국소마취작용이 있었다[8],[9].

(3) 지사(止瀉) 작용

화초의 에테르 추출물 3.0, 6.0ml/kg을 쥐에게 투여한 결과 피마자유로 인한 설사를 신속하게 멈추게 하였고, 지속시간이 길었고, 번사엽으로 인한 쥐의 설사에는 작용이 완만했다[8].

(4) 항-응혈 작용

화초 수전물10g/kg, 에테르 추출물0.3ml/kg은 항응혈 작용이 있었고, 실험에서 혈전형성을 연장했다[10].

(5) 보간(補肝) 작용

화초의 수전추출물5.0g/kg은 carbon tetrachlorid로 상승된 GPT를 하강시켰으나 GOT는 하강시키지 않았다[8].

(6) 혈압상승, 항-심근손상 작용

화초의 skimmianine 성분은 ephedrine작용과 유사한 작용이 있어 고양이의 혈압을 상승시켰고, 냉한 스트레스 상황에서 분비된 catecholamine로 손상된 심근을 보호하는 작용이 있었다[11].

(7) 항-염증 작용

화초의 추출물은 주정으로 인한 복강(腹腔)모세혈관의 투과성 증가를 억제하는 작용이 있었고, xylene로 인한 쥐의 귀, 족부 부위 종창을 억제하는 작용이 있었다[12].

(8) 기 타

이외에 항산화, 항균, 항진균 등의 작용이 있는 것으로 밝혀졌다.

 임상응용

(1) 각종 통증 치료

방 약 │ 화초껍질로 50%의 주사액을 만들어 근육주사를 하거나 혈자리에 2ml를 주사한다. 이 방법으로 266명을 치료한 결과 복부 통증자 246명중(궤양성, 장경련, 담교통) 240명 유효였고, 간부위 통증자 4명은 모두 유효였다. 266명중 통증이 완전 소실자는 186명, 부분적인 소실자는 68명, 12명은 무효였다. 일반적으로 주사10~15분후 통증이 경감하였고, 2~4시간 유지되었고, 특수한 부작용은 없었다[1].

(2) 발치(拔齒) 마취

방 약 │ 화초휘발성분을 60%의 주정에 혼합한다. 발치전에 환부에 약액 바르고, 3~5분후 통증이 소실하면 발치한다. 이 방법으로 100명을 시술한 결과 84명 무통, 13명은 통증은 경미했으나 발치하였고, 3명은 실패였다[2].

(3) 담도 기생충 치료

방 약 │ 식용유200g을 후라이팬에 넣고 끓으면 약한 불로 하고, 화초60g을 넣고 3~5분간 초(炒)를 하여 화초 냄새가 많이 나면 냉각한 뒤 화초를 버리고, 기름을 사용한다. 이 방법으로 30명을 치료한 결과 1회 완치자 26명, 2회 완치자 4명이었다. 통증이 소실된 지 2~3일후에 구충약을 복용해서 재발을 방지한다[3].

(4) 음양(陰瘁)환자 치료

방 약 │ 화초, 포공영, 애엽각15g에 물 1500ml를 넣고 수전·여과한 후 10~25분 동안 환부를 담가 둔다. 1일 2~3회, 1첩으로 2회 사용한다. 마애화는 이 방법으로 습열형(濕熱型) 음양 환자 106명을 치료한 결과 104명 완치, 2명은 무효였다고 밝혔다.

(5) 만성위염 치료

방 약 │ 촉초(蜀椒), 당삼, 계지각10g, 건강8g, 백작약15g, 감초6g을 3회 수전한 후 이당30g을 혼합하여 투여한다.

(6) 영아 설사 치료

방 약 | 적당량의 천초(川椒), 애엽, 투골초를 1000ml로 수전한 다음 양측 발을 20~30분간 담가둔다. 1일 2회, 3일을 1회 치료기간으로 실시한다. 이 방법으로 60명을 치료한 결과 48명 완치, 7명 호전, 5명은 탈수 증상이 있어 수액(링거)치료를 했다[4].

(7) 티눈 치료

방 약 | 화초3~5알, 마늘1통, 총백10cm를 니(泥)로 만들어 거즈 위에 놓은 뒤 환부에 도포하고, 24시간 후에 제거한다. 이 방법으로 158명을 치료한 결과 모두 완치 되었고, 시술 1~2회로 완치되었다[5].

(8) 만성 신장염 수종 치료

방 약 | 천초목(川椒目), 대복피, 진피, 상피각10g, 복령피15g, 생강피9g을 수전해서 1일 1첩, 1일 3회, 투여한다. 이외에 30~50%의 화초약액을 위내시경 검사 30분전에 복용하면 검사시 오심, 구토증상이 경감하였고, 천초, 인삼, 건강각10g에 설탕50g을 수주전(水酒煎)해서 1일 1첩, 1일 2회 투약하여 양위증을 치료한 보고가 있다[6].

사용용량

일반적으로 1.5~4.5g을 사용한다.

주의사항

특별히 보고 된 바가 없다.

필발(蓽撥)
Piper longum L.

약재개요

후추과(胡椒科)에 속한 여러해살이 등본식물인 필발(蓽撥)의 미성숙한 열매이삭이다. 성미(性味)는 신(辛), 열(熱)하고, 위(胃), 대장(大腸)에 귀경한다. 온중지통(溫中止痛 비위를 따뜻하게 하고 통증을 제거함)의 효능이 있어 위한성(胃寒性) 구토, 복통, 설사 등의 병증에 사용한다.

약리연구

(1) 관상혈관에 미치는 영향

필발추출물17.8g/kg을 쥐의 복강에 주사한 결과 관상혈관의 혈류량이 증가하였고, 심근의 대사를 개선하였으나 13.3g/kg을 사용시에는 억제되었다[6].

(2) 항궤양 작용

필발의 주정추출물은 indocin, 아스피린, 초산 등으로 인한 쥐의 궤양형성을 억제하였고, 위산, 위액을 억제했다[7].

(3) 진정, 항경련 작용

필발25mg/kg을 쥐에게 주사한 결과 5분후 눈을 감고 누웠고, 활동이 감소하였고, 쥐의 복강에 150mg/kg을 주사한 결과 pentetrazole로 인한 경련을 억제했다[8].

(4) 항-부정맥, 혈압 하강 작용

필발을 정맥주사한 결과 아드레날린으로 인한 토끼의 부정맥과 $BaCl_2$로 인한 쥐의 실성(室性) 부정맥을 억제하는 작용이 있었고, 개의 혈압을 하강시켰다[9].

(5) 기 타

이외에 평활근 이완, 지질감소 작용 등이 있었다.

임상응용

(1) 삼차 신경통 치료

방 약│ 필발과 천궁을 배합하여 삼차신경통을 치료한 결과 상호 협조작용이 있었다. 이 방약으로 182명을 치료한 결과 유효율이 96.7%였다[1].

(2) 협심증, 심교통(心絞痛) 치료

방 약│ 필발, 세신, 단향, 빙편, 고량강, 원호를 3:0.5:1.5:0.3:1.5:1비율로 혼합해서 휘발성 물질을 추출하여 분무제로 만들고, 심교통시 인후부에 2~5회 분무해서 흡입한다. 곽사과는 이 방법으로 367회의 심교통을 치료한 결과 2분이내 진통자는 171명, 2~5분이내 진통자는 113명, 5~15분만에 진통자는 62명이었다고 밝혔다.

(3) 치통 치료

방 약 1 | 필발, 금은화^각50g, 세신25g, 백지15g, 방풍10g을 증류하여 주사약 100병(매병 2ml)을 만들고, 1회 2~4ml, 1일 1~3회 근육주사한다. 이자실은 이 방법으로 충치 158명, 발치후 합병증 7명, 치주염 77명, 치주농종 118명, 치주염 142명, 치아외상 6명(전부 508명)을 치료한 결과 신속한 진통 161명, 191명 현저한 효과, 110명 유효, 46명은 무효였다고 밝혔다.

방 약 2 | 필발10g, 세신6g을 수전하여 1일 1첩, 1일 3~5회, 1회 10~20초간 입을 행군다.(복용금지) 정극안은 이 방법으로 치통 환자 23명을 치료한 결과 실행 즉시 진통효과가 있었다고 보고했다. 이외에 필발과 천궁을 배합하여 주사약으로 만들어 삼차신경통 환자 182명을 치료한 결과 유효율이 96.7%였고, 필발을 단방으로 사용하는 것보다 천궁과 배합함으로 진통 효과가 더 높았다⁽²⁾.

(4) 유선염 치료

방 약 | 필발, 장뇌, 백지의 분말을 혼합하여 양화고(陽和膏, 약명) 위에 놓고 환부에 붙인다. 이 방법으로 유선염을 치료한 결과 양호한 효능이 있었다고 보고한 바가 있다.

(5) 고막염 치료

방 약 | 필발, 백지, 세신, 화초, 고량강, 빙편^각3g을 60%의 주정 30ml에 1~2일간 담가 두었다가 여과한 후 소독한 귀안에 1일 3회, 1회 1~3방울 점입한다. 읍사량은 이 방약으로 대포성(大疱性) 고막염 환자 35명을 치료한 결과 3일내에 완치자 18명, 3명 현저한 효과, 10명은 유효, 4명은 무효였다고 밝혔다⁽³⁾. 그 외에 한성(寒性)구토, 생리통⁽⁴⁾에도 효능이 있는 것으로 밝혀졌다.

사용용량

일반적으로 2~5g을 사용한다.

주의사항

필발의 Piperine 성분은 파리의 신경과 근육을 파괴하는 작용이 있었다⁽⁵⁾.

고량강(高良薑)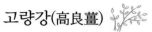

Alpinia officinarum hance

약재개요

생강과(姜科)에 속한 여러해살이 초본식물인 고량강의 뿌리줄기를 건조한 것이다. 성미(性味)는 신(辛), 열(熱)하고, 비(脾), 위(胃)에 귀경한다. 온중지통(溫中止痛 비위를 따뜻하게 해서 통증을 제거함)의 효능이 있어 상복부 냉통, 구토, 트림, 설사 등의 병증에 사용한다.

약리연구

(1) 진통, 항염 작용

열판실험과 초산실험에서 고량강은 진통작용이 있는 것으로 밝혀졌다. 또한 동물실험에서 고량강의 추출물은 초산으로 인한 복강 모세혈관의 투과성을 억제시켰다[1],[2].

(2) 항균 작용

시험관 실험에서 고량강은 인간형 결핵간균을 억제시키는 작용이 있었고, 체외 실험에서 고량강의 수전액은 탄저간균, 용혈성련구균, 폐렴쌍구균 등을 억제시키는 작용이 있었다[3].

(3) 위액분비 촉진 작용

고량강 수전액을 개의 위장에 투여한 결과 3시간 후 위산의 배출량은 대조군에 비해 높았고, 펩신의 활성에는 아무런 영향이 없었다[4].

(4) 이담(利膽) 작용

고량강의 수전액과 에테르 추출물은 마취된 쥐에게서 이담작용이 있었고, 에테르 추출물이 이담작용이 더 강했다[1].

(5) 항-궤양 작용

고량강의 수전액과 에테르 추출물은 쥐에게서 스트레스성 궤양과 염산성 궤양을 억제시키는 작용이 있었다[5].

임상응용

(1) 위통 치료

방 약 | 고량강30g, 향부(법제)30g, 시호10g, 오적골30g, 강반하10g의 분말을 1회 3g, 1일 3회, 온수로 복용한다. 이 방약으로 175명(허한성 75명, 간기범위형(肝氣犯胃型) 100명)을 치료한 결과 135명 완치, 27명 현저한 효과, 13명은 유효였다[6].

(2) 소아거식증 치료

방 약 | 동일량의 고량강, 진피, 대황, 대백(大白), 백두구, 산사, 신곡, 맥아의 분말을 바세린으로 고약을 만들어 사용한다. 1회 행인 크기의 약을 4.5×4.5cm크기의 반창고 위에 놓고 배꼽에 붙이고, 붕대로 감아두었다가 매 8~12시간 동안 도포하고, 매일 1회 실시하고 10일을 1회 치료기간으로 한다[7]. 이 방법으로 300명을 치료한 결과 263명 완치, 28명 호전, 9명은 무효였다.

(3) 치주염 치료

방 약 | 고량강, 백작약각30g, 건강, 웅황각25g, 세신15g, 빙편1g을 분말로 만들어 둔다. 환자를 반 누운 자세로 취한 게 한 후 소량의 약분말을 비강으로 투여한다. 약을 투여하면 비강내부가 가려우면서 작열감이 있고, 동시에 눈물, 콧물이 나오면서 통증이 경감하거나 소실한다. 이 방법으로 39명을 치료한 결과 32명 현저한 효과, 5명 유효, 2명은 무효였다[8].

사용용량

일반적으로 3~10g을 사용한다.

주의사항

음허성 열이 있으면 주의한다.

소회향(小茴香)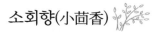
Foeniculum vulgare Mill

약재개요

미나리과(傘形科)에 속한 여러해살이 초본식물인 회향의 성숙한 과실을 건조한 것이다. 성미(性味)는 신(辛), 온(溫)하고, 비(脾), 위(胃), 신(腎), 간(肝)에 귀경한다. 행기화위(行氣和胃 기를 돌리고 위장을 편안하게 함), 산한지통(散寒止痛 한사를 없애 통증을 제거함)의 효능이 있어 위한성(胃寒性) 구토, 상복부 통증, 식욕부진, 복부팽만 등의 병증에 사용한다.

약리연구

(1) 중추억제 작용

회향유, Anethole성분은 청개구리의 중초를 마비시켰고, 개구리 심장근을 처음에는 흥분시켰으나 조금 후에는 마비시켰다[1].

(2) 진통 작용

수전액은 쥐에게서 Tartar Emetic 으로 인한 비틀기 반응을 현저하게 억제시켰고, 열판반응도 현저하게 연장되었다[2].

(3) 거담평천(祛痰平喘 가래를 삭이고, 천식을 완화시킴) 작용

회향유12%를 주정에 용해해서 마취된 쥐의 위장에 투여한 결과 기관지의 내분비가 현저하게 증가되었고, 기관지의 평활근을 이완시켰다[1].

(4) 소화기 미치는 영향

회향유는 체외에서 장관(腸管)의 유동운동, 수축이 항진하였고, 후에는 이완하였고, 스트레스성 궤양을 억제시키고, 담즙분비를 촉진시켰다[1].

(5) 성호르몬 작용

소회양의 아세톤 추출물은 고환, 수정관의 단백질을 감소시키고, 정낭, 전립선의 단백질을 증가시켰고, 암컷 쥐의 질 내부의 각화(角化)와 성주기를 촉진시켰다. 또한 유선, 수란관, 자궁내막, 자궁 근층의 두께를 증가시켰다[1].

(6) 기타

이외에 항암, 항-응혈 등의 작용이 있는 것으로 밝혀졌다.

임상응용

(1) 허한성(虛寒性) 궤양 치료

방 약 | 소회향, 향부, 백지^각10g, 오적골, 삼칠분^각15g, 연호색12g, 대황6g의 분말을 캡슐에 넣어 1일 3회, 1회 3알을 공복에 복용한다.

(2) 위장통증

방 약 | 소회양, 지각^각12g, 오약10~12g, 후박8~12g, 불수8~10g, 진피, 감초^각8g을 수전해서 1일 2회 복용한다.

(3) 생리통 치료

방 약 | 소회향, 천궁, 당귀, 향부^각10g, 오수유3g, 반하, 백작약^각12g, 연호색, 당삼^각15g, 자감초8g을 수전해서 1일 2회 복용한다.

사용용량

일반적으로 4~12g을 사용한다.

주의사항

음허성 발열에는 주의한다. 본 약을 대량으로 복용하면 번위증(翻胃證)이 발생할 수 있다.

08

행기약(行氣藥)

정의 막힌 기(氣)를 소통시키는 약을 말한다.

작용 조기보비(調氣補脾 기를 조절하고 비장을 보함), 행기진통(行氣鎭痛 기를 돌게 하고 통증을 제거함), 순기 강역(順氣降逆 기를 정상적으로 돌게 하고, 올라간 기를 아래로 내림), 조간해울(調肝解鬱 간기를 조절하고, 뭉친 기를 풀어줌) 혹은 파기산결(破氣散結 뭉친 기나 덩이를 풀어줌) 등의 효능이 있다.

증상 기가 막히면 가슴 답답함, 복부팽만과 통증이 있고, 기가 역순행하면 구토, 구역질, 트림 혹은 천식으로 나타난다. 그러나 발병 부위와 증세의 경중(輕重)에 따라 증상에 차이가 있다. 폐실선강(肺失宣降 폐의 하강기능이 실조됨)하면 가슴 답답함, 기침천식의 증상이 나타나고, 간의 기가 막히면 옆구리 통증, 가슴 답답함, 산기통증(疝氣痛症), 유방팽만과 통증, 혹은 종괴(腫塊), 월경불순의 증상이 나타나고, 비위의 기가 막히고, 기의 상하운동기능이 실조되면 복부 팽만과 통증, 신트림, 구역질, 구토, 변비, 혹은 설사의 증상이 나타난다. 또한 장부(臟腑)간에 는 밀접한 관계가 있으므로 간의 기가 막히면 비위의 기에도 영향을 미쳐서 담(痰)이 발생하 고, 또한 폐기(肺氣) 하강에도 영향을 줄 수 있다.

배합 외사(外邪)로 인해 폐기(肺氣)가 막혔으면 이폐화담지해(利肺化痰止咳)의 약을 배합하고, 담 열(痰熱)이 폐에 뭉쳐서 기침이나 천식이 있으면 청열소담약(淸熱消痰藥)을 배합한다. 비위 의 기가 막혔으면서 습열증(濕熱症) 있으면 청열리습약(淸熱利濕藥)과 배합하고, 한습(寒濕) 으로 비장이 막았으면 온중화습약(溫中化濕藥)을 배합하고, 소화불량자는 소화약을 첨가하 고, 비위허약자는 보기건비약(補氣健脾藥)을 배합한다. 간의 기가 막혔을 때 간의 상태를 고 려하여 양간(養肝), 유간(柔肝), 활혈(活血), 지통(止痛), 건비(健脾) 등의 약재를 배합한다.

주의 ① 병변 부위, 증상특징, 병의 상태에 따라 약을 선택해서 사용한다.
② 덥고 건조한 약은 기(氣)와 음(陰)을 손상시키므로 주의해서 사용한다.
③ 휘발성이 강하므로 장시간 수전하지 않는다.

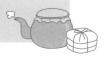

진피(陳皮)

Citrus reticulata Blanco

약재개요

운향과(蕓香科)에 속한 상록소교목(常綠小喬木)식물인 귤 혹은 동종 식물의 익은 열매의 껍질이다. 성미(性味)는 신(辛), 고(苦), 온(溫)하고, 비(脾), 폐(肺)에 귀경한다. 이기조중(理氣調中 기와 비위를 조절함), 조습거담(燥濕祛痰 습을 마르게 하고, 담을 없앰)의 효능이 있어 복부팽만, 트림, 구역질, 구토, 가슴답답함, 피로, 식욕부진, 설사 등의 증상에 사용한다.

약리연구

(1) 위, 장의 평활근에 미치는 작용

진피수전액 10^{-3}g/ml는 체외에서 쥐의 전기자극으로 인한 소장 평활근의 수축을 현저하게 억제시키는 작용이 있었고[1], 진피주사액 $2×10^{-3.4}×10^{-3}$g/ml는 체외에서 수축된 토끼의 장(腸) 평활근을 억제하는 작용이 있었다.[2]

(2) 담결석 용해 작용

진피의 휘발성 기름 5ml에 인간의 콜레스테롤 결석 10개를 담아 둔 결과 13분~2.5 시간 만에 결석의 외막(外膜)이 용해되었고, 22시간 후에는 완전히 용해되었다. 용해의 정도는 용액의 농도와 비례하였고, 농도가 70%이하 시에는 용해작용이 현저히 감소했다.[3]

(3) 거담(祛痰), 평천(平喘 천식을 완화 시킴) 작용

진피수전액 10^{-3}g/ml는 체외에서 쥐의 전기자극으로 인한 기관지 평활근의 수축을 현저하게 억제시키는 작용이 있었고[1], 진피의 주정 추출액 0.02g/ml는 체외에서 histamine으로 경련성 수축을 하는 쥐의 기관지를 억제하는 작용이 있었고, 진피의 휘발성분은 자극성 거담작용이 있었다.[7]

(4) 혈압상승 작용

마취된 개에게 진피주사액 3ml를 정맥주사한 결과 바로 혈압이 상승하였고, 3분 만에 정상으로 회복하였고, 0.5ml를 쥐에게 정맥주사한 결과 혈압이 상승하였고, 다시 주사한 결과 같은 반응이 나타났다.[2]

(5) 심장혈류에 미치는 영향

진피주사약을 고양이의 정맥에 주사한 결과 심장 박출량(搏出量), 심장수축력, 좌심실 압력이 증대했다.

(6) 기 타

이외에 항염, 항-알러지, 면역증강, 항-산화, 정자(精子)의 기형을 억제 작용이 있었다.

임상응용

(1) 역류성 식도염, 위염, 궤양성 결장염 치료

방 약 1 진피, 죽여^각20g, 대조5개, 당삼, 생강^각15g, 감초5g을 수전해서 1일 1첩, 1일 2회 투여한다. 이 방약으로 역류성 식도염 환자 34명을 치료한 결과 19명 완치, 11명 호전, 4명은 무효였다.[4]

방 약 2 진피15g, 하엽10g, 사인2g을 산제(散劑)로 만들어 1일 2첩, 1일 2회 온수(溫水)로 투여한다. 이 방약으로 궤양성 결장염 환자 30명을 치료한 결과 17명 완치, 6명 현저한 효과, 4명 호전, 2명은 무효였다.[5]

방 약 3 진피(鹽炒)10g, 청피(炒)5g, 정향3g, 가자(炮)6g, 강활6g, 대황(법제)3g, 자감초5g, 차전자6g, 곽향줄기5g을 수전하여 투약하고, 3세 이하는 100ml, 3세 이상은 200ml를 1일 2회 투여한다. 이 방약으로 영아 설사 환자 62명을 치료한 결과 52명 현저한 효과, 6명은 유효, 4명은 무효였다.[6]

(2) 만성 기관지염 치료

방 약 신선한 귤피1~2개를 컵에 넣고 뜨거운 물에 5~10분 간 담가 두었다가 수시로 투여한다. 이 방약으로 20명을 치료한 결과 복용 1주일 후 완치자 8명이었다.[8]

(3) 쇼크 치료

방 약 진피 추출물 20~30ml를 10%의 포도당 250ml에 혼합하여 정맥주사한다. 이 방법으로 112명을 치료한 결과 60명 현저한 효과, 18명 유효, 4명은 무효였다.[5] 이외에 진피로 주사약을 만들어 쇼크환자 111명(유행성 출혈열 90명, 감염성 쇼크21명)을 치료한 결과 유효율이 95.5%였고, 혈압이 정상으로 회복하는 시간은 도파민보다 늦었다.[9]

(4) 신생아 경종증(硬腫症) 치료

방 약 진피200g에 물 5000ml를 넣고 15~20분 간 끓인 후 적정 온도에 환자를 15분간 목욕을 시키고, 1일 2회 실시한다. 이 방법으로 소아 경종증 환자 57명을 치료한 결과 총 유효율이 92.98%였고, 완치자는 34명이었다.[10]

(5) 만성 신부전 치료

방 약 | 진피, 반하, 대황, 단삼, 인삼 등을 캡슐(매 캡슐 생약 3.12g 함유)에 넣어 1회 3~4알, 1일 3회 투여한다. 이 방약으로 74명을 치료한 결과 BUN, Ccr, MDA가 감소하였고, Hb는 증가했다.[11]

(6) 유선염, 회유(回乳 수유기 여자에게 유즙이 못나오게 함) 치료

방 약 1 | 진피60~120g, 감초30~60g, 대황6~9g, 금은화, 포공영, 천문동^{각}30g, 연교15g을 기본 약으로 하고, 홍종(紅腫)이 심하면 적작약, 목단피^{각}20g, 현삼30g을 배합하고, 대변이 건조하면 생대황12~18g을 첨가하고, 구건구고(口乾口苦)하면 맥문동, 천화분^{각}30g을 배합하여 수전한 후 조석으로 투약하고, 연이어 5일을 1회 치료기간으로 한다.[12] 이 방약으로 급성 유선염 환자(未膿) 50명을 치료한 결과 유효율이 92%였다.

방 약 2 | 진피60g, 적작약60g, 괄루30g을 기본 약으로 하고, 고열자는 석고, 대황을 배합하고, 통증이 심한 자는 조각자, 백지, 유향, 몰약을 첨가해서 수전한다. 경미한 자는 1일 1첩, 중(重)한 자는 1일 2첩을 투약하고, 동시에 약찌꺼기를 환부(患部)에 1일 30초씩, 1일 3~4회 도포해 준다. 이 방약으로 급성 유선염 환자 31명을 치료한 결과 20명 완치, 10명 완치 근접이었다.[4]

(7) 개창 치료

방 약 | 진피 추출물로 164명의 개창 환자를 치료한 결과 경미한 자는 7회, 중(重)한 자는 9회로 완치율이 100%였다.[13]

사용용량

일반적으로 3~12g을 사용한다. 신선한 진피의 50% 수전액 3ml/kg을 쥐의 위장에 투여하거나 건조한 진피 50% 추출물을 쥐에게 수차례 정맥주사한 결과 독성반응, 중독반응이 출현하지 않았고, 천진피(川陳皮)를 쥐의 위장에 투여한 결과 LD_{50}은 0.78±0.09g/kg이었다. Hesperidin 성분을 쥐의 정맥주사한 결과 LD_{50}은 850mg/kg이었다.

소수의 환자는 구건(口乾)증상이 있었고, 복용 중지 며칠 후에 정상으로 회복하였고, 진피가 과민반응을 유발했다는 보고도 있다.[14] 실열(實熱)이 있거나 음허성(陰虛性)기침, 토혈 증상이 있는 자는 주의한다.

청피(靑皮)

Citrus reticulata Blanco

약재개요

운향과(蕓香科)에 속한 상록소교목(常綠小喬木)식물인 귤 혹은 동종 식물의 익지 않은 열매의 껍질이다. 성미(性味)는 신(辛), 고(苦), 온(溫)하고, 간(肝), 담(膽), 위(胃)에 귀경한다. 파기소간(破氣疎肝 뭉친 기를 파괴하고 간기를 통하게 함), 산결도체(散結導滯 뭉친 기를 흩어주고 막힌 것을 통하게 함)의 효능이 있어 옆구리통증, 유방팽만, 산기(疝氣), 복부팽만, 식욕부진 등의 증상에 사용한다.

약리연구

(1) 간장보호 작용

Perchlormethane으로 인한 간세포에 보호작용이 있었고, 정상적인 간세포의 보호작용도 있었다.[1]

(2) 거담평천(祛痰平喘 가래를 삭이고 천식을 완화시킴)**작용**

청피의 휘발성분은 거담작용이 있었고, 추출물은 히스타민으로 인한 기관지 수축을 억제하는 작용과 체외에서 쥐에게 실험한 결과 기관지 이완작용과 수축 억제작용이 있었다[2].

(3) 이담(利膽) **작용**

동물실험에서 청피 수전액은 정상적인 쥐에게 이담작용이 있었고, 담즙분비의 촉진과 담즙의 유동량이 많아졌다[1].

(4) 혈압상승 작용

수전추출물을 고양이, 토끼, 쥐에게 정맥주사한 결과 모두 혈압이 상승하였고, 호흡이 흥분하였고, 단시간내에 여러차례 약을 투여한 결과 금방 내성이 생겼고, 다른 방법으로 약을 투여한 결과 혈압상승이 현저하지 않았다[1].

임상응용

(1) 신경성 위장병 치료

방 약 ｜ 청피를 주약으로 하고 후박, 진피, 맥아, 수홍화^각15g, 복령, 지실^각20g, 감초10g을 기본 약으로 하고, 불면자는 야교등20g, 조인, 원지^각10g, 변비자는 대황15g, 구토자는 죽여, 선복화^각15g, 식욕부진자는 신곡15g을 첨가해서 50명을 치료한 결과 1~8첩을 복용후 증상이 완전 소실자는 46명, 9~10첩 복용후 증상이 경감하였으나 복부팽만자는 2명, 2명은 무효였다고 밝혔다.

(2) 답즙성 간경화 치료

방 약 ｜ 청피15g을 주약으로 하고 시호, 청호, 강황^각10g, 인진, 의이인, 황금, 판람근, 통초^각15g을 수전하여 1일 1첩, 1일 3회, 3개월간 복용하고, 증상이 안정적이면 상기의 처방에 청피, 은화, 판람근, 복령^각15g, 적작약, 울금, 향부, 연교, 당귀^각10g을 탕약으로 1일 1첩, 1일 3회, 연이어 1개월간 투약한다. 이 방법으로 1명을 치료한 결과 황달과 증상이 소실했다고 밝혔다.

(3) 쇼크 치료

방 약 ｜ 청피주사액으로 22명의 쇼크환자를 치료한 결과 총유효율이 100%였다[3].

사용용량

일반적으로 3~9g을 사용한다.

주의사항

진피와 같다.

지실(枳實)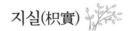

Citrus aurantium L.

약재개요

운향과(蕓香科)에 속한 소교목(小喬木)식물인 탱자의 여물지 않은 열매이다. 성미(性味)는 고(苦), 신(辛), 미한(微寒)하고, 비(脾), 위(胃), 대장(大腸)에 귀경한다. 파기제적(破氣除積 ^{뭉친 기}를 풀어주고 적체된 것을 제거함), 거담제비(祛痰除痞 담과 복부팽만감을 없앰)의 효능이 있어 변비, 복부팽만, 흉부통증, 위하수 등의 증상에 사용한다.

약리연구

(1) 항-경련 작용

체외에서 지실의 휘발성분을 쥐에게 투여하자 바로 장(腸)의 수축 폭이 현저하게 증가하였고, 15분 후에는 폭이 점점 감소하였으며, 좀 더 경과한 후에는 억제되었다.[1]

(2) 심장에 미치는 영향

지실의 소량 수전액은 심장을 흥분시키고, 대량(72%)은 억제하는 작용이 있고, 혈압을 상승시키는 작용이 있다.[1]

(3) 위, 장관의 평활근 흥분 작용

지실은 위, 장의 수축빈도를 증가시켰고[2], 소장(小腸)의 장력(張力)을 증가시켰다.[3]

(4) 항-궤양 작용

지실의 휘발유는 유문결박으로 인한 궤양 형성을 현저하게 억제시켰고, 위액분비감소, 펩신의 활성을 감소시켰다.[4]

(5) 혈류에 미치는 영향

지실의 수전액을 마취된 개에게 정맥주사한 결과 관상동맥의 혈류량은 289.4%로 증가하였고, 뇌혈류량은 86.4%증가, 신장(腎臟)은 64.5% 증가했다.[8]

(6) 이뇨 작용

지실의 이뇨 작용은 신소관(腎小管)에서 재흡수를 억제하기 때문일 것으로 추정하고[2],

다른 연구에 의하면 신장혈관을 강력하게 수축시켜 여과압 증가로 Na가 배출한 것으로 추정한다.[12]

임상응용

(1) 각종 쇼크 치료

방 약 | 지실주사약(매 병 5ml, 생약 20g 함유) 600mg/kg/회를 15분 간격으로 2회 정맥주사한다. 만약 혈압이 오르지 않으면 1g/kg/회로 15~30분 간격으로 연이어 2회 정맥주사한다. 보고에 의하면 지실주사약으로 소아 감염성 쇼크 환자 100명에게(평균적으로 쇼크 6~48시간 후 시술하였음) 0.5g/kg/회를 15분 간격으로 2회 정맥주사한 결과 혈압이 상승하였고, 쇼크증상이 소실하면 상기의 용량으로 8~12시간 동안 링거로 정맥주사하고, 혈압이 상승하지 않으면 용량을 0.6~1.0g/kg/회 정맥주사한다. 이 방법으로 치료한 결과 총 유효율이 78%였고, 그 중 현저한 효과는 57%, 유효는 21%였고, 무효는 22%였다.

(2) 심부전 치료

방 약 | 지실40~60g의 주사약을 10% 포도당 250ml에 혼합하여 20~30방울/min의 속도로 3~4시간 동안 서서히 정맥주사한다. 이 방법으로 심부전 환자 20명을 치료한 결과 강심, 이뇨 작용이 있었다고 밝혔다.

(3) 위하수 치료

방 약 | 동일량의 지실, 마인을 10%의 농도로 수전하여 이온 도입법으로 1일 1회, 1회10~20분, 15일을 1회 치료기간으로 치료한다. 보고에 의하면 이 방법으로 위하수 환자 18명을 치료한 결과 13명 완치, 2명 현저한 효과, 2명 호전, 1명은 무효였다. 이외에 보중익기탕에 지실30~50g을 배합하여 위하수증을 치료한 결과 양호한 효능이 있다고 보고하였고[5], 만전귀는 지실, 황기^각40~60g, 장수엽50~80g, 초포황, 계지, 침향^각10g을 증상에 따라 가감하여 위하수증을 치료한 결과 양호한 효능이 있다고 보고 했다.[6] 근대(近代)에는 장기하수(臟器下垂)에 지실 30g이상을 배합하여 치료한 보고가 있다.[7]

(4) 두통 치료

방 약 | 지실주사약4ml를 1일 3회, 5~10일 동안 근육주사하고 , 증상이 경미해지면 경구 투약하고, 혹은 지실30g을 수전하여 1일 3회, 20일을 1회 치료기간으로 투여한다. 보고에

의하면 이 방법으로 고혈용량성(高血容量性), 혈관성 두통 환자 45명을 치료한 결과 32명 완치, 10명 현저한 효과, 3명은 호전이었다.[9]

(5) 위, 충수 절제수술후 장(腸)기능 치료

방 약 1 | 지각15g, 대황(법제)15g, 백두구10g에 끓는 물 250ml를 넣고 20분간 담가 두었다가 사용한다. 이 방법으로 위, 충수 절제수술 후 항문 배기를 조사한 결과 대조군(對照群)보다 양호한 효능이 있었다.[10]

방 약 2 | 지각의 분말을 시중에 판매중인 담배에 1.2g을 넣어 1회 2개피, 2시간마다 한번씩 불을 붙여 흡입한다. 이 방법으로 충수염 수술 환자 27명을 배기시킨 결과 1~2일 만에 완치되었다.[11]

(6) 산후(産後) 핍뇨증 치료

방 약 | 지실12g, 후박12g, 생대황(後下)20g(대변 건조자는 망초20g을 배합함)을 100~200ml 로 수전하여 1일 1~2회, 1회 30~60분, 1회 간격을 4~6시간으로 관장(灌腸)한다. 이 방 약으로 23명을 치료한 결과 관장후 즉각 대·소변자는 5명, 10~20분후는 12명, 30~60 분후는 5명, 1명은 무효였다.[13]

사용용량

일반적으로 1.5~9g을 사용한다.

주의사항

비위가 허약하여 설사하거나 임신부는 신중하게 사용한다. 과량 복용 시에는 혈압상승과 복통, 경련을 유발할 수 있음으로 주의한다.

목향(木香)
Saussurea lappa Clarke

약재개요

국과(菊科)에 속한 여러해살이 초본식물인 운목향(蕓香科)과 천목향(川木香)의 뿌리이다.

성미(性味)는 신(辛), 고(苦), 온(溫)하고, 비(脾), 위(胃), 대장(大腸), 담(膽)에 귀경한다. 행기지통(行气止痛 기를 돌리고 통증을 없앰), 이기소간(理气疏肝 기를 돌리고 간을 소통시킴), 건비소체(健脾消滯 비장을 튼튼하게 하고 체증을 없앰)의 효능이 있어 식욕부진, 소화불량, 복통, 설사, 이급후중(裏急後重 배변 전에는 증상이 아주 급하나 배변 후에는 통증이 심함), 구토설사 등의 증상에 사용한다.

약리연구

(1) 평천(平喘 천식을 완화시킴) 작용

목향의 수전액, 주정 추출물, 휘발 성분은 모두 항-히스타민 작용이 있었고, acetylcholine으로 인한 기관지 경련을 경감시켰고, 휘발성분이 최고 강한 작용이 있었다.[1]

(2) 기관지 천식 치료

목향의 주정추출액(1g/ml)으로 기관지천식 환자를 치료한 결과 증상억제, 재발방지, 거담(祛痰), 진정작용이 있어 효과가 양호했다.[2]

(3) 호흡 억제 작용

목향의 수전액, 알코올 추출물, 휘발 성분은 호흡을 억제하는 작용이 있었고, 휘발 성분의 ester와 ester를 제거한 성분은 진해(鎭咳)작용이 없었다.[1]

(4) 심장에 미치는 영향

목향의 수전액, 알코올 추출물을 소량으로 사용 시에는 심장을 흥분시켰고, 대량으로 사용 시에는 억제시켰다. 소량은 혈관을 확장시켰고, 대량은 수축시키는 작용이 있었다.

(5) 혈압에 미치는 영향

목향의 수전액, 알코올 추출물은 혈압을 상승시키고, ester를 제거한 휘발성분은 혈압을 강하시키는 작용이 있었다.[1]

(6) 혈당에 미치는 영향

목향의 알코올 추출물을 쥐의 위장에 주입한 결과 3일 째부터 혈당이 감소하였고, 7일에 최저 수치였다. 간당원의 함량은 상반되는 현상이 출현하였고, 최초에는 상승하다 잠시 후에는 감소했다.

(7) 장관(腸管)에 미치는 영향

목향의 수전액, 주정 추출물, 휘발 성분은 장의 유동력, 장력을 현저하게 증강시키다가 잠시 후에는 긴장성과 조절성이 현저하게 경감하였고, acetylcholine, 히스타민으로 인한 경련에 대항했다.[3]

사용용량

일반적으로 1.5~6g을 사용한다. dihydrocostulactone을 쥐의 복강에 주사한 결과 LD_{50}은 200mg / kg이었다.

주의사항

특별한 부작용은 없으나 대량 복용하면 위장의 불편감, 어지러움, 두통, 기면 등의 부작용이 있다. 기체(氣滯)에는 생용하며, 설사에는 외(煨)한다. 실열증(實熱證)이나 음허화왕(陰虛火旺 진액이 부족하여 열이 많이 발생함)에는 금한다.

향부자(香附子)

Cyperus rotundus L

약재개요

상동사니과(莎草科)에 속한 여러해살이 초본식물인 향부자의 뿌리이다. 성미(性味)는 신(辛), 미고(微苦), 미감(微感甘), 평(平)하고, 간(肝), 삼초(三焦)에 귀경한다. 소간해울(疏肝解鬱 간을 소통시키고 막힌 것을 풀어줌), 조경지통(調經止痛 생리를 조절하고 통증을 없앰)의 효능이 있어 옆구리 통증, 상복부 팽만·통증, 산통(疝痛), 생리불순, 유방팽만통증, 복통 등의 증상에 사용한다.

약리연구

(1) 해열, 진통 작용

향부 주정추출액 triterpenes 화합물 5mg/kg은 진통 작용이 있었고, 30mg/kg은 아스피린 작용이 있었으며, sodium salicylate의 6배에 가까운 효능이 있는 것으로 밝혀졌다.

(2) 생리조절 작용

향부의 휘발성분은 경미한 에스트로겐 활성 작용이 있었고, 그 성분은 에스트로겐의 일종으로 추정하고, 체내에서 활성이 증강되어 생리불균형을 치료하는 작용이 있다.

(3) 대소장, 자궁 수축억제 작용

향부의 추출액은 장관(腸管), 자궁 수축을 억제하는 작용이 있었다. 장관의 억제는 현저하나 자궁의 억제는 경미했다.[1]

(4) 이담(利膽) 작용

향부는 정상적인 쥐에게 강한 이담작용이 있었고, 담즙분비촉진, 담즙류량(流量)이 증가했다.[2]

(5) 항 경련 작용

향부의 추출물은 히스타민을 쥐의 기관지에 분무하여 발생한 경련을 억제시켰다.

(6) 최면 작용

향부의 휘발유는 carbrital로 인한 최면작용에 현저한 협조 반응이 있었다.[6]

(7) 마취 작용

scopolamine 성분을 마취한 개에게 사용한 결과 마취 시간을 연장시켰으나 마취의 정도는 심화되지 않았다.[6]

(8) 보간이담(補肝利膽)

향부는 carbon tetrachlorid로 인한 간손상을 보호하는 작용이 있었고, 정상적인 쥐에게서 담즙분비가 있었다.

임상응용

(1) Streptomycin중독으로 인한 어지러움증 치료

방 약 | 향부30g, 시호30g, 천궁15g의 분말을 캡슐에 넣어 성인은 2알, 1일 3회 온수로 투약하고, 노인과 소아는 양을 줄인다. 이 방약으로 Streptomycin 중독으로 인한 어지러움, 이명 환자 10명을 치료한 결과 모두 유효하였고, 그 중 어지러움이 1주 내에 소실한

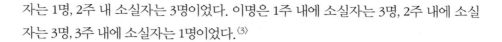

자는 1명, 2주 내 소실자는 3명이었다. 이명은 1주 내에 소실자는 3명, 2주 내에 소실자는 3명, 3주 내에 소실자는 1명이었다.[3]

(2) 급성 방광염 치료

방 약 | 30g을 2회 수전하여 한 번에 투여한다. 이 방법으로 98명을 치료한 결과 현저한 효과가 있었고, 92명은 3일 이내 증상이 소실하였고, 6명은 3일 내에 효능이 낮아 다른 방법으로 치료했다.[4]

(3) 요로 결석 치료

방 약 | 생향부(신선한 것)80~100g을 수전하여 1일내에 투약하고, 1개월을 1회 치료기간으로 한다. 이 방법으로 32명을 치료한 결과 양호한 효과가 있었다.[5]

(4) 건성(乾性) 좌골 신경염 치료

방 약 | 향부12g, 오약, 모과, 독활, 위령선, 당귀[각]15g, 백작약, 우슬, 계혈등[각]30g을 수전해서 1일 1첩, 1일 4회 투여한다. 이 방약으로 건성 좌골 신경염 환자를 치료한 결과 양호한 효능이 있었다[7].

사용용량

일반적으로 3~9g을 사용한다.

주의사항

기허, 무체(無滯), 음허성 발열자는 복용을 금한다.

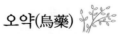

오약(烏藥)

Lindera strychnifolia Villar

약재개요

장과(樟科)에 속한 관목 혹은 소교목(小喬木)식물인 오약의 뿌리이다. 성미(性味)는 신(辛),

온(溫)하고, 폐(肺), 비장, 신장, 방광에 귀경한다. 행기지통(行氣止痛 기를 돌리고 통증을 없앰), 온신거한(溫腎祛寒 신장을 따뜻하게 하고 추위를 없앰)의 효능이 있어 가슴 답답함, 옆구리·복부 팽만, 통증, 산통(疝痛), 생리통, 빈뇨, 유뇨 등의 증상에 사용한다.

약리연구

(1) 소화촉진 작용

오약은 소화촉진 작용이 있는데 그 기전은 미주신경으로 인한 것이고,[1] 또한 소화액 분비를 증가시켰고, 위장 평활근의 유동폭의 증대와 빈도가 증가했다.[2]

(2) 혈액 항응결 작용[5]

체외실험에서 오약의 수전액은 혈액의 응결 시간을 연장시켰고, 항응결 효소작용이 있었다.

(3) 지혈 작용

오약의 마른 분말은 혈장의 재 칼슘화 시간을 촉진하고, 혈액응고를 촉진시켜 지혈시간을 단축시켰다.[2]

(4) 위전도에 미치는 영향

오약수전액은 위평활근의 전도 폭과 빈도를 증대시켰다.

임상응용

(1) 유착성 장폐색증 치료

방 약 │ 오약, 천련자, 당귀, 래복자, 후박, 원호, 지각, 대황, 적작약 등을 탕약으로 투여한 결과 양호한 효능이 있었다.[3]

(2) 유행성 출혈열의 다뇨기(多尿期) 치료

방 약 │ 오약10g, 숙지황, 산약각30g, 익지인, 상표초각15g을 300ml로 수전해서 1일 1첩, 1일 2회 투여한다. 이 방약으로 35명을 치료한 결과 양호한 효능이 있었다.[4]

(3) splenic flexure syndrome 치료

방 약 │ 오약10g, 사인6g, 목향10g, 원호10g, 향부10g, 울금5g 등을 1일 1첩, 탕제로 투약하고,

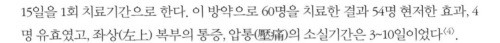

15일을 1회 치료기간으로 한다. 이 방약으로 60명을 치료한 결과 54명 현저한 효과, 4 명 유효였고, 좌상(左上) 복부의 통증, 압통(壓痛)의 소실기간은 3~10일이었다[4].

(4) 어깨 견응증(肩凝證) 치료

방 약 | 오약, 백지, 천궁, 건강, 굴홍(橘紅)^각10g, 마황5g, 원호6g, 길경10g, 강잠10g, 지각10g, 자감초10g, 생강3g을 수전해서 1일 1첩, 1일 2~3회 투여한다. 이 방약으로 견응증을 치료한 결과 유효율이 95.83%였다.[6]

(5) 전립선 비대증 치료

방 약 | 오약, 당삼, 황기, 차전자에 육미지황환을 배합하여 투여한 결과 양호한 효능이 있었 다고 보고했다.[7]

(6) 기 타

방 약 1 | 오약50~60g으로 비뇨기 결석을 치료한 결과 양호한 효능이 있었다.[8]

방 약 2 | 오약30~40g, 별갑20~30g을 수전하여 1일 1첩, 1일 2회 투약해서 간경화성 복수를 치료한 보고가 있다.[4]

사용용량

일반적으로 4.5~9g을 사용한다.

주의사항

기허, 실열자(實熱者), 음허 발열자는 복용을 금한다.

침향(沈香)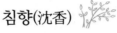
Aquilaria agallocha Roxb

약재개요

팥꽃나무과(瑞香科)에 속한 상록수인 침향, 백목향의 흑색수지를 함유한 나무이다. 성미 (性味)는 신(辛), 고(苦), 온(溫)하고, 비(脾), 위(胃), 신(腎)에 귀경한다. 행기지통(行氣止痛 ^{기를 돌}

리고 통증을 없앰), 온중지구(溫中止區 _{비위를 따뜻하게 하고 구역질을 없앰}), 온신납기(溫腎納氣 _{신장을 따뜻하게} _{하고 폐기를 아래로 내림})의 효능이 있어 가슴·복부의 팽만감과 통증, 위한성(胃寒性) 구토, 트림, 가래, 기침, 천식 등의 증상에 사용한다.

약리연구

(1) 수면시간 연장

쥐에게 침향의 벤젠 추출물을 경구 투여한 결과 자율적인 활동이 감소하였고, 수면시간이 연장되었다.[1]

(2) 항 경련, 진통 작용[2],[3]

마취된 고양이의 장(腸)의 긴장도를 감소시켰고, 유동성도 감소시켰다. Neostigmine으로 인한 장의 유동 항진을 억제시켰고, 위·장의 경련성 수축과 통증을 경감시켰다. 또한 침향의 벤젠 추출물은 전기쇼크로 인한 경련을 억제시켰고, 그 작용은 30분 후부터 시작했다.

(3) 혈압강하 작용

마취된 고양이에게 침향 수전추출물 1.8g/kg을 정맥주사한 결과 혈압이 3.2~3.6Kpa 하강하였고, 4~11분 만에 정상으로 회복되었다.[4]

임상응용

(1) 대퇴골두 허혈성괴사 치료

방 약 | 침향, 유향, 몰약, 혈갈, 속단, 백지, 무명이(無名異) 등의 분말을 주정에 혼합해서 환부에 도포한다.[5]

사용용량

탕약으로는 1~4g을 사용하고, 분말로는 1~1.5g을 사용한다.

주의사항

음허화왕(陰虛火旺 _{진액이 부족하여 열이 많이 발생함})이나 실열증 환자는 주의한다.

천련자(川楝子)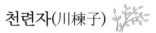

Melia toosendam Sieb

약재개요

멀구슬나무과(楝科)에 속한 낙엽교목식물인 천련의 익은 열매이다. 성미(性味)는 고(苦), 한(寒)하고, 독(毒)이 소량 있고, 간(肝), 위(胃), 소장, 방광에 귀경한다. 청간이기(淸肝理氣 ^{간의 열}을 없애고 기를 돌게 함), 행기지통(行氣止痛 기를 돌리고 통증을 없앰), 살충치선(殺蟲治癬 벌레를 죽이고 피부병을 치료함)의 효능이 있어 옆구리통증, 상복부 통증, 산통(疝痛), 충적(蟲積)복통, 두선(頭癬) 등의 증상에 사용한다. 금령자(金鈴子)라고도 한다.

약리연구

(1) 호흡중추억제 작용

Nikethamide는 천련소로 인한 호흡부전을 경미하게 억제시켰고, 대량의 천련소(2mg/마리)를 정맥주사하거나 근육주사한 결과 호흡부전이 발생했다.

(2) 평활근 흥분 작용

천련소는 체외, 체내에서 토끼의 장(腸)근육을 흥분시키고, 고농도에서는 장근육에 경련성 수축을 유발했다.

(3) 기 타

이외에 구충, 항균작용이 있었다.

임상응용

(1) 파상풍 예방

방 약 | 천련자, 방풍, 조구등, 적작약, 우슬^각10g, 생지황, 복신^각12g, 감초6g을 가감하여 1일 1첩, 1일 2회 투여한다.(창상(創傷) 후 24시간부터 복용) 이 방법으로 창상환자(파상풍 독소에 과민자) 90명을 예방목적으로 투여한 결과 한 명도 발병하지 않았다.[1]

(2) 요충 치료

방 약 | 천련자15g, 빈낭20g, 세신1g, 백부10g, 오매6g, 대황^(後下)8g, 사군자소량(약에 넣지 않

고 볶은 후 껍질을 벗기고 단독 복용)을 60ml로 수전한다. 먼저 아침 공복에 사군자 (1세 2알, 2세 4알, 1세 증가에 2알 씩 첨가하고, 최대 20알을 초과하지 않는다.)를 투여한 후 탕약을 투약하고, 1시간 후에 식사한다. 그리고 살요약면(약명: 사상자, 백부^각40g을 수전하여 약액을 솜에 적신 후 건조함)을 항문에 넣어 두었다가 다음날 제거한다. 이 방법으로 90명을 치료한 결과 87명 완치, 3명 호전이었다.⁽²⁾

(3) 소화성 궤양, 위염 치료

방 약 1 | 금령자산(천연자분 0.5g, 원호분 0.5g), chlorhexidine acetate 0.2g을 혼합한 후 캡슐에 넣어 1일 3회(식전 복용), 4주를 1회 치료기간으로 한다. 이 방법으로 만성 위염, 궤양환자 60명을 치료하고, 위내시경으로 검사한 결과 20명 궤양환자 전부 완치, 40명 위염 환자 중 28명 증상 소실, 12명 현저한 효과였다.⁽³⁾

방 약 2 | 천련자, 광목향, 산반자근(算盤子根)^각15g, 단삼, 래복자^각10g을 수전하여 1일 1첩, 30일을 1회 치료기간으로 투여한다. 이 방약으로 만성 표재성 위염 환자 118명을 치료한 결과 치료율이 72.9%, 총 유효율이 94.1%였다.⁽⁴⁾

방 약 3 | 천련자, 산사, 연호색^각6g, 사인1.5g, 불수3g, 황연5g, 비타민C 0.3g 등을 분말로 만들어 1일 3회 투여한다. 이 방약으로 간위불화형(肝胃不和型) 만성 위축염 환자 21명을 치료한 결과 10명 현저한 효과, 9명 호전, 2명은 무효였다.⁽⁵⁾

(4) 위통 치료

방 약 | 천연자, 시호, 지각, 백작약, 감초를 시럽으로 만들어 투여한다. 이 방약으로 급성 위염환자(위, 십이지장궤양, 각종 위염, 십이지장염, 위신경관능증) 571명을 치료한 결과 272명 현저한 효과, 225명 유효, 74명은 무효였다.⁽⁶⁾

(5) 소화도(消化道) 출혈 치료

방 약 | 천련자, 시호, 백작약, 오적골, 백급^각10g, 지유, 포공영^각30g, 황연, 삼칠^각3g을 수전해서 1일 1~2첩, 1일 3~4회 투여한다. 이 약으로 36명을 치료한 결과 모두 대변의 잠혈검사에서 음성이었고, 2~10일 만에 효능이 있었다.⁽⁷⁾

(6) 담낭염, 담결석 치료

방 약 1 | 금령자산12g, 생대황10g, 적설초20g, 울금10g을 기본 약으로 하고, 변증한 후 가감해서 투여한다. 이 방약으로 급성 담낭염 환자 60명을 치료한 결과 43명 완치, 8명 현저한 효과, 8명은 유효였다.⁽⁹⁾

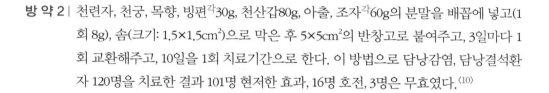

방 약 2 | 천련자, 천궁, 목향, 빈편^각30g, 천산갑80g, 아출, 조자^각60g의 분말을 배꼽에 넣고(1
회 8g), 솜(크기: 1.5×1.5cm²)으로 막은 후 5×5cm²의 반창고로 붙여주고, 3일마다 1
회 교환해주고, 10일을 1회 치료기간으로 한다. 이 방법으로 담낭감염, 담낭결석환
자 120명을 치료한 결과 101명 현저한 효과, 16명 호전, 3명은 무효였다.⁽¹⁰⁾

(7) 담도(膽道)회충 치료

방 약 1 | 천련자, 오매^각40g, 천초, 황연^각20g, 생대황10g의 분말을 캡슐(0.5g)에 넣고, 성인 1
회 10~20알, 1일 3회 투여한다. 이 방약으로 102명을 치료한 결과 모두 양호한 효능
이 있었다.⁽¹¹⁾

방 약 2 | 천련자, 백작약^각15g, 금전초25g, 인진초20g, 빈낭, 오매^각12g을 수전하여 1일 1첩을
투여한다. 이 방약으로 107명을 치료한 결과 완치율이 98%였다.⁽¹²⁾

(8) 급성 유방질환 치료

방 약 1 | 고련자(껍질과 종자 포함, 초(炒))의 분말9g, 홍당(紅糖) 60g을 온수 100~200ml에
녹여 투여하고, 1일 1~2회 투여한다. 하천은은 이 방법으로 유선염 환자 43명을 치
료한 결과 그중 질병 초기에 고름이 형성 되지 않은 34명은 복용 2~4회 후 완치되었
다고 보고했다.

방 약 2 | 천련자, 귤엽, 단삼, 왕불유행, 토별충, 조자를 정제(무게: 0.3g, 매알 당 생약 1.5g 함
유)로 만들어 1일 12알, 1일 2회, 3개월간 투여한다. 보고에 의하면 이 방법으로 유
선 증식환자 132명을 치료한 결과 50명 완치 근접, 16명 호전, 9명은 무효였다.

(9) 만성 질염 치료

방 약 1 | 천련자, 당귀, 천궁, 단삼, 향부, 복령, 도인, 적작약, 시호, 로로통, 감초를 수전하여
1일 1첩을 투약하고, 1개월의 생리기간을 1회 치료기간으로 하고, 생리기간에는 활
혈조경(活血調經)약으로 투여한다. 이 방약으로 89명을 치료한 결과 20명 완치, 23
명 현저한 효과, 38명 호전, 8명은 무효였다⁽¹³⁾.

방 약 2 | 천련자, 패장초, 황금, 시호, 의이인, 적작약, 진피를 정제(매알 당 생약 0.35g 함유)
로 만들어 1일 3회, 20일을 1회 치료기간으로 투약하고, 연이어 1~3개월을 치료하
고, 관찰한다. 이 약으로 만성 질염 환자 303명을 치료한 결과 33명 완치, 175명 현
저한 효과, 86명 호전, 8명은 무효였다.⁽¹⁴⁾

(10) 고환 통증 치료

방 약 | 천련자12g, 육계분말(단독 복용)9g, 생황기15~30g, 귤핵, 창출^각15g, 대조30g을 수전 해서 투여한다. 여가기는 이 방약으로 60명을 치료한 결과 49명은 7~14첩을 복용한 후 완치했다고 밝혔다.

(11) 족선(足癬) 치료

방 약 | 천련자를 죽처럼 만든 후 환부에 1일 1회, 연이어 3~5회 담가서 족선을 치료한 결과 양호한 효과가 있었다.[15]

(12) 협심증, 심교통 치료

방 약 | 천련자, 당삼^각15g, 계원육(桂圓肉), 창포, 생산사, 초맥아, 당귀^각10g, 용골, 모려^각20g, 숙지황6g을 수전하여 500ml로 만든 뒤 1회 100ml, 1일 3회, 30일을 1회 치료기간으로 투여한다. 이 방약으로 협심증, 심교통 환자 82명을 치료한 결과 20명 현저한 효과, 56명 개선, 6명은 무효였다.[16]

(13) 자궁난관 폐쇄성 불임증 치료

방 약 | 천련자9g, 지각, 청피, 진피^각6g, 서장경12g을 1일 1첩 수전해서 생리기간이 끝난 후 투약하고, 인동등30g, 마변초15g, 조각자12g, 감초9g을 100ml로 수전해서 생리 3일 후부터 1일 1회, 1회 50ml, 10일 동안 관장한다. 이 방법으로 38명을 치료한 결과 21명이 임신했다.[17]

(14) 임질 치료

방 약 | 천련자(분쇄)30g을 300ml로 농전(濃煎)해서 1회 100ml, 1일 3회, 9일을 1회 치료기간으로 투여한다. 오수충은 이 방약으로 36명을 치료한 결과 3명 현저한 효과, 31명 유효, 2명은 무효였다고 보고했다.

(15) 기 타

방 약 | 천련자250g에 물 2000ml를 넣고 20분간 수전해서 수족의 피부가 갈라진 곳을 1일 2회 씻어주거나 바셀린과 장뇌 등을 혼합해서 연고를 만든 뒤 동상의 환부나 피부 갈라진 곳을 치료한다.[18]

사용용량

일반적으로 3~8g을 사용한다. 천련자를 쥐의 위장에 투여한 결과 LD_{50}은200g/kg이었고, ALT, AST는 약 투여 1시간 후 최고치에 달했고, 24시간 후에 정상으로 회복했다. 천련자 81, 166g/kg을 쥐에게 투여한 결과 간조직에 손상이 있었고, 용량에 따라 ALT, AST치도 높아졌다.

주의사항

천련자의 독성은 고련자(苦楝子)보다 약하다. 천련자 과실은 독이 있어 과실 6~8개 정도 복용하면 중독을 일으켜 사망할 수도 있다. 부작용으로는 소화기, 신경계, 호흡계, 심혈관계, 비뇨기에 나타난다. 그리고 중독량과 유효량이 근접함으로 치료시 주의를 요한다. 신체허약자, 비위허한자(脾胃虛寒者), 임신부는 유의한다.

해백(薤白)

Allium macrostemon Bge

약재개요

백합과(百合科)에 속한 여러해살이 초본식물인 소근산(小根蒜)의 뿌리이다. 성미(性味)는 신(辛), 고(苦), 온(溫)하고, 폐(肺), 위(胃), 대장(大腸)에 귀경한다. 통양소체(通陽消滯 ^{양기를 통하게 하고 막힌 것을 없애줌}), 행기관흉(行氣寬胸 ^{기를 통하게 하고 가슴을 넓혀줌})의 효능이 있어 가슴답답함, 천식, 기침, 흉부통증, 설사 등의 증상에 사용한다.

임상응용

(1) 동맥경화 치료

방 약 | 해백추출물을 캡슐(무게: 0.25g, 생약 6.1g에 해당)에 넣어 1회 2알, 1일 3회, 4주를 1회 치료기간으로 투여한다. 후우는 이 방약으로 132명을 치료한 결과 고지질과 혈소판 응집을 억제하는 작용이 있었고, 동맥경화가 억제되었다고 밝혔다.

(2) 담도(膽道) 회충증 치료

방 약 | 해백, 반하, 괄루, 오매환을 1일 1첩 투여한다. 보고에 의하면 이 방약으로 담도 회충

증 9명을 치료한 결과 1명은 발열, 2명은 경미한 황달로 항생제를 첨가해서 치료하였고, 나머지 6명은 중약(中藥)으로만 치료했다. 모두 1~4일 만에 완치되었다고 했다.

사용용량

일반적으로 3~9g을 사용하고, 중증에는 15g을 사용한다.

주의사항

해백은 위점막을 자극하기 때문에 위궤양자는 대량으로 복용하지 않는다. 기체(氣滯)가 없는 식욕부진 환자는 사용하지 않는다.

여지핵(荔枝核)

Litchi chinensis Sonn

약재개요

무환자나무과(無患子科)에 속한 상록교목인 여지의 성숙한 종자를 건조한 것이다. 성미(性味)는 감(甘), 삽(澁), 온(溫)하고, 간(肝), 위(胃)에 귀경한다. 행기지통(行氣止痛 기를 돌리고 통증을 없앰), 거한소체(祛寒消滯 한사를 없애고 체증을 제거함)의 효능이 있어 고환의 부종과 통증, 위장통 등의 증상에 사용한다.

약리연구

(1) 혈당강하 작용

alloxan으로 인한 쥐의 당뇨병에 소량의 여지를 투여한 결과 30일 후에 혈당이 현저하게 감소하였고, 대량 투여시에는 20일에 감소했다[1].

임상응용

(1) 비허성(脾虛性) 설사 치료

방 약 | 건조한 여지(껍질 제거)30~60g, 대추5개를 수전해서 조석으로 투여한다.

(2) 천식 치료

방 약 │ 건조한 여지120g(껍질과 핵 제거)을 장시간 수전한 후 투여한다.

사용용량

일반적으로 10~15g을 사용한다.

주의사항

여지는 단당성분이 주성분이다. 대량 복용시 식욕부진을 유발하고, 심하면 거의 식사를 못해서 저혈당을 유발기도 하고, 경미할 경우에는 오심, 구토, 발한, 복통 등의 증상이 있고, 중한 경우에는 경련, 혼미도 초래 할 수 있다. 그리고 비타민K, 동물의 간, 오이, 무, 아스피린 등과 같이 복용하지 않는다.

불수(佛手)
Citrus medica L.

약재개요

운향과(蕓香科)에 속한 상록소교목(常綠小喬木)식물인 불수의 과실이다. 성미(性味)는 신(辛), 고(苦), 온(溫)하고, 폐(肺), 간(肝), 비(脾), 위(胃)에 귀경한다. 소간이기(疏肝理氣 간기를 소통시키고, 기를 통하게 함), 화중화담(和中化痰 비위를 편안하게 하고, 가래를 삭임)의 효능이 있어 옆구리통증, 가슴답답함, 복부팽만, 식욕부진, 트림, 가래성 기침 등의 증상에 사용한다.

약리연구

(1) 평천거담(平喘祛痰 천식을 완화시키고 가래를 삭임) 작용

동물실험에서 구연산 ester는 항히스타민 작용이 있었고, 히스타민으로 인한 기관지 수축을 억제하는 작용이 있었다[1].

(2) 위, 장 평활근 억제 작용

주정으로 추출한 물질은 acetylcholine으로 인해 발생한 십이지장 경련을 현저하게 경감시켰다[1].

(3) 중추 억제 작용

주정으로 추출한 물질은 strychnine, 카페인으로 인한 경련과 사망시간을 연장시켰고, 사망률을 감소 시켰다[1].

(4) 심장보호 작용

주정으로 추출한 물질은 심장에 혈액 순환을 증가시켜 산소 결핍에 내성을 높였다[1].
이외에 항염, 항바이러스 작용이 있었다.

임상응용

(1) 소화불량 치료

방 약 | 불수50g을 뜨거운 물(2회)에 담가 두었다가 자주 복용하고, 연이어 3일 복용한다. 이 방법으로 복용하면 일반적으로 증상이 호전된다.

(2) 협통(脇痛) 치료

방 약 | 불수를 술에 담가 두었다가 내복하면 담결석으로 인한 협통에 양호한 효능이 있다[2].

(3) 소아 전염성 간염 치료

방 약 | 불수, 패장초를 수전해서 64명을 치료한 결과 일반적으로 4~5일 만에 황달이 소실하였고, 전신상태와 식욕이 호전되었다[3].

사용용량

일반적으로 4.5-9g을 사용한다.

주의사항

특별히 보고 된 것이 없다.

감송(甘松)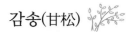

Nardostachys chinensis Batal

약재개요

패장초과의 식물인 감송향의 뿌리이다. 성미(性味)는 감(甘), 신(辛), 온(溫)하고, 비(脾), 위(胃)에 귀경한다. 행기지통(行氣止痛 기를 돌리고 통증을 없앰), 소울성비(疏鬱醒脾 울체된 것을 소통시키고, 비장을 깨어나게 함)의 효능이 있어 가슴답답함, 식욕부진, 상복부 통증 등의 증상에 사용한다.

약리연구

(1) 항-부정맥 작용

쥐에게서 sodium chloride으로 인한 부정맥을 억제하는 작용이 있었다[1].

(2) 심근경색 예방 작용

토끼에게 정맥주사한 결과 심박동수가 현저하게 감소하였고, Pit 주사로 인한 실험성 급성 심근허혈에 현저한 보호작용이 있었다[2].

(3) 혈압조절 작용

감송 주정 추출물은 혈압상승 작용이 있었고, Nardosinone을 함유한 감송을 쥐에게 투여한 결과 혈압 강하 작용이 있었다[3].

임상응용

(1) 부정맥 치료

방 약 | 감송, 대청엽^각9g, 당삼, 현삼^각5g, 계지3g, 감초5g, 지각10g의 탕약을 100ml로 농축하여 매일 1첩, 2회로 투여한다. 종달금은 이 방약으로 부정맥 환자 55명(심실성, 심방성 조기수축, 방실전도 장애, 빈맥)을 치료한 결과 16명 현저한 효과, 30명 유효, 9명 무효였다고 밝혔다. 이외에 감송12~30g, 단삼15~30g, 상기생15~20g, 태자삼12~20g으로 심실성 조기 수축 환자를 치료한 결과 양호한 효능이 있었다고 보고했다.

(2) 전간(癲癎) 치료

방 약 | 감송, 능소화(凌霄花), 부자, 석창포^각10g, 대자석30g, 려호(藜芦)3g을 수전해서 1일 1첩, 1일 2회 투여한다. 증광성 이 방약으로 41명을 치료한 결과 17명 현저한 효과, 11명 유효, 13명은 무효였다고 밝혔다.

(3) 담결석 치료

방 약 | 감송45g, 백합, 백작약, 금전초^각30g, 천련자, 호장, 계내금, 천우슬^각15g, 생지황12g을 탕약으로 1일 2회 공복에 투여하고, 3주 동안 투여한다[4].

(4) 임신성 부종 치료

방 약 | 감송100-200g을 온수에 1~2시간 담가 두었다가 몇분간 수전한 후 찌꺼기를 버리고, 적정온도에 부종부위를 매일 1~2회 씻어준다. 1첩으로 2~3회 사용가능하다[5].

사용용량

일반적으로 3~6g을 사용한다.

주의사항

특별히 보고 된 것이 없다.

09

소화약(消化藥)

정의 본류의 약물들은 소화를 촉진시킬 수 있고, 소식제적(消食除積 음식을 소화시키고 적체를 없앰)하는 효능이 있다. 대부분 개위화중(開胃和中 위장을 열어주고 비위를 편안하게 함)의 작용이 있고, 일부 약재는 비장을 튼튼하게 하는 효능이 있다.

작용 소식제적(消食除積)

증상 소화불량으로 인한 복부팽만, 신트림, 구역질, 구토, 대변이상, 소화불량 등의 병증에 사용한다.

배합 비위기체(脾胃氣滯)에는 이기약(理氣藥)을 배합하고, 한증(寒症)에는 온리약(溫裏藥)과 배합하고, 적체(積滯)가 오래되어 열이 생기면 차(冷)고 쓴(苦)약을 사용하여 열을 아래로 내리고, 습사(濕邪)가 비위를 막았으면 방향약(芳香藥)배합한다. 비위허약으로 운화(運化) 작용이 없으면 보비익위약(補脾益胃藥)을 배합한다.

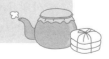

산사(山楂)

Crataegus cuneata Sieb

약재개요

장미과(薔薇果)에 속한 낙엽관목 혹은 소교목식물인 산사의 열매이다. 성미(性味)는 산(酸), 감(甘), 미온(微溫)하고, 비(脾), 위(胃), 간(肝)에 귀경한다. 소식화적(消食化積 음식을 소화시키고 적체된 것을 없앰), 활혈산어(活血散瘀 혈액을 맑게 하고 어혈을 풀어줌) 의 효능이 있어 소화불량, 복부팽만, 어혈성 복통, 산후지속적인 출혈, 산통(疝痛) 등의 증상에 사용한다.

약리연구

(1) 혈지질 감소 작용

산사추출물은 혈중콜레스테롤, TG, LDL 함량을 감소시켰고, 고지질 섭취로 인한 간세포의 지방변성과 간(肝)무게를 감소시켰다.[16]

(2) 자궁수축, 진통 작용[17]

산사는 자궁을 수축시켜 자궁내의 혈괴(血塊)의 배출을 용이하게 하였고, 산후 자궁회복을 도와주는 작용이 있었고, 산사는 혈관을 확장시켜 어혈을 제거해서 진통작용이 있는 것이다.

(3) 위액분비 촉진 작용[18]

30분 간 끓인 산사액을 쥐에게 투여한 결과 위액분비가 현저하게 증가했다.

(4) 관상혈관확장, 항-부정맥, 항-혈관 경련 작용

산사의 추출물은 심장혈관을 확장시켰고, 심장혈관에 혈류량이 증가하였으나 심근의 산소소비량은 감소하지 않았다. 또한 뇌하수체 하엽소로 인한 쥐의 부정맥을 억제시키는 작용이 있었고, 산사의 배당체는 hypaconitine으로 인한 토끼의 부정맥을 정상으로 회복시켰다. 그리고 체외에서 KCl로 인한 혈관 경련을 억제시켰다.[19]

(5) 혈압강하 작용

산사의 flavone 성분은 마취된 고양이의 혈압을 하강시켰고, 그 기전은 성분에 따라 다르고, 주요한 것은 말초혈관을 확장하는 것이다.[20]

(6) 기타

이외에 산사는 항-산화(酸化), 간보호, 진정, 최면, 항암작용 등이 있는 것으로 밝혀졌다.

(1) 고지질혈증 치료

방 약| 산사, 단삼, 갈근^각50g. 1일 1첩, 30일을 1회 치료기간으로 투여한다. 이 약으로 30명을 치료한 결과 18명 현저한 효과, 9명 유효, 3명은 무효였다.[1]

(2) 심장질환 치료

방 약 1| 산사4.5g, 갈근4.5g, 단삼4.5g, 삼칠0.3g, 목향0.3g을 12알로 만들어 1회 4알, 1일 3회, 30일을 1회 치료기간으로 투여한다. 보고에 의하면 이 방약으로 협심증, 심교통 환자 87명을 치료한 결과 그 중 1~3회 치료기간으로 현저한 효과 81명, 5명 개선, 1명은 무효였다.

방 약 2| 북경산 산사엽 추출물로 정제(매알 당 생약 75mg 함유)를 만들어 1일 3회, 1회 4알, 4주를 1회 치료기간으로 투여한다. 이 방약으로 부정맥 환자 33명(2명은 증상이 중(重)해서 양약(洋藥)을 복용하였고, 나머지는 모든 양약의 복용을 중단함)을 치료한 결과 심방세동(心房細動)이 있는 1명을 제외하고 32명 모두 조기박동이 있었다. 치료 전에는 평균 55.66±47.15/min(X±SD)였으나 치료 후에는 평균21.50±30.23/min이었고, 61.4%감소했다. 그 중 9명은 현저한 효과, 11명 유효, 9명 무효, 3명은 가중(加重)이었다.[2]

(3) 고혈압 치료

방 약 1| 산사시럽(매 ml당 생약 0.65g 함유)을 1일 3회, 1회 20ml, 식후에 투약하고, 1개월을 1회 치료기간으로 한다. 보고에 의하면 이 방법으로 고혈압 환자 50명(II기 환자 최다)을 치료한 결과 현저한 효과 35명, 12명 호전이었다.

방 약 2| 신선한 산사30g, 사과30g, 셀러리 3개를 물로 찐 다음 설탕을 소량 넣어 매일 수면 전에 투약하고, 3개월을 1회 치료기간으로 한다. 왕필은 이 방법으로 20명을 치료한 결과 모두 양호한 효능이 있었다고 보고했다.

(4) 간염, 간경화 치료

방 약 1| 산사분말6g을 1일 3회 투여한 결과 간(肝)부위의 통증소실, 식욕증진, 증상개선하

였고, 만성 담낭염 환자를 같은 방법으로 치료한 결과 담낭염 소실, 담석 미형성, 담석이 배출했다.[3]

방 약 2 | 산사분말3g을 1일 3회, 10일을 1회 치료기간으로 투여한다. 이 방약으로 급성 바이러스성 간염 환자 36명, 만성 간염 34명을 치료한 결과 모두 2~3회의 치료기간으로 급성 바이러스성 간염은 30명 완치, 3명 호전, 만성 간염은 26명 완치, 4명 호전이었고, GPT의 상승, 간종대, 황달, 통증 등에도 효능이 있었다.[4]

(5) 생리통 치료

방 약 | 산사(종자 제거) 50g을 산제로 만들어 1일 1첩, 1일 2회 투약하고, 월경 1일 전에 시작해서 연이어 2첩을 투여한다. 보고에 의하면 이 방법으로 기능성 생리통 환자 79명을 치료한 결과 42명 완치, 6명은 무효였다. 산사는 초기(初期) 기체어혈(氣滯瘀血)의 중증(重症)에 효과가 양호했다.

(6) 출산 후, 인공유산 후 복통 치료

방 약 | 산사(焦)30~50g을 30분 간 수전한 후 홍탕(紅糖)을 적당량 첨가해서 2회로 나누어 투여한다. 이 방법으로 16명을 치료한 결과 1~4첩 복용 후 완치되었다.[5] 이외에 산사육30g, 천궁5g, 당귀9g, 계혈등12g, 익모초12g을 탕약으로 1일 1첩을 투약해서 인공유산 후 복통 환자 13850명을 치료한 결과 일반적으로 3~5첩 복용 후 복통, 출혈 등의 증상이 완치되었다.

(7) 세균성 이질 치료

방 약 | 산사(炒)60g에 백주 50ml를 넣고 볶은 후 다시 물 200ml를 넣고 15분 간 수전한다. 다시 홍당60g 넣고 수전한 후 온복(溫服)한다. 이 방법으로 100명을 치료한 결과 양호한 효능이 있었고, 일반적으로 1첩 복용으로 효능이 있었고, 같은 방법으로 급성 이질환자 51명을 치료한 결과 41명 완치였고, minocycline보다 우수했다.[6]

(8) 급성 장염 치료

방 약 | 30%의 산사 시럽을 만들어 1회 5~10ml, 1일 3회 투약하고, 금식(경미한 자는 4~6시간, 심한 자는 6~10시간) 하고 심한 자는 체액을 보충해서 전해질을 조절한다. 이 방법으로 212명을 치료한 결과 1~3일만에 완치 189명, 4~6일만에 완치자는 23명이었다.[7]

(9) 어린이 거식증 및 설사 치료

방 약 | 어린이 거식증 환자 90명을 치료한 결과 산사액의 현저한 효과는 43%, 총 유효율은

90%였고, 산사환의 현저한 효과는 16.1%이고, 총 유효율은 74.2%였다. 설사하는 어린이 165명에게 산사복령수전액을 1회 1~5ml, 1일 3회 투약해서 치료한 결과 완치율이 75.1%였고, 총 유효율은 94.5%였다.[8]

(10) 애역증(呃逆症) 치료

방 약 | 산사즙을 1회 15ml, 1일 3회 투여한다. 이 방법으로 애역증 환자 85명을 치료한 결과 모두 1회에 완치되었다.[9]

(11) 신우 신염 치료

방 약 | 산사90g을 수전하여 1일 3회 투약하고, 연이어 7일간 실시한다. 보고에 의하면 이 방법으로 급성신우 신염 환자 45명을 치료한 결과 34명 완치, 7명 호전, 만성 신염 환자 60명은 42명 완치, 18명 호전이었고, 복용 2~4시간 후에 이뇨 작용이 있었고, 10명은 고혈압을 합병하였으나 정상으로 회복했다.[4]

(12) 성대(聲帶) Ployp 치료

방 약 | 산사(炒)24~30g을 2회 수전해서 1500ml로 만들어 천천히 투여한다. 이 방법으로 성대(聲帶) Ployp 환자 10여명을 치료한 결과 양호한 효능이 있었다[10].

(13) 하체 연부조직 손상, 경추·견관절 통증 치료

방 약 | 산사추출물로 고약을 만들어 환부에 도포한다. 이 방약으로 슬부, 발목, 족부의 연부 조직 손상 환자 85명을 치료한 결과 63.1% 완치, 12% 현저한 효과, 15.4% 유효, 9.5% 무효였고, 목, 어깨, 등 부위 통증 환자 56명을 치료한 결과 74.4%가 현저한 효과가 있었다.[11]

(14) 동상 치료

방 약 | 신선한 산사(종자 제거)를 니(泥)를 만들어 환부에 2cm 두께로 도포한 후 붕대로 감아 두었다가 3일 후에 제거한다. 국소에 궤양이 있으면 사용하지 않는다. 이 방법으로 재발성 동상 환자 29명을 치료한 결과 27명은 1회로 완치, 2명은 2회로 완치였다.[12]

(15) 골절외상 부위 감염으로 인한 궤양 치료

방 약 | 산사분말을 바셀린에 녹여 30%의 연고를 만들어 고압 소독한 후 환부에 바르고, 1일 1회 교환해 준다. 이 방법으로 본 병을 치료한 결과 일반적으로 20일 만에 완치했다.[13]

(16) 모낭염 치료

방 약 | 산사40g을 수전하여 환부를 1일 2회 씻어주고, 1첩으로 2일을 사용한다. 이 방법으로 모낭염 환자를 치료한 결과 일반적으로 4일 만에 완치했다.[13]

(17) 기미 치료

방 약 | 산사5g을 분말로 만들어 계란의 흰자위에 개어 1일 2회 피부에 마사지하고, 60일을 1회 치료기간으로 해서 12명을 치료한 결과 6명 완치, 4명은 유효, 2명은 무효였다.[14]

(18) 기 타

방 약 | 산사, 맥아, 도인, 포황 등으로 말기 위암 환자 6명을 치료한 결과 3명은 병변이 소실하였고, 3명은 호전이었고, 그 중 1명은 13년 이상 생존했다.[15]

사용용량

일반적으로 3~15g을 사용한다.

주의사항

산사 분말을 대량 복용하면 위산역류, 위통, 작열감 등이 발생할 수 있고, 왕진창은 9명이 산사 복용 후 위결석을 형성하였다고 보고했다. 고사재의 보고에 의하면 3년된 위궤양 환자가 시중에 판매중인 산사100g 복용 후 위출혈로 쇼크를 일으켰다고 하였고, 량소규는 산사복용 후 구토자도 있었다고 보고했다.

신곡(神曲)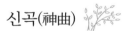
Massa medicata fermentata

약재개요

밀가루와 다른 약재를 혼합하여 발효시켜 만든 가공품이다. 밀가루, 밀기울, 행인니(泥), 적소두 분말, 청호, 창이, 고추즙을 혼합한 후 1주일 동안 발효시켜 균사가 나오면 꺼내서 건조한다. 성미(性味)는 감(甘), 신(辛), 온(溫)하고, 비(脾), 위(胃)에 귀경한다. 소식화위(消食和胃 음식

을 소화시키고 위장을 편안케 함)의 효능이 있어 소화불량, 상복부 팽만, 식욕부진, 장명(腸鳴), 설사 등
의 증상에 사용한다.

임상응용

(1) 소아 소화불량 치료

방 약 ┃ 50%의 신곡 수전액을 내복한다. 이 방약으로 소아 단순성 소화불량 환자 129명을
치료한 결과 양호한 효능이 있었다[1].

(2) 유선증식 치료

방 약 ┃ 향부, 백개자, 당귀, 곤포, 해표초, 하고초 등을 수전해서 투여한다. 이 약으로 치료한
결과 모두 양호한 효능이 있었다.[2]

(3) 위장병 치료

방 약 1 ┃ 신곡9g, 당삼15g, 황기(炙), 복령, 맥아ᵃᵏ12g, 당귀, 백출, 사인, 자감초ᵃᵏ6g, 불수, 지
실, 보골지ᵃᵏ9g, 황연1.5g, 홍대조(紅大棗)4개를 수전해서 1일 1첩, 1일 3회, 10일을 1
회 치료기간으로 투여한다. 이 방약으로 67명을 치료한 결과 현저한 효과 28명, 호
전 36명, 3명은 무효였다.

방 약 2 ┃ 신곡, 산사, 계내금, 래복자, 지실, 빈낭, 반하ᵃᵏ10g, 진피6g, 사인5g, 복령15g을 수전
해서 1일 1첩, 1일 3회, 10회를 1회 치료기간으로 투여한다. 이 방약으로 117명을 치
료한 결과 완치 35명, 호전 65명, 총 유효율은 95.7%였다.[3]

(4) 전간(癲癇) 치료

방 약 ┃ 신곡60g, 흑·백축(炒)ᵃᵏ22.5g, 반하(법제)15g 등의 분말에 밀가루 500g, 설탕(소량)을 혼
합해서 약병(藥餅)을 만들어 아침 공복에 1개 투여한다. 이 방법으로 16명을 치료한 결
과 11명 완치, 3명 무효였고, 2명은 병원에 오지 않아 결과가 불분명하다.[4]

(5) 협착성 초막염

방 약 ┃ 신곡, 단삼ᵃᵏ30g, 생유향, 위령선, 도인ᵃᵏ15g. 도인으로 니(泥)을 만들어 다른 약을 넣
고 혼합한 후 다시 식초와 술을 약간 넣어서 환부에 도포하고, 일주일 간 연이어 실
시한다. 이 방약으로 본 병을 치료한 결과 종괴(腫塊)가 소실하였고, 다시 15일을 실
시한 결과 재발하지 않았다.[4]

사용용량

일반적으로 5~15g을 사용한다.

주의사항

위산 과다자는 주의한다.

맥아(麥芽)

Hordeum vulgare L

약재개요

벼과(禾本科)에 속한 한해살이 초본식물인 보리의 종자를 발아시켜 말린 것이다. 성미(性味)는 감(甘), 평(平)하고, 비(脾), 위(胃), 간(肝)에 귀경한다. 소식화중(消食和中 음식을 소화시키고 비위를 편안케 함), 회유(回乳)의 효능이 있어 소화불량, 식욕부진, 상복부 팽만, 유방팽만과 통증 등의 증상에 사용한다.

약리연구

(1) 혈당감소 작용

맥아추출물을 토끼와 정상인에게 경구 투여한 결과 혈당이 하강하였고, 5%주사액을 토끼에게 주사한 결과 혈당이 40%이상 감소하였고, 대부분이 7시간 후 회복했다.[6]

(2) 소화촉진 작용

전분은 α, β-아밀라제의 작용아래 맥아당, 덱스트린으로 분해되고, 흡수에 유리하다. 인체실험에서 맥아 수전액은 위산, 펩신의 분비를 경미하게 촉진시켰다.[6]

(3) 최유(催乳) 작용

생맥아를 새끼 낳은 쥐의 위장에 투여한 결과 혈중 유즙(乳汁)촉진 호르몬이 증가하였고, 유즙분비가 증가하였고, 포제한 것은 약효가 약했다.[7]

(1) 급성황달성 간염 치료

방 약 1 | 생맥아, 대황(주정법제)을 탕약으로 투여해 급성 황달형 간염을 치료한 결과 일정의 효능이 있었다. [1]

방 약 2 | 보리를 저온에 발아시켜 싹이 0.5mm성장하면 건조한 후 시럽(10ml당 생약 15g을 함유)을 만든다. 1회 10ml, 1일 3회, 식후 투약하고, 30일을 1회 치료기간으로 하고, 완치한 후 다시 1회 치료기간을 투여한다. 이 방법으로 급, 만성 환자 161명을 치료한 결과 108명 유효, 53명 무효였다. GPT, GOT가 하강한 자는 78명이고, 증상과 간종대(肝腫大)가 현저하게 개선되었다고 밝혔다.

(2) 위염 치료

방 약 | 맥아20g, 육계(後下)4g, 백작약, 천련자^{각}10g, 오수유3g, 감초5g을 수전해서 1일 1첩, 1일 2회 투여한다. 비위허한(脾胃虛寒)하면 황기, 당삼을 첨가하고, 음허습열(陰虛濕熱)에는 편두, 황금을, 기체어혈(氣滯瘀血)에는 울금, 아출을 배합한다. 연이어 2개월 동안 투약하고, 5일간 휴식후 다시 15첩을 투약하고, 3개월을 1회 치료기간으로 한다. 이 약으로 40명을 치료한 결과 23명 현저한 효과, 14명 유효, 3명은 무효였다고 밝혔다.

(3) 소아거식증 치료

방 약 | 맥아, 곡아^{각}30g, 당삼20g, 백출12g, 복령, 신곡, 산사(炒), 대조^{각}15g, 백두구, 사인^{각}9g, 계내금6g, 감초3g을 수전해서 1일 1첩, 1일 3회 투여한다. 이 방약으로 200명을 치료한 결과 완치율이 100%였다. [3]

(4) 진균 감염(手足癬) 치료

방 약 | 맥아40g에 75%의 주정(酒精) 100ml를 넣고 온실(溫室)에 1주일간 두었다가 여과한 후 환부에 1일 2회, 4주를 1회 치료기간으로 도포해 준다. 이 방법으로 80명(수족선 35명, 사타구니 30명, 기타 15명)을 치료한 결과 완치 45명, 호전 24명, 11명은 무효였다. [4]

(5) 유선증식(乳腺增殖), 유방 팽만성 통증 치료

방 약 1 | 맥아50g, 산사, 오미자^{각}15g을 수전해서 1일 1첩, 10일을 1회 치료기간으로 투여한

다. 양지는 이 방약으로 급성 유선염 환자 105명을 치료한 결과 2~8회 치료기간으로 완치자 46명, 38명 현저한 효과, 14명 유효, 7명은 무효였다고 보고했다.

방약 2 맥아, 계혈등을 주약(主藥)으로 사용하고, 산사, 목통을 보약(輔藥)으로 과립제(매 봉지당 생약 30g 함유)를 만들어 1회 1봉지, 1일 3회, 2개월을 1회 치료기간으로 투여한다. 이 방약으로 유선 증식증 환자 860명을 치료한 결과 192명 완치, 521명 현저한 효과, 141명 유효, 6명은 무효였다.[5]

(6) 회유(回乳 산후 수유기 부인이 모유를 안 나오게 하는 것)

방약 생맥아(微炒黃)120g에 물800ml를 넣고 400ml로 수전한 후 걸러내고, 다시 약에 물 600ml를 넣고 400ml로 수전한 후 두 약을 혼합해서 하루 동안 3회로 나누어 투여한다. 하명천은 이 방약으로 11명의 수유기 부인에게 투여한 결과 2첩으로 회유가 되었다고 밝혔다. 회유시 생맥아, 초맥아 모두 효능이 있었는데 중요한 것은 용량이다. 소량은 소화작용과 최유(催乳)작용이 있으나 대량(60g 이상)은 회유작용이 있다.

사용용량

일반적으로 6~15g을 사용한다.

주의사항

수유기 부인은 사용시 주의하고, 맥아가 변해서 독성이 생기면 중독된다.

래복자(萊菔子)

Raphanus sativus L

약재개요

십자화과(十字花科)에 속한 한해살이 혹은 두해살이 초본식물인 무의 종자이다. 성미(性味)는 신(辛), 감(甘), 평(平)하고, 비(脾), 위(胃), 폐(肺)에 귀경한다. 소식화적(消食化積 음식을 소화시키고 적체를 없앰), 강기화담(降氣化痰 기를 아래로 내리고 가래를 없앰)의 효능이 있어 소화불량, 상복부 팽만, 트림, 복통설사, 기침, 천식 등의 증상에 사용한다.

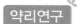 **약리연구**

(1) 해독 작용

래복자소(素)는 체외(體外)와 세포외 독소(毒素)에 해독작용이 있었다. 농도에 따라 독소 중화(中和)의 정도가 다르다.[10]

(2) 혈압강하 작용

래복자주사액은 쥐의 원발성 고혈압을 현저하게 하강시켰고, 하강의 정도는 농도와 유관하고, 지속시간이 짧고, 다시 상승했다.[11]

(3) 항염, 신피질의 기능에 미치는 영향

래복자를 배합한 '골질증생환(骨質增生丸)'은 현저한 항염증 작용이 있었고, 쥐에게서 파두유로 인한 조직수종과 염증성 삼출을 억제시켰다. 항염증 작용은 뇌하수체와 신피질 계통의 기능으로 인한 것이다.[12]

(4) 인삼에 미치는 영향

실험에서 인삼과 동시에 사용한 결과 래복자가 인삼의 작용에 아무런 영향을 미치지 않았다.[13]

(5) 위장운동에 미치는 영향

생, 초(炒), 자(炙)래복자는 모두 체외에서 토끼의 장관(腸管)의 수축을 증강시켰고, 아드레날린의 장관(腸管)에 대한 억제작용을 억제하는 작용이 있었다.[14]

(6) 기 타

이외에 항-미생물 등의 작용이 있었다.

임상응용

(1) 소화기 질환 치료

방 약 1 │ 래복자30g, 산사100g, 신곡60g, 반하, 복령^각90g, 진피, 연교^각30g을 환약으로 만들어 1회 9g, 1일 2회, 맥아 수전액으로 투약하고, 1개월을 1회 치료기간으로 한다. 이 방약은 만성 위염에 효능이 있고, 복부팽만, 구토자에게 적합했다.

방 약 2│래복자, 화분, 당귀, 원삼을 산제로 만들어 내복시킨 결과 양호한 효능이 있다고 보고했다.[1]

방 약 3│래복자(炒)12g, 대황9g, 목향9g. 먼저 래복자를 물 300ml로 15분간 수전한 후 다시 목향, 대황을 넣고 10분간 수전해서 150ml의 탕약을 만들어 1일 1첩, 1일 2회로 나누어(복용간(服用間) 6~8시간 간격) 투약하고, 중(重)한 자는 1일 2첩을 투여한다. 상진일은 이 방약으로 유착성(癒着性) 장폐색 환자 124명을 치료한 결과 98명 완치, 9명 유효, 17명 무효였고, 단순성 장폐색, 수술 후 장마비(腸痲痺), 노인성 분변으로 인한 폐색 등에도 효능이 있다고 밝혔다.

(2) 전광증(癲狂症) 치료

방 약│생래복자, 생대황, 망초, 백개자를 수전해서 전광증을 치료한 결과 양호한 효능이 있다고 보고했다.[2]

(3) 고지질 혈증 치료

방 약 1│래복자, 백개자, 결명자[각]30g을 수전해서 1일 1첩, 1일 2회 투약하고, 1개월을 1회 치료기간으로 한다. 이 방약으로 30명을 치료한 결과 18명 현저한 효과, 총 유효율이 90%였다.[4]

(4) 고혈압 치료

방 약│래복자를 정제(매알 당 생약 5g 함유)로 만들어 1회 5알, 1일 2~3회 투여한다. 이 방법으로 고혈압 환자 70명(원발성 고혈압 II기)을 치료하고, 20명은 Reserpine를 투약해서 대조군(對照群)으로 하여 치료한 결과 래복자군(群)의 현저한 효과는 31명, 29명 유효, 10명은 무효였고, Reserpine군(群)과 현저한 차이가 없어 $P > 0.05$이고, 치료 전후 이완기 혈압의 평균치는 107.8과 94.4mmHg이고, 수축기 혈압의 평균치가 175.7과 149.1mmHg로 현저한 차이가 있어 $P < 0.001$이다. 증상의 개선면에서도 래복자군이 Reserpine군보다 우수하였고, 심전도상에서도 래복자군이 현저한 개선이 있었다고 보고했다.

(5) 슬관절 외상상 활막염 치료

방 약│래복자분말50g에 식초25ml를 넣고 반죽해서 환부에 바르고 붕대로 감아 두었다가 1일 1회 교환해주고, 치료기간 동안 슬관절의 활동을 제한한다. 이 방법으로 80명을 치료한 결과 72명 완치, 3명 현저한 효과, 5명은 무효였다.[5]

(6) 호흡기 감염 치료

방 약 │ 래복자, 자소자, 백개자를 수전해서 투여한다.[6]

(7) 만성 기관지염 치료

방 약 │ 삼자양친탕(래복자, 소자[각]9g, 백개자6g)을 수전해서 1일 1첩, 3회로 투약하고, 기침, 가래가 많고, 가슴이 답답하고, 소화불량이 있고, 설태(舌苔)가 희고, 활맥(滑脈)인 노인성 만성 기관지염에 사용한다.

(8) 습진 치료

방 약 │ 래복자60g을 10분간 볶은 다음 분말을 만들어 외용으로 사용한다. 피부손상으로 삼출액이 흐르면 분말을 뿌려서 건조시키고, 삼출액이 건조되면 다시 마유(麻油)에 반죽하여 환부에 매일 몇 차례 도포한다. 이 방약으로 24명을 치료한 결과 모두 완치 되었다.[7]

(9) 소아 감질(疳疾) 치료

방 약 │ 래복자(炒)20~30g의 분말을 식초에 반죽해서 신궐혈(神厥穴)에 1일 2회 붙인 뒤 붕대로 감아두고, 7일을 1회 치료기간으로 치료한다. 이 방법으로 32명을 치료한 결과 총 유효율이 98.6%였다.[8]

(10) 단순성 비만증 치료

방 약 │ 1. 소적이습법(消積利濕法) : 래복자, 산사, 택사, 맥아, 신곡, 하고초, 진피, 초결명, 적소두, 곽향, 차엽[각]7g을 수전해서 1일 1첩을 차대용으로 투여한다.

2. 건비조습법(健脾燥濕法) : 래복자, 창출, 백출, 택사, 복령, 차전자, 저령, 방기, 차엽[각]10g을 수전해서 1일 1첩을 3회로 나누어 투여한다.

3. 평간식풍법(平肝熄風法) : 래복자, 하수오, 하고초, 산사, 택사, 석결명, 하엽[각]10g을 1일 1첩, 3회로 나누어 투여한다.

이 방약으로 75일 동안 치료한 결과 0.5~1kg 체중 감소자 16명, 1.5~8.5kg 감소자 20명, 3~3.9kg 감소자 21명, 4~4.5kg 감소자 1명, 5~8.5kg 감소자 10명, 9kg 이상 감소자 2명, 무효자는 25명이었다.[3]

(11) 붕누(崩漏) 치료

방 약 │ 래복자120~150g을 3회 수전해서 1일 1첩, 연이어 1~2첩을 투약하고, 지혈되면 귀비환

을 투여한다. 이 방법으로 11명을 치료한 결과 7명 완치, 3명 현저한 효과, 1명은 무효였다.[9]

사용용량

일반적으로 5~15g을 사용한다. 래복자 수전 추출물을 쥐의 복강에 주사한 결과 LD_{50}은 127.4g/kg이었고, 대다수의 동물은 약 투여 1시간 후 경련으로 사망했다.

주의사항

신체가 허약한 자, 담(痰)이나 식체(食滯)가 없는 자는 주의한다.

계내금(鷄內金)

Gallus domesticus Brisson

약재개요

꿩과에 속한 닭 모래주머니의 각질내벽이다. 성미(性味)는 감(甘), 평(平)하고, 비장, 위장, 소장, 방광에 귀경한다. 운비소식(運脾消食 비장을 튼튼하게 하고 음식을 소화시킴), 삽정지유(澁精止遺 정액을 수렴하여 새는 것을 막음)의 효능이 있어 소화불량, 감적(疳積), 유뇨(遺尿), 유정(遺精), 비뇨기 결석, 담결석 등의 증상에 사용한다.

약리연구

(1) 방사성 Sr 배출

계내금 수전액은 방사성 Sr의 배출작용이 있었고, 산(酸)으로 추출한 물질이 수전액보다 작용이 강했다.[14]

(2) 위, 장운동에 미치는 영향

계내금은 쥐의 위장에서 음식물의 배출 시간을 연장시키고, 소장의 운동을 억제 시키고, Neostigmine 으로 인한 소장운동의 항진을 억제시켰다. 다른 보고에 의하면 법제의 방법에 따라 작용이 다르다고 보고한 바가 있다.[15]

(3) 소화보조 작용

계내금의 소화작용은 위장에서 작용한 것이나 위벽을 직접으로 자극해서 유발된 것이 아니고, 흡수한 약액이 혈액을 타고 가서 위선(胃腺)을 자극하여 분비가 증가된 것으로 간접적인 보조역활을 한다[16].

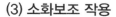

(1) 담낭염, 담결석 치료

방 약 | 계내금, 강황^각12g, 전갈2마리, 마치현30g, 홍등(紅藤), 압석초^각15g, 시호, 감송^각9g, 해금사30g을 수전해서 1일 1첩을 내복한다. 이 방약으로 급성 담낭염 21명, 만성 담낭염 10명, 담낭염 합병 담결석 12명을 치료한 결과 20첩 복용 후 유효자 22명, 40첩 복용 후 유효자는 18명이었다.[1]

(2) 위결석 치료

방 약 1 | 계내금10g을 매일 식사 1시간 전에 온수로 투약하고, 1일 3회 투여한다. 이 방법으로 흑대추를 많이 섭취하여 형성된 위결석 환자 31명을 치료한 결과 모두 완치 되었고, 평균 치료기간은 5일이었고, 결석의 배출확인을 위해 X-RAY나 위내시경으로 검사한다.[2]

방 약 2 | 생계내금150~300g을 분말로 만들어 식사와 같이 1일 3회 투여한다. 이 방법으로 감으로 인한 위장 결석 환자 10명을 치료한 결과 치료 1~3일 만에 모두 완치되었다.[3]

방 약 3 | 계내금20g, 산사(焦)30g을 수전해서 1일 1첩, 1일 2회 공복에 투여한다. 이 방약으로 본병 환자 28명을 치료한 결과 12일 만에 완치되었다[4].

(3) 비뇨기 결석 치료

방 약 1 | 계내금분말^(炒黃)5g을 1일 3회, 1회 담염수(淡鹽水)300~400ml로 투약하고, 3회에는 anisodamine 10mg, furosemide 20mg을 첨가해서 투여한다. 이 방약으로 39명을 치료한 결과 31명 결석 배출, 5명은 결석 소량 배출, 3명은 무효였다.[5]

방 약 2 | 계내금30g, 구맥15g, 천궁9g, 천우슬10g, 오약9g을 2회 수전해서 120ml로 농축하고, 3회로 나누어 투약한다. 연이어 2~3개월간 투약하고, 복용 후 물을 많이 마시고, 줄넘기를 5분간 실시한다. 이 방약으로 7명을 치료한 결과 2명 완치, 2명 호전, 3명은 무효였다.[6]

(4) 소화불량 치료

방 약 | 계내금, 산사, 맥아 등을 탕약으로 복용하면 소화불량에 양호한 효능이 있다.[7]

(5) 위, 십이지장 궤양 치료

방 약 1 | 계내금(微炒)70g을 분말로 만들어 1회 5g, 1일 2회, 봉밀25g을 온수에 녹인 물로 투여한다. 이 방약으로 위, 십이지장 궤양 환자 15명을 치료한 결과 모두 양호한 효능이 있었다.[8]

방 약 2 | 계내금, 아차(兒茶), furazolidone을 산제로 만들어 1회 2.5g, 1일 2회 공복에 투약하고, 15~20일을 1회 치료기간으로 한다. 이 방법으로 위궤양 환자 27명을 치료한 결과 23명 완치, 3명 호전, 1명은 무효였고, 십이지장 궤양 환자 72명은 68명 완치, 4명은 호전이었다.[9]

(6) 만성 위축성 위염 치료

방 약 | 생계내금, 산약(蒸熟)^가100g, 반하(식초법제)60g을 기본 약으로 한다. 통증이 심하고 신물을 구토하면 천패모50g을 배합하고, 출혈이 있으면 삼칠20g(혹은 백급50g)을 첨가해서 분말을 만들어 1회 3g, 1일 3회 식전에 온복하고, 2개월을 1회 치료기간으로 하고, 3~5회 치료기간을 투여한다. 이 방법으로 64명을 치료한 결과 8명 완치, 32명 호전, 22명 유효, 2명은 무효였다.[10]

(7) 설사 치료

방 약 | 계내금30g, 밥알60g으로 산제를 만들어 투여한다. 이 방약으로 소아 설사 환자 30명을 치료한 결과 모두 완치되었다.[11]

(8) 척수전각회질염 후유증 치료

방 약 | 황색 계내금을 생리식염수로 15~20분간 끓인 후 가는 실처럼 잘라 무균 상태에서 혈자리에 넣어둔다(埋藏術: sunk suture). 상지는 풍지, 곡지, 외관혈에, 하지는 비관, 은문, 양릉천, 족삼리, 현종, 삼음교에 넣어 두고, 매월 한번 실시하고, 사용하고 남은 것은 75%의 주정에 담가 둔다. 이 방법으로 188명을 치료한 결과 2~13회 시술 후 16명 완치, 43명 현저한 효과, 108명 유효, 21명은 무효였고, 계내금은 양장(羊腸)보다 자극이 강하고 지속시간이 길었다[12].

(9) 무력성 요실금 치료

방 약 | 홍삼9g, 계내금12g을 분말로 만들어 투여한다. 이 방약으로 1명을 치료한 결과 1첩 복용 후 증상 호전, 2첩 복용 후 증상 소실, 3첩 복용 후 완치였다.[7]

(10) 허약성 유정(遺精) 치료

방 약 | 계내금(炒)을 분말로 만들어 온수로 투여한다. 이 방법은 특히 폐결핵성 유정 환자에게 양호한 효능이 있다.[7]

(11) 편평(扁平) 사마귀 치료

방 약 | 생계내금100g에 쌀식초 300ml를 넣고 30시간 담가 두었다가 환부에 1일 3회 발라준다. 이 방법으로 126명을 치료한 결과 완치 80명, 20명 호전, 26명은 무효였다.[13]

사용용량

일반적으로 3~10g을 사용하고, 분말은 1.5~3g을 사용한다.

주의사항

위열자(胃熱者)는 주의한다.

10

구충약(驅蟲藥)

정의 인체의 기생충을 없애는 약재를 구충약이라 한다.

작용 본 약은 회충, 요충, 조충(taeniasis), 십이지장충에 사용한다.

증상 감염 초기에는 아무런 증상이 없으나 오래되면 배꼽주위 통증이 있고, 거품이나 침을 구토하고, 식욕부진, 배가 자주 고프고, 식사량이 많으며, 기이한 것을 섭취하고, 항문, 코, 귀에 가려움증이 나타난다. 오래되면 얼굴이 누렇게 뜨고, 복부가 불룩하게 튀어 나오고, 부종과 피로증상이 출현한다.

배합 음식이 위장에 적체(積滯)되어 있으면 소적거체약(消積祛滯藥 ^{적체를 없애는 약})을 배합하고, 변비가 있는 사람은 설사약을 배합해야 기생충을 밖으로 배출시킬 수 있다. 비위가 허약하면 건비익위약(健脾益胃藥)을 배합하고, 몸이 많이 허약한 사람은 먼저 신체를 보(補)한 후 기생충약을 복용하거나 공보(攻補)를 동시에 실시한다.

주의 ① 구충약은 독성이 있으므로 용량에 주의한다.
② 신체허약자, 노인, 어린이, 임산부는 대량 복용하지 않는다.
③ 일반적으로 공복에 복용해야 효능을 높일 수 있다.
④ 열이 있거나 복통이 심할 때에는 복용을 중지한다.

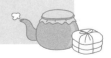

사군자(使君子)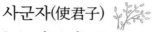
Quisqalis indica L

약재개요

사군자과(四君子科)의 낙엽등본상관목(落葉藤本狀灌木)식물인 사군자의 종자이다. 성미 (性味)는 감(甘), 온(溫)하고, 비(脾), 위(胃)에 귀경한다. 살충제적(殺蟲除積 벌레를 죽이고, 적체를 없 앰) 의 효능이 있어 회충병, 소아감적(小兒疳積) 등의 증상에 사용한다.

약리연구

(1) 회충에 미치는 영향

사군자의 유효성분은 체외에서 돼지의 회충을 억제하였으나 죽이지는 못했다[1],[2].

(2) 촌충에 미치는 영향

사군자 추출물 200mg/ml를 투여한 후 48시간에 23.1%사망했고, 주정 추출물 200mg/ml 를 투여한 후 48시간 내에 사망률은 31.1%였다.[3] 이외에 피부진균, 요충을 치료한 보고가 있 다.[4], [5]

사용용량

일반적으로 6~10g을 사용하고, 볶아서 씹어 먹는다. 소아는 연령별로 1일 1/2~1알을 투약하 고, 20알을 초과하지 않는다. 사군자 수전액을 쥐에게 투여한 결과 LD_{50}은 >4g/kg이다.

주의사항

독성은 많지 않으나 위, 장에 관장하면 독성이 현저하고, 위장자극과 중추신경계의 증상을 유발하고, 생약을 복용하면 과민성 신장염을 유발할 수도 있다[6]. 대량 복용하면 애역(呃逆), 어지러움, 구토 등의 부작용을 유발하고, 뜨거운 차와 함께 투약해도 애역을 초래한다. 일반적 으로 투약을 중지하면 증상이 없어진다. 필요시에는 대증(對症)치료를 실시한다.

빈랑(檳榔)

Areca cathecu L

약재개요

종려과(棕櫚科)에 속한 상록교목식물인 빈랑의 익은 종자이다. 성미(性味)는 신(辛), 고(苦), 온(溫)하고, 위(胃), 대장(大腸)에 귀경한다. 살충(殺蟲), 소적(消積), 행기(行氣), 이수(利水)의 효능이 있어 촌충, 비대흡충, 십이지장충, 회충, 요충, 복부팽만, 변비, 이질, 수종, 각기종통(脚氣腫痛) 등의 증상에 사용한다. 대복자(大腹子), 해남자(海南子)라고도 한다.

약리연구

(1) choline 작용

빈낭의 Arecoline 성분은 M-choline 수용체를 흥분시키고, 특히 타액분비를 증가하고, 점안(滴眼)시에는 동공을 축소시키고, 위, 장의 평활근 긴장도 증가, 유동운동 증가, 혈관확장, 혈압하강 등의 작용이 있었다.[7]

(2) 중추흥분 작용

실험에서 대량의 Arecoline 성분은 토끼를 흥분시키고, 경련, 심박동수감소, 호흡 흥분의 작용이 있었지만 시간은 길지 않았고, 소량에서는 흥분작용이 현저하지 않았다.[8]

(3) 항균 작용

실험에서 저농도의 작약탕은 살균작용을 증강시켰다. 이질간균에 감염된 쥐에게 투여한 결과 쥐의 생존율이 60%였는데 빈낭을 제거한 작약탕을 투여한 결과 한 마리도 생존하지 않았다.[9]

(3) 기 타

이외에 촌충, 회충, 요충, 주혈흡충, 항진균 등에도 효능이 있는 것으로 밝혀졌다.

임상응용

(1) 소아 천식 치료

방 약 | 빈낭, 견우자, 소자를 100ml로 농전해서 저녁 6시와 10시에 투여한다. 이 방법으로 30명을 치료한 결과 전부 완치하였고, 완치시간은 6.37일이었다.[1]

(2) 소아 폐렴 치료

방 약 | 빈낭, 생대황, 흑·백축, 당삼^각30g, 진담성(陳膽星), 강잠, 천축황^각15g을 분말로 만들어 투여한다. 이 방약으로 12명을 치료한 결과 9명 완치, 2명 해열(미재진), 1명 홍역합병으로 다른 병원으로 옮겼다.

(3) 조충병(taeniasis) 치료

방 약 1 | 빈낭75~100g을 수전해서 투여한다. 서익민은 이 방약으로 돈육의 조충병 환자 50명을 치료한 결과 구충율이 94.1%였다고 밝혔다.

방 약 2 | 빈낭2.5~3g/kg을 수전(분쇄 후 물에 8~10시간 담가 두었다가 수전함)해서 아침에 공복으로 1회에 투약하고, 익일 아침에 50%의 Magnesium Sulfate 용액 0.4~0.5g/kg을 투여한다. 이 방법으로 22명을 치료한 결과 복용 7일 만에 대변에 충란이 음성이었다[2].

방 약 3 | 빈낭120g, 남과자(南瓜子)150g, 석류피근(신선한 것)30g. 먼저 껍질을 제거한 남과자를 2일 동안 복용한 후 나머지 두 약을 수전해서 공복에 한 번에 투여한다. 왕건국은 이 방법으로 8명을 치료한 결과 구충에 현저한 효과가 있었다고 보고했다.

(4) 장도(腸道) 편모충(flagellata) 치료

방 약 | 빈낭(분쇄)50g을 2회 수전해서 300ml로 만들어 설탕20g을 넣고 용해한 후 조석으로 각 150ml를 투약하고, 5첩을 1회 치료기간으로 한다. 이 방법으로 37명 치료한 결과 완치 30명, 호전 5명, 2명은 무효였다.[3]

(5) 비대흡충(Fasciolopsis buski) 치료

방 약 | 유산빈낭염(硫酸檳榔鹽)6g, 견우자추출물60g, 빈낭분250g을 1100개의 정제로 만들어 6알/50kg으로 투여한다. 유한청은 이 방약으로 370명을 치료한 결과 음성으로 전환율이 87.03%였다고 밝혔다.

(6) 사상충(filariasis) 치료

방 약 | 팔미빈낭환(빈낭, 웅황, 비자 등)10g을 오전 10시, 오후 4시에 투약하고, 15~20일을 1회 치료기간으로 한다. 이 방법으로 40명을 치료한 결과 유효율이 85%였다.[1]

(7) 주혈흡충(Schistosoma) 치료

방 약 | 빈낭30g을 수전해서 투약하고, 동시에 furapromidie(장 용해제)를 1일 60mg/kg을 연

이어 10일간 투여한다. 이 방법으로 29명을 치료한 결과 약복용기간에 반응이 경감하며, 중지 후에는 체력이 증강하고, 6개월간 투여한 후 조사한 결과 모두 음성으로 전환했다.[1]

(8) 뇌낭충증(cerebral cysticercosis) 치료

방 약 | 빈낭60g, 대극3g, 모과18g, 조구등12g을 수전해서 1일 1첩을 투약하고, 동시에 사태(뱀 허물) 분말을 1회 5g, 1일 2회 투약하고, 연이어 30첩을 투여한다. 이 방법으로 250명을 치료한 결과 1년 이상 투약해서 현저한 효과 38명, 160명 유효, 50명 무효, 2명은 사망이었다.[1]

(9) 급성위염 치료

방 약 | 빈낭, 황금, 황백, 갈근, 백작약, 백두옹^각1000g, 마치현300g, 광목향600g, 진피(秦皮)100g을 20000ml로 수전, 농축해서 1회 30~50ml를 투여한다. 이 방약으로 192명을 치료한 결과 127명 현저한 효과, 57명 유효였다.

(10) 서습설사(暑濕泄瀉) 치료

방 약 | 빈낭, 곽향, 후박, 창출, 황연, 목향 등을 배합해서 128명을 치료한 결과 74명 현저한 효과, 46명 유효였다.

(11) 급성 이질 치료

방 약 | 빈낭, 갈근, 황금, 황연, 목향, 백작약, 감초, 차전자 등을 500ml로 수전해서 1일 3회 투여한다. 이 방법으로 92명을 치료한 결과 69명 현저한 효과, 13명 유효였다.

(12) 유미뇨(chyluria) 치료

방 약 | 빈낭, 해조^각60g을 수전해서 1일 1첩을 투여한다. 이 방약으로 유미뇨 환자 9명을 치료한 결과 복용 1~2주 후 증상 완치 8명, 소변검사에서 음성으로 전환하였고, 그 중 2명은 반년 후 재발했고, 다시 이 약으로 치료한 후 유효했고, 1명은 치료 1개월 후 증상은 호전하였으나 소변검사는 양성이었다.[4]

(13) HP감염 치료

방 약 | 빈낭8g에 물150ml를 넣고 1시간 담가 두었다가 작은 불로 50~70ml로 수전해서 매일 오전 공복에 투약하고, 2주를 1회 치료기간으로 한다. 이 방법으로 32명을 치료하고, Ranitidine을 대조군(對照群)으로 한다. 미란성(糜爛性) 위염 환자 8명은 전부 유

효하였고, 대조군(72%)보다 우수했다. 십이지장 궤양 환자 24명을 치료한 결과 유효 23명으로 대조군(60%)보다 현저하게 우수하였고, HP제거율은 69%이고, 치료기간을 마치고, 6개월 후에 재 검사한 결과 62.5%가 유지하고 있었으나 대조군은 0%이고, 2명은 부작용으로 제 2회 치료후 오심, 상복부에 경미한 동통이 있었다.[5]

(14) 녹내장 치료

방 약 | 빈낭200g으로 외용 안약을 만들어 점안한다. 이 방법으로 4명을 치료한 결과 Pilocarpine 점안약과 유사한 작용이 있었다.[1]

(15) 기 타

방 약 | 담도회충증, AIDS[6] 등을 치료한 보고가 있다.

사용용량

일반적으로 2~15g을 사용한다. 촌충, 비대흡충에는 60~120g까지 쓸 수 있다. 빈낭수전액을 쥐에게 투여한 결과 LD_{50}은120±24g/kg이었고, 빈낭알카리를 쥐에게 투여한 결과 MLD는 100mg/kg, 개의 MLD는 5mg/kg이었고, 말의 MLD는 1.4mg/kg이었다.

주의사항

부작용으로 오심, 구토, 복통, 머리명함, 가슴두근거림 등의 증상이 있었고, 소수 환자는 소화성궤양으로 출혈을 하기도 했다. 대량 복용 시에는 유연, 구토, 기면, 경궐(驚厥)이 있고, 만약 대량 내복으로 부작용이 있으면 망간산칼륨으로 위세척을 해주고, 아트로핀으로 해독해준다. 그리고 빈낭의 성분 중에 발암물질이 있어, 장기간 섭취하면 구강암, 식도암, 위암 등의 발생빈도가 높다는 보고가 있다.

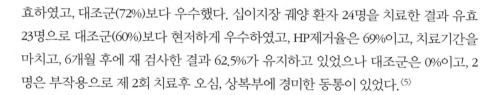

고련피(苦楝皮)
Melia azedarach L.

약재개요

멀구슬나무과(楝科)에 속한 교목식물인 멀구슬나무와 천련(川楝)의 나무껍질 혹은 뿌리껍질을 건조한 것이다. 성미(性味)는 고(苦), 한(寒)하고, 독이 있다. 위(胃), 대장(大腸)에 귀경하고, 살충(殺蟲), 치선(治癬)의 효능이 있어 촌충, 비대흡충, 십이지장충, 회충, 요충, 버짐, 옴 등의 증상에 사용한다.

약리연구

(1) 호흡억제 작용

Toosen danin 성분은 실험용 쥐의 호흡중추를 억제시켰다[4].

(2) 심혈관에 미치는 영향

Toosen danin 성분은 체외에서 개구리 심장의 이상 수축을 초래했고, 1시간 동안 지속한 후에 정상으로 회복하였고, Toosen danin 성분을 토끼에게 정맥주사한 결과 특별한 영향이 없었다[5].

(3) 평활근에 미치는 영향

Toosendanin 성분은 체외, 체내에서 토끼의 장근육의 긴장성, 수축력을 증강하였고, 약액이 고농도시 경련성 수축을 일으켰다[6]. 이외에 회충, 요충, 협혈충을 억제하였고, 항염증 작용이 있었다.

임상응용

(1) 기생충병 치료

방 약 | 고련피, 사군자, 빈낭, 목향^각3g, 황금, 지각, 황연^각1g, 후박4g, 대황1.5g, 맥아2g을 수전해서 매일 저녁에 1첩, 연이어 3일 동안 투여한다. 이 방법으로 요충병 환자 97명을 치료한 결과 98%의 환자가 1~2첩 복용한 후 대변에 요충이 배출하였고, 3첩 복용한 후 배변검사에서 충란이 소실했다[1].

(2) 담도(膽道)회충증 치료

방 약 | 고련피, 인진, 오매^각30g, 빈낭15g을 수전해서 1일 1첩, 1일 3회 공복에 투여한다. 이 방약으로 127명을 치료한 결과 평균적으로 5일 만에 완치되었다[2].

(3) 외치(外痔) 치료

방 약 | 고련피, 어성초, 마치현, 망초^각30g을 수전해서 세척한다. 이 방약으로 외치 환자를 치료한 결과 양호한 효능이 있었다[3].

사용용량

일반적으로 3~9g을 사용하고, 신선한 것은 25g까지 사용한다.

주의사항

고련피는 품질의 순도, 함량에 따라 독성이 다르고, 동물에 따라 독성도 달랐다. 독성의 민감도는 돼지, 고양이, 원숭이, 개, 토끼, 쥐 순이었고, 중독시 GPT가 상승하였고, 무력증상이 출현했다. 부작용으로는 북부팽만, 복통, 구토, 설사, 식욕부진, 어지러움, 두통, 시각장애, 언어장애, 간, 신장의 출혈 등 다양하고, 심하면 심실전도장애, 쇼크, 혼수상태, 심지어 사망까지 가능하다.

뇌환(雷丸)

Polyporus mylittae cook. et Mass.

약재개요

구멍쟁이버섯과(多孔菌科)에 속한 진균인 뇌환의 균핵(菌核)을 건조한 것이다. 성미(性味)는 고(苦), 한(寒)하고, 독이 있다. 위장과 대장에 귀경하고, 살충(殺蟲)의 효능이 있어 촌충, 비대흡충, 십이지장충, 회충, 요충 등의 증상에 사용한다.

약리연구

(1) tapeworm 치료

곤충의 사체에서 뢰환소는 PH8의 용액중에서 단백질의 활성을 분해했고, 산성용액중에서는 효능이 없었다. 그러므로 장도(腸道)내에서는 강한 단백질의 분해 능력이 있다[1].

(2) 구충 작용

체외실험에서 뢰환의 수전추출물은 구충작용이 없었으나 주정추출물은 회충을 없애는 작용이 현저했다[2].

(3) Anti-trichomona 작용

5%의 뢰환 수전액은 체외실험에서 질의 trichomona 를 제거하는 작용이 있었다[1].

(4) 항-암 작용

뢰환소는 근육주사나 복강주사에서 모두 S^{180}을 억제시키는 작용이 있었다[1].

(5) 기 타

이외에 뢰환은 면역증강 작용, 항염증의 작용이 있는 것으로 밝혀졌다.

임상응용

(1) tapeworm 치료

방 약 뢰환분말20g을 1일 3회, 연이어 3일간 투약하고, 4일째에는 magnesium sulfate 15~20g을 복용한다(복용하지 않아도 무방). 이 방법으로 20명을 치료한 결과 2~3일 후 대부분의 충체(蟲體)가 배출되었고, 치료후 재검 결과 충체가 발견되지 않았다[3].

(2) 요충병 치료

방 약 뢰환3g, 대황10g, 이축(二丑)10g을 분말로 만들어 공복에 투여한다. 이 방약으로 188명을 치료한 결과 일반적으로 1~2일에 요충이 배설하였고, 2명은 무효였다. 복약기간중 13명은 일시성 복통이 있었다[4].

(3) hookworm 치료

방 약 뢰환분말60g을 적당량의 포도당에 혼합해서 1일 1회, 1회 1/3을 투약하고, 연이어 2일을 투여한다. 이 방법으로 11명을 치료한 결과 부작용은 없었고, 효능이 양호했다[5].

사용용량

일반적으로 8~12g을 사용한다.

주의사항

비위허한(脾胃虛寒), 만성장염, 만성 간신질환의 경우에는 사용을 삼가는 것이 좋다. 또한 오랫동안 복용하게 되면 음위(陰痿)를 유발할 수 있다.

관중(貫衆)

Crassirhizomae rhizoma

약재개요

인모궐과(鱗毛蕨科)에 속한 여러해살이 초본식물인 조경린모궐(粗莖鱗毛蕨), 제개궐과(蹄蓋蕨科)에 속한 여러해살이 초본식물인 아미궐(蛾眉蕨), 오모궐과(烏毛蕨科)에 속한 초본식물인 아구척(芽狗脊)의 뿌리와 잎의 줄기 부위이다. 성미(性味)는 고(苦), 미한(微寒)하고, 간(肝), 비(脾)에 귀경한다. 살충(殺蟲), 청열해독(清熱解毒), 지혈(止血)의 효능이 있어 촌충, 비대흡충, 십이지장충, 회충, 요충, 감기, 습진, 이하선염, 각종 출혈증 등의 증상에 사용한다.

약리연구

(1) 항-바이러스 작용

수전액(1:1비율)은 유행성감기(FM)나 아시아 A형 유행성 감기에 양호한 억제작용이 있었다. 수전액과 주정 추출물은 쥐의 폐조직 병변의 혈액응고를 감소시키고, 사망률을 감소시키고, 생존율을 연장시켰다.[10],[11]

(2) 항-박테리아 작용

1:4농도는 금황색포도구균, 1:2비율은 대장간균, 20%의 수전액은 이질간균, typhoid 등을 억제시키는 작용이 있었다.[12]

(3) 임신억제 작용

동물실험에서 관중의 추출물은 임신을 억제하고, 유산하는 작용이 있었고, 유산후 건강상태는 정상이고, 그 작용은 에스트로겐의 작용으로 추정한다.[13]

(4) 기 타

이외에 항암, 지혈, 자궁수축 등의 작용이 있는 것으로 밝혀졌다.

임상응용

(1) 고열 치료

방 약 | 관중, 황금, 어성초, 포공영, 금은화, 판람근^각10~40g, 황연, 단피, 생감초^각6~15g, 연교 6~30g, 생석고^(先煎)30~150g을 수전해서 1일 1첩, 1일 3회 투여한다. 이 방약으로 47명을 치료한 결과 1첩 복용후 해열자 23명, 2첩 복용후 해열자 16명, 8명은 3~4첩 복용후 해열했다[1].

(2) B형 간염 치료

방 약 | 관중, 토복령, 단피, 야국화를 주사약으로 만들어 성인은 1일 1회, 1일 250ml를 직접 정맥주사하고, 1~5세는 100ml, 6~12세는 150ml를 정맥주사한다. 15일을 1회 치료기간으로 치료하고, 효과가 양호하지 않으면 연이어 2~3회 치료기간을 실시한다. 이 방법으로 90명을 치료한 결과 48명 완치, 34명 호전, 8명은 무효였다. HBs-Ag의 음성으로 전환율은 82%였다[2].

(3) 감기 예방, 유행성 감기 치료

방 약 1 | 관중을 3~4시간 수전해서 여과한 후 과립제를 만들어 1회 5g(생약 9g에 해당)을 매주 2회 투여한다. 이 방법으로 306명에게 감기 예방 목적으로 투여한 결과 감기 발병율이 12%였고, 복용하지 않은 대조군 340명의 감기 발병율은 33%였다고 밝혔다.

방 약 2 | 동일량의 관중, 금은화, 로변국(路邊菊), 산지마(山芝麻)를 정제(매알 중량 0.35g, 알당 생약 2.32g 함유)로 만들어 투여한다. 이 방약으로 유행성 감기를 예방하기 위해 2005명에게 투여한 결과 감기 발병율이 3.04%였고, 동시에 약을 복용하지 않은 대조군 1412명의 발병율은 9.28%였다고 보고했다.

(4) 폐렴 치료

방 약 | 청관주사약50~80ml(약명: 대청엽, 관중, 조휴 배합, 10ml당 생약 10g 함유, 1일 용량)를 1000ml에 혼합해서 연이어 7~10일간 정맥주사한다. 이 방법으로 폐렴환자 20명을 치료한 결과 14명 완치, 6명은 무효였다[3].

(5) 유행성 뇌척수막염 예방

방약│관중을 정제로 만들어 성인 2g, 1세 이하 0.5g을 매주 1회 투약하고, 2주 동안 투여한다. 남창시 방역센터에서 4764명을 검사한 결과 양성인 59명을 치료한 후 재검사한 결과 모두 음성으로 전환하였고, 3개월후 재검한 결과 역시 음성이었다고 밝혔다.

(6) 납중독 치료

방약│관중, 비해[각]24g, 당삼15g, 계혈등12g을 2회로 수전해서 1일 2회 투약하고, 10일을 1회 치료기간으로 하고, 치료기간 간(間)에는 5일 동안 휴식한 후 다시 2회 치료기간을 실시하고, 모두 4회 치료기간을 실시한다. 이 방약으로 만성 납중독 환자 11명을 치료한 결과 8명 현저한 효과, 3명 호전이었다고 보고했다.

(7) Pelvic inflaminatory disease 치료

방약│관중, 홍등, 호장, 의이인, 패장초, 백화사설초[각]15g, 황백, 천련자[각]8g을 수전해서 투약하고, 외용약을 동시에 사용한다. 이 방법으로 70명(습열하주형(濕熱下注型))을 치료한 결과 35명 완치, 20명 현저한 효과, 13명 호전, 2명은 무효였다[4].

(8) 산부인과 출혈 치료

방약 1│관중탄30g, 향부12g, 감초10g을 기본 약으로 하고, 혈열(血熱), 혈어(血瘀), 비허(脾虛), 신허(腎虛)로 구분해서 투약한다. 이 방약으로 49명을 치료한 결과 1회 치료기간으로 완치자 19명, 2회 완치자는 16명, 3회 완치자는 11명, 4회 완치자는 3명이었다[5].

방약 2│관중 주사약(2ml로 포장, ml당 생약 0.5g 함유)을 근육주사하거나 자궁경부에 주사하고, 중증자는 2배로 주사한다. 이 방법으로 산후출혈, 유산후 출혈, 인공유산 출혈, 제왕절개술후 출혈 등의 환자 48명을 치료한 결과 유효율이 91.6%였고, 일반적으로 주사후 10분쯤에 자궁수축이 현저하고, 출혈량이 감소했다고 보고했다.

(9) 급성 고환염 치료

방약│관중(털 제거)60g에 물700ml를 넣고 500ml로 수전해서 1일 2회, 1회 250ml를 투여한다. 이 방법으로 45명을 치료한 결과 모두 완치하였고, 그중 3일 이내 완치자는 23명, 4일내 완치자는 18명, 5일내 완치자는 4명이었다[6].

(10) 항문질환 치료

방 약 | 관중, 백두옹^각15g, 어성초, 마치현^각30g을 기본 약으로 하고, 염증성 외치에는 포공영을 배합하고, 혈전성 외치는 망초, 감돈형 내치에는 대황, 소목, 항문 습진에는 고삼, 사상자, 수술후 부종자는 편축, 명반을 배합해서 2000~3000ml로 수전하여 환부를 훈증하고, 20~30분간 좌욕하고, 매일 1첩으로 2회 실시한다. 이 방법으로 항문 질환자 500명(혈전성 외치자 131명, 염증성 외치자 116명, 감돈형 내치자 94명, 항문 습진자 29명, 항문 수술후 부종자 99명)을 치료한 결과 466명 완치, 20명 호전, 14명은 무효였다[7].

(11) 신생아 제대염(臍帶炎) 치료

방 약 | 관중30g, 천산갑(식초법제)12g, 진주분말6g, 잠용(蠶蛹)6마리, 빙편3g, 장뇌10g의 분말을 병에 보관한다. 먼저 복부를 10분간 마사지한 다음 배꼽에 부항을 한다. 다시 가볍게 복부를 마사지한 후 따뜻한 녹차염수로 5분간 배꼽을 도포하고, 환부가 마르면 약 분말을 뿌리고 붕대로 붙여두었다가 1일 1~2회 교환해준다. 이 방법으로 121명을 치료한 결과 105명 완치, 나머지는 유효였다.[8]

(12) 대상포진 치료

방 약 | 관중, 판람근, 토패모^각30g, 글리세린1000ml, 95%주정 1300ml, salicylic acid 15g, 향정(香精, 소량)을 혼합해서 연고제로 만들어 환부에 매일 3~4회 바른다. 만약 환부에 궤양이 있으면 약50ml를 온수300ml에 혼합한 후 습포를 1회 10~20분간, 1일 2~3회 실시하고, 환부에 결가(結痂)가 형성되면 연고제로 전환한다. 이 방법으로 119명을 치료한 결과 103명 완치, 15명 현저한 효과, 1명은 무효였다[9].

(13) 기 타

방 약 1 | 관중80g, 백반15~20g을 큰항아리 넣고 물100kg을 넣어 1일 동안 담가 두었다가 음용해서 역병을 예방한다.

방 약 2 | 관중, 옥미수, 백모근^각30g을 수전해서 유미뇨 환자 35명을 치료한 결과 32명이 유효했다[10].

사용용량

일반적으로 10~15g을 사용한다. 관중주사액을 쥐에게 주사한 결과 LD_{50}은 1.7±0 .021g/kg이었고, 내복한 결과 LD_{50}은 2981g/kg이었다.

관중의 종류가 많고 독성이 다르다. 그중 중국 동북(東北)에서 생산되는 관중은 독성이 있어 내복시 위장반응이 있다. 대량으로 복용하면 시신경장애를 일으켜 실명할 수도 있고, 중추신경장애로 진전, 경련을 일으킬 수도 있다. 특히 임신부, 노인, 소아, 소화기 궤양 환자는 사용을 금한다. 기타 지역에서 생산된 것은 독성이 적다. 잠복기는 1~4시간 정도이고, 초기에는 어지러움, 두통, 구토, 복통, 설사 등의 증상이 출현하고, 심하면 경련, 혼수, 황달, 간괴사, 신장부전, 영구성 실명이 발생할 수 있고, 더 심하면 사망한다.

남과자(南瓜子)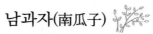
Cucurbita moschata Duch.

약재개요

박과(葫蘆科)에 속하는 한해살이 등본식물인 호박의 성숙한 종자이다. 성미(性味)는 감(甘), 평(平)하고, 위(胃), 대장(大腸)에 귀경한다. 살충(殺蟲)의 효능이 있어 촌충, 요충, 디스토마 등의 병증에 사용한다.

약리연구

(1) 촌충(Tapeworm) 치료

남과자의 수전액은 우육 촌충이나 돈육촌충의 중단, 말단을 마비시키는 작용이 있었고, 개촌충의 체외 실험에서 1:500 남과자산은 충체(蟲體)를 흥분시키고, 경련수축을 유발했다.[1]

(2) Schistosoma 치료

Cucurbitine성분은 Schistosoma 유충을 억제시키는 작용이 있었고, 대량의 수전액은 성충을 억제시키고, 죽이는 작용이 있었다[2].

(3) 기 타

대량의 Cucurbitine성분을 쥐에게 경구 투여한 결과 발광하였고, 토끼와 고양이에게 투여한 결과 진정작용이 있었고, 토끼의 혈압을 상승시켰고, 호흡이 빨라졌다[3].

임상응용

(1) Schistosoma 치료

방 약 | 남과자의 유성(油性)을 제거하고, 성인은 매일 240~300g, 10세 이하는 1/2, 10~16세는 160~200g을 복용하거나 혹은 남과자 수전 추출물(ml당 생약 4g 함유)을 급성에는 180ml, 만성병에는 60ml를 투여하고, 30일을 치료기간으로 한다. 이 방법으로 73명을 치료한 결과 급성병에는 양호한 해열작용이 있었고, 투여 1~5일후 체온이 89% 하강하였고, 간과 비장의 종대, 혈액, 간기능, 심전도에 일정의 개선이 있었으나 만성병에는 특별한 변화가 없었다[4].

(2) 우육(牛肉) 촌충(Tapeworm) 치료

방 약 | ① 남과자(炒, 껍질제거)30~120g, ② 빈낭편40~120g에 물 400ml를 첨가한 후 200ml로 수전해서 공복에 남과자액을 투약하고, 30분후 다시 빈낭액을 투약하고, 2시간 후에 magnesium sulfate 20g을 투약하고, 물 600~800ml를 음용한다. 이 방법으로 23명을 치료한 결과 5명은 촌충의 머리가 배출하였고, 14명은 촌충체가 배출하였고, 4명은 무효였다[5].

(3) 산후모유 부족

방 약 | 생남과자(분쇄, 껍질제거, 두유나 설탕으로 가미 가능, 1회 분량)15~18g을 온수로 1일 2회 투여하고, 연이어 3~5일을 투여하면 효능이 있다(남과자를 볶거나 죽으로 복용하면 효능이 없음)[6].

사용용량

일반적으로 30~60g을 사용한다. 남과자와 Cucurbitine성분은 정상적인 쥐의 간, 폐, 신장, 십이지장에 일시성 병리적인 손상이 있었으나 복용중지후 정상으로 회복되었다.

주의사항

많이 먹으면 기(氣)를 막히게 한다.

11

지혈약(止血藥)

정의 인체 내외(內外)의 출혈을 억제시키는 약을 지혈약이라고 한다.

작용 양혈지혈(涼血止血 혈액을 차게 해서 지혈시킴), 수렴지혈(收斂止血 수렴해서 지혈시킴), 화어지혈(化瘀止血 어혈을 풀어서 지혈시킴), 온경지혈(溫經止血 경락을 따뜻하게 해서 지혈시킴)

증상 각혈, 비혈, 토혈, 혈뇨, 혈변, 자궁의 이상 출혈(崩漏), 자전(紫癜), 외상 출혈 등.

배합 혈액에 열이 있으면 청열양혈약(淸熱涼血藥 열을 없애고 혈액을 차게 하는 약)을, 음화망동(陰火妄動 음액이 부족하여 생긴 열이 미친듯이 움직임)에는 자음청열약(滋陰淸熱藥 음액을 생성시켜 열을 없애는 약)을, 어혈(瘀血)에는 행기활혈약(行氣活血藥 기를 돌리고 혈액을 맑게 하는 약)을 배합한다. 그리고 허한성(虛寒性) 출혈에는 증상에 따라 온양(溫陽), 익기(益氣), 건비(健脾) 등의 약을 배합하며, 과다 출혈로 인해 탈진되었으면 대보원기약(大補元氣藥)을 배합한다.

주의 ① 미출혈자와 어혈이 심한 자는 복용하지 않는다.
② 출혈이 없는 자는 본 약을 장기간, 대량으로 복용하지 않는다.

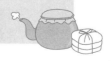

대계(大薊)
Cirsium japonicum DC

약재개요

국과(菊科)에 속한 여러해살이 숙근초본식물(宿根草本植物)인 대계(大薊)의 뿌리와 전초(全草)이다. 성미(性味)는 감(甘), 고(苦), 양(凉)하고, 심(心), 간(肝)에 귀경한다. 양혈지혈(凉血止血 혈액을 차게 해서 지혈시킴), 산어소옹(散瘀消癰 어혈을 제거하고 부스럼을 없앰)의 효능이 있어 각혈, 비혈(鼻血), 자궁이상 출혈(崩漏), 혈뇨, 창옹(瘡癰), 고혈압, 간염 등의 증상에 사용한다.

약리연구

(1) 혈압강하 작용

대계뿌리(신선한 것)의 수전액은 현저한 혈압강하 작용이 있었고, 주사한 후에는 혈압이 바로 현저하게 강하하였고, 30분 후에는 수축기압과 확장기압이 각각 55%, 60%하강하였고, 2~3시간 후 서서히 정상으로 회복되었다.[8]

(2) 항균 작용

체외실험에서 대계뿌리 수전액이나 전초(全草) 증류액은 1:4000의 농도에서 인간형 폐결핵의 성장을 현저하게 억제시켰다.[9]

(3) 기 타

이외에도 지혈작용이 있는 것으로 밝혀졌다.[10]

임상응용

(1) 고혈압 치료

방 약 | 신선한 대계근을 수전·농축하여(100ml당 생약 5g을 함유) 1회 100ml, 1일 2회 투여한다. 혹은 뿌리로 만든 정제는 1일 3회, 1회 3알씩(1일 복용량은 생약 30g에 해당)투약하고, 잎으로 만든 정제는 1일 3회, 1회 3알씩(1일 복용량은 15g에 해당) 투여한다. 남경 약학원에서 뿌리로 만든 정제를 투여한 72명중 17명 현저한 효과, 45명 유효, 10명 무효이고, 잎으로 만든 정제를 투여한 30명은 5명 현저한 효과, 10명 유효, 15명은 유효였다고 밝혔다.[1]

(2) 폐결핵 치료

방 약 1 │ 신선한 대계근120g에 물400ml를 넣고 작은 불로 200ml까지 수전해서 2회로 나누어 1일 1첩을 복용하거나 주사약으로 만들어 1회 10ml(생약 10g 함유)를 근육주사하기도 한다.⁽²⁾ 호남성 결핵 방치(防治) 의원에서 폐결핵 환자 18명을 치료한 결과(탕약치료 5명, 주사약 치료 11명, 기관지내에 점입(点入) 치료 2명, 치료기간 15~72일), X-RAY상 병변 부위에서 현저한 흡수 3명, 흡수 8명, 무변화 7명이었고, 기침, 객담(喀痰), 흉통, 발열이 있었던 소수의 환자에게 일정한 효능이 있었다고 밝혔다.

방 약 2 │ 대계근100g을 수전하여 1일 1첩, 2회씩 투여한다. 방약에 살코기30~60g이나 돼지폐 30g을 첨가해서 복용하면 더욱 좋다. 연이어 3개월을 1회 치료기간으로 하고, 유효하나 완치가 안 되면 다시 제2 치료를 실시하고, 그래도 완치되지 않으면 치료를 중단한다. 이 방법으로 폐결핵 환자 26명을 치료한 결과 4명 완치, 17명 호전, 5명은 무효였다.⁽³⁾

(3) 출혈성 질병 치료

방 약 │ 신선한 대계와 소계^각50g의 즙을 내어 약한 불로 끓인 후 설탕으로 가미해서 투여해 혈뇨를 치료한 보고가 있고, 대계2.6g, 미목엽고1.3g, 백급2.1g으로 위, 십이지장궤양으로 인한 출혈환자 369명을 치료한 결과, 완치율은 84.3%였고, 평균 지혈시간이 5일이었다고 밝혔다.

(4) 유선염 치료

방 약 │ 신선한 대계뿌리를 약간 건조한 후 즙을 내어 20%의 바셀린에 넣어 혼합한 후 30분쯤 두어 고약(膏藥)이 되면 거즈에 약을 놓고 환부에 붙인 후 4~6시간마다 1회 교환해 준다. 이 방법으로 29명을 치료한 결과 그 중 국소부위에 염증이 발생한 23명은 2~3일 치료 후 완치되었고, 딱딱하고 붉게 부종이 형성된 자 4명은 5일 치료후 완치되었고, 화농성 유선염 환자 2명은 1주후 완치했다.⁽⁴⁾

(5) 심마진 치료

방 약 │ 신선한 대계100g을 수전하여 1일 1첩을 투여한다. 이 방약으로 심마진 환자 44명을 치료한 결과 복용 1~3첩 후 완치자 34명, 4~5첩 복용 후 완치자 8명, 2명은 무효였다.⁽⁵⁾

(6) 화상 치료

방 약 │ 신선한 대계근의 즙을 내어 식용유와 혼합해서 보관하다가 환부에 도포한다. 섭덕

론은 이 방법으로 I, II도 화상 환자 182명을 치료한 결과 모두 10~30일내에 완치하였고, 치료기간 단축, 진통작용 양호, 무감염, 무반흔(無瘢痕)의 장점이 있었다고 밝혔다.

(7) 근육주사 후 형성된 경괴(硬塊) 치료

방 약 | 대계분말, 전분을 1:1비율로 혼합해서 거즈에 발라 환부를 도포하고, 6~8시간마다 교환해주고, 1일 1~2회 실시한다. 이 방법으로 500여 명을 치료한 결과, 모두 유효하였고, 병변이 작은 자는 2~3회, 큰 자는 6~8회로 경괴가 부드럽게 변했고, 흡수, 진통작용이 있었다.[6]

(8) 비염 치료

방 약 | 대계근90g, 창이자20g에 계란 2~3개를 풀어 계란탕을 만들어 1일 1~2회 투여한다. 이약으로 치료한 결과 2일 만에 효능이 있었고, 겨울에 콧물 등의 증상이 경감했다.[7]

사용용량

일반적으로 10~15g을 사용하고, 신선한 것은 30~60g을 사용할 수 있다. 대계의 독성실험에서 쥐에게 복방대계추출물 50.0g/kg을 투여한 결과 한 마리도 죽지 않았고, 아무런 부작용이 발견되지 않았다.

주의사항

비위 허약으로 인한 설사, 식욕부진에는 주의한다.

소계(小薊)

Cephalanoplos segetum Bge

약재개요

국과(菊科)에 속한 여러해살이 초본식물인 자아채(刺兒菜) 혹은 각엽자아채(刻葉刺兒菜)의 전초(全草)이다. 성미(性味)는 감(甘), 양(凉)하고, 심(心), 간(肝)에 귀경한다. 양혈지혈(凉血止血 혈액을 차게 하고 지혈시킴), 해독산옹(解毒散癰 독과 부스럼을 없앰), 이뇨(利尿)의 효능이 있어 각혈, 비혈, 토혈, 혈뇨, 붕루(崩漏), 창옹(瘡癰) 등의 증상에 사용한다.

약리연구

(1) 항균 작용

소계의 수전액은 실험관내에서 용혈성연구균, 폐렴구균, 금황색포도구균, 이질간균, 대장균, Typhoid 등을 억제하는 작용이 있었다.[9]

(2) 심장흥분 작용

소계의 수전액은 체외에서 토끼의 심장, 쥐의 심방근(心房筋)의 수축력을 증강시키고, 빈도 또한 증가시켰으나 Propranolol에는 길항작용이 있었다.[10]

(3) 혈압상승 작용

소계 수전액을 정맥주사한 결과 혈압이 상승하였고, 강심(强心), 혈관이 수축하였고 그 작용은 catech-olamine작용과 유사했다.[11]

(4) 지혈 작용

실험에서 소계는 국소혈관수축, 섬유용해의 억제작용으로 지혈작용이 있었다.[12]

(5) 기 타

이외에 평활근 억제작용이 있었다.

임상응용

(1) 전염성 간염 치료

방 약 | 소계(건조한 뿌리)30g을 0.5~1시간 수전하고 설탕으로 가미해서 수면 전에 투여한다. 1~3세, 4~7세, 8~12세는 1/4, 1/3, 1/2을 투약하고, 영아는 복용을 금한다. 20~30일을 1회 치료기간으로 하고, 병기간이 짧은 자는 7~10일을 1회 치료기간으로 한다. 보고에 의하면 이 방법으로 황달형과 무황달형 전염성 간염환자(증상이 엄중하지 않은 자) 22명을 치료한 결과 급성자의 유효율 77.9%, 만성 비활동성 간염의 유효율 42.8%, 만성 활동성 간염의 유효율 2%였고, 간기능, 황달지수, 담홍소, GPT, GOT가 각각 개선했다. 그러나 심한 간염은 반대작용이 있음으로 절대 사용을 금한다.[1]

(2) 고혈압 치료

방 약 | 건조한 소계500g, 땅콩(생것, 붉은 껍질 포함)500g, 백주250ml, 쌀식초100ml. 먼저 소계를 청결히 한 후 물 2000ml를 넣고 1000ml까지 수전한 후 찌꺼기를 버리고, 다시 500ml로 농축하고, 땅콩과 백주(白酒), 식초를 한 곳에 넣어 7일간 담가 둔다. 복용 시에는 매일 아침 땅콩 10알과 약액 10ml, 땅콩술 10ml를 온수 100ml와 함께 투약하고, 30일을 1회 치료기간으로 하고, 1~3회 치료기간을 투여한다. 이 방법으로 원발성 고혈압 환자 100명(남자 68명, 여자 32명, 병기간 최장자 36년, 최단자 6개월, 고혈압 I기 62명, II기 38명)을 치료한 결과, 복용 1~3회 치료기간 후 1년 이상관찰해보니 완치자 75명, 20명 호전, 5명 무효였다.[2]

(3) 사구체 신장염 치료

방 약 | 신염탕(약명: 소계, 단삼, 울금, 적작약, 홍화, 천궁, 황기, 차전자)으로 60명을 치료한 결과 유효율이 91.7%였고, 투여한 양은 6~94첩이다(평균 23.3첩 복용).

(4) 단백뇨 치료

방 약 | 소계15g, 하체(荷蒂)7개, 우절(藕節)10g, 목통10g, 죽엽5g 등을 수전해서 1일 1첩을 3회로 투여한다. 이 방약으로 35명을 치료한 결과 완치 19명, 현저한 효과 9명, 6명 호전, 1명은 무효였다.[3]

(5) 완고(頑固)한 불면증 치료

방 약 | 소계6g에 끓는 물 30~50ml를 넣고 10분쯤 담가 두었다가 수면 전에 투여한다. 이 방법으로 56명을 치료한 결과 모두 양호한 효능이 있었다.[4]

(6) 마풍성(leprosy) 비출혈(鼻出血) 치료

방 약 | 소계 전초(全草)의 약액을 추출한 후 수분을 증발시키고, 방부제를 약간 첨가해서 보관한다. 솜에 약액을 묻혀 미란(糜爛)부위나 출혈부위(궤양부위)에 도포하고, 매일에 3~4회 실시한다. 이 방약으로 34명을 치료한 결과 24명은 완치되었고, 일반적인 출혈은 4~14일 만에 완치되었고, 비중격(鼻中膈)의 궤양으로 인한 출혈은 21~33일 만에 완치되었다.[5]

(7) 외상감염 치료

방 약 | 신선한 소계잎을 Potassium 0.1%, 0.5%의 식염수로 몇 번 세척해주고, 압착해서 즙을 내어 1시간 동안 가만히 두었다가 위층만 걷어내고, 녹색 침전물 20ml를 바셀린80g 으로 고약(膏藥)을 만들어 환부에 붙인다. 이 방약으로 창상, 외상성 화농(化膿) 등 200명 환자를 치료한 결과 일반적으로 4~7회 만에 완치되었다.[6]

(8) 자궁 수축부전 및 붕누(崩漏) 치료

방 약 | 소계 추출물을 1회 1~3ml, 1일 3회, 대량출혈 시에는 4~8ml를 1일 3~4회 복용하거나 신선한 소계전초 60g을 수전해서 1일 2회 투여한다. 이 방법으로 출산 후 자궁수축 부전 환자 45명을 치료한 결과 일반적으로 복용 2~3일 후 자궁이 평균 2~5cm로 수 축하여 지혈되었고, 붕누환자 30명을 치료한 결과 대부분 2일 만에 지혈하거나 현저 하게 감소했다.[7]

(9) 혈열형(血熱型) 출혈 치료

방 약 | 동일양의 신선한 연뿌리, 신선한 지황, 신선한 소계뿌리, 신선한 우방자 뿌리로 즙을 내서 꿀 한 술 첨가한 후 자주 음용한다. 이외에 소계와 대계를 배합하여 과민성자 전 환자를 치료한 결과, 양호한 효능이 있는 것으로 밝혀졌고, 신선한 소계120g, 돈 육(지방제거)120g을 육질이 뭉그러지도록 수전해서 3~5일마다 1회 투약하고, 연이어 3~5회 실시해서 천식환자를 치료한 결과, 양호한 효능이 있었다고 보고했다.

사용용량

일반적으로 10~15g을 사용하고, 신선한 것은 30~60g을 사용한다.

주의사항

복용 후 발열, 정신혼미, 권태, 구토, 복통, 불면, 빈뇨, 소변증가, 심마진 등의 부작용이 출현 했고, 일반적으로 1~2주 후 소실하였으나 심한 자는 약 복용을 중지해야 한다[8]. 비위허한(脾 胃虛寒), 무출혈자는 주의한다.

지유(地榆)

Sanguisorba officinalis L

약재개요

장미과(薔薇科)에 속한 여러해살이 초본식물인 오이풀의 뿌리이다. 성미(性味)는 고(苦), 산(酸), 미한(微寒)하고, 간(肝), 위(胃), 대장(大腸)에 귀경한다. 양혈지혈(凉血止血 ^{혈액을 차게 하고}

^{지혈시킴}), 해독염창(解毒斂瘡 독을 없애고 부스럼을 수렴함)의 효능이 있어 각혈, 코피, 토혈, 혈뇨, 혈변, 치혈(痔血), 붕루(崩漏), 화상, 습진, 피부궤양 등의 증상에 사용한다.

약리연구

(1) 심장에 미치는 영향

지유수전액(저농도)은 체외에서 개구리의 심장수축을 증강시켰고, 심박동수는 감소시켰고, 혈액 배출량은 증가시켰다. 고농도에서는 억제시켰고, 마취된 토끼에서는 잠시 경미하게 강하시켰다[1].

(2) 중추신경에 미치는 영향

① 지유수전액을 쥐의 위장에 주입한 결과 5g/kg 시에는 쥐의 자율적인 활동에 특별한 영향이 없었으나 10g/kg을 투여한 결과 자율적인 활동이 현저하게 감소했다.

② 지유수전액3g/kg, 1일 2회, 연속 2일 동안 비둘기의 위장에 주입한 결과 digitalis 0.3ml/kg 정맥주사로 인한 구토작용을 감소시켰으나 잠복기는 변하지 않았다.[2]

(3) 항 궤양 작용

쥐에게 지유수전액 10g/kg을 3일간 투여한 결과, 주정으로 인한 위점막 손상에 현저한 보호작용이 있었고, 궤양의 면적이 축소되었다.[2]

(4) 화상에 미치는 영향

외용에서 지유는 모세혈관의 투과성을 감소시켜 삼출액감소, 수종방지, 수렴작용을 해서 화상으로 인한 쇼크 방지와 사망률을 감소시켰다.[15]

(5) 항-염증 작용

지유는 formaldehyde로 인한 족부종창과 파두유로 유발된 쥐의 귀부위의 종창을 현저하게 감소시켰고, 전립선E로 인한 피부미세혈관의 투과성을 억제시켰다.[16]

(6) 구토 억제 작용

지유의 수전액을 비둘기의 위장에 투여한 결과, digitalis 로 인한 구토를 억제시켰고, 그 작용은 chlorpromazine 0.25mg/kg을 근육 주사한 것과 같았으나 개에게서는 몰핀 피하주사로 인한 구토에는 효능이 없었다.[15]

(7) 지혈 작용

실험에서 생지유, 지유 수전 추출물, 지유탄 등이 모두 지혈작용이 있었고, 출혈 시간을 현저하게 단축시키는 작용이 있었다.[17]

(8) 기 타

항균, 지사(止瀉), 세포면역촉진, 항암 등의 작용이 있는 것으로 밝혀졌다.

임상응용

(1) 소화기 출혈 치료

방 약 | 지유12g을 수전하여 1일 1첩, 1일 2회 투여한다. 이 방법으로 60명을 치료한 결과 완치했다. 그 중 54명은 복용후 대출혈이 완치하였고, 대변 잠혈검사는 5일후 음성으로 전환하였고, 15명은 쇼크로 체액을 보충하였고, 소수는 항생제와 진통제를 사용했다.[3]

(2) 붕누 치료

방 약 1 | 지유30g을 식초(적당량)로 끓여서 하룻 밤 두었다가 익일 아침에 투여한다. 이 방법으로 붕누 환자 43명을 치료한 결과, 완치율이 95%였다.[4]

방 약 2 | 지유탄60g, 오매탄60g, 삼칠, 측백탄²⁾30g의 분말을 1회 10~20g, 0.5~2시간마다 지혈 때까지 투여한다. 이 방법으로 붕누 환자 100명을 치료한 결과, 1시간에 지혈자 52명, 2시간에 지혈자 30명, 2~3시간에 지혈자 17명, 1명은 무효였다.[5]

(3) 각혈 치료

방 약 | 지유를 정제(1알에 약 1.5g 함유)로 만들어 1일 4회, 1회 5알씩 투약하고, 각혈 중지 후 2~3일을 더 투여한다. 이 방법으로 62명을 치료한 결과 60명 완치, 2명은 무효였다.[6]

(4) 방광 종류(腫瘤) 치료

방 약ㅣ지유탄100g에 식초500ml을 넣고 300ml로 수전해서 1일 1첩을 몇 회로 나누어 투약하고, 1회 복용량은 제한하지 않는다. 장수렴은 이 방약으로 방광종류 환자 23명(방광 유두상암, 선암, 침윤형암 20명, 비상피성 종류 3명, 직경5cm 이상자 20명)을 치료한 결과, 임상 완치자 3명, 현저한 효과 1명, 14명 유효, 5명은 무효였고, 5년간 관찰한 13명 중 7명은 생존중이고, 그 중 5명은 종류가 존재하고 있었다고 밝혔다.

(5) 세균성 이질 치료

방 약ㅣ지유10~30g, 애엽10~30g, 대황(後下)6g을 수전해서 1일 1첩, 3~7일을 1회 치료기간으로 투여한다. 이 방약으로 이질 환자 80명을 치료한 결과, 총 유효율이 96.3%였다.[7]

(6) 항문 파열 치료

방 약ㅣ지유20g을 500ml로 수전한 후 백급분40g, 빙편10g을 용해한 뒤 6~8시간 가만히 두었다가 여과하고, 매100ml당 석고분(煅)100g을 혼합한 후 소독해서 보관한다. 환부에 1일 1회 솜에 약을 묻혀 2~4회 발라주고, 거즈를 항문2~3cm내에 넣어주고, 5일을 1회 치료기간으로 실시한다. 이 방약으로 92명을 치료한 결과 완치율이 96.74%였다.[8]

(7) 광견병 치료

방 약ㅣ생지유30g, 자죽근(紫竹根), 인삼, 독활, 전호, 복령, 감초, 생강, 시호ᐟᐟ9g, 지각, 길경, 천궁ᐟᐟ6g을 수전해서 투여한다.

(8) 만성 결장염 치료

방 약ㅣ생지유30g, 일견희(一見喜)60g을 100~150ml로 농전한 후 저녁에 관장하고, 14일을 1회 치료기간으로 한다. 이 방약으로 85명을 치료한 결과 1회 치료기간으로 완치자 61명, 22명 호전, 2명은 무효였다.[9]

(9) 수술 후 장(腸) 유착 치료

방 약ㅣ생지유, 정력자, 길경ᐟᐟ30g을 기본 약으로 하고, 허증(虛症)에는 당삼, 백출을 배합하고, 열증(熱症)에는 황연, 포공영을 첨가하고, 통증이 심한 자는 향부, 원호를 넣고, 대변이 막힌 자는 대황, 후박을, 구토자는 죽여, 대자석을 넣어 수전해서 투여한다. 이 방약으로 수술후 장 유착 급성기 발작 환자 65명을 치료한 결과 10명 완치, 22명

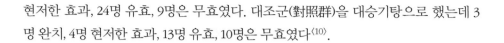

현저한 효과, 24명 유효, 9명은 무효였다. 대조군(對照群)을 대승기탕으로 했는데 3명 완치, 4명 현저한 효과, 13명 유효, 10명은 무효였다[10].

(10) 피부 박피수술 후 치료

방 약 | 분쇄한 지유, 백급^각500g에 물 3000ml 넣고 500ml로 수전해서 두 겹의 거름종이로 여과한 후 0.3%의 안식향 나트륨을 넣는다. 식으면 빙편50g을 넣고 균일하게 혼합한 후 4℃에 보관한다. 사용 전에 5분 간 끓인 후 식으면 Gentamicin 15만U를 혼합한다. 박피 수술후 생리 식염수 거즈로 압박해서 지혈을 수분 동안 한 다음 본 약에 상처크기의 거즈를 담갔다가 환부에 놓아 거즈와 환부가 달라붙게 하고, 환부를 청결히 한 후 자연건조를 한다. 2번 도포할 필요는 없다. 약 일주일후 서서히 거즈를 제거하는데 이 때 절대 강제로 떼지 않는다. 이 방법으로 박피 수술 후 106명에게 실시한 결과, 환부가 모두 양호하게 완치 되었고, 치료기간이 최단자는 5일, 최장자는 15일이었고, 감염이나 부작용이 없었다.[11]

(11) 화상 치료

방 약 1 | 생지유60g, 생대황10g, 생지황20g, 황연5g, 봉밀100ml, sulfadiazine 1g. 먼저 4가지 약을 15분간 끓여서 여과한 후 100ml로 농축한다. 약액에 봉밀을 넣고 150ml로 농축한 후 다시 sulfadiazine을 넣고 혼합한 후 보관한다. II이상의 화상이나 5%보다 큰 면적 화상은 개방치료를 한다. 초기 1~2일은 매일 2~4시간 간격으로 도포해주고, 삼출액이 감소하면 매일 2~4회 도포해 준다. 작은 면적의 화상은 거즈에 본 약을 묻혀서 도포해 준다. 2도 이상의 화상은 초기에 거즈에 약을 묻혀 도포하다가 매일 3~6회 교환해주어도 되고, I도 화상은 매일 1~3회 교환해 주면 된다. 치료기간 중 환부의 습도를 유지하고, 딱지 형성을 방지하고, 약거즈를 상처부위에 사용하되 중간에 약 거즈는 교환할 필요는 없고, 약만 교환 해주면 된다. 이 방법으로 화상환자 80명을 치료한 결과 7~10일 만에 완치 되었고, 1명도 흉터가 형성되지 않았다.[12]

방 약 2 | 생지유를 100ml의 마유에 3일간 담가 두었다가 지유가 짙은 황색이 될 때까지 볶은후 60℃도로 식으면 빙편6g을 넣고 혼합한다. 거즈를 3일간 담가두었다가 사용하고, 다시 지유탄60g, 대황80g, 해표초30g, 황백15g, 빙편6g, 숙석고60g을 분말로 만들어 지유유(地楡油)와 혼합해서 사용한다. 생지황염수(生地黃鹽水)로 환부 주위를 청결히 하고, 다시 75%의 주정으로 환부 주위를 소독한 후 소독한 침으로 수포안의 체액을 뽑아낸 후 지유유(油)의 거즈를 환부에 붙이고 반죽한 것을 거즈 위

에 도포한 후 붕대로 감아두고, 1일 1회 교환한다. 이 방법으로 화상환자 72명(불 화상 4명, I도 화상 6명, II도 가벼운 화상 30명, II도 중화상 54명)은 모두 완치하였 고, 치유기간은 4~8일이었고, 약을 도포한 후 10분 이내 진통효과가 있었고, 1명도 흉터가 남지 않았다.[13]

(12) 피부병 치료

방 약 | 생지유20g, 자초10g을 분말로 만들어 식용유100g에 혼합해서 사용한다. 급성 습진 에는 먼저 사상자탕(위령선, 사상자, 당귀니, 토대황(土大黃), 고삼^각15g)을 수전한 후 냉각하고, 식으면 환부에 도포하고, 염증과 삼출액이 현저하게 감소하면 상기 방 약을 환부에 도포해주고, 다시 활석분말을 위에 뿌려준다. 아급성, 만성습진은 습포 를 하지 않고, 직접 상기 방약의 연고로 도포하고, 위에 활석분을 뿌려주고, 1일 2회, 완치까지 실시한다. 이 방법으로 습진 환자 60명을 치료한 결과 38명 완치, 18명 현저 한 효과, 4명은 무효였다.[14]

사용용량

일반적으로 10~15g을 사용하고, 지유 수전 추출액 20ml/kg을 10일간 매일 쥐의 위장에 주입 한 결과, 현저한 중독증상은 없었으나 약 투여 5~10일후 간에 지방이 침착했다.

주의사항

지유에 수용성 탄닌 성분이 있어 외용으로 대량 사용하면 피부로 흡수되어 독성 간염(肝炎) 을 유발할 수 있으므로 유의한다. 또한 효소제제와는 같이 복용하지 않고, 지유를 장기간 복 용할 시에는 비타민 B_1과 같이 투약해서 소화불량, 식욕부진, 다발성 신경염, 신경기능 장애 등 을 예방한다. 비위의 양기가 부족한 자는 주의한다.

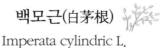

백모근(白茅根)

Imperata cylindric L.

약재개요

벼과(禾本科)에 속한 여러해살이 초본식물인 백모의 뿌리이다. 성미(性味)는 감(甘), 한(寒)

하고, 폐(肺), 위(胃), 방광(膀胱)에 귀경한다. 양혈지혈(涼血止血 ^{혈액을 차게 하고 지혈시킴}), 청열이뇨(淸熱利尿 ^{열을 없애고 이뇨시킴}), 청폐위열(淸肺胃熱 ^{폐와 위장의 열을 없앰})의 효능이 있어 비혈(鼻血), 각혈, 토혈, 혈뇨, 배뇨장애, 수종(水腫), 습열황달(濕熱黃疸) 등의 증상에 사용한다.

약리연구

(1) 면역증강 작용

실험에서 백모근은 쥐 대식세포의 식균작용을 증강시켰고, 백혈구의 IL-2생성을 촉진하여 쥐의 면역기능을 현저하게 증강시켰다.[1]

(2) 진통 작용[2]

백모근의 수전액을 쥐의 위장에 투여한 결과 초산으로 인한 비틀기 작용이 억제되었다.

(3) 지혈, 모세혈관 투과성 저하 작용

백모근은 혈액응고 과정의 제2 단계를 가속하여 혈액응고 효소의 형성을 촉진시켰고, 수전액은 쥐의 복강모세혈관의 혈관 투과성을 현저하게 강하시켰다.[1],[2]

(4) 이뇨 작용

백모근 수전액을 쥐의 위장에 투여한 결과 투여 2~3시간 후 소변량이 대조군(對照群)보다 현저하게 증가했다.[2]

(5) 기 타

이외에 진정, 항균 등의 작용이 있었다.

임상응용

(1) 유행성 출혈열 치료

방 약 | 백모근150g, 단삼20g, 로근30g, 황백10g, 패란15g, 단피10g을 수전해서 1일 1~3첩을 자주 투여한다. 이 방약으로 60첩을 투여한 결과 모두 소뇨기(少尿期)를 지났고, 2명은 사망했다.(1명은 다뇨기(多尿期)에 고혈압성 뇌출혈로 사망, 1명은 장마비로 사망했다.) Cyclophosphamide을 사용한 대조군(對照群)의 사망자는 9명이었다.[3]

(2) 급성 신우신염 치료

방 약 | 시호12g, 황금15g, 포공영, 홍등, 차전초, 백모근^각30g을 수전해서 1일 1첩, 1일 3회 투약하고, 고열자는 자화지정, 청호, 야국화를 1일 2첩, 수전해서 1일 4~6회로 투약하고, 1회 치료기간은 15일로 한다. 이 방약으로 32명을 치료한 결과, 1회 치료기간으로 28명 완치, 4명은 무효였다.⁽⁴⁾

(3) 소아 급성 신장염 치료

방 약 | 백모근250g을 물500ml로 수전한 다음 약 찌꺼기는 버리고, 온복하고, 1일 1첩, 1일 2~3회로 나누어 투여한다. 수종, 단백뇨, 적혈구 등이 음성으로 전환할 때까지 투여한다. 이 방약으로 11명을 치료한 결과 9명 완치, 2명 호전되었다. 평균 복용량은 42 첩이었고, 최소는 32첩, 최대는 59첩이었다.⁽⁵⁾

사용용량

일반적으로 12~40g을 투여한다. 토끼에게 10~15g/kg을 정맥주사한 결과 호흡이 빨라지고 운동이 줄어들었으나 1시간 후 정상으로 회복하였고, 25g/kg을 투여한 결과 6시간 후에 사망했다.⁽⁶⁾

주의사항

비위허약으로 인한 식욕부진, 설사에는 주의한다.

괴화(槐花)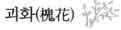

Sophora japonica L.

약재개요

콩과(荳科)에 속한 낙엽교목식물(落葉喬木植物)인 괴수(槐樹)의 꽃봉오리이다.

성미(性味)는 고(苦), 미한(微寒)하고, 간(肝), 대장(大腸)에 귀경한다. 양혈지혈(凉血止血 ^{혈액을 차게 하고 지혈시킴}), 청사간화(清瀉肝火 ^{간의 열을 없앰}) 의 효능이 있어 혈변, 치질출혈, 각혈, 비혈(鼻血) 등의 증상에 사용한다.

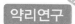
약리연구

(1) 항경련, 항궤양 작용[10],[11]

괴화의 rutin, quercitrin성분은 장관(腸管), 기관지 평활근의 긴장을 이완시켰고, 쥐의 피하에 5~10mg/kg을 주사한 결과, 유문 묶음으로 인한 위궤양을 현저히 억제시켰다.

(2) 심장에 미치는 영향

괴화액은 체외에서 개구리의 심장에 경미한 흥분작용과 심장전도 장애가 있었고, rutin 성분은 토끼의 심장수축력을 증강시키고, 심박동수를 증가시켰다.[12],[13]

(3) 지혈 작용

실험에서 괴미탄은 응혈, 출혈시간을 현저히 단축시켰고, 그 작용은 법제시 온도와 유관하고, 온도가 높을수록 지혈효과가 양호했다.[14]

(4) 혈지질 감소

고지질 사료로 인한 쥐의 고지질혈증에 quercitrin 10mg/kg을 피하주사한 결과, 간, 동맥, 혈액중의 콜레스테롤이 감소하였고, 동맥경화 예방의 기능과 치료 작용이 있었다.[10]

(5) 기 타

이외에 항염증, 항균, 평천(平喘), 이뇨, 항방사선 등의 작용이 있는 것으로 밝혀졌다.

임상응용

(1) 고 TG혈증 치료

방 약 | 괴각추출물135mg, 셀러드 종자 추출물 75mg, Clofibrate 90mg으로 정제를 만들어 1일 3회, 1회 2알, 1개월을 1회 치료기간으로 70명을 치료한 결과, 총 유효율은 94.3%였다.

(2) 비뇨기 감염 치료

방 약 | 괴각500g에 물 1.5~2L를 넣고 2~3회 수전한 후 식으면 종자의 껍질을 벗긴 후 다시 1~2번 수전한 후 괴각을 버리고 농전하여 점성(黏性)이 생기면 그릇에 붓고 태양에 수분을 증발시켜 농축해서 고약을 만들어 1회 12g, 1일 2~3회 온수로 녹여 투여한다. 이 약으로 28명을 치료한 결과 20명 완치, 5명 호전, 3명은 무효였다.[2]

(3) 요료결석 치료

방 약 | 괴미(槐米, 분쇄)70g, 백반(분쇄)1g, 아스피린1.5g. 끓는 물 1500ml에 괴미를 10분간 담가 두었다가 여과한 후 백반, 아스피린, 설탕(적당량)을 넣고 혼합해서 내복한다. 이 방약으로 102명을 치료한 결과 유효율은 97%이고, 일반적으로 2시간 후 증상이 경감하였고, 3~5첩 복용 후 결석이 배출되었다.[3]

(4) 황수창(黃水瘡 Pustulosis) 치료

방 약 | 괴미20g, 저담(猪膽)1개. 괴미를 저담내에 넣고 음지에서 건조한 후 분말을 만들어 향유(香油)에 개서 환부를 1일 2회 도포한다. 이 약으로 24명을 치료한 결과 총 유효율이 100%였다.[4]

(5) 치질 치료

방 약 | 백밀(白蜜)을 약한 불로 수전해서 끓으면 괴각(炒黃)분말을 넣어 고약을 만든다. 고약20g에 물 200ml 혼합해서 1일 2회 투여한다. 이 약으로 96명을 치료한 결과 유효율 100% 였다.[5]

(6) 궤양성 결장염 치료

방 약 | 괴화20g, 진피(秦皮), 춘은백피(椿銀白皮), 지유(炒)각15g, 황연, 백급, 목향, 빈낭, 대황탄각10g을 기본 약으로 하고, 변혈자는 삼칠6g, 복통자는 연호색10g, 백작약(炒)15g을 첨가한다. 약에 물 1000ml를 넣고 300ml로 수전해서 관장한다. 1일 1첩, 1일 1회, 1회 150ml(온도 37℃ 좌우)를 주입한다. 이 방법으로 60명을 치료한 결과 24명 완치, 23명 현저한 효과, 9명 호전, 4명은 무효였다[6].

(7) 건선(Psoriasis) 치료

방 약 | 괴화(炒黃)분말 5g을 1일 2회 식후에 온수로 투여한다. 보고에 의하면 이 방약으로 건선(Psoriasis) 환자 53명을 치료한 결과 6명 완치, 22명 현저한 효과, 19명 호전, 6명은 무효였다. 괴화는 위장병에 약간의 부작용이 있다.

(8) 방사성 직장염 치료

방 약 | 괴화, 지유탄, 오령지, 황금각20g, 삼칠5g, 오적골, 백급, 포공영, 황기각30g을 수전·농축해서 매일 저녁 1회, 매 회 2시간, 10일을 1회 치료기간으로 관장한다. 이 방법으로 36명을 치료한 결과 31명 완치, 4명 호전, 1명은 무효였다.[7]

(9) 급성 유선염 치료

방 약 | 괴화30g, 조휴, 생감초^각15g의 분말을 1일 2회 물이나 술로 투약하고, 환부에 hot pack을 해 준다. 이 방법으로 32명을 치료한 결과 모두 완치했다고 밝혔다.

(10) 임파 결핵 치료

방 약 | 괴미2할, 찹쌀1할을 누렇게 초(炒)한 다음 분말을 만들어 매일 아침 공복에 10g을 투약하고, 복용기간에는 설탕을 복용하지 않는다. 이 방약으로 30명을 치료한 결과 모두 완치했다고 보고했다. 이외에 괴화, 지유^각12g, 활석12g, 목향5g, 현호, 전호^각6g, 도인, 상백피^각10g, 황금, 지각^각5g으로 원인 불명의 발열 환자를 치료한 결과 양호한 효능이 있었고[8], 괴육20~30g을 백주500ml에 넣어 7일간 담가 두었다가 1일 3회, 1회 10~15ml를 투약하여 매핵기(梅核氣)를 치료한 결과 일반적으로 7일 만에 완치되었다고 보고했다.[9]

사용용량

일반적으로 8~15g을 사용한다. 10%의 Rutin 성분을 1년간 쥐에게 사료로 투여한 결과 독반응은 없었으나 임파세포에 돌연변이의 가능성이 있었다.

주의사항

괴화 복용후 오심, 구토, 설사, 복통 등 소화기 반응이 있었고, 심지어 중독성 간염, 신장염, 뇌병변이 출현했다.

측백엽(側柏葉)
Biota orientalis(L.) Endl.

약재개요

측백나무과(柏科)에 속한 상록교목식물(常綠喬木植物)인 측백나무의 연한 가지와 잎이다. 성미(性味)는 고(苦), 삽(澁), 미한(微寒)하고, 폐(肺), 간(肝), 대장(大腸)에 귀경한다. 양혈지혈(凉血止血 혈액을 차게 하고 지혈시킴), 거담지해(祛痰止咳 가래를 없애고 기침을 멎게 함)의 효능이 있어 각혈, 토혈, 비혈(鼻血), 혈뇨(血尿), 붕루(崩漏), 지루성피부염 등의 증상에 사용한다.

약리연구

(1) 평천(平喘) 작용

수전후 침전한 물질을 체외에서 쥐에게 투여한 결과 기관지의 이완작용이 있었고, 아세틸콜린의 차단 작용이 있었다.[7]

(2) 거담진해(祛痰鎭咳) 작용

쥐의 페놀배출법 실험에서 측백엽 주정(酒精)추출물은 거담 작용이 있었고, 10g/kg의 주정추출물을 복강에 주사한 결과 sulphur dioxide로 인한 기침을 억제시켰다.[8],[7]

(3) 혈압강하 작용

측백엽 수전, 주정침전물을 마취된 고양이에게 정맥주사 혹은 위장에 투여한 결과 혈압이 경미하게 강하하였고, 체외에서 토끼의 귀 부위의 혈관을 확장시켰다.[9]

(4) 진정 작용

측백엽 수전액은 쥐의 자발적인 활동을 감소시키고, 바비탈의 수면시간을 연장시키나 카페인으로 인한 경련에는 길항작용이 없었다.[9]

(5) 기 타

이외에 지혈, 항균 등의 작용이 있었다.

임상응용

(1) 만성 기관지염 치료

방 약 측백엽3700g을 수전해 1:2 비율로 농축하고, 다시 측백엽300g을 분말로 만들어 약액에 넣어 0.5g으로 정제를 만들어 1일 3회, 1회 4알을 식후에 투약하고, 10일을 1회 치료기간으로 한다. 보고에 의하면 이 방법으로 단순성 기관지염 환자 538명을 치료한 결과 증상이 억제자 28명, 현저한 효과 70명이었고, 천식형 만성 기관지염 환자 179명은 7명이 억제되었고, 37명 현저한 효과였고, 만성 기관지염 2082명 환자를 치료한 결과 총 유효율이 70%였다.

(2) 폐결핵 치료

방 약 측백엽 추출물로 정제나 주사약으로 만들어 1일 120g에 해당되는 용량을 3~5개월을 1회 치료기간으로 투여한다. 보고에 의하면 이 방약으로 침윤형(浸潤型) 폐결핵 환자 153명을 치료한 결과 순수한 측백엽만 사용한 119명의 병변(病變) 흡수율은 73.95%였고, 공동폐합율(空洞閉合率)은 23.33%, 결핵균이 음성으로 전환율은 58.14%였고, 증상이 많이 개선했다.[1]

(3) 백일해 치료

방 약 | 신선한 측백엽30g에 물을 넣고 100ml로 수전해서 다시 봉밀20ml 넣어 1세 이하는 10~15ml, 1~3세는 15~30ml, 4세 이상은 30~50ml를 1일 3회로 투여한다. 이 방법으로 56명을 치료한 결과 복용 4~10일 후 완치자 41명, 9명 현저한 효과, 6명은 무효였다.[2]

(4) 궤양성출혈 치료

방 약 | 측백엽15g을 수전해서 내복한다. 이 약으로 위, 십이지장 궤양으로 인한 출혈환자 50명을 치료한 결과 대변의 잠혈이 음성으로 전환한 시간은 2.8일이었다.[3]

(5) 급성 이하선염 치료

방 약 | 신선한 측백엽200~300g을 분쇄해서 환부에 도포한다. 이 방법으로 50명을 치료한 결과 48명은 1~3일 만에 완치되었고, 2명은 감염으로 항상제를 투여했다.[4]

(6) 모낭염 치료

방 약 | ① 전와송(全瓦松), 측백엽을 8:1 비율로 혼합해서 누렇게 볶아 분말을 만들어 향유에 혼합한 후 환부에 격일제로 한번 도포해 준다. ② 내복: 황연4g, 금은화10g, 포공영10g, 차전자7g, 길경10g, 생감초3g을 탕약으로 1일 1첩, 1일 2회 투여한다.[5] 이 방법으로 두경부(頭頸部) 모낭염 환자 17명을 치료한 결과 16명 완치, 1명은 무효였다.

(7) 화상 치료

방 약 | 신선한 측백엽300~500g으로 니(泥)를 만들고, 75%의 주정(酒精)을 소량 혼합하여 환부에 도포해 준다. 이 방법으로 61명을 치료한 결과 모두 완치되었다.[6]

(8) 탈모 치료

방 약 1 | 신선한 측백엽(푸른 종자 포함)25~35g을 분쇄해서 50~60%의 주정 100ml에 7일간 담가 두었다가 여과하고, 침전한 후 중, 상층부분의 녹색액체를 솜에 묻혀 탈모부위에 1일 3~4회 발라준다. 엽곤조는 이 방법으로 각종 원인으로 인한 탈모환자 160명을 치료한 결과, 33명 현저한 효과, 91명 유효였고, 반복적으로 도포함으로 활혈(活血), 지방제거, 모낭촉진 작용이 있었다고 보고했다.

방약 2 신선한 측백엽350g, 단삼, 계지^각100g, 생강, 총백^각160g, 생반하80g, 사상자40g, 명반 10g을 분쇄하여 60%의 주정 6000ml에 넣고 따뜻하게 한 후 밀봉하고, 여름에는 7일, 겨울에는 10일간 담가 두었다가 여과한 후 탈모부위에 1일 3~4회, 20일을 1회 치료 기간으로 실시한다. 육문생은 이 방약으로 탈모환자 30명을 치료한 결과 10명 완치, 13명 호전, 7명은 무효였고, 일반적으로 1개월 전후에 모발이 성장했다고 보고했다.

사용용량

일반적으로 6~12g을 사용하고, 중증에는 15~30g을 사용한다. 대량으로 복용하면 소화기, 호흡기, 신경계, 생식기, 순환계, 비뇨기 등에도 손상을 줄 가능성이 있다.

주의사항

측백엽 정제 복용후 상복부 불편감, 복부팽만, 오심(惡心), 구토, 식욕부진 등의 부작용이 소수의 환자들에게서 출현했다. 신체허약자, 비위허약자는 주의한다.

삼칠(三七)

Panax notoginseng (Burk.) F. H. Chen.

약재개요

두릅나무과(五加科)에 속한 여러해살이 초본식물인 삼칠의 뿌리이다. 성미(性味)는 감(甘), 미고(微苦), 온(溫)하고, 간(肝), 위(胃)에 귀경한다. 화어지혈(化瘀止血 ^{어혈을 풀어주고 지혈시킴}), 활혈정통(活血定痛 ^{혈액을 맑게 하고 통증을 없앰})의 효능이 있어 외상출혈, 타박상, 심장병 등의 병증에 사용한다. 삼삼칠(蔘三七), 전칠(田七)이라고도 한다.

약리연구

(1) 지혈 작용

쥐꼬리 부위의 정맥을 절단하여 출혈시간을 실험한 결과 삼칠의 Dencichine 성분은 지혈 작용이 현저했다[1]. 다른 실험에서 10%의 삼칠 주사액을 쥐에게 주사한 결과 혈소판의 침전 촉진, 응집, 변형 등으로 점성변형운동이 발생하였고, 혈소판에 탈과립 등의 분비 반응으로 혈소판에 응혈물질 분비를 유도했다[2].

(2) 활혈(活血) 작용

실험에서 삼칠은 혈관 내 미만성(彌慢性) 응혈작용을 억제하는 작용이 있었다.[7]

(3) 보혈(補血) 작용

삼칠은 RBC, WBC, 대식세포를 증가시켰다.[23]

(4) 심근보호, 항-부정맥 작용

삼칠의 배당체는 쥐의 실험에서 허혈성 심근을 보호하는 작용이 있었고, 관상혈관(冠狀血管)의 순환을 개선하였고, 오두로 유발된 부정맥을 예방하는 작용이 있었다.[25]

(5) 항-쇼크 작용

실험에서 삼칠의 배당체는 허혈성에 내성(耐性)을 증강시키고, 허혈성 쇼크 대상기(代償期)의 손상을 경감시키고, 쇼크의 대상기에 심장기능을 보호하는 작용이 있었다.[26]

(6) 혈압강하 작용

마취된 고양이 실험에서 삼칠의 배당체는 혈압하강작용이 있었고, 다른 보고에 의하면 삼칠 주사약은 장시간 토끼의 폐동맥압, 체동맥압(體動脈壓)을 하강시켰다.[27]

(7) 항 노화 작용

삼칠은 쥐에게서 혈액과 대뇌, 심장의 산화(酸化)물질을 감소시켜 노화를 지연시키는 작용이 있었다.[28]

(8) 진정, 진통 작용

삼칠의 ginsenoside 성분은 자율적인 활동을 감소시키고, 카페인의 흥분을 억제시키고, 소염 진통 작용이 있었다.[29]

(9) 보간(補肝) 작용

삼칠의 배당체는 쥐의 급성간세포 손상으로 인한 GPT, GOT 상승을 경감시키고, 간당원(肝糖原) 소비를 감소시키고, 간의 순환을 촉진시키고, 세포의 손상을 방지했다.[30]

(10) 기 타

이외에 기억증강, 자양강장, 알코올성 손상방지, 항균, 혈당상승, 항지질, 신경세포보호 등의 작용이 있는 것으로 밝혀졌다.

임상응용

(1) 각종 출혈증 치료

방 약 1 삼칠1.5g, 청대1.1g, 빙편0.5g, 진주0.3g, 황연소(黃連素)0.2g을 분말로 만들어 캡슐에 넣어(매 캡슐 0.4g) 매일 수면 전에 9알을 투여한다. 이 방약으로 소화기 궤양 환자 300명을 치료한 결과, 위 내시경상에 궤양의 유합(癒合)이 140명, 8명 호전, 2명은 무효였다.[3]

방 약 2 삼칠분말6g, 백급분말20g을 물로 혼합한다. 먼저 위장을 감압(減壓)하고 내용물을 제거한 후 약을 구강으로 투여하고, 위장을 폐쇄한 후 위장감압을 4시간 중지한다. 그리고 천추(天樞), 중완(中脘), 족삼리혈을 강렬하게 자극하고, 30분간 유침(留針)해주고, 금식을 하고 적당량의 체액을 보충해 준다. 이 방법으로 급성궤양천공(穿孔) 환자를 치료한 결과 일반적으로 2~3일에 복막염의 증상이 호전되었고, 1주일 내에 증상이 소실되었다.[4]

방 약 3 삼칠분6g(단독복용), 천초탄15g, 마변초30g, 황금(炒), 생지황각15g, 중누(重樓)30g, 생황기30g, 관중탄15g을 수전해서 투여한다. 이 방약으로 기능성 자궁 출혈 환자 46명을 치료한 결과, 48시간 이내 지혈자가 89.8%였다.[5]

(2) 식도염 치료

방 약 삼칠, 천황연각30g, 상패모(象貝母)50g을 분말로 만들어 꿀 1000ml에 혼합해서 1회 30ml, 1일 3회, 식사 30분 후에 천천히 투약하고, 1시간 이내에는 식사, 음수(飮水)를 금한다. 이 방약으로 92명을 치료한 결과 54명 완치, 32명 현저한 효과, 6명은 무효였다.[6]

(3) 심장병 치료

방 약 매일 삼칠분말2~3g을 연이어 2개월간 투여한다. 이 방법으로 심교통(心絞痛) 환자 85명을 치료한 결과 유효율이 80.2%였고, Nitroglycelin의 유효율은 91%였으며, 심전도 개선율은 62%이고, 반(半) 이상은 노동력을 회복했다.[8]

(4) 두부외상 치료

방 약 1 삼칠분3g을 조석으로 공복에 투약하고, 7일을 1회 치료기간으로 한다. 이 방법으로 뇌진탕 환자 60명을 치료한 결과 24명 완치, 16명 현저한 효과, 12명 호전, 8명은 무효였다.[9]

방 약 2 ㅣ 삼칠을 수전하여 투여한다. 이 방법으로 뇌진탕으로 인한 구토 환자를 치료한 결과 효과가 신속하였으나 다른 원인으로 인한 구토에는 효과가 없었다.[10]

(5) 종기 파궤(破潰)후 불유합(不癒合) 치료

방 약 ㅣ 상처부위를 소독한 후 삼칠분말을 골고루 뿌려준 뒤 붕대로 감아주고, 1일 1회, 혹은 격일제로 교환해 준다. 이 방법으로 8명을 치료한 결과 모두 1~2주 만에 완치했다.[11]

(6) 복막염 수술 후 복통 치료

방 약 ㅣ 삼칠1g을 1일 3회, 연이어 3~5일간 복용시켜 치료한 결과, 퇴원 후 복부통증이 없는 자는 85%이고, 식후 혹은 노동 후 복통자는 15%였다.

(7) 수술 후 유착(癒着) 치료

방 약 ㅣ 삼칠6g, 연호색(식초법제)6g, 단삼9g을 분말로 만들어 1일 2회 온수로 투약하고, 10일을 1회 치료기간으로 한다. 일반적으로 1~2회 치료기간동안 투여한다. 이 방약으로 30명을 치료한 결과 21명 완치, 7명 호전, 2명은 무효였다.[12]

(8) 종기 흉터(結締組織 增殖) 치료

방 약 ㅣ 삼칠분30g을 1회 6g, 1일 2회 투여한다. 이 방약을 난관수술시 10명에게 15일간 복용시켰다. 그 결과 투여한 환자가 복용하지 않은 환자보다 통증이 경감하였고, 흉터가 작았다.[14]

(9) 고지질 혈증 치료

방 약 ㅣ 생삼칠분1g을 1일 2~3회 투여한다. 이 약으로 76명을 치료하고, 치료 전, 후를 비교한 결과, 콜레스테롤 강하의 유효율이 78%, TG 강하의 유효율이 57.5%, Lipoprotein의 강하 유효율이 53%였다.[8]

(10) 정맥류형(靜脈瘤型) 치질 치료

방 약 ㅣ 1% Benzalkonium Bromide로 소독한 후 2%의 리도카인을 삼칠주사약에 혼합해서 내, 외치질부위에 천천히 주입하여 치료한 결과 유효율 100%이고, 완치율 87.5%이었다.

(11) 간염 치료

방 약 1 삼칠 주사약(2ml로 포장, 생약 1g에 해당) 4~10ml를 10%의 포도당 250~500ml에 용해해서 1일 1회, 2개월을 1회 치료기간으로 정맥주사 한다. 진한경은 이 방법으로 중증 간염 환자 17명을 치료한 결과 11명 현저한 효과, 1명 호전, 5명은 무효였고, 그 중 12명은 황달이 현저히 제거 되었다고 밝혔다.

방 약 2 삼칠분10g, 단삼30g, 야국화15g, 저령12g, 당귀15g, 적작약12g, 산사20g을 수전하여 투여한다. 이 방약으로 만성 활동성 B형 간염(肝血瘀阻型) 환자 42명을 치료한 결과 표면(表面) 항원이 2개월 만에 음성으로 전환했다.[15]

(12) 비특이성 궤양성 결장염 치료[16]

방 약 삼칠진주분1호: 삼칠50g, 진주15g, 혈갈50g, 아차(兒茶)50g, 백급50g, 빙편15g의 분말 5~10g을 생리 식염수 50~100ml에 혼합해서 출혈이 많은 환자에게 수면 전에 관장(灌腸)한다. 삼칠진주분2호: 삼칠50g, 진주15g, 혈갈50g, 아차50g, 백급50g, 빙편15g, 대패모50g의 분말5~10g을 생리 식염수 50~100ml에 혼합해서 궤양면적이 넓은 환자에게 수면 전에 관장 한다. 제맹용은 이 방약으로 36명을 치료한 결과 28명 완치, 7명 호전, 1명은 무효였다고 밝혔다.

(13) 구창(口瘡) 치료

방 약 동일량의 삼칠, 자설초의 분말을 1일 3~4회 환부에 도포한다. 이 방약으로 100명을 치료한 결과, 92명 완치, 6명 유효, 2명은 무효였다.[17]

(14) 노인성 불면증 치료

방 약 삼칠을 분쇄하여 수면 10분전에 0.1~0.2g을 온수로 투여한다. 이 방법으로 노인성 불면증 환자 25명을 치료한 결과 20명 현저한 효과였다[18].

(15) 전립선 비대 치료

방 약 삼칠분, 서양삼각15g을 1일 1g, 15일을 1회 치료기간으로 투약하고, 일반적으로 2~3회 실시한다. 이 방약으로 26명을 치료한 결과 12명 완치, 11명 호전, 3명은 무효였다.[19]

(16) 심상우(尋常疣) 치료

방 약 삼칠16g을 1회 2g, 1일 2회 온수로 투여한다. 이 약으로 17명을 치료한 결과 효과가 양호했다.[20]

(17) 욕창 치료

방 약 | 삼칠 분말을 식초에 개서 준비해 둔다. 만약 무감염 환부(無感炎 患部)는 먼저 생리 식염수로 상처부위를 청결히 한 후 요오드, 주정으로 소독하고, 약분말을 얇게 도포하고, 2일에 1번씩 교환해주고, 감염이 심하면 과산화수소로 교환해 준다. 이 방법으로 36명을 치료한 결과 4~10회로 모두 완치되었다.[21]

(18) 하지 궤양 치료

방 약 | 삼칠20g, 고반10g, 빙편10g, 진주10g을 분말로 만들어 병에 보관한다. 환부를 소독한 후 약분말을 2~4g/cm²크기로 도포하고 감아두었다가 교환 시는 딱지를 떼어내고, 다시 소독한 후 새로운 약을 1일 1회 도포해 준다. 이 방약으로 50명을 치료한 결과, 48명 완치, 2명 호전이었다.[22]

(19) 폐심병(肺心病) 치료

방 약 | 양방(洋方)의 일반적인 폐심병 치료법으로 치료하면서 삼칠분말을 투여한다. 보고에 의하면 이 방법으로 폐심병을 치료한 결과, 유효율이 94.8%였다.

(20) 백혈구, 혈소판 감소증 치료

방 약 | 삼칠분6g(단독 복용), 홍삼10g, 녹각교10g을 수전해서 투여한다. 보고에 의하면 백혈구 감소증 환자 32명을 치료한 결과 30명이 정상으로 회복되었고, 혈소판 감소증 환자 19명을 치료한 결과 12명이 정상으로 회복되었다.

사용용량

본 약은 일반적으로 수전하지 않고, 분말로 투약하고, 지혈 시에는 0.6~3g, 외상(타박상, 염좌, 골절)에는 3~6g을 사용한다.

주의사항

1회 내복량이 1~1.5g이면 일반적으로 부작용이 없으나 소수의 환자는 구역질, 구토, 생리과다, 가래에 혈흔이 있고, 1회에 5g을 복용하면 II도 방실전도장애가 출현할 수도 있다[24]. 음허성(陰虛性) 출혈에는 보음양혈약(補陰凉血藥)을 배합해서 사용한다.

천초(茜草)

Rubia cordifolia L.

약재개요

꼭두서니과(茜草科)에 속한 여러해살이 만생초본식물(蔓生草本植物)인 천초의 뿌리이다. 성미(性味)는 고(苦), 한(寒)하고, 간(肝)에 귀경한다. 양혈지혈(凉血止血 혈액을 차게 하고 지혈시킴), 활혈거어(活血祛瘀 혈액을 맑게 하고 어혈을 풀어 줌), 통경(通經)의 효능이 있어 각종 출혈증, 관절통, 타박상, 생리불순(폐경) 등의 병증에 사용한다.

약리연구

(1) 거담진해(祛痰鎭咳 가래를 없애고 기침을 진정시킴) 작용

암모니아수 분무 실험에서 천초근 수전액75g/kg은 쥐에게 현저한 진해, 거담작용이 있었고, 주정침전으로 추출한 약액은 효능이 없었다.[1]

(2) 지혈 작용

토끼에게 천초 추출물을 투여한 결과 내복시킨 것은 2~48시간이내, 동일량을 정맥주사한 것은 30~60분 내에 혈액응고 작용이 촉진되었다.[2]

(3) 간장 보호 작용

천초의 주정 추출물은 perchlormethane으로 손상된 간장을 보호하는 작용이 있는 것으로 밝혀졌다.[10]

(4) 요료결석 억제 작용

실험에서 천초는 신장, 방광의 결석 형성을 억제하였고, 특히 탄산칼슘 결석 형성을 억제시켰다. 다른 보고에 의하면 천초는 칼슘마그네슘의 결석을 용해시키는 작용은 있었으나, 방광에서 작용은 미비했고, 방광의 평활근을 흥분시켜 결석을 배출시키는 작용이 있었다.[13]

(5) 기 타

이외에 백혈구증가, 항암, 항허혈성 심장병, 항산화 등의 작용이 있는 것으로 밝혀졌다.

임상응용

(1) 만성 기관지염 치료

방 약 | 신선한 천초근18g, 오렌지 껍질18g에 물 200ml를 넣고 100ml로 수전해서 1회 50ml, 1
일 2회 복용하여 123명을 치료한 결과, 10일 복용으로 현저한 효과는 40.7%였고, 20
일 복용으로 현저한 효과는 69.1%였고, 단순형은 천식형보다 효과가 양호했고, 복용
후 Rale과 천식음이 감소했다.

(2) 과민성 자전(紫癜) 치료

방 약 1 | 천초근30g, 생지황15g, 현삼12g, 단피, 방풍, 백작약, 아교, 황금ⁱᵃ10g, 감초6g을 탕
약으로 1일 1첩을 투여한다. 이 방약으로 60명 치료한 결과 모두 완치되었고, 치료
기간이 최단자는 6일, 최장자는 21일이었다. [3]

방 약 2 | 천초근30g, 황금6g, 생지황18g, 목단피12g, 아교6g, 측백엽(야생)30g, 신선한 백모
근30g, 적작약10g, 백작약10g, 생감초6g을 2~3회 수전해서(500~700ml) 24시간 내에
4~6회로 투여한다. 이 약으로 26명을 치료한 결과 모두 완치되었다. [4]

방 약 3 | 천초, 자초, 선학초, 한련초, 생지황, 단피, 생황기ⁱᵃ30g, 단피15g을 냉수에 1시간 담
가 두었다가 수전해서 1일 1첩, 1일 2회로 투여한다. 이 방약으로 30명을 치료한 결
과 21명 현저한 효과, 8명 호전, 1명은 무효였다. [5]

(3) 백혈구 감소증 치료

방 약 | 천초추출물 400mg을 1일 2회, 연이어 1달 간 투여한다. 이 방약으로 139명을 치료한
결과 12명 현저한 효과, 31명 양호, 52명 유효, 44명은 무효였다. [6] 이 방약으로 456명
을 치료한 결과, 유효율이 74.3%였고, 화학치료 후 백혈구 감소증의 유효율은 83.5%,
혈소판 감소증의 유효율은 74.2%였다. [7]

(4) 연부조직 손상

방 약 | 천초근200g, 대황100g을 20분 간 포전(包煎)한 후 환부를 약액에 담가두고, 식으면
다시 수전하여 사용한다. 이 방약으로 300명을 치료한 결과 치료 3~8일만에 완치자
260명, 호전 16명, 2명은 무효, 22명은 중도 포기했다. [8]

(5) 요퇴통(腰腿痛) 치료

방 약 | 천근초를 약주(藥酒, 위령선 배합가능)로 투약하고 외상성 통증은 순골풍을 첨가한

다. 이 방약으로 완고한 요퇴통 환자 26명을 치료한 결과 1일만에 현저한 효과 2명, 3일에 현저한 효과 10명, 15일후 증상이 소실했다.[9]

(6) 간염 치료

방 약 1 | 천초, 희렴초^{각}30~60g을 기본 약으로 하고 증상에 따라 가감하여 탕약으로 1일 1첩을 투여한다. 이 방약으로 만성 B형간염, ALT정상, r-globulin >22%인 자 39명을 치료한 결과, 총 유효율이 56.41%였다.[11]

방 약 2 | 생천초30g, 익모초20g, 별갑12g, 백출15g, 백작약15g, 복령15g, 택사15g, 시호12g, 울금15g을 기본 약으로 투여한다. 이 방약으로 생리불순을 합병한 만성 B형간염 환자 41명을 치료한 결과 일반적인 동, 서 협진 치료보다 양호했다.[12]

(7) candidiasis병 치료

방 약 | 천초15~20g을 수전해서 1일 1첩, 1일 2회, 연이어 14~42일 동안 투약하고, 기타 다른 약 사용을 중지한다. 이 방법으로 5명을 치료한 결과 모두 완치되었다.[14]

(8) 유행성 이하선염 치료

방 약 | 천초100g을 수전해서 차 대용으로 투약하고, 이하선에 부종이 심하고, 열이 있으면 청대6g을 식초에 개어 환부에 도포하고, 1일 2회 실시한다. 이 방법으로 217명을 치료한 결과 163명 완치, 46명 호전, 8명은 무효였다.[15]

사용용량

천초수전액을 쥐에게 투여한 결과 150g/kg에서는 사망하지 않았으나 175g/kg에서는 8마리 중 2마리가 사망했다.

주의사항

천초근은 귤홍색소를 함유하고 있어 복용 후 소변, 유즙이 홍색을 띠고, 탕약으로 투여한 후 소수의 환자는 오심, 경미한 혈압 상승의 부작용이 있었다. 비위허한(脾胃虛寒)으로 인한 식욕부진과 설사에는 주의한다.

포황(蒲黃)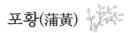

Typhangu stifolia L.

약재개요

부들과(香蒲科)에 속한 여러해살이 수생초본식물(水生草本植物)인 협엽향포(狹葉香蒲) 혹은 향포속(香蒲屬)의 기타 식물의 화분(花粉)이다. 성미(性味)는 감(甘), 평(平)하고, 간(肝), 심포(心包)에 귀경한다. 수삽지혈(收澁止血 ^{수렴하여 지혈시킴}), 통혈거어(通血祛瘀 ^{혈을 통하게 하고 어혈을 제거함}), 이뇨의 효능이 있어 각혈, 비혈(鼻血), 토혈, 혈뇨, 혈변, 기능성 자궁출혈, 외상성 출혈 등의 병증에 사용한다.

약리연구

(1) 항-응혈, 항-혈전 작용

쥐의 응혈시간, 혈소판 응집 실험에서 응혈촉진 작용이 있었고, 혈전 형성을 억제하는 작용이 있었다.[2]

(2) 혈중 콜레스테롤 감소, 항-동맥경화 작용

포황은 토끼의 혈중 콜레스테롤을 감소시키고, 동맥경화를 억제하는 작용이 있었고, 포황을 사료로 사용한 결과, 토끼의 변에 콜레스테롤이 증가하였고, 장(腸)에서 콜레스테롤의 흡수를 억제하고, 형성을 방지했다.

(3) 심근 보호 작용

포황은 체외에서 토끼 심장혈관의 혈류량을 증가시키고, 좌심실의 동맥을 묶고, 동맥경화를 만든 모형에서 포황으로 치료한 결과 손상범위가 경감되거나 축소되었다.[13]

(4) 자궁 흥분 작용

50%의 포황주사약은 체외에서 쥐, 토끼의 자궁을 흥분시키고, 대량에서는 흥분 작용이 증강하고, 불규칙성 경련성 수축이 있었다.[13]

(5) 지혈 작용

실험에서 생포황, 볶은 것, 까만 재로 만든 것, 모두 양호한 지혈작용이 있었다.

(6) 기타

이외에 세포면역 억제, 항균, 항염 작용이 있는 것으로 밝혀졌다.

임상응용

(1) 협심증, 심교통 치료

방 약 1 | 포황정제(매알 생약 3.3g 함유)를 1일 3회, 투여한다. 상해 제 2 의학원에서 협심증, 고지질혈증 환자 31명을 치료한 결과, 포황은 혈소판의 응집을 억제하고, 항 응고 인자 III을 경미하게 활성화하였고, 심교통에 효능이 있었다고 밝혔다.

방 약 2 | 생포황15g, 서양삼9g, 천홍화6g, 강황4.5g을 수전해서 정제로 만들어 식후 온수로 1일 3회 투여한다. 보고에 의하면 이 방약으로 협심증, 고혈압, 고지질환자 400명을 치료한 결과 심교통 환자는 91. 2% 개선되었고, 일반증상의 유효율은 90%이상이고, 혈지질이 감소했다. 심전도의 유효율은 58.3%, 현저한 유효율은 27.5%였다.

(2) 고지질혈증 및 동맥경화 예방에 미치는 영향

최근 포황을 이용하여 콜레스테롤에 미치는 영향과 동맥경화에 미치는 영향을 많이 연구한다. 그 결과들을 보면, 1)포황은 장에서 흡수되고, 지질이 높은 사료 섭취로 인한 쥐의 고지질을 감소시켰고, 2)콜레스테롤의 담도(膽道)배출을 억제하였고, 3)동맥경화를 억제하는 작용이 있었다. [1],[2]

방 약 1 | 포황 추출물(1일 용량, 생약 30g에 해당)을 정제로 만들어 1일 3회 투여한다. 보고에 의하면 이 방법으로 330명의 고지질혈증 환자를 치료한 결과, 양호한 효능이 있었다.

방 약 2 | 생포항24g, 생산사24g, 택사24g을 1회 45g씩, 2회 수전해서 300ml로 만들어 2회로 투약하고, 14일을 1회 치료기간으로 하고, 기타 약은 복용하지 않는다. [3] 이 방약으로 32명을 치료한 결과, TG, 콜레스테롤이 현저하게 감소했다.

(3) 유행성 이하선염 치료

방 약 | 생포황을 식초에 개어 환부에 도포한다. 이 방법으로 학령기 어린이 유행성 이하선염 환자 36명을 치료한 결과 유효율이 100%였고, 평균 해열기간은 3.32일, 부종이 소실되는데 걸린 기간은 5.58일이었다. [4]

(4) 상소화기 출혈 치료

방 약 | 포항탄, 자석(赭石), 백작약^각20g, 대황탄, 도인, 단피, 오령지, 백급분^각10g, 자감초5g

을 기본 약으로 하고 증상에 따라 가감한다. 사지가 차면 도인, 오령지를 제거하고, 인삼, 부자, 생강을 첨가하고, 구강건조 하면 생지황을 첨가하고, 구토자는 동변을 첨가하고, 복부팽만자는 괄루, 반하, 황연을 첨가한다. 이 방약으로 68명을 치료한 결과 12명 현저한 효과, 48명 유효, 8명은 무효였다.[5]

(5) 궤양성 직장염 치료

방 약 | 대장경을 사용하여 포황분말을 궤양이 있는 환부 주위에 3cm²으로 도포해주고, 30분 간 누워서 휴식한다. 출혈이 많은 자는 백급 분말을 포황과 1:2 비율로 배합해서 실시하고, 궤양면에 붉게 부종이 있으면 천황연과 1:1로 배합하고, 환부가 창백한 자는 육계와 3:1 비율로 배합하고, 청자색이 나타나면 삼칠과 1:1 비율로 혼합해서 도포한다. 이 방약으로 56명을 치료한 결과 29명 완치, 1/2완치자 22명, 5명은 무효였다.[6]

(6) 융폐(癃閉 기능성 혹은 기질성 배뇨장애) 치료

방 약 1 | 생포황50g, 신선한 파(전체)200g, 빙편3g, 웅황분말10g. 먼저 파를 2분 간 삶은 후 포황과 같이 니(泥)를 만들고, 다시 빙편, 웅황을 넣어 혼합한 후 따뜻하게 해서 관원혈에 붙인다. 이 방법으로 융폐 환자를 치료한 결과, 30분만에 소변이 통했다.[7]

방 약 2 | 포황10g, 활석10g에 호박, 생대황, 택사, 편축을 배합해서 경미한 자는 1일 1첩을, 심한 자는 1일 2첩을 탕약으로 투여한다. 일반적으로 2첩이면 배뇨한다. 이 방약으로 전립선 비대로 인한 급성 배뇨 장애 환자 17명을 치료한 결과, 전부 증상이 소실하였고, 2년간 재발 하지 않았다.[8]

(7) 습진 및 피부병 치료

방 약 1 | 포황 분말을 정제한 저유(猪油)에 넣어 고약을 만들고, 환부에 도포한다. 이 방약으로 염창(echthyma)환자 5명, 절종(furuncle)환자 13명, 피부감염성 화농 환자 13명을 치료한 결과 모두 완치했다.[9]

방 약 2 | 포황을 I도 욕창에 도포하거나 동일량의 황백, 대황을 수전해서 환부에 습포한 후 외용으로 포황을 도포하거나 창포를 소량 첨가하여 사용한다. 이 방약으로 욕창 I~III도 환자 20명을 치료한 결과 양호한 효능이 있었다.[10] 이 외에 생포황 추출물에 4% 소다수, Anisodamine를 배합해서 정맥주사로 뇌혈전 형성 환자 42명을 치료한 결과 완치근접 29명, 현저한 효과 13명이었고, 양약을 투여한 60명과 대조한 결과 현저한 차이를 보였다(P<0.05)는 보고가 있다.

(8) 악노불진(惡露不盡 산후 지속적인 출혈) 치료

방 약┃ 생포황60g, 식초 적당량. 먼저 식초를 끓여서 포황을 넣고 반죽한 후 식으면 환약(중량: 9g)을 만든다. 식초에 용해해서 1회 1알, 1일 2회 투여한다.[11] 이 방법으로 46명을 치료한 결과 44명 완치, 1명 유효, 1명은 무효였다.

(9) 자궁경부 비대 치료

방 약┃ 포황, 황연의 분말을 6:1 비율로 혼합한다. 솜에 분말을 묻혀 자궁경부에 붙이고, 24시간 후에 제거하고, 격일제로 실시하며, 5회를 1회 치료기간으로 한다. 이 방법으로 120명을 치료한 결과, 완치율 52.2%, 총 유효율은 93.3%였다.[12]

(10) 남성 불임증 치료

방 약┃ 변증하여 다른 방약에 포황20~30g을 첨가해서 투여한다.[12] 이 방법으로 남성 불임증 환자 70명을 치료한 결과, 총 유효율이 87%였다.

(11) 아구창 치료

방 약┃ 포황, 서황, 단석고, 빙편을 분말로 만들어 환부에 1일 3~4회 도포한다. 이 방법으로 200명을 치료한 결과, 모두 3일 내에 완치되었다.[13]

(12) 설체종대(舌體腫大) 치료

방 약┃ 포황을 반죽해서 입에 물고 있다가 투여한다. 이 방법으로 4명을 치료한 결과 모두 완치되었다.[9]

(13) 발치(拔齒)후 출혈 치료

방 약┃ 솜에 초포황 분말을 묻혀 발치부위에 압박한다. 보고에 의하면 이 방법으로 발치한 후 일반적인 방법으로 지혈이 되지 않은 40명을 치료한 결과 대부분이 10분이내 지혈되었다.

사용용량

포황은 안전범위가 넓은 편이다. 추출물 500mg/kg을 쥐에게 정맥주사한 결과 사망하지 않았고, 주정추출물을 마취된 토끼에게 정맥링거로 23g/kg(생약량) 투여해도 중독반응과 사망이 없었다. 복강에 주사한 결과 LD_{50}은 35.57g/kg이었다.

주의사항

소수의 환자는 위장부위의 불편함과 식욕부진을 호소했다. 생포황(生蒲黃)은 자궁수축작용이 있어 임신부는 복용을 금한다.

애엽(艾葉)
Artemisia argyi Lévl. et Vant.

약재개요

국과(菊科)에 속한 여러해살이 관목상(灌木狀) 초본식물인 쑥의 잎이다. 성미(性味)는 고(苦), 신(辛), 온(溫)하고, 간(肝), 비(脾), 신(腎)에 귀경한다. 온경지혈(溫經止血 경락을 따뜻하게 하고 지혈시킴), 산한지통(散寒止痛 찬 것을 흩어주고 통증을 없앰), 안태(安胎 태아를 편안하게 함)의 효능이 있어 비혈(鼻血), 각혈, 기능성 자궁출혈, 복통, 생리통, 대하, 피부가려움증 등의 증상에 사용한다.

약리연구

(1) 보체 활성 작용

애엽의 수전액을 인간의 혈액중에 투여한 결과 혈청 중 보체수치를 하강했다.[7]

(2) 진해거담(鎭咳祛痰 기침을 억제하고 가래를 제거함) 작용

애엽유를 쥐의 위장에 투여한 결과, 구연산 등으로 유발된 기침을 억제시켰고, 거담작용도 있었다.[8]

(3) 심장 억제 작용

애엽유는 Isoprenaline Hydrochloride의 강심작용과 체외에서 두꺼비, 토끼의 심장을 억제하는 작용이 있었다.[8]

(4) 항-응혈, 항-혈소판 응집 작용

애엽의 수전액은 응혈 시간을 연장시키고, 혈소판 응집을 현저하게 억제시켰다.[9]

(5) 기 타

이외에 지혈, 항균, 항-알러지, 보간이담(補肝利膽 간을 보하고 담즙을 통하게 함), 면역증강 등의 작용이 있었다.

임상응용

(1) 만성간염 치료

방 약│ 애엽추출물(1ml 당 생약 0.5g 함유)을 1일 4ml씩 근육 주사하고, 1~2개월간 실시하고, 치료기간에는 기타 보간약(補肝藥)을 투여한다. 이 방약으로 123명을 치료한 결과, 지연성간염 39명 중 28명 완치근접, 6명 현저한 효과, 5명 호전이었고, 만성간염 46명 중 21명 완치근접, 19명 현저한 효과, 6명 호전, 간경화 15명 중 3명 현저한 효과, 4명 호전, 8명은 무효였다.[1]

(2) 결핵성 천식 치료

방 약│ 10%의 애엽액 30ml를 1일 3회, 식전에 투여한다. 동시에 Isoniazid를 투여한다. 이 방법으로 37명(3명은 폐원성(肺原性) 심장병을 합병하여 심력부전으로 strophantin 복용)을 치료한 결과 31명은 기침, 호흡촉박, 천식소리, 가래가 현저하게 경감하였고, 6명은 무효였다.[1]

(3) 만성 기관지염 치료

방 약│ 건조한 애엽500g(신선한 것은 1000g)에 물 4000ml를 넣고 4~5시간 담가 두었다가 3000ml로 수전해서 1회 30~40ml, 1일 3회 복용하거나 혹은 주사약으로 만들어 1일 2회, 1회 2~4ml를 근육주사한다. 이 방법으로 154명을 치료한 결과 6명 완치근접, 21명 현저한 효과, 81명 호전, 46명은 무효였다.[1]

(4) 과민성 비염 치료

방 약│ 애엽기름을 캡슐에 넣어 1회 0.15ml, 1일 3회 투여한다. 이 방법으로 13명을 치료한 결과 3명 현저한 효과, 4명 유효, 4명은 무효였다.[2]

(5) 화상 치료

방 약│ 애엽의 휘발성분과 빙편 및 보조제로 연고를 만들어 환부에 도포해서 II~III도 화상 환자 35명을 치료한 결과 완치율이 100%였고, 평균치료 기간은 15일이었다.[2]

(6) 감기 예방 및 기침 치료

방 약│ 애엽, 창출을 모기향 형태로 만들어 훈증한 결과 감기 예방작용이 있었고, 애엽 30~50g에 물 1500ml를 넣어 15분간 끓인 후 양측발을 수면 전에 15~20분간 세척해 준 결과 기침이 현저하게 감소했다.[2]

(7) 피부 가려움증 치료

방 약 | 애엽, 창이초(蒼耳草)^각50g, 봉방, 백선피, 고삼, 지부자, 천근피^각30g, 천초, 백반^각20g. 1일 1첩을 끓여서 여과한 후 1일 1~2회 약욕을 실시하고, 15~20분 간 마사지해 준다. 이 방약으로 피부 가려움증 환자 37명을 치료한 결과 양호한 효과가 있었다.[3]

(8) 유선증식 치료

방 약 | 애엽, 양곽(羊藿), 시호, 천련자, 천문동 등을 정제(매알 0.5g, 생약 1.5g에 해당)로 만들어 1회 2알, 1일 3회 투약하고, 20일을 1회 치료기간으로 한다. 이 방약으로 530명을 치료한 결과 128명 완치, 176명 호전, 177명 유효, 49명 무효였고, 총 유효율은 90.76%였다.[4]

(9) 편두통 치료

방 약 | 애엽6g, 생강6g, 총백4g, 소맥5g을 분쇄한 후 저녁 9:00시에 50℃로 가열한 후 수건에 싸서 이마에 놓고 잠을 잔다. 두통이 있으면 3일간 실시한다. 이 방법으로 20명을 치료한 결과 3명 완치근접, 10명 현저한 효과, 6명 호전, 1명은 무효였다.[5]

사용용량

애엽 수전액을 쥐의 복강에 주사한 결과 LD$_{50}$은 23g/kg이었고, 애엽기름을 위장에 주입한 결과 LD$_{50}$은 2.47ml/kg이고, 복강주사는 1.12ml/kg이었다.[6]

주의사항

애엽 수전액을 투여한 사람중 30%는 구강건조, 구역질, 구토, 위장의 불편함을 호소하였고, 애엽유를 내복한 사람은 특수한 부작용이 없었고, 국소의 자극성이 심해서 주사약으로는 사용하지 않는다. 음액부족으로 인한 발열이나 실열로 인한 출혈자는 주의한다.

선학초(仙鶴草)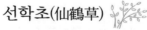
Agrimoniae herba

약재개요

장미과(薔薇果)에 속한 여러해살이 초본식물인 짚신나물의 전초를 건조한 것이다. 성미(性味)는 고(苦), 삽(澁), 평(平)하고, 폐(肺), 비(脾), 간(肝)에 귀경한다. 수렴지혈(收斂止血), 살충

지리(殺蟲止痢 기생충을 죽이고 이질을 멎게 함)의 효능이 있어 각종 출혈증, 설사, 이질, 피로 등의 증상에 사용한다.

약리연구

(1) 혈압에 미치는 영향

선학초의 주정 추출물을 마취된 개, 토끼의 정맥에 주사한 결과 혈압상승, 호흡흥분시켰으나 수전 추출물은 토끼의 혈압을 하강시켰다[1].

(2) 심장에 미치는 영향

선학초 추출물이나 선학초소(仙鶴草素)는 체외에서 개구리에게 강심작용이 있었고, 개구리와 두꺼비 심장의 수축강도가 증강하였고, 심박동수가 빨라졌다. 수전액의 주정추출물은 체외에서 개구리의 심장을 억제시켰다[1].

(3) 평활근에 미치는 영향

선학초 수전액의 주정 추출물은 체외에서 토끼와 쥐의 장관을 저농도에서는 흥분하였으나 고농도에서는 억제되었다. 선학초의 지질성분은 체외에서 토끼의 장의 수축력을 감소시키고 나중에는 중지하여 이완상태가 되었다[1].

(4) 살정자(殺精子) 작용

선학초의 에테르 추출물 Agrimophol을 포함한 현탁액은 3.1×10^{-4}와 6.2×10^{-4}g/ml 농도에서 모두 5분내에 쥐의 정자를 모두 죽였고, 5×10^{-4}g/ml 농도를 인간의 정자에 혼합한 결과 3~7분내에 정자가 모두 죽었다[2].

(5) 항-혈전응집 작용

선학초의 수전 추출물은 쥐의 출혈시간을 연장시켰고, 다른 보도에 의하면 선학초는 체외에서 토끼의 혈전형성을 현저하게 억제시켰다[3].

(6) 기 타

이외에 선학초는 항암, 항-기생충, 지혈 등의 작용이 있는 것으로 밝혀졌다.

사용용량

일반적으로 8~16g을 사용한다. Agrimophol 성분을 쥐에게 투여한 결과 LD_{50}은 599.8mg/kg이었고, 개에게 대량으로 투여한 결과 두 안구가 실명되었다.

외감성(外感性) 병증에는 주의한다.

백급(白芨)

Bletilla striata Reichb.f.

약재개요

난초과(蘭科)에 속한 여러해살이 초본식물인 백급의 뿌리를 건조한 것이다. 성미(性味)는 고(苦), 감(甘), 삽(澁), 미한(微寒)하고, 폐(肺), 간(肝), 위(胃)에 귀경한다. 수렴지혈(收斂止血), 소종생기(消腫生肌 ^{부종을 없애고 조직을 재생시킴})의 효능이 있어 각종 출혈증, 부스럼 등의 증상에 사용한다.

약리연구

(1) 지혈 작용

2%의 백급 glue solution 1.5ml/kg을 토끼에게 정맥주사한 결과 응혈시간과 응혈 효소 형성시간이 현저하게 단축되었고, 적혈구의 침강시간이 가속되었다[1].

(2) 항-위궤양 작용

백급 수전액은 0.6mol/L 염산으로 인한 쥐의 위점막 손상을 경감시키는 작용이 있었고, 세포막을 보호하는 작용이 있었다. 또한 쥐의 위액 분비량, 위액 산도에는 특별한 영향이 없었다[2].

(3) 혈장대용

동물실험의 실혈성 쇼크에서 2%의 백급은 혈장대용의 작용이 있었고, 혈액용량을 유지하고 혈압을 상승시켰다[1].

(4) 기 타

이외에 장유착, 항암, 항염 등의 작용이 있었다.

임상응용

(1) 백일해 치료

방 약 | 백급분말을 1세 이하는 0.1~0.15g/kg, 1세 이상은 0.2~0.25g/kg을 투여한다. 이 방법

으로 89명을 치료한 결과 5일내에 증상이 현저하게 경감한 자는 37명, 10일내에는 15명, 6명은 무효, 31명은 중도에 치료를 중단했다[3].

(2) 기관지 확장증 치료

방 약 | 백급분말을 성인은 2~4g, 1일 3회, 3개월 1회 치료기간으로 복용한다. 이 방법으로 21명을 치료한 결과 1~2회 치료후 가래량과 기침이 현저하게 경감하였고, 객혈이 억제되었다[4].

(3) 위·십이지장 궤양출혈 치료

방 약 1 | 백급분말(성인)3~6g을 1일3~4회 투여한다. 이 방법으로 69명을 치료한 결과 대변 잠혈 검사에서 음성으로 전화되는 시간은 6.5일이었다[5].

방 약 2 | 백급50g, 오적골9g의 분말을 4회로 투약하고, 출혈중지까지 계속 투여한다[6]. 이 방약으로 궤양병 출혈 환자 36명(위궤양 12명, 십이지장궤양 24명)을 치료한 결과 3~5일만에 토혈, 변혈이 중지하였고, 위통이 경감 혹은 소실하였고, 복용 5~7일에는 대변의 잠혈이 음성으로 전환했다.

(4) 기미 치료

방 약 | 동일량의 백급, 백부자, 절패모의 분말을 바세린으로 연고를 만들어 1일 2회 환부를 도포한다. 이 방법으로 137명을 치료한 결과 109명 완치, 24명 호전, 4명은 무효였다[7].

(5) 화상 및 외과손상 치료

방 약 | 신선한 백급의 껍질을 멸균한 생리식염수로 세척한 후 멸균한 증류수와 1:10으로 혼합해서 1일간 담가 두었다가 끓인 뒤 여과하고, 다시 멸균, 포장한다. 사용시에는 먼저 환부를 청결히 소독한 후 약을 도포하고, 다시 바세린을 바른 거즈로 감아둔다. 감염이 경미한 자는 5~7일에 한번 교환해주고, 감염이 중한 자는 1일 1회 교환해준다[8]. 이 방법으로 소아 화상환자 9명, 맹장염 수술 부위 2명, 외과 손상 38명을 치료한 결과 시술 1~3회로 모두 완치했다. 체표면적 20%이내의 I, II도 화상 환자는 치료 가능하다.

(6) 결핵성 누관 치료

방 약 | 백급분말을 국소부위에 도포해준다. 분비물이 많으면 1일 1회 혹은 격일로 교환해주고, 분비물이 적으면 1주일에 1회 혹은 2회 교환해 준다. 약 분말은 필히 누관의 심부까지 채워야 하고 누관이 좁으면 입구를 확장시키고 삼출물을 제거한다. 이 방법으로 폐결핵 합병 결핵성 누관 환자 10명을 치료한 결과 12~30회 도포로 모두 완치했다[9].

(7) 항열(肛裂) 치료

방약 | 7~12%의 백급 증류수를 만들어 끓여서(여과한 후) 황백색 교장(膠漿)을 만들고, 100ml 당 석고 106g을 혼합하고 고압살균해서 백급고(白芨膏)를 만들어 사용한다. 먼저 환부를 청결히 한 후 백급고로 도포하고, 환부를 거즈로 싸준다. 1일 1회 교환 해주고, 10~15일 1회 치료기간으로 한다. 이 방법으로 11명을 치료한 결과 모두 유효 했다. 일반적으로 1~2회 시술한 후 통증이 경감하거나 소실하였고, 6~10회 시술 후에 는 육안으로 완치를 확인할 수 있다[10].

사용용량

일반적으로 8~20g을 사용한다.

주의사항

외감해혈(外感咳血), 폐옹(肺癰)의 초기, 폐위(肺胃)에 실열(實熱)이 있으면 주의한다.

종려피(棕櫚皮)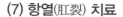
Trachycarpus wagnerianus Becc

약재개요

종려과(棕櫚科)에 속한 상록교목인 종려의 엽초섬유(葉鞘纖維)를 건조한 것이다. 성미(性味)는 고(苦), 삽(澁), 평(平)하고, 간(肝), 폐(肺), 대장(大腸)에 귀경한다. 수렴지혈(收斂止血)의 효능이 있어 각종 출혈증에 사용한다.

약리연구

(1) 지혈 작용

오래된 종려탄을 수전하여 20%의 농도를 쥐에게 투여한 결과 지혈효과가 현저하였고, 30% 에서도 토끼와 쥐에게서 지혈효과가 현저했다[1].

(2) 혈소판 응집 촉진 작용

토끼 37마리를 실험군과 대조군으로 나누고, 실험군은 종려탄 수전액 6.3ml/kg을 위장에 투여한 결과 실험군이 혈소판응집 작용이 현저했다[2].

(3) 혈 점도에 미치는 영향

동물실험에서 종려탄은 혈액점도에 현저하게 영향을 미쳤다[2].

임상응용

(1) 각종 출혈증 치료

방 약 | 종려탄, 측백엽, 혈여탄, 선학초 등을 배합해서 객혈, 비강출혈, 붕누, 변혈 등을 치료한 결과 양호한 효능이 있었다[3].

(2) 고혈압 치료

방 약 | 신선한 종려피, 신선한 해바라기 화판(花盤)을 수전해서 1일 1첩을 투여한 결과 고혈압에 양호한 효능이 있었다[4].

사용용량

일반적으로 4~12g을 사용한다.

주의사항

돌발성 토혈(吐血), 급작스런 어체(瘀滯), 오로부진(惡露不盡), 습열성 이질의 초기, 장풍(腸風), 대하(帶下)에는 모두 금한다.

우절(藕節)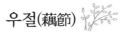
Nelumbo nucifera Gaertn

약재개요

수련과(睡蓮科)에 속한 여러해살이 수생초본식물인 연뿌리 줄기의 마디를 건조한 것이다.

성미(性味)는 감(甘), 삽(澁), 평(平)하고, 간(肝), 폐(肺), 위(胃)에 귀경한다. 수렴지혈(收斂止血)의 효능이 있어 각종 출혈증에 사용한다.

약리연구

(1) 혈당 강하 작용

우절의 에테르 추출물300mg/kg을 당뇨병이 있는 쥐에게 투여한 결과 2시간내에 혈당이 12%, 12시간에는 53%하강하였고, 600mg/kg을 투여한 결과 2시간에 19%, 12시간에는 55%하강했다[1].

(2) 지혈 작용

동물실험에서 신선한 우절이나 우절탄은 모두 출혈시간을 단축시켰다[2].

임상응용

(1) 급성인후염 치료

방 약 | 우절을 청결히 한 후 소금에 2주간 담가둔다. 먼저 온수로 구강을 세척한 후 입에 약액을 한동안 물고 있다가 복용한다. 이 방법으로 1일 2회 실시하고, 1회 1개를 복용한다. 이 방법으로 26명을 치료한 결과 1~4회 실시후 완치 되었다[3].

(2) 비강 Poly 치료

방 약 | 생우절(焙焦)60g, 오매육(焙焦)30g, 백반15g, 빙편3g의 분말을 밀봉 보관한다. 치료시에는 적당량을 환측의 비강에 매 1시간마다 1회 불어넣고, 5일을 1회 치료기간으로 한다. 이 방법으로 35명을 치료한 결과 27명 완치, 5명 현저한 효과였다.

사용용량

일반적으로 10~15g을 사용한다.

주의사항

외감풍한증(外感風寒證)과 임신부는 주의한다.

혈여탄(血餘炭)
Crinus carbonisatus

약재개요

사람의 머리털을 볶은 것이다. 성미(性味)는 고(苦), 평(平)하고, 간(肝), 위(胃)에 귀경한다. 거어지혈(祛瘀止血), 자음이뇨(滋陰利尿)의 효능이 있어 각종 출혈증, 배뇨장애 등의 증상에 사용한다.

약리연구

(1) 지혈 작용

혈여탄 수전액이나 주정 추출물을 쥐의 복강에 주사한 결과 출혈시간을 현저하게 단축시켰고, 혈소판 응집을 유발했다[1].

(2) 항균 작용

혈여탄의 수전액은 황금색포도구균, 상한간균, A형 부상한간균, 이질간균 등을 억제시키는 작용이 있었다[1].

임상응용

(1) 소화기 출혈증 치료

방 약 | 혈여탄3~9g을 신선한 우즙(藕汁)20~40ml에 넣어 매일 3회 내복한다. 이 방법으로 25명을 치료한 결과 23명 완치였다[2].

(2) 화상 치료

방 약 | 혈여탄분말을 바세린에 혼합해서 환부에 도포한다. 사용전에 환부를 청결히 하고, 수포가 있으면 터뜨리고, 솜으로 수액을 닦아낸 후 약을 바르고 붕대로 감아둔다. 머리부위는 1일 1회, 기타 부위는 1일 2~3회 실시한다[3].

사용용량

일반적으로 3~9g을 사용한다. 쥐에게 혈여탄 수전액을 경구 투여하거나 복강에 주사했을 때 LD_{50}은 각 90.90g/kg, 26.18g/kg이었다[4].

주의사항

위장이 허한 자가 대량으로 복용하면 구토, 설사할 수 있다.

12

활혈거어약(活血祛瘀藥)

정의 혈액을 맑게 하고, 혈관을 통하게 하고, 순환을 촉진시켜 어혈을 없애는 약을 말한다.

작용 행산(行散), 행혈(行血), 산어(散瘀), 통경(通經), 이비(利痺), 소종(消腫), 진통 등의 작용이 있다.

증상 순환장애로 유발한 질병은 생리불순, 산후복통, 흉부통증, 협부통증, 지체불수(肢體不遂), 관절통, 징가비괴(癥瘕痞塊 자궁근종, 혹은 종류(腫瘤)), 옹양창종(癰瘍瘡腫), 타박상, 골절 등이 있다.

배합 한성어혈(寒性瘀血)에는 온리산한약(溫裏散寒藥 신체내부를 따뜻하게 해서 한사를 없애는 약)을 배합하고, 열성어혈(熱性瘀血)에는 청열양혈약(淸熱凉血藥 열을 없애고 혈액을 차게 하는 약)을 배합한다. 풍습비통(風濕痺痛)에는 거풍습약(祛風濕藥)을 배합하고, 타박상에는 행기화혈약(行氣和血藥) 배합한다. 그리고 징가비괴(癥瘕痞塊)에는 화담산결약(化痰散結藥 담을 없애고 뭉친 것을 흩어주는 약)을 배합하고, 정기가 허약하면 보허약(補虛藥)을 배합한다. 기(氣)가 막혔으면 행기약(行氣藥)을 배합한다.

주의 생리량이 많은 환자나 임산부는 신중하게 사용한다.

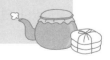

천궁(川芎)

Ligusticum chuanxiong Hort.

약재개요

산형과(傘形科)에 속한 여러해살이 초본식물인 천궁(川芎)의 뿌리이다. 성미(性味)는 신(辛), 온(溫)하고, 간(肝), 담(膽), 심포(心包)에 귀경한다. 활혈행기(活血行氣 혈액을 맑게 하고 기를 돌려줌), 거풍지통(祛風止痛 바람과 통증을 없앰)의 효능이 있어 생리불순, 생리통, 폐경(閉經), 난산(難産), 산후복통, 협부통증, 사지의 저린감, 타박상, 창옹종통(瘡癰腫痛), 두통, 풍습비통(風濕痺痛) 등의 증상에 사용한다.

약리연구

(1) 심장에 미치는 영향

1) 천궁의 수전액은 체외에서 개구리와 두꺼비의 심장 수축력을 증강시켰고, 심박동수를 감소시켰다. 40g/kg을 개구리의 위장에 투여한 결과 심장이 멈추었고, 천궁zine 80mg/kg은 심장의 기능을 억제시켰고, 심부전을 초래했다.[1]

2) 천궁의 추출물은 관상동맥의 혈류량을 증가시켰고, 심근의 산소 소비량을 감소시켰다. 체외에서 쥐의 허혈성 심장의 경련을 억제시켰다.[2]

3) 복강에 천궁 수전액을 주사한 결과 심근의 혈류량이 증가되었고, 심근 산소 소비량이 감소되었다.[3]

(2) 뇌혈류 순환 개선 작용

천궁zine은 마취된 개의 뇌혈류를 현저하게 증가시켰고, 혈관저항을 감소시켰고, potassium cyanide나 경동맥 결박으로 인한 쥐의 뇌부위 산소 결핍성 손상과 지질과양화물질(脂質過氧化物質)의 증가를 경감시켰다.[5]

(3) 혈액 응고에 미치는 영향

1) 천궁zine는 혈액응고제 등으로 인한 혈소판응집을 강력하게 억제시키는 작용이 있었고, 이미 응집한 혈소판을 분해하는 작용이 있었다.[6]

2) 체외 실험에서 혈전(血栓) 형성을 억제시켰고, 혈전의 길이를 단축시켰고, 무게를 경감시켰다. 인공으로 형성된 혈전은 현저히 억제되었다.[7]

(4) 진통, 진정 작용

천궁 수전액은 쥐의 자발적인 행동을 억제시켰고, Barbital의 수면 시간을 연장시켰고, 초산(醋酸)으로 인한 몸 비틀기를 현저히 억제시켰다.[16]

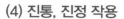 **임상응용**

(1) 협심증 치료

방 약 1 천궁주사약(매ml당 생약 5g 함유, 추출물 4mg 함유) 10ml를 5~10%의 포도당 250ml에 혼합하여 1일 1회 투여해서 30명을 치료한 결과, 심교통(心絞痛) 환자 27명 중 17명 현저한 효과, 8명 유효, 2명 무효였다.

방 약 2 동일량의 천궁, 홍화로 정제를 만들어(매 12알 천궁, 홍화각15g 함유) 1회 4알, 1일 3회 투여해서 84명을 치료한 결과, 17명 완치, 9명 현저한 효과, 57명 개선, 1명은 무효였다.

(2) 만성 활동성 B형 간염 치료

방 약 천궁 추출물 60~80mg을 수액에 희석해서 1일 1회, 2개월을 1회 치료기간으로 정맥 주사한다. 이 방법으로 30명을 치료한 결과 100% 현저한 효과가 있었다.[4]

(3) 만성 신장염 BUN 혈증 치료

방 약 천궁홍화 주사약(매 ml당 생약 천궁0.5g, 홍화0.3g 함유, K이온 14.4mmol/L) 0.5ml/kg을 10%의 포도당 50ml에 혼합해서 1일 1회, 정맥주사로 10명을 치료한 결과, BUN이 현저하게 감소했다.

(4) 뇌혈관 치료

방 약 1 천궁의 유효물질을 추출하여 캡슐(매 24mg, 생약 1g에 해당)에 넣어 1일 1회 투여한다. 이 방법으로 일시성 허혈성 뇌병변 환자 111명을 치료한 결과 총유효율이 89.2%, 발작 정지자는 52.3%였고, 아스피린보다 효과가 우수했다.[8]

방 약 2 10%의 천궁 주사약(생약3g에 해당)을 5%의 포도당 500ml에 혼합해서 1일 1회, 2주를 치료기간으로 정맥주사한다. 이 방법으로 뇌경색 환자 134명을 치료한 결과 신경기능 손상의 변화, 임상증상 비교, CT상의 개선율이 Dextran보다 양호한 효능이 있었다.[9]

방 약 3 | 천궁, 단삼, 홍화, 수질, 계지, 빙편, 감초 등을 약액을 만들어 비강(鼻腔)으로 주입한다. 이 방약으로 동맥경화 환자 30명을 치료한 결과 혈류 속도가 현저히 빨라졌다[10].

방 약 4 | 천궁, 적작약, 단삼, 당귀를 주사약으로 만들어 1일 500ml, 15일을 1회 치료기간으로 정맥주사하고, 5일간 휴식 후 다시 시술하고, 모두 3회 치료하고 관찰한다. 이 방약으로 뇌혈전, 뇌경색 환자 400명을 치료한 결과 언어장애자 178명 중 완치자 148명, 21명 호전, 대변 실금자 20명 중 18명 완치, 연하곤란자 18명 중 17명 완치, 음식물이 기도 흡입자 81명 중 80명 완치, 하반신불수는 73.8% 완치, 10.5%호전이었다.[11]

방 약 5 | 천궁, 단삼, 황기, 석창포, 하수오, 구기자, 천마 등을 캡슐(매 캡슐당 생약 6.6g 함유)에 넣어, 1회 5알, 1일 3회 투여한다. 이 방약으로 혈관성 치매, 기억력 장애환자를 치료한 결과 유효율은 81.2%였고, 뇌파검사와 기억력이 많이 개선되었다.[12]

(5) 혈관성 두통 환자 치료

방 약 1 | 천궁20~30g, 호박분말(단독 복용)1.5~5g, 우슬30~40g, 만형자10~15g, 강잠5~10g, 생석결명(先煎)20~50g을 1일 1첩 탕약으로 투약하고, 완치 후 2~5일 간 더 투여한다. 이 방약으로 54명을 치료한 결과 40명 완치, 12명 유효, 2명은 무효였다.[13]

방 약 2 | 천궁 추출물80mg을 희석하여 1일 1회, 14일을 1회 치료기간으로 정맥주사한다. 이 방법으로 42명을 치료한 결과 완치율이 98.48%였다.[14]

방 약 3 | 천궁30~40g, 당귀10g을 끓인 후 오공1마리(분말, 단독 복용)와 혼합해서 1일 2회 투약하고, 12일을 1회 치료기간으로 한다. 산제(散劑)로 제조 시에는 10g을 1일 2~3회, 온수로 투여한다. 이 방약으로 81명을 치료한 결과 감염으로 인한 중독 발열성(中毒 發熱性) 두통을 제외하고는 모두 유효였다.[15]

(6) 신생아 경피증(硬皮症) 치료

방 약 | 천궁 주사약 6~10mg/kg/일(최대용량〈20mg/kg/일)을 주사액에 혼합해서 1일 1회, 3일을 1회 치료기간으로 정맥 주사한다. 이 방법으로 26명을 치료한 결과, 평균 치료기간이 2.76±1.57일이었다.[17]

(7) 소아 만성 심마진 치료

방 약 | 천궁, 강활, 육계, 지용의 분말12g을 오래된 식초로 반죽하고, 다시 바셀린 소량 혼합한 후 혈해(血海), 풍시(風市), 곡지혈(曲池穴)에 붙이고, 12시간 후 제거하고, 겨울에는 뜸을 해 준다. 3일 마다 1회 실시하고, 연이어 4회 시술을 1회 치료기간으로 한다. 이 방법으로 96명을 치료한 결과 완치율 46.98%, 현저한 효과 27.29%, 유효 12.75%였다.[18]

(8) 비균성(非菌性) 염증 치료

방 약 | 천궁30g, 천오10g, 전갈, 오공^각5g, 사향2g의 분말을 식초에 반죽하여 종골(踵骨) 넓이만큼 거즈에 발라 종골에 붙이고 붕대로 감아 두었다가 2일마다 1회로 교환해 준다. 이 방약으로 종골골자(踵骨骨刺) 환자 31명을 치료한 결과 29명 완치, 2명 호전이고, 평균 교환 횟수는 2.3회였다.[19]

(9) 청소년 근시 치료

방 약 | 천궁 추출물로 염산염 점안제(0.35%)를 만들어 100명을 치료한 결과, 시력 회복 17%, 총 유효율은 53.8%였다.

(10) 전립선 비대 치료

방 약 | 천궁, 단삼, 당귀 등으로 주사약(4ml로 포장, 매 ml당 생약 1g 함유)을 만들어 주사한다. 이 방약으로 1038명을 치료한 결과 총 유효율이 96%였다.[20]

(11) 유선병 치료

방 약 | 20%의 천궁 주사약을 0.5ml씩 기문(期門), 기해, 삼음교, 간수혈(肝腧穴)에(먼저 흉복부, 다음 배요부, 상부에서 하부로 실시) 매월 생리주기의 제7일, 15일, 23일에 주사를 1회 실시하고, 9회를 1회 치료기간으로 실시한다. 이 방법으로 유선염 환자 50명을 치료한 결과 총 유효율이 96%였다.[21] 이외에 천궁으로 고혈압, 뇌진탕, 비대성(肥大性) 척추염, 방사선 치료시 손상 예방, 폐기종, 폐심병(肺心病), 고지질혈증 등을 치료한 보고가 있다.[22]

사용용량

과거에는 천궁이 신온모산(辛溫耗散)하여 대량으로 사용하지 않았고, 대량으로 사용하면 구토, 어지러움이 발생한다고 인식했다. 어떤 학자는 변증(辨證)을 통하여 혈중기체자(血中氣滯者)는 대량으로 사용해야 하고, 음허화왕(陰虛火旺)자는 청열자음약(淸熱滋陰藥)을 배합하여 사용해야 한다고 했다. 또한 진통 작용으로는 필히 대량으로 사용해야 효능이 있고, 1~2첩으로는 음(陰)을 손상시키지 않는다고 했다. 특히 치통, 삼차 신경통은 20~30g을 사용해야 효능이 있다고 했다.

대량으로 복용하면 연수와 척수의 반사 기능이 억제되어 혈압, 체온이 하강하고, 호흡곤란, 운동마비 등을 유발할 수 있고, 소수의 환자는 소화기 증상과 생리량 과다 등의 부작용이 있었고, 주사약은 일반적으로 희석해서 사용한다. 음허성(陰虛性) 발열, 실열증(實熱證)에는 사용하지 않고, 생리과다, 임신부, 출혈성 질병에는 주의한다.

연호색(延胡索)

Corydalis turtschaninovii Bess f. yanhusuo Y.H. Chou et C.C. Hsu

약재개요

양귀비과(罌粟科)에 속한 여러해살이 초본식물인 연호색의 뿌리이다. 성미(性味)는 신(辛), 고(苦), 온(溫)하고, 심(心), 간(肝), 비(脾)에 귀경한다. 행기활혈(行氣活血 기를 돌리고 혈을 맑게 함), 지통(止痛)의 효능이 있어 흉복부 통증, 사지통증, 타박상, 심장병 등의 증상에 사용한다. 연호(延胡), 현호색(玄胡索), 원호색(元胡索)라고도 한다.

약리연구

(1) 진통, 진정, 최면 작용

쥐의 비틀기 실험에서 초자(醋炙)한 것이 진통작용이 최고 양호하였고, 그 다음은 주자(酒炙)한 것이었고, 또한 진정, 최면 작용이 있었다.[9]

(2) 심장 보호, 혈관 확장 작용

체외에서 토끼의 관상 혈관의 혈류량을 증가시켰고, Isoprenaline Hydrochloride로 인한 심근의 괴사에 보호 작용이 있었고, KCl이나 Levarterenol로 인한 동맥의 수축을 억제하는 작용이 있었고, 심장 관상 혈관의 저항을 줄였다.[10],[11]

(3) 항-궤양 작용[12]

아스피린, 유문 묶음 등으로 인한 궤양이 있는 쥐에게 피하 주사한 결과, 보호 작용이 있었다.

(4) 기 타

이 외에 근육 이완 등의 작용이 있었다.

 임상응용

(1) 협심증, 심교통(心絞痛) 치료

방 약 | 연호색을 추출하여 정제로 만들어 1일 3회, 1회 3알, 2~3개월 동안 투여한다. 김언리는 이 방법으로 협심증, 심교통 환자 40명을 치료한 결과, 현저한 효과 6명, 30명 개선, 4명은 무효였다. 심전도상의 현저한 효과 5명, 2명 호전, 33명 무효였다고 밝혔다. 천진 약물 연구소에서는 이 방법으로 각종 협심증 575명(심교통자 424명, 급성 심근경색 148명)을 치료한 결과 심교통 환자중 총 유효율은 83.2%, 현저한 효과 44.4%, 심전도 개선율 52.9%, 현저한 효과 26.8%, 급성 심근경색의 일반적인 사망률 32.3%에서 14.1%로 감소했다고 보고했다.[1] 그 외에 다른 보고에 의하면 부정맥도 효능이 있었다.

(2) 통증 치료

방 약 | 연호색(酒精炒)9g을 분말로 7일 간 투여한다. 이 방약으로 마풍 신경통 환자 43명을 치료한 결과 평균적으로 24일간 복용하였고, 13명 통증 소실, 25명 통증 감소였다.[2]

(3) 혈관성 두통 치료

방 약 | 연호색30g, 생백작약12g, 강잠15g, 오공4마리, 천궁10g, 반하(생강법제)9g을 100ml의 시럽으로 만들어 1회 50ml를 1일 2회, 연이어 10일간 투여한다. 이 방약으로 혈관성 두통 환자 47명을 치료한 결과 24명 현저한 효과, 22명 유효, 1명은 무효였다.[3]

(4) 국소마취 작용

방 약 | 0.2%의 연호색 주사약으로 국소마취한 후 105명을 수술한 결과 효과가 양호한 자는 98명, 6명은 보통, 1명은 실패였다.[4]

(5) 만성 기관지염 치료

방 약 | 연호색33%, 백개자33%, 세신17%, 감수17%을 분말로 만들고, 육신환(六神丸) 2개를 준비해둔다. 분말을 생강즙에 혼합해서 직경4cm, 두께 0.8mm로 유지(油紙)에 놓고 약병(藥餅)을 만들어 약병의 중간에 육신환(六神丸)2/3를 놓고 매년 여름의 초복, 중

복, 말복에 각 1회, 1회 3~6시간 동안 정천, 산중혈에 붙이고 고정해준다. 이 방법으로
만성 기관지염, 천식환자 347명을 치료한 결과 90명 완치, 119명 현저한 효과, 101명
호전, 37명은 무효였다.[5]

(6) 소화기 궤양 치료

방 약 | 연호색15g, 삼칠, 당삼각9g, 홍화, 향부각6g, 고량강3g을 정제(매알 0.5g)로 만들어 1회
1~3알, 1일 3회, 식사 1시간 후에 투여한다. 이 방약으로 소화기 궤양 환자 45명을 치
료한 결과 위내시경상 완치자 5명, 현저한 효과 20명, 20명은 유효였다.[6]

(7) 수술 후 장내 배기(排氣)

방 약 | 연호색15g, 대황(後下), 지각각9g, 감초5g을 100ml로 농전(濃煎)하여 수술 6시간 후 1회
20ml, 매 2시간마다 투약하고, 연이어 2첩을 복용한 후 48시간내에 배기가 없으면 다
시 2첩을 투여한다. 이 방법으로 산부인과 수술 후 장배기(腸排氣)를 위해 70명에게
투여한 결과 평균 배기 시간은 32.6시간으로 중약(中藥)을 사용하지 않은 것 보다 현
저히 빨랐다.[7]

(8) 비화농성 늑연골염 치료

방 약 | 연호색으로 정제(매알 0.67g 함유)를 만들어 1회 6~10알, 1일 3회, 10일을 1회 치료기
간으로 투여한다. 만약 부종과 통증이 심하면 10~15알을 식초에 반죽하여 1일 1회
환부에 붙이고, 활혈지통고(活血止痛膏: 시중에 판매중인 파스)를 붙여준다. 이 방법
으로 81명을 치료한 결과 양약(洋藥)보다 완치율이 현저히 높았다(P<0.05).[8]

사용용량

탕약으로는 2.5~9g을 사용하고, 분말 복용 시에는 0.9~2.5g을 사용한다. 연호색은 독성이
낮은 편이다. 주정침출액을 쥐의 경구 투여로 LD_{50}은 100±4.5 3g/kg이었다.

주의사항

치료량을 복용하면 어지러움, 피로, 오심 등의 부작용이 출현할 수 있다. 10g이상 복용하면
소수의 환자는 식욕부진, 복부팽만, 기수(嗜睡), 혹은 SGPT상승, 심박동 감소, 심전도상의 T파
간격 확대, 상승 등의 부작용이 출현할 수 있으나 복용중지 후 바로 회복한다. 원숭이에게 연

호색소(素)B 성분을 위장으로 투여한 결과 1주 후에는 흥분 작용이 출현하였고, 그 후에는 억제반응이 일어났고, 다시 그 후에는 사지가 경련하는 파킨슨 증상이 발생했다.

울금(鬱金)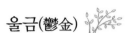
Curcuma aromatica Salisb.

생강과(生薑科)에 속한 여러해살이 식물인 온울금(溫鬱金)과 아출(莪朮) 혹은 강황(薑黃) 혹은 광서아출의 뿌리덩이이다. 성미(性味)는 신(辛), 고(苦), 한(寒)하고, 심(心), 간(肝), 담(膽)에 귀경한다. 활혈정통(活血定痛 _{혈액을 맑게 하고 통증을 제거함}), 행기소울(行氣消鬱 _{기를 통하게 하고 막힌 것을 없앰}), 양혈청심(凉血淸心 _{혈액을 차게 하고 심장의 열을 없앰}), 이담거황(利膽祛黃 _{담즙을 통하게 하고 황달을 없앰})의 효능이 있어 생리불순, 생리통, 징가비괴(癥瘕痞塊 _{자궁근종이나 종류}), 간질, 토혈, 비혈(鼻血) 등의 증상에 사용한다. 옥금(玉金)이라고도 한다.

약리연구

(1) 최면 작용

울금의 curdioue 성분은 고양이의 수면시간을 연장시키고, 특히 SWS II, REM 수면시간을 연장시키고, 주사안신환(朱砂安神丸)보다 작용이 강했다.[6]

(2) 소화계통의 촉진 작용

울금의 수전액은 위액분비 증가, 혈액중 위액분비소(素)와 췌장분비소(素)를 증가시켰고, 담즙 분비를 증가시켰다.[7],[8]

(3) 항-유리기 손상

울금 추출액은 복사(輻射)로 인한 산화지질 함량을 현저하게 감소시키고, Cu, Zu-SOD의 활력을 현저히 상승시키고, GSH-Px활력을 상승시켰다.[9]

(4) 보간(補肝) 작용

울금의 한 성분은 보간 작용이 있고, carbon tetrachlorid 로 인한 쥐의 간세포 손상을 현저하게 억제시켰고, 면역 억제 작용이 있었다.[10]

(5) 기 타

이외에 항 지질, 항균, 항 변태 반응, 항 산화 등의 작용이 있었다.

임상응용

(1) 고지질 혈증 치료

방 약 | 울금7할, 백반3할을 환약으로 만들어 1일 2~3회, 1회 6g을 식후에 투약한 결과 고지 질혈증에 양호한 효능이 있었다.

(2) 조기 수축 치료

방 약 | 울금분말을 처음에는 5~10g을 1일 3회 투약하고, 부작용이 없으면 10~15g을 1일 3회 투약해서 52명의 실성(室性) 조기 수축 환자를 치료한 결과 14명 완치, 11명 현저한 효과, 9명 호전, 18명 무효였고, 경계 구역성 조기수축 환자 2명은 1명 완치, 1명은 무 효였고, 방성(房性) 조기수축 2명은 무효였다.

(3) 간염 치료

방 약 | 울금40g에 물 200ml를 넣고 50ml로 수전해서 저녁에 투약하고, Glucurolactone 0.2g 을 1회 2알, 30일을 1회 치료기간으로 한다. 이 방법으로 만성간염 TTT이상자 32명을 치료한 결과 총 유효율이 91%였다.[1]

(4) 유선염 치료

방 약 1 | 울금9g, 붉은 대조3개, 빙편3g. 먼저 대조를 선전(先煎)한 후 종자를 제거하고, 울 금과 빙편을 넣어 니(泥)를 만들어 병변의 반대측 비공에 1일 1회 삽입하고, 1회 1/4 을 사용한다. 이 방약으로 화농성 유선염 초기(농(膿)이 발생하기 전) 환자 70명을 치료한 결과 유효율은 96%이고, 일반적으로 2회 시술로 완치했다.[2]

방 약 2 | 울금15g, 목향15g, 조휴9g, 향부9g, 진사(辰砂)1.5g을 분쇄한 후 10봉지로 만들어 성인은 1일 1포, 3개월을 치료기간으로 투여한다. 이 방법으로 40명을 치료한 결과 28명 현저한 효과, 6명 유효, 6명은 무효였다.[3]

(5) 자한증(自汗症), 도한증(盜汗症) 치료

방 약 | 광울금(廣鬱金) 30g, 오배자 9g의 분말을 1일 10~15g씩 봉밀에 반죽한 후 2등분하여 양측 유두에 붙여 두었다가 1일 1회 교환해 준다. 성작당은 이 방법으로 자한 환자

41명을 치료한 결과 일반적으로 3~5일 만에 완치했다고 보고했다. 그 외에 모려를 배합하여 동일한 방법으로 사용한 결과 도한에도 효능이 있었다고 밝혔다.

(6) 건선(psoriasis) 치료

방 약 | 울금, 아출, 삼능, 자충(蟅蟲), 유향, 목별자인(木鱉子仁), 조각자, 석창포를 정제(매 알 생약 1.56~3.12g 함유)로 만들어 1회 3~6알을 1일 2~3회 투약하고, 30일을 1회 치료 기간으로 하고, 연이어 3회 기간을 투여한다. 이 방약으로 313명을 치료한 결과 33.9% 완치, 총유효율은 90.4%였고, 95명을 2년간 관찰 한 결과 재발율이 27.4%였다.[2]

(7) 화농성 중이염 치료

방 약 | 울금1개를 마유(麻油, 소량)에 놓고 즙을 짜낸 후 빙편을 소량 첨가해서 귀 내부에 1일 3회, 소량 주입한 결과 모두 1개로 완치되었다.[4]

사용용량

일반적으로 6~12g을 사용하고, 모울금(毛郁金)과 강황의 건조품 58.8g/kg과 62.5g/kg에 해당되는 약을 동물에게 24시간 내에 3회 투여하고, 7일간 관찰한 결과 모두 생존했다. 그러나 2일째에 활동과 식욕이 감소하였고, 3일째부터 점진적으로 회복하였고, 8일째에 장기를 적출하여 검사한 결과 장기에 특이한 독반응을 발견하지 못했다.

주의사항

강황색소 캡슐 6g/kg을 작은 쥐에게 투여한 결과, LD_{50}에 도달하지 않았고, 큰 쥐에게 투여한 결과 독성반응이 출현하지 않았다[5]. 음허(陰虛) 출혈자나 비위가 허한(虛寒)한 자는 주의한다.

아출(莪朮)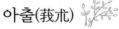
Curcuma zedoaria (Berg.) Rosc.

약재개요

생강과(薑科)에 속한 여러해살이 초본식물인 아출과 울금의 뿌리이다. 성미(性味)는 신(辛),

고(苦), 온(溫)하고, 간(肝), 비(脾)에 귀경한다. 파혈소어(破血消瘀 ^{뭉친 혈을 흩어주고 어혈을 풀어줌}), 행기정통(行氣定痛 ^{기를 통하게 하고 통증을 제거함})의 효능이 있어 생리통, 징가적취(癥瘕積聚 ^{자궁근종이나 종류}), 상복부 통증 등의 증상에 사용한다.

약리연구

(1) 간기능 보호 작용

아출 추출물이나 기름은 perchlormethane로 손상된 쥐의 간장을 보호하는 작용이 있었고, GPT를 하강시켰다.[2]

(2) 동맥 혈류에 미치는 영향

아출은 동맥의 혈류 저항을 감소시키고, 동맥의 혈류량을 증가시키고, 최대치는 252%였고, 하체의 혈류량을 현저히 개선했다.[4]

(3) 항암 작용

100%아출주사약 0.3~0.5ml를 쥐의 복강에 주사해서 sarcoma를 관찰한 결과 유효한 효능이 있었고, 유효율이 50%이상이었지만 EAC에는 무효였다.

(4) 방사선 치료시 보호 작용

쥐에게 아출을 주사한 후 방사선 조사하고, 동시에 endoxan을 사용한 후 WBC를 관찰해본 결과 현저한 보호작용이 있었지만, 방사선으로 WBC가 감소한 쥐에게는 효능이 없었다.[7]

임상응용

(1) 호흡기 감염

방 약 | 아출유 포도당 주사약 10mg/kg에 페니실린 10~20만U/kg을 혼합해서 1일 1회 정맥 주사한다. 이 방법으로 150명을 치료한 결과 유효율은 93.3%였다.[1]

(2) 협심증 치료

방 약 1 | 아출, 홍화를 주사약으로 만들어 40~60ml에 5% 혹은 10%의 포도당 500ml를 혼합해서 1일 1회 주사하는 방법으로 50명(심교통 33명, 오래된 심근경색 9명, 부정맥 8명)을 치료한 결과 24명 현저한 효과, 8명 개선, 18명 무효였고, 심전도상에 이상이 있는 43명 중 11명 현저한 효과, 17명 개선, 15명은 무효였다.

방약 2 | 아출, 삼능, 안엽(桉葉), 향부, 강황^각2g으로 주사약(2ml로 포장)을 만들어 1회 1병, 1일 2회, 근육 주사해서 35명(경미한 심교통 32명, 중도(中度) 심교통 3명, 심근경색 3명, 고혈압 6명, 심방세동 2명, 좌속 완전한 전도장애 1명)을 치료한 결과 7명 현저한 효과, 22명 개선, 5명 무효, 1명 가중이었고, 심전도상의 개선율은 66.7%였다.

(3) 초기 간경화 치료

방약 | 생황기20g, 아출30g, 초백출15g, 홍화20g, 시호(식초 법제)10g, 백반2g, 지별충10g, 생강12g을 수전해서 투여한다. 이 방약으로 초기 간경화 환자 78명을 치료한 결과 총 유효율이 89.7%였다.⁽³⁾

(4) 요로결석 치료

방약 | 아출15g, 삼능15g, 천산갑9g, 조자9g, 천우슬12g, 생율무15g, 청피9g, 지각9g을 수전해서 1일 1첩을 복용하는 방법으로 210명을 치료한 결과, 그 중 순수한 한약으로만 치료한 173명중 114명은 결석이 배출하였고, 27명은 무변화였다.

(5) 소아 폐색성 뇌혈관염으로 인한 반신불수 치료

방약 | 홍화, 아출의 주사약(매 10ml당 생약 4.5g 함유) 20~30ml에 5%의 포도당 250ml를 혼합해서 1일 1회 정맥주사하는 방법으로 10명을 치료한 결과 7명 완치, 2명 현저한 효과, 1명은 호전이었다.⁽⁵⁾

(6) 암 치료

아출은 자궁경부암, 난소암, 임파암, 백혈병, 간암, 위암, 대장암, 자궁근종, 양성유선암 등에 효능이 있는 것으로 밝혀졌다.

아출을 이용해서 악성 암을 연구하는 단체의 3차 회의(1975년)의 통계에 의하면 자궁경부암 365명(초기 I-II기 272명, 말기 III-IV기 93명)을 치료한 결과 초기 환자 완치 92명, 48명 현저한 효과, 70명 유효, 62명 무효였고, 말기 환자는 7명 완치, 6명 현저한 효과, 30명 유효, 50명 무효였다.

방약 | 심위는 아출 추출물과 화학치료로 간암 환자 11명을 치료한 결과 간종대가 축소자 5명, AFP감소자 6명, 11명은 통증 감소, 1명은 황달 소실, 3명은 경감, 2명은 복수가 감소했다고 밝혔다. 단순히 화학치료를 한 것보다 아출추출물은 환자의 면역을 증강시켰다.⁽⁶⁾

(7) 진균성 질염 치료

방 약 | 아출유를 좌약으로 만들어 매 수면 전에 질 깊숙이 1알을 삽입하고, 10회를 1회 치료기간으로 하고, 일반적으로 1~3회 치료기간을 실시한다. 이 방법으로 73명을 치료한 결과 60명 완치, 3명 현저한 효과, 5명은 유효, 5명은 무효였다.[8]

(8) 중절수술 후 양막 잔류 치료

방 약 | 30%의 아출유 3~5ml를 자궁에 주입하고, 1시간을 누워 있고, 5~7일 간 관찰한다. 이 방법으로 38명에게 약물 유산을 실시한 결과 중도에 포기한 11명을 제외하고, 27명은 7일 이내 안전유산과 불안전 유산자가 24명, 3명은 무효였고, 시술중 복통자는 84.2%였고, 소수의 환자는 복막자극증이 있었다.[9]

(9) 수란관 폐색성 불임증 치료

방 약 | 아출30g, 도인, 삼능, 우슬ᵃ20g, 시호, 향부, 왕불류행, 홍화ᵃ15g을 기본 약으로 하고, 간기울체자(肝氣鬱滯者)는 청피를 배합하고, 한랭자(寒冷者)는 부자, 육계를 배합하고, 신양허자(腎陽虛者)는 육종용을 배합하고, 수란관에 물혹이 있으면 저령, 차전자를 배합하고, 염증이 있으면 포공영, 자화지정을 첨가하여 2회 수전한 후 3회로 나누어 투여한다. 3개월을 1회 치료기간으로 한다. 이 방약으로 82명을 치료한 결과 61명 완치, 4명 유효, 17명은 무효였다.[10]

(10) 소아 바이러스성 장염

방 약 1 | 0.04%의 아출유를 포도당 주사약에 혼합해서 1일 100mg/kg, 5~7일을 1회 치료기간으로 정맥주사하고, Ribavirin을 같이 사용한다. 이 방법으로 30명을 치료한 결과 치료시간, 해열기간이 대조군(對照群)보다 양호하였고, 부작용이 없었다.[11]

방 약 2 | 0.04%의 아출유를 포도당 주사약에 혼합해서 1일 20~25mg/kg, 1일 1회 정맥주사하고, 3일간 치료하고, 수액을 보충해 준다. 이 방법으로 영아 가을 설사 환자 42명을 치료한 결과 27명 현저한 효과, 12명 유효, 3명은 무효였다.[12]

사용용량

일반적으로 5~12g을 사용한다. 독성은 비교적 낮은 것으로 보고되었고, 아출유 주사약을 쥐의 복강과 근육에 주사한 결과 LD_{50}은 각각 819.8mg/kg, 789.1mg/kg이었다.

주의사항

아출을 근육주사하면 자극으로 통증이 있고, 쾌속으로 정맥주사를 실시하면 가슴답답함, 얼굴홍조(紅潮), 호흡곤란 등의 부작용이 있다. 실열증(實熱症), 월경과다, 임산부는 금지하거나 주의한다.

삼릉(三稜)

Sparganium stoloniferum Buch

약재개요

흑삼릉과(黑三稜科)에 속한 여러해살이 수생초본식물(水生草本植物)인 흑삼릉(黑三稜)의 뿌리덩이다. 성미(性味)는 고(苦), 평(平)하고, 간(肝), 비(脾)에 귀경한다. 파혈소어(破血消瘀 뭉친 혈을 흩어주고 어혈을 풀어줌), 행기지통(行氣止痛 기를 돌리고 통증을 없앰)의 효능이 있어 폐경, 생리통, 자궁근종, 종류(腫瘤), 식체(食滯), 상복부 통증 등의 증상에 사용한다. 형삼릉(荊三稜), 경삼릉(京三稜)이라고도 한다.

약리연구

(1) 항-혈전 형성

삼능수전액은 혈소판의 응집을 억제시키고, 혈전형성 시간을 연장하였고, 혈전의 길이를 축소시켰고, 혈전의 무게를 경감시켰다.[8]

(2) 혈류에 미치는 영향

토끼 혈액의 점도를 현저히 감소시키고, 혈액 중 혈구의 면적을 감소시켜 침전속도를 하강시켰다.[9]

(3) 장관(腸管) 수축 촉진 작용

삼능 수전액은 장관의 수축력을 증강시키고 긴장도를 상승시켰다.[10]

(4) 기 타

이외에 백혈구증가, 항암, 진통작용 등이 있었다.

임상응용

(1) 만성 표재성 위염 치료

방 약 | 삼능, 목향, 단삼, 후박, 백작약^각10g, 생감초6g을 수전해서 1일 1첩을 투약하고, 7일을 1회 치료기간으로 한다. 1회 치료기간을 마치고, 2일 휴식 후 다시 투여한다. 이 방약으로 100명을 치료한 결과 61명 완치, 20명 현저한 효과, 17명 유효, 2명은 무효였다.[1]

(2) 담낭감염 치료

방 약 | 천련자15g, 삼능, 아출^각9g, 유향, 몰약, 용담초^각12g, 감초3g, 대황10g을 탕제로 투여한다. 이 방약으로 150명을 치료한 결과 130명 완치, 20명 호전이었다.[3]

(3) 골반강 내염(Pelvic inflammation) 치료

방 약 1 | 삼능15g, 아출10g, 수질5g, 홍등15g, 곤포15g, 빈낭12g, 계지10g, 단피15g, 적작약15g, 패장초20g, 호장15g, 몰약10g, 부자^(法)10g을 농전(濃煎)해서 약액의 온도가 38~40℃도 일 때 항문안 12~15cm 지점에 천천히 100ml를 주입한 후 40분 간 누워 있는다. 이 방약으로 160명을 치료한 결과 49명 완치, 62명 현저한 효과, 43명 유효, 6명은 무효였다.[4]

방 약 2 | 삼능, 아출, 산약, 천화분, 지모, 계내금, 계혈등을 산제로 만들어 사용한다. 이 방약으로 135명을 치료한 결과 86명 완치, 45명 현저한 효과, 4명은 무효였다.[5]

(4) 원발성 생리통 치료

방 약 | 삼능, 아출, 육계, 홍화, 단삼, 오령지, 목향, 연호색 등을 산제로 만들어 생리전에 투약하고, 생리 시작 3일 후에 복용을 중지한다. 이 방약으로 198명(1~3개월 간 생리주기)을 치료한 결과 103명 완치, 70명 호전이었다.[6]

(5) 근육주사 후 국소의 경결(硬結 ^{딱딱하게 굳음}) 치료

방 약 | 삼능, 아출, 망초^각100g을 식초와 봉밀에 반죽해서 환부에 1일 1회 도포해 준다. 이 방법으로 200명을 치료한 결과 모두 양호한 효과가 있었다.[7]

사용용량

일반적으로 5~12g을 사용한다. 삼능 수전액 480g/kg과 형삼능(荊三棱) 수전액 240g/kg을 쥐의 위장에 투여한 결과 활동이 감소하였고, 누워서 움직이지 않았고, 제 2일에는 정상으로 회복되었고, 사망하지 않았다. 쥐의 복강에 주사한 결과 LD$_{50}$은 233.9±9.9g /kg이었다. 형삼능(荊三棱)의 LD$_{50}$은 55.8±6.7g/kg이었다.

주의사항

월경과다, 임산부는 주의하거나 복용을 금한다.

단삼(丹蔘)
Salvia miltiorrhiza Bge.

약재개요

꿀풀과(脣形科)에 속한 여러해살이 초본식물인 단삼의 뿌리이다. 성미(性味)는 고(苦), 미한(微寒)하고, 심(心), 심포(心包), 간(肝)에 귀경한다. 활혈소어(活血消瘀 혈액을 맑게 하고 어혈을 풀어 줌), 양혈거옹(凉血祛癰 혈액을 차게 하고 부스럼을 없앰), 양혈녕신(養血寧神 혈액을 생성하고 마음을 안정시킴)의 효능이 있어 생리불순, 폐경, 산후복통, 흉복부 통증, 징가적취(癥瘕積聚 자궁근종이나 종류), 사지통증, 유선염, 고열, 반진(斑疹), 가슴두근거림, 불면증, 간비종대(肝脾腫大), 심장병 등의 증상에 사용한다. 자단삼(紫丹蔘)이라고도 한다.

약리연구

(1) 지질과 동맥경화에 미치는 영향

동맥경화가 있는 쥐에게 단삼수전액을 투여한 결과 혈지질은 감소하지 않았으나 토끼는 혈액과 간의 TG가 감소했다. 단삼수전액은 고콜레스테롤로 인한 혈중 콜레스테롤의 상승을 억제하였고, 동맥경화로 인한 혈관 협착을 경감시켰다. [2],[3]

(2) 심장에 미치는 영향

체외에서 두꺼비심장을 혈류 실험한 결과 저농도의 단삼액은 심장수축 억제로 인해 심근의 에너지 소비를 예방하여 심근의 손상을 방지했다. 체외에서 쥐의 심장에 주사한 결과 초기에 심장수축을 예방하였고, 심박동수를 감소시켰지만 점진적으로 심박동수가 증가했다. [7]

(3) 간장 보호 작용

단삼6~15g/kg을 쥐에게 근육주사하고 간혈류량, 조직학검사, 현미경으로 관찰한 결과 간세포의 보호 작용이 있었다. 체외에서 perchlormethane으로 간 세포의 손상을 억제하는 작용이 있었고, 간 세포 재생 작용이 있었다.[9]

(4) 순환개선, 혈관확장 작용

단삼주사액은 미세순환의 혈류량을 증가시키고, 단삼 수전액은 두꺼비의 전신혈관과 토끼의 귀 부위 혈관을 확장시켰다.[25],[26]

(5) 혈압에 미치는 영향

단삼수전액, 단삼주사약은 마취된 개나 토끼에게 정맥주사한 결과 모두 혈압이 하강하였고, 아트로핀의 차단작용은 있었으나 아드레날린에는 아무런 효능이 없었다.[27]

(6) 신장기능 개선

쥐에게서 글리세린 주사로 인한 신소관(腎小管) 괴사의 예방, 치료 작용이 있었고, 아데닌으로 인한 신부전이 있는 쥐에게서 BUN, Ccr을 감소시켰고, 사구체의 여과량, 신혈장류량(腎血漿流量), 신장 혈류량을 현저하게 증가시켰다.[28]

(7) 위점막보호, 항-궤양 작용

단삼수전액은 주정(酒精)으로 인한 급성 위점막 손상을 보호하는 작용이 있었고, 위점막 방어기능이 증강하였고, 스트레스성 위궤양을 단기간 내에 치유시켰다.[29]

(8) 진정, 최면, 항-경련 작용

단삼은 중추신경계통을 억제하는 작용이 있었고, 쥐의 복강에 주사한 결과 자율적인 활동이 감소하였고, 항경련 작용은 현저하지 않았다.[30]

(9) 기 타

이외에 항-미생물, 항염증, 면역증강, 항방사선, 항산화, 에스트로겐 작용 등이 있었다.

임상응용

(1) 기관지 천식 치료

방 약 | 단삼정제(매알당 생약 1g 함유)를 1회 2~3알, 1일 3회, 6개월을 1회 치료기간으로 투

약하고, 매월 1~2회 검사한다. 이 방약으로 소아 만성 기관지 천식 환자 40명을 치료한 결과 2명 완치, 14명 현저한 효과, 21명 유효, 3명은 무효였다[1].

(2) 고지질 혈증 치료

방 약 | 단삼20g, 하수오10g, 갈근10g, 상기생10g, 황정10g, 감초6g을 추출하여 20알(매알 0.3g, 매알당 생약 3.3g 함유)을 만들어 1일 3회 투약으로 140명을 치료한 결과 콜레스테롤의 현저한 효과 80.85%, 유효율은 87.20%, TG의 현저한 효과는 68.9%이고, 유효율은 80%, Lipoprotein의 현저한 효과는 56.36%, 유효율은 70.91%였다.

(3) 혈전성 혈관종(血管腫) 치료

방 약 | 백화단삼(白花丹蔘) 분말을 55%의 주정에 15일간 담가 두었다가 5~10%의 약주를 만들어 1회 20~30ml, 1일 3회 복용하는 방법으로 34명을 치료한 결과 15명 완치, 9명 호전, 3명 유효, 7명은 무효였다.

(4) 뇌혈관병 치료

방 약 1 | 단삼주사약(생약 16g에 해당)을 10%의 포도당 500ml에 혼합한 후 1일 1회 정맥주사하는 방법으로 뇌혈전 환자 35명을 치료한 결과 단기간 내에 유효자는 85.7%, 20명을 관찰한 결과 유효율이 90%였다.

방 약 2 | 단삼주사약30ml(생약 45g 함유)를 10%의 포도당 10ml에 혼합해서 1일 1회, 20일을 1회 치료기간으로 정맥에 주사한다. 이 방법으로 뇌혈전 환자 48명, 뇌혈전 초기 환자 20명을 치료한 결과 모두 현저한 효과가 있었다[4].

(5) 현운(眩暈 어지러움) 치료

방 약 1 | 단삼주사약15~30ml를 10%의 포도당 500ml에 혼합해서 1일 1회 정맥주사하는 방법으로 meniere disease 환자 39명을 치료한 결과 총 유효율이 95%였다[5].

방 약 2 | 단삼, 택사^각60g, 황금, 반하, 천마^각30g. 먼저 500ml의 물에 30분간 담가 두었다가 약한 불로 1시간 수전한 후 여과하고, 다시 물 300ml를 넣어 30분간 수전한 후 투여한다. 이 방약으로 meniere disease 환자 52명을 치료한 결과 38명 완치, 12명 현저한 효과, 2명은 무효였다[6].

(6) 외상성 뇌내혈종(腦內血腫) 치료

방 약 | 단삼15g, 사향0.06g(단독복용), 천궁6g, 혈갈6g(단독복용), 적작약9g, 도인9g, 홍화9g,

유향9g, 몰약9g, 삼능9g, 아출9g, 향부9g, 토별충9g. 사향과 혈갈을 제외하고 나머지 약을 수전해서 1일 1첩, 1일 3~4회로 투약시켜 13명을 치료한 결과 모두 완치했다.

(7) 유행성 뇌염 치료

방 약 | 단삼주사약(수용성 성분, ml당 생약 2g 함유)을 5세 이하는 8g, 5~12세는 12~16g, 12세 이상은 32g을 5%의 포도당 40~200ml에 혼합해서 정맥주사하는 방법으로 유행성 뇌척수염에 DIC를 합병한 환자 30명을 치료한 결과 그 중 28명은 출혈이 중지되었고, 어혈반점 흡수, 쇼크교정, 응혈시간, 혈소판 수는 점진적으로 정상으로 회복했다. 2명은 광범위한 출혈로 사망했다.

(8) 심장병 치료

방 약 1 | 단삼주사약(매 ml당 생약2g 함유)16~32g을 1일 1회, 15~30일을 1회 치료기간으로 정맥주사하는 방법으로 심장병 환자 56명을 치료한 결과 증상 개선율이 88.6%였고, 심전도 개선율이 66.6%였다.

방 약 2 | 단삼30g, 홍화15g, 적작약15g, 천궁15g, 강향15g을 정제로 만들어 1회 6~8알, 1일 3회 투약시켜 600명을 치료한 결과 총 유효율이 90.7%, 심전도 개선율이 76.3%였다.

방 약 3 | 단삼60%, 갈근30%, 원호10%를 정제로 만들어 심장병 환자 40명을 치료한 결과 총 유효율이 87.5%였다.

(9) 바이러스성 심근염 치료

방 약 | 단삼주사약(매 2ml당 생약 3g 함유)을 3세 이하는 2ml/일, 3세 이상은 4ml/일에 10%의 포도당 150~200ml에 혼합해서 1일 1회, 15일을 1회 치료기간으로 정맥주사한다. 이 방법에 일반적인 양방(洋方)적인 치료법을 결합하여 60명을 치료한 결과 단삼주사약을 결합한 것이 대조군보다 현저한 효과가 있었다.[8]

(10) 만성 간염 치료

방 약 1 | 단삼9g, 당귀9g, 도인9g, 울금9g. 1일 1첩, 1일 2회 탕약으로 투약해서 전염성 간염 환자 60명을 치료한 결과 16명 완치, 10명 완치 근접, 3명 현저한 효과였다.

방 약 2 | 황기단삼 주사약을 1회 4ml, 1일 1회, 근육주사하는 방법으로 만성 간염, 활동성 만성 간염 환자 112명을 치료한 결과 현저한 효과 80%, 총 유효율은 69.4%였다.

방 약 3 | 단삼주사약 30ml(매 2ml 당 생약 3g 함유)를 10%의 포도당 500ml에 혼합해서 1일 1회 정맥주사하고, 연이어 90일을 치료한다. 이 방법으로 B형간염 환자 117명을 치료한 결과 69.2%가 현저한 효과, 19.7%가 유효, 11.1%가 무효였다[10].

(11) 간비장 종대(肝脾臟 腫大) 치료

방 약 1 | 건조한 단삼근(분쇄)을 2회 수전해서 30~50%로 농축한 후(설탕소량 첨가) 복용해서 주혈흡충(Schistosoma)의 말기 간비종대(肝脾腫大) 환자 43명을 치료한 결과 단삼은 간비종대에 탁월한 효능이 있는 것으로 밝혀졌고, 44.4%가 축소하였고, 55.5%가 조직이 부드럽게 변했고, 48.8%는 비장이 축소하였고, 53.6%는 부드럽게 변하였고, 기타 간기능이 개선, 회복했다.

방 약 2 | 단삼30~50g, 당귀15~30g, 천궁9~15g, 시호9~15g, 청피9~12g, 삼능(초)9~15g, 아출9~15g을 2회 수전하고, 300ml로 농축해서 매일 저녁 공복에 투약하여 문맥성 간경화, 비장 항진 환자 7명을 치료한 결과 5명 완치였고, 평균 치료기간은 153.2일이고, 초음파 검사에서 크기가 축소하였고, 2명은 간과 비장이 축소되었다.

(12) 신우신염, 신부전 치료

방 약 1 | 단삼주사약(매 2ml당 생약3g 함유)16~20ml를 5%의 포도당 500ml에 혼합하고, 1일 1회 정맥주사해서 만성 신부전 환자 48명을 치료한 결과 8명 현저한 효과, 27명 유효, 18명 무효였다.

방 약 2 | 단삼20~30g, 당귀15~20g, 천궁15~20g, 익모초30g, 적작약15~20g을 탕약으로 1일 1첩을 투약해서 만성 신장염 환자 20명을 치료한 결과 증상 완전 개선 13명, 현저한 효과 2명, 호전 5명이었다.

방 약 3 | 복방 단삼 주사약 12~20g을 5%의 포도당 250ml에 혼합해서 1일 1회, 12일을 1회 치료기간으로 정맥주사하여 만성 신장염 환자 67명을 치료한 결과 48명 증상 완전 개선, 현저한 효과 15명, 호전 4명이었다.

(13) 당뇨병 치료

방 약 | 복방단삼주사약12ml를 0.9%의 Sodium Chloride 500ml에 혼합해서 20일을 치료기간으로 정맥주사 한다. 이 방법으로 당뇨병성 말초 신경염 환자 325명을 치료한 결과 현저하게 증상이 개선되었고, 유효율이 81.8%였다.[4]

(14) 골반강 내염(Pelvic inflammation) 치료

방 약|

기본방 I 호: 단삼30g, 적작약30g, 하고초20g, 패장초20g-습열어조형(濕熱瘀阻型)에 사용

기본방 II 호: I 호방에 삼능, 아출^각15g을 첨가-종괴(腫塊)가 있는 염증에 사용

기본방 III 호: II 호방에 계지, 세신^각10g 첨가-한응혈어형(寒凝血瘀型)에 사용

상기의 방제를 증상에 맞게 1일 1첩을 100ml로 농전(濃煎)하여 관장하고, 생리기간에는 사용을 중지한다. 1개월을 1회 치료기간으로 하고, 1~3회 실시한다.

이 방약으로 102명 치료한 결과 31명 완치, 46명 현저한 효과, 21명 호전, 4명은 무효였다.[11]

(15) 정액 불액화증(不液化症) 치료

방 약| 단삼40g, 천궁6g, 적작약10g, 오가피10g, 천우슬10g, 호장30g, 황백10g을 기본 약으로 하고, 변증 분석하여 기타 약을 배합해서 탕약으로 투여한다. 이 방약으로 72명을 치료한 결과 44명 완치, 10명 현저한 효과, 14명은 유효, 4명은 무효였다.[12]

(16) 여드름 치료

방 약| 단삼추출물로 정제를(매 알 당 단삼동(丹蔘酮) 160mg 함유) 만들어 1일 3회, 1회 4알을 투약해서 알코올성, 낭종성(囊腫性) 좌창(痤瘡)환자 23명을 치료한 결과 8명 완치, 13명 현저한 효과, 2명 호전이었고, 1년 간 12명을 관찰한 결과 1명만 재발했다.

(17) 유행성 출혈열 치료

방 약| 단삼주사약을 1회 20ml(생약 30g 함유)씩 정맥에 주사하고, 혈소판이 $70 \times 10^9/L$ 이상이면 사용을 중지한다. 이 방법으로 103명을 치료한 결과 유효율이 91.3%(혈소판 회복으로 판단)였고, 단삼은 직, 간접적으로 혈소판의 파괴를 감소시키고, 혈소판의 생산을 촉진했다.[13]

(18) 안과 질환 치료

방 약 1| 복방 단삼 주사약 16~20ml를 저분자 Dextran 500ml에 혼합해서 1일 1회, 15일을 1회 치료기간으로 정맥주사하고, 치료기간 간(間)에는 5일 동안 휴식후 제2 치료기간을 실시한다. 이 방법으로 망막폐쇄 환자 26명을 치료한 결과 12명 현저한 효과, 10명 유효, 4명은 무효였다.[14]

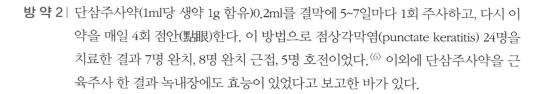

방 약 2 | 단삼주사약(1ml당 생약 1g 함유)0.2ml를 결막에 5~7일마다 1회 주사하고, 다시 이약을 매일 4회 점안(點眼)한다. 이 방법으로 점상각막염(punctate keratitis) 24명을 치료한 결과 7명 완치, 8명 완치 근접, 5명 호전이었다.[6] 이외에 단삼주사약을 근육주사 한 결과 녹내장에도 효능이 있었다고 보고한 바가 있다.

(19) 설사 치료

방 약 1 | 단삼 주사약 16ml를 5%의 포도당 500ml에 혼합해서 1일 1회 정맥주사 한다. 이 방법으로 급성 설사 환자 91명을 치료한 결과 단삼 주사약은 감염성 설사에 해열이 신속하고, 복통, 설사가 단시간 내에 소실했다[15].

방 약 2 | 단삼주사약 0.1~0.2ml/kg/d, 1일 1회 족삼리혈에 주사한다. 이 방법으로 소아 추계(秋季)설사 환자 240명을 치료한 결과 214명 완치, 15명 현저한 효과, 11명은 무효였다.[16]

방 약 3 | 단삼, 천궁, 적작약, 백작약[각]6g, 황백, 미각(米殼), 지용, 오미자[각]3g에 물 200ml를 넣어 50ml로 수전해서 매일 저녁에 1회 관장(灌腸) 한다. 이 방약으로 만성 결장염 등으로 인한 설사 환자 73명을 치료한 결과 그 중 만성 결장염으로 인한 설사 환자 45명중 38명 완치, 3명 유효, 4명은 무효였고, 만성이질 환자13명, 과민성 대장증후군(irritable bowel syndrome) 환자 3명은 모두 완치였다. 대장결핵환자 12명중 7명 완치, 2명 유효, 3명은 무효였다.[17]

(20) 신경성 이농(耳聾) 치료

방 약 | 단삼 주사약 20~30ml를 5%의 포도당 500ml에 혼합해서 1일 1회, 2주를 1회 치료기간으로 정맥주사하고, 3일간 휴식 후 다시 제2 치료기간을 실시한다. 이 방법으로 100명을 치료한 결과 28명 완치, 45명 호전, 27명은 무효였다.[18]

(21) 성대 Polyp 치료

방 약 | 복방 단삼 주사약 10mg을 생리 식염수 20ml에 혼합해서 초음파로 1회 20분 간, 1일 1~2회, 7일을 1회 치료기간으로 흡입한다. 이 방법으로 26명을 치료한 결과 그 중 붉은색 Polyp 환자 9명은 양호한 효능이 있었지만, 백색 Polyp 환자 17명은 무효였다.[19]

(22) 비염 치료

방 약 | 복방 단삼주사약(매 1ml당 단삼, 강향[각]1g 함유) 2ml를 생리식염수 2ml에 희석해서 1일 3회, 1회 2방울씩, 연이어 2주간 점입(點入)한다. 이 방법으로 만성비염 환자 38명을 치료한 결과 22명 완치, 10명 현저한 효과, 3명 호전, 3명은 무효였다.[20]

(23) 위축성 인후염 치료

방 약 | 단삼 주사약8ml를 1일 2회 분무로 흡입시키고, 4주를 1회 치료기간으로 한다. 이 방법으로 85명을 치료한 결과 69명 완치, 10명 호전, 6명은 무효였다.[21]

(24) 급성 유선염 치료

방 약 | 환부를 요오드, 알코올로 소독한 후 4ml단삼주사약을 환부의 2cm 깊이에 주사한 후 강렬한 자극과 어깨로 침감(針感)이 전도(傳導)되면 주사기를 빼내고, 격일제로 주사한다. 이 방법으로 급성 유선염 환자 60명을 치료한 결과 주사 1회로 완치자 36명, 2회로 완치자 21명, 3명은 무효였다.[22]

(25) 재발성 구강염 환자 치료[23]

방 약 | 단삼30g, 포황, 홍화^각10g, 감초5g을 정제하여 1일 1회, 1회 20분간 분무 흡입한다. 이원총은 이 방법으로 70명을 치료한 결과 45명 완치, 24명 호전, 1명은 무효였다고 했다.

(26) 불면증 치료

방 약 | 단삼 주사약과 Cerebrolysin을 혼합해서 정맥주사한다. 이 방법으로 노인 기능성 불면증 환자 35명을 치료한 결과 완치율이 65.7%, 유효율이 94.3%였다.[24]

사용용량

일반적으로 5~10g을 사용한다. 복방단삼적환(약명: 复方丹参滴丸)을 인간 사용 용량의 700배를 쥐의 위장에 투약하고, 350배를 피하에 주사한 결과 1주일 후 1마리도 사망하지 않았고, LD_{50}은 >8.4g/kg이었다.

주의사항

일반적으로 부작용은 없으나 극소수의 환자는 경미한 구강 건조, 두혼(頭昏), 피로 등의 증상과 피부에 과민 반응이 있었고, 중(重)한 자는 부정맥, 과민성 쇼크, 심지어 사망한 자도 있다. 어혈이 없거나 비위가 허약하면 대량으로 복용하지 않는다.

호장근(虎杖根)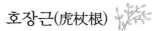

Polygonum cuspidatum Sieb. et Zucc.

약재개요

마디풀과(蓼科)에 속한 여러해살이 초본식물인 호장의 뿌리이다. 성미(性味)는 고(苦), 한(寒)하고, 간(肝), 담(膽), 폐(肺)에 귀경한다. 활혈지통(活血止痛 혈액을 맑게 하고 통증을 없앰), 청열이습(淸熱利濕 열을 없애고 습을 통하게 함), 해독(解毒), 거담지해(祛痰止咳 가래를 없애고 기침을 완화시킴)의 효능이 있어 폐경, 관절통, 타박상, 황달, 소변혼탁, 대하, 화상, 창옹(瘡癰), 독사교상(毒蛇咬傷) 등의 증상에 사용한다. 음양련(陰陽蓮), 대엽사총관(大葉蛇總管)이라고도 한다.

약리연구

(1) 미세순환에 미치는 영향

호장은 장내의 미세혈관을 확장시키는 작용이 있고, 쇼크 시 모세혈관을 정상으로 회복시켰고, 모세혈관의 개방으로 동물의 생존율을 높혔다.[12],[13],[14]

(2) 혈소판응집 억제 작용

호장에서 추출한 호장정(虎杖晶)은 혈액의 농도가 0.99mmol/L보다 높을 시 인체의 혈소판의 응집을 현저히 억제시켰고, 혈소판 응집율과 혈소판소 B2의 억제율은 비례했다.[15]

(3) 백혈구 증가 작용

호장은 백혈구를 증가시켰고, 그 증가율은 70%였다.[22]

(4) 심근수축력 증강 작용

호장의 배당체는 체외에서 정상적인 쥐의 심근수축력을 증강시키고, 바비탈로 인한 심부전을 억제하는 작용이 있었고, 심박동수는 증가하지 않았다. 또한 허혈성 쇼크 시 심박출량을 1배 이상 증가시키고, 말초의 저항을 정상에 근접시키고, chlorpromazine로 인한 심근손상에 보호 작용이 있었다.[23]

(5) 보간(補肝) 작용

호장은 과산화옥수수기름으로 인한 쥐의 간 손상에 보호하는 작용이 있었고, 쥐의 간에서 과산화 지질의 축적을 방지하고, GPT, GOT를 감소시켰다.[24]

(6) 혈당에 미치는 영향

호장은 실험성 동물의 당뇨병 발생율과 사망률을 감소시키고, 호장에서 추출한 초산(草酸) 성분을 토끼에게 정맥주사한 결과 저혈당성 쇼크를 억제시켰다.[25]

(7) 기타

이외에 진정진통, 항산화, 진해평천(鎭咳平喘), 항균 등의 작용이 있는 것으로 밝혀졌다.

임상응용

(1) 폐렴, 만성기관지염 치료

방 약 1 | 신선한 호장근1000g(건조품은 500g)에 물 5000ml를 넣고 1000ml로 수전해서 1회 50~100ml, 1일 2~3회 투약하여 19명을 치료한 결과 12명 완치, 4명 호전, 3명은 무효였다.

방 약 2 | 호장, 차전자, 위근, 의이인, 동과인, 어성초, 황기, 사삼[각]12g, 정력자, 단삼[각]9g, 도인 6g을 수전해서 투여한다. 이 방약으로 소아 폐렴 환자 32명을 치료한 결과 24명 현저한 효과, 16명 유효, 2명은 무효였다.[1]

방 약 3 | 호장주사약(1ml당 생약 호장, 측백엽[각]1g 함유) 2ml/kg/d를 5%의 포도당에 혼합해서 정맥주사하고, 8~12시간을 유지한다. 이 방법으로 소아 폐렴 환자 40명을 치료한 결과 32명 현저한 효과, 8명 무효였고, 평균해열 기간은 67시간, Rale음은 1주 내에 소실하였고, X-RAY상에는 2주 내에 소실했다고 밝혔다. 이외에 다른 보고에 의하면 호장, 어성초, 위령선, 패장초로 주사약을 만들어 급성 폐렴환자 112명을 치료한 결과 67.85%는 3일 내에 체온이 정상으로 회복하였고, 93%는 1주일 내에 완치했다.[2]

방 약 4 | 호장, 십대공노(十大功勞), 비파엽[각]30g을 시럽이나 정제 혹은 수전해서 1일 1첩, 1일 3회, 10일을 1회 치료기간으로 투여한다. 중국 광주지역 군(軍) 위생부에서 이 방약으로 만성 기관지염 환자 1201명을 치료한 결과 총 유효율이 82.9%였고, 복용후 기침, 가래, rale음이 경감하였거나 소실하였고, X-RAY상에 병변이 현저하게 개선되었다고 보고했다.

(2) 만성 인후염 치료

방 약 | 호장, 오매, 백설탕을 16g으로 포장해서 1회 1포, 1일 2회 투여한다. 이 방약으로 만성 인후염 환자 56명을 치료한 결과 31명 현저한 효과, 20명 유효, 5명은 무효였다.[3]

(3) 간염 치료

방 약 1 | **탕약:** 호장30g을 수전해서 2~3회로 나누어 투여한다.

추출물: 호장 추출물을 0.5g 무게로 정제를 만들어 1회 3알, 1일 3회, 투여한다.

두 방법으로 급성 황달형 간염 환자 300여 명을 치료한 결과 유효율이 90%이상, 완치율이 80%이고, GPT, GOT는 15일 만에, TTT, ZTT 등은 30~40일 만에 정상으로 회복했다.

방 약 2 | 동일량의 고삼, 호장의 분말을 매 0.2g으로 4등분하여 매 5일마다 아침 식전에 30분 간격으로 1등분을 비강으로 흡입하고, 1개월을 1회 치료기간으로 한다. 이 방법으로 소아급성 황달형 간염 환자 106명을 치료한 결과 96명 현저한 효과, 10명은 유효였다.[4] 다른 보고에 의하면 전씨(錢氏) 호장, 백화사설초, 토복령, 인진, 천초, 귤홍, 감초를 과립제로 만들어 만성 B형간염 환자 356명(肝膽濕熱型)을 치료한 결과 총 유효율이 72.7%였고[5], 노영병은 호장, 단삼^각40g, 황기30g, 계황초(鷄黃草), 북사삼, 여정자, 백작약^각20g, 황금, 선령비^각10g, 오미자15g(분쇄), 지각, 도인^각8g, 시호, 삼칠^각6g으로 만성 간염 환자 78명을 치료한 결과 유효율이 100%였다고 보고했다.[6]

(4) 지혈, 항염증 작용

방 약 | 호장 수전액은 외상성 출혈에 현저한 지혈작용이 있었고, 상처부위에 수렴작용, 감염방지, 소염작용이 있었고, 내복은 상소화기 출혈에 현저한 지혈작용이 있었다.[7]

(5) 상 소화기 출혈 치료

방 약 1 | 명반1할, 호장근4할을 분말로 만들어 캡슐(매 캡슐 생약 0.35g 함유)에 넣어 1회 6알, 1일 4~6회로 투약하고, 대출혈자는 약 분말 12g을 냉수에 죽처럼 개서 투여한다. 이 방약으로 소화기 출혈 환자 36명을 치료한 결과 35명 유효였고, 대변상에 잠혈이 음성으로 전환하는 기간은 3.5±2.21일이었다.[8]

방 약 2 | 호장추출물(대황분, 대황소)에 오적골을 배합하여 상소화기 출혈 환자 80명을 치료한 결과 위암환자 2명, 십이지장 궤양 환자 1명을 제외한 나머지 77명은 모두 지혈작용이 있었고, 유효율은 96.2%이고, 지혈시간은 2.3일이었다.[9]

(6) 급성 췌장염 치료

방 약 | 호장, 시호, 마제금(馬蹄金), 황금 등을 수전해서 투여한다. 이 방약으로 급성 췌장염 환자 81명을 치료한 결과 65명 완치, 16명 무효였다.[10]

(7) 충수염 치료

방 약 | 동일량의 호장, 옥란엽(玉蘭葉)으로 103명의 급성 충수염 환자를 치료한 결과 92명 완치, 11명은 무효였고, 호장, 백화사설초, 포공영, 생대황으로 만든 시럽과 기타 보조 치료법으로 충수염과 미만성 복막염이 합병한 환자 107명을 치료한 결과 89명 완치, 11명 현저한 효과였다.

(8) 고지질 혈증 치료

방 약 | 호장을 정제(무게: 0.5g, 매알당 생약 1.68g 함유)로 만들어 1회 3알, 1일 3회 투약해서 90명을 치료한 결과 46명 현저한 효과, 28명 유효, 16명은 무효였다.[11]

(9) 질염 치료

방 약 | 호장근60g에 물500ml를 넣고 300ml로 수전한 후 질내부를 세척하고, 아불식초(鵝不食草) 분말 0.3g을 캡슐에 넣어 질 내부 삽입한다. 이 방법으로 1일 1회, 7일을 1회 치료기간으로 한다. 이 방법으로 진균성 질염 환자 76명을 치료한 결과 55명 완치, 8명 호전, 2명은 무효였다고 했다. 다른 보고에 의하면 호장근100g에 물 1500ml를 넣고 1000ml로 수전해서 여과한 후 적정온도에 좌욕한다. 1일 10~15분간, 7일을 1회 치료기간으로 해서 진균성 질염 30명을 치료한 결과 모두 완치였다고 밝혔다.[16]

(10) 봉와직염(cellulitis) 치료

방 약 | 호장5할, 생대황2할, 황백2할, 생지유1할을 산제로 만들어 바셀린과 혼합한 후 가열하여 용해되면 환부를 1일 1회 도포한다. 이 방약으로 36명을 치료한 결과 28명 현저한 효과, 6명 유효, 2명은 무효였다.[17]

(11) 관절염 치료

방 약 | 호장근분말 0.25kg에 0.75kg의 주정(白酒)을 넣어 15일간 밀봉해두었다가 1회 15ml, 1일 2회 투약해서 88명을 치료한 결과 그 중 rheumatic arthritis환자 60명 중 18명 현저한 효과, 37명 호전, 5명은 무효였고, rheumatoid arthritis 9명중 4명 현저한 효과, 5명 호전이었고, 요추비대 환자 9명 중 2명 현저한 효과, 6명 호전, 1명은 무효였고, 골 관절염 환자 10명 중 3명 현저한 효과, 7명은 호전이었다.

(12) 화상 치료

방 약 1 | 호장70g, 황백12g, 지유10g, 백급6g, 빙편2g의 분말을 95%의 주정 350ml에 8시간 담

가 두었다가 여과한 후 환부에 1일 2회 살포하는 방법으로 80명을 치료한 결과 평균 치료기간이 10.7일이었고, 그 중 하지(下肢)는 11.3일, 상지(上肢)는 12일, 두부는 9일, 체간은 10.4일이었다. 살포시 환자의 눈과 입을 막아 체내 흡입을 방지한다.

방 약 2 | 호장500g, 산조수피(酸棗樹皮)500g에 5000ml의 물을 넣고 500ml로 수전해서 여과한 후 빙편분말9g을 넣어 혼합한 뒤 직접 환부에 10~15일 간 도포해 준다. 이 방법으로 턱부위 화상 환자 117명 치료한 결과 85명 완치, 17명 호전, 15명 사망했다[18].

(13) 통풍 치료

방 약 | 호장, 장뇌, 바셀린을 100:16:280 비율로 혼합해서 고약을 만든다. 먼저 호장을 분말로 만들고, 장뇌의 적당량을 50%의 주정 넣어 용해한다. 다시 호장에 넣어두고 바셀린을 용해한 뒤 약에 넣어 다시 균일하게 혼합한 후 약을 거즈에 2~3mm 두께로 발라 환부에 격일제로 도포한다. 이 방법으로 통풍성 관절염 환자 50명을 치료한 결과 44명 완치, 5명 현저한 효과, 1명은 유효였다.[19]

(14) 비인부(鼻咽部) 암성 방사성(放射性) 피부염 치료

방 약 | 호장 50g에 물 200ml를 넣고 50ml로 수전해서 따뜻할 때 솜에 묻혀 환부에 1일 4~6회 도포한다. 이 방법으로 비인부(鼻咽部) 암성 방사성(放射性) 피부염 환자 90명을 치료한 결과 치료 3일째 증상 소실자 15명, 5일째 소실자 49명, 나머지는 치료 6~10일만에 완치했다[20].

(15) 건선(psoriasis)치료

방 약 | 호장, 금은화, 단삼을 수전해서 투여한다. 보고에 의하면 이 방약으로 25명을 치료한 결과 8명 완치 근접, 8명 현저한 효과, 9명은 호전이었다.

(16) 치아병변(齒牙病變) 치료

방 약 | 호장25g, 생감초5g을 75%의 주정 500ml에 15일간 담가 두었다가 여과한 후 1일 3회 입을 행구고, 약액으로 환부의 잇몸에 도포해 준다. 이 방법으로 각종 치아병변 환자 213명을 치료한 결과 211명 완치, 2명은 무효였다.[21]

(17) 백혈구 감소증 치료

방 약 | 호장, 황기, 영지 등으로 백혈구 감소증 환자 30명을 치료한 결과 29명 유효였다.

사용용량

일반적으로 10~30g을 사용한다. 호장제품을 연이어 쥐에게 투여한 결과 간세포의 괴사와 골수에 지방이 증가하였고, 대량 투여 시는 백혈구의 감소를 유발했다.

주의사항

내복시 소화기 반응으로 구강건조, 구고(口苦), 오심, 구토, 복통, 설사 등의 부작용이 있었으나 비교적 경미했다. 비위허한자(脾胃虛寒者), 설사자, 임산부는 주의하거나 금한다.

익모초(益母草)

Leonurus heterophyllus Sweet

약재개요

꿀풀과(脣形科)에 속한 1년생 혹은 2년생 초본식물인 익모초의 전초(全草)이다. 성미(性味)는 신(辛), 고(苦), 미한(微寒)하고, 심(心), 간(肝), 방광(膀胱)에 귀경한다. 활혈산어(活血散瘀 혈액을 맑게 하고 어혈을 풀어줌), 이뇨소종(利尿消腫 이뇨시켜 부종을 제거함), 청열해독(淸熱解毒 열과 독을 없앰)의 효능이 있어 생리통, 폐경, 산후복통, 오로(惡露 산후 지속적인 출혈), 타박상, 배뇨장애, 수종, 창옹종독(瘡癰腫毒), 피부가려움증 등의 증상에 사용한다.

약리연구

(1) 심장보호 작용과 관상동맥의 순환에 미치는 영향

익모초는 Isoprenaline Hydrochloride로 인한 국소 혈류순환장애를 회복시켰고, 쥐의 피하에 Isoprenaline Hydrochloride를 주사하여 유발된 심근허혈성 경색을 억제시켰다. 다른 보고에 의하면 익모초액을 정맥주사한 결과 관상동맥의 혈류량을 증가시켰고, 저항이 감소하였고, 혈관벽을 직접적으로 확장하는 작용이 있었다.[1]

(2) 이뇨 및 용혈 작용

익모초 Alkaline을 토끼에게 정맥주사한 결과 소변량이 현저하게 증가하였고, 고농도에서는 토끼의 혈액에 용혈현상이 있었다.[2]

(3) 신장에 미치는 작용

동물 실험에서 익모초 주사약은 개의 초기 허혈성 신부전을 현저하게 치료하는 작용이 있는 것으로 밝혀졌다.[3]

(4) 혈압에 미치는 영향

익모초 Alkaline을 마취된 고양이에게 정맥주사한 결과 혈압이 순간적으로 하강하였으나 몇 분 만에 다시 정상으로 회복하였고, 혈압강하는 미주신경으로 인한 것이 아니고, 미주신경 말초의 흥분작용으로 인한 것으로 추정한다.[2]

(5) 자궁흥분, 항-임신 작용

익모초 수전액은 체외에서 쥐의 자궁근육을 흥분시키고, 활동을 현저하게 증가시키고, 임신 과 착상을 억제하는 작용이 있었다.[14]

(6) 항-혈전 형성 작용

익모초는 혈소판 응집을 억제시키고, 체외에서 혈전형성의 시간을 연장하고, 혈전의 중량을 감소시켰다.[15]

(7) 호흡중추에 미치는 영향

마취된 고양이에게 익모초를 주사한 결과 호흡빈도와 진폭이 현저하게 증가하였고, 대량으로 투여할 시에는 호흡이 흥분상태에서 억제하였고, 불규칙적이었다.[16]

(8) 기 타

이외에 장관(腸管) 이완, 항균 등의 작용이 있었다.

임상응용

(1) 협심증 치료

방 약 | 익모초로 주사약(1ml당 생약 4g 함유)을 만들어 12ml를 5%의 포도당 500ml에 혼합해서 1일 1회, 14일을 1회 치료기간으로 정맥주사해서 40명을 치료한 결과 심전도상에 7명 현저한 효과, 16명 유효, 14명 증상 현저한 효과, 15명 유효였다.

(2) 급성 정맥염 치료

방 약 | 익모초60~100g, 자초15g, 자화지정30g, 적작약15g, 단피15g, 생감초30g을 수전해서

탕약으로 투약하고, 대황분말500g, 자금정10g을 반죽하여 환부에 도포하는 방법으로 60명을 치료한 결과 48명 완치였고, 60명이 유효였다.

(3) 간경화 복수 치료

방 약 | 익모초60g, 백모근, 창출, 백출, 천우슬, 진호노표(陳葫芦瓢)^각30g, 한방기45g, 산약 15g을 탕약으로 투약해서 20명을 치료한 결과 95%은 복수가 소실했다.

(4) 급, 만성 신장염 치료

방 약 1 | 익모초60g, 대계, 소계^각30g을 기본 약으로 하고 감염이 있으면 금은화, 판람근^각 9~12g을 배합하고, 단백뇨가 심한 자는 상표초30g 첨가해서 탕약으로 1일 1첩을 2회로 투약하여 급성 신장염 환자 32명을 치료한 결과 29명 증상 완전 소실했다.

방 약 2 | 익모초30~60g, 단삼20~30g, 당귀15~20g, 천궁15~20g, 적작약15~20g을 1일 1첩을 탕약으로 투약해서 만성 신장염 환자 20명을 치료한 결과 13명 증상 완전 소실, 2명은 대부분 소실, 5명은 부분적인 소실을 보였다.

방 약 3 | 익모초15~30g, 당귀9~15g, 천궁9~15g, 백작약9~15g, 단삼15g, 목향3~6g을 1일 1첩 탕약으로 투약해서 과민성 자전(紫癜)신장염 환자 14명을 치료한 결과 9명 완치, 3명 호전, 2명은 무효였다.

(5) 요로 결석 치료

방 약 | 익모초30g, 포공영20g, 우슬15g, 택사15g, 현호5g(단독 복용), 호박6g(단독 복용)을 1일 1첩 탕약으로 단독 복용약과 같이 투약한다. 이 방약으로 38명을 치료한 결과 29명 완치, 6명 유효, 3명은 무효였고, 결석 배출 시간이 최단자는 2일, 최장자는 70일이고, 결석이 최고 큰 것은 직경이 1.0cm이었다.⁽⁵⁾

(6) 생리과다 치료

방 약 | 익모초, 지각, 당삼, 황기, 천초 등을 탕약으로 1일 1첩을 투약한다. 이 방약으로 생리과다 환자 50명을 치료한 결과 3회의 생리주기에 투약하여 14명 현저한 효과, 30명 유효, 6명은 무효였다.⁽⁶⁾

(7) 약물 유산 후 출혈 치료

방 약 1 | 익모초, 자초, 생포황, 오령지^각30g을 1회 2첩, 1일 3회, 연이어 7~10일간 온수에 담갔다가 투여한다. 이 방약으로 300명을 치료한 결과 약물 유산의 성공률을 높였다.⁽⁷⁾

방 약 2 | 익모초30~60g, 마치현30g, 소목12g, 유기노12g, 생포황12g, 적작약12g, 천궁10g, 당귀15g, 도인12g, 홍화12g, 생산사30g을 수전하여 투약한다. 이 방약으로 100명을 치료한 결과 68명 완치, 24명 유효, 8명은 무효였다.[8]

(8) 산후 회음부(會陰部) 수종 치료

방 약 | 생익모초500g, 생투골소(生透骨消)250g을 분쇄하여 약즙을 짜내서 준비한다. 먼저 약액 100ml에 술 5ml를 혼합해서 1일 1회 투약하고, 약 찌꺼기에 물 500~750ml를 넣고 혼합한 후 끓여서 적정온도에 환부를 15~20분간 씻어주고, 다시 약액을 환부에 도포해주고, 조석으로 각 2회 씻어준다. 1회간(每會間)의 시간 차는 2~3시간으로 하고, 거즈에 약을 묻혀 습포해주면 효능이 더욱 좋다. 이 방법으로 39명을 치료한 결과 모두 완치했다.[9]

(9) 갈색반(chloasma) 치료

방 약 | 익모초20g, 동과인20g, 진주2g, 백지10g, 백부자10g, 백강잠15g, 당귀15g, 택사15g 분말을 적당량의 온수에 반죽해서 안면부에 팩을 40분간 해주고, 일주일에 1회 실시한다. 이 방약으로 110명을 치료한 결과 12회 후에 46명 완치, 59명 유효, 5명은 무효였다.[10]

(10) 전립선 비대 치료

방 약 | 익모초30~50g, 유근백피(柳根白皮)60~80g에 변증(辨證)하여 기타 약을 배합해서 1일 1첩을 탕약으로 투여한다. 이 방약으로 37명을 치료한 결과 34명 완치, 2명 현저한 효과, 1명은 호전이었다.[11]

사용용량

일반적으로 5~9g을 사용하고, 중증에는 30~60g을 사용한다. 익모초 주사액을 쥐에게 정맥주사한 결과 LD_{50}은 30~60g/kg이었다.[12]

주의사항

익모초는 독성이 낮아 장기간 대량으로 투약해도 특별한 부작용은 없으나 주사약으로 사용하면 구건(口乾), 수면장애 등의 경미한 반응이 있었다. 치료에는 별 장애가 없으나 익모초로 인한 유산과 사망 사고의 보고도 있으므로 임신부는 주의한다[13].

충울자(茺蔚子)

Spatholobus suberectus

약재개요

꿀풀과(脣形科)에 속한 한해살이 초본식물인 익모초의 종자이다. 성미(性味)는 감(甘), 미한(微寒)하고, 심(心), 간(肝), 방광(膀胱)에 귀경한다. 활혈거어(活血祛瘀 혈액을 맑게 하고 어혈을 없앰), 량간명목(凉肝明目 간의 열을 내리고 눈을 맑게 함)의 효능이 있어 생리불순, 생리통, 폐경, 산후복통, 타박상, 간열성 두통과 안구통증 등의 증상에 사용한다.

약리연구

(1) 자궁에 미치는 영향

충울자는 체외에서 고양이, 쥐의 자궁을 현저하게 흥분시켰고, 평활근의 장력을 증강시켰으나 체내에서는 특별한 변화가 없었다[1].

(2) 순환계통에 미치는 영향

충울자의 수전액, 주정 추출물은 마취된 동물의 혈압을 하강시켰고, 원발성 고혈압을 치료하는 작용이 있었다[2].

임상응용

(1) 갑상선기능항진 치료

방 약┃ 동일량의 충울자, 생모려, 해조, 곤포, 백질려, 백작약, 생지황, 원삼, 구기자의 분말을 환약(중량: 10g)으로 만들어 1회 1알, 1일 2~3회 투여한다. 이 방약으로 50명을 치료한 결과 8명 완치 근접, 18명 현저한 효과, 22명 호전, 2명은 무효였다[3].

(2) 자궁하수 치료

방 약┃ 충울자, 지각각15g을 100ml로 수전한 후 설탕을 소량 가미해서 30일을 치료기간으로 투여한다. 이 방약으로 I도 자궁하수 환자 924명을 치료한 결과 602명 현저한 효과, 173명 유효, 149명 무효였다[4].

일반적으로 6~20g을 사용한다. 충울자는 독이 있어 대량 복용하면 중독증상이 발생한다. 20~30g을 복용하면 4~10시간 후에 중독증상이 발생하고, 10일내에 500g을 복용하면 중독증상이 발생한다. 중독증상은 전신무력, 하체무력, 전신통증, 가슴답답함, 심지어 정신이상 등의 증상이 출현할 수도 있다.

주의사항

혈허증(血虛證)이 있으면서 어혈(瘀血)이 없는 자는 복용을 금한다.

도인(桃仁)

Prunus persica (Linn) Batsch.

약재개요

장미과(薔薇科)에 속한 낙엽소교목(落葉小喬木)인 도인 혹은 산도(山桃)의 종자의 속살이다. 성미(性味)는 고(苦), 평(平)하고, 심(心), 간(肝), 폐(肺), 대장(大腸)에 귀경한다. 활혈산어(活血散瘀 혈액을 맑게 하고 어혈을 풀어줌), 윤장통부(潤腸通腑 장을 윤활하게 하고 통하게 함), 지해평천(止咳平喘 기침을 멎게 하고 천식을 완화시킴)의 효능이 있어 생리통, 폐경, 산후복통, 자궁근종, 타박상, 화농성 폐렴, 궤양성 장염, 변비 등의 증상에 사용한다.

약리연구

(1) 혈관 확장 작용

500%의 도인 추출물을 토끼에게 정맥주사한 결과 혈관과 사지 혈관의 혈류량이 증가하였고, 쥐의 복강에 주사한 결과 귀 혈관이 확장했다.[1]

(2) 보간(補肝) 작용

도인의 Amygdalin 성분은 간의 혈류량을 증가시켰고, 간조직의 교원(膠原) 효소 활성이 증가하였고, 간내의 교원 분해대사가 촉진되어 간내의 교원 함량을 감소시켰다[3].

perchlormethane로 인한 간섬유화를 현저하게 감소시켰고, 간조직의 회복에 효능이 있었다.[4]

임상응용

(1) 고혈압 치료

방 약 | 도인, 적작약, 당귀, 생지황, 홍화, 시호, 천궁, 길경, 우슬, 대황을 수전해서 투약한 결과 완고한 고혈압에 유효했다.[2]

(2) 간경화 치료

방 약 | 도인추출물 1.5g을 5%의 포도당 500ml에 혼합해서 격일제로 정맥주사하고, 동충하초 균사체를 1회 4.5g, 1일 3회로 투여한다. 이 방약으로 간염 후 간경화 환자 6명을 치료한 결과 치료 전후에 복강경 상으로 간조직에 현저한 개선이 있었고[5], 그 외 혈중 알부민 증가[6]와 면역 증강이 있었다.[7]

(3) 간염 치료

방 약 1 | 도인6g, 천궁6g, 당귀6g의 정제를 1일 3회 투약해서 76명을 치료 한 결과 90% 완치 근접, 2.85% 호전, 7.15%는 무효였다.

방 약 2 | 도인, 단삼, 동충하초균사, 송황, 칠엽단을 2:3:2:1.5:2의 비율로 정제(중량 0.3g)를 만들어 1회 5알, 1일 3회, 3개월을 1회 치료기간으로 투약한다. 이 방약으로 만성 B형 간염 환자 56명을 치료한 결과 유효율이 87.5%였고, 실험자는 이 방약이 간경화를 예방하는 작용이 있다고 보았다.[8]

(4) 급, 만성 신장염 치료

방 약 | 도인15g, 홍화15g, 적작약15g, 천궁15g, 단삼15g을 수전해서 1일 1첩을 투여한다. 이 방약으로 50명을 치료한 결과 31명 완치, 14명 호전, 5명은 무효였다.[9]

(5) 혈관성 두통 치료

방 약 | 도인, 적작약, 당귀, 홍화, 천궁, 황기를 탕약으로 투약한 결과 혈관성 두통에 양호한 효능이 있었다.[11]

(6) 외상성 흉부 통증 치료

방 약 | 껍질을 제거한 생도인을 약한 불로 노랗게 초(炒)한 후 분말로 만들어 1회 3g, 1일 2회 황주(黃酒)로 투여한다. 이 방약으로 52명(골절, 폐부(肺部) 질환은 제외)을 치료한 결과 완치율이 94.2%였다.[10]

(7) 정신병 치료

방 약 | 도인10~24g, 삼능, 아출^각10~20g, 홍화6~10g, 단삼10g, 생대황10~15g, 대조7알, 우슬 15g, 감초6g을 탕약으로 1일 1첩을 투약해서 40명을 치료한 결과 완치 8명(정신증상 소실, 정상적인 업무가능), 24명 현저한 효과, 5명 진보, 3명은 무효였다.

(8) 피부가려움증 치료

방 약 | 도인, 홍화, 행인, 생치자를 분말로 만들어 빙편과 바셀린을 첨가해서 피부에 도포한 결과 피부 가려움증에 양호한 효과가 있었다.[12]

(9) 여성 음부 소양증 치료

방 약 | 도인20g, 웅황^(소량)의 분말을 얇게 자른 닭간으로 싸서 1일 1회, 7일을 1회 치료기간 으로 질내에 삽입한다. 이 방법으로 7명을 치료한 결과 모두 완치했다[14].

(10) 시신경 위축증 치료

방 약 | 도인을 주사약으로 만들어 1회 2ml(생약 2g 함유), 1일 1회, 10일을 1회 치료기간으로 근육주사한다. 이 방법으로 시신경 위축, 망막염, 망막색소변성, 안구후 망막염 등 173명(282쪽 안구)을 치료한 결과 총 유효율이 78.8%였고, 이 방약으로 뇌혈전 형성 환자 13명을 치료한 결과 2명 완치 근접, 7명 현저한 효과, 4명은 유효였다.[13]

사용용량

도인 수전액을 쥐의 복강주사한 결과 LD_{50}은 222.5±7.5g/kg이었다. 일반적으로 3~12g을 사용한다.

주의사항

대량으로 복용한 후 어지러움, 두통, 구토, 심계, 동공확대, 경련이 있었고, 심지어 호흡부전으로 사망했다. 다른 보고에 의하면 한 사람은 도인 십여 개 복용 후 사망했다. 어혈이 없거나 생리량이 많으면 주의하고, 임신부는 사용을 금한다.

홍화(紅花)

Carthamus tinctorius L.

약재개요

국화과(菊花科)에 속한 두해살이 초본식물인 홍화의 꽃이다. 성미(性味)는 신(辛), 온(溫)하고, 심(心), 간(肝)에 귀경한다. 활혈통경(活血通經 혈액을 맑게 하고 생리혈을 통하게 함), 거어지통(祛瘀止痛 어혈을 풀어주고 통증을 없앰)의 효능이 있어 생리통, 산후복통, 자궁근종, 종류, 타박상, 관절통, 심장병 등의 증상에 사용한다.

약리연구

(1) 심근에 미치는 영향[1]

홍화수전액을 체외에서 두꺼비와 토끼에게 소량 투여한 결과, 심근 수축력이 증강하였고, 대량 투여 시에는 억제되었다. 주사약은 체외에서 토끼의 심박동수를 현저하게 감소시켰다.

(2) 관상동맥에 미치는 영향

홍화주사액10mg/kg을 개에게 주사한 결과, 관상동맥(冠狀動脈)의 혈류량이 증가하였고, 수전액 10mg/kg도 증가했다.[2]

(3) 뇌수종 경감 작용

홍화는 허혈성 뇌수종을 경감시켰고, 그 기전은 신경물질 이상을 개선하는 것으로 밝혀졌으며, 뇌졸중의 발생율과 사망율을 감소시켰고, 뇌경색이 있는 뇌를 보호하는 작용이 있었다.

(4) 진정, 진통 작용

홍화의 황색소는 바비탈의 중추억제 작용을 증강시켰고, 용량에 비례하였고, 열판(熱板) 실험에서 진통작용이 있는 것으로 밝혀졌다.

임상응용

(1) 동맥경화증 치료

방 약 | 10%의 홍화주사약을 풍부, 아문, 풍지혈에 1일 3회 주사해서 110명을 치료하고, 60명을 관찰한 결과 총 유효율이 96.6%였다.

(2) 심장병 치료

방 약 | 홍화100g, 삼칠100g, 단삼50g, 택사50g, 천궁휘발유0.3g, 가시오피(건조한 고약) 23g을 0.45g 무게로 포장한다. 이 방약으로 245명을 치료한 결과 복용 1~4회 치료기간으로 심교통(心絞痛) 증상의 경감율이 91.2%이고, 심전도상의 개선율이 57.8%였다. 부정맥 환자 63명중 18명이 정상으로 회복하였고, 혈압강하, 혈지질 강하작용이 있었다.

(3) 유행성 출혈열로 인한 DIC 예방

방 약 | 20%의 홍화, 택란주사약, 각 30ml를 10%의 포도당 200ml에 혼합해서 1일 1회 정맥주사한다. 이 방법으로 66명에게 시술하였고, 시술 3일과 7일에 DIC 검사를 한 결과 1명도 발생하지 않았다.

(4) 완고한 대객혈(大喀血) 치료

방 약 | 매 ml당 홍화1g, 어성초6g으로 주사약을 만들어 1일 3~4회, 1회 15분간, 2주를 1회 치료기간으로 분무 흡입하고, 대량 출혈 시에는 뇌하수체 후엽소 10U를 5%의 포도당에 혼합해서 1회 정맥주사하고, 다른 지혈제는 사용하지 않는다. 이 방법으로 25명을 치료한 결과 지혈율80%, 지해율(止咳率)100%였다.[3]

(5) 뇌혈전 치료

방 약 | 50%의 홍화 추출물 10~15m를 10%의 포도당 250~500ml에 혼합해서 1일 1회 정맥주사하여 95명을 치료한 결과 양호한 효과가 있었다.

(6) 고혈압 뇌출혈 치료

방 약 | 홍화주사약 15ml를 250~500ml의 포도당에 혼합해서 1일 1회, 15일을 1회 치료기간으로 정맥주사한다. 이 방법으로 치료한 결과 총 유효율이 92.9%였다.[4]

(7) 궤양병 치료

방 약 | 홍화60g, 대조10개를 물 400ml에 넣어 약한 불로 200ml로 수전 후 홍화를 버리고 봉밀 60g을 혼합한 뒤 매일 아침 공복에 200ml를 투여한다. 이 방법으로 50명을 치료한 결과 39명 완치, 11명 호전이었다.

(8) 급성 요통 치료

방 약 | 홍화10g, 계란2개를 혼합해서 후라이팬(식용유 첨가)에 볶아 1일 1회 투여한다. 이 방

법으로 급, 만성 요부 연부조직(軟部組織) 손상환자 50명을 치료한 결과 일반적으로 1~3회 치료 후 모두 완치했다.[5]

(9) 피부병 치료

방 약 1 | 홍화, 비해^각0.125g으로 주사약 2ml를 만들어 1일 1회, 1회 4ml를 근육주사해서 습진 환자 17명을 치료한 결과 총 유효율이 94.1%였고, 그 중 현저한 효과는 64.7%였다.

방 약 2 | 홍화50g으로 1000ml의 주사약(5%)을 만들어 1회 2~6ml를 주사해서 접촉성 피부염 환자 70명을 치료한 결과 25명 완치, 35명 호전, 10명은 무효였다.

방 약 3 | 홍화, 대황, 황백, 단피^각100g에 물 1000ml를 넣고 1시간 담가 두었다가 약한 불로 250ml까지 수전해서 여과한 후 몇 회로 나누어 복용하는 방법으로 단독(丹毒) 환자 162명을 치료한 결과 전부 완치했다.[6]

방 약 4 | 홍화9~20g을 탕약으로 투약해서 편평우 환자 12명을 20~40일간 치료한 결과 전부 완치하였고, 1년간 재발하지 않았다.[7]

방 약 5 | 홍화주사약10~15ml를 포도당 500ml에 혼합해서 1일 1회, 15회를 1회 치료기간으로 정맥주사하여 결절성 홍반 환자 326명을 치료한 결과 299명 완치, 15명 현저한 효과, 12명 호전했다.[8]

방 약 6 | 당귀30g, 도인30g, 홍화30g, 청목향60g을 식초 1kg에 넣어둔다. 1주 후 약액을 여과하고 환부를 1일 1회, 1회 20분간 약액에 담가 둔다. 이 방법으로 각질형 수족 건선 환자 60명을 치료한 결과 완치율이 48.33%였다.[9]

(10) 욕창 예방

방 약 | 홍화3g을 100ml의 물에 여름에는 30분, 겨울에는 2시간 담가 두었다가 물이 붉은 색으로 변하면 사용한다. 4ml를 욕창 호발부위에 바른 후 10~15분간 마사지해 준다. 이 방법으로 506명에게 실시한 결과 1명도 발생하지 않았다.

(11) 정신분열증 치료

방 약 | 5%의 홍화주사약을 노궁, 예풍, 안면, 풍지, 내관, 산중혈 등의 혈자리에 교대로 주사한다. 매혈에 0.25~0.5ml, 격일제로 1회 4혈, 1회를 치료기간으로 주사한다. 보고에 의하면 이 방법으로 본병 환자 11명을 치료한 결과 7명 완치, 유효율이 90.9%였다. 그리고 장기간 정신병약의 복용으로 인한 장마비성 장폐색증(腸痲痺性 腸閉塞症)의 부작용을 치료했다고 밝혔다.

(12) 원형 탈모증 치료

방 약 | 적작약, 천궁^각3g, 홍화, 도인, 생강^각10g, 총백3뿌리, 대조7개(종자 제거)를 황주(黃酒)500g에 넣어 한잔으로 수전(水煎)한 뒤 사향 0.05g을 넣고 다시 두 번 끓인 후 수면전에 투약하고, 증상에 따라 약량을 조절한다. 이 방약으로 24명을 치료한 결과 23명 완치, 1명은 관찰에 실패했다.[10]

(13) 돌발성 이농(耳聾) 치료

방 약 | 홍화주사약2~4g을 1일 3회, 8~10일을 1회 치료기간으로 근육주사하고, 치료기간 간(間)은 3~5일 동안 휴식한 후 내복제로 바꾸어 투약하고, 생리기간에는 투약을 중단한다. 이 방법으로 20명을 치료한 결과 6명 완치, 3명 현저한 효과, 5명 개선, 6명은 무효였다.[11]

(14) 근시 치료

방 약 | 홍화(炒)100g을 증류수 800ml에 7일간 담가 두었다가 2회로 추출하여 혼합한 뒤 800ml로 농축한 후 7일간 냉장 보관하다가 다시 증류수를 첨가하여 1000ml로 만들어 멸균하고, Chlorobutanol 5g을 용해해서 넣고, 여과한 후 포장한다. 1일 3회 점안(點眼)하고, 1회 1~2방울, 15일을 1회 치료기간으로 하고, 연이어 4회 실시한다. 오백곤은 10%의 홍화 점안약으로 청소년 근시안 253명(506 안구)을 치료한 결과 38개 안구 시력회복정상, 현저한 효과 371개 안구, 97개 안구는 무효였다고 밝혔다.[12]

사용용량

일반적으로 2.5~9g을 사용한다. 홍화황색소를 쥐에게 복강주사와 위장에 투여하고, 72시간 후의 LD_{50}은 5.49g/kg과 5.53g/kg이었다.[13] 홍화수전액을 쥐의 복강주사에서 중독량은 1.2g/kg이고, 최소 사망량은 2g/kg이었다. 중독 시 증상은 활동감소, 보행장애 등이다.

주의사항

홍화는 부작용이 거의 없었으나 소수의 환자는 복용후 어지러움, 안면홍조, 발열, 피진 등의 부작용이 있었고, 편평우 치료 시 가중한 환자도 있었고, 생리 중인 부녀자에게 투여한 결과 생리량이 증가했다. 열이 있거나 음허증(陰虛證), 궤양성 질환, 출혈성 환자, 임산부는 사용을 금한다.

우슬(牛膝)
Achyranthes bidentata Blume

약재개요

비름과(莧科)에 속한 여러해살이 초본식물인 회우슬(懷牛膝)과 천우슬(川牛膝) 뿌리이다. 성미(性味)는 고(苦), 산(散), 평(平)하고, 간(肝), 신(腎)에 귀경한다. 활혈지통(活血止痛 ^{혈액을 맑}게 하고 통증을 없앰), 보간신(補肝腎), 강근골(强筋骨 뼈와 힘줄의 강하게 함), 이뇨통림(利尿通淋), 인혈하행(引血下行 혈액이 아래로 흐르게 함)의 효능이 있어 생리불순, 생리통, 폐경, 산후복통, 타박상, 요통, 관절통, 혈뇨, 배뇨장애, 배뇨통, 토혈, 비혈, 구강궤양, 치통 등의 증상에 사용한다.

임상응용

(1) 고지질 혈증 치료

우슬 추출물로 고지질 환자를 치료한 결과 콜레스테롤은 65%가 감소하였고, Lipoprotein은 82%가 감소했다.[1]

(2) 고혈압 치료

방 약 | 우슬, 조구등, 단삼 등으로 '활혈잠강탕(약명: 活血潛降湯)'을 만들어 원발성 고혈압 Ⅱ기 환자 102명을 치료한 결과 총 유효율이 90%였다.[2]

(3) 급성 신부전 치료

방 약 | 우슬, 대황, 망초 등으로 내복액을 만들어 급성 신부전 환자 150명을 치료한 결과 완치율이 96%였다.[2]

(4) 유행성 이하선염 치료

방 약 | 신선한 토우슬(土牛膝)50~80g을 수전해서 1일 1첩 투약한다. 이 방약으로 80명을 치료한 결과 26명 현저한 효과, 47명 유효, 12명은 무효였다.[3]

(5) 관절염 치료

방 약 | 우슬, 당귀, 방풍 등을 배합해서 통풍성 관절염 환자 18명을 치료한 결과 83.3%가 현저한 효과였다. 이 외에 상기의 방약을 4명의 임신자에게 투약한 결과 모두 유산했다.[4]

사용용량

일반적으로 6~12g을 사용한다. 우슬의 ecdysterone, inokosterone 성분을 쥐의 복강에 주사한 결과 LD_{50}은 6.4g/kg, 7.8g/kg이었다.

주의사항

중기하함(中氣下陷 ^{비위의 기가 아래로 내려앉음}), 비위허한성(脾胃虛寒性) 설사, 임산부, 생리량이 많은 여자는 사용을 금한다.

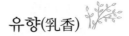

유향(乳香)

Boswellia carterii Birdw

약재개요

감람과(橄欖科)에 속한 소교목(小喬木)인 유향수(乳香樹)와 같은 속 식물의 나무 줄기의 껍질에서 나오는 수액이다. 성미(性味)는 신(辛), 고(苦), 온(溫)하고, 간(肝), 비(脾)에 귀경한다. 활혈지통(活血止痛 ^{혈액을 맑게 하고 통증을 없앰}), 소종생기(消腫生肌 ^{부종을 없애고 조직(근육)을 재생시킴})의 효능이 있어 생리통, 폐경, 상복부통증, 타박상, 각종 부스럼 등의 증상에 사용한다.

약리연구

(1) 항궤양 작용

쥐의 유문을 묶은 다음 유향을 투여한 결과 6시간후 궤양과 위장 내용물의 유리산도가 현저하게 감소하였고, 궤양은 주로 분문부위에 형성하였고, 위선(胃腺)부위에 소량 출혈 흔적이 있었다[1].

(2) 임신중지 작용

유향은 임신하지 않거나 임신한 쥐의 자궁을 현저하게 흥분시켰고, 임신 억제율이 80%이상 이었다[8].

임상응용

(1) 안면 신경마비 치료

방 약 | 동일량의 유향, 몰약, 백급, 선의의 분말을 계란의 흰자에 반죽해서 환부에 2~3mm 두께로 도포하고, 바깥에 비닐로 싸두었다가 2~3일마다 교환해준다. 이 방약으로 안면 신경마비 환자 107명을 치료한 결과 완치율이 96.3%였다[2].

(2) 충수염 치료

방 약 | 동일량의 유향, 몰약의 분말을 동일량의 오래된 식초, 75%의 주정에 혼합해서 니(泥)를 만든다. 먼저 환부의 압통점을 확인하고, 범위를 정한 후 도포한다. 만약 복벽의 지방이 두껍거나 후위(後位)에 충수염있으면 배부의 동일한 부위에 두께 3cm, 넓이는 환부보다 약간 넓게 붙이고, 기름종이로 붙여주고, 1일 1회 교환해주고, 약이 건조하면 습도를 조절해주고, 통증 소실, 체온 회복, 압통점이 음성이면 치료를 종료한다. 이 방약으로 급성 충수염 환자 30명을 치료한 결과 22명 완치, 6명 호전, 2명은 무효였다[3].

(3) 암성 통증 치료

방 약 | 생유향, 생몰약, 대황(주정법제), 생치자각30g, 단삼, 황백각20g, 목향, 적작약, 백지, 정향, 생포황각15g, 빙편10g, 생석고150g, 비마인(蓖麻仁)20알, 권백(卷柏)50g의 분말을 계란의 흰자위, 식초(소량)에 반죽해서 환부에 0.4cm 두께로 도포하고, 6~12시간마다 교환하고, 5일을 1회 치료기간으로 한다. 이 방약으로 암성 통증 환자 24명을 치료한 결과 17명 현저한 효과, 5명 유효, 2명은 무효였다[4].

(4) 간염후 간부위 통증 치료

방 약 | 유향, 몰약, 별갑, 오령지를 수전해서 농축한다. 두꺼운 거즈를 약액에 담가 두었다가 환부에 도포하고, 그 위에 다시 파라핀을 두께 1.5cm, 온도 15~55℃로 pack을 한 다음 이불을 덮어 보온해주고, 1회 30분, 1일 1회 실시한다. 이 방법으로 32명 치료한 결과 21명 완치, 6명 현저한 효과, 3명 호전, 2명은 무효였다[5].

(5) 중증 욕창 치료

방 약 | 동일량의 유향, 몰약, 황연, 천산갑을 분말로 만든다. 먼저 환부를 과산화수소로 소

독하고, 만약 부종이 심한 자는 고농도 생리식염수로 5분간 습포해준 후 환부에 약 분말을 뿌리고 거즈로 덮어두었다가 1일 1회 교환해준다. 환부에 분비물이 감소하면 격일제로 1회 교환해준다. 이 방법으로 5명을 치료한 결과 현저한 효과가 있었고, 환부의 육아조직의 성장이 빨라 조직의 유합을 촉진하였고, 장기간 사용하여도 부작용이 없었다[6].

(6) 화상 치료

방 약 | 유향, 몰약[각]20g, 빙편1g의 분말을 봉밀150ml에 혼합한 후 환부에 1일 1회 도포하고, 수포가 있으면 수액을 다 뽑아내고 다시 약을 도포해준다. 이 방법으로 화상 환자 40명(I~II도)을 치료한 결과 일반적으로 5~10일을 치료후 완치하였고, 약간 중한 자는 20일 치료후 완치하였고, III도 화상은 치유가 양호하지 않았다. 그리고 빙편의 용량을 절대 대량으로 사용해서는 안된다. 빙편은 자극적이어서 대량으로 사용하면 통증을 유발한다[7].

(7) 유두 균열 치료

방 약 | 유향(법제), 오매(爛), 마발(법제)[각]15g, 삼칠6g, 절패모12g, 오공3마리를 산제로 만들어 소독한 환부에 도포한다. 1회 1g, 1일 1~2회(수유기 여성은 3회), 도포해준다. 이 방법으로 35명을 치료한 결과 33명 완치, 2명 현저한 효과였다[5].

(8) 유선증식 치료

방 약 1 | 유향, 몰약, 황백, 대황, 빙편(소량)의 분말을 계란 흰자위(적당량)에 혼합해서 거즈에 1mm두께로 펼쳐서 환부에 붙이고, hot pack을 30분간 해주고, 24시간 후에 제거한다. 이 방법으로 38명을 치료한 결과 36명 완치, 2명은 호전이었다[5].

방 약 2 | 유향(炙), 청피, 곤포, 하고초, 패모 등을 50ml로 수전해서 1일 2회 투약하고, 매월 20일 동안 투약하고, 생리기간에는 복용을 금한다. 이 방법으로 125명을 치료한 결과 2~6개월 치료로 78명 완치, 23명 현저한 효과, 13명 유효, 11명 무효였다[5]. 이외에 광증(狂症), 경피증, 십이지장 궤양 등에 효능이 있는 것으로 밝혀졌다.

사용용량

일반적으로 1.5~9g을 사용한다.

주의사항

본 약은 약맛이 아주 쓰고, 역겹고, 위장을 자극하여 오심·구토가 잘 발생한다.

몰약(沒藥)
Commiphora myrrha Engl.

약재개요

감람과(橄欖科)에 속한 소교목(小喬木)인 몰약수(沒藥樹)와 같은 속 식물의 나무 줄기의 껍질에서 나오는 수액이다. 성미(性味)는 고(苦), 평(平)하고, 심(心), 간(肝), 비(脾)에 귀경한다. 활혈지통(活血止痛 혈액을 맑게 하고 통증을 없앰), 소종생기(消腫生肌 부종을 없애고 조직(근육)을 재생시킴)의 효능이 있어 생리통, 폐경, 상복부통증, 타박상, 각종 부스럼 등의 증상에 사용한다.

약리연구

(1) 진균작용

몰약 수전액(비율 1:2)은 피부병을 유발하는 각종 진균을 억제하는 작용이 있었고, 그 기전은 Evgend 성분과 상관이 있는 것으로 추정한다[2].

임상응용

(1) 고지질 혈증 치료

방 약 | 몰약 추출물을 캡슐(매 캡슐 생약 0.1g 함유)에 넣어 1회 3알, 1일 2~3회, 2개월을 1회 치료기간으로 투여한다. 이 약으로 치료한 결과 콜레스테롤의 감소율은 65.7%였다[1].

(2) 허혈성 심장병 치료

방 약 | 인도산 몰약8g의 분말을 1일 몇회로 투약하고 3개월을 1회 치료기간으로 한다. 이 방법으로 협심증 환자 135명(흉부통증, 노동시 호흡곤란, 심교통, 심근경색의 병사, 혈지질 증가, 75명은 심전상의 양성)을 치료한 결과 흉부통증 현저한 효과 134명, 노동시 호흡곤란자 83명중 60명은 소실하였다[1].

(3) 임파 결핵 치료

방 약 | 동일량의 유향, 몰약, 황기, 삼칠, 골쇄보를 주사약(2ml로 포장)으로 만들어 매일 4ml 씩 근육주사하고, 30일을 1회 치료기간으로 하고, 1~3회 치료기간을 실시한다. 이 방 약으로 45명을 치료한 결과 24명 현저한 효과, 14명 호전, 4명 유효, 3명은 무효였다[1].

(4) 피부병 치료

방 약 | 몰약50g, 금은화50g에 물 1000ml를 넣고 500~700ml로 수전해서 환부를 습포한다. 이 방약으로 급성 습진 환자 67명, 만성 습진 급성 발작 42명, 접촉성 피부염 52명, 족 선합병 감염 26명, 기타 피부병 5명을 치료한 결과 모두 완치했다[3].

(5) 수정관 수술후 합병증 치료

방 약 | 유향, 몰약, 오배자, 대황을 고약으로 만들어 환부에 매일 1회 도포한다. 이 방법으로 수정관 수술후 통증성 결절 환자 337명을 치료한 결과 총유효율이 93.4%였다[1].

사용용량

일반적으로 1.5~9g을 사용한다.

주의사항

본 약은 약맛이 아주 쓰고, 역겹고, 위장을 자극하여 오심·구토가 잘 발생한다.

강황(薑黃)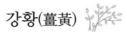

Curcuma long L.

약재개요

방 약 | 생강과(姜科)에 속한 여러해살이 초본식물인 강황의 숙근(宿根) 뿌리줄기를 건조한 것이다. 성미(性味)는 신(辛), 고(苦), 온(溫)하고, 간(肝), 비(脾)에 귀경한다. 파혈행기 (破血行氣 뭉친 혈을 풀어주고, 기를 돌림), 통경지통(通經止痛 생리를 통하게 하고 진통시킴)의 효능 이 있어 흉부·옆구리 통증, 관절통, 부스럼 등의 증상에 사용한다.

535

약리연구

(1) 혈압강하 작용

강황 추출물은 마취된 개의 혈압을 하강시켰고, 이 작용은 atropine과 절단된 미주신경에 영향을 미치지 않았다[1].

(2) 항균 작용

강황소와 휘발성 기름은 황색포도구균에 강한 항균작용이 있었고, 추출물은 실험관내에서 각종 피부진균을 억제하는 작용이 있었고, 수전액은 바이러스를 접종한 쥐의 생존 시간을 연장시켰으나 간염에는 효능이 없었다[3],[4].

(3) 이담 작용

강황의 수전액은 개의 담즙분비와 담낭수축을 증가하였고, 그 작용은 약했으나 1~2시간 지속했다. 개에게 정맥주사한 결과 고체성분이 감소하였고, 담즙분비는 증가했다. 총체적으로 절대치를 보면 담염, 담홍소, 콜레스트롤은 증가하였고, 지방산은 안정적이었다[5].

(4) 자궁에 미치는 영향

편강황(片薑黃)과 색강황(色薑黃)의 수전액과 추출물은 체외에서 쥐의 자궁을 흥분시켰고, 1회 투여로 5~7시간 지속되었다[8].

임상응용

(1) 고지질 혈증 치료

방 약 | 강황30g, 아출30g, 황정20g, 옥죽20g, 대황20g, 산사20g, 석창포15g, 시호15g을 정제로 만들어 1회 4~5알(생약1~1.2g 함유), 1일 3회, 식전에 온수로 투약하고, 30일을 1회 치료기간으로 한다. 이 방약으로 원발성 고지질 혈증 환자 124명을 치료한 결과 87명 현저한 효과, 22명 유효, 15명은 무효였다[2].

(2) 만성 담낭염 치료

방 약 | 강황12g, 울금12g, 인진30g, 목향12g, 대황3~6g을 수전해서 투약한다. 이 방약으로 100명을 치료한 결과 3일내에 현저한 효과 77%, 1주일내 현저한 효과 94%, 2주내 현저한 효과 99%, 1명은 무효였다[6].

(3) 어린선(ichthyosis) 치료

방 약 | 강황60g, 당귀, 백급, 생감초^각30g, 생괴화25g, 자초10g, 경분, 빙편^각6g, 봉납(蜂蠟)90g, 흑지마유(黑芝麻油)600g. 먼저 6종의 약을 흑지마유에 넣어 약간 황색으로 끓이고 여과한다. 적당하게 식으면 경분, 빙편을 넣어 혼합하고, 최후에 봉납을 넣어 고약을 만든다. 이 방약으로 84명을 치료한 결과 24명 완치, 54명 현저한 효과, 5명 호전, 1명은 무효였다[7].

(4) 여드름 치료

방 약 | 2%의 강활 휘발성 물질, 5%단삼 추출물, 25%당귀 추출물, 1%동충하초 균사체, 10% 인삼 추출물, 10%천마 추출물, 정제한 알로에1g을 혼합해서 마사지용 약액을 만든다. 솜에 약을 묻혀 피부에 바른 후 자기유도 치료기로 5분간 맛사지 해준다. 이 방법을 1일 2~3회, 1개월을 1회 치료기간으로 실시해서 1120명을 치료한 결과 94.2%가 완치였다[9]. 이외에 강황은 피부궤양, 개창, 편도선염, 대장균 등에 효능이 있는 것으로 밝혀졌다.

사용용량

일반적으로 2.5~9g을 사용한다.

주의사항

강황유 수지(樹脂)를 사료에 혼합해서 돼지에게 투여한 결과 간과 갑상선이 현저하게 증대하였고, 동물에 따라 반응이 달랐다[10].

오령지(五靈脂)
Trogopterus xanthipes Milne

약재개요

날다람쥐과(鼯鼠科)에 속한 동물인 하늘날다람쥐와 유사 다람쥐의 대변을 건조한 것이다. 성미(性味)는 고(苦), 감(甘), 온(溫)하고, 간(肝)에 귀경한다. 활혈지통(活血止痛 ^{혈액을 맑게 하고 통}

537

증을 없앰), 화어지혈(化瘀止血 _{어혈을 풀어주고 지혈시킴})의 효능이 있어 생리통, 폐경, 산후복통, 흉통, 복통, 어혈성 출혈증, 독충교상 등의 증상에 사용한다.

약리연구

(1) 위점막 보호 작용

오령지는 위액, 위산분비를 억제시키고, 위점막의 혈류를 개선하고, 위점막의 방어기능을 증강시켰다[1].

(2) 항균 작용

체외실험에서 오령지는 결핵간균과 여러 종의 피부진균을 억제시키는 작용이 있었다[2].

임상응용

(1) 과민성 자전(紫癜) 치료

방 약 | 당귀15g, 홍화5g, 천궁, 도인, 몰약, 오령지, 향부(법제), 우슬, 진교, 지용, 강활, 감초^각 10g을 수전해서 투여한다. 이 방약으로 22명을 치료한 결과 18명 완치, 4명 현저한 효과였고, 치료기간은 7~30일이었다[3].

(2) 독사 교상(咬傷) 치료

방 약 | 오령지2할, 웅황1할을 분말로 만들어 1회 6g, 1일 3회 황주(黃酒)로 투여한다(음주 불가자는 차를 대용함). 동시에 독을 빨아내고, 조기에 합병증이 없으면 마치현을 분쇄하여 상처부위에 도포하고, 만약 열이 있고 인후부 통증, 헛소리, 번조 등의 증상이 있으면 약량을 증가하고, 대증치료를 한다. 이 방법으로 10명을 치료한 결과 모두 완치하였고, 치료기간은 2~8일이었다[4].

(3) 원발성 생리통 치료[5]

방 약 | 오령지, 생포황, 초포황^각10g, 익모초15g, 백작약12g, 당귀, 천궁, 도인^각9g, 감초3g을 수전해서 1일 1첩, 1일 2회 투약하고, 생리 7일전부터 생리 끝나는 날까지 투약 중지한다. 이 방약으로 50명을 치료한 결과 25명 완치, 15명 현저한 효과, 8명 유효, 2명은 무효였다.

사용용량

일반적으로 4~12g을 사용한다. 만약 수전할 때에는 천에 싸서 끓인다. 동물실험에서 인삼과 동시에 투약한 결과 인삼이 효능이 약화되었다[6].

주의사항

혈허(血虛)로 인한 복통과 폐경, 출산시 출혈과다로 인한 어지러움, 심허유화(心虛有火)로 인한 병증, 어혈이 없는 병증에는 주의한다.

천산갑(穿山甲)

Manis pentadactyla L.

약재개요

능리과(鯪鯉科)에 속한 척추동물인 천산갑의 비늘이다. 성미(性味)는 함(鹹), 미한(微寒)하고, 간(肝), 위(胃)에 귀경한다. 활혈통경(活血通經 혈액을 맑게 하고 생리를 통하게 함), 소종배농(消腫排膿), 하유(下乳)의 효능이 있어 어혈성 폐경, 자궁근종, 관절통, 모유불통, 임파선염, 부스럼 등의 증상에 사용한다.

약리연구

(1) 혈액점도 감소

천산갑의 수전액은 쥐의 혈액응고 시간을 연장시켰고, 혈액점도를 감소시키는 작용이 있었다[1],[2].

(2) 항 염증 작용

천산갑은 파두유로 인한 쥐의 귀부위 염증을 억제하는 작용이 있었다[1],[2].

임상응용

(1) 뇌경사(腦梗死) 치료

방 약│천산갑30g, 생수질30g, 마전자(법제)3g, 황기30g의 분말을 1회 2~3g을 투여한다. 이 방약으로 뇌경사 환자 34명을 치료한 결과 19명 완치 근접, 9명 현저한 효과, 3명 호전이었다. 이 약은 혈소판의 응결, 혈액 점도, 적혈구 압적(壓積)을 현저하게 감소시켰고, 근력을 증강시켰다. 이 병의 효능은 발병기간, 신경손상의 정도 따라 효능이 달랐고, 기간이 짧고, 신경손상이 경미한 자는 효능이 양호했다[3].

(2) 결핵 치료

방 약 1 | 천산갑45g, 오공2마리, 강잠15g, 망초1g, 수궁2마리, 전갈2마리, 백부자45g의 분말을 캡슐에 넣어 1일 3회, 1회 3~4알, 1개월을 1회 치료기간으로 투여한다. 최홍희는 이 방약으로 임파결핵, 골결핵, 복막 결핵 환자 93명을 치료한 결과 모두 호전하였고, 국소의 병변이 완치 된 자는 80명이었다고 밝혔다. 그리고 임파결핵 환자중 병변부위가 궤양인 자는 약 분말을 환부에 몇일간 뿌려준다고 했다.

방 약 2 | 천산갑(炙), 대황(炒)각20g, 목별18g, 전갈15g, 산자고12g, 오공6g, 홍화6g의 분말을 캡슐에 넣어 1회 6알, 1일 2회 복용하거나 상기의 약을 16등분하고, 매등분에 계란 흰자위를 넣어 반죽하고 밀가루로 싼 후 익혀서 1회 1등분, 1일 2회 투여한다[4]. 곽정찬은 이 방약으로 경부 임파 결핵 환자 46명을 치료한 결과 모두 양호한 효능이 있었다고 보고했다.

(3) 초기 간경화 치료

방 약 | 천산갑(炮), 자충(蟅蟲)각100g, 수질75g, 대황50g을 환약으로 만들어 1회 5g, 1일 2~3회 온수로 투약하고, 2개월을 1회 치료기간으로 한다. 이 방법으로 초기 간경화 환자 40명을 치료한 결과 11명 완치(증상 소실, 간장크기 정상으로 회복, 간기능 회복, 3년 미재발자), 완치 근접자 13명, 호전 12명이었다[5].

(4) 만성 위축성 위염 치료

방 약 | 천산갑, 유향, 강황, 구향충, 자위피(刺猬皮), 망초의 분말(비율 3:4:3:2:5:1)을 바세린에 혼합해서 고약을 만들어 1회 2g을 배꼽 안에 넣은 후 거즈로 막아 두고, 1일 1회 교환한다. 이 방약으로 100명을 치료한 결과 73명 현저한 효과, 11명 호전, 16명 무효였다[6].

(5) 비뇨기 결석 치료

방 약 1 | 천산갑12g, 인삼9g, 천석곡12g, 생모려30g에 물 2그릇 넣고 1그릇으로 수전한 후 다시 자감초3g, 복령30g, 구맥9g, 동계자12g, 택사9g, 석위30g, 고련피6g, 혈여탄

3g(단독 복용), 물 3그릇을 넣고 1그릇으로 수전해서 투여한다. 2일에 1첩, 5첩을 1회 치료기간으로 하고, 2~3회 치료기간을 투여한다. 이 방약으로 비뇨기 결석 환자 20명을 치료한 결과 13명이 결석을 배출하였고, 최소 복용자는 3첩, 최대 복용자는 15첩, 배출한 결석의 최대는 1.5×1.2cm이었다[5].

방 약 2| 천산갑, 조자, 유향, 몰약, 우슬, 백지, 청피, 의이인, 후박, 지각^각9g, 삼능, 아출, 차전자, 적작약^각18g, 금전초27g을 수전해서 1일 1첩을 투여한다. 이 방약으로 수뇨관 결석 환자 30명을 치료한 결과 24명 결석 배출, 4명 결석이 아래로 이동, 2명은 무변화였다[5].

(6) 전립선 비대 치료

방 약 1| 천산갑(炙)의 분말을 봉밀로 환약(3:2비율)을 만들어 1회 5g(생약 3g 함유), 1일 2회, 14일을 1회 치료기간으로 투여한다. 이 방약으로 42명을 치료한 결과 27명 완치, 13명 유효, 2명은 무효였다[7].

방 약 2| 천산갑(炒), 육계로 산제(비율 6:4)를 만들어 1회 10g, 1일 2회, 꿀물로 투약하고, 20일을 1회 치료기간으로 한다. 추화근은 이 방약으로 전립선 비대성 배뇨장애 환자 45명을 치료한 결과 29명 완치 근접, 13명은 호전이었고, 일반적으로 10일 좌우에 효능이 있었다고 밝혔다.

(7) 유미뇨(chyluria) 치료

방 약| 천산갑(焦)의 분말을 1회 10~12g, 1일 3회 투여한다. 이 방법으로 완고한 유미뇨(chyluria) 환자 2명을 치료한 결과 양호한 효능이 있었다[8].

(8) 수술후 출혈 치료

방 약| 건조한 천산갑에 식물유를 넣어 노랗게 볶은 후 태양이나 기타 방법으로 지방을 휘발시켜서 미세한 분말로 만들어 고압 살균하고, 다시 건조기로 건조한 후 보관한다. 출혈시 환부의 혈액을 붕대로 찍어낸 후 빨리 천산갑 분말을 뿌려주고, 가볍게 압박한다. 이 방법으로 충수염 수술, 골종류, 척추 골절강판고정, 사지절단 등 수술시 출혈하는 환자 37명에게 시술한 결과 모두 양호한 지혈효과가 있었고, 일반적으로 1~5분내에 지혈 효과가 있었다. 봉합시에는 천산갑 분말을 생리식염수로 여러차례 세척한 후 봉합한다(동물 실험 결과 천산갑 분말은 조직에서 흡수했다)[9].

(9) 만성 궤양 불유합 치료

방 약 | 적당량의 천산갑을 모래에 넣어 부풀어 질 때까지 볶은 후 분말로 만든다. 분말에 소량 꿀을 넣어 혼합해서 환부에 도포한 후 거즈로 덮어준다. 1일 1회 교환해주고, 만약 환부에 분비물이 과다하면 1일 2회 교환해준다. 이 방법으로 5명을 치료한 결과 10~30일 치료후 모두 완치 했다[10].

(10) 견부통증 치료

방 약 | 적당량의 천산갑을 초(焦)한 후 분말을 만들어 1회 1~2g, 1일 2회, 온수로 투약한다. 일반적으로 투여 10일이면 통증이 경감하고, 2개월이면 완치한다. 이 방법으로 치료한 결과 양호한 효능이 있었고, 운동치료와 동시에 실시한 결과 더욱 효과가 양호했다[11].

(11) 자궁근종 치료

방 약 | 천산갑(炮)300g, 생수질180g, 대황탄180g, 황약자90g, 백개자90g, 세신30g, 자단삼200g, 황납(黃蠟)800g을 환약(무게: 6g)으로 만들어 1일 2회, 1회 1알씩 투여한다. 이 방약으로 61명을 치료한 결과 32명 완치, 27명 현저한 효과, 2명은 무효였다[12].

(12) 난소 낭종 치료

방 약 1 | 천산갑(炮)100g, 생수질60g, 삼능, 아출, 백개자[각]30g, 육계20g을 황납으로 환약을 만들어 1회 4.5~6g, 1일 2회, 온수로 투여하고, 1개월을 1회 치료기간으로 한다[13]. 량경지는 이 방약으로 12명을 치료한 결과 1~3회 치료기간으로 낭종이 모두 소실하였고, 1~8년간 관찰한 결과 1명이 재발하여 다시 본 방약으로 치료한 결과 완치했다고 보고했다.

방 약 2 | 천산갑(炒), 아출(식초에 炒), 삼능(식초에 炒), 오령지(식초에 炒), 대황(식초 담금), 사향 등으로 산제로 만들어 투여한다. 보도에 의하면 이 방약으로 난소 낭종 환자 8명을 치료한 결과 양호한 효능이 있었고, 체질이 허약한 자는 단치소요산(丹梔逍遙散)이나 오계백봉산(烏鷄白鳳散)과 같이 투약하고, 낭종이 크서 대변이 곤란한 자는 대황감수탕(大黃甘遂湯)을 동시에 복용한다고 했다.

(13) 유방 질병 치료

방 약 1 | 천산갑(炮), 전갈, 오공, 연호색의 분말(비율 2:1:1:1.6)을 캡슐(중량: 0.25g)에 넣어 1회 2~4알, 1일 3회, 10~40일간 복용한다. 윤가화는 이 방약으로 유선 소엽 증식 환자 250명을 치료한 결과 160명 완치였다고 보고했다.

방 약 2 천산갑10~30g, 왕불유행10~30g을 황주(黃酒)로 투여한다. 양홍지는 이 방약으로
화농성 유선염 환자 31명을 치료한 결과 완치 84%, 호전 16%였다.성농기(成膿期)
에는 76%, 12%였고, 궤농기(潰膿期)에는 66%, 22%였다. 유방 종류(乳癖) 환자 9명
을 치료한 결과 모두 호전하였고, 유즙이 적은 환자 104명을 치료한 결과 실증자
의 완치율은 91%, 호전9%였고, 허증자의 완치율은 75%, 호전자는 18.75%였고, 허
실이 공존하는 자의 완치율은 84.4%, 호전율은 15.6%였다[14].

(14) 백전풍 치료

방 약 천산갑의 작은 조각으로 백전풍 부위의 경락을 따라 처음에는 가볍게, 나중에는 힘
주어 60회를 긁어 홍반이 형성하도록 한다. 이때 출혈해서는 안된다. 긁은 후 환부에
항생제 연고를 발라 감염을 방지하고, 매일 2회 실시한다. 이 방법으로 6명의 백전풍
환자를 치료한 결과 모두 완치하였고, 1명도 재발하지 않았다[15]. 이외에 천산갑으
로 외상 후유증, 백혈구 감소증, 항생제 중독성 이농(耳聾), 특발성 혈뇨 등을 치료한
보고가 있다.

사용용량

일반적으로 1.5~9g을 사용한다.

주의사항

소수의 환자는 간장의 독반응으로 목황(目黃), 신황(身黃), 전신피로, 복부팽만, 번조불안
등의 증상이 있었다[5].

자충(䗪蟲)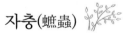
Eupolyphaga sinensis Walk

약재개요

왕바퀴과(鱉蠊科)에 속한 곤충인 지별(地鱉)의 암컷의 몸을 건조한 것이다. 성미(性味)는
함(鹹), 한(寒)하고, 독이 약간 있다. 간(肝)에 귀경하고, 파혈거어(破血祛瘀 ^{뭉친 혈을 흩어주고, 어혈}

을 없앰), 속근접골(續筋接骨 ^{끊어진 힘줄과 뼈를 붙여줌})의 효능이 있어 폐경, 산후복통, 자궁근종, 골절, 타박상 등의 증상에 사용한다.

약리연구

(1) 혈류에 미치는 영향

자충의 추출물을 연이어 쥐의 위장에 투여한 결과 PCV, 혈액의 점도 등이 강하하였고, 적혈구의 침강속도가 빨라졌다[1].

(2) 지질감소 작용

동물실험에서 자충의 수전액은 지질을 현저하게 감소시켰다[2].

(3) 항-응혈, 혈전 용해 작용

자충의 수전액은 출혈시간을 현저하게 연장시켰고, 혈소판의 응집을 억제시켰다. 자충의 SerineProtease 성분은 혈전을 용해시키는 작용이 있었다[3],[4].

임상응용

(1) 간염치료

방 약ㅣ 대황자충환(대황, 자충, 황금, 건칠, 작약, 도인, 수질, 행인, 망충, 제조(蟒蟲), 지황, 감초)을 1회 2환(1환 3g), 1일 2~3회, 연이어 2개월~1년간 투여한다. 이 방약으로 만성 활동성 간염 환자 40명을 치료한 결과 17명 완치, 19명 호전, 4명은 무효였다[5].

(2) 광견병 치료

방 약ㅣ 자충5g, 도인, 대황^각15g, 반모3개, 웅황2g을 수전해서 연이어 2첩을 복용한다. 이 방약으로 36명을 치료한 결과 35명 완치, 1명 사망이었다[6].

(3) 암증 치료

방 약 1ㅣ 자충, 시호, 별갑, 백작약, 청반하, 반지련, 도인, 용계 등을 1일 1첩 수전해서 투약하고, 30첩을 1회 치료기간으로 한다. 이 방약으로 원발성 간암 환자 40명을 치료한 결과 15명 호전, 18명 유효, 7명은 무효였다[7].

방 약 2 | 자충, 당귀, 홍화^각9g, 적작약, 백작약^각6g, 단삼30g, 도인12g, 목향5g을 수전해서 1일 1첩을 투여한다. 이 방약으로 전이성 간암 환자 8명을 치료한 결과 생존기간이 1년 미만자 2명, 1~2년인 자는 2명, 2~3년인 자는 2명, 3~4년인 자는 1명, 4년 이상인 자는 1명이었다[8].

(4) 류마티스성 관절염

방 약 | 자충6g, 백화사2g, 목과, 백작약^각25g, 천궁10g을 강한 불로 30분간 수전해서 여과한 후 적당량의 백주에 혼합해서 투여하고, 1일 1첩을 사용한다. 이 방약으로 52명을 치료한 결과 23명 완치, 13명 현저한 효과, 11명 호전, 7명은 무효였다[9].

(5) 급성요통 치료

방 약 | 자충분말1.5g을 홍화주나 백주(白酒)25~50ml에 혼합해서 1일 1회 복용한다. 이 방법으로 55명을 치료한 결과 대부분이 3~5회 복용후 완치됐다. 임산부는 복용을 금한다[10].

(6) 기 타

이외에 대황자충환은 고혈압, 심근경색, 혈소판 감소성 자전, 백혈병, 담낭염, 뇌경색후유증, 자궁근종, 폐경 등의 병증에 효능이 있는 것으로 밝혀졌다.

사용용량

탕약은 3~10g을 사용하고, 분말은 1~1.5g 사용한다. 자충의 Total Alkaloid 수전액의 LD_{50}은 136.45±7.98mg/kg이었다. 약 투여후 처음에는 떨고, 대부분이 10~20분후 사망했다[3].

주의사항

어혈이 없거나 혈허성(血虛性) 어혈(瘀血)에는 주의하고, 임신부는 금한다.

수질(水蛭)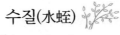

Whitmania pigra

약재개요

거머리과(水蛭科)에 속한 환절동물인 마황(螞蟥), 혹은 거머리, 혹은 유엽마황(柳葉螞蟥)의 몸을 건조한 것이다. 성미(性味)는 함(鹹), 고(苦), 평(平)하고, 독이 조금 있다. 간(肝), 신장에 귀경하고, 파혈거어(破血祛瘀 뭉친 혈을 흩어주고, 어혈을 없앰)의 효능이 있어 어혈성 폐경, 자궁근종 등의 증상에 사용한다.

약리연구

(1) 항-혈액응고 작용

수질의 추출물이나 수전액은 혈액의 응고시간의 연장시켰고, 그 작용은 용량에 비례했다. 수질의 타액에 항 혈액응고 물질이 있고, 숙주의 혈액응고를 막아 흡입을 용이하게 하고, 흡입한 혈액은 장내에서도 응고하지 않았다[3].

(2) 혈전 억제, 혈점도 감소 작용

수질은 혈소판의 응집을 억제하였고, 혈전형성을 억제하였고, 혈 점도를 현저하게 감소시켰다.

(3) 임신중지 작용

수질 수전액2.5g/kg을 쥐에게 피하주사한 결과 정상적인 착상을 억제하였고, 임신조기에 연이어 2일간 투여한 결과 질에서 출혈하였고, 태반이 배출했다.

(4) 기 타

이외에 항-동맥경화, 항염작용 등이 있었다.

임상응용

(1) 고지질 혈증 치료

방 약 1| 수질 분말 3~5g을 매일 저녁에 온수로 투여하고, 30일을 1회 치료기간으로 한다. 이 방법으로 25명을 치료한 결과 총유효율이 91%였고, 콜레스테롤은 23.24mg% 하강하였고, TG는 144.52mg%, 지단백은 173.3mg% 하강했다[1].

방 약 2| 수질 분말 1g을 1일 3회 식후에 투여한다. 이 방법으로 150명을 치료한 결과 콜레스테롤, TG가 현저하게 강하했다[2].

(2) 혈소판 응집증 치료

방 약 1| 수질분말 2.5g을 1일 2회, 30일을 1회 치료기간으로 복용한다. 고기리는 이 방법으

로 30명을 치료한 결과 20명 완치, 7명 현저한 효과, 3명은 무효였다고 밝혔다.

방 약 2 | 수질10g, 황기30g, 당삼25g, 당귀, 적작약, 도인, 홍화^각15g, 삼능, 아출^각20g을 300ml로 수전해서 1회 100ml, 1일 2회 투여한다. 이 방약으로 만성 입세포 백혈병과 혈소판 증가증의 합병증 환자 14명, 혈소판 증가증 1명을 치료한 결과 치료 전에는 평균 숫치가 94.10±35.43만/mm³이었는데 복용 후에는 평균수치가31.92± 16.18mm³으로 감소했다[4].

(3) 혈전성 혈관종 치료

방 약 1 | 수질1g, 송향1.2g, 전갈0.8g을 내복하고, 송향, 동유(桐油)로 고약을 만들어 도포한다. 이 방법으로 20명을 치료한 결과 모두 완치 했다[5].

방 약 2 | 수질, 지용(비율 4:1)의 분말을 1회 3~5g, 1일 3회, 식후에 온수로 투여한다. 이 방약으로 하지 정맥이 혈전으로 폐쇄된 환자를 치료한 결과 모두 완치 했다[6].

방 약 3 | 수질, 당귀, 적작약, 천궁, 홍화, 우슬^각15g, 황기30~60g으로 고약을 만들어 환부에 도포한 결과 모두 양호한 효능이 있었다[7].

(4) 심근경색, 협심증 치료

방 약 1 | 수질을 정제(매알당 0.75g)로 만들어 1일 3회, 1회2~4알, 연이어 20~60일을 투여한다. 이 방법으로 100명(경미한 자 35명, 중간 38명, 중한 자 27명)을 치료한 결과 34명 현저한 효과, 56명 개선, 9명은 무효, 1명은 악화였고, 심전도상의 정상회복은 15명, 44명 개선, 37명은 무효였다[8].

방 약 2 | 수질, 황기(비율 1:3)의 분말을 캡슐(1알당 생약 0.2g 함유)에 넣어 1회 4알, 1일 3회 투여한다. 이 방약으로 심근 허혈증 환자 50명을 치료한 결과 총유효율이 82%였다고 밝혔다.

방 약 3 | 수질90g, 아출90g, 저실자(楮實子)180g의 분말을 1회 8g, 1일 3회, 온수로 15일간 복용한다. 이 방법으로 심근비대 환자 17명을 치료한 결과 6명 완치, 9명 유효, 2명은 무효였고, 완치자 6명을 3년간 관찰한 결과 재발하지 않았다[9].

(5) 뇌혈관병 치료

방 약 1 | 수질 내복액10ml(생약 3g 함유)를 1일 3회, 28일을 1회 치료기간으로 투여한다. 이 방법으로 급성 뇌출혈 환자 29명을 치료한 결과 21명 현저한 효과, 5명 호전, 3명은 무효였고, CT검사를 한 결과 혈종(血腫)이 흡수했다[10].

방 약 2ㅣ 수질분말을 1회 3g, 1일 3회, 연이어 4주간 투여한다. 주소화는 이 방법으로 고혈압 뇌출혈, 뇌내부의 혈종 환자 10명을 치료한 결과 4명 완치(CT검사에서 혈종 흡수), 6명 현저한 효과였다.

방 약 3ㅣ 수질분말을(수전 가능) 1회 3g, 1일 3회, 30일을 1회 치료기간으로 투여한다. 이 방법으로 48명을 치료한 결과 16명 완치, 20명 현저한 효과, 8명 호전, 4명은 사망이었다[11].

방 약 4ㅣ 수질분말1.5~3g을 1일 3회, 식사 10분후 투약하고, 14일을 1회 치료기간하고, 연이어 2회 치료기간을 투여한다. 이 방법으로 허혈성 중풍 환자 45명을 치료한 결과 양약보다 우수했다[12].

방 약 5ㅣ 생수질9g, 천궁15g의 분말을 1일 3회, 식전에 투여한다. 이 방법으로 뇌경색 환자 38명을 치료한 결과 총유효율이 92.1%였다[13].

(6) 고혈압 치료

방 약ㅣ 수질, 토원(土元)을 1:1비율로 혼합해서 캡슐(알당 생약 0.25g 함유)에 넣어 1회 4알, 1일 3회, 4주를 1회 치료기간으로 투여한다. 이 방약으로 경중(輕中) 고혈압 환자 32명을 치료한 결과 12명 현저한 효과, 17명 유효, 3명은 무효였다[14].

(7) 폐심병 치료

방 약ㅣ 수질 분말1g을 1일 3회, 2주를 1회 치료기간으로 투여한다. 이 방법과 동시에 일반치료를 실시하고, 이 방법을 실시하지 않은 67명은 대조군으로 한다. 치료군의 유효율은 90.5%이고, 대조군의 유효율은 77.6%였고, 치료군의 사망률은 9.55%, 대조군은 22.4%였다. 치료군의 증상 개선율, 혈액분석, 혈액점도에서 대조군보다 우수했다[15].

(8) 유행성 출혈열 치료

방 약ㅣ 일반적인 치료를 실시하고, 동시에 수질을 배합해서 치료한다. 이 방법으로 11명을 치료한 결과 10명 완치, 1명은 사망했다[16].

(9) 간경화 치료

방 약 1ㅣ 수질, 맹충, 단삼, 별갑 등을 탕약으로 투여한다. 이 방약으로 복수후 간비종대(肝脾腫大) 환자 수십명을 치료한 결과 양호한 효과가 있었다고 밝혔다.

방 약 2ㅣ 수질(식초에 炒)4g, 지용(식초에 炒)4g, 자충(炒)10g을 기본 약으로 하고, 증상에 따라 가감해서 투여한다. 이 방약으로 디스토마성 간종대(肝腫大) 환자 44명을 치료한 결과 24명 현저한 효과, 19명 유효, 1명은 무효였다.

(10) 신증후군 치료

방 약 │ 호르몬으로 2주 치료후 매일 수질분말3g을 투여하고, 3주후에는 매일 4.5g으로 증량해서 투여하고, 4주를 1회 치료기간으로 한다. 이 방법으로 10명을 치료한 결과 8명 증상 완전 완화, 2명은 부분적인 완화했다[17].

(11) 통풍 치료

방 약 │ 산자고, 생대황, 수질[각]200g, 현명분300g, 감수100g의 분말을 1회 3~5g, 박하유에 개서 격일제로 환부에 도포한다. 이 방법으로 통풍 환자 36명을 치료한 결과 8명 완치, 24명 현저한 효과, 3명은 유효, 1명은 무효였다[18].

(12) 정신 분열증 치료

방 약 │ 수질10g, 대황120g, 맹충(虻蟲)10g, 홍화10g, 석창포10g으로 탕약500ml를 만든다. 처음에는 50ml를 매일 2회 투약하고, 점진적으로 양을 늘려 매일 300±66.6ml를 30일을 1회 치료기간으로 투여하고, 동시에 chlorpromazine을 투여한다. 이 방법으로 32명을 치료한 결과 9명 완치, 13명 현저한 효과, 10명은 호전이었다[19].

(13) 결막염 치료

방 약 │ 살아있는 수질 3마리를 6ml의 생봉밀안에 6시간 담가 두었다가 여과한 후 약액을 다른 청결한 병에 두었다가 1일 1회, 1회 1~2방울을 점안한다. 이 방법으로 380명을 치료한 결과 모두 완치 하였고, 최단자는 1일내에 완치하였고, 최장자는 5일이었다[20].

(14) 신경성 피부염 치료

방 약 │ 수질12g, 백반30g, 유황30g, 창포20g, 반모6g을 56도의 백주 2500ml에 15일간 담가 두었다가 여과한 후 사용한다. 먼저 환부를 청결히 한 후 열이 날 때까지 도포하고, 1일 3~4회 실시한다. 이 방법으로 192명을 치료한 결과 158명 완치, 12명 현저한 효과, 14명 유효, 8명 무효였다[21].

(15) 임파 결핵 치료

방 약 │ 수질, 전갈, 오공[각]50g의 분말을 1회 3g, 1일 3회 온수로 투약하고, 연이어 20~30일간 투여한다. 이 방약으로 26명을 치료한 결과 14명 완치, 9명 현저한 효과, 3명은 무효였다[22].

(16) 자궁외 임신으로 골반강에 형성된 근종 치료

방 약 | 수질분말을 1회 3~5g, 1일 2회, 식후에 투약하고, 3개월을 1회 치료기간으로 한다. 이 방법으로 30명을 치료한 결과 27명 완치, 3명은 현저한 효과였다[23].

(17) 전립선 병변 치료

방 약 1 | 수질 분말 1g을 1일 2회, 20일을 1회 치료기간으로 투여하고, 치료기간 간(間)에는 1 주 휴식후 다시 제2회 치료기간을 실시한다. 이 방법으로 전립선 비대 환자 21명을 치료한 결과 16명 현저한 효과, 5명은 유효였다[24].

방 약 2 | 수질, 맹충(蝱蟲), 대황, 도인을 위주로 하고 증상에 따라 이습(利濕), 보신약(補腎 藥)을 가감해서 탕약으로 투여한다. 이 방약으로 전립선염 환자 15명을 치료한 결 과 12명 완치, 2명 호전, 1명은 무효였다[25].

(18) 정액 불액화 치료

방 약 | 수질 분말3g을 1일 2회, 온수로 투여하고, 2주를 1회 치료기간으로 한다. 이 방약으 로 35명을 치료한 결과 모두 현저한 효과가 있었다[26].

(19) 난관 수종 치료

방 약 | 수질10g, 조자10g, 삼능10g, 아출10g, 왕불유행15g, 창출20g, 의이인20g, 저령10g, 향 부10g, 감초6g을 수전해서 1일 1첩을 투여한다. 이 방약으로 60명을 치료한 결과 50 명 완치, 8명 현저한 효과, 2명은 무효였다[27]. 이외에 관절통, 성기능 장애, 뇌부 혈종, 탈골, 황달, 기침, 혈소판 증가 등에도 효능이 있는 것으로 밝혀졌다.

사용용량

탕제는 1.5~3g을 사용하고, 분말로는 0.6~1.8g을 사용한다. 쥐에게 피하주사한 결과 LD_{50}은 15.24±2.04g/kg이었다.

주의사항

수질 정제를 10일간 복용한 소수의 환자는 구강건조, 대변 건조, 호흡촉박, 핍력의 증상이 출현하였으나 복용 중지후 소실했다.

맹충(虻蟲)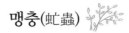

Tabanus bivittatus

약재개요

등에과(虻科)에 속한 곤충인 복대맹(復帶虻)과 같은 속 근연 곤충의 암컷의 몸을 말린 것이다. 성미(性味)는 고(苦), 미한(微寒)하고, 독이 조금 있다. 간(肝)에 귀경하고, 파혈거어(破血祛瘀 뭉친 혈을 흩어주고, 어혈을 없앰)의 효능이 있어 어혈성 폐경, 자궁근종, 타박상 등의 증상에 사용한다.

약리연구

(1) 항-응고 작용

맹충 추출물은 쥐의 혈액 응고실험에서 대량이나 소량이나 모두 출혈시간을 연장시켰고, 혈장의 섬유단백량을 감소시켰고, 대량으로 사용시에는 혈소판의 응집을 현저하게 억제하는 작용이 있었다[1].

임상응용

(1) 심교통(心絞痛) 치료

방 약 | 맹충6~12g, 진피12g에다가 기허자는 당삼15g, 음허자는 옥죽12g을 첨가해서 수전하여 1일 1첩, 연이어 30일을 1회 치료기간으로 투여한다. 이 방약으로 18명(고혈압 합병자 8명, 심근경색자 1명, 부정맥 3명)을 치료한 결과 12명 현저한 효과, 6명 유효였고, 심전도상으로는 6명 현저한 효과, 7명 개선, 5명은 무효였다[2].

(2) 당뇨성 사지 괴저 치료

방 약 | 맹충, 수질, 절충, 지용을 1:3:1:4 비율로 혼합한 후 분말로 만들어 탕약(원삼, 당귀, 금은화, 토복령, 토패모)으로 투여한다. 이 방약으로 14명을 치료한 결과 12명 완치, 1명 호전, 1명은 무효였다[3].

(3) 급성 신장염 치료

방 약 | 맹충, 수질, 당귀, 천궁, 도인, 홍화, 삼능, 아출, 괴미, 애엽^각9g을 투여한다. 이 방약으로 어혈이 중한 소아 급성 신장염 환자 97명을 15일간 치료한 결과 뇨단백, 소변중 적혈구가 현저하게 음성으로 전환했다[4].

(4) 중풍치료

방 약 | 맹충, 대황, 울금, 감초^각9g, 수질, 홍화, 단피, 산약^각15g, 도인, 생황기^각12g을 환약(매 환 9g)으로 만들어 1일 2회, 1회 1환을 중풍 후유증 환자에게 투여한 결과 양호한 효 능이 있었다⁽⁵⁾.

(5) 내치질 치료

방 약 | 맹충분말3~12g을 1일 1회 투여한다. 이 방법으로 107명을 치료한 결과 복용중지 1년 후 미재발자는 69명, 출혈 감소자는 15명, 23명은 무효였다⁽⁶⁾.

(6) 혈관염 치료

방 약 1 | 맹충20g, 오공20마리, 당삼, 수질^각60g, 강잠, 지용^각60g, 숙부자30g, 천산갑35g, 초 천오, 생초오^각5g을 건조한 후 환약(중량: 10g)으로 만들어 1회 1알, 1일 3회 투여해 서 대동맥염을 치료한 결과 양호한 효능이 있었다⁽⁷⁾.

방 약 2 | 맹충, 수질, 연교, 감초^각6g, 포공영, 금은화, 당귀^각15g, 도인12g, 생황기30g을 탕약 으로 1일 1첩을 투여해서 7명의 정맥염을 치료한 결과 모두 완치 했다⁽⁸⁾.

사용용량

일반적으로 1~3g을 사용한다.

주의사항

근대 자료에 의하면 맹충은 유독(有毒) 혹은 소독(小毒)으로 기록되어 있고, 수질보다 독성 이 강한 것으로 인식하고 있으나 급성중독에 관한 보고는 없다.

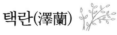

택란(澤蘭)
Lycopus lucidus Turcz

약재개요

꿀풀과(脣形科)에 속한 여러해살이 초본식물인 지과아묘(地瓜兒苗)와 모엽지과아묘(毛葉

地瓜兒苗)의 전초(全草)를 건조한 것이다. 성미(性味)는 고(苦), 신(辛), 미온(微溫)하고, 간(肝), 비(脾)에 귀경한다. 활혈거어(活血祛瘀 ^{혈액을 맑게 하고 어혈을 없앰}), 행기소종(行氣消腫 ^{기를 돌게 하고 부종을 없앰})의 효능이 있어 어혈성 폐경, 생리통, 생리불순, 타박상, 흉·복부통, 배뇨장애, 배뇨통, 토혈, 부종 등의 증상에 사용한다.

약리연구

(1) 혈액 유동에 미치는 영향

수전액을 실험용 쥐에게 투여한 결과 증상이 경감하였고, 혈소판 응집 저하, 응고시간이 연장하였고, 실험에서 혈점도가 감소했다[4],[5].

(2) 순환 개선 작용

먼저 토끼를 고공비행시켜 어혈 형태의 모형을 만든 후 택란2g/kg을 복강에 주사한 결과 미세혈관이 확장하였고, 순환이 현저하게 개선했다[6].

(3) 수술후 장 유착 방지 작용

토끼에게 복방 택란액을 복강에 주사한 결과 장유착 방지의 효과와 위장과 장의 유동을 촉진시켰다[6].

(4) 자궁수축 작용

택란 수전액은 체외에서 실험용 쥐의 자궁을 수축시켰고, 근육의 긴장도가 증가했고, 수축빈도도 증가했다[7].

임상응용

(1) 초기폐심병 치료

방 약 | 매일 택란40g을 탕약으로 투여해서 폐심병과 협심증을 치료한 결과 총 유효율은 58%였다[1].

(2) 출산후 복통 치료

방 약 | 신선한 택란엽30~60g을 수전한 후 홍탕을 첨가해서 1일 1첩을 투여한다. 이 방약으로 20명을 치료한 결과 19명 완치, 1명은 무효였다[2].

(3) 생리통 치료

방 약 | 택란을 주요 약으로 하고 기타 약을 배합해서 120명을 치료한 결과 104명 완치, 13명 호전, 3명은 무효였다[3].

사용용량

일반적으로 3~9g을 사용한다.

주의사항

특별히 보고 된 것이 없다.

왕불류행(王不留行)
Vaccaria segetalis

약재개요

석죽과(石竹科)에 속한 한해살이 또는 두해살이 초본식물인 맥람채(麥藍菜)의 성숙한 종자를 건조한 것이다. 성미(性味)는 고(苦), 평(平)하고, 간(肝), 위(胃)에 귀경한다. 활혈통경(活血通經 혈액을 맑게 하고 생리혈을 통하게 함), 하유(下乳 유즙이 나오게 함)의 효능이 있어 생리통, 어혈성 폐경, 모유불통 등의 증상에 사용한다.

임상응용

(1) 각종 통증 치료

방 약 | 각종 방약에 왕불유행15~20g을 배합해서 흉부통증, 옆구리 통증, 담낭염, 위장통증을 치료한 결과 양호한 진통효과가 있었다[1].

(2) 대상포진 치료

방 약 1 | 왕불유행(황갈색으로 볶음)의 분말을 계란의 흰자위에 개서 환부에 매일 3회 발라준다. 이 방법으로 36명을 치료한 결과 모두 완치하였고, 그중 3~5일 만에 완치자

는 28명, 6~7일만에 완치자는 4명, 10~15일만에 완치자는 4명이었다[2]. 이외에 왕불유행분말을 향유에 혼합해서 매일 2~3회 포진부위에 도포하여 30명을 치료한 결과 시술후 10~20분에 통증이 경감하였고, 1~2일에 포진이 건조하면서 줄어들었고, 3~5일만에 완치했다.

방 약 2 | 대상포진 환부의 직경 1cm 이내를 사혈침으로 자침해서 출혈시킨 후 왕불유행분말을 환부에 매일 2회 도포한다. 이 방법을 격일제로 실시해서 26명을 치료한 결과 1주일내 모두 완치했다[3].

(3) 전립선염 치료

방 약 1 | 왕불유행25g, 적작약, 연호색, 단피, 천산갑, 조각자각15g, 목향10g, 감초5~10g, 황백, 패장초, 포공영각25g을 수전해서 1일 1첩을 투여한다. 장정대는 이 방약으로 만성 전립선염 환자 108명을 치료한 결과 32명은 3~6첩을 복용후 증상이 현저하게 경감하였고, 다시 6~9첩을 복용후 증상이 소실하였고, 65명은 9~15첩 복용후 증상이 경감했다고 밝혔다.

방 약 2 | 황기20g, 유기노15g, 왕불유행30g, 패장초30g, 삼능10g, 백출10g, 호박10g(단독복용), 로로통(路路通)15g, 숙지황15g, 토사자20g을 기본 약으로 하고, 증상에 따라 가감해서 1일 1첩을 탕제로 투여한다. 이 방약으로 만성 전립선염 환자 32명을 치료한 결과 13명 완치, 10명 현저한 효과, 7명은 무효, 2명은 무효였다[4].

(4) 균열성 습진 치료

방 약 | 왕불유행20~30g, 홍화10~15g, 명반10~15g, 투골초20~30g을 수전해서 환부를 훈증한 후 약액이 식으면 다시 담가 두었다가 Triamcinolone-Urea Cream으로 도포한다. 이 방법으로 12명을 치료한 결과 일반적으로 4~5첩 사용후 피부가 현저하게 부드러워졌고, 7~10첩후에는 정상으로 회복하였지만 1명은 15첩후 완치했다[5].

(5) 땀띠 치료

방 약 | 왕불유행, 백선피, 백급각30g을 물에 20분간 담가 두었다가 20분간 수전한 후 명반을 첨가해서 다시 10분간 수전하고 여과한다. 이 약액으로 1일 2회, 1회 15~20분간 환부를 씻어주고, 3회를 1회 치료기간으로 한다. 이 방법으로 56명을 치료한 결과 41명 완치, 12명 호전, 3명은 무효였다[6]. 이외에 왕불유행30g, 혈갈6g, 단삼15g, 아출9g, 삼칠

3g, 천초탄10g, 오적골15g, 석류피10g, 산사15g, 적작약12g을 수전해서 1일 2회 투여하여 기능성 자궁출혈 환자를 치료한 결과 양호한 효능이 있었고[7], 왕불유행100g, 소자, 생산약, 생모려[각]30g, 해표초20g, 금은화, 천촉[각]10g, 차전자18g, 사과락6g, 관계3g, 하고초30g으로 자궁근종, 임파결핵, 유선증식을 치료한 보고가 있고, 그 외에 비뇨기 결석, 유선암, 간암을 치료한 보고가 있다.

사용용량

일반적으로 1.5~9g을 사용하고, 중증에는 15~30g을 사용한다.

주의사항

최근 한 보고에 의하면 수전액을 경구 투여한 후 광선 민감성 피부염이 발생했다고 밝혔고, 증상 치료후 정상으로 회복했다고 밝혔다.

유기노(劉寄奴)

Artemisia anomala S.

약재개요

국화과(菊科)에 속한 여러해살이 초본식물인 기호(奇蒿)의 전초(全草)를 건조한 것이다. 성미(性味)는 고(苦), 온(溫)하고, 심(心), 비(脾)에 귀경한다. 파혈통경(破血通經 뭉친 혈을 흩어주고 생리를 통하게 함), 산어지통(散瘀止痛 어혈을 풀어주고, 통증을 없앰)의 효능이 있어 어혈성 폐경, 산후복통, 타박상, 외상출혈, 소화불량 등의 증상에 사용한다.

약리연구

(1) 혈소판 응집에 미치는 영향

유기노는 ADP의 유도(誘導)로 혈소판응집을 분해하는 실험에서 아무런 영향이 미치지 않았다[1].

임상응용

(1) 협심증 심교통 치료

방 약 유기노9g, 왕불유행9g을 수전해서 1일 1첩을 투여한다. 이 방약으로 40명을 치료한 결과 심교통 억제가 90%였고, 심전도상의 유효율은 72.5%였다고 밝혔다.

(2) 병독성 간염 치료

방 약 건조한 유기노 전체를 2회(각 1시간) 수전한 후 500ml(생약 500g 함유)로 농축해서 1회 50~100ml, 1일 2회 투여한다. 이 방약으로 황달형과 무황달형 전염성 간염 환자 25명을 치료한 결과 모두 양호한 효능이 있었다. 그중 완치 근접자는 23명, 2명은 현저한 효과였고, 평균 치료기간은 20일이고, 증상과 증후에 양호한 효능이 있었다[2].

(3) 방광염 치료

방 약 유기노10~15g을 수전해서 1일 1첩, 차형식으로 복용하고, 7일을 1회 치료기간으로 하고, 1~3회 치료기간을 투여한다. 이 방약으로 만성 방광염 환자 54명을 치료한 결과 38명 완치, 14명 유효, 2명은 무효였다[3].

(4) 세균성 이질 치료

방 약 유기노를 2회 수전한 후 농축하고, 전분을 적당히 넣어 정제(매알당 생약1g 함유)를 만들어 성인은 1회 6알, 1일 4회 투여한다. 송원명은 이 방법으로 급성 세균성 이질 환자 34명을 치료한 결과 모두 완치했다고 밝혔다.

(5) filariasis 치료

방 약 신선한 유기노120g을 수전해서 1일 1첩, 15~20일간 투여한다. 담성곤은 이 방법으로 본병 환자 4명을 치료한 결과 모두 완치했다고 밝혔다..

(6) 붕누(崩漏) 치료

방 약 유기노15g, 관중탄, 대계, 소계각15g, 작약, 속단각12g, 우절3개를 수전해서 투여한다. 이 방약으로 12명을 치료한 결과 11명은 현저한 효과, 1명은 무효였다[4].

(7) 화상 치료

방 약 유기노40g, 빙편1g을 분쇄한 후 소독하고, 다시 멸균한 참기름60ml에 혼합해서 죽처럼 만들어 환부에 도포한다. 이 방법으로 II, III도 화상 환자 24명을 치료한 결과 3~10일간 치료후 완치했다[5]. 이외에 유기노20g, 황기30g, 숙지황15g, 산약20g, 산수유10g, 호박2.5g(단독복용), 침향3g, 왕불유행10g으로 전립선 비대성 배변 장애 환자를 치료한 결과 양호한 효과가 있었고, 궤양성 대장염, 각종 종기, 만성장염, 생리과다 등에도 효능이 있는 것으로 밝혀졌다.

사용용량

일반적으로 3~9g을 사용한다. 유기노의 alkaline 성분과 황동(黃酮)alkaline 성분의 LD_{50}은 각1.54±0.23g/kg 과 17.25±1.3g/kg이었다[6].

주의사항

동물실험에서 황체의 기능에 영향을 미쳐 유산되는 경우가 많았으므로 임신부는 사용을 금한다.

소목(蘇木)

Caesalpinia sappan L.

약재개요

콩과(荳科)에 속한 소교목 혹은 관목인 소목의 중심부를 건조한 것이다. 성미(性味)는 감(甘), 함(鹹), 미신(微辛), 평(平)하고, 심(心), 간(肝), 비(脾)에 귀경한다. 활혈통경(活血通經 혈액을 맑게 하고 생리를 통하게 함), 거어지통(祛瘀止痛 어혈을 풀어주고, 통증을 없앰)의 효능이 있어 어혈성 폐경, 산후복통, 타박상 등의 증상에 사용한다.

약리연구

(1) 중추신경계에 미치는 영향

적당량의 소목수(蘇木水)를 쥐, 토끼 등에게 다양한 방법으로 투여한 결과 모두 최면 작용이 있었고, 대량에서는 마취작용이 있었고, 심지어 사망까지 했다. 소목은 진통작용이 있고, 그 작용은 최면작용과 연관성이 있다. 소목수는 마전자와 코카인의 중추흥분 작용을 억제시켰으나 몰핀에는 반응이 없었다[1].

(2) 심혈관에 미치는 영향

소목수는 체외에서 개구리 심장의 수축력을 증강시켰고, 수축폭도 증대되었고, 개구리가 약한 상태일수록 현저하였고, 지각 수전액으로 약해진 심수축력이 회복되었고, 또한 체외에서 니코틴, Pilocarpine, Quinine 등의 독성을 해독하는 작용이 있었다[2].

(3) 항균 작용

소목은 시험관내에서 포도구균의 성장을 억제시켰고, 침출물은 폐렴쌍구균, 유행성감기간균, Corynebacterium diphtheriae, 이질간균, 황금색포도구균, 용혈성연구균 등을 현저하게 억제시켰다[3].

(4) 평활근에 미치는 영향

소목수는 히스타민으로 인한 기관지 경련을 억제시키지 못했고, 체외에서 쥐의 자궁을 억제시켰다. 아드레날린과 동시에 사용한 결과 작용이 더욱 현저했다. 토끼의 장관(腸管)에는 아무런 영향이 없었으나 아드레날린의 작용은 증강시켰다.

(5) 항암 작용

100%의 소목수추출액(2.5ul/ml 농도)는 HL-60, K562, L929, yac-1을 현저하게 살상(殺傷)하는 작용이 있었다. 종양이 있는 쥐에게 0.2ml/d, 연이어 7일간 복강에 주사한 결과 평균 생존율이 185% 연장되었고, 0.15ml/d로 주사한 결과 126.8%연장되었고, 0.1ml/d로 주사한 결과 연장되지 않았다[4].

(6) 기 타

이외에 항염, 항-혈소판 응집, 면역억제 등의 작용이 있었다.

임상응용

(1) 족부무좀 치료

방 약 | 소목, 조구등, 화초^각30g, 고반6~9g을 1일 1첩 수전해서 1일 2회, 1회 30분 동안 환부

를 담가 둔다. 이 방법으로 320명을 치료한 결과 침윤 미란형 186명중 143명 완치, 43명 호전, 각질형 72명중 60명 완치, 12명 호전, 수포형 62명중 46명 완치, 9명 호전, 7명은 무효였다[5].

(2) 골증식 치료

방 약 | 천오, 독활, 세신, 오공, 강잠, 소목^각30g, 유향, 몰약^각20g, 위령선, 투골초^각60g, 마전자15g, 골쇄보40g, 식염50g, 백주소량, 총백10개를 기본 약으로 사용한다. 초기에는 상기의 약분말에 총백과 백주를 혼합해서 환부를 도포한 후 5~7일에 1회 교환해주고, 약이 건조하면 술을 뿌려준다. 초기치료를 마친 후에는 상기약에서 백주 대신에 식용유 700ml 넣어 끓인 후 황단(黃丹)을 넣어 고약을 만들어 환부에 도포하고, 7~10일마다 1회 교환해준다. 이 방법으로 40명을 치료한 결과 19명 현저한 효과, 10명은 유효였다[6].

사용용량

일반적으로 4~12g을 사용한다. 소목수전액 3g/kg을 개에게 피하주사한 결과 구토와 설사를 했다. 쥐의 복강에 주사한 결과 LD_{50}은 18.9ml/kg이었다[1].

주의사항

혈허증(血虛證), 어혈이 없는 증상, 임신부는 복용을 금한다.

계혈등(鷄血藤)
Spatholobi caulis

약재개요

콩과(荳科)에 속한 반원관목(攀援灌木)식물인 밀화두(密花豆)와 산계혈등의 덩굴줄기이다. 성미(性味)는 고(苦), 미감(微甘), 온(溫)하고, 간(肝)에 귀경한다. 행혈보혈(行血補血 혈액을 순환시키고 혈액을 생성함), 서근활락(舒筋活絡 힘줄을 이완시키고, 경락을 통하게 함)의 효능이 있어 생리불순, 생리통, 폐경, 산후복통, 관절통, 사지마비, 반신불수 등의 증상에 사용한다.

약리연구

(1) 보혈(補血)작용

계혈등 수전액(100%)을 실험성 빈혈이 있는 토끼에게 투여한 결과 혈구와 헤모글로빈이 증가했다[1].

(2) 조혈작용에 미치는 영향

계혈등 수전액을 출혈성 빈혈이 있는 토끼에게 투여하고, 귀의 정맥 혈액을 조사한 결과 적혈구, Heme, Reticulocyte가 정상으로 회복하는 데에는 특별한 작용이 없었다[2].

임상응용

(1) 혈액성 질환 치료

방 약 1 | 계혈등으로 시럽을 만들어 1일 10ml, 1일 3회 투여한다. 진락분은 이 방법으로 방사선으로 인한 백혈구 감소증 환자 30명을 치료한 결과 모두 양호한 효능이 있었다. 일반적으로 복용 3일후 백혈구가 현저하게 상승하였고, 적혈구, 혈색소도 소량 상승했다고 밝혔다.

방 약 2 | 계혈등30g, 황기18g, 백출, 당귀, 적작약, 숙지황, 파극천, 선령피[각]9g을 수전해서 1일 1첩, 7일을 1회 치료기간으로 투여한다. 왕건충은 이 방약으로 백혈구 감소증 환자 57명을 치료한 결과 50명은 7~14첩 복용후 양호한 효능이 있었고, 소수의 환자는 3첩 복용으로도 상승했다고 밝혔다.

방 약 3 | I호방: 계혈등3000g, 초백출, 여정자, 황기, 보골지[각]1500g, 영지(靈芝)600g, 저마근(苧麻根)800g을 과립제로 만들어 1회 30g, 1일 2회 투여한다.

II호방: 계혈등1500g, 백출, 여정자, 황기, 보골지[각]750g, 영지300g, 저마근350g, 호장, 단삼[각]1000g, 오령지500g, 몰약300g을 과립제로 만들어 1회 30g, 1일 2회 투여한다.

홍서염은 이 방약으로 백혈구 감소증 환자(백혈구3500개/mm²이하, 병기간 6개월 ~5년) 101명을 치료한 결과 76명 현저한 효과, 13명 유효, 12명은 무효였다고 보고했다. 처음에는 I방약을 4주간 투약하고, 만약 백혈구가 전혀 상승하지 않으면 II로 바꾸고, 백혈구가 정상으로 회복한 후 2주간 더 투여한다고 했다.

(2) 혈소판 감소증 치료

방 약 | 계혈등, 토대황, 선학초^각30g을 기본 약으로 하고, 기허인 자는 인삼, 황기를 첨가하고, 혈허인 자는 당귀, 아교를 배합하고, 식욕부진 자는 산사, 맥아, 곡아를 첨가한다. 이 방약으로 혈소판 감소증 환자 30명을 치료한 결과 30명 모두 원래 있던 출혈증상이 소실하였고, 19명은 증상이 완전 회복하였고, 10명은 부분 회복, 1명은 무효였다⁽³⁾.

(3) 재생불량성 빈혈 환자 치료

방 약 | 계혈등100g, 생황기60g, 홍삼3g, 보골지12g, 토사자18g, 당귀12g, 음양곽18g, 호호파6g, 하수오(법제)24g, 구기자9g, 여정자30g, 한련초30g, 자하거6g 등을 수전해서 1일 1첩을 투여한다. 이 방약으로 재생불량성 빈혈 환자 106명을 치료한 결과 22명 완치근접, 36명 휴효, 24명 호전, 24명은 무효였다⁽⁴⁾.

(4) 중증 근무력증 치료

방 약 | 계혈등20g을 주약으로 하고 적작약, 천궁, 도인, 숙지황, 조구등, 단삼, 방풍, 강활, 울금^각10g, 홍화, 감초^각6g을 수전해서 1일 1첩, 1일 3회 투약하고, 6일을 1회 치료기간으로 한다. 이 방약으로 24명을 치료한 결과 3~6회 치료후 24명 완치, 20명 현저한 효과, 1명 호전, 3명은 무효였다.

(5) 간암 치료

방 약 | 대혈등(大血藤), 백모등(白毛藤), 백화사설초, 패장초, 생율무, 단삼, 칠엽일지화, 생모려^각30g, 팔월찰(八月札), 해조, 하고초, 조자^각15g, 천산갑, 지별충, 당삼^각12g을 수전해서 1일 1첩, 1일 3회 투여한 결과 간암에 효능이 있었다.

(6) 결장암 치료

방 약 | 계혈등, 백화사설초, 용계, 백영(白英), 반지련, 인동등, 패장초^각30g, 포공영, 괴화, 지유^각15g을 수전해서 1일 1첩, 1일 3회 투여한 결과 결장암에 효능이 있었다⁽⁵⁾.

(7) 신경통 치료

방 약 1 | 계혈등46g, 관근등(寬筋藤)15g, 곡아30g을 수전해서 1일 1첩을 투여한다. 보도에 의하면 이 방약으로 좌골 신경통, 다발성 신경염, 마풍후 신경통 환자 182명을 치료한 결과 유효율이 91.2%였다고 밝혔다.

방 약 2 계혈등250g, 천우슬100g, 상기생100g, 암닭1마리. 약을 천에 싸서 닭과 같이 오랫동안 삶아 고기와 약탕을 동시에 복용하고, 연이어 3~7마리를 복용한다. 이 방약으로 좌골신경통 환자 33명을 치료한 결과 23명 완치, 4명 현저한 효과, 2명은 무효였다[6].

(8) 염좌 치료

방 약 건조한 계혈등, 익모초, 토대황각200g을 분말로 만들어 병에 보관하고, 1회 50g을 봉밀에 개어 환부에 도포하고, 1일 1회 교환해준다.

(9) 유선 증식 치료

방 약 계혈등, 맥아, 산사, 통초를 과립제로 만들어 1일 1포(생약30g 함유), 1일 3회, 2개월을 1회 치료기간으로 투약하고, 약복용 중지 6개월 후 재검사를 실시한다. 이 방약으로 860명(남성 22명 포함)을 치료한 결과 1회 치료기간으로 6개월간 미재발자 192명, 현저한 효과(증상 소실, 증식 결절이 2/3이상 축소) 521명, 141명 유효, 6명은 무효였다[7].

(10) 중풍 치료

방 약 계혈등60g, 대황12g, 담낭성10g, 석창포15g을 수전해서 1일 1첩을 투약하고, 혼미한 자는 비강으로 투여한다. 이 방약으로 중풍환자 51명을 치료한 결과 34명 완치, 16명 호전, 1명은 무효였다[8].

(11) Behcets syndrome 치료

방 약 계혈등 정제(매알당 생약 2.5g 함유)를 1일 2~4알, 1일 3회 투약하고, 동시에 단삼 주사약2ml(생약2~3g 함유)를 1일 1~2회 근육주사하고, 점막에 궤양이 심하면 진주분말0.15g을 1일 2회 투여한다. 이 방법으로 6명을 치료한 결과 모두 완치 하였고, 결절성 홍반이 있는 환자 24명을 치료한 결과 20명 완치, 3명은 유효, 1명은 무효였다고 밝혔다. 이외에 계혈등30g으로 불면증을 치료한 보고가 있고, 각종 관절통에 사용한 보고가 있다.

사용용량

일반적으로 10~15g을 사용하고, 중증에는 30g까지 사용한다.

주의사항

특별히 보고 된 것이 없다.

13

화담 · 지해평천약
(化痰 · 止咳平喘藥)

정의 가래나 담(痰)을 없애는 약을 화담약(化痰藥)이라 하고, 기침과 천식을 경감 또는 억제시키
는 약을 지해평천약(止咳平喘藥)이라 한다.

작용 일반적으로 기침과 천식은 가래(痰)를 동반하는 경우가 많고, 가래는 기침을 유발한다. 화담
약(化痰藥)은 대개 기침과 천식을 완화시키는 작용이 있고, 지해평천약(止咳平喘藥)은 가래
를 없애는 효능이 있다.

증상 화담약은 주로 가래 때문에 생긴 기침, 천식, 혹은 각담(咯痰)의 증상에 사용하고, 지해평천
약은 기침, 천식에 사용한다. 화담약은 전간경궐(癲癎驚厥 간질, 경련), 영류(癭瘤 갑상선 종대), 나
력(瘰癧 임파선 종대), 음저유주(陰疽流注 사지의 화농성 질병) 등의 병증에도 사용한다.

종류 화담약(化痰藥), 지해평천약(止咳平喘藥)

배합 표증(表證)이 있으면 해표약(解表藥)을 배합하고, 체내에 열이 있으면 청열약(淸熱藥)을 배
합하고, 체내에 한사(寒邪)이 있으면 온리약(溫裏藥)을 배합하며, 신체 허약으로 인한 기침에
는 보허약(補虛藥)을 배합한다. 간질이나 경련에는 안신약(安神藥)과 평간식풍약(平肝熄風
藥)을 배합하며, 갑상선이나 임파가 부종했으면 연견산결약(軟堅散結藥)을 배합하고, 음저
유주(陰疽流注)에는 산한통락약(散寒通絡藥)을 배합한다.

주의 기침과 각혈이 동시에 있을 때 자극성이 강한 화담약을 사용하면 출혈을 촉진시킬 가능성
이 있으므로 주의한다.

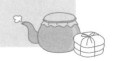

1) 화담약(化痰藥)

작용 화담약은 약의 성질에 따라 효능이 다르고, 약성이 따뜻한 것은 온폐산한(溫肺散寒 폐를 따뜻하게 하고 한사를 없앰), 조습거담(燥濕祛痰 습과 가래를 없앰)의 효능이 있고, 찬 것은 청열거담(淸熱祛痰 열을 내리고 가래를 삭임)의 효능이 있다.

증상 한습담(寒濕痰)으로 인한 기침, 천식, 객담(喀痰), 관절통, 음저유주(陰疽流注), 나력(瘰癧)에는 약성이 따뜻하고 건조한 화담약을 사용한다. 열로 인한 기침, 천식, 가슴 답답함, 각담불상(喀痰不爽 가래가 시원하게 배출되지 않음), 간질, 경련 등에는 찬 화담약을 사용한다. 갑상선 종대, 임파선 종대에는 연견산결약(軟堅散結藥 딱딱한 것을 부드럽게 하고 뭉친 것을 풀어줌)을 사용해서 종괴(腫塊)를 부드럽게 하거나 없앤다.

반하(半夏)

Pinellia ternata (Thunb.) Breit

약재개요

천남성과(天南星科)에 속한 여러해살이 초본식물인 반하의 뿌리이다. 성미(性味)는 신(辛), 온(溫)하고, 독(毒)이 있으며, 비(脾), 위(胃), 폐(肺)에 귀경한다. 조습거담(燥濕祛痰 습을 건조시키고 가래(담)를 없앰), 강역지구(降逆止嘔 올라간 기를 내리고 구역질을 없앰), 제비산결(除痞散結 뭉친 것을 풀어줌)의 효능이 있어 기침, 가래, 오심, 구역질, 매핵기(梅核氣 역류성 식도염), 영류담핵(癭瘤痰核 갑상선, 임파선 종대), 옹저종독(癰疽腫毒 부스럼) 등의 증상에 사용한다. 법제법에 따라 이름을 달리하는데 그냥 건조한 것을 생반하라 하고, 생강즙으로 법제한 것은 강반하(姜半夏)라 하며, 명반으로 법제한 것은 청반하(淸半夏)라 한다.

약리연구

(1) 진토(鎭吐), 최토(催吐) 작용

열(熱)로 법제한 반하, 명반을 배합하거나 생강즙을 배합한 것은 몰핀이나, digitalis로 인한 구토를 억제시키는 작용이 있었다. 진토 작용의 기전은 구토 중추를 억제시키는 작용이 있었고, 생반하를 경구 투여한 결과 최토작용이 있었다.[19]

(2) 거담진해(祛痰鎭咳) 작용

반하 수전액은 쥐의 흉강에 요오드의 주입으로 인한 기침이나 후두신경 전기 자극으로 인한 기침을 억제시키는 작용이 있었고, 반하 수전액 0.6g/kg을 투여했을시 나타나는 진해작용은 codeine 1mg/kg 과 근접했다. 법제한 반하의 주정 추출물은 거담작용이 있었고, 생반하는 작용이 현저하지 않았다.[20]

(3) 부신피질 작용 억제

반하의 수전액을 위장에 투여한 결과, 부신피질의 기능을 경미하게 자극하였고, 장기간 투여한 결과, 기능이 억제되었다.[19]

(4) 심장에 미치는 영향

반하는 쥐에게서 $BaCl_2$로 인한 심실성 부정맥을 현저하게 억제시켰고, 반하의 추출물은 체외에서 개구리와 토끼의 심장을 억제하는 작용이 있었고, 정맥주사에서 개와 고양이, 토끼의 혈압을 단시간 하강시켰다.[21]

(5) 최면, 항-경련 작용

반하는 바비탈의 최면시간과 수면시간을 연장시켰고, 대량에서는 전기경련에 경미한 억제작용이 있었다.[21]

(6) 항 궤양, 담즙분비 촉진 작용

반하는 스트레스성 궤양을 경미하게 억제시켰고, 기전은 위액분비, 위산농도와 유관하고, 반하는 토끼의 담즙분비를 촉진했다.[22]

(7) 기 타

이외에 항암, 미주신경흥분, 항-백혈병 등의 작용이 있었다.

임상응용

(1) 혈관성 두통 치료

방 약 | 반하9g, 백작약12g, 천궁, 원호[각]10g, 강잠15g, 오공4마리를 시럽으로 만들어 1회50ml를 1일 2회, 10~20일을 1회 치료기간으로 투여한다. 이 방약으로 47명을 치료한 결과 24명 현저한 효과, 22명 호전, 1명은 무효였다.[1]

(2) 기침, 천식 치료

방 약 | 반하, 자원^각20g, 행인, 진피^각30g을 내복액으로 만들어 1일 3회, 1회 10ml를 투약해서 만성호흡기질환에 사용한 결과 기침과 가래 등 많은 증상에 효능이 양호했다.[2]

(3) 만성 인후염 치료

방 약 | 반하(법제)500g을 식초 2500ml에 24시간 담가 두었다가 3~4회 수전한 후 benzyl alcohol을 넣어 혼합하고, 이를 여과한 후 보관한다. 1회 10ml, 1일 2~3회 투여한다. 이 방법으로 564명을 8~25일 동안 치료한 결과 342명 완치, 170명 호전, 52명 무효였다.[3]

(4) 백일해 치료

방 약 | 반하, 괄루인, 죽여^각6g, 백부근10g, 천문동, 맥문동^각15g, 저담고(猪膽膏)1g을 100ml로 수전한 후 농축하고, 1세 이하는 1회 10ml, 1일 2회; 1~3세는 1회 10ml, 1일 3회, 7일을 치료기간으로 투약한다. 이 방약으로 504명을 치료한 결과 412명 완치, 90명 호전, 2명 무효였다.[4]

(5) 바이러스성 심근염

방 약 | 반하18g, 생강24g, 복령12g을 수전해서 1일 1첩을 투여한다. 이 방약으로 바이러스성 심근염 환자 11명(심계, 흉부 불편감 11명, 부정맥 9명, 심근허약 10명, 좌심방 확대 2명, 이첨판 협착 1명)을 치료한 결과 11명 모두 자각증상이 소실하였고, 심전도상의 정상은 10명이었다. 일반적으로 15~40첩 복용후 완치되었다.[5]

(6) 실상성 빈박(室上性 頻搏) 치료

방 약 | 동일량의 생반하, 생석창포의 분말 소량을 환자의 비강으로 3~8회 흡입시킨다. 이 방법으로 실상성 빈박 환자 14명을 치료한 결과 흡입 5~10분 후 심율이 정상으로 회복한 자는 13명, 1명은 무효였다.[6]

(7) 비궤양성 소화불량 치료

방 약 | 인삼, 반하, 황연, 건강, 감초를 3:9:3:3:3 비율로 혼합해서 캡슐에 넣어 내복한다.(북경 동인당 제약에서 생산, 매 캡슐 0.42g) 이 방약으로 100명을 치료한 결과 유효율이 92%였다.[7]

(8) 식도 분문암 치료

방 약 | 신선한 반하(껍질 제거)를 분쇄해서 환약으로 만들어 1일 3~4회, 1회 2g을 설근부(舌根部)에 넣어 투여한다. 이 방법으로 30명을 치료한 결과 그 중 식도암으로 막힌 25명 중 12명 유효, 9명 현저한 효과, 4명은 무효였고, 분문암으로 막힌 5명 중 3명 유효, 2명 현저한 효과였다. 복용 시간은 일반적으로 30일을 초과하지 않고, 식도암이 궤양형이면 복용을 금한다.[8]

(9) 식도염 치료

방 약 | 반하, 산사, 담두시각10g, 황연5g, 전괄루30g을 탕약으로 1일 1첩 투여한다. 이 방약으로 25명을 치료한 결과 23명 완치, 2명 호전이었다.[9]

(10) 구토증 치료

방 약 1 | 생반하, 생강각9g을 수전해서 2회로 나누어 투여한다. 이 방약으로 위장을 대부분 절제한 환자중 원인 불명성 구토 환자를 치료한 결과 양호한 효능이 있었다.[10]

방 약 2 | 반하, 비파엽, 당삼, 빈낭각6~10g, 복령10~15g, 생강3~6g, 백모근15~20g을 수전해서 1일 1첩을 여러 차례로 나누어 자주 투여한다. 이 방약으로 19명을 치료한 결과 2~4첩 복용후 완치자 12명, 6~10첩 복용후 완치자 6명, 1명은 백일해성 구토자로 18첩 복용후 완치했다.[11]

(11) 뇨독증 치료

방 약 | 강반하, 초백출, 복령, 황기각30g, 숙부자20g을 수전해서 1일 1첩을 청령환(淸寧丸, 1회 1.5~3g, 1일 2회)과 투약하고, 관장도 실시한다. 이 방약으로 15명을 치료한 결과 6명 증상 소실, 8명 현저한 효과, 1명은 무효였다.[12]

(12) 불면증 치료

방 약 1 | 청반하12g, 출미(秫米)60g을 기본 약으로 하고, 상복부에 팽만감이 있고, 설질홍(舌質紅), 설태가 황니(黃膩)하면 신선한 래복자120g을 첨가해서 탕제로 투여한다. 경미한 자는 1일 1첩(심한 자는 1일 3첩), 1일 3회 투여한다. 이 방약으로 20명을 치료한 결과 11명 현저한 효과(6~8시간 숙면, 익일 정신이 맑음), 7명 유효, 2명은 무효였다.[13]

방 약 2 | 청반하40g을 2시간 수전한 후 출미(秫米)50g을 넣어 다시 수전해서 투여한다. 위하는 이 방약으로 심한 불면증 환자 30명을 치료한 결과 15명 현저한 효과, 12명 유효, 3명은 무효였다고 밝혔다.

(13) 중이염 치료

방 약 | 생반하를 미주(米酒)에 용해하거나 50%의 주정(1:3비율)에 24시간 담가 두었다가 상층의 맑은 부분을 여과해서 환부에 몇 방울 넣는다. 시술 전에 외이도를 과산화수소로 소독하고, 1일에 1~2회 실시한다. 이 방법으로 급성 중이염 환자 10명을 치료한 결과 일반적으로 1~2일 만에 효과가 있었고, 1주내에 완치했다.

(14) 자궁경부 미란(糜爛) 치료

방 약 | 청결한 생반하를 건조한 후 분말로 만들어 보관한다. 자궁경부의 분비물을 없애고, 면봉에 반하분말을 묻혀 미란부위에 도포하고, 24시간이 경과하면 이를 제거한다. 매주 1~2회, 8회를 1회 치료기간으로 실시한다. 약 제거시 분말이 질에 붙어 잘 안 떨어지면 생리 식염수로 제거해 준다. 만약 제거하지 않으면 작열감이 있고, 수포가 형성 된다. 이 방약으로 1347명을 치료한 결과 603명 완치, 384명 현저한 효과, 322명 호전, 38명은 무효였다.[14] 황선애는 이 방법으로 310명을 치료한 결과 162명 완치, 118명 현저한 효과, 23명 호전, 7명은 무효였다고 보고했다.

(15) 자궁암 치료

방 약 | 장엽반하(掌葉半夏)로 정제를 만들어(매알 0.5g, 매알당 생약 0.3g 함유) 1회 2~3알, 1일 3회 투약하고, 동시에 좌약(중량 5g, 생약 25g 함유)을 만들어 삽입한다. 상해 제일 의학원 산부인과에서 이 방법으로 각종 자궁경부암 환자 247명을 2개월 이상 치료한 결과 63명 완치, 84명 현저한 효과, 44명 유효였다고 밝혔다. 환자 중 I기의 유효율은 96.7%, II기는 74%, III기는 74.2%였다. 완치 근접한 환자 5명의 자궁주위를 임파(淋巴) 제거술로 임파 조직을 검사한 결과 암세포가 존재하지 않았고, 이외에 식도암, 위암, 설암, 피부암 등에도 효능이 있었다고 보고했다.[15]

(16) 갑상선 종류(腫瘤) 치료

방 약 | 생반하10g을 증상에 따라 가감하고, 15분 이상 수전해서 격일제로 1회, 연이어 20첩을 투여한다. 이 방법으로 91명을 치료한 결과 48명 완치, 15명 유효, 28명 무효였다[16].

(17) 피부 화농성 감염, 연부(軟部)조직 손상 치료

방 약 | 건조한 생반하(적당량)의 분말을 식초에 반죽해서 환부에 도포한 후 1일 동안 붕대로 감아두었다가 교환해 준다. 이 방법으로 피부급성 화농성, 감염성 연부조직 손상 환자 16명을 치료한 결과 1주일 내에 완치자 10명, 2주 내 완치자 6명이었다.[17]

(18) 조영제(造影劑)의 부작용 감소

방 약 | 반하250g, 생강250g에 물 5000ml를 넣고 약한 불로 1시간 수전해서 2500ml로 만들어 25명 환자에게 사용한다. CT 증강(增强) 촬영 30분 전에 100ml를 투약하고, 대조군(對照群)은 Dexamethasone 10mg을 정맥주사한다. 이 방법으로 두뇌 CT 증강 촬영 시 부작용을 예방하기 위해서 800명에게 사용한 결과 부작용이 현저하게 감소했다(P<0.05). 구토의 감소는 98.7%였다.[18]

사용용량

일반적으로 3~10g을 사용하지만 반하는 독이 있어 1~1.8g으로도 중독될 수 있고, 생반하는 구강, 인후, 소화기 점막에 강렬한 자극으로 부종, 통증, 실음(失音), 유연(流涎), 경련, 호흡곤란이 발생하기도 하고, 심한 경우에는 질식사할 수도 있고, 장기간 복용 시 간기능이상과 혈뇨가 발생하기도 한다. 반하 침출물을 쥐의 복강에 주사한 결과 LD$_{50}$은 13.142g/kg이었고, 사망한 원인으로는 만성중독과 장자극성 설사로 인한 것으로 추정한다. 주정 추출물 20g/kg을 주사하면 대부분의 반사 등이 소실하였고, 또한 사망했다.

주의사항

반하의 부작용이 발생하면 생강즙이나 희석한 식초, 농차(濃茶), 단백질을 복용하거나 생강30g, 방풍60g, 감초15g을 수전해서 반(半)은 입을 헹구고, 반은 복용하거나 식초30~60ml에 생강즙 소량을 혼합하여 입을 헹구거나 이를 투여한다.

생반하를 임상에서 사용 시에는 필히 장시간 수전해서 투여한다. 음허(陰虛), 출혈증, 실열증(實熱症), 음허성 기침에는 사용을 금하거나 주의한다.

.

백부자(白附子)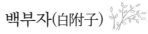
Typhonium gigantrum Engl.

약재개요

천남성과(天南星科)에 속한 여러해살이 초본식물인 독각련(獨角蓮)의 뿌리이다. 성미(性味)는 신(辛), 감(甘), 온(溫)하고, 독(毒)이 있고, 비(脾), 위(胃)에 귀경한다. 조습거담(燥濕祛痰 ^{습을}

건조시키고 가래(담)를 없앰), 식풍지경(熄風止痙 ^{바람(움직이는 증상)을 잠재우고 경련을 없앰}), 해독소결(解毒消結 ^{독을 없애고 뭉친 것을 풀어줌})의 효능이 있어 와사증, 파상풍, 편두통, 독사교상(毒蛇咬傷), 나력담핵(瘰癧痰核 ^{갑상선, 임파선 종대}) 등의 증상에 사용한다. 우백부(禹白附)라고도 한다.

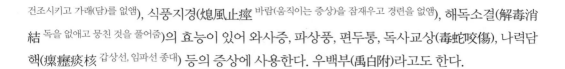

(1) 거담 작용

쥐에게 백부자 주사약을 복강에 주입한 결과 현저한 거담작용이 있는 것으로 밝혀졌다.[6]

(2) 항 파상풍

백부자의 수전액, 주정 추출액 등을 쥐에게 근육주사한 결과 파상풍 독소에 대항하는 작용이 있는 것으로 밝혀졌고, 동물의 생명을 연장시켰다.[7]

(3) 진정, 항 경련 작용

백부자의 수전액을 쥐의 복강에 주사한 결과 활동이 둔해지고, 안정, 수면 작용이 일어났고, strychine로 인한 경련을 억제시켰다.[8]

임상응용

(1) 뇌출혈 치료

방 약 | 백부자, 강잠^각50g, 전갈15g, 오공30마리를 기본 약으로 하고, 담(痰)이 많은 자는 복령, 백출, 반하를 배합하고, 풍(風)이 심한 자는 천마, 방풍, 백지를 첨가한다. 먼저 오공과 전갈을 주정으로 씻고 소독한 후 기타 약과 같이 분말로 만들고, 15등분으로 나누고, 1회 1/2등분, 1일 2회 투여한다. 이 방약으로 328명을 치료한 결과 총 유효율이 94.2%였다.[1]

(2) 혈관성 치매 치료

방 약 | 백부자6~9g, 반하, 진피, 창포, 울금, 당귀, 적작약^각12g, 홍화10g, 원지, 천궁^각6g을 탕약으로 1일 1첩을 투여해서 치료한 결과 양호한 효능이 있었다.[2]

(3) 안면신경마비 치료

방 약 1 | 백부자, 강잠, 조구등, 선의, 해풍등, 방풍^각30g, 천궁27g, 마전자(법제)9g을 봉밀에

혼합해서 환약을(무게: 6g) 만들어 1회 1~2환, 1일 3회 투여한다.[3] 이 방약으로 30명을 치료한 결과 15명 완치, 7명 현저한 효과, 6명 호전, 2명은 무효였다.

방약 2 | 백부자, 강잠, 백지, 천궁, 감초[각]10g, 당삼, 적작약[각]15g, 전갈, 백화사, 목향[각]5g, 생강5편을 수전해서 내복하고 침구치료를 병행한다. 이 방법으로 165명을 치료한 결과 157명 완치, 6명 완치 근접, 2명 현저한 효과였다[4].

(4) 류마티스 관절염 치료

방약 | 생백부자, 생초오, 생천오, 독활[각]10g, 첩지풍(鉆地風), 천우슬, 생지황[각]15g, 방기, 황기, 당귀[각]30g을 기본 약으로 사용한다. 먼저 천오, 초오는 완두콩 크기로 잘라 30분 수전한 후 기타 약을 넣고 다시 수전해서 1일 1첩, 10일을 1회 치료기간으로 투여한 결과 양호한 효능이 있었다.[5]

사용용량

백부자의 주정 추출물을 쥐의 복강에 주사한 결과 LD_{50}은 60.3±4.4g/kg이었다. 일반적으로 1~3g을 사용한다.

주의사항

대량을 동물에게 주입한 결과 호흡중추를 마비시켰다[9]. 잠복기 시간은 0.5~3시간 정도이고, 생백부자나 법제한 것이나 독성에는 별 차이가 없었다. 카페인이나 기관지 천식약(theophylline), atropine과는 같이 복용하지 않는다. 임산부는 사용을 금하고, 생 것은 독이 있으므로 내복하지 않는다.

길경(桔梗)

Platycodon grandiflorum (Jacq.) A. DC.

약재개요

초롱꽃과(桔梗科)에 속한 여러해살이 초본식물인 길경의 뿌리이다. 성미(性味)는 고(苦), 신(辛), 평(平)하고, 폐(肺)에 귀경한다. 선폐(宣肺 폐를 통하게 함), 거담(祛痰), 이인(利咽 인후부를 통하게

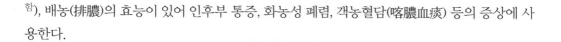

^한), 배농(排膿)의 효능이 있어 인후부 통증, 화농성 폐렴, 객농혈담(喀膿血痰) 등의 증상에 사용한다.

약리연구

(1) 거담진해(祛痰鎭咳) 작용

길경 추출물은 인후, 위점막에 자극하여 분비물을 촉진하고, 가래를 희석하여 배출이 용이하게 하므로 진해작용이 있다고 볼수 있다.[2]

(2) 혈당 강하 작용

길경의 주정(酒精)이나 물로 추출한 물질은 모두 혈당을 강하하는 작용이 있었고, 저하(低下)한 간당원(肝糖原)을 회복시키고, 음식물로 인한 혈당 상승을 억제시키고, 주정 추출물은 수전한 것보다 작용이 강하다.[2]

(3) 항-소화성 궤양 치료

길경 추출물은 쥐 위장점액의 분비를 억제시키고, 항-소화성궤양작용이 있었다.[2]

(4) 면역증강 작용

수전액은 대식세포의 작용을 증강시키고, 중성(中性) 백혈구의 살균력을 증강시켰다.[2]

(5) 혈압 강하 작용

혈관 확장으로 혈압 강하, 심율(心率) 완만, 호흡 억제 작용이 출현했다.[2]

(6) 지질에 미치는 영향[3]

쥐의 간내(肝內)의 콜레스테롤을 감소시켰고, 콜레스테롤, 담산(膽酸)의 배출이 증가했다.

(7) 진정, 진통, 해열 작용[2][3]

쥐의 활동을 억제시키고, Barbital 약의 수면 시간을 연장하였고, 해열 작용이 있었다.

(8) 용혈 작용

길경은 용혈 작용이 있으나 감초의 용량에 따라 다르고, 감초의 용량이 증가함으로 용혈 작용은 감소했다.[4]

(9) 이뇨 작용

쥐의 경동맥(頸動脈)의 결박(結縛)으로 인한 수종(水腫)을 억제시켰고, 이뇨(利尿)작용이 있었다.[2,3]

(1) 호흡기 질환 치료

방 약 1 | 정천탕(定喘湯: 마황, 길경^각6g을 기본 약으로 하고 청대3g, 행인, 초목(椒目), 정력자, 관동화, 지용^각5g, 천축황6g, 상백피8g을 배합)을 수전해서 1일 1첩, 1일 3회 투약하여 30명을 치료한 결과 모두 완치했다.

방 약 2 | 은길청폐탕(銀桔淸肺湯: 길경20g, 금은화, 어성초, 야국화, 노근^각15g, 연교, 황금^각10g, 괄루, 도인^각6g, 백뢰초20g)을 탕제로 1일 1첩씩 투약해서 12명을 치료한 결과 10명 완치, 2명 호전이었다.

(2) 화농성 흉막염 치료

방 약 | 위근, 길경^각20g, 어성초, 동과인^각15g, 백급, 백부, 상피, 금은화^각10g, 의이인15g을 탕약으로 1일 3회 투약해서 18명을 치료한 결과 10명 완치, 7명 호전, 1명 무효였다.[1]

일반적으로 3~6g을 사용한다. 쥐의 피하주사에서 최소 사망량은 770mg/kg이었다.

길경은 위장을 자극하므로 위·십이지장궤양에는 복용을 금하고, 대량복용하면 구토, 구역질을 한다. 기가 상부로 올라가서 생긴 구토, 어지러움증이나 음액이 부족한 증상, 각혈 등에는 주의한다.

조각자(皂角刺)
Gleditsiae spina

콩과(荳科)에 속한 낙엽교목인 조각자나무의 가시를 건조한 것이다. 성미(性味)는 신(辛),

온(溫)하고, 간(肝), 위(胃)에 귀경한다. 탁독배농(托毒排膿 독과 고름을 배출함), 활혈거옹(活血祛癰 혈액을 맑게 하고 부스럼을 없앰)의 효능이 있어 각종 부스럼에 사용한다.

약리연구

(1) 유사 앵속각 작용

Triacanthin 성분은 앵속각과 유사한 작용이 있어 혈압하강, 기관지, 위장(胃腸), 담낭 평활근 경련을 완화시키는 작용이 있었다[20].

(2) 거담 작용[20]

조각자의 배당체는 위점막 자극, 반사적으로 호흡기 점액분비를 촉진하여 거담작용이 있다.

(3) 항암 작용

조각자의 추출물을 위장에 투여한 결과 쥐의 S180, 자궁경부암, 혈액성Sb180을 체내에서 치료하는 작용이 있었다[21].

(4) 기 타

이외에 용혈, 항균, 면역력 증강 작용 등이 있었다.

임상응용

(1) 폐결핵 치료

방 약 | 조각자500g, 미분500g(찐 후 혼합)에 꿀이나 설탕을 혼합하여 녹두알 크기로 환약(4 알당 조각자 0.03g 함유)을 만들어 1회 8알, 1일 2~3회 투여한다. 1일 0.12~0.24g의 조각자를 투약하고, 0.3g을 초과하지 않는다. 조각자환만 복용한 6명 환자중 가래 검사에서 100% 음성이었고, 임상증상이 대부분 소실한 자는 4명, 2명은 현저하게 경감했다. 마늘 주사약과 동시에 투여한 8명의 가래 검사에서 100% 음성이었고, 1명은 증상이 기분적으로 완치하였고, 4명은 현저한 효과, 3명 호전이었다[1].

(2) 만성기관지염 치료

방 약 | 조각자분33g, 라복자(炒)330g, 만타라화(曼陀羅花)7g의 분말을 환약(매환6g, 생약3g

함유)으로 만들고, 기침, 가래, 천식증상이 있으면 매일 저녁에 1알을 투약하고, 증상
이 호전되면 1/2환을 투약하고, 기침, 가래가 있고, 천식증상이 경미하면 1/2환을 투
약하고, 증상이 호전되면 1/4환을 투여한다. 이 방약으로 489(82명은 본 약을 가감하
여 치료)명을 치료한 결과 174명 완치 근접, 214명 현저한 호전, 79명 호전, 22명은 무
효였다[2].

(3) 천식 치료

방 약 | 홍조(紅棗)500g을 쪄서 종자를 제거하고 니(泥)를 만들고 조각자의 깍지(炙)분말
90g을 혼합해서 녹두크기로 환약을 만들어 1회 3g, 1일 3회 온수로 투여한다. 이 방
법으로 천식 환자 110명을 치료한 결과 108명 유효, 2명은 무효였다[3].

(4) 간농종(肝膿腫) 치료

방 약 | 조각자, 유향[각]6g, 자초, 한수석(寒水石)[각]9g, 청대3g을 100~300ml로 수전해서 3세이
하는 1회 30ml, 1일 3회, 3~7세는 1회 50ml, 1일 3회, 8~12세는 1회 100ml, 1일 2회 투여
한다. 이 방약으로 6명의 간농종 환자를 치료한 결과 모두 완치했다[4].

(5) 위암치료

방 약 | 조각자(炮)1개를 200~250ml로 수전해서 1~2회로 나누어 투약하고, 동시에 홍삼15g,
백출30g, 반하10g을 수전한 후 봉밀을 소량 첨가해서 3회로 나누어 투여한다. 이 방
약으로 말기 위암 환자 1명을 치료한 결과 복부덩이와 통증이 소실하였고, 체력이 증
가하였고, 위내시경 등의 검사에서 이상이 없었다[5].

(6) 다이어트와 고지질 혈증 치료

방 약 | 조각자(껍질제거, 炙)1g, 명반, 진피[각]0.5g, 신곡1g, 감초0.3g, 대조육(大棗肉, 소량)으로
정제를 만들어 1일 3회, 식후에 투여한다. 이 방법으로 비만자, 고지질혈증 환자 24명
을 3개월간 치료한 결과 체중이 1~3kg 감소자 12명, 4~6kg 감소자 7명, 무변화자 4명, 1
명은 체중이 약간 증가하였고, 콜레스테롤의 평균 하강치는 49.8mg%, TG는 84mg%,
지단백은 140mg% 감소하였고, 장기간 복용해도 간, 신장에 부작용이 없었다[6].

(7) 소아 식욕부진증 치료

방 약 | 껍질이 두껍고 표면이 광활하고 짙은 갈색의 조각자를 청결히 해서 작게 잘라 처음

에는 강한 불로 나중에는 약한 불로, 단(煆)을 해서 내부까지 생조직이 없도록 한 후 분말을 만들어 1회 1g, 1일 2회 설탕을 약간 넣어 투여한다. 이 방법으로 110명을 치료 한 결과 86명 완치, 18명 호전, 6명은 무효였다[7].

(8) 장 폐색증 치료

방약 1 | 조각자분말3~9g을 봉밀에 혼합해서 온수로 1~2시간 안에 투여한다. 투여후 복부 를 마사지하고, 8~12시간 후에 Glycerol 20~30ml나 혹은 10~20% Sodium Chloride 용액500~800ml를 관장하고 금식한다. 구토가 중한 자는 전해질을 교정하고, 증상 이 완화하여 방귀가 배출하면 즉시 구충제를 투여한다. 이 방법으로 회충성 장폐 색 환자 40여명을 치료한 결과 모두 12~24시간내에 완치하였고, 대다수는 대변과 회충이 배출했다고 밝혔다.

방약 2 | 조각자50g, 화마인15g을 200ml로 수전한 후 봉밀200g을 넣어 1회 복용한다. 이 방 법으로 마비성 장폐색 환자 15명을 치료한 결과 모두 완치 했다[8].

(9) 안면 신경염 치료

방약 | 큰 조각자(껍질과 종자)6g을 황색으로 초(焦)한 후 식초30g을 혼합해서 고약을 만 들어 환부에 도포한다. 이 방법으로 300명을 치료한 결과 250명 완치, 40명 호전, 10 명은 무효였다. 치료시 피부에 피진(皮疹)이 출현하면 시술을 중지하고, 피진이 소실 하면 다시 실시한다[3].

(10) 안면신경마비 치료

방약 | 조각자20g, 형개, 방풍각15g, 선의, 대황, 건곡(建曲)각12g에 물 1200ml를 첨가한 후 약 한 불로 가열하고, 끓으면 환부를 30~40분간 훈증하고, 매일 1회 실시한다. 이 방법 으로 10명을 치료한 결과 9명 완치, 1명 호전이었다[9].

(11) 과민성 비염 치료

방약 | 조각자의 깍지를 분말로 만들어 조석으로 소량을 비강에 흡입하고, 동시에 뜨거운 수건으로 찜질을 해준다. 이 방법으로 1명을 치료한 결과 시술 5분 후에는 재채기가 빈발하고, 비강에서 점액이 증가하나 10분후에는 증상이 소실하고, 20일 시술후에는 완치하였고, 매년 입동에 15일간 실시하면 겨울내에는 재발하지 않는다[10].

(12) 골반강 내염(Pelvic inflammation) 치료

방 약 | 조각자30g, 대조10개를 30분간 300~400ml로 수전한 후 다시 찹쌀30g을 넣어 수전해서 죽처럼 만들어 2회로 나누어 복용한다. 이 방약으로 2명을 치료한 결과(항생제 치료로 무효인 자) 7첩과 9첩으로 완치했다고 밝혔다.

(13) 전간(癲癇) 치료

방 약 | 사상자, 강잠^각62g, 오공7마리, 남성46g, 주사9g, 청몽석(靑礞石)93g의 분말을 환약으로(중량: 2.5g) 만들어 1회 1알, 1일 3회 투여한다. 이 방약으로 180명을 치료한 결과 3~6개월 복용하고, 1~6년간 관찰한 결과 104명 현저한 효과, 46명 유효, 21명은 약간 호전, 9명은 무효이거나 악화였고, 108명에게 뇌파 검사를 실시한 결과 24명 정상, 46명은 현저한 효과였다[11].

(14) 골질증식, 골격 분절(scleromere) 치료

방 약 1 | 조각자50g, 당귀, 홍화, 산수유^각10g, 천궁15g, 계혈등30g을 기본 약으로 하고, 증상에 따라 가감해서, 탕약으로 1일 1첩을 투여한다. 이 방약으로 골질 증식 환자 41명을 치료한 결과 26명 현저한 효과, 12명 유효, 3명은 무효였다[12].

방 약 2 | 조각자의 깍지를 주정에 담가 두었다가 분쇄해서 니(泥)를 만들고, 밀가루와 혼합한 후 환부에 도포하고, 3일마다 1회 교환해준다. 이 방법으로 골질 증식 환자 188명을 치료한 결과 123명 완치, 53명 현저한 효과, 12명은 호전이었다[13].

방 약 3 | 큰 조각자의 깍지(껍질 제거)를 분말로 만들어 1회 3~6g, 1일 3회 투여한다. 이 방법으로 골격 분절(scleromere) 환자 250명을 치료한 결과 유효율이 96.8%였고, 복용 1개월 후 172명이 통증 소실, 관절 기능 회복하였고, 부작용이 없었다[14].

(15) 좌골 신경통 치료

방 약 | 조각자20~40g에 물 500ml를 넣고 300ml로 수전하고 여과한 후 2회로 나누어 투약하고, 통증이 없어진 후 3~5일간 더 투여한다. 유이진은 이 방법으로 좌골 신경통 환자 117명을 치료한 결과 73명 완치, 20명 완치 근접, 18명 호전, 6명은 무효였다고 밝혔다. 큰 조각자가 좋고 성인은 20~40g을 투약하고, 20g 이하일 시에는 효과가 현저하게 감소했다. 일반적으로 부작용은 없으나 소수의 환자는 오심, 설사 등의 부작용이 있었다[15]. 이외에 조각자는 신경근염의 통증에도 진통효과가 있었다.

(16) 임파 종괴(腫塊) 치료

방 약 1 조각자100개, 홍당(紅糖)60g을 오래된 식초500ml에 7일간 담가 두었다가 엷은 황색이 되도록 볶은 후 분말을 만들어 20포로 나누고, 매일 1포를 투약하고, 조식후 진피2g 분말을 투약하고, 경한 자는 2회, 중한 자는 3회 투여한다. 이 방법으로 임파 결핵 환자 13명을 치료한 결과 12명 완치, 1명은 유효였다[16].

방 약 2 조각자120g, 생감초30g에 물 500ml를 넣고 300ml로 수전해서 1일 3회, 1회 1/3을 투약하고, 10일을 1회 치료기간으로 한다. 이 방법으로 원인 불명의 종괴 환자 123명을 치료한 결과 36명 현저한 효과, 83명 유효, 4명은 무효였다[17].

(17) 심마진 치료

방 약 조각자15~30g에 형계, 방풍, 선퇴, 백선피, 감초를 수전해서 1일 1첩을 투여한다. 이 방약으로 50명을 치료한 결과 병력이 짧은 자는 1~2첩 복용으로 양호한 효과가 있었고, 병력이 긴 자는 3첩으로 양호한 효과가 있었고, 5~7첩 복용후 완치했다[18].

(18) 무좀 치료

방 약 조각자, 대풍자, 명반각30g, 대황, 홍화, 천초, 지골피각20g을 7%의 초산1750ml에 1주일간 담가 두었다가 여과한 후 1일 1회, 1회 30분, 7일간 세척한다(미란성 무좀에는 사용금지). 이 방법으로 100명을 치료한 결과 71명 완치, 20명 현저한 효과였다[19]. 이외에 옴, 관절 염좌, 대상포진, 건선, 습진, 골결핵, 전립선염 등에도 효능이 있는 것으로 밝혀졌다.

사용용량

일반적으로 과실은 0.9~3g을 사용하고, 조각자(皂角刺)는 3~9g을 사용한다. 일반적으로 내복시 중독량은 15~30g 정도 이다.

주의사항

조각자는 독이 있어 대량으로 복용해서는 안되고, 중독 잠복기는 2~3시간이고, 출혈 경향이 있는 자는 복용을 금한다. 대량으로 복용후 혈세포가 용혈하였고, 동물 실험에서 중추신경의 영향으로 먼저 경련을 일으키고, 다시 마비되고, 최후에는 호흡마비로 사망했다. 초기에는 구강건조, 복부팽만, 작열감, 구토 등이 발생하고, 10~12시간 후에는 복통, 설사, 안면창백, 황달, 요통 등의 증상이 출현한다.

선복화(旋覆花)

Inula britannica L. var. chinesis (Rupr.) Reg.

약재개요

국과(菊花)에 속한 여러해살이 초본식물인 선복화의 꽃이다. 성미(性味)는 고(苦), 신(辛), 함(鹹), 미온(微溫)하고, 폐(肺), 비(脾), 위(胃), 대장(大腸)에 귀경한다. 거담이수(祛痰利水 가래를 없애고 물을 통하게 함), 강기지구(降氣止區 올라간 기를 내리고 구역질을 없앰)의 효능이 있어 기침, 가래, 가슴 답답함, 트림, 구토 등의 증상에 사용한다.

약리연구

(1) 진해평천(鎭咳平喘) 작용[2]

선복화의 황산구리 성분은 히스타민으로 인한 햄스터의 기관지 경련성 천식을 현저하게 억제시켰고, 수전액을 쥐의 복강에 주사한 결과 1시간 후 현저한 거담(祛痰)작용이 있었다.

(2) 평활근 흥분 작용[3]

선복화의 Chlorogenic acid 성분은 쥐의 소장 유동운동을 현저하게 흥분시켰다.

(3) 중추 흥분 작용

Chlorogenic acid와 카페인산 성분을 쥐에게 경구 투여 혹은 복강에 주사한 결과 중추신경을 흥분시키는 작용이 있었다.[3]

(4) 소화 촉진 작용

Chlorogenic acid와 카페인산 성분을 쥐에게 경구 투여한 결과 위장의 염산 분비가 증가하였고, 담즙분비도 증가했다.[3]

임상응용

(1) 급·만성 기관지염 치료

방 약 | 선복화, 길경, 패장초[각]3g, 봉밀9g으로 환약을 만들어 조석으로 1회, 각 1/2씩 투여한 결과 양호한 효능이 있었다.

(2) 유산부전(流産不全) 치료

방 약 | 선복화, 청총관(靑蔥管), 천초를 수전한 후 여과하고, 홍주(紅酒), 동변, 설탕을 첨가
하고, 30여명을 치료한 결과 복용 후 태반배출, 출혈정지, 복통소실 등의 양호한 효
능이 있었다.[1]

사용용량

일반적으로 3~12g을 사용한다. 150%의 수전액을 쥐의 복강에 주사한 결과 LD_{50}은 22.5g/kg
이었다. 과량 복용 시에는 발열, 오심, 피진, 가려움증 등이 발생한다.

주의사항

Chlorogenic acid 성분은 과민 반응이 있어 흡입후 기관지 천식, 피부염을 유발했다. 비위가
허약한 자는 주의한다. 꽃에 털이 있으므로 포전(包煎)해야 한다.

백전(白前)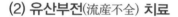

Cynanchum stauntoni (Decne.) Schltr. ex Levl.

약재개요

박주가리과(蘿摩科)에 속한 여러해살이 초본식물인 유엽백전(柳葉白前)과 원화엽백전(芫
花葉白前)의 뿌리이다. 성미(性味)는 신(辛), 감(甘), 평(平)하고, 폐(肺)에 귀경한다. 거담지해
(祛痰止咳 가래를 없애고 기침을 멎게 함), 강기평천(降氣平喘 올라간 기를 내리고 천식을 완화시킴)의 효능이 있어
기침, 호흡촉박, 가래 등의 증상에 사용한다.

약리연구

(1) 거담(祛痰) 작용[1]

원화엽 백전(Cynanchum glaucescens) 수전액, 주정 추출액은 모두 현저한 거담 작용이 있었
으나 ether로 추출한 약은 거담작용이 현저하지 않았고, 탕제는 약량과 상관 있었다.

(2) 진해(鎭咳) 작용

동물 실험에서 원화엽 백전(Cynanchum glaucescens)수전액, 주정 추출액, ether로 추출한 약은 암모니아로 인한 기침에 모두 현저한 진해 작용이 있었고, 기침의 횟수를 현저하게 감소시켰고, 약량과 현저한 관계가 있었다.[2]

(3) 평천(平喘) 작용

원화엽 백전(Cynanchum glaucescens) 수전액은 천식을 현저하게 예방하였고, 햄스터에게서 경련의 잠복기 연장, 경련 횟수의 현저한 감소가 있었다.[2]

이외에 항염증 작용이 있는 것으로 밝혀졌다.

사용용량

일반적으로 5~12g을 사용한다.

주의사항

허성(虛性) 기침에는 주의한다.

전호(前胡)

Peucedanum praeruptorum Dunn.

약재개요

산형과(傘形科)에 속한 여러해살이 초본식물인 백화전호(白花前胡)와 자화전호(紫花前胡)의 뿌리이다. 성미(性味)는 고(苦), 신(辛), 미한(微寒)하고, 폐(肺)에 귀경한다. 강기화담(降氣化痰 올라간 기를 내리고 가래를 삭임), 소산풍열(疎散風熱 풍열을 발산시킴)의 효능이 있어 기침, 천식, 가래 등의 증상에 사용한다.

약리연구

(1) 장관(腸管) 억제 작용

백화전호(白花前胡)의 주정 추출물은 아세티콜린, 히스타민으로 인한 소장의 수축을 억제시키는 작용이 있었다.[3]

(2) 거담(祛痰) 작용[4]

전호수전액을 경구 투여한 결과 기관지의 분비액이 증가하였고, 가래 배출을 촉진시켰다.

(3) 혈관확장, 심근억제 작용

전호는 관상혈관을 확장하여 혈류량을 증가시키고, 심근세포의 수축 속도와 박동 빈도를 억제시키는 작용이 있었고, 혈압을 하강시켰다.[5]

(4) 기 타

이외에 항암, Ca길항 등의 작용이 있었다.

임상응용

(1) 호흡부전 치료

방 약 | 전호, 사간, 반하, 진피, 자원, 관동화, 행인^각10g, 계지, 마황, 오미자^각6g, 세신3g을 탕약으로 1일 3회 투약해서 31명을 치료한 결과 30명 완치, 1명은 중도 포기했다.[1]

(2) 급성 기관지염 치료

방 약 | 전호, 행인, 형개, 왜지차(矮地茶), 상백피, 길경^각10g, 반하, 진피, 감초^각6g을 수전해서 1일 3회 투여한다. 기침이 오래되고, 외감(外感)에는 황정20g, 백급10g을, 가래중에 혈액이 있으면 백모근, 측백엽^각10g을, 사지한랭자(四肢寒冷者)는 마융(麻絨), 계지^각6g을 첨가한다.

(3) 소아 간질성 폐렴 치료

방 약 | 전호, 옥죽, 지골피, 백미, 상백피^각8g, 서곡초(鼠曲草), 백전^각10g, 감초6g을 기본방약으로 하고, 병이 오래되고 음허도한자(陰虛盜汗者)는 백삼9g을, 가래중 혈액이 있으면 생지황, 천초^각6g을, 구토자는 반하4g, 노근8g을, 외감자(外感者)는 형개6g, 청호8g을 첨가해서 1일 1첩씩 투여한다.

(4) 만성 기관지염 합병 감염환자 치료

방 약 | 전호, 마황(炙), 감초(炙), 길경, 정력자^각6g, 고행인, 자원, 절패모^각9g을 탕약으로 1일 1첩씩 투약해서 128명을 치료한 결과 91명 현저한 효과, 31명 호전, 6명은 무효였다.[2]

사용용량

일반적으로 6~12g을 사용한다.

주의사항

비위가 허약한 환자에게는 사용하지 않는다.

괄루(栝樓)

Trichosanthes ririlowii Maxim.

약재개요

호로과(葫蘆科)에 속한 여러해살이 초질등본식물(草質藤本植物)과 쌍변괄루(雙邊栝樓)의 익은 열매이다. 사용 부위에 따라 괄루피(栝蔞皮), 괄루인(栝蔞仁), 전괄루(全栝蔞)로 구분한 다. 성미(性味)는 감(甘), 한(寒)하고, 폐(肺), 위(胃), 대장(大腸)에 귀경한다. 괄루피: 사폐거담 (瀉肺祛痰 폐의 열을 없애고 가래를 제거함), 통기관흉(通氣寬胸 기를 통하게 하고 가슴을 넓혀줌), 괄루인: 윤폐 거담(潤肺祛痰 폐를 윤활하게 하고 가래를 없앰), 윤장통변(潤腸通便 장을 윤활하게 하고 변을 통하게 함)의 효 능이 있어 가슴답답함, 가슴통증(胸痺), 변비 등의 증상에 사용한다.

약리연구

(1) 관상혈관 혈류량 증가

괄루피 수전침출물과 괄루 주사약은 체외에서 쥐의 심장혈관을 확장시키는 작용이 있었고, 혈류량이 대략 60% 증가하였고, 쥐의 심근경색을 현저하게 보호하는 작용이 있었다. 괄루의 부위별로 약효가 다른데, 순서는 피>상(霜)>자(子)>인(仁)>각(殼)이었다.[3]

(2) 항 암 작용[4]

괄루 탕액은 체외에서 쥐의 EAC를 죽이고, 괄루피는 괄루인보다 작용이 강하고, Sarcoma를 억제하는 작용도 있고, 또한 탕액은 자궁경부암세포를 직접 억제하는 작용이 있었다.

(3) 항-궤양 작용

괄루과실을 50%의 주정에 넣어 90℃ 온도에서 3번 찐 후 진공 건조한 뒤 갈색분말(TKE)을 만든다. 이 분말은 쥐에게서 위산분비, 위산농도를 감소시켰고, 궤양치료 작용이 있었다.

(4) 혈당상승 작용

괄루의 수전추출물을 토끼의 위장에 투여한 결과 혈당이 상승하였고, 간과 근육의 당원에는 현저한 영향을 미치지 않았다.

(5) 부정맥, 심기능에 미치는 영향

괄루피는 KCl로 인한 부정맥을 억제시켰으나 오두로 인한 부정맥에는 효능이 없었고, 심박동수를 현저하게 감소시켰다.[5]

(6) 기 타

이외에 항균, 거담(祛痰), 노화방지, 장관(腸管)수축 억제 작용이 있었다.

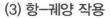

(1) 기관지염, 폐심병 치료

방 약 | 괄루주사약(매병 2ml 생약 10g 함유) 12ml를 1일 1회 정맥주사해서 천식형 기관지염, 폐심병, 천식 환자 40명을 치료한 결과 임상억제 3명/1회, 현저한 효과 15명/1회, 7명/1회 무효였다.

(2) 급성기관지염 치료

방 약 | 괄루, 천패모, 길경, 반하, 복령, 황금, 노근각10g, 진피6g, 감초3g의 탕약을 1일 2회로 투약해서 120명을 치료한 결과 78명 완치, 41명 유효, 1명은 무효였다.

(3) 기관지확장성 객혈환자 치료

방 약 | 괄루인9g, 청대, 가자, 황연각6g, 해부석, 산치자, 대황, 황금각9g에 물 500ml를 넣고 250ml로 수전해서 초음파 분무기로 1회 30분 흡입, 1일 2~4회 실시하여 32명을 치료한 결과 21명 완치, 9명 유효, 2명은 무효였다. 그 중 시술 3일후 지혈자 26명, 7일후 지혈자 4명, 2주후에도 소량 출혈자는 2명이었다.

(4) 심장병 치료

방 약 1 │ 괄루로 정제를 만들어 1일 3회, 1회 4알씩(생약 31.2g에 해당) 투약해서 심장병, 심교
통 환자를 치료한 결과 유효율이 78.9%였고, 심전도상의 유효율은 51.1%였다.

방 약 2 │ 괄루, 태자삼, 적단삼^각15g, 천궁10g, 황기(炙)50g, 해백두, 전당귀, 황정(법제)^각12g,
백출(炒)20g을 탕약으로 1일 2회 투약해서 심근 허혈증 환자 86명을 치료한 결과
30명 현저한 효과, 24명 유효, 2명은 무효였다.

(5) 급성 충수염 치료

방 약 │ 괄루인21g, 천련자14g, 원호14g, 생포황12g, 오령지12g, 당귀12g, 도인12g, 해백8g,강향
8g, 울금3g, 지각3g을 탕약으로 투여하고, 경미한 자는 1일 1첩, 심한 자는 1일 2첩을
투여한다. 이 방약으로 60명을 치료한 결과 56명 완치, 1명 호전, 3명은 무효였다.[1]

(6) 늑골염 치료

방 약 │ 괄루4할, 절패모2할, 계지1할을 분말로 만들어 1회 10g, 1일 2회 투여한다. 곽명지는
이 방약으로 27명을 치료한 결과 일반적으로 3일 내에 통증이 완화하였고, 7~15일 만
에 완치했다고 밝혔다.

사용용량

일반적으로 과루피는 3~10g, 과루인은 7~13g, 전과루는 10~15g을 사용한다. 쥐의 복강과 정
맥주사한 결과 LD_{50}은 각 363±33g/kg, 306±22g/kg이었다. 마취된 개에게 1회 100g/kg(인간 사
용용량의 100배)을 정맥주사한 결과 처음에 혈압이 하강하였고, 다른 부작용은 없었다. 괄루
주사약은 독성이 적다.

주의사항

괄루 주사약을 정맥주사 후 구진(丘疹), 사지의 마비감, 발열, 어지러움, 기관지 천식 등의 부
작용이 출현하였고, 근육주사 후에는 특별한 부작용이 없었고, 괄루인을 대량으로 내복한 후
에는 오심, 구토, 복부통증, 설사 등의 부작용이 있었다.[2]

괄루 주사약을 413명에게 정맥주사한 결과 1명은 혈압하강, 흉민(胸悶)가중, 1명은 하복부
통증, 2명은 어지러움, 2명은 오한, 1명은 저열 등이 있었고, 총 부작용은 1.7%였고, 근육주사에
서는 부작용이 없었다. 일반적으로 비위허한(脾胃虛寒)으로 인한 설사자나 식욕부진 자에게
는 사용하지 않는다.

천패모(川貝母)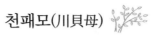

Fritillaria cirrhosa D. Don.

약재개요

천패모(川貝母)는 백합과(百合科)에 속한 여러해살이 초본식물인 천패모와 암자패모(暗紫貝母) 와 감숙패모(甘肅貝母) 등의 땅속의 비늘줄기이다. 성미(性味)는 고(苦), 감(甘), 미한(微寒)하고, 폐(肺), 심(心)에 귀경한다. 청열화담(淸熱化痰 열을 내리고 가래를 없앰), 조담지해(燥痰止咳 가래를 건조시키고 기침을 멎게 함), 산결소종(散結消腫 뭉친 것을 풀어주고 부은 것을 없앰)의 효능이 있어 기침, 가래, 임파선 결핵, 감염성 염증, 유선염, 화농성 폐렴 등의 증상에 사용한다.

약리연구

(1) 진해(鎭咳) 작용

패모는 진해 작용이 있고, 용량과 정비례했다.[1]

(2) 거담(祛痰) 작용[2]

야생이나 재배한 것이나 모두 거담 작용이 있었고, 용량과 정비례했다.

(3) 혈압 강하 작용

천패모 alkali 성분을 고양이의 정맥에 주사한 결과 혈압이 장시간 하강하였고, 호흡이 잠시 억제되었다.[3]

(4) 혈당상승 작용

토끼에게 천패모의 alkali 성분을 정맥에 주사한 결과 혈당을 2시간 동안 상승시켰다.[3]

(5) 평활근 억제 작용

sipeimine 성분은 체외에서 햄스터의 장관(腸管)을, 토끼의 십이지장을, 체내에서 개의 소장을 현저하게 이완시키는 작용이 있었다.[3]

(6) 기관지섬모의 점액 유동 촉진 작용

패모의 주정 추출물은 쥐의 기관지 내의 Phenol red의 배출량을 증가시켰고, 체외에서 토끼 기관지의 점액 배출을 촉진했다.[4]

(7) 항 혈관 수축 작용

sipeimine성분은 항혈관 수축, 심근혈액 보충, 관상혈관의 확장 작용이 있었다.
이외에 평천(平喘), 항균 작용이 있었다.[5]

사용용량

일반적으로 내복할 때는 3~12g을 사용하고, 분말은 1~2.5g을 투여한다. 천패모 알카리를 쥐의 정맥에 주사한 결과 최소 사망량은 40mg/kg이었다.

주의사항

중독 증상으로는 동공확대, 진전, 경련, 호흡부전, 약진(藥疹)이 있고, 심지어 사망했다. 비허자(脾虛者)나 설사자는 주의한다.

절패모(浙貝母)
F. verticillata Willd. var. thunbergii Bak.

약재개요

백합과(百合科)에 속한 여러해살이 초본식물인 절패모의 땅속의 비늘줄기이다. 성미(性味)는 고(苦), 한(寒)하고, 폐(肺), 심(心)에 귀경한다. 청열화담(清熱化痰 열을 내리고 가래를 없앰), 산결소옹(散結消癰 뭉친 것을 풀어주고 부스럼을 없앰)의 효능이 있어 기침, 가래, 임파선 결핵, 감염성 염증, 유선염, 화농성 폐렴 등의 증상에 사용한다.

약리연구

(1) 진해, 평천(平喘 천식을 완화시킴) 작용

절패모의 추출물은 암모니아, 구연산으로 인한 쥐의 기침을 현저하게 억제시켰고, 절패모의 permine 성분은 현저한 진해(鎮咳)작용이 있었고, 히스타민, 아세티콜린으로 인한 천식실험에서 절패모는 현저한 평천작용이 있었다.[1],[2]

(2) 거담(祛痰) 작용

안휘성 패모의 추출물은 기관지의 점액 중에 hexosamine를 현저하게 감소시켰고, 기관지내에 페놀 분비량이 현저하게 증가하였으므로 거담작용이 있다고 볼 수 있다.[3]

(3) 혈압하강 작용

절패모의 Peiminine성분은 마취된 고양이에게서 혈압하강 작용이 있었고, 다른 보고에 의하면 상승작용이 있었다고 보고했다.[4]

(4) 혈당상승 작용

Peiminine 성분을 토끼에게 정맥주사한 결과 혈당이 중등(中等) 정도로 상승했다.[5]

(5) 장(腸)유동 운동에 미치는 영향

절패모의 Zhebeirine 성분은 체외에서 토끼의 장유동을 억제시켰고, 알카로이드 성분은 유동운동을 증강시켰다.[6]

(6) 심장에 미치는 영향

절패모의 Peiminine과 알카로이드 성분은 체외에서 개구리와 토끼의 심장을 억제시키는 작용이 있었고, 심박동수 감소, 방실전도 장애가 있었다.[6]

(7) 기 타

이외에 자궁흥분, 호흡억제, 항균 작용 등이 있는 것으로 밝혀졌다.

사용용량

절패모의 Peiminine 성분을 쥐에게 정맥주사한 결과 최소 중독량은 0.9mg/kg이었고, 중독증상은 동공확대, 진전, 경련, 소변배설, 호흡부전이었고, 심지어 사망하기도 했다.[7]

주의사항

한담(寒痰), 습담(濕痰)으로 인한 기침에는 주의한다.

죽여(竹茹)

Bambusa breviflora Munro

약재개요

벼과(禾本科)에 속한 청간죽(靑稈竹)과 솜대(淡竹)의 푸른 껍질층을 버린 다음 깎아낸 중간 층이다. 성미(性味)는 감(甘), 미한(微寒)하고, 폐(肺), 위(胃), 담(膽)에 귀경한다. 청열화담(淸熱化痰 열을 내리고 가래를 없앰), 거번지구(祛煩止嘔 가슴답답함을 없애고 구역질을 제거함)의 효능이 있어 심번불안(心煩不安), 흉민담다(胸悶痰多 가슴답답함과 대량 가래), 불면증, 심계(心悸), 구토 등의 증상에 사용한다.

임상응용

(1) 소아 Salmonella균 감염성 비(鼻)출혈 치료

방 약 | 죽여, 황금, 자감초^각15g, 조심토, 맥문동, 석고^각30g을 분말로 만들어 1회 3g을 탕약으로 투여한다.

(2) 구역질 치료

방 약 | 죽여6g, 귤피6~9g, 생강3편, 인삼6~9g, 자감초3g, 대조3개를 수전해서 1일 1첩, 1일 2회, 투여한다.

(3) 임신성 구토 치료

방 약 | 죽여, 진피^각10g, 생강, 복령^각12g, 반하15g을 수전해서 1일 2회 투여한다.

(4) B형 뇌염 호흡부전 합병증 가래막힘의 보조 치료

방 약 | 죽여100~150g에 물 500ml를 넣고 100~150ml로 수전한 후 생강(분쇄) 5g을 약액에 3~5분간 담가 두었다가 여과하고, 다시 Ammonium Chloride 0.3~0.6g을 첨가한다. 매 6~8시간마다 2~4회 투약하고, 혼미(昏迷)자는 비강(鼻腔)으로 투여한다. 이 방법으로 16명에게 보조 치료한 결과 13명은 약 투여 2~12시간 후에 가래가 제거되었고, 3명은 고열과 경련으로 사망했다.

(5) 피부, 구강점막 궤양 치료

방 약 | 죽여의 건조한 분말을 궤양부위에 2~3mm 두께로 (환부보다 약간 더 크게) 뿌려주고 거즈로 덮은 후 반창고로 고정해두었다가 1일 혹은 격일제로 교환해 준다. 중국 인민해방군 제324 의원 외래부에서 이 방법으로 피부궤양 환자 8명, 구강궤양 환자 8명을 치료한 결과 2~5일만에 모두 완치하였고, 부작용이 없었다고 밝혔다. 이외에 죽여5g을 수전한 후 다시 박하1g을 넣고 잠시 수전한 후 1일 2회 투약해서 가래가 많은 소아를 치료한 보고가 있고[1], 임상경은 죽여가 지혈작용이 양호하여 한(寒), 열(熱), 표(表), 리(裏), 허(虛), 실증(實症)에 모두 양호한 효능이 있다고 했다.[2]

사용용량

일반적으로 6~15g을 사용한다.

주의사항

비위허한성(脾胃虛寒性) 설사자는 복용을 금한다.

죽력(竹瀝)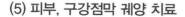
Bambusae caulis liquamen

약재개요

신선한 대나무 줄기를 불에 구울 때에 배출되는 액즙이다. 성미(性味)는 감(甘), 한(寒)하고, 심(心), 폐(肺), 위(胃)에 귀경한다. 청열거담(清熱祛痰 열을 내리고 가래를 없앰), 청심정경(清心定驚 심장의 열을 내리고 놀램을 안정시킴)의 효능이 있어 가래, 기침, 경간전광(驚癇癲狂), 유행성 B형뇌염, 유행성 뇌막염, 고열, 구토 등의 증상에 사용한다.

약리연구

(1) 진해(鎮咳) 작용

동물실험에서 Ammonium Hydroxide로 인한 쥐의 기침에 진해 작용이 있었고, 자죽력(紫竹瀝)은 담죽력(淡竹瀝)보다 우수한 효능이 있었다.[1]

(2) 거담 작용

자죽력(紫竹瀝)5~30mg/kg을 쥐의 위장에 주입한 결과 phenol red를 배출하는 작용이 현저했다.[1]

(3) 소장운동 촉진

자죽력(紫竹瀝) 30mg/kg이상을 쥐 위장에 주입한 결과 소장(小腸)의 운동을 촉진시켰다.[1]

(4) 평천(平喘) 작용

자죽력(紫竹瀝)은 햄스터의 IV급의 천식 발생률을 현저히 감소시켰고, 천식의 잠복기를 연장시켰으며, 자죽력(紫竹瀝)은 담죽력(淡竹瀝)보다 우수한 효능이 있었다.[2]

사용용량

일반적으로 30~50g을 사용한다.

주의사항

한성해수(寒性咳嗽), 비허설사자(脾虛泄瀉者)는 사용을 금한다.

해조(海藻)

Sargassum Pallidum (Tum.) C. Ag.

약재개요

바다의 모자반과(馬尾藻科)에 속한 해호자(海蒿子: 大葉海藻)와 양서채(洋栖菜: 小葉海藻)의 전초(全草)이다. 성미(性味)는 함(鹹), 한(寒)하고, 간(肝), 위(胃), 신(腎)에 귀경한다. 거담연견(祛痰軟堅 가래(담)를 없애고 딱딱한 것을 부드럽게 함), 이수소종(利水消腫 물을 통하게 하고 부은 것을 제거함)의 효능이 있어 갑상선 종대(腫大), 임파 종대, 고환 종대, 각기부종 등의 증상에 사용한다.

약리연구

(1) 면역증강 작용

sodium Alginate 성분은 쥐의 면역을 현저하게 증강시켰다.[1]

(2) 항 백혈구 감소 작용

sodium Alginate 성분은 쥐의 endonxan으로 인한 백혈구 감소증에 대항하는 작용이 있었다.[1]

(3) 항 방사선 작용

sodium Alginate 성분은 60Co방사선 조사로 인한 손상에 보호하는 작용이 있었고, 사망률을 감소시켰고, 캐나다 학자 Skory는 sodium Alginate 성분이 90Sr의 흡수를 억제시키고, 체내에서 배출하는 작용이 있는 것으로 밝혔다.[3]

(4) 지질 강하 작용

sodium Alginate 성분은 혈청 콜레스테롤을 감소시키는 작용이 있었다.[2]

(5) 항암 작용

sodium Alginate 성분은 쥐에게서 S^{180}의 성장을 억제시켰고, 해조의 다당류 B, C의 효과는 더욱 우수했다.[4]

(6) 항지질 과산화 작용

해조의 다당류 성분은 쥐 L_{615}의 혈액, 간·비장 지질의 과산화를 감소시켰고, 효소는 증가시켰다.[5]

(7) 혈압에 미치는 영향

대량의 해조는 마취한 개, 토끼의 혈압을 장시간 하강시켰고, 수전약이 팅크제보다 우수한 효능이 있었고, sodium Alginate 성분도 대량으로 사용하면 동물의 혈압을 단시간 하강시키는 작용이 있었고, 중등량 사용하면 혈압을 단시간 상승시켰다.[6]

(8) 혈장 대용품으로 사용

sodium Alginate 성분은 혈액 대용품으로 사용할 수 있다. 그 작용은 Dexran과 유사한 작용이 있었고, 간, 신장, 비장, 골수에 부작용이 없었고, 조혈 계통도 촉진시키는 작용이 있었다.[6]

(9) 중금속 배출 작용

sodium Alginate 성분은 중금속을 배출하는 작용이 있었고, 특히 납배출에 우수한 효과가 있는 것으로 밝혀졌다.[3]

이외에 항균, 적혈구 응집, 지혈작용이 있는 것으로 밝혀졌고, 갑상선 종대(해조15g, 모려30g, 백작약15g, 오미자9g), 임파절 종대(하고초15g, 해조30g), 비만증, 궤양병 등에도 사용한다.

사용용량

상용용량은 10~20g이다. 토끼실험에서 감초와 동시에 투여한 결과 독성의 증가 작용이 현저하지 않았다. 고대의 '상반(相反)' 작용이 발견되지 않았다고 볼 수 있다.

다른 보고에 의하면 50%의 주정추출물을 복강에 주사한 결과 해조의 LD_{50}은 236g/kg이었고, 감초는 12.4g/kg이었다. 두 약을 혼합한 결과 LD_{50}은 7.3g/kg이었다. 그러므로 독성이 증가된 것으로 볼 수 있다고 했다. 이 실험에서 경구 투여나 복강 투여나 모두 독반응이 증가하였고, 특히 감초량이 증가함에 따라 독성도 높아졌다고 밝혔다.

주의사항

비허허약(脾虛虛弱)의 증상에는 사용하지 않는다.

곤포(昆布)

Laminaria japonica Aresch.

약재개요

다시마과(昆布科)에 속한 여러해살이 식물인 다시마와 시조과(翅藻科) 식물인 곤포의 엽상체(葉狀體)이다. 성미(性味)는 함(鹹), 한(寒)하고, 간(肝), 위(胃), 신(腎)에 귀경한다. 거담연견(祛痰軟堅 가래(담)를 없애고 딱딱한 것을 부드럽게 함), 이수소종(利水消腫 물을 통하게 하고 부은 것을 없앰)의 효능이 있어 영류나력(癭瘤瘰癧 갑상선, 임파 종대), 간경변, 수종, 각기부종(脚氣浮腫) 등의 증상에 사용한다.

약리연구

(1) 항암 작용

곤포의 다당류 성분은 쥐의 피하에 이식한 S_{180} 세포를 억제하는 작용이 있었다.[7]

(2) 혈당하강 작용[8]

곤포의 전분, 다당류 등은 정상적인 쥐와 실험성 고혈당을 감소시키는 작용이 있었다.

(3) 항-궤양 작용

Alginic acid 성분은 소화기의 점막보호와 지혈작용이 있었다.[7]

(4) 지질 감소 작용

미역의 다당류는 고지질혈증인 닭의 콜레스테롤과 TG의 상승을 억제시켰고, 대동맥의 동맥경화 형성을 억제시켰다.[9]

(5) 진해평천(鎭咳平喘) 작용

미역의 뿌리추출물은 고양이의 후두 신경 전기 자극으로 인한 기침을 억제시키는 작용이 있었고, 히스타민으로 인한 기관지 경련에 평천 작용이 있었다.[10]

(6) 항-방사선 작용

미역 다당류를 1회 주사한 결과 900Gy조사(照射)로 인한 쥐의 생존율을 증가시켰고, 투약량의 증가에 따라 생존율이 증가하였고, 조혈조직을 보호하는 작용이 있었다.[11]

(7) 기 타

이외에 면역증가, 해열, 진통, 혈압하강 등의 작용이 있었다.

임상응용

(1) 갑상선 종대 치료

방 약 | 곤포, 해조, 하고초, 현삼, 용담초, 치자, 시호 등을 배합하여 50명을 치료한 결과 양호한 효능이 있었다.[1]

(2) 당뇨병 치료

방 약 | 갈조산나충제(약명: 褐藻酸鈉冲劑)를 1일 2~3회, 1회 25~30g을 투약하고, 이 방약으로 40명을 치료한 결과 혈당, 뇨당이 감소하였고, 특히 고지질혈증 환자는 지질이 감소하였고, 체중이 줄었고, 특별한 부작용이 없었다.[2]

(3) 고지질혈증 치료

방 약 | 해대(海帶)의 다당류를 추출해서 캡슐(매알 300mg)에 넣어 6개월 간 투여한다. 이 방법으로 치료한 결과 혈중TC, TG를 현저하게 감소시켰고, HDL-C/LDL-C의 비율이 상승했다. 고지질혈증에 고혈압이 있는 환자에게 복용시킨 결과 지질이 감소하였고, 각종 증상이 호전했다.[3]

(4) 비(鼻) 출혈 치료

방 약 | 곤포30~50g을 냉수로 세척한 후 작게 썰어 탕제로 투여한다. 이 방법으로 5명을 치료한 결과 모두 완치하였고 재발하지 않았다고 밝혔다[4].

(5) 유리체 혼탁

방 약 | 1%의 곤포약액을 점안한 후 눈을 감고 있고, 2%의 곤포약액을 거즈에 놓고 눈 위를 덮은 후 −극의 전극을 약액위에 놓고, +극을 아래에 접촉한 후 전류의 강도를 $0.05~0.2mA/cm^3$로 20분 간 시술하고, 15회를 1회 치료기간으로 실시한다. 이 방법으로 140쪽 안구를 치료한 결과 41쪽 안구 완치, 72쪽 안구 호전, 24쪽 안구 무효였다.[5]

(6) 변비 치료

방 약 | 매일 곤포60g을 끓여서 1회로 투여한다. 이 방법으로 변비 환자 35명을 치료한 결과 8명 완치, 24명 유효, 3명은 무효였다. 이외에 동전이나 금속을 오용했을 시 다시마(海帶) 500g을 가늘고 길게 썰어 저유(猪油)에 볶은 후 씹지 않고 1회 투여한다. 일반적으로 24시간 이내 배설한다.[6] 곤포는 혈중지질을 감소시키는 작용이 있고, 장기간 섭취하면 대장암을 예방하고, 곤포와 해조(海藻)를 기본 방약으로 해서 자궁근종을 치료하고, 곤포를 투약하여 장내에 질소를 흡착시켜 만성 신부전을 치료한다는 보고가 있다.

사용용량

일반적으로 10~20g을 사용한다. 다당 추출물을 쥐의 위장에 1000mg/kg을 투여한 결과 부작용이 발견되지 않았고, LD_{50}은 $158.5\pm67.0mg/kg$이었다. 일반적으로 식용하는 것은 독성 부작용이 없었다.

주의사항

비위허한(脾胃虛寒)한 자는 장기간 대량으로 복용하지 않는다.

천남성(天南星)

Arisaema consanguineum Schott

약재개요

천남성과(天南星科)에 속한 여러해살이 초본식물인 천남성의 덩이줄기를 건조한 것이다. 성미(性味)는 고(苦), 신(辛), 온(溫)하고, 독이 있으며, 폐(肺), 간(肝), 비(脾)에 귀경한다. 조습화담(燥濕化痰 습을 건조시키고, 가래(담)를 삭임), 거풍지경(祛風止痙 바람과 경련 제거함)의 효능이 있어 가래, 기침, 흉부답답함, 풍담성(風痰性) 어지러움증, 중풍, 와사증, 전간, 파상풍 등의 증상에 사용한다.

약리연구

(1) 진정진통 작용

토끼, 쥐의 복강에 천남성 수전액을 주사한 결과 활동이 감소하였고, 조용해졌고, 수전액은 바비탈의 수면시간을 연장시켰고, 현저한 진통작용이 있었다[11].

(2) 항-경련 작용

천남성의 수전액은 strychnine, 카페인으로 인한 경련을 억제하는 작용이 있었다[12].

(3) Hela세포 억제 작용

신선한 천남성의 수전액 주정 침전물은 체외에서 Hela세포를 억제하는 작용이 있었다[13].

(4) 심장에 미치는 영향

천남성의 생약은 오두로 인한 부정맥 발생을 연장시키고, 부정맥 지속시간을 현저하게 단축시키고, 수축력을 억제했다[14].

(5) 기타

이외에 항암, 거담, 항산화 등의 작용이 있었다.

임상응용

(1) 고지질 혈증, 협심증 치료

방 약 | 천남성(법제), 결명자, 잠용(蠶蛹)6kg, 육계4kg, 흑대두피12kg을 정제로 만들어 1일 3~4회, 1회 4~6알, 1개월을 1회 치료기간으로 투여한다. 이 방약으로 콜레스테롤이 높은자 158명, TG가 높은자 132명, 지단백이 높은자 116명을 치료한 결과 유효율은 각각 90.5%, 90.5%, 83.62%였고, 총유효율은 88.08%였고, 콜레스테롤은 58mg%, TG 는 56mg%, 지단백은 145mg% 감소했다[1]. 이외에 당영화는 생천남성과 생반하를 배합해서 협심증 환자 50명을 치료한 결과 심교통(心絞痛)의 현저한 유효율이 38.7%, 총유율은 71%, 심전도 개선율은 30.8%였고, 담조형(痰阻型)에 현저한 효과가 있었다고 밝혔다.

(2) 안면신경마비 치료

방 약 | 천남성, 천마, 첨지풍(鉆地風), 백강잠, 백급^각7.5g, 파두5알(껍질제거)의 분말을 분쇄한 신선한 생강500g에 혼합해서 환측에 도포하고, 7~8시간 후에 제거한다. 이 방법으로 430명을 치료한 결과 1첩으로 완치자 90% 이상이었다[2].

(3) 삼차신경통 치료

방 약 | 남성(법제), 천오(법제), 세신^각3g, 지용, 우슬^각6g, 국화, 당귀, 천궁 백지^각10g을 수전해서 1일 3회 복용한다. 이 방약으로 12명을 치료한 결과 9명 완치, 1명 무효, 2명은 외지에 거주하는 관계로 관찰할 수 없었다[3].

(4) 암 치료

방 약 1 | **내복:** 처음에는 신선한 천남성15g을 투약하고, 점진적으로 45g까지 늘린다.

국부사용: 천남성을 좌약(매알 생약 50g 함유)으로 만들어 1회 1알, 격일제로 자궁경부에 삽입한다. 천남성 주사약 매 2ml(생약 10g 함유)를 매일 주사하거나 4ml를 격일제로 자궁경부와 주위에 주사하고, 3~4개월을 평균 치료기간으로 한다.

상기 방법으로 자궁경부암 환자 105명을 치료한 결과 20명 완치 근접, 46명 현저한 효과, 16명 유효였다[4].

방 약 2 | 생천남성60g, 생반하30g, 산두근15g, 오공10마리, 명반30g을 분말로 만들어 10일동안 사용한다. 매일 조석으로 솜에 약을 묻혀 환부에 도포하고, 기타 약을 복용해도 무방하다. 이 방법으로 자궁경부암 환자 6명을 치료한 결과 증상과 증후가 현저하게 개선되었다[5]. 이외에 천남성은 식도암, 폐암, 구강암 등에도 효능이 있는 것으로 밝혀졌다.

(5) 통풍 치료

방 약 | 천남성, 위령선, 창출, 방풍, 방기, 도인, 홍화각10g, 생마황, 계지각8g, 계혈등, 뢰공등각15g, 전갈3g을 수전한 후 1일 1첩을 투약하고, 증상이 중한 자는 1일 2첩을 투여한다[6]. 이 방약으로 50명을 치료한 결과 1명 완치, 21명 현저한 효과, 25명 호전, 3명은 무효였다.

(6) 이하선염 치료

방 약 | 천남성 줄기를 분쇄하여 식초에 5일간 담가 두었다가 환부에 도포한다. 이 방법으로 6명을 치료한 결과 평균적으로 3~4일만에 완치했다[7].

(7) 견관절 주위염증 치료

방 약 | 천남성, 생천오, 생초오, 강활, 창출, 생강, 생반하각20g, 백부자, 백지, 유향, 몰약각15g, 홍화, 세신각10g의 분말에 식초, 봉밀, 백주, 총백, 생강각 적당량, 백호초30알(분쇄)을 넣어 따뜻하게 볶은 후 천으로 만든 봉지에 담아 환부에 도포한다. 1회 30분간, 1일 2회 실시한다[8].

(8) 대상포진 치료

방 약 | 남성, 반변련, 백지각12g, 반하9g, 웅황6g, 빙편3g을 분말로 만들어 백주에 혼합한 후 (궤양이 터진 자는 차유(茶油)를 사용) 환부에 매일 3~4회 도포한다. 일반적으로 1일 시술후 경감하였고, 3일 시술후 완치했다[9].

(9) 소아 유연(流涎) 치료

방 약 | 천남성30g을 분말로 만들어 식초에 개서 매일 저녁마다 용천혈에 도포하고, 아침에 제거한다. 일반적으로 2~4회 실시한다. 왕학해는 이 방법으로 60여명을 치료한 결과 모두 양호한 효과가 있었다고 밝혔다. 이외에 급성 치주염, 혈관성 두통, 맥립종, 전간, 전광, 현운, 불면증, 뇌졸중 등에도 효능이 있는 것으로 밝혀졌다.

사용용량

일반적으로 3~6g을 사용하고, 중증에는 9g까지 사용한다.

주의사항

일반적으로 생남성은 내복하지 않는다. 생식하면 혀, 구강, 인후 등에 감각이상과 종통이 있고, 점막이 미란하고, 유연이 있고, 구강의 개구가 힘들고, 심지어 호흡곤란이나 질식이 발생할 수도 있다. 중독되면 5ml의 생강즙이나 25%의 생강탕 60ml로 응급구조하고, 소아에게는 지력 발육장애가 발생할 수도 있고, 피부에 접촉하면 가려움증이 발생한다. 한 보도에 의하면 천남성을 장시간 수전하고, 100g을 초과하지 않으면 안전하다고 했다. 일반적으로 중독의 잠복기는 1.5~3시간 정도이다.

백개자(白芥子)
Brassica alba Boiss

약재개요

십자화과(十字花科)에 속한 한해살이 또는 두해살이 초본식물인 백개의 성숙한 종자를 건조한 것이다. 성미(性味)는 신(辛), 온(溫)하고, 폐(肺)에 귀경한다. 온폐거담(溫肺祛痰 폐를 따뜻하게 해서 가래를 없앰), 이기산결(利氣散結 기를 통하게 하고 뭉친 것을 풀어줌), 통락지통(通絡止痛 경락을 통하게 하고 통증을 없앰)의 효능이 있어 한성(寒性) 가래와 기침, 가슴답답함, 관절통, 사지저림, 음저유주(陰疽流注) 등의 증상에 사용한다.

약리연구

(1) 자극 작용

생약의 기름을 피부에 도포한 결과 온열작용이 있었고, 발적하고 심지어 수포, 혹은 농포(膿疱)를 형성했다[12].

(2) 소화액분비 작용

개자의 분말은 타액분비, 아밀라제 활성을 증가시켰고, 소량에서는 위액, 췌장액의 분비를 증가시켰다[13].

(3) 최토(催吐) 작용

대량의 개자분말을 투여한 결과 신속하게 구토하였고, 마취성 약물 중독에 사용할 수 있다[13].

(4) 혈압조절 작용

생리식염수로 추출한 약액을 토끼에게 정맥주사한 결과 처음에는 혈압이 상승하였고, 잠시 후 하강하였고, 호흡이 빨라졌다[13].

(5) 기 타

이외에 거담, 항지질산화, 항균 등의 작용이 있었다.

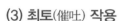

(1) 천식 치료

방 약 1 | 백개자21g, 세신21g, 현호12g, 감수12g의 분말을 밀가루와 생강즙에 혼합해서 고약을 만들어 7장의 유지에 5cm² 크기로 나누어 놓고, 대추혈, 풍문, 폐수, 고황혈에 붙였다가 2~4시간 후에 제거한다. 유옥영은 이 방법으로 340명을 치료한 결과 병력이 10년 이상인 157명중 유효 139명, 무효 18명이었고, 병력이 10년 이하인 183명중 172명 유효, 11명 무효였다.

방 약 2 | 백개자, 생연호색[각]12g, 생감수, 북세신[각]9g, 생마황6g을 분말로 만들어 생강즙에 반죽해서 초복, 중복, 말복에 각 1회, 1회 2시간 동안 시술한다. 초복에는 대추혈, 폐수, 심수, 비수에 붙이고, 중복, 말복에는 대추, 신주(身柱), 령태(靈台), 지양혈(至陽穴)에 붙인다. 이 방법으로 천식환자 50명, 기관지 천식 환자 26명을 치료한 결과 10명 완치, 14명 현저한 효과, 2명은 무효였고, 천식형 기관지염 환자 24명을 치료한 결과 15명 완치, 6명 현저한 효과, 3명은 무효였다[1].

(2) 소아 폐렴 치료

방 약 | 백개자, 소자, 무이(蕪荑), 향부[각]30g, 세신10g, 식염30g을 식초소량으로 초(炒)한 후 천에 싸서 척주 양측과 Rale음이 있는 곳을 1일 2회, 6일을 1회 치료기간으로 찜질한다. 이 방법으로 소아 폐부 Rale음이 장기간 소멸하지 않는 환자 30명을 치료한 결과 100% 유효율이 있었다[2].

(3) 폐결핵 치료

방 약 | 백개자의 분말을 식초에 반죽하여 직경3~4cm로 아래의 혈자리에 순서대로, 대칭적으로 붙인다. 결핵혈(대추혈의 옆으로 1.5촌), 풍문, 폐수, 심수, 신수혈을 4~5일에 1회 실시하고, 1회 1개혈에 붙인다. 약을 붙인 후 작열감이 있으면 즉시 제거한다(계속두면 수포가 형성함으로 장시간 두면 안됨). 이 방법으로 폐결핵 공동 환자 40명(공동 44곳)을 치료한 결과 현저한 효과 15곳, 13곳 호전, 14곳은 무변화, 2곳은 악화였고, 38명을 가래로 결핵균을 검사한 결과 4명은 음성이었다[3].

(4) 백일해 치료

방 약 | 백개자25g, 비파엽(蜜炙)15g, 고삼15g에 물 350ml를 넣어 수전하고, 다시 마황1.5g, 대황2.5~5g을 넣어 45ml로 농축한다. 이 양은 만 1세 아이의 1일 용량이고, 1일 3회 투여한다. 이 방약으로 224명을 치료한 결과 186명 완치, 32명 호전, 6명은 무효였다[4].

(5) 협심증 치료

방 약 | 관심 II호(약명: 백개자, 유기노, 왕불유행, 래복자 등)를 가감하여 협심증 환자 40명을 치료한 결과 21명 현저한 효과, 15명 개선, 총유효율 90%이고, 심전도상의 현저한 효과는 18명, 11명은 호전이었다[5].

(6) 안면신경마비 치료

방 약 | 백개자 분말10~20g을 온수에 개서 4cm×4cm크기의 붕대에 0.5cm두께로 약을 놓고, 환부의 지창, 하관, 협차혈에 도포하고, 24시간 후에 제거한다. 도포후 홍종, 수포가 형성되면 일반적인 화상치료법으로 치료한다. 약 도포와 동시에 뺨 안쪽에 삼능침으로 9곳에 자침한다. 이 방법으로 2047명을 치료한 결과 1702명 완치, 268명 호전이었다[6].

(7) 유선병 치료

방 약 | 백개자60~70g, 백부자10g, 생반하5g, 오공3마리, 수질(炙)2g, 자감초, 숙지황, 복령, 해조, 생맥아²¹9g을 수전해서 1일 1첩, 2개월을 1회 치료기간으로 투여한다. 이 방법으로 53명을 치료한 결과 현저한 효과 20명, 25명 호전, 8명은 무효였다[7].

(8) 산후 소변 저류 치료

방 약 | 백개자5g을 30℃도 물로 니(泥)를 만들어 방광부위에 10~15분간 도포한다. 이 방법으로 22명을 치료한 결과 모두 스스로 소변을 배출했다[8].

(9) 다이어트

방 약 | 백개자를 귀의 구(口), 폐, 비를 주요 혈로 하고, 내분비, 직장하단, 신장혈을 배합하여 시술한다. 백개자를 혈자리에 붙인 후 2~3분간 비비고, 반창고로 고정하고, 1주일에 한번 교환해준다. 이 방법으로 540명을 시술한 결과 6kg 감소한 자 81명, 1~5kg 감소한 자는 292명, 167명은 무효였다.

(10) 변태 반응성 비염 치료

방 약 | 백개자2할, 연호색, 감수, 백지, 세신, 천오(법제), 초오(법제)각1할을 분말로 만들어 생강즙에 반죽해서, 3×3cm의 거즈에 2cm 두께로 약을 놓고, 약 위에 육계 분말을 뿌려준 다음 대추혈, 폐수혈, 고황, 신수, 산중혈에 붙이고, 반창고로 고정한 후 4시간 후에 제거한다. 7일마다 1회 실시하고, 3회를 1회 치료기간으로 하고, 치료시 기타 치료법을 중지한다. 이 방법으로 60명을 치료한 결과 23명 현저한 효과, 30명 유효, 7명은 무효였다[9].

(11) 관절통 치료

방 약 | 건조한 백개자의 분말을 뜨거운 물로 반죽해서 환부에 크기: 2~4cm , 두께: 1cm로 도포하고, 1시간 후에 제거한 후 온수로 환부를 씻어주고, 3일마다 1회 실시하고, 병력이 오래된 자는 1주에 1회 실시한다. 이 방법으로 100명을 치료한 결과 완치(통증소실, 노동가능) 68명, 28명 호전, 4명은 무효였다[10]. 도포를 1시간 이상 하면 소수의 환자는 피부가 발적과 발열감이 있고, 소수의 환자는 2일후에 피부가려움감이 있었으나 시술 중지후 소실했다.

(12) 부녀 요통 치료

방 약 | 백개자, 백작약, 당귀, 복령, 생강, 자감초를 기본 약으로 해서 여성 요통환자 96명을 치료한 결과 68명 완치, 11명 유효, 총유효율이 82.3%였다[11]. 이외에 백개자는 위장염, 십이지장염, 갑상선염, 임파선염 등에도 효능이 있는 것으로 밝혀졌다.

사용용량

일반적으로 3~9g을 사용한다.

본 약을 피부에 도포하면 수포가 발생하므로 피부가 예민한 자는 외용시 주의한다. 동물에게 장기간 사료로 준 결과 갑상선 종대와 갑상선 분비물이 증가했다고 보고했다.

천죽황(天竹黃)
Bambusa textilis

약재개요

벼과(禾本科)에 속한 여러해살이 상록교목인 청피죽(靑皮竹) 등의 대나무 마디 안에 분비액이 고여 응결한 덩어리이다. 성미(性味)는 감(甘), 한(寒)하고, 심(心), 간(肝), 담(膽)에 귀경한다. 청열화담(淸熱化痰 열을 내리고 가래를 없앰), 청심안경(淸心安驚 심장의 열을 없애고 놀램을 안정시킴)의 효능이 있어 담열성(痰熱性) 놀램·중풍 등의 증상에 사용한다.

약리연구

(1) 혈압하강, 심장억제 작용
천죽황은 체외에서 토끼의 귀부위 혈관을 직접 확장시키는 작용이 있었고, 마취된 토끼의 혈압을 하강시켰고, 체외에서 개구리의 심장 수축력을 감소시켰고, 심박동수를 완만하게 했다[1].

(2) 항염 작용
천죽황의 결정체는 쥐의 egg white로 인한 족부 종창(腫脹)과 Xylene으로 인한 쥐의 귀부위의 종창을 억제시키는 작용이 있었다[2].

(3) 진통 작용
천죽황은 쥐의 초산자극에 진통작용이 있었고, 통증역치가 현저하게 증가했다[3].

(4) 기 타
이외에 천죽황은 항-응혈 작용, 광민(光敏) 반응이 있었다.

사용용량

일반적으로 4~12g을 사용한다.

주의사항

한담(寒痰)이 있거나 비위가 허약한 증상에는 주의한다.

몽석(礞石)
Lapis chloriti

약재개요

규산염류(硅酸鹽類)의 광석이고, 청몽석(靑礞石)과 금몽석(金礞石)으로 구분한다. 성미(性味)는 감(甘), 함(鹹), 평(平)하고, 폐(肺), 간(肝)에 귀경한다. 하기화담(下氣化痰 기를 아래로 내리고, 가래를 없앰), 평간진경(平肝鎭驚 올라간 간기를 내리고 놀램을 진정시킴)의 효능이 있어 완고한 가래, 기침, 담성(痰性) 경련 등의 증상에 사용한다.

임상응용

(1) 이질 치료

방 약 | 조각자, 사상자, 강잠^각62g, 오공7마리, 담남성45g, 주사9g, 청몽석93g을 환약(매환 생약 1.25g 함유)으로 만들어 1회 1알, 1일 3회 투여한다. 이 방약으로 180명을 치료한 결과 이 약만 복용한 30명의 총유효율은 82.04%이고, 나머지 150명은 상기의 약과 다른 약을 동시에 투여해서 치료한 결과 총유효율은 83.33%였다[1].

(2) 간질 치료

방 약 | 청몽석18g, 강반하24g, 천남성21g, 해부석18g, 침향9g, 생 · 숙견우자^각45g, 육신곡(六神曲)120g의 분말에 밀가루 600g을 혼합해서 병(餠)으로 만들어 매일 아침 공복에 1개를 복용한다. 1~3세 소아는 40개, 4~7세는 30개, 8~15세는 25개, 성인은 20개를 연이어 복용한다. 복용시 마비감이 있으면 홍탕(紅糖)을 소량 가미하고, 복용기간중 방사, 피로, 정신적인 노동, 심리적인 자극을 피한다. 이 방약으로 139명을 치료한 결과 93명 완치, 34명 현저한 효과, 12명은 무효였다[2].

(3) 말기식도암, 분문암의 폐색증 치료

방 약 | 동일량의 청몽석, 서부(鼠婦)의 분말을 1회 1~2g, 1일 4~6회, 투여하고, 복용시 설근부

넣어서 복용한다. 이 방약으로 48명을 치료한 결과 37명 현저한 효과, 6명 호전, 5명은 무효였다[3].

사용용량

일반적으로 8~12g(환·산제 1.5~3g)을 사용한다.

주의사항

무담열증(無痰熱證), 비위 허약증, 소아만경(小兒慢驚), 임신부는 주의한다

반대해(胖大海)
Sterculia scaphigera Wall

약재개요

벽오동과(梧桐科)에 속한 낙엽교목인 반대해의 성숙한 종자를 건조한 것이다. 성미(性味)는 감(甘), 한(寒)하고, 폐(肺), 대장(大腸)에 귀경한다. 청폐선기(淸肺宣氣 폐의 열을 내리고, 폐기를 통하게 함), 청장통변(淸腸通便 장의 열을 내리고, 대변을 통하게 함)의 효능이 있어 담열성(痰熱性) 기침, 장열성 변비 등의 증상에 사용한다.

약리연구

(1) 지사 작용

반대해 종자의 추출물을 토끼에게 투여한 결과 완만한 지사 작용이 있었고, 그 기전은 내용물 증가와 기계적인 자극으로 인한 반사성 유동 증가 때문이다[4].

(2) 혈압하강 작용

반대해인으로 25%의 용액을 만들어 고양이, 개에게 경구, 혹은 주사로 투여한 결과 혈압이 현저하게 하강하였고, 그 기전은 중추와 연관있다[4].

(3) 이뇨 작용

반대해는 마취된 개에게서 이뇨 작용이 있었고, 반대하인의 추출물이 최고 강했다[4].

(4) 진통, 항염 작용

반대해 외피, 껍질, 인(仁)의 추출물은 진통작용이 있었고, 인이 최고 강했고, 반대하를 경구 투여한 결과 파두유로 인한 귀부위 종창을 억제시키지 못하였으나 복강에 주사는 억제시키는 작용이 있었다[4],[5].

(5) 기 타

이외에 살균작용이 있었다.

임상응용

(1) 설사 치료

방 약 | 반대해15~20g을 기본 약으로 사용하고, 혈변이면 백설탕을 첨가하고, 농변이나 변이 물과 같으면 홍당(紅糖)을 첨가해서 온수에 1시간 담가 두었다가 투약하고, 다시 3 시간 후 투여한다. 이 방법으로 560명을 치료한 결과 완치 78%, 유효 22%였다[1].

(2) 급성 편도선염 치료

방 약 | 반대해4~8개를 뜨거운 물에 담가 두었다가 복용한다. 이 방법으로 100명을 치료한 결과 양호한 효능이 있었다[6].

(3) 홍안병(결막염으로 충혈) 치료

방 약 | 반대해2알을 온수에 담가 두었다가 종자를 제거한 후 니(泥)를 만들어 수면전에 눈 에 붙이고, 붕대로 감아두고, 매일밤 1회, 3일을 연이어 실시한다. 이 방법으로 30명을 치료한 결과 모두 3개월 이내 완치했다[2]. 이외에 대변출혈, 기침 등에 사용한다.

사용용량

일반적으로 3~5알을 사용한다.

주의사항

지방을 제거한 분말을 복용하면 호흡곤란을 일으키고, 대량으로 복용하면 폐수종을 초래 할수 있고, 심지어 사망할 수 있다[4].

2) 지해평천약(止咳平喘藥)

> **작용** 기침과 천식을 멎게 한다.

> **증상** 대부분의 기침과 천식은 가래와 상관있고, 이것은 세가지 유형이 있다. 즉 가래가 없는 마른 기침, 끈적이는 황색가래를 동반한 기침, 물같이 맑은 가래를 동반한 기침이다. 그리고 병인에 따라 외감성(外感性) 기침과 허성(虛性) 기침으로 분류한다.

> **주의** 한열허실(寒熱虛實)에 따라 적절히 배합한다.

고행인(苦杏仁)

Prunus armeniaca L. var. ansu Maxim.

약재개요

장미과(薔薇科)에 속한 낙엽교목식물(落葉喬木植物)인 익은 살구 종자 내부의 육질이다. 성미(性味)는 고(苦), 미온(微溫)하고, 독(毒)이 약간 있고, 폐(肺), 대장(大腸)에 귀경한다. 지해평천(止咳平喘 기침을 멎게 하고 천식을 완화시킴), 윤장설변(潤腸泄便 장을 윤활하게 하고 대변을 배설시킴)의 효능이 있어 기침, 천식, 변비 등의 증상에 사용한다.

약리연구

(1) 항-암 작용

행인 추출물을 쥐의 위장에 10일 간 투여한 결과 이식수술한 간암을 현저하게 억제시키는 작용이 있었다.[14]

(2) 폐 표면 활성물질 합성 촉진 작용

행인은 정상적인 동물에서 폐(肺) 표면 활성 물질 합성을 촉진하는 작용이 있었고, 유산형(油酸型) RDS 동물 실험에서 병변이 개선되었다.[15]

(3) 진해평천(鎭咳平喘 기침과 천식을 완화시킴) 작용

소량의 행인을 경구복용하면 체내에서 서서히 수용(水溶)하고, 조금씩 HCN이 생성되지만 중독을 일으키지 않고, 호흡 중추를 억제하여 진해평천 작용이 있다.

(4) 혈압 하강 작용

행인수전액 1ml/kg을 고양이의 정맥에 투여한 결과 지속적으로 혈압이 하강했다.[16]

(5) 당뇨병 치료 작용

행인의 배당체는 변이(變異) 작용 억제와 Alloxan으로 인한 당뇨병을 치료하는 작용이 있었다.[17]

(6) 기 타

이외에 항염증, 진통, 살균, 펩신 억제 등의 작용이 있었다.

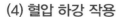 **임상응용**

(1) 백일해 치료

방 약 | 행인, 길경^각20g, 백부근50g에 물 700ml 넣고 350ml로 수전한 후 다시 설탕60g을 넣어 1일 3회 투여한다. 1세 이하는 2~4ml, 1~3세는 4~6ml, 3~7세는 7~9ml, 7~10세는 10~13ml, 10세 이상은 15ml를 투여한다. 이 방약으로 140명을 치료한 결과 132명 완치, 6명 호전, 2명 무효였다.[1]

(2) 기침, 천식 치료

방 약 | 동일량의 행인, 마황, 백부, 영지 분말을 봉밀로 환약(매환 6g)을 만들어 1회 2알, 1일 3회, 10일을 1회 치료기간으로 투여한다. 이 방약으로 만성 기관지염을 치료한 결과 양호한 효능이 있었다.[2]

(3) 감기 치료

방 약 1 | 행인, 황금^각10g, 연교15g, 어성초30g, 길경, 감초^각5g을 수전한 후(설탕을 적당량 첨가) 100ml로 농축해서 1회 10~15ml, 1일 3회 투여한다. 이 방약으로 소아 감기 환자 30명, 기관지염 40명, 기관지폐렴 20명을 치료한 결과 73명 완치, 11명 호전, 6명은 무효였다.[3]

방 약 2 | 행소산을 가감해서(행인, 소엽, 반하(법제), 진피, 전호, 자원, 동화, 백부, 복령, 자감초) 투여한다. 이 방약으로 풍한성(風寒性) 기침 환자 50명을 치료한 결과 40명 완치, 7명 호전, 3명은 무효였다.[5]

(4) 농창병(膿瘡病), 황수창(黃水瘡) 치료

방 약 | 고행인 분말(형태가 존재하도록 볶음)을 참기름에 반죽해서 환부에 도포한 후 붕대로 감아두고 1일, 혹은 격일로 1회 교환해준다. 이 방법으로 40명을 치료한 결과 모두 완치했다.[6]

(5) 뇌혈관병 치료

방 약 | 행인, 의이인, 규인, 후박, 반하, 진피, 창출, 활석, 목통, 감초, 지용, 단삼, 도인, 홍화를 증상에 맞게 가감한 후 수전해서 1일 1첩을 투약하고, 동시에 침구치료를 실시한다. 이 방법으로 56명을 치료한 결과 10명 완치, 21명 현저한 효과, 21명 호전, 4명은 무효였다[8].

(6) 요충 및 Trichomonas vaginitis 치료

방 약 | 행인니에 2배의 물을 첨가해서 혼합한 후 즙을 내어 거즈에 묻혀 질내에 삽입하고, 1일 1회 실시하고, 1회 3~4시간 동안 삽입해둔다. 이 방법으로 Trichomonas vaginitis 환자 6명을 치료한 결과 모두 완치에 근접했다.[13]

(7) 복부수술 후유증 치료

방 약 | 행인, 반하, 후박, 지각, 백출^각9g, 곽향6g, 사인분말3g(단독 복용)을 수전해서 200ml로 농축한 다음, 수술 8시간 후 100ml를 투약하고, 다시 4시간 후에 100ml를 투약하고, 다음부터는 1일 1첩, 1일 2회 투여한다. 이 방약을 투여한 11명 환자는 구역질, 구토 증상이 소실하였고, 복부 팽만이 경감하였고, 항문으로의 배기(排氣)가 미복용자보다 12~28시간 빨랐다.[9]

(8) 피부 가려움 치료

방 약 | 동일량의 행인, 저유(猪油)를 니(泥)로 만들어 환부에 도포한 후 붕대로 감아 두고, 1일 2~3회 실시하고, 겨울에는 온복한다. 이 방법으로 노인성 피부 가려움 환자를 치료한 결과 일반적으로 3~5일 치료후 양호한 효과가 있었다.[10]

(9) 외음부 가려움 치료

방 약 | 행인분말(炒)90g을 마유45g에 혼합해서 반죽을 만들고, 상엽을 수전해서 외음부와 질을 세척한 후 행인 반죽을 1일 1회 도포해 주거나 약액을 솜에 묻혀 질 내부에 삽입했다가 24시간 후 제거한다. 이 방법으로 외음부 가려움증 환자 136명을 치료한 결과 유효율이 90%였고, 가려움증은 4~7회 시술 후 소실했다[11].

(10) AIDS 치료

방 약 | 행인, 도인, 인삼, 당삼, 원삼, 모려, 패모, 감초 등을 수전해서 1일 1첩을 투여한다. 에이즈병의 폐위음허형(肺胃陰虛型: 발열, 건조한 기침, 무가래, 혹은 가래 중 혈액포함, 호흡촉박, 흉통, 무력, 도한, 피부가려움 등) 환자를 치료한 결과 양호한 효능이 있었다.[12]

(11) 말기암 치료

방 약 | B_{17}(행인 추출물)을 두 가지 방법으로 투여한다.

① 0.1~1.2g을 1일 1~3회씩 투약하고, 동시에 비타민A 25000U, 비타민E 10mg을 투여한다.

② 3~6g을 포도당에 용해해서 1일 1회 정맥주사한다.

이 방법으로 말기 폐암, 식도암 환자 34명을 치료한 결과 암의 크기는 변화가 없었으나 환자의 증상은 정도가 다르게 호전하였고, 통증경감, 암성 흉수 억제의 효과는 양호했다.[11]

사용용량

일반적으로 3~12g을 사용하고, 독이 있어 후하(後下)한다. 행인은 정맥주주사보다 경구내복하면 더 위험한 것은 위장에서 hydrogen cyand 성분이 생성되기 때문이다.

주의사항

행인을 대량으로 사용할 시 주의하고, 소아는 특히 주의하고, 음허(陰虛) 기침, 설사, 대량출혈자에게는 사용을 금한다. 그리고 오용으로 중독되면 어지러움, 두통, 오심, 구토, 심계(心悸)가 발생하고, 심지어 호흡부전으로 사망할 수도 있다.

관동화(款冬花)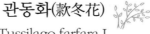
Tussilago farfara L.

약재개요

국과(菊科)에 속한 여러해살이 초본식물인 관동의 꽃봉오리이다. 성미(性味)는 신(辛), 온(溫)하고, 폐(肺)에 귀경한다. 윤폐강기(潤肺降氣 폐를 윤활하게 하고 기를 아래로 내림), 화담지해(化痰止咳 가래를 삭이고 기침을 멎게 함)의 효능이 있어 기침, 천식 등의 증상에 사용한다.

약리연구

(1) 혈압상승 작용

관동화의 주정 추출물과 수전액을 고양이에게 정맥주사한 결과 혈압이 상승하였고, 에테르 추출물은 혈압상승 작용이 현저했다. 혈압 상승의 기전은 Catecholamine의 분비 촉진과 혈관 수축으로 인한 것이다.[1]

(2) 항-쇼크 작용

관동화의 Tussilagone는 심근 섬유의 수축 속도와 심박출량을 현저하게 증가시켰고, 허혈성 쇼크에 혈압을 상승시킬 뿐만 아니라 유지시간도 길었다.[2]

(3) 호흡흥분 작용

관동화의 주정 추출물과 수전액을 마취된 고양이, 토끼에게 정맥주사한 결과 호흡이 흥분되었는데 그 기전은 Coramine과 유사한 작용 때문이고, 또한 몰핀으로 인한 호흡 억제에 대항하는 작용이 있었다.[3]

(4) 진해거담(鎭咳祛痰 기침을 멎게 하고 천식을 완화시킴) 작용

40%의 수전액 4ml/kg을 개의 위장에 투여한 결과 진해 작용이 현저하였고, 주정 추출물도 진해 작용이 있었고, ethyl acetate 추출물은 거담 작용이 있었다.[3]

임상응용

(1) 만성기관지염, 기침(기타 원인) 치료

방 약 | 관동화, 자원 등을 1회 5~10g을 수전해서 투여한 결과 만성 기관지염이나 기타 원인으로 인한 기침에 양호한 효능이 있었다.[4]

(2) 기관지 천식, 천식성 기관지염 치료

방 약 | 관동화 추출물로 시럽을 만들어 1회 5ml(생약 6g 함유), 1일 3회 투여한다. 이 방약으로 36명을 치료한 결과 27명 유효였다. 그 중 복용 1~2일에 유효자 8명, 3일후에 유효자 19명이었다. 경미한 천식에는 효능이 있었으나 대발작인 천식에는 효능이 미비했다.[4]

(3) 기타

이외에 만성 골수염에 외용으로 치료한 결과 효능이 있었다고 보고 했다.[5]

사용용량

일반적으로 5~10g을 사용한다. 에테르 추출물을 쥐, 토끼에게 정맥주사한 결과 모두 발광, 불안, 호흡흥분, 근육경련 등의 증상이 있었고, 최후에는 사망했다.[3]

주의사항

각혈하는 기침과 화농성 폐렴에는 주의한다.

소자(蘇子)

Perilla frutescens (L.) Britt.

약재개요

꿀풀과(脣形科)에 속한 한해살이 식물인 자소(紫蘇)의 익은 열매이다. 성미(性味)는 신(辛), 온(溫)하고, 폐(肺), 대장(大腸)에 귀경한다. 지해평천(止咳平喘 기침을 멎게 하고 천식을 완화시킴), 강기화담(降氣化痰 올라간 기를 아래로 내리고 가래를 없앰), 윤장설변(潤腸泄便 대장을 윤활하게 하고 대변을 배설시킴)의 효능이 있어 기침, 천식, 변비 등의 증상에 사용한다.

약리연구

(1) 혈지질에 미치는 영향

소자의 지방은 쥐의 혈청 콜레스테롤 LDL을 감소시켰고, HDL을 상승시켰고, TG는 변화가 미약했다.[1]

(2) 기억력 증강 작용

쥐에게 자소자의 지방 성분을 위장에 15일간 투여한 결과 계단 넘기, 미로 찾기에서 현저하게 횟수와 시간을 감소시켰고, 쥐 대뇌의 핵산, 단백질의 합성이 증가하였고, 신경 물질이 높아졌다.[2]

(3) 방부, 항 과산화 작용

탈지(脫脂)한 자소자의 주정으로 추출한 물질은 방부, 항과산화 작용이 있어 식품과 약물의 보존성을 높였다.⁽³⁾

이외에 혈압강하, 항암, 억균, 항혈소판 응집 작용이 있었다.

사용용량

일반적으로 6~12g을 사용한다.

주의사항

음허성 기침이나 설사에는 유의한다.

상백피(桑白皮)
Morus alba L.

약재개요

상과(桑科)에 속한 소교목(小喬木)인 뽕나무 뿌리의 껍질이다. 성미(性味)는 감(甘), 한(寒)하고, 폐(肺)에 귀경한다. 청폐평천(淸肺平喘 폐의 열을 없애고 천식을 완화시킴), 이수소종(利水消腫 물을 통하게 하고 부은 것은 없앰)의 효능이 있어 기침, 천식, 가래, 수종, 배뇨장애 등의 증상에 사용한다.

약리연구

(1) 설사 작용

상백피3g/kg을 쥐의 위장에 투여한 결과 대변이 액체 형태로 변했다.⁽⁷⁾

(2) 이뇨 작용

상백피 수전액이나 주정 추출물 300~500mg/kg을 쥐의 위장과 복강에 투여한 결과 이뇨 작용이 있었다.⁽⁷⁾

(3) 혈압하강 작용

상백피 수전액이나 주정 추출물을 정맥주사하거나 십이지장, 위장에 투여한 결과 정상적인 개, 토끼의 혈압이 하강했다.[7]

(4) 혈관확장 작용

상백피 추출물은 체외에서 쥐의 귀 부위 혈관을 확장시켰고, 혈류량이 증가했다.[7]

(5) 평활근 흥분 작용

주정추출물 50mg/kg을 정맥주사한 결과 위, 장의 활동이 현저하게 증가하였고, 체외에서 토끼의 장(腸)과 자궁이 흥분했다.[7]

(6) 진정, 진통, 항경련 작용

상백피 수전액이나 주정 추출물 50mg/kg 이상을 쥐의 복강에 주사한 결과 진정 작용이 있었고, 전기 자극으로 인한 경련을 억제시켰고, 초산으로 인한 통증을 억제시키는 작용이 있었다[1].

(7) 해열, 항염증 작용

상백피의 주정 추출물을 쥐의 복강에 주사한 결과 해열 작용이 있었고, pelvetia minor로 인한 족부 종창(腫脹)을 억제시키는 작용이 있었다.[7]

(8) 기 타

이외에 항종류, 항균, 심장 억제 등의 작용이 있었다.

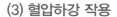

임상응용

(1) 만성 천식성 기관지염 치료

방 약 1| 상백피, 복령, 감초, 도인, 음양곽각25g, 합개 1마리를 분말로 만들어 투여한다.

방 약 2| 상백피, 지골피각30g, 감초3g을 수전하여 투여한다. 이 방약으로 소아기침, 천식을 치료한 결과 효능이 있다.[1]

615

(2) 고혈압 위험증상 치료

방 약 | 상백피50g, 대복피30g, 적복령피15g, 진피9g, 생강피6g을 탕제로 1일 1첩을 투여한다. 이 방약으로 50명을 치료한 결과 38명 현저한 효과, 6명 유효, 2명 호전, 4명은 무효였다[2].

(3) 식도암, 위암 치료

방 약 | 신선한 상백피30g에 미초(米醋)90g을 넣고 끓인 후 투여한다.[3]

(4) 비(鼻) 출혈 치료

방 약 | 상백피30g, 황금, 산치자탄, 백모근, 천초, 측백엽, 자초, 당귀, 한련초[가]10g, 우슬6g을 수전해서 1일 1첩을 조석으로 투여한다. 이 방약으로 143명을 치료한 결과 110명 완치, 25명 호전, 8명은 무효였다.[4]

(5) 하지 궤양 치료

방 약 | 신선한 상백피, 생석고 분말을 토동유(土桐油)에 개서 환부에 바르고 붕대로 감아 두었다가 1일 1회 교환해 준다. 이 방법으로 25명을 치료한 결과 모두 완치했다.[5]

(6) 소아 유연(流涎) 치료

방 약 | 상백피20g(1세 이하 10g)의 탕액을 1일 1회, 1일 2~3회, 연이어 3~7일간 투여해서 21명을 치료한 결과 모두 완치하였고, 1년간 관찰한 결과 재발하지 않았다.[6]

사용용량

일반적으로 5~15g을 사용한다. 상백피 주정 추출물의 쥐의 LD_{50}은 3.27g/kg이었고, 중독 증상은 호흡촉박, 운동실조, 간헐성 경련 발작이었고, 최후에는 호흡부전으로 사망했다. 수전액 10g/kg을 위장이나 복강에 주사하거나 5g/kg을 정맥주사한 결과 사망하지 않았다.

주의사항

거친 껍질을 제거한 것과 제거하지 않은 것을 쥐에게 실험한 결과 제거한 것이 제거하지 않는 것보다 독성이 강했다. 풍한(風寒)으로 인한 기침과 가래, 비위 허한성(脾胃虛寒性) 증상에는 주의한다.

백과(白果)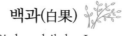
Ginkgo biloba L.

약재개요

은행과(銀杏科)에 속한 낙엽교목(落葉喬木)인 은행의 익은 종자이다. 성미(性味)는 감(甘), 고(苦), 삽(澁), 평(平)하고, 독(毒)이 약간 있고, 폐(肺)에 귀경한다. 수렴폐기(收斂肺氣), 강역평천(降逆平喘 올라간 기를 내리고 천식을 완화시킴), 수습지대(收濕止帶 습을 수렴하고 대하를 멎게 함)의 효능이 있어 기침, 천식, 대하(帶下) 등의 증상에 사용한다. 은행(銀杏)이라고도 한다.

약리연구

(1) 거담(祛痰) 작용

백과의 주정 추출물을 쥐의 복강에 주사한 결과 호흡기의 Red Phenol이 현저하게 증가하였음으로 거담작용이 있음을 알 수 있었다.[8]

(2) 모세혈관 투과성 증가 작용

백과의 Bilobol 성분은 히스타민을 분비시키고, 모세혈관의 투과성을 증가시켜 수종을 유발시켰다.[8]

(3) 유리기 제거 작용

은행 껍질의 수용성 성분은 산소가 있는 상태에서 Xanthione oxidase 계통에서 생산된 유리기를 제거하여 화학 발광(發光)을 억제시켰다.[9]

(4) 혈압하강 작용

치료량의 100~1000배량은 쥐의 혈압을 중등 정도로 하강시켰고, 호흡증가, 심박동수 감소의 작용이 있었고, 은행과실의 Bilobol 성분은 토끼의 혈압을 잠시 동안 하강시켰고, 은행의 껍질은 마취된 개의 혈압을 현저하게 하강시켰다.[10]

(5) 수뇨관 확장 작용

은행나무 뿌리의 추출물은 수뇨관의 수축력을 감소시키고, 확장시키는 작용이 있었다.[10]

(6) 기 타

이외에 면역 증강, 항혈전 형성, 항암 등의 작용이 있는 것으로 밝혀졌다.

임상응용

(1) 기관지염, 천식 치료

방 약 1 ┃ 백과(炒)21개, 자마황, 황금, 관동화, 상백피, 소자(炙), 행인^각9g, 자감초3g을 수전해서 1일 2회 투약하고, 10일을 1회 치료기간으로 한다. 이 방약으로 천식성 기관지염 환자 100명을 치료한 결과 완치근접 48명, 35명 현저한 효과, 14명 호전, 3명은 무효였다.[1]

방 약 2 ┃ 백과, 백급, 천패모^각50g의 분말을 40봉지로 나누어, 아침에 계란에 약 분말을 풀어서 투약하고, 40일을 1회 치료기간으로 한다. 이 방약으로 오래된 만성기관지염(無熱)을 치료한 결과 양호한 효능이 있었다.[2]

(2) 신장염 치료

방 약 ┃ 백과, 선의, 선모, 금앵자^각10g, 황기, 단삼^각15~30g, 산수육, 묘과초(猫爪草)^각15g을 수전해서 60일을 치료기간으로 투여한다. 이 방약으로 원발성 사구체 신장염 환자 72명을 치료한 결과 28명 완치, 31명 현저한 효과, 9명은 호전, 4명은 무효였다.[3]

(3) 소아 유뇨증 치료

방 약 ┃ 백과(껍질 제거)50g, 보골지30g을 분할하여 볶은 후 분말로 만들어 1일 2회, 1회4~10g을 투여한다. 이 방약으로 10명을 치료한 결과 9명 완치, 1명은 호전했다.[4]

(4) 신경성 두통 환자 치료

방 약 ┃ 생백과(껍질 제거, 분쇄)60g에 물 500ml를 넣어 약한 불로 300ml로 수전한 후 1일 2회 투약하고, 1첩을 연이어 3회 수전해서 3일간 투여한다. 이 방약으로 신경성 두통 환자 10명을 치료한 결과 대부분이 1첩으로 완치했다.[5]

(5) 내이성 어지러움증 치료

방 약 ┃ 백과60g, 건강12g의 분말. 1회 1/8을 홍조12g, 황기20g의 탕액으로 1일 2회 투약해서 본 병을 치료한 결과 양호한 효능이 있었다.[6]

사용용량

일반적으로 1.5~9g을 사용한다. 백과의 중성성분을 쥐에게 6mg/kg을 피하주사한 결과 경련으로 사망하였고, LD_{50}은 3.87 ± 0.15g/kg이었다.

본 약은 생식할 경우 식중독을 일으킬 수 있다. 중독 증상으로는 오심, 구토, 복통, 설사, 발열, 번조(煩燥), 불안, 경련, 권태, 호흡곤란, 자감(紫紺), 혼미 등의 증상이 있고, 또한 동공반사가 늦어지거나 소실하고, 심한 자는 호흡중추마비로 사망할 수도 있다. 백과의 독성은 물에 용해하지만 수전함으로 독성이 감소해지므로 식용시에는 껍질을 제거한 후 물에 반나절 담가 두었다가 충분히 삶은 후 식용하고, 일반적으로 15g을 초과하지 않는다.[7] 일반적인 중독량은 20~300개이고, 7개 복용으로 중독된 보고도 있다.

정력자(葶藶子)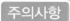

Descurainia sophia(L.) Schur.

약재개요

십자화과(十字花科)에 속한 초본식물인 재쑥(播娘蒿: 南葶藶子)과 다닥냉이(獨行菜: 北葶藶子)의 익은 종자이다. 성미(性味)는 고(苦), 신(辛), 대한(大寒)하고, 폐(肺), 방광(膀胱)에 귀경한다. 청폐평천(清肺平喘 폐의 열을 없애고 천식을 완화시킴), 이수소담(利水消腫 물을 통하게 하고 부은 것을 없앰)의 효능이 있어 기침, 천식, 가래, 수종, 배뇨장애 등의 증상에 사용한다.

약리연구

(1) 강심 작용

정력자는 심근수축력 증강, 심박동수 감소, 전도속도 감소, 심부전시 심박출량 증가, 정맥압 감소의 작용이 있었고, 대량 투여시에는 심박동수 증가, 심실떨림 등의 중독 증상이 있었다.[9]

(2) 이뇨 작용

정력자는 이뇨 작용이 있었다.[10]

임상응용

(1) 급성 인후염 치료

방 약ㅣ생정력자의 껍질을 제거한 후 15세 이하나 50세 이상은 6g, 16~49세는 1회 10g을 조석으로 온수로 투약하고, 술, 흡연, 매운 음식을 금한다. 이 방법으로 240명을 치료한 결과 221명 완치, 15명 유효, 4명은 무효였고, 일반적인 치료기간은 4일이었다.[1]

(2) 고지질혈증 치료

방 약| 정력자25g, 황금15g, 인진호20g, 산사25g, 택사15g, 대황10g, 목향10g을 분말로 만들어 0.3g의 캡슐에 넣어 1일 3회, 1회 2~3알 투여한다. 이 방약으로 306명을 치료한 결과 132명 완치, 85명 현저한 효과, 71명 유효, 18명은 무효였다.[2]

(3) 심력부전 치료

방 약 1| 정력자분말(炒)10g을 조석으로 미탕(米湯)이나 대조탕(大棗湯)으로 투약하고, 소변량이 많아 부종이 경감하면 약량을 5g으로 감량해서 투여한다.[3] 이 방법으로 심부전 환자 20명(폐원성(肺原性) 심장병10명, 류마티스성 심장병 4명, 고혈압성 심장병 2명, 협심증 2명, 심근병 2명)을 치료한 결과 복용 2~3일후 소변량이 증가하였고, 5일째 최고에 달했으며, 소변량의 증가로 부종경감, 가슴답답함, 기침 등의 증상이 경감했다.

방 약 2| 정력자30g, 대황(候下), 지실, 방기ᵃ10g, 상백피, 홍조(紅棗)ᵃ15g. 경미한 자는 1일 1첩을 1회에 300~400ml로 수전해서 매 4~6시간마다 1회, 1회 100ml를 투약하고, 심한 자는 1일 2첩을 600ml로 수전하여 1~2시간마다 60~100ml를 투여한다. 이 방약으로 폐원성 심장병 환자 35명을 치료한 결과 복용 4시간 후 증상이 경감한 자 4명, 24시간 내에 임상 증상 경감한 자 13명, 4명은 무효였다. 유효자 중 경미한 환자는 일반적으로 1~2첩, 심한 자는 3~4첩 복용한 후 증상이 경감했다.[4]

방 약 3| 정력자10~20g, 북오가피10~15g, 곤초(坤草), 복령, 택사ᵃ30g, 길경10g을 기본 약으로 하고, 양허자(陽虛者)는 부자10~20g, 계지10g을 첨가하고, 기허자(氣虛者)는 인삼6~10g을 추가하고, 폐부위 감염자는 어성초30g을, 복부 팽만자는 대복피10g, 백구(白蔲)6g을, 구토자는 반하, 생강을 첨가해서 1일 1첩을 2회 수전하여(300ml) 2회로 투여한다. 이 방약으로 만성 충혈성 심부전 환자 41명을 치료한 결과 28명 현저한 효과, 12명 유효, 1명은 무효였다[5].

(4) 호흡부전 치료

방 약| 정력자30g, 오미자20g, 부자, 적작약, 백출ᵃ15g, 건강10g, 복령25g, 익모초50g을 3회 수전하여 300ml로 농축해서 조석으로 투여한다. 이 방약으로 만성 폐원성 심장병의 호흡부전 환자 47명을 치료한 결과 19명 임상 완치, 24명 호전, 3명은 무효였다[6].

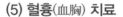

(5) 혈흉(血胸) 치료

방 약 | 정력자15g, 대조15개, 단삼20g, 황금6~10g을 기본 방약으로 하고, 기흉(氣胸)의 합병자는 향부10g, 선복화10g을 추가해서 탕약으로 1일 1첩을 2회로 나누어 투여한다. 이 방법으로 12명을 치료한 결과(외상 후 9일 이내 치료, 골절부위 고정) 모두 완치하였고, 3개월~2년간 관찰한 결과 1명도 흉막비대(胸膜肥大), 견인통(牽引痛)이 발생하지 않았다.[7]

(6) 내이성(內耳性) 어지러움증 치료

방 약 | 정력자20~60g, 조구등(候下)30g, 택사, 복령, 차전자(包煎)ᵃ15g, 백출, 천궁ᵃ12g, 강잠, 국화ᵃ10g, 산조인20g을 30분간 수전해서 300ml로 농축한 뒤 1회 혹은 수차례로 나누어 투여한다. 이 방약으로 50명을 치료한 결과 완치 34명, 16명 호전이었고, 대다수 환자들이 복용 2~3시간 후 현저한 효능이 있었고, 점진적으로 호전하거나 완치했다. 이외에 정력자30g, 조각자3g, 산사15g, 대황9g, 방풍, 백지ᵃ9g, 폐장초, 금전초, 인진호ᵃ30g, 석위15g을 수전해서 신장염성 부종 환자를 치료한 결과 효능이 있었다고 밝혔다.[8]

사용용량

일반적으로 2.5~9g을 사용하고, 중증자는 10g까지 사용한다. 전통적으로 정력자는 성질이 아주 찬 것으로 인식되어 일반적으로 사용하지 않거나 사용시 양을 아주 적게 사용하는데 어떤 의사는 소량으로 사용하면 효능이 없다고 했다. 심부전 환자는 1일 사용량이 30g보다 적어서는 안 되고, 사용후 부종이 경감하면 15g으로 감소하고, 어떤 의사는 만성 신장염에 매첩에 정력자30g을 배합해서 모두 81첩을 복용시켰다. 이때 사용한 정력자의 총 용량이 2430g이었으나 아무런 부작용이 없었다고 보고했다.

주의사항

소수의 환자는 복용후 흉복부에 불편감, 오심, 타액증가, 심계, 안구주위 통증, 경미한 설사를 호소하였으나 약효에는 영향이 없었다. 그러나 대량을 복용하면 구토, 설사가 심하다. 환자 1명에게 정력자3g을 투여한 후에 과민성 쇼크를 유발했다는 보고가 있다.

비파엽(枇杷葉)

Eriobotrya japonica Lindl

약재개요

장미과(薔薇果)에 속한 상록 소교목(小喬木)인 비파나무의 잎을 건조한 것이다. 성미(性味)는 고(苦), 평(平)하고, 폐(肺), 위(胃)에 귀경한다. 거담지해(祛痰止咳 가래를 없애고 기침을 멎게 함), 화위강역(和胃降逆 위장을 편안하게 하고, 올라간 기를 내림)의 효능이 있어 가래성 기침, 위열성 구역질 등의 증상에 사용한다.

약리연구

(1) 진해평천(鎭咳平喘 기침과 천식을 완화시킴), 거담 작용

비파가 함유한 Amygdalin 성분은 체내에서 생성된 HCN의 진해 작용이 있었고, 수전액과 주정 추출물은 거담, 평천작용이 있었고, 비파엽에 함유한 휘발성분은 경미한 거담작용이 있었다[1].

(2) 혈당강하 작용

비파엽의 주정추출물은 토끼의 혈당을 현저하게 강하시켰고, 쥐의 당뇨 억제실험에서 비파엽의 에테르 추출물은 용량과 관계없이 비교적 양호한 억제작용이 있었다. 혈당 강하의 기전은 인슐린 분비와 관계있다[2].

(3) 항균, 항염 작용

5%의 비파엽 수전액은 황금색 포도구균을 억제시키는 작용이 있었고, 비파엽의 주정추출물은 Pelvetia minor로 인한 쥐의 족부 염증 반응을 억제시키는 작용이 있었다[3].

임상응용

(1) 청소년 여드름 치료

방 약 | 비파엽, 상백피, 황백^각9g, 황연, 감초, 인삼^각6g을 수전해서 투여한다. 이 방약으로 103명을 치료한 결과 90명 완치, 8명 호전이었다[4].

(2) 소아 구토증 치료

방 약 | 비파엽, 당삼, 반하, 빈낭^각6~10g, 복령10~15g, 생강3~6g, 백모근15~20g을 수전해서 1일 1첩, 자주 음용한다. 이 방약으로 19명을 치료한 결과 모두 완치하였고, 그중 2~4첩 복용으로 완치자 12명, 6~8첩 완치자 6명, 1명은 백일해로 18첩을 복용 후 완치했다[5]

사용용량

일반적으로 2~12g을 사용한다.

주의사항

위한성(胃寒性) 구토와 풍한성(風寒性) 기침에는 주의한다.

백부근(百部根)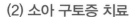
Stemona sessilifolia (Miq) Franch. et Sav.

약재개요

백부과(百部科)에 속한 여러해살이 초본식물인 직립백부(直立百部), 만생백부(蔓生百部), 대엽백부(對葉百部)의 덩이뿌리를 건조한 것이다. 성미(性味)는 감(甘), 고(苦), 평(平)하고, 폐(肺)에 귀경한다. 윤폐지해(潤肺止咳 ^{폐를 윤활하게 하고 기침을 멎게 함}), 살충(殺蟲)의 효능이 있어 기침, 백일해, 요충증 등의 증상에 사용한다.

약리연구

(1) 항-미생물 작용

백부의 주정 추출물은 B형 용혈성 연구균, 금황색 포도구균, 대장간균, 폐렴간균 등을 억제하는 작용이 있었고, 또한 H37RV 인간형 결핵간균을 억제하였고, 1:80 농도에서 10분 내에 죽였다[13].

(2) 진해평천(鎭咳平喘 ^{기침과 천식을 완화시킴}) 작용

백부 알카로이드는 동물의 호흡 중추 흥분성을 감소시키고, 기침반사를 억제하여 진해작용이 있고, 또한 히스타민으로 인한 쥐의 기관지 경련을 억제하여 평천작용이 있었다[13].

(3) 중추억제 작용

백부 알카로이드는 쥐의 자율적인 활동을 감소시키고, 바비탈의 수면시간을 연장시키고, 초산으로 인한 비틀기에 진통작용이 있었고, 소량에서는 혈압하강, 심장억제 작용이 있었다[14].

(4) 기 타

이외에 살충작용이 있었다.

임상응용

(1) 폐렴 치료

방 약 | 백부30g, 지용20g, 소자, 정력자(包煎), 황금, 지실, 감초각10g, 차전자15g, 길경3g을 탕약으로 수전해서 1일 1첩을 투여한다. 이 방약으로 폐렴 환자 27명을 치료한 결과 모두 완치하였고, 해열기간은 4일, 기침이 소실하는 시간은 6.5일이었고, X-RAY상 폐렴 증상의 소실 기간은 8일이었다[1].

(2) 만성 기관지염 치료

방 약 | 백부20g을 2회 수전해서 60ml로 만들어 1회 20ml, 1일 3회 투여한다. 이 방약으로 110명을 치료한 결과 총유효율은 87.27%였다[2].

(3) 폐결핵 치료

방 약 | 백부18g, 황금, 단삼, 도인각9g을 60ml로 농축해서 1일 3회, 1회 20ml, 투여한다. 소장영은 이 방약으로 30명을 치료하고, Isoniazid과 대조한 결과 두 약의 효능은 유사하였고, 환자의 체중을 관찰한 결과 백부가 대조군보다 우수했다고 밝혔다.

(4) 백일해 치료

방 약 1 | 백부250g을 800ml로 시럽을 만들어 소아에게 3~5ml를 매 4시간마다 1회 투여하거나 백부 분말로 환약(오동나무 종자 크기)을 만들어 1일 3회, 1세 이하는 1회 3~5알, 2~4세는 20~30알, 5~8세는 40~50알을 투여한다. 이 방법으로 100여명을 치료한 결과 완치율이 85%였고, 일반적으로 2~4일 복용후 효능이 있었다[3].

방 약 2 | 동일량의 백부, 강잠의 분말을 명반수에 혼합한 후 폐수혈에 붙이고, 파스(傷濕止痛膏)로 고정하고, 1일 1회 교환해주고, 3회를 1회 치료기간으로 한다. 이 방법으로 소아 해수 환자 47명을 치료한 결과 총유효율이 91.5%였다[4].

(5) 요충병 치료

방 약 1 백부30g을 30ml로 수전해서 밤11시에 항문으로 관장하고, 10~12일간 실시한다. 이 방법으로 77명을 치료한 결과 완치율이 75.7%였다[5].

방 약 2 백부, 빈낭, 고련근피^각6g, 학슬5g에 물 15ml를 넣고 45분간 수전해서 10ml로 만든다. 먼저 수면전에 항문을 청결히 하고, 약액을 솜실에 묻히고, 나머지 약액은 항문 주위에 발라주고, 솜실을 항문안 4~6cm 깊이에 넣어 두었다가 다음날 아침에 제거하고, 5회를 1회 치료기간으로 한다. 이 방법으로 요충증 환자 30명을 치료한 결과 모두 양호한 효능이 있었고, 부작용이 없었다[6]. 이외에 생백부50g의 탕액을 항문에 관장하는 방법으로 시술한 결과 일반적으로 3회 치료로 완치했다.

(6) 주사비 치료

방 약 50%의 백부팅크제(백부를 청결히 한후 95%의 주정 100ml에 5~7일간 담가 두었다가 사용)를 1일 2~3회, 1개월을 1회 치료기간으로 도포한다. 이 방법으로 13명을 치료한 결과 5명 완치, 7명 현저한 효과, 1명 호전이었다[7].

(7) condyloma acuminata 치료

방 약 백부, 백화사설초^각30g, 목적, 고삼, 황백, 삼능, 지부자, 백선피, 사상자^각20g, 압담자 15g에 물 2500ml를 넣고 강한 불로 30분간 수전한 후 200ml를 짜내서 20분간 훈증하고, 다시 20분간 좌욕을 실시한다. 이 방법으로 70명을 치료한 결과 모두 완치했다[8].

(8) 족부 무좀 치료

방 약 백부, 황정(건조)^각500g에 주정(75%)1800ml를 넣고 15일간 담가 두었다가 다시 증류수 250ml를 첨가한 후 사용한다. 먼저 족부를 씻어 말린 후 약액을 1일 2~3회 발라준다. 이 방법으로 50명을 치료한 결과 39명 완치, 11명 호전이었다[9].

(9) 개창(疥瘡) 치료

방 약 1 백부125g을 75%의 주정500ml에 1주일간 담가 두었다가 팅크제를 만들어 사용한다. 사용시 목에서 아래로 전신을 발라주고, 피부가 손상된 곳을 집중적으로 발라주고, 1일 2회 실시하고, 5회를 1회 치료기간으로 한다. 이 방법으로 300명을 치료한 결과 1회 치료기간으로 완치자 244명, 2회 치료기간으로 완치자 48명, 3회 치료기간으로 완치자 8명이었고, 6일을 1회 치료기간으로 한다[10].

방약2 | 백부100g, 고삼, 백선피^각80g, 화초30g, 백반20g, 장뇌10g, 빙편6g을 분쇄해서 75%의 주정 1500ml에 5일간 담가 두었다가 여과한 후 밀봉, 보관한다. 먼저 망초를 온수에 넣어 우려낸 물로 환부를 씻어주고(1일 1회), 건조한 후 약액을 1일 3회 전신을 발라주고, 7일을 1회 치료기간으로 한다. 이 방법으로 치료한 결과 7일만에 완치 했다[11]. 이외에 백부40g에 고삼, 황백, 화초 등을 혼합해서 탕약을 만들어 1일 1회 좌욕한 결과 결절성 개창에 유효했다고 밝혔다.

(10) 자궁경부 미란증(糜爛症) 치료

방약 | 생백부, 고삼, 황백, 금은화, 황연, 토복령^각30g의 분말을 건조한 후 다시 고반, 빙편^각3g, metronidazole30알을 분쇄하여 첨가한다. 시술전에 1:1000 benzalkonium bromide을 솜에 묻혀 외음과 질을 소독한 후 약분말을 환부에 2일 1회 뿌려준다. 이 방법으로 70명을 치료한 결과 2~4회 치료후 완치자 63명, 4명 유효, 3명은 무효였다[12]. 이외에 백부 시럽으로 만성 기관지염 환자를 치료한 결과 양호한 효능이 있었고, 백부100g에 물5000ml를 넣고 2500ml로 수전해서 1일 1회 머리를 감은 결과 일반적으로 3~4회 시술후 머릿니가 없어졌고, 백부10g에 백주(白酒)200ml를 넣어 3일간 담가 두었다가 팅크제로 만들어 심마진 환부에 바른 결과 가려움과 심마진이 소실했다고 밝혔다.

사용용량

일반적으로 3~9g을 사용한다.

주의사항

내복하면 흉부 작열감, 구강, 비강의 건조증, 어지러움, 가슴 답답함, 호흡촉박, 식욕부진 등의 부작용이 출현할 수 있고, 부작용의 발생율은 20~30%이다. 백부를 대량으로 복용하면 호흡중추가 마비되고, 호흡곤란, 번조불안, 심지어 혼미, 경련이 출현할 수 있다.

자원(紫菀)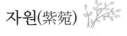

Aster tataricus L.f.

약재개요

국화과(菊科)에 속한 여러해살이 초본식물인 자원의 뿌리와 뿌리줄기를 건조한 것이다. 성

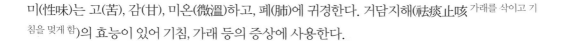

미(性味)는 고(苦), 감(甘), 미온(微溫)하고, 폐(肺)에 귀경한다. 거담지해(祛痰止咳 가래를 삭이고 기침을 멎게 함)의 효능이 있어 기침, 가래 등의 증상에 사용한다.

약리연구

(1) 거담, 진해(鎭咳) 작용

자원의 수전액은 거담작용은 있었으나 평천작용은 없었다. 또한 수전액을 쥐의 위장에 투여한 결과 암모니아로 인한 기침을 억제시키는 작용이 있었으나 경미했다[1],[2].

(2) 항-박테리아, 항-바이러스 작용

자원은 체외에서 대장간균, 이질간균, 상한간균, 녹농간균을 억제시켰고, 수전액은 닭의 유행성감기 바이러스를 억제시키는 작용이 있었다[1],[2].

(3) 항-암 작용

자원의 Epifriedelinol 성분은 쥐의 EAC를 억제시키는 작용이 있었다[1].

임상응용

(1) 만성 기관지염 치료

방 약 | 자원, 백전, 오매, 길경, 지용, 행인, 마황(炙)각10g, 형개, 지각각6g, 선퇴, 감초, 진피각5g을 수전해서 1일 1첩, 1일 2회 투여한다. 이 방약으로 37명을 치료한 결과 28명 완치, 7명 현저한 효과, 2명은 무효였다[3].

(2) 난치성 기침 치료

방 약 | 자원, 백부, 관동화, 백전, 고행인각12g, 방풍, 형계, 강잠, 길경각10g, 복령15g, 귤홍, 감초각6g을 기본 약으로 사용하고, 혀가 약간 붉고 설태 박황(薄黃), 가래가 약간 노란색이면 황금12g, 상백피15g을, 설담(舌淡), 설태 박백(薄白)하고, 식욕부진, 피곤하면 태자삼30g, 백출10g을, 기침이 심해 구토까지 하고, 가래가 흰색이고, 묽으면 반하, 백출각10g을, 가래가 걸쭉하여 객담이 힘들면 동과인30g, 동과피15g을 첨가해서 탕약으로 1일 1첩, 7일을 치료기간으로 투여한다. 이 방약으로 86명을 치료한 결과 20명 증상소실, 45명 호전이었고, 2회 치료기간을 복용후 증상 소실자 68명, 45명 호전이었고, 3회 치료기간후 7명 외에 모두 완치되었다[4].

(3) 소아 임파결핵 치료

방 약 | 길경, 감초^각6g, 지용4g, 백부9g, 자원, 백전, 진피, 형개, 관동화, 괄누, 해부석^각8g, 백급10g, 자마황4g을 수전해서 1일 1첩, 1일 3회, 3첩을 1회 치료기간으로 투여한다. 이 방약으로 20명을 치료한 결과 11명 완치, 5명 호전, 4명은 무효였다[5].

사용용량

일반적으로 5~10g으로 사용한다. 자원의 Astersaponin 성분은 용혈작용이 있어 정맥주사로는 적합하지 않다[1].

주의사항

실열이 있는 기침과 음허성 기침에는 금한다.

14

안신약(安神藥)

정의 정신·심리를 안정시키는 약을 안신약이라 한다.

작용 본 약재는 광물약(鑛物藥)과 과실의 종자가 비교적 많다. 광물약은 그 성질이 무겁고 아래로 내리는 작용이 있기 때문에 중진안신(重鎭安神 강하게 눌러서 심리를 안정시킴)의 효능이 있다. 과실의 종자는 그 성질이 윤(潤)하고, 효능이 보양(保養)하는 것이기 때문에 양심령신(養心寧神 심장을 보하고 심리를 안정시킴)의 효능이 있다. 간과 심장은 정신·심리와 밀접한 관계가 있다.

증상 안신약은 주로 심신불안, 가슴두근거림, 불면증, 경기, 경련, 간질, 발광 등의 증상에 사용한다.

배합 음혈(陰虛)이 부족하면 양혈자음약(養血滋陰藥)을 배합하고, 간(肝)의 양기(陽氣)가 위로 올라간 자는 평간잠양약(平肝潛陽藥)을 배합하고, 심장에 열이 많은 자는 사심화약(瀉心火藥)을 배합한다. 그리고 전간(癲癎), 경풍(驚風) 등에는 거담개규(祛痰開竅), 혹은 평간지풍약(平肝止風藥) 위주로 사용하고, 본 약은 보조약으로 한다.

주의 ① 광석류(鑛石類)의 약들은 장기간 복용을 금한다.
② 독성이 있는 약은 용법 용량을 준수하고, 신체허약자, 임산부는 주의한다.
③ 광석류의 약재를 환(丸), 산제(散劑)로 장기간 복용하면 비위의 기를 손상시키므로 건비익위약(健脾益胃藥)을 배합해서 사용한다.

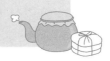

629

산조인(酸棗仁)
Ziziphus jujuba Mill.

갈매나무과(鼠李科)에 속한 낙엽관목(落葉灌木)인 교목산조(喬木酸棗)의 익은 종자이다. 성미(性味)는 감(甘), 평(平)하고, 심(心), 간(肝)에 귀경한다. 양심녕신(養心寧神 심장을 보하고 심리를 안정시킴), 고한(固汗 땀을 수렴시킴)의 효능이 있어 불면증, 경계(驚悸), 자한(自汗), 도한(盜汗), 보간(補肝) 등의 증상에 사용한다.

(1) 항-경련 작용

산조인 수용액은 pentetrazole로 인한 경련을 억제시키는 작용이 있었고, 1:1 비율의 산조인 수용액 추출물 1.0ml/kg을 30분 간격으로 2회 투약하고, 2회 투약 30초 후 카페인50mg/kg을 투여하고, 동시에 생리식염수를 대조군(對照群)으로 한다. 그 결과 산조인군(群)은 그래프의 곡선이 하향했다.[6]

(2) 진정, 최면, 진통, 체온하강 작용

산조인배당체 20~80mg/kg을 쥐의 복강에 투여한 결과 쥐의 자발적인 활동이 감소하였고, 바비탈의 최면 시간이 연장되었고, 쥐의 열판 실험에서 산조인 수전액 5g/kg은 진통작용이 있었고, 또한 2.5나 5g/kg을 쥐의 복강에 투여한 결과 체온하강 작용이 있었다.[7],[8]

(3) 뇌허혈성 손상의 보호 작용

산조인 배당체는 뇌조직 중 CK, LDH, SOD의 활성을 증가시키고, 허혈성 뇌조직에 물과 MDA 용량을 감소시키고, 유산 함량을 감소시켰다.[9]

(4) 혈압하강 작용

산조인 배당체를 쥐와 고양이에게 32mg/kg, 16mg/kg을 나누어서 정맥주사한 결과 혈압이 하강하였고, 쥐는 48.9±5.9%, 고양이는 44.0±13.8% 하강했다.[10]

(5) 강심, 항-심근허혈 작용

75% 주정의 산조인 용액 0.1g/kg을 개의 정맥에 주사한 결과 심박출량과 심박동수가 증가

하였고, 좌심실의 수축지수 dp/dt max가 증가하였으며, 산조인용액 4ml/kg을 복강에 주사하고, 1.5ml/kg을 쥐의 정맥에 주사한 결과 뇌하수체후엽소로 인한 심근 허혈을 개선시켰다.[11]

(6) 화상치료 작용

산조인을 단독으로 사용하거나 혹은 오미자에 배합해서 고온화상이 있는 쥐에게 사용한 결과 생존율과 화상성 쇼크가 연장되었고, 국소 수종이 경감했다.[12]

(7) 기 타

이외에 산조인은 면역증강, 항지질, 항산화 등의 작용이 있었다.

임상응용

(1) 조기 수축 치료

방 약| 산조인탕(산조인30g 사용)을 탕약으로 투여한다. 이 방약으로 심실성 조기수축 환자 84명을 치료한 결과 46명 현저한 효과, 29명 유효, 9명은 무효였고, 일반적으로 1~7일 만에 효능이 나타났다.[1]

(2) 불면증 치료

방 약| 아침 8시에 녹차15g을 음용하고, 그 후에는 녹차를 응용하지 않고, 저녁 수면 전에 산조인 분말 10g을 투여한다. 이 방법으로 39명을 3~10일 동안 치료한 결과 34명 완치, 4명 개선, 1명은 무효였다. 고혈압, 심박동수 증가자, 습관성 변비자, 수유기 부인은 복용을 금지한다.

(3) 신경쇠약성 불면증 치료

방 약| 산조인45g, 감초4.5g을 수전해서 수면 전에 투여한다. 이 방법으로 60명(20명은 산조인을 볶아서 사용하고, 20명은 1/2은 볶은 것을 사용하고, 1/2은 생으로 사용하고, 20명은 생약으로 사용)을 치료한 결과 볶은 것과 생약의 효능은 동일하였고, 부작용이 없었다.

(4) 편두통 치료

방 약| 산조인30g, 천궁35g을 수전해서 5일을 1회 치료기간으로 투여한다. 이 방약으로 편

두통 환자 62명을 치료한 결과 1회 치료기간으로 29명 증상 소실, 17명 현저한 효과, 3회 치료기간으로 41명 증상 소실, 11명 현저한 효과였다.[2]

(5) 몽유병 치료

방 약 | 산조인15~30g, 부소맥30g, 생지황15g, 감초, 용안육^각12g, 울금, 원지, 초하차(草河車), 백자인, 천패모^각9g, 대조12개를 수전해서 1일 1첩, 15~20일간 투여한다. 곽인욱은 이 방약으로 몽유병 환자를 치료한 결과 양호한 효능이 있었다고 보고했다.

(6) 자시(子時)에 발병하는 각종 증상 치료

방 약 | 산조인30g, 생감초10g을 1컵으로 수전해서 야간 10시에 투여한다. 이 방약으로 야간 자시에 발생하는 각종 허증(虛症) 환자 105명을 치료한 결과 복용 1~3일 후에 완치 자 70명, 4~6첩 복용 후 완치자 25명, 7~12첩 복용 후 완치자는 6명이고, 4명은 현저한 효과였다.[3] 다른 보고에 의하면 산조인40g, 초백출20g, 건강10g, 감초12g을 야간에 위장통증이 현저한 자에게 유효하였고, 산조인30g, 청호20g, 지각, 야국화, 황금, 구 기자^각10g, 죽여, 주복령(朱茯笭), 단피^각12g을 수전해서 야간 발열자 1명을 치료한 결 과 완치했다고 밝혔다.

(7) 불사정자(不射精者) 치료

방 약 | 산조인30g, 세차(細茶)분말60g을 분말로 만들고, 약분말6g을 인삼수(人蔘須)6g의 탕 약으로 1일 2회 투여한다. 이 방법으로 불사정자 4명을 치료한 결과 모두 완치했다.[4]

(8) 유정(遺精) 치료

방 약 | 산조인탕(산조인30g 사용)을 탕약으로 투여한다. 이 방약으로 유정 환자 28명을 치 료한 결과 25명 완치, 3명 호전이었다.[5] 이외에 산조인으로 두통, 협부통, 위통, 요통 을 치료한 보고가 있고, 특히 허한성(虛寒性) 통증에 효능이 양호하였고, 일반적으로 15g 이상을 분쇄하여 투약하고, 50g을 사용하여도 부작용이 없었다고 밝혔다. 생약 과 볶은 것은 차이가 있다고 하나 약리 실험에서 둘 다 같은 작용이 있는 것으로 밝 혀졌다.

사용용량

일반적으로 탕약은 8~15g을 사용하고, 분말은 1회 1.5~3g을 투여한다. 산조인 추출물의 독

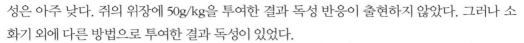

성은 아주 낮다. 쥐의 위장에 50g/kg을 투여한 결과 독성 반응이 출현하지 않았다. 그러나 소화기 외에 다른 방법으로 투여한 결과 독성이 있었다.

수전액을 쥐의 복강에 주사한 결과 LD_{50}은 14.3±2.0g/kg이었고, 50%의 주정(酒精) 침출물 20g/kg을 쥐의 피하주사한 결과 30~60분 만에 사망했다.

주의사항

산조인 분말20g을 투여한 지 5분 만에 과민성 반응이 출현한 자도 있었다. 실열(實熱)이 있거나 설사가 심하면 주의한다.

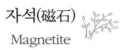

자석(磁石)
Magnetite

약재개요

산소화합물류(酸素化合物類)인 자철광(磁鐵鑛)의 광석(鑛石)이다. 성미(性味)는 신(辛), 함(鹹), 한(寒)하고, 간(肝), 심(心), 신(腎)에 귀경한다. 잠양녕신(潛陽寧神 양기를 아래로 내리고 마음을 안정시킴), 총이명목(聰耳明目 귀와 눈을 밝게 함), 납기지천(納氣止喘 폐기를 아래로 내리고 천식을 멎게 함)의 효능이 있어 심계(心悸), 불면증, 어지러움, 두통, 전간(癲癇), 이명, 청각장애, 천식 등의 증상에 사용한다.

약리연구

(1) 진정 작용

자석은 중추신경계를 억제시키는 진정 작용이 있고, 바비탈의 협동 작용이 있어 바비탈의 수면 시간을 연장시켰다.[1]

(2) 항-경련 작용

자석을 쥐에게 15g/kg을 내복시킨 결과 Strychnine로 인한 쥐의 경련을 억제시키고, 경련의 잠복기를 연장시켰다.[1]

(3) 항-염증 작용

20%의 자석 현탄액을 쥐의 위장에 투여한 결과 Pelvetia minor로 인한 족부의 종창(腫脹)을 억제시키는 작용이 있었다.[1]

(4) 기 타

이외에 지혈, 응혈, 빈혈 치료 작용이 있었다.[2],[3],[4]

사용용량

일반적으로 10~30g을 사용한다. 1200%의 자석 현탄액을 쥐에게 정맥주사한 결과 LD_{50}은 14.70g/kg이었다.

주의사항

Vanadtitanmagnetite 분진을 쥐의 기관지에 투여한 결과 폐의 병리검사에서 폐용적, 폐 교원단백질이 대조군보다 높았고, 폐포, 기관지, 혈관 주위에 분진 세포화와 섬유화가 있었고, 기관지염, 폐기종, 폐의 팽창부전 등의 증상이 있었다. Vanadtitanmagnetite 분진 오염지역의 각 연령층 사람들은 hydroxyproline/creatinine 수치가 높았고, 호흡기 질환율이 대조군보다 높았고, 아동들은 평균 체중보다 낮았다.

분말 복용 후 소화장애를 유발하기 때문에 환(丸), 산약(散藥)에 대량으로 사용하지 않고, 비위허약자(脾胃虛弱者)는 신중하게 써야 한다. 장기간 복용을 금한다.

용골(龍骨)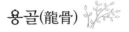
Fossilia ossis Mastodi

약재개요

고대 포유동물인 말, 코뿔소, 소, 코끼리 등의 화석이다. 성미(性味)는 감(甘), 삽(澁), 미한(微寒)하고, 심(心), 간(肝)에 귀경한다. 평간잠양(平肝潛陽 올라간 간의 기를 아래로 내리고 상승한 양기를 잠재움), 진정녕신(鎭靜寧神 심리를 안정시킴), 렴한고정(斂汗固精 땀과 정액을 수렴시킴), 지혈삽장(止血澁腸 지혈시키고, 장을 수렴함)의 효능이 있어 어지러움, 정신불안, 심계불면, 유정, 대하, 붕루, 허한(虛汗) 등의 증상에 사용한다.

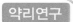

(1) 항-경련 작용

20%의 용골 현탄액 20ml/kg을 쥐의 위장에 투여한 결과 0.05%의 회소령(回蘇靈) 10ml/kg으로 인한 경련을 억제시키는 작용이 있었다.[7]

(2) 수면, 최면 작용

20%의 용골 현탄액 20ml/kg을 쥐에게 1일 1회, 연이어 4일간 위장에 투여한 결과 바비탈의 수면시간을 현저하게 연장시켰다.[7]

(3) 기 타

이외에 쥐에게서 응혈시간을 단축시키는 작용이 있었다.

(1) 위, 십이지장 궤양 치료

방 약 │ 생(生) 혹은 단(煅)용골, 단(煅)모려^각30~50g을 기본 약으로 하고, 통증이 심한 자는 원호10g을, 불면증에는 야교등15g을 첨가해서 탕약으로 1일 2회, 투여한다. 6회 투여 후 1일 휴식한 뒤 다시 투여하고, 10~20첩을 1회 치료기간으로 한다. 서원은 이 방약으로 20명을 치료한 결과 6명 완치, 3명은 무효였다고 밝혔다.

(2) 갑상선 기능항진 치료

방 약 │ 용골^(煅), 모려^(煅), 산약, 한련초, 하고초, 단삼^각15g을 수전해서 1일 2회 투여하고, 1개월을 1회 치료기간으로 한다. 이 방약으로 41명을 치료한 결과 5명 완치, 12명 현저한 효과, 18명 호전, 6명은 무효였다.[1]

(3) 소아 설사 치료

방 약 │ 단(煅)용골, 단(煅)모려, 생석고, 한수석, 활석^각30g을 차 대용으로 1일 1~2첩을 자주 음용한다. 이 방약으로 51명을 치료한 결과 42명 완치, 5명 호전, 4명은 무효였다.[2]

(4) 정신병, 간질, 경련 치료

방 약 │ 용골^(煅)30g, 서각, 주사, 호박, 천죽황^각15g, 조구등, 생지황, 복령^각45g, 소합향환15g,

우황6g, 담남성24g을 분말로 만들고, 죽력 1그릇에 혼합한다. 오동나무종자 크기로 환약을 만들어 성인은 10알, 소아는 2~3알을 투약하고, 생강탕으로 복용한다.[3]

(5) 중이염 치료

방 약 | 동일량의 용골$^{(煅)}$, 모려$^{(煅)}$로 분말을 만들어 균일하게 혼합한 후 사용한다. 먼저 환부를 과산화수소로 소독, 건조한 후 1일 1회 약 분말을 귀안에 불어 넣고, 삼출액이 많은 자는 조석으로 각 1회 시술한다. 이 방법으로 58명을 치료한 결과 모두 완치했다.[4]

(6) 유정(遺精) 치료

방 약 | 생용골, 생모려^{각}50g, 생감실(生芡實), 생연자^{각}30g, 지모15g, 백작약18g, 오미자6g을 2회 수전한 후 조석으로 온복하고, 6첩을 1회 치료기간으로 한다. 이 방약으로 유정 환자 100명을 치료한 결과 1~5회 치료 후 완치했다.[5]

(7) 유뇨증(遺尿症) 치료

방 약 | 용골50g을 수전한다. 붉은 껍질의 계란 1개를 연잎에 싸서 익힌 다음 약탕으로 수면 전에 투약하고, 10일을 1회 치료기간으로 한다. 이 방법으로 유뇨 환자 18명을 치료한 결과 15명 완치, 3명은 호전이었다.[6]

사용용량

일반적으로 9~15g을 사용하고, 생용골은 20~30g까지 사용하지만 단용골은 대량으로 사용하지 않는다. 탕약은 선전(先煎)한다. 수렴고삽(收斂固澁)할 때에는 단(煅)해서 사용하고, 기타는 생용(生用)한다.

주의사항

수렴작용이 있어 습열이나 실사(實邪)에는 부적합하다.

호박(琥珀)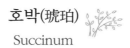
Succinum

약재개요

고대의 소나무과 식물의 수지(樹脂)가 장기간 땅 속에 매장되어 있다가 화석처럼 된 것이다. 탄층(炭層)에서 캐낸 것을 매박(煤珀)이라 한다. 성미(性味)는 감(甘), 평(平)하고, 심(心), 간(肝), 방광(膀胱)에 귀경한다. 지경안신(止驚安神 경기를 없애고 마음을 안정시킴), 활혈거어(活血祛瘀 혈액을 맑게 하고 어혈을 풀어줌), 이수통림(利水通淋 물과 소변을 통하게 함)의 효능이 있어 심계불안(心悸不安), 불면증, 생리통, 폐경, 자궁근종, 배뇨장애, 혈뇨 등의 증상에 사용한다.

약리연구

(1) 최면, 진정 작용

10mg/kg호박산을 쥐의 복강에 주사한 결과 능동적인 활동이 감소하였고, carbrital 약으로 인한 수면시간을 연장시켰다.[1]

(2) 항경련 작용

10mg/kg 호박산을 쥐의 복강에 주사한 결과 청원성(聽源性) 경련, 전기 쇼크 경련, 화학성 경련을 억제시켰고, strychnine으로 인한 경련이 억제되었다.[1]

(3) 진통 작용

삼정산납주사약(약명: 三丁酸鈉注射藥, 주성분은 호박산임)으로 삼차신경통 등 각종 통증을 치료한 결과 양호한 진통 효과가 있었다.[2]

(4) 전립선비대 치료

방 약 | 호박, 삼칠, 왕불유행, 천산갑, 토별충^{각}50g을 분말로 투여한 결과 양호한 효능이 있었다[3]. 이외에 협심증 통증[4]에 호박, 인삼, 삼칠을 1:2:2 비율로 혼합하여 투약하고, 심부전 등을 치료한 보고가 있다.

사용용량

일반적으로 1~3g을 분말로 투약하고, 탕제로는 사용하지 않는다. 쥐에게 경구 투여한 결과 LD_{50}은 3960mg/kg이고, 피하주사로는 >2000mg/kg이었다. 토끼의 안구와 피부에 자극증상이 있었다. 또한 쥐에게 2년간 300mg/kg을 사료로 사용한 결과 부작용이 없었다.

주의사항

호박을 쥐에게 투여한 결과 활동이 현저하게 감소하였으나 중독증상은 발생하지 않았다. 음허화왕(陰虛火旺) 증상이나 어혈이 없는 자는 주의한다.

백자인(柏子仁)
Biota orientalis (L.) Endl.

약재개요

측백나무과(柏科)에 속한 상록교목식물(常綠喬木植物)인 측백의 종자이다. 성미(性味)는 감(甘), 평(平)하고, 심(心), 신(腎), 대장(大腸)에 귀경한다. 양심녕신(養心寧神 심장을 보하고 마음을 안정시킴), 윤장통변(潤腸通便 대장을 윤활하게 하고 배변시킴)의 효능이 있어 불면증, 경기(驚氣), 심계, 변비, 가슴답답함 등의 증상에 사용한다. 종자의 기름을 백자인상(柏子仁霜)이라 한다.

약리연구

(1) 기억력 증강 작용[1]
쥐에게 백자인을 투여후 기억력 획득 실험을 한 결과 틀리는 횟수가 현저하게 감소했다.

임상응용

(1) 바이러스성 심근염(후기) 치료
방 약 당삼30g, 맥문동, 백작약, 용안육, 백자인, 울금, 계내금[각]10g, 오미자15g, 산조인(炒)24g을 300ml로 수전해서 1일 1첩, 조석으로 투여한다. 만약 가슴부위에 통증이 있으면 단삼, 연호색, 천련자를, 피곤하고 부정맥이 있으면 황기, 계지, 선학초를, 호흡이 촉박하고 맥이 늦으면 인삼, 숙부자, 녹용을, 심계, 맥이 빠르면 생용골, 생모려를 첨가한다. 이 방약으로 40명을 치료한 결과 31명 완치, 3명 현저한 효과, 4명 유효, 2명은 무효였다. 심근 허혈자 19명 중 모두 완치, 부정맥자 21명 중 12명 완치, 3명 현저한 효과, 4명 유효, 2명은 무효였다.[2]

(2) 습관성 유산 치료
방 약 당삼39g, 복령, 대조[각]6g, 두충(炒), 백출, 황기, 백자인, 산약[각]15g, 상기생12g을 200ml의 수전액으로 1일 1첩, 1일 2회 투약하고, 12~36첩을 1회 치료기간으로 한다. 만약 질에 황색액체가 있거나 혈뇨가 있으면 아교, 애엽(炒), 형개혜탄[각]10g을, 요통이 있으면 토사자15g, 천단12g, 구기자10g을, 기침을 하고 가슴이 답답하면 치자(炒), 황금, 소경(蘇梗)[각]10g을, 외상이 있으면 상기생18g을 첨가한다. 이 방약으로 30명을 치료한 결과 28명은 정상적인 분만했고, 2명은 4~5일 전에 분만했다.[3]

사용용량

일반적으로 7~15g을 사용한다. 백자인은 유지(油脂)가 많아 변화되기 쉬워서 장기간 태양에 건조하지 않는다.

주의사항

유질(油質)이 많으므로 설사하는 자와 담음(痰飮)이 많은 자, 신장에 열이 있는 자에게는 투여하지 않는다.

원지(遠志)

Polgala tenuifolia Willd.

약재개요

원지과(遠志科)에 속한 여러해살이 초본식물인 원지 혹은 관엽원지(寬葉遠志)의 뿌리이다. 성미(性味)는 신(辛), 고(苦), 미온(微溫)하고, 폐(肺), 심(心)에 귀경한다. 안심녕신(安心寧神 마음을 안정시킴), 소담개규(消痰開竅 가래(담)를 없애고 감각기관을 통하게 함), 소산옹종(消散癰腫 부스럼과 부종을 없앰)의 효능이 있어 정신불안, 경기, 심계, 불면증, 건망증, 옹저절독(癰疽癤毒), 유방종통(乳房腫痛) 등의 증상에 사용한다.

약리연구

(1) 거담(祛痰) 작용

원지수전액15g/kg을 쥐의 위장에 투여한 결과 위점막 자극으로 기관지 분비를 촉진시켜 거담작용이 있었다. 원지뿌리 껍질의 거담 작용의 최소량은 1.25g/kg(쥐에게)이었고, 목심(木心)은 약효가 없었다.[1]

(2) 성기능에 미치는 영향

원지, 오미자, 사상자를 배합해서 동물 실험한 결과 성호르몬 작용이 있었다. 토끼 자궁의 자율적인 운동이 증가하였고, 운동의 폭과 장력이 증가했다.[4]

(3) 진정, 항-경련 작용

원지뿌리껍질(중심부분 제거)은 바비탈의 협조 반응이 있었고, 3.125g/kg을 쥐의 위장에 투여한 결과 바비탈의 수면 시간을 연장시켰고, pentetrazole로 인한 경련을 억제시키는 작용이 있었다.[1]

(4) 자궁흥분 작용

원지의 수전액을 주정으로 침출해서 만든 100%의 주사약은 체외에서 임신하지 않은 쥐의 자궁을 강력하게 흥분시키는 작용이 있었다.

(5) 항균 작용

10%의 원지 수전액은 폐렴쌍구균을 억제시키는 작용이 있었고, 원지 주정 침출물은 체외에서 G-양성균, 이질간균, typhoid, 인간형 결핵간균 등을 현저하게 억제시키는 작용이 있었다.[7]

(6) 혈압강하 작용

0.5mg/kg의 원지 주사약을 토끼의 정맥에 주사한 결과 원래 혈압에서 40~50% 하강하였으나 시간이 아주 짧았고, 1~2분만에 정상으로 회복되었다.

(7) 항-수종, 이뇨 작용

원지뿌리50% 에테르 냉동추출물의 현탄액은 충혈성(充血性) 수종을 억제하였고, 이뇨 작용이 있었다.

(8) 기 타

이외에 지력증강, 항암 등의 작용이 있는 것으로 밝혀졌다.

임상응용

(1) 고혈압 치료

방 약 | 원지, 국화, 천마, 천궁^각15g, 천축황12g, 시호, 석창포, 강잠^각10g의 분말을 캡슐에 넣어 매 식사 전에 2g을 투여한다(총량 126~546g 복용). 이 방약으로 고혈압 환자 151명을 치료한 결과 99명 현저한 효과, 41명 유효, 11명은 무효였다. 1년 후 관찰한 결과 52명 현저한 효과였고, 그중 다른 혈압 강하약을 복용하지 않은 자는 48%였고, 아무런 부작용도 발생하지 않았다.[2]

(2) 소아 ADHD 치료

방 약 | 원지, 창포로 시럽을 만들어 1일 3회, 1회 10~15ml를 투여한다. 이 방약으로 100명을 치료한 결과 70명 현저한 효과, 20명 유효, 10명은 무효였다.[3]

(3) 근시 치료

방 약 | 원지, 석창포, 인삼, 복령을 2:2:1:1 비율로 혼합하고, 총 중량의 2%를 주사(朱沙)에 다시 혼합해서 분말로 만들고, 다시 환약(중량: 9~10g)을 만들어 1회 1알, 미탕(米湯)으로 투여한다. 이광원은 이 방약으로 허(虛)한 체질의 근시학생 68쪽 안구를 치료한 결과 25쪽 안구 현저한 효과, 13쪽 안구는 호전이었다고 밝혔다.

(4) trichomonas vaginitis 치료

방 약 | 원지 분말을 좌약(매알 생약 0.75g 함유)으로 만들어 사용한다. 치료 전에 애엽, 사상자, 고삼, 지각[각]15g, 백지9g을 수전해서 훈증·좌욕을 실시한 후, 좌약을 질내에 1일 1회, 1회 1알을 삽입하는 방법으로 225명을 치료한 결과 193명 완치, 32명 무효였고, 6개월 후 119명을 관찰한 결과 2명이 재발했다(생리기간 중에는 사용 금지).

사용용량

일반적으로 3~9g을 사용한다. 원지뿌리의 껍질을 쥐 위장에 투여한 결과 LD_{50}은 10.03±1.98g/kg이었고, 뿌리 전체의 LD_{50}은 16.96±2.01g/kg이었다.[5]

주의사항

원지를 내복한 결과 위점막을 자극하여 오심, 구토, 혀의 마비, 구강활동 장애 등의 부작용이 출현하였고, 감초 수전액으로 구강을 세척하면 증상이 경감한다[6]. 궤양병(潰瘍病), 위염환자(胃炎患者)는 주의한다.

합환피(合歡皮)

Albizzia julibrissin Durazz.

약재개요

콩과(荳科)에 속한 낙엽교목식물(落葉喬木植物)인 합환(合歡) 혹은 산합환(山合歡)의 줄기

641

껍질이다. 성미(性味)는 감(甘), 평(平)하고, 심(心), 간(肝)에 귀경한다. 안신해울(安神解鬱 ^{마음}을 안정시키고 울증을 풀어줌), 활혈거종(活血祛腫 혈액을 맑게 하고 부종을 없앰)의 효능이 있어 우울증, 정서 불안, 건망증, 불면증, 타박상, 골절, 옹종(癰腫) 등의 증상에 사용한다.

약리연구

(1) 자궁수축, 항-생육 작용

체외 실험에서 합환피의 옥시토신 성분은 쥐와 인간의 자궁을 흥분시켰고, 자궁의 운동과 수축력을 증강시켰고, 마취된 각종 동물에게(임신 기간이 다른 상태) 합환피의 옥시토신 성분을 투여한 결과 12시간 내에 유산되었다. 합환피의 배당체를 쥐 등 각종 동물의 자궁에 투여한 결과 임신이 억제되었고, 그 기전은 에스트로겐으로 인한 것이 아니다.[5],[6]

(2) 혈압강하 작용

합환의 옥시토신은 마취된 동물의 혈압을 잠시 동안 하강시켰다.[5]

(3) 기 타

이외에 항균 등의 작용이 있었다.

임상응용

(1) 간농종(肝膿腫) 치료

방 약 | 합환피15g, 금전초50g을 수전해서 투여한다.[1] 이 방약으로 3명을 치료한 결과 복용 6~12일 후 완치했다.

(2) 외상성 골절 치료

방 약 | 합환피(껍질중 흰색부위만 사용, 炒黃)120g, 개채자(芥茱子, 炒) 30g을 분말로 만들 어 술로 투약하고, 거친 찌꺼기는 환부에 도포한다.

(3) 우울증 치료

방 약 | 합환피20~60g, 복신, 울금^각12g, 창포, 시호(醋炒), 당귀, 청피, 진피, 백출, 천축황^각10g, 남성9g의 탕약을 1일 1첩씩, 3개월간 투약해서 33명을 치료한 결과 12명 완치, 15명 호 전, 6명은 무효였다.

(4) 갱년기 장애

방 약| 합환피, 녹매화, 불수화, 선모, 선령비, 여정자, 한련초, 복령, 백출, 시호, 가시오피, 감초(炙)를 수전해서 투여한다. 이 방약으로 37명을 치료한 결과 총유효율이 94.6%였다.[2] 이외에 합환피 300g, 원호150g의 탕약에 대조1000g을 넣어 건조할 때까지 끓인 후 1회 5~8알, 1일 3~4회, 투약해서 매핵기(梅核氣)를 치료한 보고가 있다.[3]

사용용량

일반적으로 8~15g을 사용한다. 합환피의 분만 촉진 성분을 동물에게 대량으로 투여한 결과 사망하였고, 사망시간이 최단시간은 12시간, 최장시간은 7일이었다.[4]

주의사항

임신억제, 유산시키는 작용이 있으므로 임신부는 복용하지 않는다. 풍열자한(風熱自汗), 외감성(外感性) 불면증에는 사용하지 않는다.

주사(朱砂)
Cinnabar

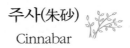

약재개요

황화물류의 광물인 진사족(辰砂族)에 속한 진사의 광석으로 황화수은 HgS를 함유한 것이다. 성미(性味)는 감(甘), 한(寒)하고, 심(心)에 귀경한다. 진심안신(鎭心安神 심장을 진정시키고 마음을 안정시킴), 청열해독(淸熱解毒 열을 내리고 독을 없앰)의 효능이 있어 심장의 열로 인한 불안, 번조, 불면증과 각종 부스럼에 사용한다.

약리연구

(1) 진정, 최면 작용

주사50g/kg을 쥐의 위장에 투여한 결과 뇌파빈도가 감소하였고, 폭이 증대하였으므로 중추신경계통이 억제되는 것을 알수 있고, 쥐에게 사료로 1%의 자주환(磁朱丸)을 3주간 투여한 결과 바비탈의 수면시간이 연장되었다[7].

(2) 항경련 작용

주사10g/kg을 쥐의 위장에 투여한 결과 카페인으로 인한 경련의 발생시간을 1분 20초 정도 지연시켰다[8].

(3) 항-부정맥 작용

주사0.6g/kg을 쥐의 위장에 투여한 결과 chloroform-아드레날린, 초오(草烏)로 인한 부정맥을 억제하는 작용이 있었다[9].

임상응용

(1) 백일해 치료

방 약 | 주사, 웅담, 강반하, 굴홍, 천패모, 관동화각6g의 분말을 1~2세는 0.3~0.5g, 2~4세는 0.5~1.5g을 1일 3회, 식후에 투여한다. 이 약으로 100명을 치료한 결과 복용 2~3일 만에 호전하였고, 복용 5~6일후에 완치했다[1].

(2) 폐암성 발열 치료

방 약 | 안궁우황환(주사, 웅비, 치자, 우황, 울금, 서각, 황연, 황금각30g, 진주15g, 빙편, 사향각7.5g을 봉밀로 환약(매알 3g) 제조)을 1일 1~3회, 1회 1알을 투여한다. 이 방약으로 암조직의 파괴로 인한 발열 합병 감염 환자를 치료한 결과 양호한 효능이 있었다[2].

(3) 정신분열증 치료

방 약 | 주사9g, 호박9g, 대자석9g, 울금12g, 명반9g, 몽석9g, 박하9g, 창포9g을 환약으로 만들어 1회 6~12g, 1일 1~2회 투여한다. 이 방약으로 80명을 치료한 결과 15~90일에 완치자 46명, 11명 현저한 효과, 12명 호전, 11명은 무효였다[3].

(4) 경계(驚悸), 진전(震顫)치료

방 약 | 주사(분말, 단독 복용)5g, 숙지황, 산약, 당삼, 용치각15g, 천문동, 맥문동, 오미자각9g, 차전자30g, 원지6g, 조인(炒)24g, 육계3g을 수전해서 1일 1첩을 투여한다. 이 방약으로 36명을 치료한 결과 모두 완치했다. 최소 복용자는 3첩, 최대 복용자는 58첩이었다[4].

(5) 안면신경마비 치료

방 약 | 주사, 유향, 몰약, 웅황, 천남성^각1.5g, 백화사1마리, 천마3g, 백지6g의 분말을 8등분하고, 1일 1/8을 황주(黃酒)로 투약한다⁽⁵⁾.

(6) 신경성 구토증 치료

방 약 | 주사30g, 법반하15g, 정향, 생감초^각6g, 빙편0.6g을 산제로 만들어, 1회 3g, 1일 2회 투여한다. 이 약으로 실열성(實熱性) 신경성 구토 환자를 치료한 결과 양호한 효능이 있었다⁽⁶⁾.

사용용량

내복시에는 0.3~0.9g을 사용한다. 쥐에게 독성 실험한 결과 LD_{50}은12.10g/kg이었다.

주의사항

대량, 혹은 장기간 복용하면 수은중독을 일으킬수 있고, 불로 단(煅)처리하면 극독이 될수 있음으로 주의하고, 알루미늄 용기에 사용을 금하고, 신장, 간기능 이상자, 임신부는 복용을 금한다. 그리고 요드 성분과는 동시에 복용하지 않는다.

영지(靈芝)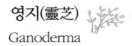
Ganoderma

약재개요

다공균과(多孔菌科)에 속한 식물인 자지(紫芝) 혹은 적지(赤芝)의 자실체를 건조한 것이다. 성미(性味)는 감(甘), 평(平)하고, 심(心), 폐(肺), 비(脾), 간(肝), 신(腎)에 귀경한다. 보정기(補精氣), 강근골(强筋骨), 안신(安神)의 효능이 있어 피로, 허성 기침, 불면증, 소화불량 등의 증상에 사용한다.

약리연구

(1) 진해(鎭咳), 거담, 평천(平喘) 작용

$NH_3 H_2O$ 분무법으로 인한 기침 실험에서 붉은 영지 수전액, 주정 추출물은 진해 작용이 있

었고, 페놀 분비 실험에서 붉은 영지 수전액, 주정 추출물은 거담작용이 있었고, 붉은 영지액과 균사체의 주정 추출물, 농축 발효액은 히스타민으로 인한 쥐의 기관지 수축을 억제시키는 작용이 있었다[1],[2],[3].

(2) 심장에 미치는 영향

적영지의 팅크제는 체외에서 두꺼비의 심장을 증강시켰고, 약량의 일정한 범위내에서는 비례하였고, 수전액은 뇌하수체후엽소로 인한 심근이 허혈한 토끼의 심장을 보호하는 작용이 있었고, 심근의 순환을 개선하는 작용이 있었다[4],[5],[6].

(3) 혈압에 미치는 영향

영지의 수전액을 쥐와 토기에게 정맥주사한 결과 수축기압과 이완기압이 하강하였으나 심박동수에는 아무런 변화가 없었다. 그 기전은 교감신경을 억제시켜서 발생하는 것이다[7].

(4) 혈지질에 미치는 영향

장기간 적영지의 농축액과 시럽을 투여한 결과 동맥경화가 경감하였고, 고혈압이 있는 쥐에게 투여한 결과 콜레스테롤이 현저하게 감소했다[8].

(5) 간에 미치는 영향

쥐에게 적영지 팅크제를 위장에 투여한 결과 carbon tetrachlorid 로 인한 간의 병리적인 손상을 경감시켰고, 상승된 GPT를 현저하게 감소시켰다[9].

(6) 부신피질에 미치는 영향

양측의 부신피질을 제거한 쥐에게 복방영지를 투여한 결과 기관지염, 간질성 폐렴의 발병율이 약 투여를 하지 않은 대조군보다 낮았다[10].

(7) 면역에 미치는 영향

영지액은 쥐 복강 대식세포의 거식율과 식균작용을 증가시켰고, 영지의 다당류는 면양의 적혈구로 유도한 정상적인 쥐의 항체형성이 촉진되었고, conA가 유도한 임파세포 증식반응이 촉진되었다[11],[12].

(8) 진정, 진통 작용

쥐의 복강에 영지발효액이나 균사체를 주사한 결과 바로 진정작용이 발생해서 자발적인 행동과 근육의 긴장도가 현저하게 경감하였고, 용량에 비례했다. 그리고 열판 실험, 전기자극 실험에서 쥐의 통증역치가 증가했다[13].

(9) 기 타

이외에 항-암, 평활근 억제, 항-방사선, 혈당하강, 항-응혈 등의 작용이 있었다.

사용용량

일반적으로 3~15g을 사용한다.

주의사항

비위가 허약하면 주의한다.

야교등(夜交藤)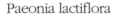
Paeonia lactiflora

약재개요

마디풀과(蓼科)에 속한 여러해살이 만생초본식물인 하수오 줄기를 건조한 것이다. 성미(性味)는 감(甘), 평(平)하고, 심(心), 간(肝)에 귀경한다. 양심안신(養心安神 심장을 보하고 마음을 안정시킴), 거풍통락(祛風通絡 바람을 없애고 경락을 통하게 함)의 효능이 있어 불면증, 가슴두근거림, 다한(多汗), 혈허성 사지 마비 등의 증상에 사용한다.

약리연구

(1) 진정, 최면 작용

야교등을 바비탈과 같이 사용한 결과 협조반응이 있었고, 진정, 최면작용이 증강하였고, 야교등은 diazepam과 유사한 효능이 있고, 수면시간이 연장되었다[1].

(2) 항-지방간, 혈지질 강하 작용

고지질로 인한 지방간을 보호하는 작용이 있었고, 고지질혈증이 있는 쥐에게 수전액을 투여한 결과 TC, TG량이 현저하게 감소했다[2].

(3) 항균 작용

체외 실험에서 야교등은 황금색 포도구균, 대장간균, 녹농간균, 이질간균, A형련구균, 폐렴구균, 유행성 감기간균을 억제시키는 작용이 있었다[3].

(4) 항-암 작용

야교등의 Emodin 성분 50mg/kg을 쥐의 위장에 투여한 결과 BL, EAC 가 현저하게 억제되었고, Physcion 은 인간의 자궁경부암 Hela 세포를 경미하게 억제시켰다[4].

(5) 기 타

이외에 진해(鎭咳), 소장근의 수축, 이뇨 작용이 있었다.

사용용량

일반적으로 12~24g을 사용한다.

주의사항

특별히 보고된 바가 없다.

15

평간식풍약(平肝熄風藥)

정의 간(肝)의 양기(陽氣)를 가라 앉혀 마음을 진정시켜주는 약을 평간식풍약이라 한다.

작용 이 약들은 식풍지경(熄風止痙 바람을 잠재우고 경련을 멎게 함), 평간잠양(平肝潛陽 상승한 간의 기와 양기를 아래로 내림)의 효능이 있다.

증상 추닉경간(抽搦驚癎 경련, 경기, 간질), 간양상항(肝陽上亢 간의 양기가 상승함), 어지러움, 안구 충혈 등의 증상에 사용한다.

배합 열극생풍(熱極生風 열이 극에 도달하여 바람이 생김), 간풍내동(肝風內動), 간양상항(肝陽上亢)은 대부분 간의 열로 인한 것이기 때문에 간의 열을 빼는 약을 배합한다. 신장과 간장은 모자 관계이고, 신장의 음혈(陰血)이 허약하면 간음(肝陰) 부족을 초래하기 때문에 간의 양기가 상승하고, 더 심해지면 간풍내동(肝風內動)해진다. 이때에는 자보신음(滋補腎陰), 보혈약(補血藥)을 배합한다. 또한 증상이 심해지면 간장혼(肝藏魂) 작용을 할수 없어 정신적인 증상이 발생할 수 있다. 이때에는 안신약(安神藥)을 배합한다.

주의 비장이 허약하여 생긴 오래된 만성 경기에는 찬 성질의 약을 사용하지 않고, 음혈(陰血) 부족한 증상에는 따뜻하고 건조한 약을 사용하지 않는다.

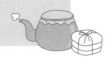

영양각(羚羊角)

Saiga tatarica L.

약재개요

동각과(洞角科) 동물인 새가영양(賽加羚羊)의 뿔이다. 성미(性味)는 함(鹹), 한(寒)하고, 간(肝), 심(心)에 귀경한다. 평간지풍(平肝止風 상승한 간의 기를 내리고 바람을 잘 재움), 량간명목(凉肝明目 간의 열을 내리고 눈을 밝게 함), 청열거독(淸熱祛毒 열과 독을 없앰)의 효능이 있어 경기, 간질, 수족경련, 어지러움, 안구충혈, 정신이상 등의 증상에 사용한다.

약리연구

(1) 진정, 항경련 작용

영양각의 수전액은 쥐에서 chlpral Hydrate으로 인한 수면시간을 연장시켰고, 영양각을 물에 용해한 것이 진정작용이 최고 강했다. 카페인으로 인한 경련율을 감소시켰고, 회복율을 증가시키고, 주사약은 strychine로 인한 경련에 대항했다.[1],[2]

(2) 해열 작용

영양각 수전액, 주정 추출물, 물에 용해한 액, 주사약은 모두 해열작용이 있었고, 토끼의 위장에 주입한 결과 2시간만에 체온이 하강하였고, 6시간 후에 정상으로 회복했다.[1],[2]

(3) 혈압에 미치는 영향

영양각 주정 추출물과 수전액은 혈압을 현저하게 하강시켰다.[3]

(4) 심장 억제, 흥분 작용

수전액, 주정 추출물의 소량은 체외에서 두꺼비의 심장 수축력을 증강시켰고, 중등량에서는 전도장애가 있었고, 대량에서는 심박동수를 감소시켰으며, 최후에는 심장이 정지했다.[2]

(5) 수면시간 연장

영양각 수전액, 수용액을 쥐의 복강에 주사한 결과 Thiopental sodium, barbital의 수면 시간을 연장시켰다.[4]

이외에 항균, 진통작용이 있는 것으로 밝혀졌다.

독성이 아주 낮다. 쥐에게 2g/kg을 연이어 7일 간(1일 1회) 투여한 결과 식사량, 대변, 행동에서 특이한 사항이 없었다.

비위가 허약하거나 실열(實熱)이 없는 자는 주의한다.

석결명(石決明)

Haliotis diversicol or Reeve.

전복과(鮑科動物)인 말전복(雜色鮑: 光底石決明) 혹은 반대포(盤大鮑: 毛底石決明)의 껍질이다. 성미(性味)는 함(鹹), 한(寒)하고, 간(肝)에 귀경한다. 평간잠양(平肝潛陽 상승한 간의 기와 양기를 아래로 내림), 청간명목(淸肝明目 간의 열을 없애고 눈을 밝게 함)의 효능이 있어 어지러움, 안구충혈, 안구내장 등의 증상에 사용한다.

석결명은 중추 신경의 흥분성을 억제시키는 작용이 있었고, 또한 해열, 진정, 식물신경 조절 작용이 있다. 이 작용은 칼슘과 아미노산 등의 성분과 관련이 있다.

(1) 혈관성 두통 치료

방 약| 천궁20g, 생백작약25g, 백지15g, 전갈분2g, 조구등30g, 석결명50g, 향부6g. 1일 1첩을 수전해서 2회로 투여한다. 증상이 심한 자는 1.5첩을 3회로 나누어 투여하고, 매 8시간 마다 1회 투약해서 24명을 치료한 결과 17명 완치 근접, 5명 현저한 효과, 2명 유효였다.

(2) 각막염 치료

방 약 | 생황기30~50g, 당귀10g, 금은화, 오적골^각20g, 감초5g, 홍화, 선퇴, 사퇴^각8g, 적석지 15g, 석결명25g을 탕제로 1일 1첩, 2회로 투약해서 19명을 치료한 결과 18명 완치였다.

(3) 비연(鼻淵) 치료

방 약 | 곡정초, 석결명, 초결명^각30g, 목적초, 조구등(後下), 산치자, 백지, 만형자, 국화, 감초 ^각10g, 상엽20g을 수전해서 1일 1첩, 조석으로 투여한다.

사용용량

일반적으로 15~35g을 사용하고, 끓일 때는 선전(先煎)하고, 구워서(煅) 사용하기도 한다.

주의사항

양허(陽虛), 비위허한자(脾胃虛寒者)는 주의한다.

모려(牡蠣)

Ostrea gigas Thunb.

약재개요

굴과(牡蠣科) 동물인 장모려(長牡蠣)의 껍질이다. 성미(性味)는 함(鹹), 미한(微寒)하고, 간(肝), 신(腎)에 귀경한다. 평간잠양(平肝潛陽 상승한 간의 기와 양기를 아래로 내림), 진경안신(鎭驚安神 경기를 진정시키고 마음을 안정시킴), 연견산결(軟堅散結 딱딱한 것을 부드럽게 하고 뭉친 것을 흩어줌), 수렴고삽(收斂固澁)의 효능이 있어 정신불안, 심계불면, 어지러움, 이명, 갑상선 종대(腫大), 임파 종대, 자한(自汗), 도한(盜汗), 유정, 대하, 자궁 기능성 출혈증 등의 증상에 사용한다.

약리연구

(1) 항-궤양 작용

모려가 함유한 탄산칼슘은 수렴, 산(酸) 억제, 진통 등의 작용이 있어 위, 십이지장궤양의 상처 유합(癒合)에 유리하다.[7]

(2) 진정(鎭靜), 해열 작용

모려는 대뇌피질의 기능을 조절하여 진정, 해열 작용이 있다.[8]

(3) 면역증강 작용

모려의 추출물은 쥐의 비장 T임파세포 전환 기능과 자연살상 세포의 활성을 촉진시켰다.[9]

(4) 기 타

이외에 모려는 렴한(斂汗), 항 종류(腫瘤) 작용이 있는 것으로 밝혀졌다.

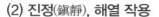

(1) 위, 십이지장 궤양 치료

방 약 │ 모려(煆), 용골(生, 혹은 煆)각30~50g을 수전해서 1일 2회 투여하고, 6첩 투여한 뒤 1일 휴식하고 다시 투여한다. 10~20첩을 1회 치료기간으로 하고, 1회 치료기간 끝난 후 다시 제 2회 치료기간을 투여하고, 양약(洋藥)은 복용하지 않는다.[1] 이 방약으로 20 명을 치료한 결과 6명 완치, 5명 현저한 효과, 6명 호전, 3명은 무효였다.

(2) 자궁 하수증(子宮 下垂症) 치료

방 약 │ 승마16g, 모려12g을 수전해서 1일 2~3회 투여한다. I도 하수증은 1개월 간 투약하고, II도 하수증은 2개월 간, III도 하수증은 3개월 간 투여한다. 이 방약으로 I도 하수증 313명을 치료한 결과 253명 완치, 55명 호전, 5명 무효였고, II도 하수증 220명을 치료 한 결과 완치 152명, 호전 53명, 무효 15명이었고, III도 하수증 190명을 치료한 결과 완치 124명, 호전 48명, 무효 18명이었다.[2]

(3) 폐결핵성 도한(盜汗) 치료

방 약 │ 모려15g에 물 500ml를 넣어 200ml로 수전해서 조석으로 연이어 3일간 투약하고, 도한 중지후에도 2~3일간 더 투여한다. 이 방법으로 10명을 치료한 결과 7명이 유효였다[3].

(4) 영아 구루병 치료

방 약 │ 모려, 귀판, 백출, 산약, 오미자, 당삼, 복령, 계내금, 감초, 대조 등으로 과립제로 만들 어 1회 15g, 1일 3회 투여한다. 이 방약으로 278명을 2개월간 치료한 결과 혈청검사, X-RAY상에 유효율이 95%였다.[4]

(5) 수두(水痘) 치료

방 약 | 생모려분, 활석분, 청대분 등을 마유(麻油)에 혼합해서 환부에 1일 1~2회 바른다. 이 방법으로 소아 수두 환자 32명을 치료한 결과 24명 완치, 8명은 현저한 효과였다.[5]

(6) 피부 과민성 자전(紫癜) 치료

방 약 | 생모려90g에 물 2000ml를 넣어 600ml로 수전해서 1일 3회 투여한다. 이 방법으로 본병 환자 30명을 치료한 결과 26명은 완치였다. 일반적으로 3~12일에 완치했다. Cyproheptadine을 사용한 대조군(對照群)보다 완치기간이 현저하게 단축되었다.[6]

사용용량

일반적으로 15~35g을 사용하고, 탕약으로는 선전(先煎)하고, 수렴을 목적으로 할 때에는 구워서(煅) 사용하고, 기타는 모두 생용(生用)한다.

주의사항

양허(陽虛), 비위허한자(脾胃虛寒者)는 주의한다.

진주(珍珠)
Pteria martensii (Dunker)

약재개요

진주조개과(珍珠貝科) 동물인 합포주모패(合浦珠母貝)와 방과(蚌科)에 속한 삼각범방(三角帆蚌), 습문관방(褶紋冠蚌) 등의 진주이다. 성미(性味)는 감(甘), 함(鹹), 한(寒)하고, 심(心), 간(肝)에 귀경한다. 진심지경(鎭心止驚 마음을 진정시키고 경기를 멎게 함), 청간거예(淸肝祛翳 간의 열을 없애고 내장(內障)을 없앰), 렴창생기(斂瘡生肌 부스럼을 수렴하고 조직이 돋아나게 함)의 효능이 있어 경기, 심계, 간질, 안구충혈, 안구내장(內障), 피부궤양 등의 증상에 사용한다.

약리연구

(1) Lipofuscin 감소 작용

진주분(珍珠粉)의 현탄액은 심근, 뇌조직중의 Lipofuscin를 현저하게 감소시켰으나 간조직에는 아무런 영향이 없었다.[2]

(2) 항암 작용[3]

PFC는 쥐의 피하에 접종한 S_{180}세포를 현저하게 억제시키는 작용이 있었다.

(3) 장관(腸管) 억제 작용

진주 추출액은 체외에서 토끼의 장관을 억제시키는 작용이 있었다.[4]

(4) 심장기능 조절 작용

수용성 진주분은 심이(心耳)의 수축력을 증강시켰고, 저농도에서는 억제시켰고, 고농도에서는 증가시켰고, 심율에는 변화가 없었으나 빈박성 심율이상에는 동방결절성 심율을 회복시켰다[4].

(5) 항 피로 치료

진주분, 진주모는 쥐의 수영시간을 연장시켰다.[5]

(6) 항 방사선 조사(照射)

진주, 진주모는 ^{60}Co-r선 조사로 인한 쥐의 조혈기능 손상을 보호하는 작용이 있었다.[5]

(7) 항 노화 작용

진주수용액은 늙은 쥐에게서 적혈구증가, 지질의 과산화감소, 산소 결핍에서의 내성 증가 등의 작용이 있었다. 진주분, 진주모를 파리의 성충에게 투여한 결과 생명이 연장되었고, 암놈에게 효능이 더 양호했다.[5]

임상응용

(1) 만성 전립선염 치료

방 약 | 진주, 삼칠, 고삼, 금전초, 단삼, 비해, 어성초, 대황, 우슬의 분말을 캡슐(무게: 0.3g)에 넣어 1회 1.5~1.8g, 1일 3회, 40일간 투약하고, 증상이 없으면 투약을 중지한다. 이 방약으로 160명을 치료한 결과 130명 완치, 24명 유효, 6명은 무효였다.[1]

사용용량

일반적으로 0.3~1g을 환(丸), 산제(散劑)으로 투여한다.

주의사항

양허증(陽虛症)에는 사용하지 않는다.

진주모(珍珠母)

Hyriopsis cumingii (Lea)

약재개요

방과(蚌科)에 속한 삼각범방(三角帆蚌), 습문관방(褶紋冠蚌), 진주패과(珍珠貝科)에 속한 합포주모패(合浦珠母貝) 등의 껍질의 내층면 부분이다. 성미(性味)는 함(鹹), 한(寒)하고, 간(肝), 심(心)에 귀경한다. 평간잠양(平肝潛陽 상승한 간의 기와 양기를 아래로 내림), 량간명목(凉肝明目 간의 열을 내리고 눈을 밝게 함), 진경안신(鎭驚安神 경기를 진정시키고 마음을 안정시킴)의 효능이 있어 두통, 어지러움, 이명, 불면증, 가슴답답함, 안구충혈, 야맹증 등의 증상에 사용한다.

약리연구

(1) 항궤양 작용

진주층분(珍珠層粉)은 쥐에게서 식초와 산(酸)으로 인한 궤양을 현저하게 유합(癒合)시키고, 위산 배출을 억제시켰다.[4]

(2) 면역증강 작용

진주층분은 노인의 운동능력을 개선하였고, 세포의 면역을 증강시켰고, 체액면역의 지수를 감소시켰다.[5]

(3) 간 보호 작용

진주층의 주사약은 간세포의 손상을 경감시켰고, GPT의 회복을 촉진시켰다.[6]

(4) 항 과민 반응

주정 추출물은 히스타민으로 인한 자궁의 수축을 억제시켰고, 히스타민으로 인한 쇼크와 사망을 방지했다.[7]

(5) 수정체 혼탁 방지

진주층 주사약은 반유당 생리식염수 주사로 인한 햄스터의 수정체 혼탁을 방지하는 작용이 있었다.[6]

(6) 위산 중화 작용

진주층분은 탄산칼슘을 대량 함유하고 있어 경구 복용 후 위산을 중화시키고, 수렴하는 작용이 있었다.[6]

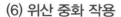 **임상응용**

(1) 갱년기장애 치료

방약 | 진주모, 생지황, 단피, 산수유, 산약, 여정자, 한련초, 부소맥, 대조, 귀판(先煎), 산조인, 감초, 용치(先煎)를 3회 수전해서 1일 2회 투여한다.[1] 이 방약으로 38명을 치료한 결과 14명 완치, 15명 현저한 효과, 7명 유효, 2명은 무효였다.

(2) 갑상선 기능 항진증 치료

방약 | 진주모15g, 황약50g, 시호, 치자^{각}10g, 용담초, 단피^{각}15g, 천련자, 박하^{각}6g을 수전해서 1일 2회, 15일 간 투여한다. 이 방약으로 26명을 치료한 결과 3명 완치, 10명 호전, 3명은 무효였다.[2]

(3) 뇌외상 후유증 치료

방약 | 진주모20g, 도인, 홍화, 당귀^{각}15g, 생지황, 구등, 석결명^{각}20g, 적작약, 초결명, 천궁, 모려^{각}15g을 수전해서 1일 1첩, 1일 3회로 투여한다. 이 방약으로 47명을 치료한 결과 32명 완치, 11명 현저한 효과, 5명은 무효였다.[3]

사용용량

일반적으로 15~30g을 사용하고, 탕약으로는 선전(先煎)한다.

주의사항

신양허(腎陽虛), 비위허약자는 사용하지 않는다.

조구등(釣鉤藤)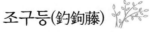

Uncaria rhynchophylla (Miq.) Jacks.

약재개요

꼭두서니과(茜草科)에 속한 상록목질등본식물(常綠木質藤本植物)인 조구등(釣鉤藤)과 동속식물(同屬植物)의 줄기(가시, 줄기, 잎 포함)이다. 성미(性味)는 감(甘), 미한(微寒)하고, 간(肝), 심포(心包)에 귀경한다. 식풍정경(熄風定痙 ^{바람을 잠재우고 경련을 진정시킴}), 청열평간(淸熱平肝 ^{열을 없애고 상승한 간의 기를 내림})의 효능이 있어 경기, 간질, 경련, 두통, 어지러움 등의 증상에 사용한다.

약리연구

(1) 혈압하강 작용

조구등 수전액은 마취된 개(0.05g/kg), 토끼(2~3g/kg), 쥐(5g/kg/d. 경구 투여)에게 실험한 결과 혈압이 하강했다. 하강효과는 수전시간과 밀접한 관계가 있었다. 단구(單鉤), 쌍구(双鉤)는 효능이 비교적 양호하나 무구(無鉤)는 약효가 약했다. 혈압하강의 기전은 미주신경을 통해 섬유에 전달되어 혈관운동 중추의 반사로 인한 것으로 추정한다.

(2) 진정 작용

조구등 수전액 0.1g/kg을 쥐의 복강에 주사한 결과 진정작용이 현저하였으나 최면 작용은 없었다. 용량을 25배로 증가해도 barbital의 최면, 마취작용을 증강시키지 않았고, 50~100배로 증가해도 몸 뒤집기 반사가 소실하지 않았고, 운동의 장애가 없었고, 일반적인 최면약, 진정약과는 달랐다.⁽⁴⁾

(3) 중추신경 억제 작용

수전액 0.1~0.5g/kg을 쥐의 복강에 주사한 결과 눈을 감고 누워 있었으며, 자율적인 활동이 감소하였고, 카페인으로 인한 흥분을 억제시켰다.

(4) 평천(平喘) 작용

구등의 Rhynchophyline 성분을 쥐의 복강에 주사하거나 경구 투여한 결과 히스타민으로 인한 천식을 억제시켰고, 그 효능은 각 61.5%, 60%였다.⁽⁶⁾

(5) 소화촉진 작용

조구등 차를 쥐에게 경구 투여한 결과 위액분비량을 증가시켜 펩신의 활성을 증강시켰다.⁽⁷⁾

(6) 항-경련 작용

조구등 주정침출물은 pentetrazole로 인한 경련을 억제시켰고, 주사약은 전기 자극으로 인한 경련을 억제시켰다.⁽⁴⁾

(7) 심장에 미치는 영향

조구등의 Rhynchophyline 성분 20mg/kg을 개와 고양이의 십이지장에 투여한 결과 10분 후 심박동수가 경감하였고, 오두, 염화바륨, 염화칼슘으로 인한 부정맥을 억제시켰으며, 허혈성 심근에 보호 작용이 있었다.[8]

(8) 혈액에 미치는 영향

구등의 Rhynchophyline 성분은 적혈구의 변형 능력을 개선시켰고, 불량반응이 적혈구의 변형 능력의 손상을 억제시켜 혈전 형성을 방지하였고, 혈소판 응집을 억제하는 작용이 있었다[9].

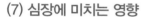
임상응용

(1) 기관지 천식

방 약 | 구등, 박하, 마두령, 자원으로 과립제를 만들어 1회 1포, 1일 3회 투여한다. 방문현은 이 방약으로 천식 환자 27명을 치료한 결과 임상증상이 기본적으로 억제자 2명, 현저한 효과 6명, 18명 유효, 1명은 무효였고, 효명음(哮鳴音)의 대부분 억제자 7명, 현저한 효과 12명, 8명은 유효였다고 밝혔다.

(2) 백일해 치료

방 약 | 구등, 박하^각6g을 수전해서 1일 1첩씩 투여한다. 이 방약으로 60명을 치료한 결과 3첩 투여 후 기침이 경감하였고, 지속시간이 단축했다. 6첩 투여 후 기침이 소실했다.[1]

(3) 고혈압 치료

방 약 1 | 구등30g에 물 100ml를 넣어 10분간 수전한 후 조석으로 투여한다. 이 방법으로 고혈압 환자 175명을 치료한 결과 양약(洋藥)을 사용한 대조군(對照群)보다 증상소실, 혈압강하, 효과 출현시간이 우수했다.[2]

방 약 2 | 구등, 하고초, 충울자, 결명자, 황금, 차엽을 분말로 만들어 여과지에 2.2g으로 포장해서 1일 3회 차대용으로 투여하고, 14일을 1회 치료기간으로 한다. 이 방약으로 고혈압 환자 61명을 치료한 결과 혈압이 현저하게 강하하였고, 두통, 두운(頭暈), 구강건조 등의 증상이 개선되었으며, 심장, 간, 신장에 부작용이 없었고, 정상혈압에는 아무런 영향을 미치지 않았다.[3]

(4) 중풍 치료

방 약 | 구등30g(後下), 생대황9g, 백작약, 지용^각15g, 죽력즙45ml, 진주모(先煎)90g을 농전(濃煎)해서 경구투여한다. 급성기는 1일 2첩, 만성기는 1일 1첩을 투약해서 38명(중증(重症) 8명, 중증(中症) 17명, 경증 13명)을 치료한 결과 중증(重症)중 1명 완치, 6명 호전, 1명 무효, 중증 중 3명 완치, 12명 호전, 2명 무효, 경증 중 5명 완치, 7명 호전, 1명은 무효였다.

(5) 정신분열증 치료

방 약 | 구등30g, 천오(법제), 홍화^각5g, 만타라화(曼陀羅花)2g, 감초10g, 빙탕(氷糖, 소량)을 수전해서 1일 3~4회 투약하고, 용량을 점진적으로 증가시키는 방법으로 200명을 치료한 결과 52명 완치, 87명 현저한 효과, 26명 유효, 35명은 무효였고, 투약기간에는 간기능, 백혈구를 검사하고, 변화에 주의한다.[5]

(6) 족부 무좀 치료

방 약 | 구등30g, 소목30g, 화초15g, 명반5g에 물 5000ml를 넣고, 3000ml까지 수전한다. 적정 온도에 족부를 약액에 담가둔다. 1일 1회, 1회 30분, 5회를 1회 치료기간으로 한다. 보고에 의하면 이 방약으로 족부 무좀 환자 100명을 치료한 결과 3회 치료 후 부종, 분비물이 감소하였고, 5회 후 가려움증이 경감하였으며, 8회 후 완치했다.[1]

사용용량

일반적으로 10g정도 사용한다. 그러나 어떤 의사는 상승한 간의 기를 내리고, 풍증(風症)을 없애려면 25~30g을 사용해야 효능이 있다고 보고하였고, 심지어 210g까지 사용한 보고가 있다. 쥐에게 복강주사한 결과 수전액의 LD_{50}은 29±0.8g/kg이었다.

주의사항

구등은 20분 이상 수전하면 약효가 현저하게 감소한다고 보고한 바가 있으므로 장시간 수전하지 않는다. 소량으로는 동물의 성장, 발육, 간, 신장, 혈액상에 독성반응이 없었으나 대량으로 사용 시에는 동물의 심장, 간, 신장에 현저한 독성반응이 있었다[6].양기가 허약하거나 실열(實熱)이 없으면 사용하지 않는다.

천마(天麻)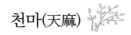
Gastrodia elata Bl.

약재개요

난초과(蘭科)에 속한 여러해살이 기생초본식물(寄生草本植物)인 천마(天麻)의 뿌리이다. 성미(性味)는 감(甘), 평(平)하고, 간(肝)에 귀경한다. 식풍정경(熄風定痙 풍증을 잠재우고 경기를 진정시킴), 평간잠양(平肝潛陽 상승한 간의 기와 양기를 내림), 거풍통락(祛風通絡 바람을 없애고 경락을 통하게 함)의 효능이 있어 경기, 경련, 파상풍, 어지러움, 두통, 관절통, 사지 저린감 등의 증상에 사용한다.

약리연구

(1) 기억력 증강 작용

천마는 늙은 쥐의 학습 능력을 현저하게 증강시켰다.[3]

(2) 면역증강 작용

천마주사약은 쥐의 비특이성 면역과 특이성 면역 중에서 세포 면역과 체액 면역을 증강시켰다[4].

(3) 진정, 항경련, 최면 작용

천마의 Vanilline 성분, 수전액, 주사약은 쥐의 자율적인 활동을 감소시켰으나 천마의 배당체는 진정작용(鎭靜作用)이 없었고, 수전액, 주사약, 배당체는 바비탈의 수면시간을 연장시켰고, pentetrazole로 인한 경련을 억제시키는 작용이 있었다[7].

(4) 심근보호, 혈압하강 작용

천마는 심근에 영양성 혈류량을 증가시켰고, 순환을 개선시켜 심근허혈에 보호 작용이 있었고, 주사약은 혈압을 신속하게 하강시켰다[4].

(5) 기 타

이외에 천마는 면역증강 등의 작용이 있었다.

임상응용

(1) 고혈압 치료

방 약 | 천마, 구등, 진주모, 국화, 상심 등으로 정제를 만들어 1회 6알, 1일 3회, 투여한다. 이 방약으로 고혈압 환자(陰虛陽亢型 음액이 부족하여 양기가 상승한 형태) 60명을 치료한 결과 총 유효율이 76.67%였고, 수축기 혈압 하강의 평균치가 20.83±13.71mmHg였다. 이 완기 하강의 평균치는 10.21±8.40mmHg이고, 증상이 현저하게 개선되었으며, 혈중 지질, TC, TG도 현저하게 감소했다.[1] 이외에 천마 주사약을 정맥주사한 결과 혈압이 급속히 하강했다.

(2) 내이성(內耳性) 어지러움 치료

방 약 | 천마주사약을 풍지(양측, 한 혈자리 0.5ml), 족삼리(양측, 한 혈자리에 1.5ml)에 1일 1회, 10일을 1회 치료기간으로 주사한다.[2] 보고에 의하면 이 방법으로 본병 환자 31명을 치료한 결과 총 유효율이 90.32%이었다.

(3) 두통 치료

방 약 | 천마주사약(ml당 생약 6g 함유)을 풍지, 태양, 아시혈, 합곡을 기본혈로 하고, 기타 찬죽, 인당, 안면, 예풍혈을 가감해서 1회 1ml, 1일 1회, 혹은 격일제로 1회 1~3혈에 주사한다. 초진상은 이 방법으로 혈관성 두통 환자 35명을 치료한 결과 20명 완치, 8명 현저한 효과, 7명은 호전이었다고 밝혔다.

(4) 신경쇠약 치료

방 약 | 천마주사약 2ml(20mg)를 6일을 1회 치료기간으로 근육주사한다. 보고에 의하면 이 방법으로 신경쇠약 환자 50명을 치료한 결과 효능이 양호했다. 두통 등의 증상이 현저하게 개선되었고, 부작용이 없었다.[2]

(5) 뇌외상 치료

방 약 | 천마주사약200mg을 1일 2회, 5일을 1회 치료기간으로 근육주사한다. 보고에 의하면 이 방법으로 뇌외상으로 인한 두통, 어지러움, 수면장애 등의 장애가 있는 환자 66명을 치료한 결과 31명 현저한 효과, 33명 호전이었고, 실험자는 천마주사약이 중추신경계에 진정, 진통, 뇌혈류를 증가하는 작용이 있는 것으로 설명했다.

(6) 전간(癲癎) 치료

방 약 | 천마40g, 신곡100g, 대자석100g, 마제향(馬蹄香)30g, 감송30g, 반하(법제)20g, 담남성 30g, 천축황40g, 호박30g을 분말로 만들어 1회 16~30g, 1일 3회 온수로 투약한다. 이 방약으로 원발성 전간 환자 3명을 1년(경미한 자)에서 1년 반(중한 자)동안 투약시켜 완치시켰다.[5]

(7) 안면 근육 경련 치료

방 약 | 천마주사약(ml당 생약 0.06g 함유)을 1일 2~4ml 근육 주사한다. 보고에 의하면 이 방법으로 본병 환자 23명을 치료한 결과 총 유효율이 61.97%였다. 인공 배양한 천마와 자연산을 비교한 결과 효능은 동일했다.[2]

(8) 이농(耳聾), 이명 치료

방 약 | 천마주사약(ml당 생약 100mg 함유)1일 1회, 1회 100~200mg을 근육주사하고, 14일을 1회 치료기간으로 한다. 이 방법으로 신경성 이농, 이명환자 30명을 치료한 결과 완치 8명, 17명 호전, 5명은 무효였다.[2] 이외에 일본의 山本孝之는 천마로 노인성 치매 환자를 치료한 결과 유효율이 81.8%였다고 보고하였고, 그 외 파상풍, 고지질혈증에 효능이 있는 것으로 밝혀졌다.[6]

사용용량

천마 주사약을 토끼의 복강에 주사한 결과 30분 후 동물의 반응이 둔해졌고, 이어 협동반응 장애, 거식반응이 발생했고, 5시간 후에는 심박동수가 300회 이상이었고, 48시간 후에는 사망 했다[7]. 탕제에는 4~12g을 사용하고, 분말은 1회 1~1.5g을 사용한다.

주의사항

천마를 복용한 후 소수 환자는 구강과 비강의 건조증, 두혼(頭昏), 위장불편감을 호소했다. 천마80g을 닭과 같이 삶아 먹고 쇼크를 일으킨 보고가 있고, 근육주사로 쇼크를 일으킨 보고 도 있다. 혈허(血虛), 음허(陰虛) 등으로 인한 어지러움에는 사용하지 않는다.

결명자(決明子)

Cassia tora L.

약재개요

콩과(豆科)에 속한 결명(決明)의 익은 종자이다. 생용 혹은 볶아서(炒) 사용한다. 성미(性味)는 감(甘), 고(苦), 미한(微寒)하고, 간(肝), 대장(大腸)에 귀경한다. 청간명목(淸肝明目 _{간의 열을 내리고 눈을 밝게 함}), 윤장통부(潤腸通腑 _{장을 윤활하게 하고 장을 통하게 함})의 효능이 있어 안구충혈, 안구부종과 통증, 변비, 고콜레스테롤혈증, 동맥경화, 고혈압 등의 증상에 사용한다.

약리연구

(1) 혈압하강 작용

결명자의 추출액은 마취된 동물에게서 혈압하강 작용이 있었고, 수축기압, 이완기압을 모두 하강시켰다.[8]

(2) 면역에 미치는 영향

결명자는 세포면역을 억제시키는 작용이 있었으나 체액면역에는 아무런 영향이 없었고, 대식세포의 식균기능을 증강시켰다.[9]

(3) 항균 작용

결명자의 주정추출물이나 수전액은 각종진균, 세균을 억제하는 작용이 있었고, 대황소는 금황색 포도구균, 대장간균, 폐렴구균, 유행성 독감간균 등을 체외에서 억제시키는 작용이 있었다.[10]

(4) 위액분비 촉진 작용

결명자의 추출물을 공복상태의 개 위장에 투여한 결과 위액분비를 촉진시켰다.[11]

(5) 시력보호 작용

결명자의 Zn 성분은 효소합성에 참여하고, 시망막 내의 비타민A 환원효소 형성 작용이 있어 시력보호 작용을 한다.[12]

임상응용

(1) 고혈압 치료

방 약 | 결명자(炒黃)를 분말로 만들어 1회 3g, 1일 3회 복용하거나 결명자15g, 하고초9g을 수전해서 연이어 1개월간 투여한다. 이 방약으로 17명을 치료한 결과 6명 현저한 효과, 6명 유효, 5명은 무효였다.[1]

(2) 단순성 비만 환자 치료

방 약 1 | 결명자, 택사, 욱리인, 화마인, 산사인을 환약으로 투약하고, 식욕억제, 운동을 동시에 실시하고, 30일을 1회 치료기간으로 한다. 보고에 의하면 이 방약으로 96명을 치료한 결과 79명이 유효했다.[2]

방 약 2 | 창출, 하엽, 결명자, 래복자, 생대황을 투여한다. 이 방약으로 323명을 치료한 결과 체중이 현저하게 감소한 자는 129명이었다.[2]

(3) 지방간 치료

방 약 | 택사, 생하수오, 결명자, 호장 등을 수전해서 투여한다. 이 방약으로 38명을 치료한 결과 19명 완치, 13명 현저한 효과, 4명은 유효, 2명은 무효였다.[2]

(4) 고지질혈증 치료

방 약 | 결명자, 남성(법제), 산사 등으로 정제를 만들어 1회 4~6알, 1일 3회, 1개월간 투여한다. 이 방약으로 127명을 치료한 결과 1~2개월 간 복용 후 TG가 높았던 112명 중 99명 하강, 콜레스테롤이 높았던 127명 중 113명 하강, Lipoprotein이 높았던 103명 중 84명 하강이었다.[3]

(5) 만성 인후염 치료

방 약 | 결명자, 현삼, 맥문동^각5~10g에 온수 200ml를 넣고 10분 간 담가 두었다가 자주 음용하고, 1일 3~4회 우려내어 투약하고, 1~2개월 간 복용한다. 이 방약으로 78명을 치료한 결과 13명 호전, 9명 무효였다.[4]

(6) 소아 감적(疳積) 치료

방 약 | 초결명20g, 계내금, 산사^각10g을 분말을 만들고, 신선한 모계간(母鷄肝) 1개를 죽처

럼 분쇄해서 혼합한 후 천으로 싸고, 쌀뜨물 500ml에 넣고 100ml까지 수전한다. 공복에 1일 1첩을 투여한다. 이 약으로 145명을 치료한 결과 127명 완치(안면 紅潤, 식사량정상, 체중 3kg 증가, 대변 정상), 15명 호전, 3명은 무효였다. 일반적으로 1첩으로 효능이 있었다[5].

(7) 습관성 변비

방 약┃ 결명자(炒)분말10~15g을 10분간 수전한 후 봉밀20~30g을 넣어 매일 저녁에 1회, 혹은 조석으로 투여한다. 이 방법으로 습관성 변비 환자 16명을 치료한 결과 12명 완치, 4명은 유효였다.

(8) 가성(假性) 근시 치료

방 약┃ 구기자, 결명자, 당귀, 태자삼, 석창포, 감초. 보고에 의하면 상기의 방약으로 가성 근시 환자를 치료한 결과 149쪽 안구 완치, 57쪽 안구 현저한 효과, 52쪽 안구 유효였고, 22쪽 안구는 무효였다.[2]

(9) 맥립종(麥粒腫) 치료

방 약┃ 결명자30g을 물 1000ml에 넣어 400ml로 수전해서 1회 투여한다. 이 방법으로 맥립종 환자 13명을 치료한 결과 모두 완치했다.[6]

(10) 남성 유방 발육 치료

방 약┃ 생결명자25~50g를 온수로 우려내서 1일 2회, 투여한다. 이 방법으로 본병 환자 12명을 치료한 결과 모두 완치했다.[7]

(11) 곰팡이성 질염 치료

방 약┃ 결명자30g을 탕액으로 만들어 환부를 훈증한 후 적당 온도에 외음부를 세척해 준다. 1일 1회 실시, 1회 15~20분간 실시한다. 이 방법으로 본병 환자 22명을 치료한 결과 모두 양호한 효능이 있었다.

사용용량

일반적으로 10~15g을 사용하고, 대량으로는 20g 이상도 사용한다.

결명자는 복부 팽만감, 설사, 오심 등의 부작용이 있었으나 치료에는 영향을 미치지 않는 것으로 밝혀졌다. 비위허한성(脾胃虛寒性) 설사에는 사용하지 않는다.

전갈(全蝎)

Buthus martensii Karsch.

약재개요

전갈과(全蝎科) 곤충이고, 건조한 몸체이다. 끓는 물에 삶아 건조한 것을 담전갈(淡全蝎)이라 하고, 소금물에 삶아서 건조한 것을 함전갈(鹹全蝎)이라 한다. 성미(性味)는 신(辛), 평(平)하고, 독이 있고, 간(肝)에 귀경한다. 식풍정경(熄風定痙 풍증을 잠재우고 경련을 없앰), 해독산결(解毒散結 독을 없애고 뭉친 것을 흩어줌), 통락소통(通絡消痛 경락을 통하게 하고 통증을 없애줌)의 효능이 있어 경련, 경기(驚氣), 와사증, 창양종독(瘡瘍腫毒), 편두통, 관절통 등의 증상에 사용한다. 전충(全蟲)이라고도 한다.

약리연구

(1) 면역기능 촉진 작용

전갈분은 쥐의 면역기능을 촉진시키는 작용이 있었고, 대식세포의 기능을 촉진하고, 임파세포의 전환을 촉진시켰다.[25]

(2) 항 경련, 진통 작용

전갈독소와 AEP 성분은 항경련 작용이 있었다.[26]

(3) 심, 혈관에 미치는 영향

전갈 독은 심장수축의 장력을 증강시키고, 심박동수를 감소시키고, 전갈의 AEP성분은 심근수축의 장력 하강, 심박동수 증가 작용이 있고, 둘 다 부정맥, 말초혈관 수축 작용이 있었다[27].

(4) 항-암 작용

전갈의 추출물은 유선암, sarcoma, 결장암, 간암 등을 억제시키는 작용이 있었다.[28]

(5) 혈압하강 작용

전갈수전액, 주사약, 침출물은 토끼의 혈압을 하강시켰고, 지속시간은 1~3시간이었고, 경구 복용이나 주사투여도 같은 효과가 있었고, 내성은 없었다.[29]

(6) 소화촉진 작용

전갈 독소는 쥐의 타액을 촉진시키고, 위액의 산도(酸度)와 펩신의 활력을 증강시켰다[28].

(7) 출혈, 용혈 작용

전갈에 물려죽은 자의 사체를 조사한 결과 모든 장기가 충혈하였고, 용혈 작용이 있었다.

(8) 기 타

이외에 항-혈전형성, 자궁수축 등의 작용이 있는 것으로 밝혀졌다.

임상응용

(1) 만성 천식형 기관지염

방 약 | 전갈3~6마리, 강잠, 마황(炙), 백출(炒), 복령, 소자, 관동화, 우방자, 감초^각10g을 수전 해서 투여한다. 이 방약으로 치료한 결과 양호한 효능이 있었다.[1]

(2) 급성 편도선염 치료

방 약 1 | 전갈꼬리2개의 분말을 반창고에 놓고 양측의 인영혈에 붙여두었다가 1일 1회 교환 해 준다. 이 방법으로 20명을 치료한 결과 총 유효율이 85%였다.[2]

방 약 2 | 전갈1마리를 육신환(六神丸) 10알과 혼합해서 식초에 개어 양측 귀 아래 편도선 부 위에 도포한 후 파스(약명: 傷濕止痛膏)로 붙여두면 12시간 이내 효능이 있다. 이 방법으로 편도선염 환자 32명을 치료한 결과 총 유효율이 95.1%였다.[3]

(3) 소아 급성 악하 임파절염 치료

방 약 | 전갈꼬리, 빙편(비율 3:1)의 분말을 바셀린에 혼합해서 고약을 만들어 커진 임파절 부 위에 도포하고 붕대로 감아두었다가 3일에 한번 교환해 준다. 환부의 피부에 손상이 있으면 사용에 주의한다. 이 방법으로 86명(편도종대 혹은 화농자 47명, 구강 염증자 27명, 발치자 12명)을 치료한 결과 모두 완치하였고, 1회 시술로 완치자 29명, 2회 시 술로 완치자 34명, 3회 완치자는 23명이었다.[4]

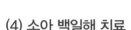

(4) 소아 백일해 치료

방 약 | 전갈1마리를 초초(炒焦)해 분말을 만들어 삶은 계란에 묻혀 1일 2회 투여한다. 이 방법으로 본병 환자 74명을 치료한 결과 모두 완치했다.[5]

(5) 암성 통증 및 암 치료

방 약 1 | 전갈, 오공, 백화사^각30g, 로사(鹵砂)5g, 수질30g, 섬수1g, 율무(炒)50g, 택칠(신선한 것)60g의 분말을 캡슐에 넣어 1일 3회, 1회 2~4알 투여한다. 이 방약으로 암성 통증 환자 40명을 치료한 결과 I급 18명 통증 소실, II급 14명중 12명 통증 소실, III급 8명 중 2명 통증 소실이었다.[6]

방 약 2 | 전갈6g, 오공3마리, 곤포, 해조, 당귀, 속단, 반지련, 백화사설초^각24g, 백작약, 향부, 복령^각15g, 시호9g을 수전해서 1일 1첩 투약하고, 운남백약(약명: 云南白藥)2g을 투여한다. 이 방약으로 자궁경부암 환자 13명을 치료한 결과 20년 생존 1명, 13년 생존 3명, 8년 생존 4명, 6개월 생존 2명이었다.[7]

방 약 3 | 전갈, 오공^각120g, 오초사, 괄루^각500g, 생의인1000g, 뇨사(硇砂)15g, 조각자250g을 분말로 만들어 1회 5g, 1일 3회 투여한다. 이 방약으로 식도암을 치료한 결과 양호한 효능이 있었다.[8]

(6) 파상풍 치료

방 약 | 전갈7마리, 선의30g, 천마6g, 남성(법제)6g, 강잠7마리를 수전한다. 복용 전에 황주(黃酒)60g에 주사15g을 먼저 투약하고, 다음에 수전액을 투여한다. 약을 복용한 후 수족과 복부에 땀나면 좋은 현상이다. 이 방약으로 65명을 치료한 결과 사망률이 16.9%였다.[9]

(7) 비장 기능 항진증 치료

방 약 | 전골, 오공^각4.5g, 사향0.6g의 분말을 백주(白酒) 1000ml에 혼합해서 돼지 방광에 넣어 새지 않게 구멍을 묶는다. 돼지 방광을 비장의 종대 부위에 놓고 넓이 20cm, 길이 100cm의 천으로 묶어 둔다. 5~7일 후 약액이 모두 삼출하면 다시 실시한다. 이 방법으로 50명을 치료한 결과 46명 완치, 3명 현저한 효과, 1명은 무효였다.[10]

(8) 임파절 결핵 치료

방 약 | 동일량의 전갈, 오공, 강잠, 절패모의 분말 1~1.5g에 계란 1개를 혼합한 후 식용유로

전(煎)을 해서 1일 2회 투약하고, 20~80일을 1회 치료기간으로 한다. 이 방약으로 92명을 치료한 결과 82명 완치, 8명 호전, 2명은 무효였다.[11]

(9) 편두통 치료

방방 약 | 전갈2g, 천오(법제, 先煎), 초오(법제, 先煎)^각4.5g, 천궁, 백강잠^각9g, 생강6g, 감초3g, 백지12g을 수전해서 1일 1첩, 1일 2회 투여한다[12].

(10) 전간(癲癇) 치료

방 약 1 | 전갈, 천마^각35g, 주사, 호박, 남성, 강잠^각20g, 오공7마리를 분말로 만들어 1회 5g, 1일 2회, 15일을 치료기간으로 투여한다. 이 방약으로 21명을 치료한 결과 14명 완치, 4명 호전, 3명은 무효였다.[13]

방 약 2 | 전갈1마리(머리, 꼬리 미제거)를 배건(焙乾)한 후 분말을 만들고, 신선하고 청결한 구채(韭菜)250g과 혼합하여 즙을 짜내 여과한 후 홍당(紅糖)50g 넣어 끓인 뒤 공복에 1회로 투여한다. 대발작(1개월에 5회 이하 발작)자는 매주 3회 투약하고, 6~10회 발작자는 1일 1~2회 투약하고, 10회 이상 복용자는 1일 2~3회 투약하고, 지속상태에 있으면 3~4회 투약하고, 발작이 억제된 후에는 매주 1회에서 매월 1~2회 투약하고, 6개월에서 1년간 투여한다. 이 방법으로 110명을 치료한 결과 현저한 효과가 71%였고, 유효율이 95%였다.[14]

(11) 견관절 주위염 치료

방 약 | 전갈, 세신^각20g, 천오, 초오^각30g, 빙편10g을 분말로 만들어 바셀린에 혼합해서 200g의 고약을 만들어 5일마다 1회 도포해주고, 5회를 1회 치료기간으로 하고, 치료기간 중에는 운동요법과 동시에 실시한다. 이 방법으로 67명을 치료한 결과 59명 완치, 7명 유효, 1명은 무효였다[15].

(12) 류마티스 관절염 치료

방 약 | 전갈, 오공, 원호를 2:2:1 비율로 혼합해서 배건(焙乾)한 후 분말로 만들어 0.25g무게로 캡슐에 넣어 1회 3~5알, 1일 3회 식후 투여한다. 이 방약으로 30명을 치료한 결과 4명 완치 근접, 16명 현저한 효과, 9명은 호전이었다.[16]

(13) 좌골신경통 치료

방 약 | 전갈, 점사(蘄蛇), 오공^각10g을 분말로 만들어 8등분한다. 첫날에는 2회 투약하고, 그

후에는 1일 1회 투약하고, 7일을 1회 치료기간으로 한다. 이 방약으로 54명을 치료한 결과 1~2회 치료기간으로 완치 혹은 현저한 효과였다.[17]

(14) 화상 치료

방 약 | 전갈 45마리, 두꺼비 7~10마리, 계란 노란자 500g에 마유(麻油)1000g을 넣고 전(煎)한 후에 여과해서 보관한다. 먼저 상처부위를 청결히 한 후 약액을 거즈에 묻혀 환부에 붙여 두었다가 1일 1회 교환해 준다. 이 방법으로 450명을 치료한 결과 모두 완치했다.[18]

(15) 치질 치료

방 약 1 | 전갈, 강잠[기]9g의 분말을 붉은 껍질의 계란 안에 넣어 밀가루로 구멍을 막은 후 삶는다. 1일 5개 복용하고, 연이어 3일 투여하고, 일반적으로 1~4첩을 복용한다. 이 방법으로 치질 환자 30명을 치료한 결과 내치질 12명 유효, 혼합치질 8명 중 5명 유효, 외치질 10명 모두 유효였다.[19]

방 약 2 | 전갈1~2마리. 애엽에 꼬리가 위로 가도록 삽입한 후 불을 붙여 항문 주위에 1일 1회 훈증하고, 3회를 1회 치료기간으로 한다. 이 방법으로 혼합치, 외치 100명을 치료한 결과 96명 완치, 4명 호전이었다[20].

(16) 만성 골수염 두도(竇道) 치료

방 약 | 전갈5g, 오공10g의 분말을 소독한 후 유사(油紗)에 약분말을 묻혀 환부 구멍을 막고 붕대로 감아준다. 2일마다 1회 교환해주고, 동시에 한약과 항생제를 투여한다. 이 방약으로 본병 환자 12명을 치료한 결과 모두 2~3주 내에 완치했다[21].

(17) 급성 유선염 치료

방 약 1 | 전갈2마리를 밀가루빵 1개 안에 넣어 식전에 투여한다[22]. 보고에 의하면 이 방법으로 유선염 환자 308명을 치료한 결과 307명이 완치했다.

방 약 2 | 전갈분말3g, 시호9g을 수전한 약액으로 1일 1회 투여한다[23]. 이 방법으로 250명을 치료한 결과 201명 완치, 그 중 1회 복용으로 완치자는 132명, 2회 복용으로 완치자 63명, 복용 3회로 완치자는 1명, 2명은 무효였다.

(18) 근육주사 후 국소 부종 치료

방 약 | 전갈분말40g과 바셀린100g으로 고약을 만들어 환부에 도포한다. 강려민은 이 방법으로 64명을 치료한 결과 53명 완치, 9명 호전, 2명은 무효였다. 이외에 다른 보고에

의하면 전갈, 천궁^각24g, 석창포20g의 분말을 10등분하여 1회 1/10, 1일 2회, 생강즙 2ml, 황주(黃酒)와 같이 투약해서 이농(耳聾)을 치료한 보고가 있다. 외상으로 인한 부종, 통증 등에 이온도입법이나 고약형태로 도포한 보고가 있으며, 고열성 경련, 외상성 두통, 혈관성 두통 등에도 탁월한 효능이 있는 것으로 밝혀졌다.[24]

사용용량

일반적으로 1.5~9g을 사용한다. 전갈독을 토끼의 복강에 주사한 결과 치사량은 0.07mg/kg 이고, 쥐는 0.5mg/kg, 개구리는 0.7mg/kg이었고, 인간이 내복 시 중독량은 30~60g 정도이다. 잠복기 시간은 1~4시간이고, 초기에는 두통, 사지경련이 있고, 이어서 혈압상승, 용혈, 심계 등이 발생하고, 중하면 전신무력, 호흡곤란, 혼미 등이 발생한다.

주의사항

대량으로 복용 후 소수의 환자는 피부 손상의 부작용이 있었고, 이때에는 인동등, 녹두의, 생감초를 수전해서 복용하면 치료된다고 보고했다. 혈허(血虛)로 풍(風)이 발생한 환자에게는 신중하게 사용해야 한다.

오공(蜈蚣)

Scolopendra subspinipes mutilans L. Koch.

약재개요

왕지네과(蜈蚣科) 곤충인 오공을 건조한 것이다. 성미(性味)는 신(辛), 온(溫)하고, 독이 있고, 간(肝)에 귀경한다. 식풍정경(熄風定痙 풍증을 잠재우고 경련을 진정시킴), 해독산결(解毒散結 독을 없애고 뭉친 것을 흩어지게 함), 통락소통(通絡消痛 경락을 통하게 하고 진통시킴)의 효능이 있어 급만성경기(急慢性驚氣), 파상풍, 창양종독(瘡瘍腫毒), 악창(惡瘡), 독사교상(毒蛇咬傷), 임파선 결핵, 두통, 풍습비통(風濕痺痛) 등의 증상에 사용한다.

약리연구

(1) 항 경련 작용

오공은 strychnine, nicotin으로 인한 경련을 억제시키는 작용이 있었다.[19]

(2) 면역촉진 작용

오공복용 후 혈청중 IgG와 E장미화환의 형성률을 현저하게 상승시켰고, 조석으로 타액을 조사한 결과 IgG, IgA가 정상인보다 높았다.[20]

(3) 과민반응

생오공을 복용한 후 피진(皮疹)이 용이하게 발생하였으나 갈색으로 배건(焙乾)하여 투여한 결과 발생하지 않았다.[21]

(4) 항염, 진통 작용

오공수전액을 쥐의 위장에 투여한 결과 Xylene으로 인한 귀 부위 염증을 억제시키는 작용이 있었고, 초산으로 인한 복강 모세혈관 투과성을 감소시켰고, 수전액을 쥐의 위장에 투여한 결과 초산으로 인한 비틀기 실험에서 반응이 감소하였고, 고열 실험에서 통증 역치가 증가했다.[22],[23]

(5) 항-노화 작용

오공 수전 추출물은 쥐의 혈청 중 산화지질과 간조직의 지질 함량을 감소시켰고, 적혈구 중 SOD, GSH-Px의 활력을 상승시켰고, 흉선, 비장의 중량을 증가시켰다.[24]

(6) 평활근에 미치는 영향

오공의 추출액은 토끼의 소장을 처음에는 흥분시킨 후 나중에는 억제시켰고, 임신하지 않은 자궁을 이완시키고, 자궁의 수축력을 감소시켰다.[23]

(7) 심근수축, 혈압하강 작용

오공의 수용액(단백질 제거)은 체외에서 쥐의 심방근의 수축력을 증강시켰고, 개에게 정맥주사한 결과 혈압이 현저하게 상승하였으며, 양에 따라 비례했다.[25]

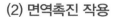 **임상응용**

(1) 결핵병 치료

방 약 1| 오공 1마리의 분말을 오리알에 넣은 뒤 구멍을 막고 약한 불로 따뜻할 정도 데운 후 복용한다. 1일 1개 투여하고, 완치까지 실시한다. 이 방법으로 임파결핵 환자를 치료한 결과 경미한 환자 11명은 완치되었고, 증상이 심한 환자 44명 완치시켰다.[1]

방 약 2 │ 오공3마리, 감초3g의 분말을 1일 3회, 4주를 1회 치료기간으로 투여하고, 1주 휴식
후 다시 투여한다. 이 방법으로 폐, 흉막, 장, 유선, 임파 등의 결핵을 치료한 결과
모두 완치했다.⁽²⁾

방 약 3 │ 오공, 전갈^각40g, 절충50g의 분말을 1회 3g씩 계란에 넣어 삶거나 구워서 1일 2회, 20
일을 1회 치료기간으로 하고, 3~6회 치료기간을 투여한다. 이 방법으로 골 결핵 환
자 10명을 치료한 결과 8명 완치, 1명 현저한 효과였다.⁽³⁾

방 약 4 │ 오공, 인삼, 황기, 당귀, 은화, 포공영, 녹각교, 천산갑, 보골지, 목별자, 지골피, 몰약,
속단, 홍화, 석호(蜥虎)를 캡슐에 넣어 1회 2~5g, 1일 2알, 90~120일을 1회 치료기간
으로 투여한다. 이 방약으로 골결핵, 골관절 결핵환자 50명을 치료한 결과 17명 완
치, 29명 호전, 4명은 무효였다.⁽⁴⁾

(2) 소아 급, 만성 경부 임파절염 치료

방 약 │ 오공 몇 마리(머리, 다리 제거)를 80℃도로 홍건(烘乾)한 뒤 분말을 만들어 계란에 넣
어 혼합한 후 삶아서 조석으로 각 1회, 7일을 1회 치료기간으로 투여한다. 4~7세는
0.6g/회, 8~12세는 1.0g/회로 투여한다. 이 방법으로 45명을 치료한 결과 4일 복용으로
완치자 12명, 7일 복용으로 완치자 24명, 10일 완치자는 6명, 14일 완치자 4명이었다.⁽⁵⁾

(3) 만성 임파절염성 종괴(腫塊) 치료

방 약 │ 오공4마리의 분말을 계란 2개 내에 넣고 찐다. 1일 1개를 하고초10g을 수전한 약액으
로 투약하고, 15일을 1회 치료기간으로 한다⁽⁶⁾.

(4) 전염성 간염 치료

방 약 1 │ 오공1마리의 분말을 계란 내에 넣고 혼합한 뒤 저온으로 익힌 후 매일 저녁에 투약
하고, 연이어 3일 투약하고, 3일 휴식한 뒤 다시 투여한다. 동시에 철락환(약명: 鐵
落丸, 철락화30g, 계내금6g, 핵도인3개, 대조20알을 황두(黃豆)크기로 만든 환약) 1
회 30알, 1일 2회 투여한다. 이 방약으로 만성간염 135명을 치료한 결과 132명 완치,
3명은 무효였다.⁽⁷⁾

방 약 2 │ 오공주사약 2ml를 1일 1~2회, 10회를 1회 치료기간으로 근육주사한다. 상해 제2 의
학원 부속 제3 인민병원 내과에서 이 방법으로 전염성 간염 환자 32명을 치료한 결과
현저한 효과 11명, 유효 15명이었고, 본 약은 황달소실, 소화기능 개선, 오심, 복부팽
만감 등에 양호한 효능이 있었고, HBs-Ag가 양성인 19명 모두 유효했다고 밝혔다.⁽⁸⁾

(5) 만성 신장염 치료

방 약 | 오공(두족(頭足) 제거, 배건(焙乾)후 분말로 만듦) 1마리를 계란 1개 안에 넣어 균일하게 혼합한 뒤 구멍을 막고 삶은 후 저녁에 1개 먹는다. 7일을 1회 치료기간으로 하고, 치료기간 사이는 3일 휴식후 다시 실시한다. 이 방법으로 36명을 치료한 결과 18명 부종소실, 단백뇨 소실자 17명, 1명은 무효였다.[9]

(6) 뇌혈전 치료

방 약 | 백화사, 전갈, 오공으로 산제를 만들어 투여한다. 이 방법으로 처음 발병한 뇌혈전 환자 47명을 치료한 결과 24명 완치, 17명 유효, 6명은 무효였고, 평균 치료기간은 10~30일이었다.[2]

(7) 암 치료

방 약 | 오공2~3마리의 분말을 1일 3회로 나누어 투여하거나 오공 100마리로 200ml 주사약을 만들어 1일 2~4ml를 환부에 주사한다. 이 방법으로 위암환자 7명을 치료한 결과 1명 완치, 2명 현저한 효과, 2명 유효, 2명은 무효였고, 식도암 환자 11명을 치료한 결과 4명 현저한 효과, 5명 유효, 2명은 무효였다. 폐암 환자 3명을 치료한 결과 모두 무효였고, 유선암 환자 3명을 치료한 결과 2명 현저한 효과, 1명 무효였다. 피부암 환자 3명을 치료한 결과 2명 완치, 1명은 무효였고, 진선암(脣腺癌) 환자 1명을 치료한 결과 무효였고, 자궁경부암 환자 5명을 치료한 결과 5명 유효였다.[10]

(8) 전간(癲癇) 치료

방 약 | 오공, 전갈^각^85g, 청몽석, 백반, 녹각상, 자하거, 진주모^각^200g, 천용(天龍)100g을 0.3g 크기로 환약을 만들어 1일 2~3g(성인), 1일 3회 투여한다. 이 방약으로 46명을 치료한 결과 복용 후 2년간 미발작, 뇌파검사에서 정상인 자는 19명, 발작 증상이 80% 이상 감소자는 11명, 50%이상 감소자는 7명, 무효자는 9명이었다.[11]

(9) 만성 골수염 치료

방 약 | 오공60g, 음양곽30g, 육계10g의 분말을 1회 10~15g, 1일 2회 온수로 투여한다. 이 약으로 52명을 치료한 결과 20명 완치, 16명 현저한 효과, 11명 호전, 5명은 무효였다.[12]

(10) 안면 신경염 치료

방 약 | 오공(두족(頭足) 미제거)2마리, 주사1.5g의 분말을 1회 1/2씩, 1일 2회, 방풍10g의 수

전액으로 투여한다. 주사(朱砂)의 총 복용량이 30g이 되면 1일 0.5g으로 줄이고, 임산부는 복용을 금한다. 이 방법으로 38명을 치료한 결과 15일 이내 완치자 28명, 30일 이내 완치자 8명, 2명은 무효였다.

(11) 성기능 장애 치료

방 약 | 오공18g, 당귀60g, 백작약60g, 감초60g의 분말을 40봉지로 포장해서 1회 1/2~1봉지, 1일 2회, 공복에 백주(白酒)나 황주(黃酒)로 투약하고, 15일을 1회 치료기간으로 하고, 복용기간 중 날 음식, 찬 음식 섭취와 분노를 금한다. 이 방약으로 737명을 치료한 결과 655명 완치 근접, 77명 호전, 5명은 무효였다.[13]

(12) 계안(鷄眼) 치료

방 약 | 오공(건조)30마리, 오매9g을 배건(焙乾)한 후 분말을 만들어 적당량의 채유(菜油)에 7~10일간 담가 두었다가 사용한다. 먼저 환부를 1%의 염수에 15~25분 간 담가 두었다가 환부 피부가 부드러워지면 깍아내고, 약액을 바른 뒤 붕대로 감아두었다가 매 12시간마다 1회 교환해주고, 3일을 1회 치료기간으로 한다. 이 방법으로 계안 환자 87명을 치료한 결과 71명 완치(3년 동안 미 재발), 15명 유효, 1명은 무효였다.[14]

(13) 건선(psoriasis) 치료

방 약 | 오공5마리, 오보사, 오매, 석류피, 홍화, 삼능, 아출, 목향^각20g, 자초, 황백, 금은화^각30g을 채유(菜油)에 2시간 담가 두었다가 약한 불로 약초가 황흑색이 될 때까지 전(煎)한 다음 여과한 후 환부에 1일 1~2회 도포한다. 매 시술시 5~10분간 마사지를 실시하고, 1개월을 1회 치료기간으로 한다. 이 방법으로 65명을 치료한 결과 41명 완치, 18명 호전, 6명은 무효였다. 평균 치료기간은 66.5일이었다.[15]

(14) 대상포진 치료

방 약 1 | 오공분말과 백주(白酒)를 혼합해서 환부에 1일 3~5회 도포하고, Poly I:C(약명)를 1일 2~4mg씩 근육 주사한다. 이 방법으로 대상포진 환자 15명을 치료한 결과 통증 소실기간 1.3일, 결가(結痂)형성 기간은 1.5일이었다.[16]

방 약 2 | 오공 1마리(살아있는 것이 양호)를 75%의 주정 50ml에 넣어 1개월 간 밀봉해서 보관해두었다가 환부에 1일 5~6회 도포한다. 이 방법으로 58명을 치료한 결과 모두 유효했다[17].

(15) 류마티스 관절염 치료

방 약 | 오공, 세신^각20g, 백화사30g, 당귀, 백작약, 감초^각60g의 분말에 백주(白酒) 2000ml를 넣고 10일간 밀봉했다가 매일 조석으로 30~40ml씩 투여한다. 25일을 1회 치료기간으로 하고, 치료기간 간(間)에는 5일 간 휴식한다. 이 방약으로 류마티스 4명, 풍습성 관절염 7명을 치료한 결과 8명 현저한 효과, 3명은 호전이었고, 아무런 부작용이 없었다.[18]

사용용량

일반적으로 1.5~4.5g을 사용한다. 보고에 의하면 오공9g을 3회 복용후 무력하였으며, 커피색 소변 등이 출현했고, 진단은 용혈성 빈혈이었다고 밝혔다.

주의사항

오공은 독이 있어 대량으로 복용을 금하고, 오공 주사약을 근육주사 후 10분 간 국소에 작열감, 안면 경미한 조홍, 두혼두장감(頭昏頭張感), 오심, 구토, 복통, 설사, 무력, 호흡곤란, 체온하강, 혈압하강 등이 있었고, 일반적으로 1~2시간 후에 소실했다고 보고했다.

백강잠(白殭蠶)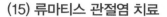
Bombyx mori L.

약재개요

누에과(蠶蛾科)에 속한 곤충인 누에의 유충(幼蟲)이 실을 토하기 전에 백강균(白殭菌)에 감염되어 말라 죽은 것이다. 성미(性味)는 함(鹹), 신(辛), 평(平)하고, 간(肝), 폐(肺)에 귀경한다. 식풍정경(熄風定痙 ^{풍증을 없애고 경련을 진정시킴}), 소풍지통(消風止痛 ^{풍증을 없애고 진통시킴}), 화담산결(化痰散結 ^{가래(담)를 없애고 뭉친 것을 흩어줌})의 효능이 있어 경련, 설사, 와사증, 치통, 인후부통증, 안구충혈, 임파선결핵, 정종단독(疔腫丹毒) 등의 증상에 사용한다. 강잠(殭蠶), 천충(天蟲)이라고도 한다.

약리연구

(1) 최면 작용

강잠의 주정 추출물은 쥐, 토끼에게 최면 작용이 있었고, 쥐에게 25g/kg을 위장에 투여하거나 12.5g/kg을 피하에 주사한 결과 phenobarbital 50mg/kg을 피하에 주사한 것과 동일한 효과가 있었다.[6]

(2) 항 경련 작용

10%의 수전액 2g/kg을 쥐에게 경구 투여한 결과 strychnine Nitrate로 인한 경련을 억제시켰고, 시중에 판매 중인 강잠약도 strychnine로 인한 경련을 억제하는 작용이 있었다.[6]

(3) 성 호르몬 작용

누에 추출물20g(생약)/kg을 성숙하지 않은 쥐에게 투여한 결과 체중의 증가가 촉진되었고, 전립선과 정낭이 증대했다.[8]

(4) 기 타

이외에 항-응혈 작용이 있는 것으로 밝혀졌다.

임상응용

(1) 호흡기 감염 치료

방 약 ┃ 동일량의 강잠, 청대 분말을 1세 이내는 0.5g, 1~3세는 1g, 3~5세는 2g, 5세 이상은 3g을, 1일 3회 온수로 투약한다. 이 방법으로 소아 호흡기 감염 환자 119명을 치료한 결과 93명 현저한 효과, 18명 유효, 8명은 무효였다.[1] 다른 보고에 의하면 이 방약으로 유행성 이하선염 환자 51명을 치료한 결과 복용 1~2일에 해열하였고, 2~3일 복용 후에는 부종이 소실했다. 만성 기관지염 환자 94명을 치료한 결과 유효율이 74.4%였고, 유뇨증 환자 26명을 치료한 결과 20~30일 복용 후 유효자 18명이었고, 심마진 환자 32명을 치료한 결과 7명 완치, 11명 현저한 효과, 14명은 무효였다고 밝혔다.

(2) 고지질혈증 치료

방 약 ┃ 백강잠 분말3g을 1일 3회, 2개월간 투여한다. 이 방법으로 고지질혈증 21명을 치료한 결과 모두 유효였고, 그 중 12명은 1회 치료기간으로 효과가 있었다. 다른 보고에 의하면 같은 방법으로 25명을 치료한 결과 그 중 14명은 20~30일간 복용후 혈중 콜레스테롤이 감소했다고 밝혔다.[2]

(3) 당뇨병 치료

방 약 ┃ 강잠을 분말로 만들어 1회 5g, 1일 3회, 식전에 투약하고, 2개월을 1회 치료기간으로

한다. 1회 치료기간 후 15일간 휴식한 뒤 제2 치료기간을 실시한다. 이 방법으로 52명
(비인슐린 의존형)을 치료한 결과 21명 현저한 효과, 29명 유효, 2명은 무효였다.[3]

(4) 삼차신경통 치료

방 약 | 강잠200g, 전갈150g, 백부자100g, 천궁200g, 백지200g을 분말로 만들어 1일 2회, 1회
2g을 투여한다. 이 방약으로 50명을 치료한 결과 33명 완치, 13명 현저한 효과, 2명 유
효, 2명은 무효였고, 일반적으로 치료기간은 20~30일이었다.[5]

(5) 전간(癲癇) 치료

방 약 | 누에의 지방을 없앤 후 정제를 만들어 1회 0.9~1.5g, 1일 3회 투여한다. 이 방법으로 전
간 환자 100명을 치료했다. 2개월에서 2년 간 임상 관찰한 결과 현저한 효과 26명, 호
전 51명, 23명은 무효였다.[7] 이외에 항생제 부작용으로 인한 이농(耳聾) 환자에게 백
강잠(炙)을 1회 3g, 1일 2회, 1~2개월 동안 투약해서 치료한 보고가 있다. 백강잠, 오미
자[각]100g, 선의50g을 분말로 만들어 1회 10g, 1일 2회, 30일을 1회 치료기간으로 투약
해서 6개월 간 치료해도 GPT가 감소하지 않은 환자 20명을 치료한 결과 양호한 효
능이 있었다고 보고했다. 백강잠, 오공, 전갈은 뇌외상 후유증, 뇌혈관 질병으로 인
한 반신불수에 효능이 있다고 보고했다.

사용용량

내복은 3~10g이고, 산제(散劑)로는 1회 1~1.5g 사용한다. 풍열(風熱)을 발산시킬 때에는 생
용(生用)하고, 일반적으로 볶은 것을 많이 사용한다.

주의사항

길경, 복령 등과는 배합하지 않고, 풍증(風症)이 없으면 사용하지 않는다.

지룡(地龍)
Lumbricus

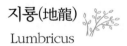

약재개요

지렁이과(巨蚓科) 환절동물(環節動物)인 삼환구인(參環蚯蚓: 廣地龍)과 호구인(縞蚯蚓: 土

地龍)을 건조한 것이다. 성미(性味)는 함(鹹), 한(寒)하고, 간(肝), 비(脾), 방광(膀胱)에 귀경한다. 청열거풍(淸熱祛風 열과 풍증을 제거함), 지경(止痙 경련을 멎게 함), 평천(平喘 천식을 완화시킴), 통락(通絡 경락을 통하게 함), 이뇨(利尿)의 효능이 있어 고열, 경련, 천식, 관절염, 배뇨장애, 고혈압, 이하선염 등의 증상에 사용한다.

약리연구

(1) anti-Histamine, 평천(平喘) 작용

지용은 기관지 확장작용이 현저하고, pilocarpine으로 인한 기관지수축을 억제시켰다. 천식에 유효성분은 호박산과 xanthine 성분이다. 그 중 호박산의 약효가 강하고, 평천작용의 주요 성분이다.[1]

(2) 심혈관에 미치는 영향

① 혈압 강하 작용: 지용의 각종 제재(製劑)는 혈압 강하 작용이 양호하다. 지용 수전액이나 주정 추출물100mg/kg을 마취된 개에게 정맥주사한 결과 혈압이 현저히 강하했다. 경구 내복하면 약효가 서서히 나타나고, 지속시간이 길어 3~7일까지 지속되기도 한다. 대량으로 정맥주사하면 순간적으로 혈압이 떨어지고, 사망할 수도 있다.[9],[10],[11]

② 항 부정맥 작용: 지용주사액은 아드레날린으로 인한 부정맥을 억제하는 작용이 있었다.

(3) 해열, 진통 작용

지용의 단백질 성분은 가열이나 효소의 작용에 영향을 받으면 해열작용이 있다. 그 유효성분은 lumbrofebrin, arachidonicacid, 호박산과 모종의 아미노산으로 추정한다. 지용 수전 추출액은 대장균으로 생긴 인공적인 발열에 양호한 해열작용이 있었다[4],[5],[6],[7]. 또한 초산으로 인한 통증 실험에서 진통 작용이 있었고, paracetamol의 협동작용이 있었다.

(4) 면역촉진 작용

지용은 현저한 면역세포의 촉진작용이 있었다. 농도 5~10%에서 효과가 최고 양호했고, 농도가 높거나 낮으면 효능이 약하거나 없었다.[27]

(5) 항-궤양 작용

지용은 위산에는 아무런 영향이 없었으나 소화성 궤양을 억제시키는 작용이 있었다.[28]

(6) 살정(殺精) 작용

지용의 추출물은 쥐와 인간의 정자를 순식간에 죽이고, 정자의 수정 능력과 운동력을 상실시켰다.[29]

(7) 항암 작용

지용의 추출물은 쥐에게 이식한 S_{180} 종류(腫瘤)를 현저히 억제시켰다.[30]

(8) 기 타

이외에 지용은 항균, 항-혈전형성, 항-응혈 등의 작용이 있었다.

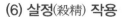

(1) 만성 기관지염, 기관지천식, 백일해 치료

방 약 1┃ 지용액10ml(신선한 지용 7.5g 함유)을 구강에 5분간 물고 있다가 삼킨다. 이 방법으로 천식 환자 50명을 치료한 결과 유효율이 76%였고, 임상 증상 경감자 28명, 현저한 효과 8명, 호전 2명, 무효는 12명이었다.[2]

방 약 2┃ 신선한 지용500g을 물에 1시간 담가 두었다가 다시 건져 내어 그릇에 넣고 설탕 150g을 넣어 젓는다. 지용에서 액체가 삼출하면 여과한 후 고압 살균해서 1일 2회, 1~3세는 1회 10ml, 4~6세는 1회 20ml, 7세 이상은 1회 30ml를 연이어 7~10일간 투여한다. 이 방법으로 백일해 환자 16명을 치료한 결과 15명 완치, 1명 현저한 효과였다.[3]

(2) 유행성 이하선염 치료

방 약┃ 지용20g, 적소두10g, 대황10g의 분말을 계란 흰자와 혼합해서 환부에 도포하고 거즈로 덮어 둔다. 오수유분말10g을 식초에 개어 용천혈에 붙이고 붕대로 감아 두었다가 24시간 마다 1회 교환해 준다. 이 방법으로 34명을 치료한 결과 33명은 2~4일에 완치하였고, 1명은 합병증으로 양약(洋藥)을 사용했다.[8]

(3) 고혈압 치료

방 약 1┃ 지용추출물 K소(素)를 근육주사해서 고혈압 환자 30명을 치료한 결과 26명 유효, 4명은 무효였고, 지용은 강압시간이 빠르고, 부작용이 적다. 그러나 필히 과민반응의 여부를 피하주사로 검사한 후 사용해야 한다.

방 약 2 | 40%의 지용 팅크제를 1회 10ml, 1일 3회 투약해서 고혈압 환자를 치료한 결과 유효율이 90.91%였다.

(4) 삼차 신경통 치료

방 약 | 지용30g, 황기30g, 당귀30g, 세신15g, 천궁30g의 분말을 환약(매환 생약 6g 함유)으로 만들어 1일 3회, 1회 1환을 온수로 투약해서 14명을 치료한 결과 완치 근접 1명, 3명 현저한 효과, 9명 호전, 1명은 무효였다.

(5) 혈관성 두통 환자 치료

방 약 | 지용으로 정제를 만들어 1회 5알, 1일 3회, 3개월을 1회 치료기간으로 투여한다. 이 방법으로 혈관성 두통 환자 107명을 치료한 결과 28명 발작 억제, 41명 현저한 효과, 29명 유효였고, 혈점도, 혈세포 압적(壓積)이 하강했다. [12]

(6) 혈관 색전증 치료

방 약 1 | 지용 팅크제를 1회 10ml, 1일 3회, 14일을 1회 치료기간으로 투여한다. 이 방법으로 뇌혈전 형성과 고혈점도 증후군 환자를 치료한 결과 총 유효율이 79%였고, 혈류(血流)에 현저한 개선이 있었다. [13]

방 약 2 | 지용, 야국화, 당귀 등의 분말을 환부에 붙인 후 붕대로 감아주고, 1일 1회 교환해 준다. 이 방법으로 동맥경화성 폐색증 환자 112명을 치료한 결과 완치율 57.1%, 총 유효율이 95.5%였다. [14]

방 약 3 | 신선한 지용100g을 물에 1시간 두었다가 청결히 한 후 건져내어 다른 용기에 넣고, 설탕30g을 첨가해서 3시간 두었다가 삼출한 점액 50ml에 황연소를 적당량 넣고 고압 살균한 뒤 거즈에 약액을 묻혀 환부에 도포하고, 1일 1회 교환해 준다. 이 방법으로 하지 궤양 환자 21명을 치료한 결과 모두 완치하였고, 치료기간이 최단자는 8일, 최장자는 40일이었다. [15]

(7) 소화성 궤양 치료

방 약 | 건조한 지용 1회 2g, 1일 3~4회, 식후 1시간 내 투여한다. 이 방법으로 40명을 치료한 결과 6명 완치, 6명 현저한 효과였고, 총 유효율이 100%이었다.

(8) 비뇨기 질환 치료

방 약 1 | 지용추출물로 2주 동안 26명의 사구체 신장염 환자를 치료한 결과 혈압, CCr, BUN 등이 하강하였고, 증상을 개선하는 작용이 있었다. [16]

방 약 2 | 신선한 지용 30마리를 배건(焙乾)한 후 분말을 만들어 백설탕250g을 첨가하여 한 번에 투여한다. 이 방법으로 **방광결석** 환자 8명을 치료한 결과 모두 완치했다.

방 약 3 | 지용, 호장, 천산갑, 래복자^각20g, 목통, 차전자^각15g, 황기30g, 감초10g을 수전해서 투여한다. 이 방약으로 **전립선염 환자** 232명을 치료한 결과 128명 완치, 62명 호전, 무효 42명이었다[25].

(9) B형 뇌염 후유증 치료

방 약 | 신선하고 담홍색을 띠는 지용을 청결히 씻은 후 매 100g에 온수 50ml 넣고 끓여서 한 번에 투약하고, 심한 자는 1일 2회 투약하고, 30일을 1회 치료기간으로 한다. 이 방법으로 B형 뇌염 후유증(사지 활동 장애, 정신장애, 언어장애, 연하장애 등의 증상) 환자 10명을 치료한 결과 모두 양호한 효능이 있었다.[17]

(10) 정신과 질환 치료

a. 전간증(癲癇症)

방 약 1 | 지용(건조)3~6g을 수전해서 1일 1회 복용하거나 지용과 황두(黃豆)를 삶은 후 콩만 복용한다. 이 방법을 양약(洋藥)과 같이 사용해서 외상성 전간 환자 20명을 치료한 결과 완치자 16명, 3명 호전, 1명은 무효였다. 처음에는 양, 한방 약을 동시에 투약하고, 증상이 호전되어 발작이 감소하면 점진적으로 양약의 양을 줄인다.[18]

b. 정신병

방 약 2 | 지용주사약(2ml당 생약 2g 함유)4ml를 매일 근육주사하고, 매주 6회 시술하고, 60일을 1회 치료기간으로 한다. 방약1에 양약 항-정신약을 배합해서 정신분열증 30명을 치료한 결과 18명 완치 근접, 현저한 효과, 유효, 무효는 각 4명이었고, 방약2와 양약 항-정신병약을 배합해서 정신분열증 환자 50명을 치료한 결과 11명 완치 근접, 14명 현저한 효과, 12명 호전, 13명 무효였고, 양약은 사용하지 않고, 방약1만으로 30명을 치료한 결과 2명 완치, 7명 현저한 효과, 8명 호전, 13명은 무효였다.[19]

(11) 피부병 치료

방 약 1 | 크고 신선한 지용 10마리를 청결히 한 후 백설탕60g에 넣어서 24시간 두었다가 우러난 황색 액체를 포진(疱疹) 부위에 매일 5~6회 발라준다. 이 방법으로 대상포진 환자 64명을 치료한 결과 모두 완치하였고, 통증의 소실기간은 평균적으로 6일이었고, 피부가 회복하는 시간은 9일이었다.[20]

방 약 2 | 신선한 지용 20g, 신선한 구채근(韭菜根) 30g을 분쇄해서 니(泥)로 만들어 참기름에 혼합한 후 환부를 1일 2회 도포한다. 이 방법으로 대상포진 환자 26명을 치료한 결과 모두 발병 2~3일에 시술하였고, 치료 2~5일 만에 완치했다고 밝혔다. 이외에 교현계는 지용분말을 마유(麻油)에 혼합한 후 환부를 도포하는 방법으로 대상포진 환자를 치료한 결과 일반적으로 10분 만에 통증이 소실하였고, 5~7일 만에 완치했다고 밝혔다.[21]

(12) 이부위(耳部位) 질환 치료

방 약 1 | 지용을 생화학 분리기술로 추출한 단백질 분해 효소 600mg을 1일 3회, 1개월을 1회 치료기간으로 투여한다. 이 방법으로 돌발성 이농 환자 62명을 치료한 결과 완치율 50%, 유효율은 66.1%였다.[22]

방 약 2 | 신선한 지용 30~40마리를 청결히 한 후 다른 용기에 넣고 백설탕 31g을 첨가한 후 30분간 저어 준다. 그리고 삼출액을 여과한 후 다시 소독해서 사용한다. 먼저 환부를 3% 과산화수소로 소독하고, 솜으로 소독 약액을 제거한 뒤 지용액 3~4방울 주입한다. 1일 2~3회 실시한다. 이 방법으로 급, 만성 화농성 중이염 환자 50명을 치료한 결과 1주 내 모두 완치하였고, 일반적으로 4~5회에 완치했다.[23]

(13) 항문-직장 누관 형성 치료

방 약 | 지용 20g, 대황탄, 대패모^각15g, 활석 10g, 건강 6g, 전갈 3마리, 오공 2마리, 오매 3g을 분말로 만들고, 마늘 적당량을 혼합해서 니(泥)를 만들어 사용한다. 먼저 환자를 측와위 자세로 눕힌 후 환부를 소독하고 마취한다. 약을 누관에 넣고 누관 구멍도 약으로 도포해 준다. 이 방법을 1일 1회 실시하고, 재시술 시에는 마취하지 않는다. 이 방약으로 항문 누관 환자 200명을 치료한 결과 완치율이 87.6%였고, 치료기간이 최단자는 10일, 최장자는 36일이었다.[24]

(14) 임신성 구토증 치료

방 약 | 신선한 지용 160g을 분쇄해서 용천혈(涌泉穴)에 붙인 뒤 매 12시간마다 교환해 준다. 이 방법으로 10명을 치료한 결과 모두 양호한 효능이 있었다.[26]

사용용량

건조한 것은 5~10g을 사용하고, 신선한 것은 10~20g을 사용한다. 지용 주사약을 쥐의 복강에 투여한 결과 LD$_{50}$은 95~115g/kg이었고, 지용의 내장 분말을 쥐의 정맥에 주사한 결과 LD$_{50}$은 38.5g/kg이었다. 지용주사약을 인간에게 사용하는 용량의 450~720배를 쥐의 위장정맥이나 복강에 주사한 결과 사망하지 않았다.

주의사항

지용은 심한 부작용은 없으나 근육주사 시 과민성 쇼크가 발생할 수 있으므로 주의하고, 피하 실험 후 주사한다. 대량으로 정맥주사 시 혈압의 급작스런 하강으로 사망할 수 있다. 지용소(素)는 용혈 작용이 있는 것으로 밝혀졌다. 실열성 광조(實熱性 狂躁) 증상이 없거나 비위허약자는 복용을 금한다.

대자석(代赭石)
Hematite

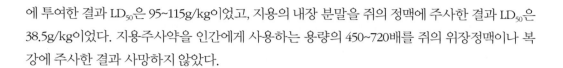

약재개요

삼방정계(三方晶系)에 속한 적철광(赤鐵鑛, Fe^{2}O$_3$)의 광석이다. 성미(性味)는 고(苦), 한(寒)하고, 간(肝), 심(心)에 귀경한다. 평간잠양(平肝潛陽 상승한 간의 양기를 아래로 내림), 강역(降逆), 지혈(止血)의 효능이 있어 두통, 어지러움, 트림, 구토, 호흡촉박, 각종 출혈증 등의 증상에 사용한다.

약리연구

(1) 심장, 혈압에 미치는 영향

대량의 대자석 용액은 체외에서 개구리의 심장을 억제시켰고, 마취된 개의 혈압은 특별한 변화가 없었다[1].

(2) 장유동에 미치는 영향

대자석 용액의 주사약은 마취된 개의 장 유동을 증강시켰고, 체외에서 쥐의 소장을 현저하게 흥분시키는 작용이 있었다[1].

임상응용

(1) 고혈압, 뇌출혈 치료

방 약 | 대자석, 우슬 등을 100ml(생약 120g 함유)로 농전해서 투약하고, 혼미한 자는 위장에 주입한다. 1회 25ml, 1일 2회, 30일을 1회 치료기간으로 한다. 이 방법으로 128명을 치료한 결과 총유효율이 86.7%였다[2].

(2) 역류성 위염 치료

방 약 | 모든 역류성 위염 환자에게 대자석30g을 배합해서 27명을 치료한 결과 17명 현저한 효과, 7명 호전, 3명은 무효였다고 보고했다[3].

(3) 유착성 장폐색 치료

방 약 | 당삼30g, 대자석30g, 선복화15g, 반하10g, 침향10g, 래복자15g, 소경15g, 도인15g, 홍화10g, 지각10g을 탕약으로 투여해서 9명을 치료한 결과 7명 완치, 2명은 호전이었다[4].

(4) 내이성(內耳性) 어지러움증 치료

방 약 | 생대자석45g, 하고초, 반하(法), 차전초ᵃ18g을 시럽으로 만들어 1일 3회로 투여하거나 탕약으로 투여한다. 이 방약으로 116명을 치료한 결과 71명 완치, 32명 호전, 7명은 유효, 6명은 무효였고, 발효기간이 최단자는 12시간, 최장자는 3일이었다고 밝혔다.

(5) 전간(癲癎) 치료

방 약 1 | 대자석50g, 적석지50g, 행인20g, 파두상5g의 분말을 콩크기로 환약을 만들어 성인은 1일 3회, 1회 3알을 식후에 투약하고, 복용중 부작용이 없으면 약량을 점차로 증가하고, 최대 5알을 초과하지 않는다. 이 방약으로 324명을 치료한 결과 247명 완치, 59명 호전, 18명 무효였다[5].

방 약 2 | 대자석50g, 한수석20g, 자석영25g, 청몽석(靑礞石)20g, 자석20g, 주사15g, 백화사 2마리, 오공5마리, 전충10g, 강잠20g, 백부자15g, 남성15g, 홍화20g, 울금25g, 천마20g, 대황15g, 창포15g, 인삼10g의 분말을 1일 2회, 1회 5g, 온수로 투약하고, 체격이 좋은 자는 7g까지 투약하고, 매운 음식, 날음식을 금한다. 이 방약으로 23명을 치료한 결과 14명은 현저한 효과였다.

(6) 입덧 치료

방 약 | 대자석30g, 반하30g을 300ml로 수전한 후 봉밀100g에 넣어 다시 수전한 후 1일 동안 천천히 투약하고, 위장부위에 작열감이 있고, 찬 음료를 좋아하고, 대변이 건조하고, 구강이 건조하면 생석고30~50g을 첨가하고, 맹물과 같이 구토하고, 흉완부가 답답하고, 설담설태백이(舌淡舌苔白膩)하면 복령10g을 첨가하고, 머리가 어지럽고 힘이 없으며 목소리가 힘이 없으면 서양삼10g을 첨가하고, 구토시 요복부 동통이 있으면 백작약10g, 천단(川斷)10g을 첨가한다. 이 방법으로 64명을 치료한 결과 모두 완치했다[6].

(7) 염좌 치료

방 약 | 대자석, 영자석, 생모려, 자패치를 기본 약으로 하고 증상에 따라 가감해서 투여한다. 상해중의학원에서 이 방약으로 연부조직 손상(골절제외)으로 인한 극심한 통증 환자 95명을 치료한 결과 3명 외에 모두 유효했다[7].

사용용량

일반적으로 9~30g을 사용하고, 중증에는 60g(생것은 90g)을 사용하고, 단(煅)한 것은 6~15g을 사용한다.

주의사항

임신부는 복용을 금하고, 대자석 복용시 커피, 차는 복용을 금한다. 소량 대자석을 장기간 투여한 결과 비소 중독증상이 출현했음으로 위장 조영시나 임상에서 사용할 때 주의한다[8].

자질려(刺蒺藜)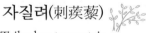
Tribulus terrestris

약재개요

질려과(蒺藜科)에 속한 일년생 또는 여러해살이 초본식물인 납가새의 성숙한 열매를 건조한 것이다. 성미(性味)는 고(苦), 신(辛), 평(平)하고, 간(肝)에 귀경한다. 평간잠양(平肝潛陽 상승한 간의 양기를 아래로 내림), 소간해울(疏肝解鬱 간기를 풀어주고 막힌 것을 통하게 함), 거풍명목(祛風明目 바람을 제거하고 눈을 밝게 함)의 효능이 있어 두통, 어지러움, 옆구리 통증, 유방팽만, 가려움증, 안구충혈 등의 증상에 사용한다.

약리연구

(1) 성기능 증강 작용

질려를 숫컷 쥐에게 경구 투여한 결과 정자생산과 성교 횟수가 증가하였고, 암컷에게 투여한 결과 발정 촉진, 생식력의 증강 작용이 있었다[10].

(2) 항-심근허혈 작용

질려의 잎과 줄기의 배당체는 고양이, 토끼의 심근 수축력의 증강, 심박동수 감소, 관상혈관과 말초혈관 확장 작용이 있었고, 허혈성 심근을 보호하는 작용이 있었다[10].

(3) 항-동맥경화 작용

질려의 잎, 줄기의 배당체는 콜레스테롤을 억제하고, 동맥, 심근, 간장에 지질의 침착을 방지했다[10].

(4) 진해(鎭咳), 거담(祛痰), 평천(平喘 천식을 완화시킴) 작용

질려의 전초(全草)는 진해, 평천, 거담 작용이 있는데 그중 진해(鎭咳) 작용이 최고 양호했다[11].

(5) 혈압강하 작용

질려의 수전 침출물, 30% 주정 침출물은 마취된 동물의 혈압을 하강시켰다.

(6) 면역력 증강 작용

질려의 다당류는 쥐에게 endoxan의 독성 저항능력을 증강시키고, 보호작용을 발휘했다[12].

(7) 당뇨병 합병증 치료 작용

질려는 당뇨병 합병증의 지질대사이상을 교정하고, 혈소판 응집을 감소시켰다[13].

(8) 피부미백 작용

질려는 Tyrosinase의 활력을 현저히 억제하였고, 흑색소의 생성을 감소시켰다[14].

(9) 혈당강하 작용

질려를 정상적인 쥐의 위장에 투여한 결과 혈당이 하강하였고, Uroxin으로 상승된 쥐의 혈당을 낮추고, 혈청과 췌장 조직의 산화지질을 감소시키고, 인슐린을 증가시켰다[15].

(10) 기 타

이외에 Ccr제거, 항유전자 손상, 뇌부위 혈류 증가 등의 작용이 있었다.

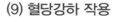

(1) 협심증, 심교통(心絞痛) 치료

방 약 | 백질려(뿌리 제거)의 정제는 관상동맥을 확장시켜 심근의 혈액공급을 개선하는 것으로 밝혀졌다. 이 방법으로 협심증, 심교통 환자 406명을 치료한 결과 심교통의 유효율이 334명이었고, 심전도상의 개선율이 52.7%였다[11].

(2) 뇌혈관 장애 치료

방 약 | 질려추출물(suceincacid, N-E-feraloyl-B-tyrami-nome로 제조, 매알 22.5mg 함유)로 정제를 만들어 1회 2알, 1일 3회, 12주를 1회 치료기간으로 투여한다. 이 방약으로 40명을 치료한 결과 양호한 호전 15명, 유효 20명, 5명은 무효였다[2].

(3) 혈관성 두통 치료

방 약 | 백질려, 하엽각12g, 시호, 갈근, 황금, 당귀각10g, 천궁, 단삼, 적작약각15g을 수전해서 1주에 4첩을 투약한다. 이 방약으로 84명을 치료한 결과 41명 완치, 26명 현저한 효과, 17명 호전이었고, 다른 보도에 의하면 근육 수축성 두통 환자 11명을 월국환, 백질려, 초결명, 국화, 구등, 백작약, 감국으로 치료한 결과 모두 완치했다고 밝혔다[3].

(4) 소아 추계(秋季)설사 치료

방 약 | 백질려30~40g(2세 이상은 40~60g)을 수전해서 매일 조석으로 1회 15~20분간 따뜻한 약액에 양측 발을 담그고 발바닥, 발등을 문질러준다. 이 방법 60명을 치료한 결과 해열시간, 지사(止瀉)시간, 복부 팽만감의 소실이 양약 항생제보다 우수했다[4].

(5) 소아 거식증 치료

방 약 | 백질려(1세 이내는 30~40g, 1~3세는 40~60g을 500ml으로 수전하고, 3세 이상은

1000ml로 수전함) 약액이 따뜻할 때 족부를 담그고 15~20분간 발바닥, 발등을 마사지 해주고, 1일 1첩, 1일 2회 실시하고, 1주를 1회 치료기간으로 하고, 3일 휴식한 후 다시 실시하고, 3회 치료기간을 실시한다. 이 방법으로 거식증 환자 31명을 치료한 결과 완치율이 양약보다 우수하였고, 6개월간 관찰한 결과 5명이 재발했다[5].

(6) 유선염 치료

방 약 | 신선한 질려(분쇄)를 홍당(紅糖)과 식초에 혼합해서 환부에 도포한후 비닐로 감아 두었다가 약이 건조하면 제거하고 다시 교환해준다. 풍광빈은 이 방약으로 유선염 환자 7명, 결종 21명, 옹(癰)3명을 치료한 결과 1명 외에 모두 효능이 있었다고 밝혔다.

(7) 백전풍 치료

방 약 1 | 백질려5000g을 수전·농축한 후 설탕을 첨가해서 과립제(1봉지 30g)를 만들어 1일 2회, 1회1/2봉지를 온수로 투여한다. 보도에 의하면 이 방법으로 백전풍 환자 27명을 치료한 결과 4명 완치, 7명 현저한 효과, 11명 호전, 5명은 무효였다고 밝혔다.

방 약 2 | 백질려(분쇄)에 보조제를 혼합한 후 산제(무게: 9g)로 만들어 1일 2회, 1회 2알, 2주간 투여한다. 보도에 의하면 이 방약으로 백전풍 환자 43명을 치료한 결과 12명 완치, 25명 유효, 6명은 무효였다고 밝혔다.

방 약 3 | 백질려250g, 하수오, 한련초^{각}120g, 단삼, 백부자(炙)^{각}60g, 감초30g의 분말을 환약(무게: 3g)으로 만들어 1일 2회, 1회 6g, 식후 복용하고, 1달간 투여한다. 이 방법으로 백전풍 환자 380명을 치료한 결과 146명 완치, 180명 현저한 효과, 51명 호전, 3명은 무효였다.

(8) 가려움증 치료

방 약 1 | 백질려, 생감초^{각}100g을 75%의 주정300ml에 7일간 담가 두었다가 여과한 후 밀봉 보관하고, 환부에 1일 2~3회, 3~7일간 발라준다. 왕옥청은 이 방법으로 수부(手部) 박피성(剝皮性) 가려움증 환자 40명을 치료한 결과 39명 완치였고, 6개월후 30명을 관찰한 결과 1명이 재발했다.

방 약 2 | 백질려, 인삼, 당귀, 합개분, 창출, 사상자, 빙편 등으로 상제(霜劑)를 만들어 환부에 1일 1~4회 발라주고, 피부가 손상된 곳은 사용하지 않는다. 이 방약으로 외음부(外陰部) 가려움증 환자 35명을 치료한 결과 15명 완치, 8명 현저한 효과, 12명 효과였고, 완치 환자중 14명은 단순성 외음 가려움증 환자이고, 1명은 과민성 간염 환

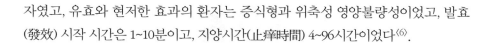

자였고, 유효와 현저한 효과의 환자는 증식형과 위축성 영양불량성이었고, 발효
(發效) 시작 시간은 1~10분이고, 지양시간(止痒時間) 4~96시간이었다[6].

(9) 개창(疥瘡) 치료

방 약 | 백질려100g, 지부자100g, 고삼100g, 화초80g에 물500ml를 넣고 30분간 수전한 후 약
액을 환부와 전신에 발라준다. 이 방약으로 105명을 치료한 결과 90명 완치, 14명 현
저한 효과, 1명은 무효였다[7].

(10) 치아 민감증 치료

방 약 | 백질려, 정력자(비율 10:1)를 반죽처럼 수전한 후 식으면 주정을 소량 첨가하고, 약을
솜에 묻혀 1일 1회, 1회 1분간 발라주고, 10회를 1회 치료기간으로 한다. 이 방법으로
154명을 치료한 결과 130명 완치, 13명 현저한 효과, 4명 유효, 7명은 무효였다[8]. 이
외에 백질려, 황기, 선퇴, 차전자 등으로 신장염을 치료한 보고가 있다.

사용용량

일반적으로 6~9g을 사용한다.

주의사항

자질려의 nitrous acid 성분은 중독성이 있고, 대량으로 섭취하면 MHb로 인해 질식사할 수
있다[9].

16

개규약(開竅藥)

정의 구멍(눈, 코, 입, 귀, 뇌)을 통하게 해서 정신이 깨어나게 하는 약을 말한다.

작용 개규(開竅), 성신(醒神)

증상 정신혼미, 헛소리, 경간(驚癎), 중풍(中風), 급작스런 졸도, 기절, 혼미 등의 증상에 사용한다. 실증은 사지에 경련을 일으킨 듯이 굳었으며 맥에 힘이 있는 증상이 있고, 허증은 식은 땀이 나고 사지가 차며 맥이 끊어질듯이 힘이 없는 증상이 나타난다.

배합 정신혼미는 실증(實證)과 허증(虛證)으로 구분된다. 실증에는 사(瀉)하는 약에 개규약을 배합하고, 허증은 보하는 약에 개규약을 배합한다. 또한 실증은 한폐(寒閉)와 열폐(熱閉)로 구분한다. 한폐(寒閉)는 따뜻한 약을 사용해서 열어주고, 열폐(熱閉)는 찬 성질의 약을 사용해서 열어준다.

주의 ① 원기(元氣)가 손상되므로 장기간 복용하지 않는다.
② 일반적으로 탕제로는 사용하지 않고 환(丸), 산제(散劑)로 사용한다.
③ 탈증(脫證)에는 금한다.

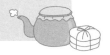

사향(麝香)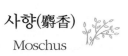
Moschus

약재개요

사슴과(鹿科)에 속한 척추동물인 사향노루, 임사(林麝), 마사(馬麝)의 수컷 호르몬 주머니를 말린 것이다. 성미(性味)는 신(辛), 온(溫)하고, 심(心), 비(脾)에 귀경한다. 개규성신(開竅醒神 감각기관을 뚫어주고 정신이 깨어나게 함), 활혈지통(活血止痛 혈액을 맑게 하고 통증을 없앰), 소종산결(消腫散結 부은 것을 제거하고 뭉친 것을 풀어줌), 최산(催産)의 효능이 있어 정신혼미, 중풍, 경간(驚癎), 창양종독(瘡瘍腫毒), 심장통, 타박상 등의 증상에 사용한다. 당문자(當門子)라고도 한다.

약리연구

(1) 면역증강 작용

사향의 수용성 단백질은 체외 면역과 세포 면역에서 증강 작용이 있었고, 쥐 실험에서 비장이 증대되었다.[13]

(2) 강심 작용

천연사향은 현저한 강심 작용이 있었으나 사향 케톤은 강심작용이 없었다.[14]

(3) 아드레날린 작용

사향의 추출물은 Isoprenaline Hydrochloride을 증강시키는 작용이 있었고, 사향은 아드레날린 β-수용체의 증강 작용이 있었다.[15]

(4) 항-염증 작용

사향 수전 추출물은 귀 부위의 염증과 관절종창을 강력하게 억제시키는 작용이 있었다.[16]

(5) 엔드로겐 작용[13]

사향의 에테르 용해물, 사향 케톤제는 거세한 쥐의 전립선과 정낭의 중량을 증가시켰다.

(6) 혈압하강 작용

동물 실험에서 사향제제를 마취된 토끼, 고양이, 개에게 정맥주사한 결과 혈압이 현저하게 하강했다.[17]

693

(7) 진통, 항 경련 작용

사향은 쥐의 비틀기 실험에서 진통작용이 있었고, 쥐의 복강에 주사한 결과 pentetrazole로 인한 경련을 억제시키는 작용이 있었다.[18]

(8) 호흡흥분 작용

사향, 사향케톤은 동물의 호흡을 흥분시키고, 호흡의 빈도, 깊이를 증가시켰다.[19]

(9) 기 타

이외에 항-혈전형성, 항-궤양, 순환개선 등의 작용이 있었다.

임상응용

(1) 호흡기 질환 치료

방 약 | 사향, 백개자, 연호색 등을 고약으로 가공해서 폐수, 심수, 격수, 정천, 천돌, 전중혈에 5~10일마다 1회, 매 혈에 6~24시간 붙여두고, 연이어 3~4회 시술을 1회 치료기간으로 한다. 치료기간 간(間)은 3~6개월 간 휴식한 후 다음 치료를 실시한다. 이 방법으로 소아 천식 환자 85명을 치료한 결과 총 유효율이 94.1%였다.[1]

(2) 순환기 질환 치료

방 약 | 인공사향 정제(매 알 당 4.5mg 함유)를 발작시 1~2알을 입에 물고 있는다. 이 방법으로 심교통 환자 119명을 치료한 결과 대부분이 5~10분 만에 효능이 있었고, 증상이 개선했다.[2]

(3) 만성 간염 치료

방 약 | 5%의 사향 주사약(2ml당 생약 100mg 함유)을 장문, 기문혈에 1회 2ml, 혈자리를 교대로 주사한다. 매주 4회, 4주를 1회 치료기간으로 한다.이 방법으로 만성 간염, 조기 간경화 환자 32명을 치료한 결과 각종 증상이 소실하였고, 간과 비장이 작아졌고, 황달에 현저한 효능이 있었다[3].

(4) 신경계 질환(뇌출혈, 뇌경색, 뇌성마비, 두통) 치료

방 약 1 | 하수오(법제), 우슬, 천초, 복분자, 방풍, 구척, 복령, 토사자, 골쇄보, 황기, 백출, 육종용, 지용, 당삼, 두충, 석창포, 자감초를 환약으로 만들어 1회 12g, 1일 3회 투여한

다. 보고에 의하면 이 방법으로 뇌경색 환자 60명을 치료한 결과 21명 완치, 20명 현저한 효과, 13명 유효, 6명은 무효였다고 밝혔다. 이외에 사향 주사약20ml를 10%의 포도당 500ml에 혼합해서 1일 1회, 10일을 1회 치료기간으로 정맥주사한다. 치료기간 간(間)은 1~2일간 휴식한 후 다음 치료를 실시한다. 이 방법으로 뇌경색 환자를 치료한 결과 총 유효율이 93.75%였다고 밝혔다.[4]

방 약 2| 복방 사향 주사약 1병을 혈자리에 주사한다. 주요한 혈자리는 아문, 풍지, 대추이고, 신수, 족삼리, 환조, 내관, 삼렴천, 곡지, 양릉천 등을 배합해서 시술한다. 단순한 지력(智力)저하는 주요혈 한 곳을 교대로 시술하고, 기타 합병증이 있으면 상관있는 혈자리 1~2곳에 1병을 더 첨가하여 주사한다. 격일제로 주사하고, 10일 1회 치료기간으로 한다. 치료기간 간(間)에는 7~10일 간 휴식한 후 재실시하고, 연이어 3~4회 실시한다. 이 방법으로 소아 뇌성마비 환자 53명을 치료한 결과 17명 현저한 효과, 28명 유효였다.[5]

(5) 외과질환 치료

① 만성 전립선염 치료

방 약| 사향0.15g, 백호초(白胡椒)7알을 분말로 만들어 사용한다. 앙와위(仰臥位) 자세에서 배꼽을 소독한 후 사향분말을 넣는다. 다시 백호초 덮은 후 백지를 놓고 반창고로 붙인다. 7~10일마다 1회 교환해주고, 10회를 1회 치료기간으로 한다. 왕유호는 이 방법으로 만성 전립선염 환자 11명을 치료한 결과 6명 완치, 3명 호전, 2명은 치료를 중단했다고 밝혔다.

② 종류(腫瘤) 치료

방 약| 사향, 혈갈, 육계, 빙편 등의 분말을 신궐혈에 놓고 반창고로 막아 두고, 6일마다 교환해 준다. 담서전은 이 방법으로 종류 환자에게 화학치료 후 백혈구 감소한 환자 239명을 치료한 결과, 48시간 후에 백혈구가 증가하였고, 총 유효율이 80%였다. 다른 보고에 의하면 위, 대장암을 수술한 후 복강 내에 사향을 주입한 11명과 주입하지 않은 환자를 비교한 결과, 주입한 환자의 생명이 현저히 연장되었으나 결장암, 직장암은 사향을 투여 후 배척 작용이 일어났다고 밝혔다[6].

③ 추간원판 탈출증(HNP) 치료

방 약| 사향, 유황, 주사, 웅황을 단(丹)으로 만들어 매주 3회, 2주를 1회 치료기간으로 뜸을 실시한다.

제조법 | 유황을 동기(銅器)에 넣고 가열해서 녹으면 다른 약을 넣고 신속하게 혼합한 후 모형틀에 넣고 급속히 냉각한다. 매 단(丹)의 중량은 250mg으로 한다.

혈위(穴位)선택 | 환부 주위의 독맥혈, 화타혈, 족태양 방광혈의 압통부위, 측부의 상피신경, 하체의 방광경과 담경의 암통점.

시술법 | 1회 3~4개 혈자리를 선택해서 피부에 뜸 받침종이를 깔고 그 위에 뜸을 놓고 점화한 후 잘 녹도록 저어 준다. 연소 후에 종이를 제거한다. 매주 3회, 2주를 1회 치료기간으로 한다.

금기증 | 파열형 추간원판 탈출증, 중앙형 탈출증, 추간원판 칼슘화증, 추간공 협착증.

이 방법으로 추간원판 탈출증 환자를 치료한 결과 총 유효율이 98.6%였고, 평균 치료기간은 26.5일이었다.[7]

④ 류마티스성 관절염 치료

방 약 1 | 사향, 해마, 초오(법제), 천오(법제), 마전자(법제), 전갈, 백화사, 형개를 환약으로 만들어 투여한다. 이 방약으로 600명을 치료한 결과 총 유효율이 99.3%였다.[8]

방 약 2 | 사향, 생천오, 생전갈, 생지용, 생흑두의 분말을 캡슐에 넣어 1회 4알, 1일 3회, 식후 온수로 투약하고, 1개월을 1회 치료기간으로 한다. 이 방법으로 143명을 치료한 결과 3개월 치료 후 증상이 완치근접 13명, 현저한 호전 59명, 호전 24명, 유효 42명, 5명은 무효였다.[9]

(6) 기타

① oral gangrene 치료

방 약 | 사향1g, 주사2g, 현명분, 붕사, 인중백(人中白)[가]20g을 분말로 만들어 1일 3~6회 환부에 불어 넣는다. 이 방법으로 54명을 치료한 결과 53명이 완치했다.[10]

② 임파 결핵 치료

방 약 | 사향2g, 진주(煅)1알, 계조피(鷄爪皮)5개, 오공3마리, 경분1.5g, 벽호(壁虎)1/2마리의 분말에 대추3개를 넣어 분쇄해서 니(泥)로 만들어 병에 넣고, 파라핀으로 밀봉해서 보관한다. 사용 시에는 약의 1/2을 끄집어 내서 1~3시간 동안 코로 냄새를 흡입하고, 10일을 1회 치료기간으로 한다. 임산부, 간기능 이상자는 사용을 금한다. 형증수는 이 방법으로 임파결핵 환자 41명을 치료한 결과 37명 완치, 2명 호전, 2명은 무효였다고 보고했다. 이외에 사향을 도포하여 피부결핵 환자 8명을 치료한 결과 5~7회 시술 후 완치했다는 보고가 있다.[11]

③ 백전풍 치료

방 약 | 0.4%의 사향 주사약(마취약 미포함)을 국소 병변 부위의 주변 피하에 주사한다.(용량은 병변의 넓이와 비례하고, 일반적으로 1cm²당 0.3ml 사용) 매주 2회, 3주를 1회 치료기간으로 한다. 모쵀림은 이 방법으로 **백전풍** 환자 78명을 치료한 결과 12명 완치, 20명 현저한 효과, 33명 호전, 13명은 무효였다고 밝혔다.

④ 피 임

방 약 1 | 사향 주사약(매 ml당 생약 25mg 함유)을 주사한다.

방 약 2 | 원화근(芫花根) 주사약(매 ml당 생약 2.5g 함유)을 주사한다. 사용방법은 인공유산 후 혹은 생리 후 석문혈과 둔부에 사향 2ml, 원화근 약액 1ml를 혼합해서 1회 주사한다. 이 방법으로 임신가능한 부녀 200명에게 시술한 결과 현저한 효과(1회 주사로 3년 간 피임자)66명, 유효(1회 시술로 1년 간 피임자) 100명, 34명 무효였다.[12]

사용용량

일반적으로 0.06~0.1g을 사용하고, 중증에는 0.6~1g을 사용한다. 사향수전액을 쥐의 위장에 투여한 결과 LD_{50}은 60mg/kg이었고, 토끼에게 투여한 결과 62mg/kg 이었고, 연이어 15일 간 혹은 쥐에게 현탄액 2g/kg을 16일간 투여한 결과 체중, 혈액, 간, 신장에 병리적인 변화가 발견되지 않았다. 사향수전액을 쥐 복강에 투여한 결과 LD_{50}은 331.1mg/kg이었고, 사향케톤을 정맥 주사한 결과 LD_{50}은 152~172mg/kg이었다.

주의사항

일반적으로 부작용은 적으나 소수의 환자는 어지러움, 두통, 오심, 식욕부진 등의 증상이 있었으나 지속적인 복용후 소실했다. 임산부는 사용을 금한다.

빙편(氷片)
Dryobalanops aromatica Gaertn. F.

약재개요

용뇌향과(龍腦香科)에 속한 용뇌향의 수지를 냉각시켜 얻은 결정체인데 용뇌빙편(龍腦氷

片) 또는 매편(梅片)이라고 한다. 성미(性味)는 신(辛), 고(苦), 미한(微寒)하고, 심(心), 비(脾), 폐(肺)에 귀경한다. 개규성신(開竅醒神 감각기관을 풀어주고 정신이 깨어나게 함), 해열지통(解熱止痛 열을 내리고 통증을 제거함)의 효능이 있어 정신혼미, 경련, 창양(瘡瘍), 인후부종통(咽喉部腫痛), 구강궤양, 안구질환 등의 증상에 사용한다.

약리연구

(1) 진정, 진통, 방부(防腐) 작용

Borneol, Isoborneol 성분은 쥐에게서 바비탈의 수면시간을 현저히 연장시켰고, 바비탈의 협조반응이 있었고, 국소의 감각신경 자극에 진통 작용이 있었고, 경미한 방부작용이 있었다[14].

(2) 항－심근경색 작용

심근경색이 있는 개의 실험에서 심박동수 감소, 관상혈관의 혈류량 증가, 심근 산소 소비량 감소 등의 작용이 있었다.[15]

(3) 신경의 교질세포 성장 촉진 작용

쥐의 경상신경(頸上神經)을 체외에서 배양하는 실험에서 빙편과 사향 위주의 우황성뇌주사약2호(약명: 牛黃醒腦注射藥2號)는 세포분열과 성장을 촉진시켰다.[16]

(4) 항－생육 작용[17]

빙편은 임신초기에는 분만촉진 작용이 없었으나 중, 말기에는 분만 촉진 작용이 있었다.

임상응용

(1) 유행성 이하선염 치료

방 약 | 빙편30g을 미탕(米湯)과 혼합해서 환부에 1일 2~4회, 연이어 1~3일 간 도포하고, 체온이 39℃를 초과하면 내복약을 투여한다. 이 방법으로 100명을 치료한 결과 99명은 외용으로 모두 완치하였고, 1명은 내복약을 복용했다.[1]

(2) 위장도(胃腸道) 질병 치료

방 약 | 빙편의 용량을 나이에 따라 다르게 투여한다. 영아 0.1g, 1~3세 0.2~0.3g, 3~7세 0.3~0.5g, 7세~성인 0.5~0.8g을 1일 3회, 투여한다. 이 방법으로 염증이나 소화불량, 장

도(腸道) 충혈로 인한 복부팽만, 복통, 설사, 변비 등의 환자를 치료한 결과 모두 양호한 효능이 있었다.[2]

(3) 어지러움증 치료

방 약 | 쌀알 만한 빙편 조각을 귀의 신문, 뇌피질하, 심, 교감 혈자리 중에 2~3곳을 선택해서 붙이고, 3일마다 1회 교환해 주고, 4회를 1회 치료기간으로 하고, 임산부는 시술을 금한다. 이 방법으로 77명을 치료한 결과 1년 이상 무재발자는 53명, 22명 호전, 2명은 무효였고, 대부분이 시술 30분 후 증상이 경감했다.[3]

(4) 각종 통증 치료

방 약 1 | 빙편분말15~20g을 75%의 주정에 용해해서 환부에 도포하면 일반적으로 10분 만에 효능이 있고, 도포한 후 온습포하면 효과가 더욱 강력하다. 이 방법으로 각종 암성 통증 환자를 치료한 결과 모두 양호한 효능이 있었다.[4]

방 약 2 | 빙편, 오령지, 포황(炒)을 분말로 만들어 1회 0.3~0.6g, 통증 시에는 온수로 투약하고, 심교통(心絞痛)에는 설하(舌下)에 넣고, 치통에는 잇몸에 발라준다. 이 방법으로 급성 통증 환자 554명(흉통, 협부통, 위장통, 복통, 생리통 등)을 치료한 결과 194명 현저한 효과, 298명 유효, 62명은 무효였다.[5]

방 약 3 | 2~7mm² 크기의 빙편을 0.6cm 넓이의 반창고 위에 놓고, 이혈(耳穴)의 신문, 뇌, 피질혈에 붙인다. 두전부(頭前部)에 통증이 있으면 태양혈에, 양측 혹은 편두통이 있으면 태양, 간, 담혈에, 두정부(頭正部)가 아프면 정(頂), 간혈에, 후두부가 아프면 침(枕), 방광혈에 붙인다. 1회 주혈(主穴) 2~3곳에 부혈(副穴) 1~2곳 혈을 더 배합해서 시술하고, 환자는 식사 후와 수면 전에 객혈(客穴)을 30분간 50회 눌러준다. 이 방법으로 각종 두통 환자 52명을 치료한 결과 34명 완치, 10명 현저한 효과, 8명은 호전이었다.[6]

방 약 4 | 빙편분말을 바셀린에 혼합해서 거즈에 붙여 두었다가 레이저로 제거한 치질 부위에 붙여준다. 이 방법으로 치질성 통증 환자 21명을 치료한 결과 도포 후 5~10분에 무통자 5명, 통증이 경감한 자는 14명, 무효자는 2명이었다.[7]

(5) 화상 치료

방 약 | 빙편2.5g, 고반7.5g, 염화나트륨9g의 분말을 무균 증류수 1000ml에 희석해서 사용한다. 먼저 환부를 생리식염수로 청결히 한 후 처음에는 약액을 분무기로 충분히 살포

한다. 그 후에는 1~2시간 마다 1회 분무한다. 이 방법으로 화상 환자 50명을 치료한 결과 진통, 항감염, 삼출방지, 완치 촉진 등의 효능이 양호했다.[8]

(6) 화농성 중이염 치료

방 약 | 빙편과 도핵유(桃核油)로 외용 약액을 만든다. 먼저 과산화수소로 환부를 소독한 후 약액을 접입한다. 용액의 빙편 함량은 2%, 3%, 5%, 10%, 20%로 만든다. 이 방법으로 화농성 중이염 환자 170명을 치료한 결과 55명 완치, 98명 현저한 효과, 12명 호전, 5명은 무효였다. 20%의 용액이 최고의 효능이 있었다.[9]

(7) 이부(耳部) 습진 치료

방 약 | 빙편, 고삼, 황백, 지부자를 수전해서 여과한 후 바셀린을 넣어 혼합한다. 다시 SME, TMP를 넣어 고약으로 만들어 사용한다. 이 방법으로 256명(465쪽 귀)을 치료한 결과 완치율이 98%였다.[10]

(8) 대상포진 환자 치료

방 약 | 빙편60g, 주사10g의 분말을 마유(麻油)100ml에 혼합해서 사용한다. 먼저 환부를 3%의 과산화수소로 반복하여 문질러 수포를 파괴한다. 환부에서 체액이 다 빠져나오면 약액을 1일 2~3회 도포한다. 이 방법으로 대상포진 환자 30명을 치료한 결과 모두 완치했고, 그 중 3일 만에 완치자 13명, 5일 만에 완치자 10명, 7일 만에 완치자 3명이었다.[11]

(9) 불면증 치료

방 약 | 쌀알 크기의 빙편을 반창고(크기 0.5×0.5cm²) 위에 놓은 뒤 이혈(耳穴)에 붙인다. 붙인 뒤 바로 1분간 문질러 주고, 수면전에 다시 3~5분간 문질러 준다. 3일마다 1회 교환해 준다. 이 방법으로 92명을 치료한 결과 40명 현저한 효과, 48명 유효, 4명은 무효였다.[12]

(10) 세균성 각막염 치료

방 약 | 빙편분말1g을 신선한 저담(猪膽)내에 넣어 용해한 후 여과한다. 다시 고압 살균해서 2%의 점안제를 만들어 1회 1~2방울, 1일 4~6회 점안한다. 보고에 의하면 이 방법으로 본병 환자 50명(70쪽 안구)을 치료한 결과 68쪽 안구 완치였고, 평균 치료기간은 8일이었다.[13]

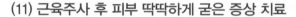

(11) 근육주사 후 피부 딱딱하게 굳은 증상 치료

방 약 | 빙편1g을 75%의 주정 100ml에 혼합한 뒤 환부를 온포(溫布)한다. 이 방법으로 50명을 치료한 결과 35명 완치, 15명 현저한 효과였다. [13] 이외에 욕창, 요충 등에도 효능이 있었다.

사용용량

빙편의 LD_{50}은 2879±290mg/kg이었다.

주의사항

빙편을 함유한 연고를 치질에 외용으로 사용하거나 수술 후 회복기에 사용한 환자 중 2명은 시술 3~6시간 만에 항문주위 가려움증, 발열, 약진(藥疹) 등이 발생하였는데 항-알러지약 투여 후 정상으로 회복했다. 다른 보고에 의하면 빙편 복용 후 알러지성 피부염을 초래한 것이 있다. 중독증상은 오심, 구토, 복통, 간과 비장 종대, 흥분, 경련, 혼미 등이 있고, 심하면 호흡부전으로 사망까지 할 수 있다.

석창포(石菖蒲)
Acorus gramineus Soland.

약재개요

천남성(天南星科)에 속한 여러해살이 초본식물인 석창포의 뿌리이다. 성미(性味)는 신(辛), 온(溫)하고, 심(心), 위(胃)에 귀경한다. 개규안신(開竅安神 감각기관을 뚫어주고 마음을 안정시킴), 조습화위(燥濕和胃 습을 건조시키고 위장을 편안하게 함)의 효능이 있어 정신혼미, 건망증, 이명, 정신이상, 치매, 이질, 타박상, 종기, 가슴답답함, 복부팽만 등의 증상에 사용한다.

약리연구

(1) 중추신경에 미치는 영향

① 진정작용: 석창포 수전액 1g/kg, 5g/kg, 10g/kg을 쥐의 복강에 주사한 결과 자율적인 활동이 감소하였는데 이는 용량에 비례했다. 지방을 제거한 석창포의 수전액도 동일한 효과가 있었다. 그리고 barbital의 수면시간을 연장시켰다.

② 항경련 작용: 20g/kg, 30g/kg을 쥐의 복강에 주사한 결과 strychnine의 경련역치를 상승시켰다. 지방을 제거한 석창포 수전액도 동일한 효능이 있었다.[3]

(2) 진해평천(鎭咳平喘 기침과 천식을 완화시킴) 작용

석창포 추출물40mg/kg을 고양이의 복강에 주사한 결과 히스타민으로 인한 기관지 수축을 억제시켰고, 투여한 지 10~20분 만에 효능이 나타났고, 1시간동안 지속하였으며 기관지가 확장했다.[1]

(3) 기억력에 미치는 영향

① 정상적인 쥐에게 실험: 석창포액 0.1g/kg, 0.2g/kg을 6일간 투여한 후 미로(迷路)에서 먹이 찾는 실험을 한 결과 시간이 단축했고, 실수 횟수가 감소했다.[10]
② 화학약품을 투여한 쥐에게 실험: scopolamine으로 인한 기억장애가 있는 쥐에게 석창포액 0.1g/kg, 0.2g/kg을 7일 간 투여한 결과 기억력이 현저하게 개선되었다.

임상응용

(1) 기침 치료

방 약 | 석창포6~9g에 물250ml를 넣고 약한 불로 20분간 수전해서 100ml를 만든다. 다시 물 200ml를 넣고 수전해서 100ml를 만들어 두 약액을 혼합한다. 1일 1첩을 여러 차례 투약하고, 기침이 심하면 선퇴를 첨가하고, 가래가 맑으면 백전을 첨가하고, 일반적으로 6~10일 동안 투약한 후 증상을 평가한다. 이 방법으로 잘 낫지 않는 소아 기침 환자 78명을 치료한 결과 32명 완치, 38명 유효, 8명은 무효였다.[2] 이외에 석창포의 휘발성 물질을 추출해서 기관지 천식 환자를 치료한 결과 양호한 효능이 있었다고 보고했다.

(2) 어지러움증 치료

방 약 | 신선한 석창포1kg을 5cm으로 잘라 수전해서 500ml를 만들어 1일 1회 차대용으로 투약하고, 15일을 1회 치료기간으로 한다. 이 방법으로 어지러움증 환자 39명을 치료한 결과 26명 완치, 10명 현저한 효과, 유효 3명이었다.[4]

(3) 신경쇠약증 치료

방 약 1 | 석창포, 원지, 오미자, 토사자, 비타민E 등으로 환약을 만들어 투여한다.[5] 이 방약으로 323명을 치료한 결과 162명 현저한 효과, 142명 호전, 19명은 무효였다.

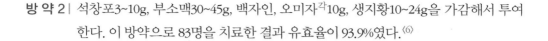

방약2 석창포3~10g, 부소맥30~45g, 백자인, 오미자^각10g, 생지황10~24g을 가감해서 투여한다. 이 방약으로 83명을 치료한 결과 유효율이 93.9%였다.[6]

(4) 폐성(肺性) 뇌병 치료

방약 석창포 주사약(0.5%의 휘발성 용액)을 경증(輕症)에는 10ml를 25%의 포도당 20ml에 혼합해서 1일 2회 서서히 정맥주사한다. 중증(中症)에는 경증방법에다가 다시 석창포 주사약10ml를 5%의 포도당 250~500ml에 혼합해서 1일 1회 정맥주사한다. 중증(重症)에는 20ml를 사용한다. 김태곤은 이 방법으로 폐성 뇌병 환자 279명을 치료한 결과 128명 현저한 효과, 81명 호전, 37명 무효, 33명 사망했다고 밝혔다. 황승기는 석창포 주사약 2ml를 1일 2~3회 근육주사하고, 중증(中症)에는 10ml 약액을 5% 포도당 500ml에 혼합해서 1일 1회, 5~7일을 정맥주사하고, 중증(重症)에는 약액 4ml를 50% 포도당 40ml에 혼합해서 정맥주사하고, 다시 약액 16~20ml를 5%의 포도당 500ml에 혼합해서 1일 1회, 7~10일간 정맥주사하는 방법으로 폐성뇌병(肺性腦病) 환자 23명을 치료한 결과 14명 현저한 효과, 4명 호전, 5명은 사망했다고 보고했다. 이외에 다른 보고에 의하면 석창포, 단삼, 금은화, 감초, 황금 등을 농축해서(ml당 생약 1g 함유) 분무법으로 1일 1회 흡입하여 만성 호흡부전 환자 실대상기(失代償期) 환자를 치료한 결과 효능이 양호했다고 밝혔다.[7]

(5) 만성 위염 치료

방약 석창포, 소엽^각3~6g, 후박, 황금^각6~10g, 황연1.5~3g, 반하, 비파엽, 죽여^각10g, 호장근15~30g을 수전해서 1일 1첩, 20일을 치료기간으로 투여한다. 이 방약으로 46명을 치료한 결과 28명 현저한 효과, 14명 호전, 4명은 무효였다.[8]

(6) 요독증 치료

방약 석창포, 대황, 포공영^각20g, 모려15g, 부자30g에 물 400ml 넣고 120ml로 수전해서 1일 1회 관장(灌腸)하고, 1주를 치료기간으로 한다.[9] 이 방약으로 19명을 치료한 결과 2명 완치, 12명 현저한 효과, 4명 호전, 1명은 무효였다.

(7) 아동 지력(智力) 저하 치료

방약 석창포, 인삼, 원지, 보골지, 두구(荳蔲) 등에 우유, 코코아, 당분을 혼합해서 과립제로 만들어 1회 10~15g, 1일 2회, 3개월을 1회 치료기간으로 투여한다. 라천화는 이 방법으로 30명을 치료한 결과 대뇌의 반응이 개선되어 사고능력, 분석력이 좋아졌다고 밝혔다.

(8) 이명, 이농(耳聾) 치료

방 약 1 ┃ 석창포의 분말을 캡슐에 넣어 1회 5g, 1일 2회, 10일 동안 투여한다. 이 방법으로 이명 환자 73명을 치료한 결과 완치 71명, 2명은 효과가 좋지 않았다.[11]

방 약 2 ┃ 석창포15g, 신이8g, 령자석90g, 사인5g, 창이자, 천마[각]10g, 청호15g을 수전해서 1일 1첩을 투여한다. 이 방약으로 이농 환자 9명을 치료한 결과 모두 완치했다.[12]

(9) 실어증 치료

방 약 ┃ 석창포, 사향, 길경, 사간, 은화, 현삼, 판람근, 감초를 수전해서 1일 1첩을 투여한다. 이 방약으로 160명을 치료한 결과 126명 완치, 30명 호전, 4명 무효였다.[13] 이외에 석창포60g을 수전해서 1일 1첩, 1일 2회 투약하여 이명을 치료한 결과 양호한 효과가 있었다는 보고가 있고, 또한 석창포를 30g 이하 사용하면 효과가 좋지 않다고 했다.

사용용량

건조한 것은 5~10g이고, 신선한 것은 두 배로 한다. 수전액을 쥐의 복강에 주사한 결과 LD_{50}은 53g/kg이었고, 휘발 성분을 피하주사한 결과 LD_{50}은 0.157ml/kg이었다.

주의사항

중독 초기에는 안정적이었으나 잠시후 운동실조, 경련이 발생했다. 최후에는 강직성 경련 등이 발생했다. 창포의 휘발 성분은 척수를 흥분시키는 부작용이 있었다. 음허(陰虛)로 인한 발한, 기침, 토혈과 설사에는 주의한다.

소합향(蘇合香)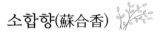

Liquidambar orientalis Mill

약재개요

금루매과(金縷梅科)에 속한 낙엽교목인 소합향수(蘇合香樹)의 수지(樹脂)이다. 성미(性味)는 신(辛), 온(溫)하고, 심(心), 비(脾)에 귀경한다. 개규성신(開竅醒神 감각기관을 뚫어주고 정신이 깨어나게 함), 산한지통(散寒止痛 찬 기운을 흩어주고 통증을 없앰)의 효능이 있어 중풍, 정신혼미, 기절, 한성(寒性) 흉복부 통증 등의 증상에 사용한다.

약리연구

(1) 항-혈전 형성, 항-혈소판 응집 작용

소합향은 체외에서 혈전 형성을 현저하게 억제시켰고, 대량에서는 혈소판내의 cAMP의 함량을 증가시켰다. 내복한 결과 칼슘, 응혈효소원의 회복시간을 연장시키고, 섬유용해효소의 활성을 촉진시켰다[1].

(2) 항-심근 작용

소합향환은 실험성 심근경색이 있는 개에게서 관상혈관의 혈류량을 현저하게 증가시켜 정상으로, 혹은 정상에 가깝게 회복시켰다[2].

(3) 기 타

이외에 항균, 항-염증, 거담작용이 있었다.

임상응용

(1) 담도(膽道) 회충증 치료

방 약 | 소합향환을 1회 1알, 매일 2~3회 온수로 투여한다. 이 방약으로 9명을 치료한 결과 8명 유효, 1명은 무효였다[3].

사용용량

일반적으로 1~2g을 사용한다.

주의사항

음허성(陰虛性) 열이 있거나 고열성 혼수에는 복용을 금한다.

17

보허약(補虛藥)

정의 음양(陰陽)과 기혈(氣血)의 균형을 바로 잡거나 혹은 장기의 허약을 치료하는 약을 보허약 (補虛藥)이라 한다.

작용 보기(補氣), 보양(補陽), 보혈(補血), 보음(補陰)

증상 각장 참조

종류 보기약(補氣藥), 보양약(補陽藥), 보혈약(補血藥), 보음약(補陰藥)

배합 기(氣)는 양(陽)에 해당되고 혈(血)은 음(陰)에 해당되므로 양허(陽虛)는 기허(氣虛)를 동반 할 수 있고, 기허(氣虛)도 쉽게 양허(陽虛)를 초래한다. 또한 음허(陰虛)는 혈허(血虛)를 겸 하고, 혈허(血虛)도 쉽게 음허(陰虛)를 초래한다. 그러므로 보기약과 보양약(補陽藥), 보혈 약과 보음약(補陰藥)을 같이 사용한다. 기와 혈은 상호공존하기 때문에 보기약을 사용할 때에는 보혈약을 소량 첨가하고, 보혈약 사용할 때에도 보기약을 소량 첨가하면 효능을 증강시킬 수 있다. 정기(正氣)가 허한 상태에서 실증(實證) 사기(邪氣)가 있으면 사기를 없 애는 약에 보하는 약을 소량 첨가하면 질병 치료에 도움을 준다.

주의 ① 실증(實證) 사기(邪氣)가 있을 때 보허약(補虛藥)을 오용(誤用)하면 병이 심해질 수도 있 으므로 주의한다.

② 병증(病證)과 약이 맞지 않으면 병이 심해질 수 있으므로 함부로 남용하지 않는다.

③ 소수의 약은 소화장애가 있으므로 보비익기약(補脾益氣藥)과 소화약(消化藥)을 적절히 첨가하면 흡수율을 높인다.

④ 다른 약에 비해 장시간 수전한다.

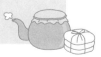

1) 보기약(補氣藥)

작용 보기약(補氣藥)은 신체활동의 능력을 향상시키는 약이고, 특히 비(脾), 폐(肺)의 기능을 증강시키는 약이다. 기허 증상에 음허(陰虛) 증상이 있으면 보음약(補陰藥)을 첨가하고, 혹은 양허(陽虛) 증상이 있으면 보양약(補陽藥)을 배합한다. 혈은 기를 생성하는 모체이므로 기허에도 보혈약을 소량 배합하면 효능을 증강시킬 수 있다.

증상 비장의 기가 허약하면 식욕부진, 묽은 대변, 상복부의 허한성(虛寒性) 팽만, 심신피로, 부종, 탈항 등의 증상이 발생한다. 폐기(肺氣)가 부족하면 호흡과 말수가 적고, 조금만 활동해도 호흡이 촉박하고, 쉽게 허한(虛汗)이 나타난다.

주의 보기약을 장기간 혹은 대량으로 복용하면 기(氣)가 정체되고, 가슴답답함, 복부팽만, 식욕부진 등의 증상이 발생할 수 있는데 이때는 행기약(行氣藥)을 적당히 배합한다.

인삼(人蔘)

Ginseng Radix

약재개요

두릅나무과(五加科)에 속한 여러해살이 초본식물인 인삼의 뿌리이다. 성미(性味)는 감(甘), 미고(微苦), 미온(微溫)하고, 비(脾), 폐(肺)에 귀경한다. 대보원기(大補元氣 원기를 크게 보함), 보비양폐(補脾養肺 비장과 폐를 보함), 생진지갈(生津止渴 진액을 생성하고 갈증을 없앰), 녕신증지(寧神增智 마음을 안정시키고 지력을 증강시킴)의 효능이 있어 탈진, 피로, 식욕부진, 호흡촉박, 자한, 소갈, 정신불안, 불면, 건망증, 양위증 등의 증상에 사용한다.

약리연구

(1) 기억력 증강, 뇌조직대사 개선 작용

인삼의 추출물을 쥐의 복강에 주사한 결과 바비탈 등으로 인한 기억력 장애를 개선하는 작용이 있었다. 또한 인삼의 배당체는 쥐의 대뇌피질의 Na^+, K^+-ATP효소와 Ca^{2+}-ATP효소의 활력을 현저하게 억제시켰고, 대뇌의 단백질 함량 증가, 단백질 합성 증가, 토끼의 뇌에 포도당 섭취를 증가시켰고, 유산을 감소시켰다.[20],[21],[22],[23]

(2) 심장에 미치는 영향

인삼은 여러 종류 동물의 심장을 처음에는 흥분시켰고, 후에는 억제시켰다. 소량에서는 흥분하였고, 대량에서는 억제작용이 있었다. 또한 인삼의 수전액이나 주정추출물은 체외에서 개구리의 심근 수축력을 증강시켰고, 최후에는 심장이 중지했다.[24]

(3) 혈관에 미치는 영향

인삼은 체내에서 동물의 관상혈관, 뇌혈관, 안저혈관을 확장시키는 작용이 있었고, 인삼의 배당체의 성분은 혈관확장 작용의 기전이 다르고, 선택성, 비선택성의 두 종류가 있다.[25]

(4) 혈압에 미치는 영향

인삼은 마취된 동물에게서 소량은 혈압을 상승시켰고, 대량에서는 하강했다. 혈압상승은 신장과 비장의 면적 축소와 내장 혈관의 수축과 유관한 것으로 추정한다. 또한 인삼 배당체를 토끼에게 정맥주사한 결과 수축압과 확장기압이 하강했다.[26]

(5) 항-쇼크 작용

인삼은 과민성 쇼크, 화상성 쇼크가 있는 쥐에게서 쇼크의 발생을 경감시켰고, 생명을 연장시켰다. 출혈성 급성 순환부전으로 인한 쇼크에는 심박동 폭과 심박동수를 현저하게 증가시켰다[27].

(6) 혈지질 감소, 항-동맥경화 작용

인삼의 배당체는 정상적인 쥐의 지질대사를 촉진시켰고, 최후에는 혈중 콜레스테롤감소 작용이 있었다. 또한 고지질혈증의 토끼에게 투여한 결과 지질감소, 간 지방 침윤 감소, 동맥경화 경감의 작용이 있었다.[28]

(7) 성선(性腺)촉진 작용

인삼의 배당체와 인삼줄기, 잎을 근육주사한 결과 늙은 쥐의 혈장중에 에스트로겐 함량이 증가하였고, 숫쥐는 교배능력이 향상되었다. 토끼는 고환, 정자 수가 증가했다.[23]

(8) 혈당감소 작용

인삼의 다당류는 정상적인 쥐의 혈당을 감소시켰고, Uroxin으로 인한 고혈당을 원래의 혈당으로 감소시켰다.[29]

(9) 항-간 손상 작용

인삼배당체는 D-Glactose로 인한 급성간염의 SGOT, SGPT의 상승을 억제시켰고, carbon tetrachlorid로 인한 만성 간염의 간과 혈관벽의 결체조직 증식을 억제시켰다.[30]

(10) 항-궤양 작용

인삼수용성 알카리 다당류는 염산, 주정으로 인한 위점막 손상을 억제시키는 작용이 있었고, Indometacin은 위점막 보호작용을 제거할 수 없었다. 인삼 다당류를 쥐의 위장에 투여한 결과 각종 실험성 위궤양을 억제시키는 작용이 있었다.[31]

(11) 항-피로 작용

인삼을 여러 경로로 투여한 결과 모두 각기 다른 수온에서 수영 능력을 증강시켰고, 수영 시간 연장시켰고, 항-피로 작용이 있었다.[32]

(12) 항-방사선 작용

인삼은 쥐에게서 X선으로 인한 사망률, 혈소판 감소, 대변잠혈을 억제시켰다[33].

임상응용

(1) 호흡기 질환치료

① 호흡부전 치료

방 약 1| 홍삼25g, 맥문동15g을 차처럼 투여한다. 마은경은 이 방약으로 화상(면적 80%이상)으로 인한 호흡부전 환자 6명을 치료한 결과 4명은 급성 호흡부전이었으나 증상이 개선하였고, 전신 및 화상 상태가 개선했다고 밝혔다.

방 약 2| 인삼10g, 백출15g, 복령15g, 진피12g, 반하10g, 감초10g을 끓여서 1일 1첩 투여한다. 이 약으로 대면적 화상으로 **위장기능이 저하된 환자** 20명을 치료한 결과 10첩 복용후 15명은 증상이 현저하게 개선하였고, 4명 유효, 1명은 무효였다.[1]

방 약 3| 인삼주사약0.2g/1회/매 30~60분, Hyoscine 0.04~0.05mg/kg/매 15~60분/1회, 두 약을 나누어서 1일 3회 정맥주사하고, 증상이 개선되면 근육이나 피하에 주사한다. 보고에 의하면 이 방법으로 **폐렴성 소아 순간성 호흡 중지 환자** 39명을 치료한 결과 31명 완치, 8명은 사망했다.

② 만성 기관지염 치료

방 약 | 인삼, 합개, 삼칠, 자하거를 환약으로 만들어 매일 조석으로 투여한다. 이 방법으로
68명을 치료한 결과 42명 완치, 18명 현저한 효과, 8명은 유효였다.[2]

(2) 순환계 질병

① 저혈압 치료

방 약 | 인삼, 황기, 녹용, 백출, 감초 등을 캡슐(캡슐 당 0.45g)에 넣어 1회 5알, 1일 3회, 7일을
1회 치료기간으로 투여한다. 이 방약으로 저혈압 환자 210명을 치료한 결과 54명 완
치, 84명 현저한 효과, 60명 유효, 12명은 무효였다.[3]

② 심장병 치료

방 약 1 | 홍삼분말을 0.4g씩 캡슐에 넣어 1회 5알, 1일 3회 투여한다. 이 방법으로 심장기능
Ⅳ급 환자 15명을 치료한 결과 홍삼은 충혈성 심부전에 Digoxin과 같은 효능이 있
었고, 부작용은 없고, Digoxin과 협동작용이 있었다.[4]

방 약 2 | 인삼, 부자로 주사약을 만들어 처음에는 20ml를 정맥주사로 3분 내에 투여하고,
만약 심박동수가 정상으로 회복하지 않으면 30분후에 다시 40ml를 3분 내에 주
사하고, 산소를 흡입한다. 왕위성은 이 방법으로 실상성(室上性) 빈박 환자 13명
을 치료한 결과 모두 정상 심박동으로 회복하였고, 회복시간은 9.2분, 심박동수는
60~68회/분, 부작용은 없었다고 밝혔다. 다른 보고에 의하면 인삼부자주사약으로
20명의 좌심부전과 빈맥형 부정맥 환자를 치료한 결과 심박동수를 현저하게 감소
시키고, 혈압이 높으면 낮게 하고, 낮으면 높이는 작용이 있었다.[5]

방 약 3 | 인삼엽, 여정자, 대황(주정법제) 등을 농축해서 1회 20ml, (ml당 생약 0.8g 함유), 1일
3회 투여한다. 이 방약으로 폐심병 급성 발작기 환자 24명을 치료한 결과 16명 현저
한 효과, 6명 호전, 2명은 무효였다.[6]

방 약 4 | 인삼, 부자, 대황 등으로 환약(매환 3g)을 만들어 1회 2알, 1일 3회, 2주~2개월을 1회
치료기간으로 투여한다. 이 방법으로 만성 심부전 환자 245명을 치료한 결과 협심
증 합병 심부전자의 유효율은 95.6%이고, 류마티스성 심장병과 심부전 합병자는
90.6%이고, 고혈압과 심부전 합병자는 90.5%이고, 폐심병과 심부전 합병자는 75%
였다.[7]

방 약 5 | 인삼, 백작약, 산사, 음양곽 등의 분말을 캡슐에 넣어 1일 3회, 1회 3알, 9주간 투여
한다. 이 방약으로 관심병의 심교통 환자를 치료한 결과 임상증상 개선율이 93.5%
였고, 심전도상의 개선율이 52.7%였다.[8]

③ 바이러스성 심근염 치료

방 약 | 인삼주사약(ml당 생약 150mg 함유) 10ml를 50%의 포도당 40ml에 혼합해서 1일 1회, 10일을 1회 치료기간으로 정맥주사한다. 이 방법으로 바이러스성 심근염 환자 31명을 치료한 결과 2회 치료기간으로 현저한 효과 11명, 19명 유효, 1명은 무효였다.[9]

(3) 기타 내과 질환

① 간염 치료

방 약 1 | 인삼엽 추출물, 시호 추출물을 10:1 비율로 혼합해서 27.5mg으로 정제를 만들어 1일 3~6알을 투여한다. 이 방법으로 만성 간염 환자 360명을 치료한 결과 66명 임상 증상 억제, 87명 현저한 효과, 166명 유효, 41명 무효였다.[10]

방 약 2 | 인삼, 삼칠, 호박의 분말(비율 2:2:1)을 1회 3g, 1일 3회 투여한다. 이 방약으로 만성 간염으로 혈청단백질 이상자 33명을 치료한 결과 알부민 증가자 18명, 글로불린 감소자 22명, A/G치가 증가자 22명이었다.[11] 이외에 인삼, 생유향, 생몰약, 삼칠의 분말(비율 2:2:1)을 1일 2회, 1회 5g을 평균적으로 183일 투약해서 간경화로 인한 혈청 단백질 이상자 25명을 치료한 결과 현저한 효과가 있었다는 보고가 있다.[12]

② 만성 신장 기능 부전 환자 치료

방 약 | 인삼5g, 숙부자10g, 생대황5g, 반하10g, 도홍10g, 감초5g을 투여한다. 이 방약으로 만성 신장염 환자 60명을 치료한 결과 20명 현저한 효과, 30명 유효, 10명 무효였다.[13]

③ 고산병 예방

방 약 | 길림성산(吉林省産) 홍삼분말3000g을 10g으로 포장해서 고산지대 진입 2일 전에 1회 10g, 1일 2회 온수로 투여한다. 이 방법으로 고산병 반응 환자 90명을 관찰한 결과 양호한 효능이 있었다.[14]

(4) 외과 질환

① 악성 종류(腫瘤)치료

방 약 | 인삼주사약 2ml를 1일 2회, 혹은 4ml를 1일 1회 투여하고, 30일을 1회 치료기간으로 한다. 벽효민은 이 방법으로 종류환자 화학치료기간에 백혈구 감소한 환자 229명을 치료한 결과 120명 현저한 효과, 22명 유효, 81명은 무효였다고 밝혔다.

② 창상(創傷)치료

방 약 | 신선한 인삼(분말)300g, 황연, 황금, 황백각100g을 수전·농축해서 PEG 1000g을 넣어

고약을 만들어 사용한다. 이 방법으로 각종 육아(肉芽)창상 환자 40명을 치료한 결과 평균 치료기간이 13회이고, 현저한 육아조직의 촉진작용이 있었다.[15]

(5) 기타 질환 치료

① 성기능 감퇴

방 약 | 인삼, 녹용 등으로 좌약을 만들어 항문으로 투여한다. 이 방법으로 120명을 치료한 결과 39명 현저한 효과, 64명 유효, 17명 무효였다.[16]

② 신생아 경종증(硬腫症)

방 약 1 | 인삼6g, 숙부자6g, 지실2g의 분말. 먼저 물 250ml에 숙부자를 넣고 선전(先煎)한 후 다른 약을 넣어 20분간 수전해서 50ml로 만들어 24시간 내에 투여한다. 이 방법으로 소아 경종증 환자 56명을 치료한 결과 양호한 효능이 있었고, 재발하지 않았고, 부작용이 없었다.[17]

방 약 2 | 홍삼50g을 150ml로 수전해서 1회 10ml, 1일 5회 투여한다. 이 방법으로 영아 경종증 환자 4명을 치료한 결과 모두 양호한 효능이 있었다[18].

③ 비염

방 약 | 인삼주사약 2ml를 비하갑(鼻下甲)에 주사한다. 이 방법으로 70명(변태성 비염)을 치료한 결과 35명 완치, 33명 호전, 2명은 무효였다.[19]

④ 노년병

방 약 | 홍삼2~4g을 1일 1회 투여하고, 20일을 1회 치료기간으로 한다. 보고에 의하면 이 방법으로 병태성 cardiac sinus 증후군 환자 38명을 치료한 결과 3회 치료기간으로 33명 유효였다.[9]

사용용량

탕약으로는 4~12g을 사용하고, 분말로는 1회 1~2g, 1일 2~3회 투여한다.

주의사항

3%의 팅크제 100ml를 경구 투여한 후 경미한 불안증세, 흥분작용이 출현하였고, 200ml나 대량으로 투여한 후에는 피부반점, 가려움증, 두통, 어지러움, 체온상승, 출혈 등의 부작용이 나

타났다. 보고에 의하면 인삼40g을 200ml로 수전해서 투여한 후 좌심부전, 소화기 출혈로 사망했다고 밝혔다. 건강한 자가 대량으로 복용한 후 가슴답답함, 복부팽만의 증상을 호소하였고, 다른 보고에 의하면 신생아가 인삼0.3~0.6g을 탕약으로 복용한 후 중독되어 사망한 사례(1명)가 있다. 어떤 의사는 장기간 인삼을 남용한 133명을 관찰한 결과 14명은 중독 증상을 호소하였는데, 그 증상은 고혈압, 신경과민, 불면증, 설사 등 스테로이드의 중독증상과 유사했다고 보고했다. 실증(實證), 열증, 음허성 발열, 담열(痰熱)이 쌓인 증상에는 주의한다.

서양삼(西洋蔘)

Panax quinquefolium L.

약재개요

두릅나무과(五加科)에 속한 서양삼의 뿌리이다. 성미(性味)는 고(苦), 미감(微甘), 한(寒)하고, 심(心), 폐(肺), 신(腎)에 귀경한다. 보기자음(補氣滋陰 기와 음을 보함), 청열생진(淸熱生津 열을 내리고 진액을 생성함)의 효능이 있어 기침, 천식, 객혈, 장열변혈(腸熱便血), 피로, 구강건조 등의 증상에 사용한다.

약리연구

(1) 성장촉진 작용

출생 7일 이내의 미성숙한 쥐에게 매일 서양삼 내복액5g/kg을 위장에 투여한 결과 쥐의 체중이 현저하게 증가하였고, 쥐의 성장발육을 촉진시켰다.[8]

(2) 항-노화 작용

서양삼잎, 줄기의 배당체 100mg/kg을 쥐에게 투여한 결과 늙은 쥐의 조직과 적혈구에 SOD의 혈성(血成)이 현저하게 제고(提高)하였으나 젊은 쥐에게는 SOD의 활성 작용이 없었다.[9]

(3) 진정(鎭靜), 항-경련 작용

서양삼의 Rb_1성분은 동물 실험에서 중추를 현저하게 억제시키는 작용이 있었고, 복강에 주사한 결과 안정하였고, 활동이 감소하였고, Pentetrazole로 인한 경련을 억제시켰다.[10]

(4) 항-부정맥 작용

서양삼의 배당체는 오두알카리, 염화바륨 등으로 유발된 부정맥과 좌측 관상동맥 묶음으로 인한 부정맥을 억제시키는 작용이 있었다.[11]

(5) 지질감소, 항-지질산화 작용

서양삼의 잎, 줄기의 배당체(PQS)는 혈지질을 감소시키고, LPO 생성을 억제시키고, PQS는 쥐의 혈소판응집을 억제하였고, SOD의 활성을 증가시켰다.[12]

(6) 기 타

이외에 기억력증강, 항-쇼크, 항-이뇨 작용 등이 있는 것으로 밝혀졌다.

임상응용

(1) 심, 뇌혈관병 치료

방 약 1 | 서양삼추출물 200g을 1일 3회, 30일을 1회 치료기간으로 투여한다. 이 방법으로 동맥경화성 심, 뇌혈관병의 합병증 환자 16명을 치료한 결과 현저한 효과가 있었고, 협심증, 뇌혈전 환자에게 혈소판의 응집을 현저하게 억제시켰고, 동시에 지질도 감소시켰다.[1]

방 약 2 | 서양삼 추출물(주요성분: Ro, Rb1, Re등)을 1회 40mg, 1일 3회 투여한다. 이 방법으로 급성 심근경색 환자 13명을 치료한 결과 모든 환자의 임상증상이 현저하게 개선하였고, 1명도 심부전으로 발전하지 않았다.[2]

(2) 노인 치매 치료

방 약 | 서양삼, 구기자, 울금, 천궁, 천마, 석창포 등을 배합해서 0.5g캡슐에 넣어 1회 4알, 1일 3회, 1개월을 1회 치료기간으로 투여한다. 이 방약으로 노인 혈관성 치매 환자 32명을 치료한 결과 효능이 있었다.[3] 이외에 다른 보고에 의하면 복방서양삼약액(약명: 複方西洋蔘藥液)을 1회 10ml, 1일 2회, 3개월을 1회 치료기간으로 투여한 결과 노쇠 현상의 억제율이 88.89%였다.[4]

(3) 허약 체질 치료

방 약 | 서양삼봉왕장구복액(약명: 西洋蔘蜂王漿口服液)을 1회 10ml, 1일 2~3회, 1개월을 치료기간으로 투여한다. 이 방약으로 허약체질자를 치료한 결과 양호한 효능이 있었다.[5]

(4) 암증 치료

방 약 1 서양삼3g을 1일 1회, 방사선 치료 시작부터 완료까지 투여한다. 이 방법으로 후두 암 환자 20명에게 투여한 결과 방사선 치료 후 인후부 건조, 식욕부진 등의 증상에 양호한 효과가 있었다.[2]

방 약 2 서양삼, 황기, 구기자 등으로 내복액을 만들어 1일 1~2병, 1일 3회, 3개월을 1회 치료 기간으로 투여한다. 보고에 의하면 이 방법으로 64명의 암 환자(갑상선암, 식도암, 위암, 폐암, 방광암 등)에게 투여한 결과 96%의 환자가 수술 후 임상증상이 호전하 거나 소실하였고, 체중 증가, 백혈구 증가, 혈소판이 증가했다고 밝혔다. 이 방법으 로 위암말기 환자 수술 후 43명에게 투여한 결과 화학치료의 완성율이 대조군(對 照群)보다 높았고, 화학치료의 부작용은 대조군보다 낮았다.[6]

(5) 당뇨병 치료

방 약 서양삼, 구기자, 삼칠, 갈근 등을 과립제로 만들어 1일 1~2봉지, 1일 3회 투여하고, 60 일간 관찰한다. 이 방약으로 II형 당뇨병 환자 105명을 치료한 결과, 유효 77%였고, 장기간 복용하면 효능이 더욱 좋았다.[7]

(6) 항-노화 작용

방 약 복방서양삼구복액(약명: 復方西洋蔘口服液(서양삼, 음양곽, 산사))을 1회 10ml, 1일 2회, 3개월을 1회 치료기간으로 투여한다. 이 방약으로 투여한 결과 요통, 하체무력, 오심번열(五心煩熱), 피로, 자한(自汗), 탈모, 변비, 성기능 저하 등의 증상이 호전했 다.[4] 이외에 서양삼3g, 지골피6g, 단피6g의 탕제를 1일 1첩씩 투여해서 원인 불명성 장기저열(長期低熱) 환자를 치료하였고, 서양삼3g, 려두의(稆豆衣)30g을 각각 수전 해서 혼합한 후 1일 1첩 투약하여 도한증(盜汗症)을 치료한 결과 양호한 효과가 있 었다고 밝혔다.

사용용량

일반적으로 3~10g을 사용한다. 서양삼잎의 사포닌의 LD_{50}은 $352.5\pm17.5mg/kg$ 이었고, 1일 내 위장투여할 수 있는 최대용량은 >30g/kg이다. 1.5g/kg, 0.75g/kg을 위장으로 60일 간 투여 한 결과 동물의 성장, 혈액, 간, 신장 등 주요 장기에 특이한 부작용이 없었다.

주의사항

비위가 허한(虛寒)하고, 습(濕)이 많은 자는 복용을 금한다.

당삼(黨蔘)

Codonopsis pilosula (Franch.) Nannf.

약재개요

초롱이과(桔梗科)에 속한 여러해살이 초본식물인 만삼의 뿌리이다. 성미(性味)는 감(甘), 평(平)하고, 비(脾), 폐(肺)에 귀경한다. 보중익기(補中益氣 ^{비위와 기를 보함}), 생진보혈(生津補血 ^{진액을 생성하고 혈을 보함})의 효능이 있어 식욕부진, 대변무름, 사지무력, 호흡촉박, 기침, 어지러움, 가슴두근거림 등의 증상에 사용한다.

약리연구

(1) 기억력 증강 작용

당삼 수전액을 쥐에게 투여한 결과 Y자 미로(迷路)의 학습을 증진시켰다.[1]

(2) 중추신경 억제 작용[2],[3]

당삼은 쥐의 활동을 억제시켰고, 수면제 복용 후 수면시간을 연장시켰다.

(3) 항-혈전 형성 작용

당삼은 체외에서 혈소판의 응집을 억제시켰다.[4]

(4) 산소 결핍시 내성(耐性) 증진 작용

당삼 주정(酒精) 추출물의 주사약은 동물 실험에서 산소가 결핍한 환경에서 내성을 증가하였고, 그 기전은 당삼의 다당류와 상관성이 있는 것으로 추정한다.[4]

(5) 항 심근 허혈 작용

당삼주사약은 뇌하수체후엽으로 인한 실험성 심근허혈에 현저한 보호 작용이 있었다[5].

(6) 항 궤양 작용

당삼 수전액의 주정 침전물은 자극성, 유문 결박성(結縛性), 아스피린 등으로 인한 위궤양을 보호하고, 궤양을 유합(癒合)하는 작용이 있었다. 당삼 주정 추출물의 수용성은 위 점막을 보호하였는데, 그 기전은 PGE 분비와 상관 있는 것으로 추정한다.[4]

(7) 면역 증강 작용

당삼과 당삼의 다당류는 대식 세포의 수를 증가시켰고, 세포의 체적이 증대했다. 방울뱀의 독소를 제거한 후 addiment를 하강시켰고, 식균율이 감소한 햄스터 addiment의 회복을 촉진했다[6].

(8) 혈구에 미치는 영향

당삼 주정 추출물은 적혈구 증가, 백혈구 감소, 중성(中性) 백혈구 증가, 임파구 감소 작용이 있었다. 비장을 절제 후에도 적혈구가 증가하였고, 백혈구는 감소했다.[4]

(9) 방사선에 미치는 영향

당삼은 방사선 손상을 보호하는 작용이 있었고, 그 기전은 뇌하수체, 부신피질의 작용과 상관있는 것으로 추정한다.[7]

(10) 소장 혈관에 미치는 영향

당삼 추출물을 소장의 점막에 투여한 결과 혈관을 확장하여 혈류량을 증가시켰고, 부신피질에 대항하는 작용이 있었다. 수전한 당삼 용액을 용량을 달리 하여 개의 소장에 투여한 결과 소장의 혈류량이 증가하였고, 40%, 50% 농도에서 최고의 효능이 있었고, 장 점막의 혈관의 저항을 감소시켰고, 국소의 혈압에는 영향을 주지 않았다.[8]

(11) 혈당에 미치는 영향

당삼 수전액을 토끼의 위장에 6g/kg을 투여한 결과 혈당이 상승하였고, 6g/kg을 쥐의 복강에 투여한 결과 혈당이 상승했다. 그 기전은 당삼의 당류(糖類)와 상관있는 것으로 추정한다.[9]

사용용량

쥐의 복강에 주사한 결과 LD_{50}은 79.21±3.60g/kg이었다[9]. 일반적으로 7~25g을 사용한다.

주의사항

열증(熱證)에는 주의한다.

황기(黃芪)

Astragalus membranaceus (Fisch.) Bge.

약재개요

콩과(荳科)에 속한 여러해살이 초본식물인 황기의 뿌리이다. 성미(性味)는 감(甘), 미온(微溫)하고, 비(脾), 폐(肺)에 귀경한다. 보기거양(補氣擧陽 ^{기를 보하고 양기를 끌어올림}), 익위고표(益衛固表 ^{기를 보하고 표를 수렴함}), 탁독생기(托毒生肌 ^{독을 빼내고 조직을 재생시킴}), 이수소종(利水消腫 ^{물을 통하게 하고 부은 것을 없앰})의 효능이 있어 식욕부진, 설사, 피로, 탈항, 자궁하수(子宮下垂), 외한다한(畏寒多汗), 자한, 옹저불궤(癰疽不潰 ^{부스럼이 헐지 않음}), 부종, 소변장애, 사지저림, 관절통, 반신불수, 소갈증 등의 증상에 사용한다.

약리연구

(1) 항-노화 작용

늙은 쥐에게 황기 수전액을 투여한 결과 대동맥과 폐의 교원(膠原) 성분이 감소하였고, 젊은 쥐에게 장기간 투여한 결과 동맥경화와 폐기능의 노화를 예방시키는 작용이 있었다[50].

(2) 면역증강 작용

황기의 다당류 등의 성분은 비특이성 면역기능을 증강시키고, 체액면역, 세포면역을 촉진·증강시키는 작용이 있었다[51].

(3) 혈당에 미치는 영향

황기의 다당류 250~500mg/kg을 쥐의 복강에 주사한 결과 이중(二重)적인 작용이 있었는데, 쥐의 포도당부하 실험에서 혈당이 감소하였고, 아드레날린으로 인한 혈당상승에는 억제시키는 작용이 있었으며, 인슐린으로 인한 저혈당에는 아무런 반응이 없었다.[52]

(4) 신장에 미치는 영향

황기주사약을 미세한 신장염이 있는 쥐의 정맥에 주사한 결과 혈중알부민이 증가하였고, 신장의 모세혈관의 혈류량이 증가했다. 황기는 소변의 단백질을 감소시키고, 병변을 경감시켰다. 황기의 신장병 치료의 기전은 단백질 합성 촉진과 혈중단백질 농도 증가로 인한 것으로 추정한다[53].

(5) 이뇨 작용

황기는 인체실험에서 소변과 염화물의 배출을 증가시켰고, 0.2g/kg을 투여한 결과 소변량이 64% 증가하였고, 나트륨도 14.5% 증가했다. 황기의 이뇨 작용은 길다. 쥐에게 피하주사한 결과 이뇨 작용이 7일간 지속되었고, 7일간 투여한 결과 내성이 없었다.

(6) 보간(補肝) 작용

황기를 쥐에게 투여한 후 각종 검사를 한 결과 간의 당원증가, Lysosome, dehydrogenase가 활성화 되었다.[54]

(7) 항-피로, 항-한(寒) 작용[55]

황기의 다당250~500mg/kg을 쥐의 복강에 주사한 결과 정상적인 쥐와 Hydrocortisone로 인한 양허(陽虛)인 쥐의 수영시간을 연장시켰고, 또한 영하 5도에서 생존력이 연장되었다.

(8) 기 타

이외에 황기는 기억력 증가, 항-방사선, 항염증, 항암, 조혈기능 촉진 등의 작용이 있었다.

임상응용

(1) 호흡기 질환 치료

① 감기 예방

방 약│ 황기100g에 물3000ml를 넣어 1000ml로 수전해서 여과한 후 방부제10g을 혼합하여 24시간 두었다가 침전물이 가라앉으면 윗 부분의 맑은 약액만 다른 용기에 넣어 보관하고, 1일 3회 비강내에 3~4방울 넣고, 코를 몇 번 비벼 준다. 이 방법으로 감기 예방 목적으로 123명에게 실시한 결과 감기 발생환자는 8명이었고, 병 기간은 3~4일이었고, 증상이 경미했다. 대조군 124명(이 방약을 미사용)의 발병율은 43명이었고, 평균 병기간은 5~6일이었다.[1]

② 호흡기 감염 치료

방 약 1│ 황기, 동충하초, 계내금, 백화사설초 등을 봉밀로 시럽을 만들어 (매 100ml당 생약 26g 함유) 1세 이하 10ml/회, 2세 15ml/회, 3세 20ml/회, 5세 25ml/회, 5세 이상은 30ml를 1일 2회, 1주 3회 투약하고, 3개월을 1회 치료기간으로 투여한다.[2]

방약 2 | 황기, 계지, 백작약, 생강 등으로 시럽을 만들어 3세 이하는 1회 10ml, 3~6세 15ml/회, 6세 이상은 20ml/회, 1일 2회, 2개월을 1회 치료기간으로 투여한다. 이 방약으로 소아 반복적인 호흡기 감염 환자 86명을 치료한 결과 총 유효율이 97.7%였다.[3]

③ 기관지 천식

방 약 | 황기주사약2ml를 족삼리혈에 매주 2회, 3개월을 1회 치료기간으로 근육주사하고, 3~4회 치료기간을 실시한다. 이 방법으로 각종 방법으로 효능이 없었던 기관지 천식 환자 41명을 치료한 결과 총 유효율이 85.4%였고, 그 중 23명은 현저한 효과였다.[4]

④ 폐심병 치료

방 약 | 황기80g, 감초30g, 음양곽60g, 대조50g, 수질50g, 정력자50g을 산제로 만들어 1일 2회, 1회 5g씩 온수로 투약한다. 이 방약으로 48명의 만성 폐심병 회복기 환자를 치료한 결과 양호한 효과가 있었다[5].

(2) 심, 혈관 질환 치료

① 관심병(冠心病) 치료

방 약 1 | 황기주사약24ml(2ml당 생약4g 함유)를 5%의 포도당 250ml에 혼합해서 1일 1회, 연이어 14일간 정맥주사한다. 이 방법으로 관심병 환자 45명을 치료한 결과 황기주사약은 Na 펌프의 활성을 증가시켰고, 적혈구의 Na를 감소시켰다.[6]

방 약 2 | 황기50g을 수전해서 1일 3회, 30일을 1회 치료기간으로 투여한다. 이 방법으로 허혈성 심장병 환자 92명을 치료한 결과 30명 현저한 효과, 54명 유효, 8명은 무효였다. 심전도상의 효과, 좌심(左心)의 영향이 대조군(對照群)보다 우수했다.[7]

방 약 3 | 황기50g을 수전해서 1일 3회, 연이어 3~4주간 투여하고, 동시에 10%의 포도당 500ml에 인슐린12U, 10%의 Potassium chloride 10ml를 혼합해서 10~20방울/min 속도로 1일 1회, 연이어 2~3주 정맥주사한다. 이 방법으로 급성심근경색 환자 18명을 치료한 결과 현저한 효과 9명, 8명 유효, 1명은 무효였다.[8]

② 심근염 치료

방 약 1 | 황기60g을 400ml로 수전해서 1일 3회 투여하고, 10%의 포도당 500ml에 비타민C 10g을 혼합해서 1일 1회, 연이어 30일간 정맥주사하고, 30일을 1회 치료기간으로 하고, 모두 2회 실시한다. 이 방법으로 바이러스성 심근염 환자 32명을 치료한 결과 21명 완치, 8명 호전이었다.[9]

방 약 2 | 황기주사약10ml(생약 20g 함유)를 5%의 포도당 500ml에 혼합해서 1일 1회, 연이어 3주간 정맥주사한다. 이 방법으로 coxsackie B 바이러스성 심근염 환자 20명을 치료한 결과 좌실(左室) 확장기말(末) 혈액용량, 수축기말(末) 용량이 현저하게 감소하였고, 심배출량, 사혈(射血)지수가 현저하게 증가하였고, 동시에 환자의 면역과 증상이 개선했다.[10]

방 약 3 | 황기(炙)150~200g, 천궁10~15g, 정력자12g을 수전해서 1일 1첩, 1일 2회 투약하고, 고혈압성 심장병은 홍화9g, 갈근15g을 첨가하고, 심근병에는 해백9g, 괄루15g을 첨가하고, 협심증에는 지실, 청피각12g을 첨가한다. 이 방약으로 확장기 기능 부전으로 인한 심력부전 환자 24명을 치료한 결과 7명(50세 이하, 심력부전 최초 발생)은 6첩후 심력부전이 완전 억제되었고, 11명(50~60세, 병기간이 1개월 이내)은 8첩 복용후 증상이 억제되었고, 6명(60~76세, 병력 3개월 이내)은 10첩 복용후 억제되었다.[11]

(3) 소화기질환 치료

① 만성위염, 위축성 위염 치료

방 약 | 황기20g, 인삼(先煎)9g, 감초(炙)9g, 강활6g, 방풍6g, 백작약9g, 진피12g, 복령9g, 택사9g, 시호9g, 황연9g을 수전해서 투여한다. 이 방약으로 만성 위염 환자 74명을 치료한 결과 유효율이 82.4%였고, 그 중 만성 표재성 위염 환자가 최고 양호하였고, 그 다음은 위축성 위염이었고, 비대성 위염은 유효율이 저조했다.[12]

② 위, 십이지장궤양 치료

방 약 1 | 황기800g, 아차(兒茶), 백급, 해표초각500g, 오배자, 천연자, 목향, 사인각250g의 분말을 1회 10~15g씩, 1일 3회 투여한다. 이 약으로 51명을 치료한 결과 19명 완치, 17명 현저한 효과, 12명 유효, 3명은 무효였다.

방 약 2 | 황기건중탕을 1회 1봉지, 1일 3회 투약해서 39명의 소화성궤양 환자를 치료한 결과 완치율이 74.3%였고, 양호한 총 유효율은 87.1%였다.[13]

③ 장유착 치료

방 약 | 황기, 조자각30g에 물 1000ml를 넣어 약한 불로 수전해서 여과한 후 다시 갱미(粳米)50g을 넣어 죽처럼 만들어 1일 1첩, 조석으로 2주간 투여한다. 이 방법으로 수술후 장유착 환자 125명을 치료한 결과 80명 현저한 효과, 29명 유효, 16명 무효였다.[14]

(4) 간질환 치료

① 만성 간염 치료

방 약 1 | 황기150g, 호장, 백출^각94g, 황금, 토복령^각68g, 자초37.5g을 500ml로 농전(濃煎)해서 1일 3회, 1회 25ml를 투여한다. 이 방법으로 HBs-Ag 양성환자 114명을 치료한 결과 2~3개월 후 42명이 음성으로 전환하였고, 38명은 수치가 감소하였으며, 총 유효율은 70.17%였다.

방 약 2 | 황기45g, 시호12g, 단삼20g, 울금12g, 단피12g, 적작약15g을 과립제로 만들어 1일 3회, 식후 온수로 투약하고, 연이어 2개월 간 투여한다. 이 방약으로 만성간염 환자 87명, 만성 활동성 간염 29명을 치료한 결과 현저한 유효율이 69.0%와 55.2%였고, 총 유효율이 90.8%와 89.7%였고, 혈청 검사에서 HBe-Ag와 HBV-DNA가 음성으로 전환된 자는 27.7%와 28%였다. [15]

방 약 3 | 황기15~30g, 시호3~6g, 백작약10g, 지각10~20g, 백출10g, 감초6g을 기본방약으로 하고, 증상에 따라 가감해서 3개월을 1회 치료기간으로 투여한다. 이 방약으로 B형 간염으로 인해 섬유화를 일으킨 환자를 치료한 결과 간기능 개선, 혈청 간지수가 감소했다. [16]

② 간경화 복수 치료

방 약 | 황기60g, 대황30g, 도인10g, 지별충15g을 1일 1첩씩 투약하고, 동시에 이뇨제 200mg/d/Bid 투여하고, 10일을 1회 치료기간으로 한다. 이 방법으로 간경화성 복수 환자 30명을 치료한 결과 25명 호전, 5명은 무효였다[17].

(5) 비뇨기 질환 치료

① 만성 신장염 치료

방 약 1 | 생황기30g, 백질려30g, 차전초30g, 선의10g, 백출100g, 복령10g, 택란10g, 토사자10g, 감초6g을 수전해서 1일 1첩씩 투여한다. 이 방약으로 만성 신장염으로 장기간 단백뇨가 소실하지 않은 자를 치료한 결과 양호한 효능이 있었다.

방 약 2 | 황기45g(기허(氣虛)인 자는 60~90g을 사용), 어성초, 백화사설초^각30g, 지용, 익모초, 단삼, 선의^각15g, 저신(猪腎)1개, 금은화20g을 수전해서 1일 1첩씩 투여한다. 이 방약으로 만성 신장염 환자 41명을 치료한 결과 15명 완치, 21명 현저한 효과, 3명 호전, 2명은 무효였다.

방 약 3 | 황기30g, 하수오30g을 1일 1첩 투여한다. 이 방약으로 만성 신장 사구체 질환자 48

명을 치료한 결과 총 유효율이 77%(11명 증상 완전 회복, 9명 기본 회복, 17명 부분 회복, 11명 무효)였다.[18]

방 약 4ㅣ 황기, 천궁^각30g, 패장초, 익모초^각15g을 탕약으로 1일 1첩, 60일을 치료기간으로 투여한다. 이 방법으로 만성 사구체신염 환자 48명을 치료한 결과 총 유효율이 77%(그 중 완치자는 11명, 완치 근접자 9명, 호전 17명, 무효11명)이었다.[19]

방 약 5ㅣ 북황기주사약2~4ml를 1일 1회, 2~6개월간 주사한다. 장덕현은 이 방법으로 만성 신장염 환자 19명을 치료한 결과 24시간 내 뇨단백이 2.0g 보다 많이 하강한 자는 8명, 1.0~2.0인 자는 5명, 6명은 무효였고, nitraemia인 11명 중 20mg% 이상 하강자 3명, 10~20mg% 하강자 4명, 4명은 무효였다고 밝혔다. 석효용은 만성 신장염 환자에게 황기를 복용시킨 후 뇨단백을 관찰한 결과 황기는 뇨단백을 감소시키는 작용이 있다고 밝혔고, 실열자(實熱者), 간양상항(肝陽上亢), 기화상충(氣火上衝), 습열조체(濕熱阻滯)자는 사용을 금한다고 했다.[20]

② 신결석 치료

방 약ㅣ 황기100g, 천궁15g, 금전초, 해금사, 울금^각30g, 계내금(분말로 단독 복용)10g을 기본 약으로 하고, 증상에 따라 가감하고, 1일 1첩을 1000ml로 수전해서 2회로 나누어 계내금 분말과 복용한 후 누워서 휴식한다. 10~30분후 일어나서 온수 500~1000ml에 10%의 식초를 혼합해서 투여하고, 다시 식사한 후 운동한다. 이 방약으로 36명을 치료한 결과 24명 완치, 9명 현저한 효과, 3명은 무효였다.[21]

③ 요붕증(尿崩證) 치료

방 약ㅣ 황기50g, 생지유, 혈견수(血見愁)^각20g, 당삼25g, 천초15g을 수전해서 1일 1첩을 투여한다. 이 방약으로 150명을 치료한 결과 113명 완치, 28명 호전, 9명은 무효였다.[22]

④ 전립선 비대

방 약ㅣ 생황기100g, 활석30g을 2회 수전해서 호박분말3g과 같이 공복에 투여한다. 이 방약으로 52명을 치료한 결과 38명 완치, 13명 호전, 1명은 무효였다.[23]

(6) 혈액질환 치료

① 고지질혈증 치료

방 약 1ㅣ 황기30g, 갈근, 상기생, 생산사^각20g, 단삼30g, 생삼칠, 천궁^각10g을 수전해서 1일 1첩을 투약하고, 2주를 1회 치료기간으로 한다. 이 방약으로 30명을 치료한 결과 1~3회 치료기간으로 총 유효율이 96.7%였다.[24]

방 약 2 | 황기30g, 하수오, 황정, 백작약^각15g, 익모초, 갈근^각20g, 자감초10g을 7첩(500ml)으로 농전(濃煎)해서 1일 3회, 1회 25ml, 매주 500ml를 투여한다. 이 방약으로 노인성 응고상태의 어혈증(瘀血症) 환자 25명을 치료한 결과 12명 현저한 효과, 7명 유효, 6명은 무효였다.⁽²⁵⁾

방 약 3 | 생황기, 산사, 택사^각30g, 홍화10g, 도인10g을 150ml로 수전해서 1일 1첩, 1일 1~2회 투약하고, 15일을 1회 치료기간으로 하고, 연이어 2회 투여한다. 이 방약으로 고지질 혈증 환자 50명을 치료한 결과 TC만 높았던 환자는 30일간 복용 후 35%가 하강하였고, TG만 높았던 환자는 41%감소하였고, 둘 다 높았던 환자의 TC는 28% 감소, TG는 31% 감소하였고, 고밀도 Lipoprotein은 38% 증가했다.⁽²⁶⁾

방 약 4 | 생황기45g, 절충10g, 수질10g, 도인10g, 적작약15g, 백작약15g, 대황6g으로 연캡슐(매알 당 생약 1g 함유)을 만들어 1회 4알, 1일 3회, 연이어 35일간 투여한다. 이 방약으로 혈액이 고점도 어체(瘀滯)인 환자 64명을 치료한 결과 증상과 혈지질의 현저한 개선이 있었다.⁽²⁷⁾

② 백혈구 감소증 치료

방 약 1 | 황기30g, 당귀6g, 당삼(炒), 보골지, 녹각^각12g으로 과립제(중량: 40g)를 만들어 1회 20g, 1일 2회, 1주일간 투여한다. 이 방약으로 화학치료로 인한 백혈구 감소증 환자 45명을 치료한 결과 24명 현저한 효과, 17명 유효, 4명은 무효였다.⁽²⁸⁾

방 약 2 | 황기농축액을 I조(58명)에게는 10ml당 생약 15g을 함유한 약액을 투약하고, II조(57명)는 10ml당 생약 5g을 함유한 약액을 1일 2회, 1회 10ml를 8주간 투여한다. 이 방법으로 백혈구 감소증 환자 115명을 치료한 결과 I조의 현저한 효과는 29명, 19명 유효, 10명 무효로 총 유효율이 82.76%였고, II조의 총 유효율은 65.22%였다.⁽²⁹⁾

③ 혈소판 감소증 치료

방 약 | 기자맥동탕(약명: 芪紫麥冬湯)으로 혈액병을 방사선 치료한 후 혈소판 감소로 인한 출혈증 환자 27명을 치료한 결과 양호한 효과가 있었다.⁽³⁰⁾

(7) 신경계 질환 치료

① 뇌혈전 형성

방 약 1 | 황기60g, 천궁30g, 단삼40g, 빈낭10g을 탕약으로 1일 1첩을 연이어 28일간 투여한다. 이 방약으로 허혈성 중풍 환자 96명을 치료한 결과 33명 완치, 53명 호전, 10명 무효였다⁽³¹⁾.

방 약 2 | 생황기, 적작약, 당귀, 단삼, 천궁, 홍화, 생지황, 수질. 이 방약으로 급성 뇌혈관병 환자 45명(30명은 中, 重證 환자로 잠시 동안 양약 치료를 하였고, 나머지는 중약(中藥) 치료만 했다.)을 치료한 결과 중약군(中藥群) 31명 완치(뇌출혈 9명, 뇌경색 18명, 지주막하출혈 4명)였고, 완치율이 68.89%였다. 평균 완치 기간은 28.51일이었고, 14명 호전이었다. 치료후 중약군의 근력이 대조군보다 현저하게 증가했다.[31]

방 약 3 | 황기50g, 단삼20g, 천궁20g, 적작약20g을 기본 약으로 하고, 증상에 따라 가감해서 탕약으로 투여한다. 이 방약으로 뇌경색 환자 103명을 치료한 결과 치료군의 총 유효율, 완치율이 대조군(對照群)보다 현저했다.[32]

방 약 4 | 생황기60g, 대황6g, 수질9g, 삼칠6g, 당귀12g, 로로통15g, 하수오30g을 수전해서 1일 1첩, 1일 2회 투여한다. 이 방약으로 뇌경색 환자 60명을 치료한 결과 14명 완치, 23명 현저한 효과, 20명 유효, 3명은 무효였다[33].

② 신경염 치료

방 약 1 | 생황기100g, 당삼20g, 당귀미, 도인, 복령²¹10g, 홍화, 백출²¹12g, 적작약6g, 천궁, 지용²¹3g을 2회로 수전하고, 다시 물1500ml를 넣어 1000ml로 수전한다. 약액에 백주(白酒)50g을 넣어 환부를 훈증과 세척해 준다. 이 방약으로 다발성 신경염 환자 19명을 치료한 결과 13명 완치, 6명은 호전이었다.[34]

방 약 2 | 황기60~120g, 계혈등15~30g, 복령, 적작약²¹15g, 지용, 도인, 홍화, 당귀, 천궁, 백출, 계지²¹12g, 오공3마리를 수전해서 1일 1첩을 1개월간 투여한다. 이 방약으로 유기린(有機磷) 중독으로 인한 지발성(遲發性) 주위 신경염 환자 18명을 치료한 결과 1회 치료기간으로 9명 회복, 2회 치료기간으로 4명 회복, 3회 치료기간으로 3명 회복, 2명은 무효였다.[35]

(8) 외과 질환 치료

① 암증 치료

방 약 1 | 황기30g, 대황10g, 단삼15g, 홍화5g, 해조20g, 포공영25g을 250ml로 수전해서 고압 소독한 후 직장으로 1일 2회, 1회 250ml 관장하고, 관장후 직장내 30분간 저류시킨다(다시 250ml를 관장하여도 무방함). 연이어 5일 간을 1회 치료기간으로 실시한다. 이 방법으로 만성 간암 환자 87명을 치료한 결과 생존율, 총 단백질, 알부민, Cr 등이 대조군(對照群)보다 양호했다.[36]

방 약 2 | 황기60g, 수질4마리, 지별충15g, 칠엽일지화(七葉一枝花)30g, 황약자10g, 천산갑
10g, 감초10g을 수전해서 1일 1첩을 투약하고, 홍삼15g, 석곡30g을 수전해서 단독
으로 투여한다. 이 방약으로 중, 말기 식도암 환자 10명을 치료한 결과 4명은 부분
적인 완화, 5명 안정, 1명은 악화되었고, 평균 치료기간은 6.6개월이었다.[37]

방 약 3 | 황기위주로 부정해독탕(扶正解毒湯), 부정건비탕(扶正健脾湯), 부정양음탕(扶正
養陰湯)과 서의(西醫)치료를 결합해서 중·말기의 대장암 환자 260명을 치료한 결
과 5년 생존율이 순수한 서의적인 치료보다 높았다.[38]

방 약 4 | 황기30g, 백출10g, 당귀15g, 천궁10g, 지용10g, 아출10g, 자초10g을 기본처방으로
해서 폐암, 유방암, 간암, 위암, 임파암 등의 말기 암환자 25명을 치료한 결과 증상
이 완화된 자는 20명이었고, 암환자의 면역증강, NK세포의 활성을 억제하는 것으
로 밝혀졌다.[39]

② 상처 부위 치료

방 약 | 생황기 분말9g을 1일 2회 투여한다. 이 방법으로 대장, 항문수술 후 사용한 결과 치
료군(治療群) 57명은 혼합치질 29명 중 17명 현저한 효과, 10명 유효, 2명은 무효였
다. 항문 파열 11명 중 6명 현저한 효과, 5명 유효였고, 항누(肛瘻)17명 중 7명 현저한
효과, 8명 유효, 2명은 무효였다.[40]

③ 하지(下肢) 궤양 치료

방 약 | 생황기80g, 당귀10g, 백모근40g, 차전초12g을 수전해서 투여하고, 고교(苦蕎) 분말로
고약을 만들어 외용으로 사용한다. 이 방법으로 만성 하지 궤양 환자 12명을 치료한
결과 복용 2~4첩 후 2명 완치, 6명 현저한 효과, 3명 유효, 1명은 무효였다.[41]

(9) 이비인후과 질환 치료

① 돌발성 이농(耳聾) 치료

방 약 | 황기45g, 적작약12g, 당귀미15g, 천궁15g, 도인12g, 홍화12g, 지용10g을 수전해서
100%의 약용액 200ml를 만들어 1일 1첩, 1일 2회 투여한다. 이 방약으로 37명을 치료
한 결과 17명 현저한 효과, 15명 호전, 5명은 무효였다[42].

② 비염 치료

방 약 | 황기주사약을 양측 하비갑(下鼻甲)부위에 각 2ml씩 1일, 혹은 격일로 1회 주사하고,
10회를 1회 치료기간으로 한다. 이 방법으로 과민성 비염 환자 49명, 만성 비염 51명
을 치료한 결과 1~3회 시술로 41명 완치, 37명 호전, 22명은 무효였다.[43]

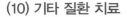

(10) 기타 질환 치료

① 진행성 근육 영양불량증 치료

방 약| 황기40g, 당귀15g, 백출12g, 토사자20g, 계내금12g, 전갈6g을 정제(매알 0.3g, 생약 3g 함유)로 만들어 0~7세는 1회 4~5알, 8~9세는 6알, 10~15세는 8알, 16세 이상은 10알, 1일 3회 투여한다. 이 방약으로 68명을 치료한 결과 39명 현저한 효과, 26명 유효, 3명은 무효였다.[44]

② 소아 toxocariasis 병 치료

방 약| 황기10~30g, 백출10~20g, 청호10~15g, 초과5~10g, 빈낭5~10g을 수전해서 1일 1첩을 투여한다. 이 방약으로 50명을 치료한 결과 총유효율이 92%였다.[45]

③ 이상근(pirifomis muscle) 증후군 치료

방 약| 황기주사약, 단삼주사약[각] 1병(각병 10ml당 생약 10g 함유)을 혼합한 후 심부(深部) 통증부위에 20ml를 주사하고, 3일마다 1회 실시, 3~4회를 1회 치료기간으로 한다.[46] 이 방법으로 43명을 치료한 결과 23명 완치, 14명 호전, 6명은 무효였다.

사용용량

황기 내복액을 쥐에게 1회에 140g/kg을 위장에 주입하고 7일간 관찰한 결과 아무런 독반응이 없었고, 복강에 주사한 결과 LD_{50}은 $40\pm5g/kg$이었다.[49]

사용용량은 임상의사마다 견해가 다르다. 만란청은 도한에는 9g, 저혈압은 9g 이하, 고혈압에는 30g 이상, 중증 근무력에는 100~120g, 척추손상으로 인한 하반신 불구는 250g을[47] 사용해야 효능이 있다고 보고하였고, 사용량에 따라 암 환자의 NK세포에 미치는 영향이 달랐고, 암환자에게 면역증강 목적으로 사용할 때는 60g이 적합하고, 일반적으로 90g을 초과하지 않는다.[48]

주의사항

한 보고에 의하면 임신부가 장기간 황기를 복용한 후 출산일이 연장되었다고 하였고, 태아가 과대 발육되었다고 했다. 표증(表症), 기체습성(氣滯濕盛 기가 막히고 습이 많음), 식체(食滯), 음허양승(陰虛陽昇 음이 허약하여 양기가 상승함), 옹저초기(癰疽初起) 등에는 적합하지 않다.

백출(白朮)

Atractylodes macrocephala Koidz.

약재개요

국화과(菊科)에 속한 여러해살이 초본식물인 백출의 뿌리이다. 성미(性味)는 고(苦), 감(甘), 온(溫)하고, 비(脾), 위(胃)에 귀경한다. 건비익기(健脾益氣 ^{비장을 튼튼하게 하고 기를 보함}), 조습이수(燥濕利水 ^{습을 건조시키고 물을 통하게 함}), 안태삽한(安胎澁汗 ^{태아를 편안하게 하고 땀을 수렴함})의 효능이 있어 식욕부진, 대변무름, 상복부 팽만, 권태, 피로, 수종, 자한(自汗), 습관성 유산 등의 증상에 사용한다. 우출(于朮)이라고도 한다.

약리연구

(1) 위궤양에 미치는 영향

백출의 아세톤 추출물300mg/kg을 쥐의 위장에 투여한 결과 위액량 감소, 위산의 알카리 성분 증가, 펩신활성 감소, 위점막 보호 작용이 있었으나 아스피린, 유문묶음으로 인한 궤양에는 효능이 없었다. [8],[9],[10]

(2) 혈당감소 작용

백출 추출물을 토끼의 피하에 주사한 결과 2~5시간 내에 혈당이 현저하게 감소하였고, 혈당은 약 투여전보다 40%감소하였고, 수전액도 효능이 있었다. [7]

(3) 이뇨 작용

백출의 수전액, 추출물은 쥐, 토끼, 개에게서 이뇨 작용이 지속적으로 현저하였고, 또한 전해질 배설이 촉진되었는데, 그 중 나트륨의 배출이 현저했다. 백출의 수전액은 복막공(腹膜孔)의 직경이 현저하게 확대되었고, 복수치료에 효능이 있다고 볼 수 있다. [11]

(4) 심장에 미치는 영향

백출은 혈관확장 작용이 있었고, 심장을 억제시키는 작용이 있었고, 대량에서는 심박동이 감소되었다. 마취된 개의 정맥에 0.1g/kg을 주사한 결과 혈압이 경미하게 하강하였고, 0.25g/kg에서는 혈압이 갑자기 하강하였고, 3~4시간내에는 회복되지 않았다. [12],[13]

(5) 기 타

이외에 면역증강, 항-노화, 항-산화 등의 작용이 있었다.

 임상응용

(1) 간병 치료

방 약 | 생백출, 익모초^각60g, 당삼, 복령, 지각^각30g, 당귀, 택사^각15g, 택란20g을 수전해서 1일 1첩을 투여한다. 이 방약으로 간경화성 복수 환자를 치료한 보고가 있다. 보고자는 증상이 경미할 시에는 30g이상을 사용하고, 중증일 때에는 60g을 사용한다고 했다. 약리 실험에서 백출은 알부민을 증가시켰고, A/G비율을 교정하였고, 이뇨 작용이 현저하였고, Na의 배출을 촉진시켰다.[1] 여지련은 백출, 당삼, 황기를 실험한 결과 복수에는 백출, 당삼의 효능이 양호하여 우선적으로 사용해야 한다고 보고했다.[2]

(2) 변비 치료

방 약 1 | 생백출, 지각, 육종용을 물에 담가 두었다가 3회 수전·혼합·여과한 후 100ml로 농축해서(PH 5.5) 1일 1회, 1회 100ml를 수면전에 투여한다. 이 방약으로 만성 완고성 변비 환자 50명을 치료한 결과 49명 유효였다.[3]

방 약 2 | 생백출3000g의 분말을 1회 10g, 1일 3회 투여한다.[4] 이 방법으로 허성(虛性) 변비 환자 20명을 치료한 결과 모두 양호한 효능이 있었다고 밝혔다.

(3) 위암 치료

방 약 | 백출, 생황기, 소목, 초하차, 동충하초 등을 분말로 만들어(30g 포장) 1일 3회 투여한다. 이 방약과 화학치료를 겸하여 위암 환자 50명을 치료한 결과 8명은 부분적인 완화, 40명 안정, 2명은 악화되었다.[5]

(4) 식도암 치료

방 약 | 백출 수전액을 증류해서 말기 식도암 환자 17명에게 정맥주사한 결과 2명은 현저한 효과, 8명은 유효했다.[6]

(5) 요통 치료

방 약 | 백출30g, 천산갑(炙)6g에 백주(白酒)100ml를 넣고 약 40분간 끓인 후 걸러내고, 다시

재탕한 후 혼합해서 조석으로 2~3일간 투여한다. 이의는 이 방약으로 만성 요통(한습(寒濕)이나 피로로 가중) 환자 24명을 치료한 결과 모두 현저한 효능이 있었다고 보고했다.

(6) 소아 유연증(流涎症) 치료

방 약 | 생백출을 분쇄한 후 설탕과 물을 혼합한 후 증류해서 1일 9g을 경구투약한 결과 양호한 효능이 있었다고 밝혔다.[6] 라계림은 백출이 요제부(腰臍部)의 기(氣)에 좋고, 요제부의 사혈을 없앤다고 인식하고, 필히 생용(生用)하고, 용량을 50~60g으로 사용해야 효능이 있다고 했다.

사용용량

백출수전액을 쥐의 복강에 주사한 결과 LD_{50}은 13.3g/kg이었고, 큰 쥐에게 0.5g/kg을 위장에 주입 14일후 백혈구가 경미하게 감소하였고, 2개월 후에는 경미한 빈혈증상이 있었다[7]. 일반적으로 5~12g을 사용하고, 조습이수(燥濕利水)에는 생용(生用)하고, 익기건비(益氣健脾)에는 초(炒)한 것이 좋다. 또한 설사에는 초(焦)한 것이 좋다.

주의사항

습(濕)이 없거나 음허(陰虛)에는 주의한다.

산약(山藥)

Dioscorea Opposite Thunb.

약재개요

마과(薯蕷科)에 속한 여러해살이 만생초본식물(蔓生草本植物)인 산약의 뿌리이다. 성미(性味)는 감(甘), 평(平)하고, 비(脾), 폐(肺), 신(腎)에 귀경한다. 보기양음(補氣養陰 기를 보하고 음액을 생성함), 보비폐신(補脾肺腎)의 효능이 있어 식욕부진, 설사, 기침, 천식, 유정, 빈뇨, 백대하, 소갈증 등의 증상에 사용한다.

약리연구

(1) 장관(腸管)운동 촉진 작용

산약은 소장을 자극하여 운동시켰고, 장내(腸內) 내용물을 비우는 것을 촉진하였고, 아드레날린으로 인한 장관의 긴장성을 감소시켰다.[7]

(2) 혈당강하 작용

정상적인 쥐의 혈당을 감소시켰고, uroxin으로 인한 쥐의 당뇨병을 예방·치료하는 작용이 있었고, 아드레날린과 포도당으로 인한 혈당 상승을 억제시켰다.[8]

(3) 상처유합 작용

골절이 있는 토끼에게 산약에 영양제를 혼합해서 사료로 1개월간 투여한 결과 수술 전후의 혈중 칼슘, 인(P)의 지수가 1개월 후 정상으로 회복했다.[9]

(4) 기 타

이외에 면역증강, 항-산화 등의 작용이 있었다.

임상응용

(1) 심장기능 감퇴 환자 치료

방 약 | 산약30분, 당귀, 계지, 신곡, 생지황, 두권(豆卷)[각]10분, 감초28분, 인삼7분, 천궁, 백작약, 백출, 맥문동, 행인[각]6분, 건강3분, 백렴(白蘞)2분, 시호, 길경, 복령[각]5분, 아교7분, 방풍6분, 대조100개를 봉밀로 환약(매환 10g)을 만들어 1일 3회, 1회 1알을 투여한다. 이 방약으로 76명을 치료한 결과 69명은 심장 기능이 I등급 향상하였고(90.7%), 7명은 무효였다.[1]

(2) 폐기종 치료

방 약 | 회산약90~150g, 현삼25g, 백출, 우방자(炒)[각]15g, 계내금10g을 기본 약으로 사용하고, 기허(氣虛)인 자는 황기30g, 인삼10g을, 음허(陰虛)인 자는 생지황, 백합[각]30g, 맥문동10g을, 양허(陽虛)인 자는 홍삼, 담부자[각]6g, 합개1마리를, 어혈자(瘀血者)는 단삼15g, 도인, 아출[각]10g을, 기침이 심한 자는 천패모, 괄루, 행인[각]10g을, 가래가 많은 자

는 반하, 복령, 진피^각10g을, 기침이 아주 심한 자는 백개자, 소자, 백과^각10g을, 심계 (心悸), 수면장애자는 용골, 모려^각30g을 첨가해서 1일 1첩을 투여한다. 이 방약으로 만성 폐쇄성 폐기종 환자 40명을 치료한 결과 1개월 후 21명 현저한 효과, 17명 호전, 2명은 무효였다.[2]

(3) 폐결핵 치료

방 약 | 항로령방(약명: 抗癆靈方(산약, 백급, 백부, 형개, 염상백근(鹽霜栢根), 황정, 당삼, 복 령, 감초))으로 6개월간 치료한 결과 감기가 잘 걸리지 않았고, 체중이 증가하였고, 증상이 없었고, X선상에 효능은 45.4%였다.

(4) 소화불량, 감적(疳積) 치료

방 약 | 갱미(粳米)250g을 미황색까지 초(炒)한 후 다시 산약200g을 넣어 15분간 볶은 후에 다시 계내금50g을 넣어 5분간 볶은 뒤 분말로 만들어 적당량의 설탕을 첨가해서 온 수로 투약하고, 500g 복용을 1회 치료기간으로 하고, 1~3회 치료기간을 실시한다. 이 방약으로 소아감적 환자 300명을 치료한 결과 모두 완치했다.[3]

(5) 추계(秋季) 설사 치료

방 약 | 회산약을 분말로 만들어 1일 3회, 1회 5~10g을 식전에 온수로 투약하고, 3일을 1회 치 료기간으로 한다. 이 방법으로 영아 설사 환자 104명(추계설사 77명, 장염 7명, 단순 한 소화불량 13명, 영아설사 7명)을 치료한 결과 총 유효율이 89.43%이고, 3일 만에 완치자는 72.12%이었다. 약은 필히 생 것을 사용해야 하고, 죽처럼 만들어 복용해야 효능이 있다.[4]

(6) 당뇨병 치료

방 약 | 생산약, 생남과, 진소미, 구기자, 연자를 죽으로 투여해서 당뇨병 환자 80명을 치료한 결과 양호한 효능이 있었다(1일 1첩, 3개월을 치료기간으로 복용)[5].

(7) 구강염 치료

방 약 | 회산약20g, 빙탕30g을 수전해서 1일 1첩을 조석으로 투약하고, 연이어 2~3일간 투여 한다. 이 방약으로 궤양성 구강염 환자 50여명을 치료한 결과 양호한 효능이 있었고, 일반적으로 2첩 복용후 완치되었다.[6]

사용용량

일반적으로 10~30g을 탕약으로 복용하며, 대량은 60~250g정도 사용하고, 분말은 6~10g을 투여한다. 보음(補陰)할 때에는 생 것을 사용하고, 건비지사(健脾止瀉 ^{비장을 튼튼하게 하고 설사를 멎게 함})할 때에는 초(炒)해서 사용한다.

주의사항

본 약재는 보음(補陰) 작용이 있어 습(濕)을 생성할 수 있으므로 비위에 습이 막혀 있으면 복용을 금한다.

감초(甘草)

Glycyrrhiza uralensis Fisch.

약재개요

콩과(荳科)에 속한 여러해살이 초본식물인 감초의 뿌리이다. 성미(性味)는 감(甘), 평(平)하고, 심(心), 폐(肺), 비(脾), 위(胃)에 귀경한다. 보기건비(補氣健脾 ^{기를 보하고 비장을 튼튼하게 함}), 자폐지해(滋肺止咳 ^{폐를 보하고 기침을 멎게 함}), 완급정통(緩急定痛 ^{급한 증상을 완화시키고 통증을 진정시킴}), 완화약성(緩和藥性), 청열해독(淸熱解毒 ^{열을 내리고 독을 없앰})의 효능이 있어 피로, 식욕부진, 대변무름, 기침, 부스럼, 사지경련과 통증, 인후부 통증 등의 증상에 사용한다.

약리연구

(1) 해열, 진정, 진통 작용

감초의 Glycyrrhizic acid, Glycyrrhetic acid 성분은 발열하는 쥐, 토끼에게서 해열작용이 있었고, Glycyrrhetic acid 성분 1250mg/kg은 쥐의 중추신경을 억제시키고, 진정, 최면, 호흡억제 작용이 있었다. 또한 감초의 수전액은 체외에서 자궁의 정상적인 활동을 억제시키고, 체내에서 PGF_{2a}로 인한 토끼의 강력한 자궁 수축을 억제시키고, 분만 촉진제나 초산으로 인한 쥐의 비틀기를 억제시켰다.[16],[17]

(2) 항-경련 작용

감초수전액, 추출물은 체외에서 장관(腸管)을 현저하게 억제시켰고, 장관이 경련상태에서는 현저한 항-경련작용이 있었다. 감초의 추출물은 Noradrenaline, 아세티콜린, 히스타민으로 인한 수정관 수축에 길항하였고, 수정관의 수축폭과 활동력을 현저하게 감소시켰다.[18]

(3) 항-궤양 작용

감초추출물, Glycyrrhizic acid 성분은 유문 묶음, 히스타민으로 인한 동물의 실험성 궤양을 현저하게 억제시켰고, 감초Zn을 쥐의 위장에 투여한 결과 초산형, 스트레스형, 유문묶음 등의 궤양에 보호작용이 있었고, 위궤양 면적 축소와 위점막 보호작용이 있었고 궤양부위의 충혈, 출혈이 감소했다.[19]

(4) 혈지질 감소, 항 동맥경화 작용

Glycyrrhizic acid 성분을 근육에 주사한 결과 토끼의 실험성 고지질혈증을 현저하게 감소시켰다. 소량(2mg/day) Glycyrrhizic acid는 일정한 시간내에 토끼의 실험성 동맥경화에서 콜레스테롤감소, 동맥경화를 경감시켰고, 20mg/d는 대동맥과 관상동맥의 동맥경화로 발전을 방지했으나 40mg/d는 효능이 없었다.[20]

(5) 항-이뇨 작용[15]

Glycyrrhizic acid 성분은 쥐에게서 항-이뇨 작용이 있었고, 나트륨의 배출을 억제시켰고, K의 배설도 경미하게 감소시켰다. 부신을 제거한 쥐에게서도 Na와 K의 배설을 억제시켰다.

(6) 췌장액 분비 촉진

감초의 추출물 FM100을 십이지장에 투여한 결과 혈중 Secretin, HCO_3^-의 배출을 증가시켰고, 용량과 관계가 있었다.

(7) 진해(鎭咳) 작용

감초의 추출물, 감초합제구복(약명: 甘草合劑口服)은 인후부의 염증 부위에 도포한 결과 염증의 자극을 경감시켜 진해 작용이 있었다. 감초의 진해 작용은 항-염증 작용과 무관하고, 중추와 연관 있다.[21]

(8) 기 타

이외에 항-부정맥, 항산화, 위산억제, 항염, 항암, 면역조절 등의 작용이 있었다.

임상응용

(1) 호흡기 질환 치료

① 기관지 천식 치료

방 약 | 감초분말5g(추출물은 10ml)을 1일 3회 투여한다. 이 방법으로 3명의 완고한 기관지 천식 환자를 치료한 결과 현저한 효능이 있었고, 일반적으로 1~3일내에 증상이 소실 혹은 개선했다. 기관지에 적명(笛鳴 ^{피리부는 소리와 유사함})이 11일 만에 소실하였고, 폐활량이 현저하게 개선했다.[1]

② 폐결핵 치료

방 약 | 생감초50g을 수전해서 1일 3회로 나누어 투여한다.(혹은 감초 추출물5~10ml을 물 60ml에 혼합해서 1일 3회 투여한다) 이 방법으로 수십명을 치료한 결과 복용후 대부분의 증상이 현저하게 개선되었고, 혈액침강 하강, 가래 균 검사에서 음성으로 전환하였고, X선 검사에서 개선하였고, 폐부의 침윤부위가 흡수나 소실하였고, 흉강 내의 삼출물이 감소했거나 소실하였고, 섬유공동형(纖維空洞型)은 공동(空洞)이 축소했다.[1]

(2) 심, 혈관 질환 치료

① 갑상선기능 저하성 심장병 치료

방 약 | 감초20g, 황기20g, 인삼10g, 숙부자10g, 계지10g을 수전해서 1일 1첩, 1일 2회, 연이어 4주를 1회 치료기간으로 투여한다. 이 방약으로 36명을 치료한 결과 8명 완치, 21명 현저한 효과, 5명 유효, 2명은 무효였다.[2]

② 저혈압 치료

방 약 | 감초, 오미자^각6~12g, 복령15g을 2회 수전해서 1일 1첩을 투여한다. 보고에 의하면 이 방법으로 저혈압 환자 42명을 치료한 결과 3~10첩 복용한 후 정상으로 회복했다.

(3) 소화기 질환 치료

① 위, 십이지장 궤양 치료

방 약 | 감초의 수용액을 50mg으로 포장한다. 위궤양은 첫째 주는 1회에 2알, 8일후부터는 1회 1알, 1일 3회 투약하고, 십이지장 궤양은 1회 1알, 1일 4회 투약하고, 둘 다 20일을 1회 치료기간으로 하고, 60일을 초과하지 않는다. 이 방법으로 위·십이지장 궤양 환자 60명을 치료한 결과 완치율이 68.33%, 총 유효율이 98.33%였고, 20명은 부종, 고혈압, 혈중 K저하 등의 부작용이 있었다.[4]

② 간염 치료

방 약 | 감초추출물 120~200ml를 10%의 포도당 250ml에 혼합해서 1일 1회, 1개월을 치료기간으로 치료한다. 이 방법으로 바이러스성 간염 환자 60명을 치료한 결과 35명 현저한 효과, 21명 유효, 4명은 무효였다.[4] 다른 보고에 의하면 감초의 당분은 간·비장을 축소시키고, 특히 비장의 축소, 간염의 활동 억제, 간섬유화 방면에 효능이 양호하다고 했다.[5]

(4) 비뇨기 질환 치료

① 요붕증(尿崩證) 치료

방 약 1 | 감초10g, 택사6g을 탕약으로 투약하고, 증상이 경감하면 1/2을 완치까지 투여한다. 이 방약으로 뇨붕증 환자 5명을 치료한 결과 복용 최장자는 67일, 최단자 18일이었고, 모두 증상이 소실하였고, 재발하지 않았다.[6]

방 약 2 | 감초분말5g을 1일 4회 투여한다. 병력이 4~9년 된 환자 2명을 치료한 결과 양호한 효능이 있었다.[1]

② 만성 전립선염 치료

방 약 | 생감초 분말20~40g(1일 분량)을 온수에 담가 두었다가 차처럼 투약하고, 항문근육을 들어올리는 운동을 실시하고, 10~30일을 1회 치료기간으로 실시한다. 이 방법으로 만성 전립선염과 성기능장애(陽痿) 합병한 환자 22명을 치료한 결과 현저한 효과 45.4%, 유효율이 95.4%였다.[7]

(5) 내분비 및 면역계 질환 치료

① 당뇨병 치료

방 약 | 감초, 백작약으로 정제를 만들어 3개월간 투여한다. 이 방약으로 180명을 치료한 결과 현저한 효과 54명, 78명 유효, 12명 호전, 36명은 무효였다.[8]

② addison병 치료

방 약 | 감초 추출물3~5ml를 1일 3회 투여한다. 보고에 의하면 이 방법으로 본병 환자 49명(33명은 순수한 중약(中藥) 치료, 16명은 호르몬 치료와 결합)을 치료한 결과 모두 양호한 효능이 있었고, 증상이 경미한 자는 중약 치료만 하고, 중증은 호르몬 치료와 결합해서 치료했다.[3]

③ 자전(紫癜) 치료

방 약 | 감초12~20g을 수전해서 조석으로 투약하고, 10~52일을 치료기간으로 한다. 이 방법으로 혈소판 감소성 자전 환자 22명을 치료한 결과 8명 현저한 효과, 8명 양호, 2명 진보, 4명은 무효였다.[9]

④ AIDS 치료

방 약 | 감초추출물을 1회 40mg, 1일 3회, 3개월을 1회 치료기간으로 투여한다. 이 방법으로 AIDS감염 환자 60명을 치료한 결과 유효율이 35%였다.[10]

(6) 피부병, 이비인후과 질환 치료

① 건선(psoriasis) 치료

방 약 | 감초 추출물을 1회 15~20ml씩 온수로 투약하고, 1일 3회, 10일을 1회 치료기간으로 하고, 연이어 3~4회를 실시한다. 이 방법으로 본병 환자 19명을 치료한 결과 완치율이 68%였고, 모두 유효였다[11].

② 무균성 염증 치료

방 약 1 | 생감초분말50g을 75%의 주정 20ml에 담가 둔다. 환부를 먼저 온수로 청결히 한 후 감초약액을 거즈봉투에 넣어 환부에 1일 1회 도포한다. 이 방법으로 정맥주사 후 조직에 무균성 염증이 발생한 환자 20명을 치료한 결과 모두 완치하였고, 그 중 13명은 1회 시술로 완치, 2회 시술자는 6명, 3회는 1명이었다.[12]

방 약 2 | 감초를 작게 썰어 용기에 넣고, 75%의 주정을 감초가 담기도록 넣은 후 2주간 두었다가 여과한 후 환부에 1일 3회 발라준다. 이 방법으로 이(耳), 비(鼻)부위 염증 환자 108명을 치료한 결과 42명의 비주(鼻柱) 부위 염증환자 중 39명 완치, 2명 호전, 1명은 무효였고, 34명의 육아성(肉芽性) 고막염 환자 중 29명 완치, 3명 호전, 2명은 무효였고, 급성 중이염 환자 23명 중 20명 완치, 3명 호전되었다.[13]

③ 구강궤양 치료

방 약 | 감초, 진주, 인중백(人中白), 청대, 망초, 강잠으로 산제를 만들어 국소에 1일 3회 도포해주고, 장기간 도포하면 좋다. 이 방법으로 구강궤양 환자 100명을 치료한 결과 모두 유효했다.[14]

(7) 외과 및 기타 질환 치료

① 만성 골수염 치료

방 약 | 감초, 토복령, 단삼 등의 분말400g을 40배 물에 넣어 15분 동안 끓인 후 적정 온도에

환부를 담가 둔다. 1일 2회, 1회 2시간, 30일을 1회 치료 기간으로 실시한다. 서효소는 이 방법으로 만성 골수염 환자 500명을 치료한 결과 416명 완치, 74명 호전, 10명은 무효였다고 밝혔다.

② 각종 중독증 치료

방약 1| 생감초10~30g, 현삼15~30g, 설산(雪山)의 금불환(金不換)10~20g을 수전해서 투여한다. 보고에 의하면 이 방법으로 오두중독(초오, 생부자, 부자, 설상일계호(雪上一桂蒿) 약주(藥酒)) 환자 20명을 치료한 결과 (일반적인 치료와 동시에 실시) 1첩 복용후 모두 완치했다.[4]

방약 2| 생감초9~15g을 300~500ml로 수전해서 2시간 내에 3~4회로 투여한다. 황예상은 이 방법으로 급성 식중독 환자 454명을 치료한 결과 모두 양호한 효과가 있었다고 밝혔다.

방약 3| 감초94g에 물 600ml를 넣어 2회 수전해서 200ml로 만들어 100ml를 투약하고, 다시 30분후 100ml를 투약하고, 약 찌꺼기에 다시 물 500ml를 넣어 200ml로 수전해서 3차 투약하고, 만약 1회 복용후 구토하면 바로 100ml를 투약하고, 1시간 후 다시 재탕약을 투여한다. 이 방법으로 버섯 중독 환자 22명을 치료한 결과 2명은 중독 시간이 오래되어 링거 치료를 하였고, 나머지는 감초탕만으로 완치했다.[2]

사용용량

일반적으로 2~7g을 사용하고, 청화해독(淸火解毒)에는 생 것이 좋고, 보중완급(補中緩急) 할 때에는 초(炒)하여 사용하는 것이 좋다. 감초의 수전액을 쥐의 정맥에 주사한 결과 LD_{50}은 1.9432±0.467g/kg이었고, 피하주사한 결과 LD_{100}은 3.6g/kg이었고, 사인(死因)은 호흡마비였다[15]. 실증(實證)으로 복부팽만자는 사용을 금한다. 장기간 감초를 대량으로 복용하면 식욕부진, 부종, 혈중K감소, 고혈압 등의 증상이 출현하고, 최근 보고에 의하면 가성 aldosterone중독 증상이 출현한다고 보고했다.

주의사항

대량복용(혹은 소량으로 장기간 복용)하면 20%의 환자는 부종, 사지무력, 경련, 어지러움, 두통, 혈압상승 등이 출현하므로 노인이나 심장병, 신장병 환자는 주의를 요한다. 감초는 습(濕)으로 인한 복부팽만, 구토증 등에는 주의한다.

대조(大棗)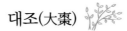

Ziziphus jujuba Mill. var. inermis (Bge.) Rehd.

약재개요

갈매나무과(鼠李科)에 속한 낙엽관목(落葉灌木) 혹은 소교목식물(小喬木植物)인 조수(棗樹)의 익은 열매이다. 성미(性味)는 감(甘), 온(溫)하고, 비(脾), 위(胃)에 귀경한다. 보중익기(補中益氣 비위와 기를 보함), 양혈녕신(養血寧神 혈을 생성하고 마음을 안정시킴), 완화약성(緩和藥性 약성을 부드럽게 함)의 효능이 있어 피로, 식욕부진, 설사, 산후 우울증, 빈혈 등의 증상에 사용한다.

약리연구

(1) 보간(補肝) 작용

carbon tetrachlorid으로 간이 손상된 토끼에게 연이어 1주 간 투여한 결과 혈청 총단백질과 알부민이 현저하게 증가하였고, 정상적인 쥐는 간의 혈류량이 증가했다.

(2) 기 타

이외에 면역증강, 중추억제, 항-피로 등의 작용이 있었다.

임상응용

(1) GPT 증가증 치료

방 약 | 홍조(紅棗), 땅콩, 빙탕(氷糖)을 수전해서 1일 1첩, 30일을 치료기간으로 투여한다. 이 방약으로 간염, 간경화로 인한 GPT 상승자 12명을 치료한 결과 유효했다.

(2) 위축성 위염 치료

방 약 | 대조, 백굴초(白屈草)의 분말을 캡슐에 넣어 1회 4알, 1일 3회, 3개월을 1회 치료기간으로 투여한다. 이 방약으로 102명을 치료한 결과 현저한 효과 65.7%(위내시경상은 22.5%, 병리상은 32.3%), 유효율은 96.1%였다(위시경상은 52.9%, 병리상은 58.8%).[1]

(3) 수혈 부작용 예방

방 약 | 홍조(紅棗)20개, 지부자, 형개(炒)각9g을 수전해서 수혈15~30분전에 투여한다. 보고에 의하면 이 방법을 실시한 후 수혈한 환자 46명/회(평소 수혈 부작용 출현자) 중 2/3가 부작용이 출현하지 않았고, 있더라도 증상이 경미했다.

(4) 내치질 출혈 치료

방 약 | 대조90g, 유황30g을 용기에 넣고 연기가 날 때까지 초(炒)한 후 분말로 만들어 1회1g, 1일 3회, 식사 30분 전에 온수로 투약하고, 6일을 1회 치료 기간으로 한다. 보고에 의하면 이 방법으로 1~3기 내치질 출혈 환자 277명을 치료한 결과 1회 치료기간으로 혈변이 중지하거나 현저하게 감소한 자는 225명이었고, 나머지는 변화가 없었다.[2]

(5) 자전(紫癜) 치료

방 약 | 생대추를 청결히 한 후 1회 10개, 1일 3회, 증상이 소실할 때까지 투여한다. 이 방법으로 단순성 자전, 과민성 자전 환자 6명을 치료한 결과 모두 유효하였고, 자전의 소실 기간은 평균적으로 4일이었다.[3]

(6) 만성 기관지염 치료

방 약 | 대조수피(大棗樹皮)로 150mg의 정제(알당 생약 3g 함유)를 만들어 1회 1알, 1일 2회 투여한 결과 총 유효율이 84.6%였다.

사용용량

일반적으로 3~10알을 복용하고, 혹은 10~25g이다. 환(丸)으로 복용할 때는 껍질을 제거하고 종자를 분쇄한다.

주의사항

대추 껍질에 구멍을 내지 않고 수전하면 약효가 감소한다. 타이완 대추가 함유한 spinosa A, B 성분은 최면 작용과 독 작용이 있었고, 기타 종류는 아무런 부작용이 발견되지 않았다. 습이 많아서 생긴 복부팽만이나 식적, 충적(蟲積), 충치, 담열성(痰熱性) 기침에는 주의한다.

봉밀(蜂蜜)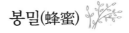

약재개요

꿀벌과(蜜蜂科)에 속한 곤충인 꿀벌이 벌집에 모은 달콤한 물질이다.

(1) 인후염 치료

방 약 | 먼저 와송(瓦松)30g을 선전(先煎)해서 300ml로 만든 후 봉밀30g, 계란3개, 지마유(芝麻油)3g을 넣어 1일 1첩, 1일 3회로 나누어 투여한다. 이 방약으로 인후염 환자 200명을 치료한 결과 138명 완치, 62명 호전이었다[1].

(2) 위·십이지장 궤양 치료

방 약 1 | 봉밀60ml를 0.5%procaine 40ml에 혼합해서 1회 100ml, 1일 3회, 30일을 1회 치료기간으로 투여한다. 이 방법으로 위·십이지장 궤양 환자 23명을 치료한 결과 21명 완치, 2명은 무효였다[2].

방 약 2 | 신선한 봉밀100g을 매일 식전에 3회, 10일간 투약하고, 매일 복용량을 150~200g까지 증가한다. 혹은 봉밀 60ml에 0.5%procaine 40ml를 혼합해서 1회 100ml, 1일 3회 식전에 30일간 투여한다. 보도에 의하면 이 방법으로 궤양환자 20명을 치료한 결과 15명은 궤양 흔적 소실, 3명 진보, 18명은 통증 소실, 2명은 경감이었다고 밝혔다.

(3) 이질 치료

방 약 | 봉밀10~30g을 백주(白酒) 적당량에 혼합해서 이질발작 10분전부터 1시간 동안 투여한다. 이 방법으로 이질 환자 432명을 치료한 결과 1회 완치자 367명, 2회 완치자 56명이었고, 3년간 관찰한 결과 15명이 재발했다[2].

(4) 과민성 비염, 위축성 비염 치료

방 약 1 | 먼저 온수로 비강내의 분비물을 청결히 한후 50%의 봉밀액을 솜에 묻혀 비강내의 점막에 밀착하고, 솜의 뒷부분을 반대편 코에 붙이고, 전기치료기의 양극판를 연결하고, 음극판을 다른 후두부에 연결한 후 전류의 강도 1~3mA, 1회 20분간, 1일 1회, 12일을 1회 치료기간으로 치료한다. 이 방법으로 과민성 비염 환자 52명을 치료한 결과 5~36회 치료후(평균 13.6회) 34명 현저한 효과, 14명 유효, 4명은 무효였다[3].

방 약 2 | 먼저 온수로 비강의 분부물을 청결히 한 후 점막을 충분히 노출시킨 상태에서 봉밀(부패하지 않은 신선한 봉밀)을 솜에 묻혀 환부에 1일 2회 발라준다. 이 방법으로 위축성 비염 환자 7명을 치료한 결과 6명은 후각회복, 4명은 점막 회복이었고, 치료기간이 최단자는 7일, 최장자는 28일이었다[4].

(5) 각막궤양 치료

방 약 | 5%의 봉밀 점안약을 1일 2~3회 점안해서 각막 궤양환자 29명을 치료한 결과 22명 완치, 3명 호전, 2명은 증상이 경감했다.

(6) 창상(創傷) 치료

방 약 1 | 상처부위를 일반적인 방법으로 소독한 후 청결한 거즈에 봉밀을 묻혀 환부에 붙이고 붕대로 감아두었다가 1일 1회, 혹은 격일제로 교환해준다(봉밀은 끓이거나 가공하지 않은 것이 좋다). 이 방법으로 각종 화농성 창상 환자 297명을 치료한 결과 시술후 분비물 감소, 상피조직 형성이 신속하였고, 그중 199명의 화농성 창상의 치유기간은 4~6일, 수술후 감염 환자 43명은 9~17일에 완치, paronychia 수술환자 25명은 6~12일에 완치, 궤양환자 13명은 13~21일에 완치, 포경수술 환자 17명은 5~8회에 완치했다[5].

방 약 2 | 봉밀100ml에 진주분말20g을 혼합해서 60℃도로 2시간 소독한 후 궤양면에 매일 2~3회 도포해준다. 황영생은 이 방법으로 하지궤양 환자 40명을 치료한 결과 27명 완치, 10명 호전, 3명은 무효였고, 완치자의 치료기간은 7~45일이었다고 밝혔다. 조전명은 정형외과에서 욕창환자를 치료한 보고가 있다. 궤양면적이 작고 상처가 얕으면 소독후 환부에 바로 도포하고, 환부가 넓고 깊으면 운남백약(雲南白藥) 0.5~2g을 혼합해서 도포해준 결과 양호한 효과가 있었다고 보고했다[6].

(7) 동상 치료

방 약 | II도이상 염증, 분비물이 있는 동상에 봉밀과 바세린을 동일량으로 혼합해서 환부에 2~3층으로 도포하고 붕대로 감아둔다. 이 방법으로 치료한 결과 2~3회 실시로 통증과 증상이 현저하게 소실하였고, 3~7회로 대부분 완치했다고 밝혔다.

(8) 피부병 치료

방 약 | 봉밀100ml, zincoxide10g, 전분20g을 연고로 만들어 환부에 매일 1~2회 도포한다. 이 방법으로 도포한 후 삼출액과 홍진(紅疹)이 감소하였고, 가려움증이 경감했다.

(9) 화상 치료

방 약 1 | 동일량의 봉밀과 계란의 흰자위를 혼합한 후 밀봉 보관한다. 먼저 환부를 청결히 소독하고, 수포를 터뜨려 거즈로 삼출액을 짜낸 후 약액을 매일 2회 도포한다. 이 방법으로 화상 환자 49명을 치료한 결과 양호한 효능이 있었다[7].

방약 2 | 환부를 청결히 한 후 솜에 봉밀을 묻혀 매일 조석으로 2~5회 도포하고, 결가(結痂)가 형성 되면 1일 1~2회 도포하고, 만약 결가 아래 부위에 농이 형성되면 결가를 제거한 후 다시 청결히 한 후 다시 도포해주고, 이미 감염 되었거나 III도 화상으로 면적이 넓으면 봉밀을 거즈에 발라 환부에 붙이고 붕대로 감아준다. 이비는 이 방법으로 화상환자 85명을 치료한 결과 일반적으로 2~3일후 환부에 투명한 결가가 형성되었고, 6~10일에 결가가 저절로 떨어졌고, 새로운 상피조직이 발생했다고 밝혔다. 이외에 봉밀에 무균의 증류수를 1:3비율로 혼합해서 안구건조증을 치료한 결과 양호한 효능이 있었고, 매일 봉밀 100~120g을 투여한 결과 소변량 증가와 혈압을 경미하게 하강시키는 작용이 있어 고혈압, 심근염, 만성 폐심병 등에 효능이 있었고, 신경쇠약, 빈혈, 폐결핵 등에도 효능이 있는 것으로 밝혀졌다.

사용용량

일반적으로 15~30g을 사용한다. 꿀의 독성은 아주 낮지만 쥐의 실험에서 최소량 사망은 40mg/kg보다 많았다.

주의사항

봉밀의 중독을 예방하기 위해 복용전에 소량을 설상(舌上)에 묻혀 맛을 보고 만약 쓰거나 떫고 마비증상이 있으면 복용을 금하고, 시중에서 구매시 외관상 혼탁한 것은 주의한다.

2) 보양약(補陽藥)

작용 양허증은 심양허(心陽虛), 비양허(脾陽虛), 신양허(腎陽虛) 등이 있다. 신장은 선천지본(先天之本)의 장기(臟器)이고, 신장의 양기(陽氣)는 인체에 근본이 된다. 양허(陽虛)의 모든 증상은 신양(腎陽) 허약과 밀접한 관계가 있다. 그래서 여기서는 신장의 양기에 효능있는 약을 주로 소개한다.

증상 신양허(腎陽虛)의 주요 증상은 추위를 싫어하고, 사지가 차고, 허리와 무릎이 시리고, 힘이 없고, 냉통(冷痛)이 있으며 성기능 장애가 있고, 자궁이 서늘하여 임신이 불가능하고, 대하(帶下)가 맑으며, 야간에 소변이 많고, 맥침태백(脈沈苔白) 등이다. 또한 신장의 양기가 많이 허약하면 비위(脾胃)를 따뜻하게 할 수 없어 설사하게 되고, 그리고 납기(納氣) 작용을 못해서 호흡이 촉박해 진다.

주의 이 약은 성질이 덥고 건조하여 음(陰)을 손상시키기 때문에 음허(陰虛)로 인해 열이 있으면 주의한다.

녹용(鹿茸)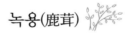

Cervi Pantotrichum cornu

약재개요

척추동물인 사슴과(鹿科)에 속한 숫컷 매화록(梅花鹿) 또는 마록(馬鹿) 등의 굳지(骨化) 않은 어린 뿔을 건조한 것이다. 성미(性味)는 감(甘), 함(鹹), 온(溫)하고, 간(肝), 신(腎)에 귀경한다. 보신양(補腎陽), 양정혈(養精血), 강근골(強筋骨 ^{뼈와 힘줄을 튼튼하게 함}), 탁독생기(托毒生肌 ^{독을 뽑아내고 근육을 재생시킴})의 효능이 있어 사지냉통, 허리·무릎냉통, 성기능장애, 불임, 백대하, 발육장애, 부스럼 등의 증상에 사용한다.

약리연구

(1) 항-노화 작용

녹용지질을 늙은 쥐에게 투여한 결과 뇌조직의 B형 MAO가 젊은 쥐보다 현저하게 억제되었고, 도파민 등의 함량이 증가했다.[11],[12]

(2) 강장(强壯) 작용

녹용은 동물에게서 저온, 고온의 적응 능력을 증강시켰고, 바비탈의 수면시간을 연장시키고, 기아상태에서는 항-피로 작용이 있었고, 영양불량과 단백질 대사 장애를 개선했다.[13]

(3) 조혈기능 촉진

녹용의 주정추출물을 복강에 주사한 결과 RBC, Reticulocyte가 증가하였고, 헤모글로빈도 같이 증가했다. 그 작용은 약량과 정비례했다.[12]

(4) 혈압에 미치는 영향

녹용정을 출혈성 저혈압이 있는 토끼에게 투여한 결과 혈압의 정상 회복이 빨라졌으나 대량으로 사용 시에는 혈압이 하강했다. 마취된 고양이의 정맥에 녹용정 0.5mg/kg을 주사한 결과 혈압이 1회성으로 하강했다.[14]

(5) 신경계에 미치는 영향

녹용정은 긴장상태나, 신경쇠약, 감수성이 약한 사람에게는 진정, 강장 작용이 있었고, 신경-근육계의 기능과 부교감신경 말초의 항진을 촉진시켰다.[15]

(6) 항-궤양 작용

녹용의 다당류는 초산, 스트레스, 유문묶음으로 인한 위궤양을 억제시키는 작용이 있었으나 indometacin으로 인한 궤양에는 효능이 없었다. 펩신의 활성 감소, 위산분비 억제작용이 있었다[16].

(7) 기 타

이외에 성호르몬, 항염증, 항암, 면역증강 등의 작용이 있었다.

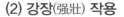

(1) 원발성 저혈압 치료

방 약 | 녹용정1ml를 1일 1회, 20ml를 1회 치료기간으로 근육주사한다. 이 방법으로 치료한 결과 1.33kPa 상승자는 57.5%였고, 어지러움, 두통, 피로, 수면장애, 구역질 등의 증상이 호전했다.[1]

(2) 기립성 저혈압 치료

방 약 | 매일 녹용정1ml를 근육주사한다. 이 방법으로 기립성 저혈압 환자를 치료한 결과 증상의 유효율은 63.7%였고, 자각증상의 개선율은 81.9%였다.[2]

(3) 당뇨병 치료

방 약 | 녹각상30~50g, 생·숙지황각20g, 구기자15g, 별갑15g, 생황기30g, 창출10g, 단삼30g, 천궁10g, 도인10g을 수전해서 1일 1첩을 1개월간 투여한다. 이 방약으로 당뇨병 환자 28명을 치료한 결과 93.86%가 혈당이 강하했다[3].

(4) 소화성 궤양 치료

방 약 | 매화녹용40g을 잘게 부수어 500g의 백주(白酒)에 15일 간 담가 두었다가 조석으로 1회, 10일간 다 투약하고, 다시 백주에 담가 두었다가 다시 투여한다. 만약 술을 못 마시면 매화 녹용을 미주(米酒)에 10분 정도 담가 두었다가 약한 불로 홍건(烘乾)한 후 분말로 만들어 1회 4g, 1일 1회, 공복에 온수로 10일 동안 다 투여한다. 주예책은 이 방법으로 허한성(虛寒性) 소화성 궤양환자 100명을 치료한 결과 96명 유효, 그 중 70명은 완치였다고 밝혔다.

(5) 재생 불량성 빈혈 치료

방 약 | 녹용(주정법제)1g, 삼칠(炙)0.5g, 생계내금0.5g을 1일 2회 온수로 투여한다. 려경은 이 방약으로 재생불량성 빈혈 환자 13명을 치료한 결과 양호한 효과가 있었고, 일반적으로 1개월 복용 후 환자의 정신이 호전하였고, 어지러움증 소실, 식욕, 수면이 개선했다고 밝혔다. 다른 보고에 의하면 1일 녹용2g을 182일간 투여한 재생불량성 빈혈 환자 1명을 혈액 검사한 결과 정상으로 회복했다고 했다.

(6) 유선(乳腺) 증식 치료

방 약 | 동북성(東北省) 꽃사슴의 녹각으로 주사약을 만들어 생리 10~15일전부터 1회 2ml, 1일 2회, 근육주사하고 생리가 시작하면 중지하고, 2주를 1회 치료기간으로 한다. 이 방법으로 86명을 치료한 결과 29명 완치, 46명 호전, 11명은 무효였다.[4]

(7) 유뇨증 치료

방 약 1 | 녹각상60g, 오미자30g을 분말로 만들어 저녁에 황주(黃酒)로 6g을 투약하고, 10일

을 1회 치료기간으로 투여한다. 이 방법으로 노인성 유뇨증 환자 37명을 치료한 결과 복용 1회 치료기간으로 8명 완치, 2회 치료기간으로 11명 완치, 3회 치료기간으로 13명 현저한 효과, 5명은 무효였다.[5]

방 약 2 | 녹용1.5g, 산약12g, 용골(煆), 모려(煆)^각20g, 계내금10g, 창포6g을 분말로 만들어 캡슐에 넣어 10세 이하 3~4알, 10세 이상 4~5알, 1일 3회, 따뜻한 소금물로 투약하고, 15일을 1회 치료기간으로 한다. 이 방약으로 유뇨증 환자 200명을 치료한 결과 168명 완치, 11명 현저한 효과, 7명 유효, 14명은 무효였다.[6]

(8) 경추병 치료

방 약 1 | 녹각50g, 위령선100g, 지용, 토별충, 전갈^각30g, 오공10g, 백화사3마리, 삼칠20g을 분말로 만들어 1회 3g, 10일간 투약하고, 그 후 20일은 1일 2회, 총 30일을 1회 치료기간으로 투여한다. 이 방약으로 250명을 치료한 결과 93명 현저한 효과, 151명 유효, 6명은 무효였다.[7]

방 약 2 | 녹각(오래된 것), 당귀, 계혈등, 초오, 계지, 위령선, 갈근, 녹함초를 수전해서 1일 3회 투여한다. 이 방약으로 신경근형 경추병 환자 80명을 치료한 결과 35명 완치, 42명 호전, 3명은 무효였다.[8]

(9) 유두 균열성 습진 치료

방 약 | 녹각상9g, 감초10g을 분말로 만들고, 계란의 노란자로 기름을 짜낸 후 약분말과 혼합해서 사용한다. 환부를 1/1000 benzalkonium bromide 용액으로 소독한 뒤 매일 3~4회 약액을 발라주고, 시술후 2~3시간 동안 수유를 금한다.[9]

사용용량

일반적으로 1~4g을 사용한다. 녹용은 열성이 강하므로 복용 시 소량에서 대량으로 늘려가고, 1회 대량 복용을 금한다. 보고에 의하면 녹용분말은 녹용정(鹿茸精)보다 효능이 우수하고, 시중에 판매 중인 녹용정의 아미노산이 녹용 추출물보다 100배 적었다고 했다.

주의사항

대량으로 복용하거나 부적절하게 사용하면 구강건조, 비강출혈 등의 반응이 출현하고, 복용량을 감소하거나 중지하면 증상이 완화하고, 장기간 복용할 시에는 녹용을 황정액에 2일간 담가 두었다가 건조해서 복용하면 부작용을 줄일 수 있다. 동물 실험에서 중독 시에는 떨림, 안정, 호흡촉박, 눈물을 흘리는 증상이 출현했다[10]. 양승풍동(陽昇風動), 어지러움, 안구충혈, 음상동혈(陰傷動血)을 피하기 위해 갑자기 대량으로 사용하는 것은 금하는 것이 좋다. 음화망동(陰火妄動), 혈열(血熱), 위화(胃火), 폐담열(肺痰熱), 외감열성(外感熱盛)에는 모두 복용을 금한다.

파극천(巴戟天)
Morinda officinalis How.

약재개요

꼭두서니과(茜草科)에 속한 여러해살이 등본식물(藤本植物)인 파극천의 뿌리이다. 성미(性味)는 신(辛), 감(甘), 미온(微溫)하고, 신(腎)에 귀경한다. 보신양(補腎陽), 강근골(强筋骨 뼈와 힘줄을 강하게 함), 거풍퇴습(祛風退濕 바람과 습을 없앰)의 효능이 있어 성기능 장애, 빈뇨, 자궁한랭, 불임, 생리불순, 하복부 통증, 하체 통증 등의 증상에 사용한다.

약리연구

(1) 갑상선기능 저하에 미치는 영향

파극천의 수전액을 갑상선 기능이 저하된 모형 쥐에게 경구 복용시킨 결과 산소 소비량이 증가하였고, 대뇌에서 높아진 M-수용체의 최대 결합 용량을 정상으로 회복시켰다.[3]

(2) 면역에 미치는 영향

파극천의 수전액을 쥐의 위장에 투여한 결과 흉선의 무게와 백혈구가 증가했다.[3]

(3) 항-우울증 치료

파극천의 수용성 물질은 현저한 항-우울증 작용이 있었고, 쥐의 정상적인 행동에 영향을 미치지 않는 용량에서 항 우울작용이 현저했다.[4]

(4) 부신피질 호르몬 촉진 작용[5]

파극천의 추출물은 Hydrocortisone으로 인한 흉선, 부신의 위축에 길항 작용이 있었고, 혈장의 corticosterone을 감소시켰고, Hydrocortisone으로 인한 GOT 상승에 길항 작용이 있었다.

임상응용

(1) 기관지 천식 치료

방 약 | 파극천 등 3가지 약의 추출물을 주사약으로 만들어 1일 1회, 1회 2ml를 근육주사한다. 이 방법으로 기관지 천식 환자 100명을 치료한 결과 총 유효율이 85%였다.[1]

(2) 생리불순 치료

방 약 | 파극천90g, 량강(良姜)180g, 자금등(紫金藤)500g, 청염(靑鹽)60g, 육계, 오수유각120g을 환약으로 만들어 1회 20g, 1일 2회 따뜻한 소금물로 투여한다.

(3) 소아 자전성(紫癜性) 신장병 치료

방 약 | 파극천, 봉방, 황기, 관계, 단삼, 곤초, 석위, 백모근, 천초, 도인, 홍화, 감초를 수전해서 1일 1첩을 투여한다. 이 방약으로 50명을 치료한 결과 48명 완치, 2명 현저한 효과였고, 치료기간은 30~60일 이었다.[2]

(4) 한랭성(寒冷性) 요통 치료

방 약 | 파극천45g, 우슬90g, 강활, 계심, 오가피각45g, 두충60g, 건강45g을 환약으로 만들어 1회 30g을 식전에 따뜻한 술로 투여한다.

사용용량

일반적으로 7~12g을 사용한다. 수전액을 쥐의 위장에 경구 주입한 결과 1일 250g/kg까지 투여하여도 사망하지 않았다.[3]

주의사항

음허(陰虛)로 열이 있거나 습열(濕熱)이 있으면 주의한다.

육종용(肉蓯蓉)
Cistanche salsa (C. A. Mey.) G. Beck

약재개요

열당과(列當科)에 속한 한해살이 기생초본식물(寄生草本植物)인 육종용의 비늘을 포함한 줄기이다. 성미(性味)는 감(甘), 함(鹹), 온(溫)하고, 신(腎), 대장(大腸)에 귀경한다. 보신양(補腎陽), 익정혈(益精血), 윤장통변(潤腸通便 장을 윤활하게 하고 대변을 통하게 함)의 효능이 있어 발기부전, 불임증, 하체 냉통, 변비 등의 증상에 사용한다. 담대운(淡大蕓)이라고도 한다.

약리연구

(1) 항 노화 작용

육종용을 95%의 주정으로 추출하여 쥐에게 투여한 결과 SOD의 활성이 현저했고, 2.5~31.25g/kg의 범위 내에서 쥐에게 투여한 결과 적혈구내의 SOD의 활성이 현저하게 증강하였고, 심근 내의 지질이 감소했다. 또한 파리의 생명을 현저하게 연장시켰다.[1]

(2) 간장 보호 작용

육종용의 다당 200mg/kg, 400mg/kg을 1일 2회, 7일 간 위장에 투여한 결과 식욕이 증강하였고, 간비(肝脾) 기능 손상으로 인해 상승한 GPT, GOT를 하강시켰고, CC_{14}로 인한 손상을 억제시켰다.

사용용량

일반적으로 7~30g을 사용한다. 육종용의 수침액(水浸液)은 쥐의 눈물선과 타액선의 분비를 촉진시켰고, 또한 호흡흥분, 운동완만 등이 발생했다. 대량 투여 후에는 경련, 호흡마비로 사망했다. 수침액을 쥐의 피하에 주사한 결과 LD_{50}은 3g/kg이었고, 주정추출물은 0.5g/kg이었다.

주의사항

음허(陰虛)로 인한 발열, 설사, 위장(胃腸)의 열로 인한 변비는 주의한다.

음양곽(淫羊藿)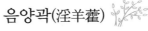

Epimedium grandiflorum Morr.

약재개요

소벽과(小蘗科)에 속한 여러해살이 초본식물인 음양곽의 전초(全草)이다. 성미(性味)는 신

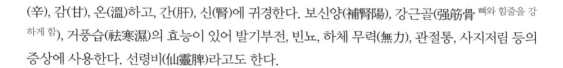

(辛), 감(甘), 온(溫)하고, 간(肝), 신(腎)에 귀경한다. 보신양(補腎陽), 강근골(强筋骨 ^{뼈와 힘줄을 강}
^{하게 함}), 거풍습(祛寒濕)의 효능이 있어 발기부전, 빈뇨, 하체 무력(無力), 관절통, 사지저림 등의
증상에 사용한다. 선령비(仙靈脾)라고도 한다.

약리연구

(1) 심장에 미치는 영향

음양곽의 수전액은 체내·외에서 두꺼비 심장 근육의 수축력을 현저하게 증가시켰고, 토끼
의 심근 수축력도 증강시켰다. 또한 음양곽의 추출물은 체외에서 토끼와 쥐의 관상동맥의 혈
류량을 현저하게 증가시켰고, 마취된 개의 관상동맥의 혈류량도 현저하게 증가시켰고, 저항은
현저하게 감소시켰다. 그리고 뇌하수체후엽소로 인한 쥐의 급성 심근경색을 보호하는 작용이
있었다.

(2) 혈압강하 작용

음양곽의 수전액과 추출물은 토끼, 쥐, 고양이의 혈압을 강하시켰고, 신장성(腎臟性) 고혈
압이 있는 쥐의 고혈압도 현저하게 강하시켰으나 복용 중지후에는 상승했다[3]. 음양곽의 성
분은 혈관 외의 K인자 내류를 억제하는 작용이 있고, 혈관을 확장하는 작용도 있었다.[4]

(3) 혈당강하 작용

음양곽의 추출물을 혈당이 높은 쥐의 위장에 투여한 결과 혈당이 현저하게 감소하였고, 지
속시간은 60분 이상이었다.[5]

(4) 성기능에 미치는 영향

음양곽의 수전액을 쥐의 위장에 투여한 결과 혈액중 성호르몬이 증가하였고, 고환, 항문을
들어 올리는 근육의 중량이 늘었고, 고환조직증식과 분비가 촉진되었다.[8],[9]

임상응용

(1) 만성 기관지염 치료

방 약 | 음양곽(건조품)의 80% 농축액과 20%의 분말로 환약을 만들어 1일 2회, 1회 15g을 투
여한다. 보고에 의하면 이 방법으로 만성 기관지염 환자 1066명을 치료한 결과 총 유
효율이 74.6%였고, 현저한 효과 22.1%, 기침이 진정된 자는 86.8%, 거담(祛痰)효과의

유효율은 87.9%, 천식의 유효율은 73.8%였다. 이외에 왕의근은 음양곽, 토사자, 공노엽(功勞葉)^각15g을 탕약으로 만들어 만성 기관지염 환자를 치료한 결과 회복기로 전환했다고 밝혔다.[1]

(2) 관심병(冠心病) 치료

방 약 | 200%의 음양곽 주사약을 1일 2회, 1회 2ml를 근육주사하고, 1개월을 1회 치료기간으로 하고, 치료기간 간(間)에는 7~10일 간 휴식한다. 이 방법으로 심교통(心絞痛) 환자 120명을 치료한 결과 총 유효율이 85.6%였다.[2]

(3) 바이러스성 심근염 치료

방 약 | 음양곽 추출물로 정제(매알 0.3g, 매알 당 생약 2.7g 함유)를 1일 3회, 연이어 2개월을 투여한다. 주세재는 이 약과 비타민C를 배합해서 36명을 치료한 결과 25명 현저한 효과, 8명 호전, 3명은 무효였고, 대조군(對照群) 25명보다 우수했다고 보고했다.

(4) 백혈구 감소증 치료

방 약 | 음양곽을 과립제(중량 15g)로 만들어 첫째 주(周)는 1일 3봉지, 둘째 주는 1일 2봉지, 30~45일 간 투여한다. 유복춘은 이 방약으로 22명을 치료한 결과 3명 완치, 4명 현저한 효과, 5명은 유효였다고 밝혔다.

(5) 소아 마비증 치료

방 약 | 음양곽, 상기생^각1분으로 주사약(ml당 생약 1g 함유)을 만들어 급성기는 1일 2회, 1회 2ml를 20일 간 근육주사하고, 후유증기에는 격일로 혈자리에 1회 주사하고, 그리고 격일로 1회 근육주사한다. 보고에 의하면 이 방법으로 소아마비 급성기 환자 34명을 치료한 결과 8명 완치, 16명 완치 근접, 7명 현저한 효과, 2명 유효, 후유증 기(期)의 143명은 7명 완치, 42명 현저한 효과, 65명은 유효였다.

(6) 신경쇠약 치료

방 약 | 음약곽 추출물(매알 당 생약 2.8g 함유) 1회 4알, 1일 3회, 30일을 1회 치료기간으로 투여한다. 이 방법으로 신경쇠약 환자를 치료한 결과 총 유효율이 89.85%였다.[6]

(7) 골다공증 치료

방 약 | 음양곽, 황정, 모려, 연호색 등을 캡슐에 넣어 1회 5알(매알 300mg, 생약 2g에 해당), 1

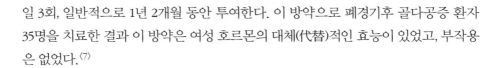

일 3회, 일반적으로 1년 2개월 동안 투여한다. 이 방약으로 폐경기후 골다공증 환자 35명을 치료한 결과 이 방약은 여성 호르몬의 대체(代替)적인 효능이 있었고, 부작용은 없었다.[7]

(8) 갱년기 장애 치료

방 약 | 음양곽30g, 여정자10g, 영지2.5g, 오미자1g, 비타민B$_1$ 0.1g으로 100ml의 시럽을 만들어 1회 10ml, 1일 3회, 생리 후 투약하고, 3개월을 1회 치료기간으로 한다.[10]

(9) 외음 백반(白斑) 치료

방 약 | 음양곽분말100g에 어간유(魚肝油) 적당량을 혼합해서 사용한다. 먼저 방광의 소변을 배출하고, 외음부를 청결히 한 후 솜에 약액을 묻혀 환부를 도포한다. 1일 2회 실시하고, 7일을 치료기간으로 한다. 이 방법으로 38명을 치료한 결과 모두 현저한 효과가 있었다.[11]

(10) 이농(耳聾) 치료

방 약 | 음양곽, 하수오, 황정, 천궁, 자석 등으로 정제(매알 0.5g, 생약 2g 함유)를 만들어 1회 4~6알, 1일 3회 투여한다. 이 방약으로 감음성(感音性) 신경성 이농환자 310명을 치료한 결과 8명 완치, 127명 현저한 효과, 88명 유효, 87명 무효였다.[12]

사용용량

일반적으로 3~9g을 사용하고, 특수한 경우에는 12~15g까지 사용한다. 음양곽의 추출물을 쥐의 복강에 주사한 결과 LD_{50}은 36g/kg이었고, 에스테르 추출물의 LD_{50}은 450g/kg이었고, 독작용은 발견되지 않았다.[3]

주의사항

음양곽을 환약(丸藥)으로 복용한 후 소수의 환자는 구강건조, 오심, 복부팽만, 어지러움 등을 호소하였지만 일반적으로 증상이 자동 소실하였으므로 특별한 치료를 할 필요는 없다. 일본산 음양곽은 개구리의 동공이 확대되었고, 쥐의 수의(隨意) 운동을 증가시키고, 반사가 항진하였고, 가끔 경미한 경련을 유발했다. 심지어 호흡중지로 사망하였고, 심장은 호흡이 정지후에도 지속적으로 일정시간 동안 박동했다. 음허(陰虛)로 인해 열이 있으면 주의한다.

두충(杜仲)

Eucommia ulmoides Oliv.

약재개요

두중과(杜仲科)에 속한 낙엽수인 두충나무의 껍질이다. 성미(性味)는 감(甘), 온(溫)하고, 간(肝), 신(腎)에 귀경한다. 보간익신(補肝益腎 ^{간과 신장을 보함}), 강근골(强筋骨 ^{뼈와 힘줄을 강하게 함}), 보원안태(補元安胎 ^{원기를 보하고 태아를 안정시킴})의 효능이 있어 하체가 시리고 무력함, 성기능 장애, 빈뇨(頻尿), 습관성 유산 등의 증상에 사용한다.

약리연구

(1) 혈압강하 작용

수전액, 주정 추출액은 마취된 개, 고양이, 토끼의 혈압을 현저하게 하강시켰다. 신장성 고혈압이 있는 개에게 두충 수전액을 투여한 결과 혈압이 하강했다. 수전액은 주정 추출물 보다 혈압 하강작용이 현저하게 나타났고, 주정으로 추출한 약 찌꺼기를 수전해서 투여한 결과 혈압을 하강시키는 작용이 있었다.

(2) 심장에 미치는 영향

주정추출물을 쥐의 체외에서 투여한 결과 심박동수의 증가, 진폭의 증대가 있었고, 수전액은 체외에서 개구리의 심장을 억제시켰고, 최후에는 개구리의 심장이 이완상태에서 정지했다. 0.01%의 농도에서는 아무런 변화가 없었다.[3]

(3) 혈관 확장 작용

수전액은 개구리의 혈관을 확장시켰고, 농도가 진할수록 작용이 현저했다. 동맥경화된 토끼의 귀의 혈관과 정상적인 토끼의 관상동맥에서 서로 다른 반응이 출현했다. 정상적인 토끼에게 혈관을 이완시키는 농도는 동맥경화된 토끼에게는 혈관이 수축하였고, 저농도에서는 정상적인 토끼의 혈관을 수축시켰고, 고농도에서는 혈관을 확장시켰다.[4]

(4) 혈당 상승 작용

두충의 수전액을 쥐의 위장에 투여한 결과 간당원이 현저하게 상승하였고, 혈당도 현저하게 상승했다.[5]

(5) 혈지질 강하 작용

주정추출물을 쥐의 위장에 투여한 결과 지질, 콜레스테롤이 현저하게 감소했다.

이외에 두충은 자궁 수축 억제, 노화방지, 항염, 항암, 항균, 진정, 면역 증강, 진통 작용이 있는 것으로 밝혀졌다.[4]

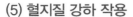

(1) 뇌혈전 형성 치료

방 약 | 두충18g, 자황기80g, 당귀, 천궁^각10g, 지용, 산수유, 도인^각12g, 홍화8g, 백작약15g, 단삼30g, 계지9g, 우슬15g, 육종용18g, 전갈6g을 투여한다. 이 방약으로 38명을 치료한 결과 9명 완치(증상소실, 일상생활가능), 현저한 효과 19명, 7명 호전, 3명은 무효였다.[2]

(2) 고혈압 치료

방 약 | 두충정제(250mg)를 1일 3회, 30일을 치료기간으로 투여한다. 이 방약으로 고혈압 환자 104명을 치료한 결과 총 유효율은 80%였다고 한 보고가 있다. 이외에 50%의 팅크제로 11개월 동안 124명을 치료한 결과 정상으로 회복자는 3.2%, 하강된 자는 29%, 상승된 자는 10.5%, 증상이 개선된 자는 51.6%였다고 밝혔다.

(3) 뇨독증 치료

방 약 | 두충15g, 토사자, 토복령, 황기^각30g, 파극천, 백출, 잠사(蠶絲), 자소^각15g, 상기생, 인삼^각10g, 복령20g, 육월설(六月雪)50g을 기본 약으로 하고, 담습중조(痰濕中阻 담습이 비위를 막음)로 구토, 구역질이 심하면 반하, 후박^각10g을 첨가하고, 비신양허(脾腎陽虛)자는 숙부자6g을, 어혈자는 단삼30g, 익모초15g, 삼칠5g을 배합해서 1일 1첩, 1일 2회, 90일을 치료기간으로 투여한다. 이 방약으로 38명을 치료한 결과 11명 현저한 효과, 18명 호전, 9명은 무효였다.[6]

(4) 퇴행성 요퇴부(腰腿部) 통증

방 약 | 두충12g, 계지, 백작약, 황기^각20g, 백출, 복령^각12g, 하수오, 구척, 대신근, 계혈등^각20g, 삼능, 당귀미, 모과, 구기자^각15g, 지용, 음양곽, 목통^각12g, 침향5g, 위령선10g, 감초6g을 환약으로 만들어 1회 10g, 1일 2회, 10일 1회 치료기간으로 투여한다. 이 방약으로 320명을 치료한 결과 210명 완치, 60명 현저한 효과, 26명 유효, 24명 무효였다.[7]

(5) 기 타

두충50g, 속단40g, 산약30g, 당귀25g, 숙지황25g, 작약(주정법제)15g, 천궁10g, 감초10g을 탕약으로 1일 1첩을 투약해서 습관성 유산을 치료한 결과 양호한 효능이 있었고[9], 두충12g, 고삼9g, 석류피9g, 백지3g, 정향3g, 광목향3g, 사상자9g으로 외음부 가려움증, 진균성 질염, 트리코모나스 질염 등 산부인과적인 질환을 외용으로 치료한 결과 우수한 효능이 있었다고 보고했다.[10]

사용용량

일반적으로 7~12g을 사용한다. 수전액으로 주사약을 만들어 쥐의 복강에 주사한 결과 LD_{50}은 17.30±0.52g/kg이었다[8]. 두충의 수전액15~25g/kg을 토끼의 위장에 투여한 결과 경미한 억제 작용이 있었으나 중독 증상은 없었다. 쥐에게 연이어 5일 동안 투여한 결과 사망하지 않았다. 쥐, 토끼, 개에게 아급성 실험한 결과 신장에 경미한 수종이 발생하였으나 심장, 간, 비장에는 특수한 병변이 발생하지 않았다. 두충수전액 1/100 농도에서는 용혈하였으나 1/320농도에서는 용혈작용이 현저하게 억제되었다.

주의사항

초(炒)한 것이 생용(生用)보다 효능이 양호하다. 음허(陰虛)로 인해 열이 많으면 주의한다.

동충하초(冬蟲夏草)
Cordyceps sinensis (Berk.) Sacc.

약재개요

맥각균과(麥角菌科)에 속한 동충하초균이 박쥐나방에서 자란 유충(幼蟲)의 사체(死體)이다. 성미(性味)는 신(辛, 온(溫)하고, 신(腎), 폐(肺)에 귀경한다. 보신양(補腎陽), 익정혈(益精血), 보폐기(補肺氣), 지혈화담(止血化痰 출혈을 멈추게 하고 가래를 삭임), 지해평천(止咳平喘 기침을 멎게 하고 천식을 완화시킴)의 효능이 있어 발기부전, 유정(遺精), 허리와 다리의 시린 통증, 기침, 천식, 혈담(血痰) 등의 증상에 사용한다.

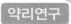
약리연구

(1) 평천(平喘) 작용

동충하초나 균사체의 수전액은 기관지 확장작용이 있었다. 쥐의 복강에 대량으로 주사한 결과 phenolsulfonphthalein의 분비가 증가하였고, 기관지 경련약으로 인한 증상을 억제시켰고, theophylline의 협동작용도 있었다.[1],[2]

(2) 면역조절 작용

① 비특이성 면역 기능 증강

동충하초나 균사체는 쥐의 비장(脾臟) 중량을 현저하게 증가시켰고, prednisolone이나 cyclophosphamide로 인한 비장(脾臟) 중량의 경감에 길항하는 작용이 있었다.[11]

② 체액 면역 기능 조절[12],[13]

동충하초는 체액면역에서 증강과 억제하는 이중적인 작용을 하고, 함유 성분의 차이로 인한 것으로 추정한다. 수전액을 쥐의 위장에 투여한 결과 항체형성과 IgM의 수준을 현저하게 증가시켰고, cyclophosphamide의 억제작용에 길항작용이 있었다. 또한 동충하초의 다당류는 정상인에게서 PHA의 유도로 인한 혈액 임파세포의 IL-2와 r-TNF의 작용을 억제시켰다.

③ 세포 면역 조절 작용[14]

동충하초는 세포 면역에서 증강과 억제하는 이중적인 작용이 있었고, Azathioprine 주사로 인한 쥐의 흉선, 비장세포의 SPA 백분율을 감소시켰고, 쥐에게 동충하초 수전액을 투여한 결과 정상으로 회복했다. 결과적으로 동충하초는 T세포가 억제된 동물에게 보호작용이나 T세포의 증가 작용이 있었다. 쥐의 비장 세포는 ConA나 LPS로 인한 비장의 임파 세포 증식을 억제시켰고, 쥐의 IL-1과 IL-2 생산을 억제시켰다.

(3) 신장보호 작용

동충하초는 신장염, 신부전, 약물이나 허혈성으로 인한 신장 손상을 보호하는 작용이 있었다. 동충하초는 뇨단백의 발생을 연장시키고, 혈중 뇨암모니아나 CCr를 감소시켰다[19].

(4) 조혈기능 증강 작용

동충하초는 골수의 CFU-E 와 BFU-E 생산율을 증가시키고, homoharringtonine로 인한 조혈기능 손상을 억제시켰고, 체내에서 조혈간세포(CFU-S)의 증식을 촉진했다. 또한 쥐에게서 X선 조사로 인한 골수의 손상을 보호하는 작용이 있었다.[22]

(5) 성(性)호르몬 작용

동충하초는 androgen, estrogen 호르몬 작용이 있었고, 숫컷 쥐에게 동충하초나 인공배양한 것을 투여한 결과 testosterone, 체중, 포피선, 정낭, 전립선의 무게가 증가하였고, 거세한 쥐에게도 정낭, 전립선의 중량이 증가하였고, 정자의 생성을 촉진했다. 토끼에게 투여한 결과 고환의 중량이 증가하였고, 정자의 수가 늘어났다. 암컷 쥐에게 투여한 결과 임신율과 출산수가 증가했다.[24]

임상응용

(1) 만성 기관지염 치료

방 약 ┃ 신선한 동충하초를 인공 배양해서 캡슐에 넣어 1일 3회, 20일을 1회 치료기간으로 투여한다. 이 방법으로 만성 기관지염 환자 109명을 치료한 결과 총유효율이 84.4%였다[3]. 구우림은 이 방법으로 만성 기침형 천식 환자 32명을 치료한 결과 총유효율이 81.3%였다고 밝혔다.[4]

(2) 폐쇄성(閉鎖性) 폐병(肺病) 치료

방 약 ┃ 동충하초, 인삼(음허(陰虛)인 자는 서양삼, 양허(陽虛)인 자는 홍삼을 사용)각10g, 합개 1마리의 분말을 캡슐에 넣어 1일 0.5~1.5g, 1일 2~3회 투여한다. 이 방약으로 급성기·만성기 환자 각 10명, 회복기 10명을 2~7개월 간 치료한 결과 24명 현저한 효과, 5명 유효, 1명은 무효였고, 대다수 환자의 증상이 감소하였고, 혈중 산소 농도가 증가했다[5],[6].

(3) 부정맥 치료

방 약 ┃ 인공 동충하초 0.25g을 1회 0.5~1g씩, 1일 3회, 3개월간 투여한다. 이 방법으로 50명을 치료한 결과 33명 현저한 효과, 11명 유효, 6명은 무효였다.[7] 이외에 다른 보고에 의하면 이 방법으로 188명의 부정맥 환자를 치료한 결과 총 유효율이 74.4%~79.63%였고, 특히 II형 AVB, sinus tachycardia 등에 양호한 효능이 있었다.[8]

(4) 관심병(冠心病) 치료

방 약 ┃ 동충하체 균사체를 6g으로 포장해서 1일 3회, 4주를 1회 치료기간으로 치료한다. 이 방법으로 33명을 치료한 결과 21명의 심교통(心絞痛) 환자 중 11명 현저한 효과, 8명 개선, 2명은 무효였고, 심전도상의 개선자는 14명, 17명 무효, 2명은 가중이었다.[9]

(5) 고혈압 치료

방 약 | 인공 배양한 균사체를 캡슐에 넣어 1회 4알(매알 250mg 함유), 1일 3회, 30일을 투여한다. 이 방법으로 16명을 치료한 결과 총 유효율이 62.5%였고, 고혈압 초기 환자에게 현저한 효과가 있었고, 증상개선과 강장(强壯) 효과가 있었다.[10]

(6) 고지질 혈증 치료

방 약 | 인공 동충하초를 1회 1g, 1일 3회, 1~2개월을 1회 치료기간으로 투여한다. 소경은 이 방법으로 고지질혈증 환자 273명을 치료한 결과 T cho 17.5% 하강, TG 9.93%하강, HDL 27.19% 상승이었다고 밝혔다.

(7) B형 간염 치료

방 약 1 | 동충하초 균사체 0.25g으로 환약을 만들어 1회 5알, 1일 3회, 3개월을 1회 치료기간으로 투여한다. 이 방법으로 만성 B형간염 환자 33명을 치료한 결과 총 유효율이 78.56%였고, 동충하초는 간기능을 개선하고, HBs-Ag를 음성으로 전환시키는 효능이 있었으며, 알부민 증가, GGT억제, 면역개선 작용이 있었다.[15]

방 약 2 | 신선한 동충하초에서 포자 균사체를 분리해서 캡슐에 넣어 1회 6~8알, 1일 3회 투여한다. 이 방법으로 B형간염 환자 125명을 치료한 결과 1~3개월 치료 후 18명 현저한 효과, 28명 호전, 79명 무효였다.[16]

(8) 간경화성 복수 치료

방 약 1 | 동충하초 분말을 캡슐에 넣어 1회 2~4g, 1일 2~3회, 온수로 투여한다. 이 방법으로 40여명을 치료한 결과 양호한 효능이 있었고, 습열형(濕熱型)의 복수환자는 1회 1~2g, 1일 2회 투약하고, 나머지는 3~4g/회, 2~3회/일 투여한다.[17]

방 약 2 | 인공 동충하초 균사체 2~3g을 캡슐에 넣어 1일 3회, 3개월 간 투여한다. 이 방법으로 간염성 복수 환자 22명을 치료한 결과 증상이 개선하였고, 간기능이 증강했다.[18]

(9) 만성 신장기능 부전 치료

방 약 | 동충하초4.5~6g을 수전해서 투여한다. 이 방법으로 양·한방적인 치료로 무효인 만성 신부전 환자 28명을 치료한 결과 Ccr, BUN의 감소가 $P<0.02$와 $P<0.01$이었다. 신장 기능을 개선하였고, 환자의 면역을 증강시켰다.[20]

(10) 혈액병 치료

방 약 | 동충하초를 캡슐에 넣어 1회 4알, 1일 3회 투여한다. 이 방법으로 혈액병 33명 중 백혈병 12명은 복용 후 10명이 정상으로 회복하였고, 헤모글로빈 감소자 12명 중 10명이 정상으로 회복, 혈소판 감소자 11명 중 10명이 정상으로 회복, 재생불량성 빈혈 환자 6명은 복용 후 혈소판, 백혈구, 헤모글로빈이 현저하게 증가했다.[21]

(11) 만성 악성 종류(腫瘤) 치료

방 약 1 | 청해 동충하초C³⁴균사체의 분말을 0.33g씩 캡슐에 넣어 1회 3알, 연이어 2개월 간 투여한다. 이 방법으로 36명의 악성 종류 환자에게 보조 치료제로 사용한 결과 면역을 증강시키고, 증상을 개선했다.[23]

방 약 2 | 동충하초 균사체를 캡슐에 넣어 1일 8알, 1일 3회, 30일을 1회 치료기간으로 투여한다. 이 방법으로 폐암 환자 50명을 치료한 결과 2~4회 치료기간으로 2명은 국소병변 소실, 병변 부위가 50%이상 축소자는 6명, 25~50% 축소자는 15명, 병변부위의 증대(增大)나 축소가 25% 이하인 자는 9명, 25% 이상 증대자는 1명, 증상 개선자는 17명이었다.[21]

(12) 성기능 장애, 남성 불임증 치료

방 약 1 | 동충하초 균사체 0.33g을 캡슐에 넣고, 천연 동충하초 0.33g을 캡슐에 넣어 1회 3알, 1일 3회, 20일을 1회 치료기간으로 하고, 2회 기간을 투여한다. 양문질은 균사체로 성기능장애 환자 159명을 치료하고, 천연 동충하초로 38명을 치료한 결과 양군(兩群)의 현저한 효과는 28.9%와 21.1%이고, 유효는 35.2%와 10.5%이고, 무효는 35.9%와 68.4%였다. 고(故)로 균사체가 천연물보다 우수한 것이 입증되었다고 밝혔다.

방 약 2 | 동충하초, 합개, 백작약, 백개자 등으로 팬티를 만들어 30일 동안 입고 있는 것을 1회 치료기간으로 한다. 이 방법으로 남성 불임증 환자 21명을 치료한 결과 18명 현저한 효과, 총 유효율 85.7%였고, 임신율은 52.4%였다.[25]

(13) 변태성 비염 치료

방 약 | 동충하초 균사체를 6g으로 포장해서 1회 1봉지, 1일 3회 투약하고, 4주를 1회 치료기간으로 한다. 식후 온수로 투여한다. 이 방법으로 43명을 치료한 결과 26명 현저한 효과, 14명 유효, 3명은 무효였다.[26]

사용용량

일반적으로 2~7g을 사용한다. 동충하초를 주사약으로 만들어 쥐의 복강에 주사한 결과 LD_{50}은 27.1g/kg이었고, 처음에는 억제되는 중독증상을 유발하고, 나중에는 흥분하였고, 경련과 호흡마비로 사망했다.

주의사항

염증이나 열이 있는 증상에는 주의한다.

토사자(菟絲子)
Cuscuta chinensis Lam.

약재개요

메꽃과(旋花科)에 속한 한해살이 기생성만초(寄生性蔓草)인 토사자 혹은 대토사자(大兎絲子)의 익은 종자이다. 성미(性味)는 신(辛), 감(甘), 평(平)하고, 간(肝), 신(腎)에 귀경한다. 보익비신(補益脾腎), 익간명목(益肝明目 간을 보하고 눈을 밝게 함), 삽정축뇨(澁精縮尿 정액을 수렴하고 소변을 농축함)의 효능이 있어 하체냉통, 성기능 장애, 활정(滑精), 빈뇨, 백대하, 시력감퇴, 설사 등의 증상에 사용한다.

약리연구

(1) 보간(補肝) 작용

토사자 수전액은 간세포를 현저하게 활성화시켰고, perchlormethane으로 인해 증가한 유산, 아세톤산, SGPT를 감소시켰고, 간당원(肝糖原)을 증가시켰다.[1]

(2) 장양(壯陽) 작용

숫컷 쥐에게 hyprocortisone을 투여해서 양허(陽虛)를 유발한 후 토사자 수전액을 위장으로 투여한 결과 체중, 신장, 흉선의 무게가 증가하였고, 백혈구, 적혈구, 헤모글로빈의 수치가 증가했다. 또한 수전액을 파리에게 투여한 결과 교미율이 현저하게 증가했다.[2]

761

(3) 내분비에 미치는 영향

토사자 수전액을 쥐의 위장에 투여한 결과 뇌하수체전엽, 난소, 자궁의 무게가 증가하였고, 쥐의 난소 hcG/LH수용체가 증가하였고, Ka치는 대조군(對照群)보다 약간 감소했다. 또한 황체작용이 촉진되었고, LRH나 난소는 LH에 반응을 높였다.[5]

임상응용

(1) 원발성 간암 치료

방 약 | 토사자 시럽(ml당 생약 60g 함유)을 1일 3회, 1회 50ml를 투여한다. 왕임은 이 방법으로 원발성 간암 환자 23명을 치료한 결과 6개월 이상 생존자 14명, 6개월이내 생존자 9명이었다고 밝혔다.

(2) 성기능 장애(陽痿) 치료

방 약 | 토사자, 음양곽을 분말로 만들어 1회 5g을 황주(黃酒)로 투약하고, 20일을 1회 치료기간으로 한다. 이 방약으로 50명을 치료한 결과 총 유효율이 92%였다.[3]

(3) 불임증 치료

방 약 1 | 토사자, 구기자, 녹각교, 태반분말, 산약, 당귀, 숙지황, 음양곽, 파극천, 해구신, 양신(羊腎), 백작약, 현삼, 생지황을 홍건(烘乾)한 뒤 분말로 만든다. 그 분말로 환약을 제조해서 1일 2회, 1회 1알을 투약하고, 30일을 1회 치료기간으로 한다. 오윤창은 이 방약으로 12명의 남성 불임증 환자를 치료한 결과 모두 완치했다고 보고했다.

방 약 2 | 토사자, 당귀, 백작약, 진피, 홍화, 울금 등으로 환약(매알 9g)을 만들어 생리 시작일부터 시작해서 1일 2회, 1회 3알, 생강3g을 수전한 물로 연이어 4일 동안 투약하고, 3개월을 1회 치료기간으로 한다. 이 방약으로 생리불순으로 인한 불임증 환자 146명을 치료한 결과 2회 치료기간으로 무효인 자는 27명이고, 119명은 임신을 했다.[4]

(4) 여드름 치료

방 약 | 토사자30g에 물 500ml를 넣어 300ml로 수전해서 적당 온도에 1일 2회 세안(洗顔)을 해주고, 7일을 1회 치료기간으로 한다. 이 방법으로 여드름 환자 50명을 치료한 결과 14명 완치, 21명 현저한 효과, 12명 유효, 2명은 무효였다.[6]

사용용량

일반적으로 7~12g을 사용한다. 주정 추출물을 실험용 쥐의 피하에 주사한 결과 LD_{50}은 2.465g/kg이었다.[7]

주의사항

음허성(陰虛性) 발열, 변비, 소변이 붉게 농축된 증상에는 주의한다.

보골지(補骨脂)

Psoralea corylifolia L.

약재개요

콩과(荳科)에 속한 한해살이 초본식물인 보골지의 종자이다. 성미(性味)는 고(苦), 신(辛), 대온(大溫)하고, 신(腎), 비(脾)에 귀경한다. 보신조양(補腎助陽 신장을 보하고 양기를 도와줌), 삽정축뇨(澁精縮尿 정액을 수렴하고 소변을 농축함), 온비지사(溫脾止瀉 비장을 따뜻하게 하고 설사를 멎게 함), 평천(平喘)의 효능이 있어 성기능 장애, 무릎·허리 냉통, 활정(滑精), 유뇨(遺尿), 빈뇨(頻尿), 설사 등의 증상에 사용한다. 파고지(破故紙)라고도 한다.

약리연구

(1) 평천(平喘) 작용

보골지는 히스타민으로 인한 기관지 수축에 현저한 확장 작용이 있고, 약 투여 15분에 작용이 최고 강하나 theophylline 보다 약했다.

(2) 심혈관에 미치는 영향

보골지의 corylifolinin 성분은 강심작용과 관상동맥 확장작용이 있었고, 혈류량을 증가시켰다. 쥐, 토끼, 고양이의 관상동맥을 확장시켰고, 그 강도는 Khllin의 4배에 달했다.[2]

(3) 항 배척 작용

토끼의 등피부 이식수술 후 Isopsoralen 성분(2.0mg/마리)을 투여한다. 2시간 후 30분 간 흑광등(黑光燈)으로 복사(輻射)해 준 결과 이식피부가 홍윤(紅潤), 유연하고, 점점 두꺼워지고, 생존기간이 연장되고, 진피상층의 작은 혈관주변의 임파세포수가 감소했다. [5]

(4) 지혈 작용

Psoralen 성분은 경구피임약으로 인한 생리과다, 기능성 자궁출혈 등에 양호한 지혈작용이 있었고, 잇몸, 코피에도 지혈작용이 있었다. [14]

(5) 면역증강, 백혈구 증가 작용

복방 보골지 과립제는 백혈구증가, 중성백혈구 감소 작용이 있었고, 식균작용을 증강시켰고, 주정추출물을 피하에 주사한 결과 cyclophosphamide로 인한 백혈구 감소를 증가시켰다.

(6) 평활근에 미치는 영향

보골지는 각 평활근에 다른 작용이 있었다. 체외에서 장관(腸管)의 평활근을 흥분시켰고, 쥐 자궁의 평활근은 이완시키는 작용이 있었다.

임상응용

(1) 기관지 천식 환자 치료

방 약 | 보골지 주사약4ml(생약8g 함유)를 양측 정천혈(定喘穴)에 주사한다. 이 방법으로 기관지 천식 환자 35명을 치료한 결과 총 유효율이 84.4%였고, 1년간 관찰한 결과 74.4%의 유효율을 유지했고, 2년 뒤 조사한 결과 유효율이 55%였다. [1]

(2) sick sinus syndrome, 부정맥 치료

방 약 1 | 보골지 정제(매알 1.4g) 3~5알/d/Tid, 1개월을 1회 치료기간으로 투여한다. 이 방법으로 sick sinus syndrome 환자 10명을 치료한 결과 치료 전에는 심박동수가 30~42.6회/분이였으나 치료 후에는 55~62.6회/분이었다. [3]

방 약 2 | 보골지, 목통, 택사각20g을 기본 약으로 하고, 수전해서 2주를 1회 치료기간으로 투여한다. 이 방약으로 부정맥 환자 34명을 치료한 결과 26명 현저한 효과, 8명 유효였고, 2/3환자는 6일 이내 효능이 출현했다. [4]

(3) 백혈구 감소증 치료

방 약 | 보골지분말을 환약(매환 6g)으로 만들어 1회 1~3알, 1일 3회, 소금물로 투약하고, 4주

를 1회 치료기간으로 한다. 보고에 의하면 이 방법으로 백혈구 감소증 환자 19명을 치료한 결과 14명 완치(증상 소실, 3개월간 혈액 정상), 4명 호전, 1명은 무효였다.

(4) 골다공증 치료

방 약 | 보골지12g, 구척10g, 삼칠3g, 인삼6g 등을 캡슐(중량: 0.3g, 매 캡슐 당 생약 4.98g 함유)에 넣어 1일 3회, 1회 3알을 투여한다. 이 방약으로 원발성 골다공증 환자(신양허성(腎陽虛性)) 80명을 치료한 결과 골다공증과 신장양허의 증상이 개선했다. [6]

(5) Streptomycin 중독증 치료

방 약 | 보골지20g을 100ml로 수전해서 1일 2회, 2~30일 동안 투여한다.[7] 이 방법으로 Streptomycin 중독 환자 5명을 치료한 결과 3명 완치, 2명 호전이었다.

(6) 계안(鷄眼), 편평우(扁平疣), 심상우(尋常疣) 치료

방 약 1 | 보골지분말30g에 95%의 주정100ml를 넣어 매일 몇 회 흔들어 주고, 7일간 담가 두었다가 침전물이 가라앉으면 상층만 걸러내어 활성탄1g을 첨가해서 2~3회 여과한 후 0.2ml를 계안 중심에 주사한다. 이 방법으로 계안 환자 163명을 치료하고, 재진 환자 94명을 관찰한 결과 79명 완치, 15명 무효였다. 주사시 기저부의 진피층에 실시해야 하고, 각질층 주사는 효능이 없다.[8]

방 약 2 | 보골지분말15g을 75%의 주정 100ml에 넣어 두었다가 1주 후에 약액을 솜에 묻혀 환부에 발라주고, 1일 3회, 7일을 1회 치료기간으로 한다. 이 방법으로 편평우 환자 20명을 치료한 결과 1회 치료기간으로 15명 완치, 2회 치료기간으로 5명 완치였고, 1년간 관찰한 결과 재발하지 않았다.[9]

방 약 3 | 보골지분말30g을 70%의 주정 100ml에 1주간 담가 두었다가 여과한 후 심상우 환부에게 매일 몇 회 도포한다. 이 방법으로 심상우 환자 56명을 치료한 결과 51명 완치, 5명 호전이었다.[10]

(7) 백전풍, 습진, 각기병 치료

방 약 1 | 50%의 보골지 주사약을 1회 5ml, 1일 1회 근육주사하고, 외용으로 보골지 약액을 백전풍의 환부에 도포하고, 자외선으로 처음에는 2분 조사(照射)하고, 점진적으로 10분까지 증가한다. 이 방법으로 백전풍 환자 49명을 치료한 결과 3~6개월 치료후 6명 완치, 8명 현저한 효과, 23명 유효, 12명 무효였다고 보고했다.

방 약 2 | 10%의 보골지 팅크제를 환부에 1일 3~4회, 7일을 1회 치료기간으로 도포해 준다. 이 방법으로 만성 습진 환자 34명을 치료한 결과 23명 완치, 9명 현저한 효과, 2명 은 유효였다.[11]

방 약 3 | 파고지200g, 정향100g, 수양산(水楊酸)10g, 주정40ml, 식초200ml를 혼합해서 2일 간 두었다가 발을 담근다. 이 방법으로 각기 환자 224명을 치료한 결과 총 유효율 이 98%였다.[12]

(8) 탈모 치료

방 약 | 50%의 보골지 주사약을 1일 1회, 5ml를 근육주사하고, 동시에 자외선을 처음에는 2 분간 조사(照射)하고, 점진적으로 10분까지 증가하고, 15일간 치료 후 2주 휴식한 뒤 다시 조사한다.

사용용량

일반적으로 3~8g을 사용한다.

주의사항

음허발열(陰虛發熱), 혈뇨, 변비, 임신부는 주의하고, 급성 비뇨기 감염으로 인한 빈뇨에는 사용을 금한다. 근육주사 시에는 통증이 있으므로 서서히 주입해야 한다.

익지인(益智仁)
Alpinia oxyphylla Miq.

약재개요

생강과(生薑科)에 속한 여러해살이 초본식물인 익지의 익은 열매이다. 성미(性味)는 신(辛), 온(溫)하고, 비(脾), 신(腎)에 귀경한다. 온비삽음(溫脾澁飮 비장을 보하고 수분을 수렴함), 온신삽정축뇨(溫腎澁精縮尿 신장을 따뜻하게 하고, 정액을 수렴하고, 소변을 농축함)의 효능이 있어 복통, 설사, 구토, 유정(遺精), 유뇨(遺尿) 등의 증상에 사용한다.

(1) 강심 작용

익지인의 메탄올 추출물은 쥐의 우심방 수축력을 증강시켰고, Yakuchinone A 성분은 Na^+-K^+-ATP 효소의 활성을 감소시켰다.

(2) 칼슘 길항과 혈관에 미치는 작용

익지인의 메탄올 추출물은 토끼의 대동맥에서 칼슘의 활성을 길항시켰고, 그 작용의 유효성분은 oxyphyllacinol 이다. 이 성분은 KCl의 대동맥 수축을 억제시킨다.

(3) 대사촉진 작용

복방(復方) 익지인(약명: 益智糖漿)은 에너지 대사를 촉진시키고, CA물질과 cAMP의 합성을 촉진시켰다.

(4) 기억력 증강 작용

익지I호(방약: 하수오, 석창포 등)는 화학물질로 인한 쥐의 기억력 장애를 개선하는 작용이 있었다.

(5) 기 타

이외에 소장수축 억제, 전립선소 합성 억제, 항암 작용이 있는 것으로 밝혀졌다.

임상응용

(1) 활태(滑胎) 치료

방 약 | 익지인, 황기(炙)^각15g, 두충(炒), 보골지, 토사자^각12g, 속단, 구척^각20g, 아교, 애엽(黑)9g을 기본 약으로 사용하고, 출혈이 많으면 지유탄10g을, 요통자는 상기생15g을, 하복부가 묵직하면 당삼12g을, 식욕부진, 오심자는 사인6g을 첨가해서 탕제로 식후에 투여한다. 이 방약으로 30명을 치료한 결과 정상적인 분만했고, 복약 후 부작용이 없었다[1].

(2) 과민성 비염 치료

방 약 | 익지인, 진피, 건강^각10g, 황기, 당삼^각20g, 백출, 복령, 산약^각12g, 오약, 창이자, 신이^각

8g, 방풍9g, 세신3g, 감초(炙)6g을 탕약으로 1일 1첩, 1개월을 치료기간으로 투여한다. 이 방약으로 57명을 치료한 결과 39명 완치, 15명 현저한 효과, 3명은 무효였다[2].

사용용량

일반적으로 3~10g을 사용한다.

주의사항

음허성(陰虛性) 발열, 열성(熱性) 유정(遺精), 빈뇨(頻尿), 기능성 자궁출혈 등에는 주의한다.

자하거(紫河車)
Hominis placenta

약재개요

인간의 태반(胎盤)이다. 성미(性味)는 감(甘), 함(鹹), 온(溫)하고, 폐(肺), 간(肝), 신(腎)에 귀경한다. 보신양(補腎陽), 양정혈(養精血), 익폐비(益肺脾)의 효능이 있어 불임증, 성기능 장애, 유정(遺精), 요통, 어지러움, 이명, 피로, 기침, 천식 등의 증상에 사용한다. 태반(胎盤), 인포(人胞)라고도 한다.

약리연구

(1) 저항력 증강, 항-피로 작용

쥐에게 경구로 태반을 투여한 결과 결핵병변이 경감하였고, 시험관에서 결핵간균의 성장을 촉진시켰고, 쥐의 피하에 주사한 결과 수영시간을 연장시켰다.[14],[15]

(2) 면역조절 작용

수전액은 정상적인 T임파세포의 비율을 증가시켰고, 임파세포 전체 수에는 영향이 없었고, prednisone로 억제된 면역에 대항하는 작용이 있었다.[16]

(3) 호르몬 작용

태반 추출물을 수유기의 어린 토끼에게 투여한 결과 발육이 촉진되었고, 흉선, 비장, 자궁, 질, 유선이 현저하게 발육했다.[17]

(4) 기 타

이외에 응혈촉진, 항-감염 작용 등이 있었다.

임상응용

(1) 기관지 천식 환자 치료

방 약 1┃ 자하거분말500g, 합개200g, 길경, 진피^각150g의 분말을 캡슐(매알 0.25g)에 넣어 발
작기에는 3~4알/Bid, 회복기에는 1~2알/Bid로 공복에 투여한다. 이 방약으로 만성 기관
지 천식 환자 58명을 치료한 결과 24명 완치, 29명 현저한 효과, 5명은 개선되었다.[1]

방 약 2┃ 증상을 변증 분석해서 일반약 5일 분에 자하거 1개를 넣고 수전한 후 약액을 짜낸
다. 다시 자하거를 건져내어 홍건(烘乾)하여 분말로 만들어 약액과 같이 투약하고,
30일을 1회 치료기간으로 한다. 1세는 1개의 자하거로 30일간 투약하고, 3세는 20
일간, 7세는 15일간, 7세 이상은 10일간 투여한다. 이 방법으로 소아 재발성 천식 환
자 38명을 치료한 결과 전부 유효였고, 그 중 29명 완치, 9명 호전이었다.[2]

(2) 기관지염 치료

방 약 1┃ 태반의 다당류0.5~1ml를 1일 1회, 20일을 1회 치료기간으로 근육주사나 피하주
사한다. 이 방법으로 성인 만성 기관지염 환자 709명, 소아 기관지염 210명을 치료
한 결과 유효율이 80~90%였고, 추위에 강해지고, 체중증가, 감기 감염의 횟수가
적었다.[3]

방 약 2┃ 신선한 자하거를 매주 1개 삶아서 먹거나 홍건(烘乾)하여 1일 10g, 1일 2회, 1개월을
1회 치료기간으로 투여한다. 이 방법으로 만성기관지염 환자 50명을 치료한 결과
평균적으로 3회 치료기간으로 1년에 발생 횟수가 1.5회, 급성발작은 86일로 단축하
였고, 급성발작 시 증상이 가볍고, 증상 억제가 용이하고, 그 중 여성과 천식형에 효
과가 양호했다.[4]

(3) 만성 B형 간염 hyper globulinia 치료

방 약┃ panblastic, 자하거, 별갑(炙), 지별충, 울금, 산두근을 캡슐(캡슐당 생약 0.5g 함유)에
넣어 1회 4알, 1일 3회 투여한다. 이 방약으로 만성 B형 간염의 고글로부린 혈증 환자
110명을 치료한 결과 59명 현저한 효과, 41명 유효, 10명 무효였다.[5]

(4) 위궤양 치료

방 약 | 태반분말30g, 백급20g, 원호10g의 분말을 캡슐에 넣어 1일 4알, 1일 3회, 식전에 투여하고, 30일을 치료기간으로 한다. 이 방약으로 위궤양환자 56명(십이지장궤양 합병자 11명)을 치료한 결과 1회 치료기간으로 완치자 42명, 10명 현저한 효과, 2명은 진보, 2명은 무효였다.[6]

(5) 만성 신장성 빈혈 치료

방 약 | 건강한 산모가 인공유산(12주 이내)한 태반(태아 포함)의 잡질을 제거한 후 홍건(烘乾)해서 분말을 만들어 1회 2.5g, 1일 2회, 온수로 투여하고, 14일을 치료기간으로 한다. 이 방법으로 만성 신장염 빈혈 환자 38명을 치료한 결과 2회 치료기간으로 헤모글로빈이 30% 이상 상승자 18명, 20~29% 상승자 14명, 10~19% 상승자 3명, 3명은 무효였다.[7]

(6) 재생불량성 빈혈 치료

방 약 | 자하거2개(烘乾), 하수오, 당귀, 당삼, 황기ᵃᵏ250g을 정제(알당 0.3g)로 만들어 1회30알, 1일 3회, 3개월을 치료기간으로 하고, 1~3회 치료기간을 투여한다. 반북계는 이 방약으로 재생불량성 빈혈 환자 8명을 치료한 결과 1명 완치(증상소실, 헤모글로빈 9.5g 이상, 백혈구4200, 혈소판15.2만(萬), 12년 관찰한 결과 미재발), 2명 현저한 효과, 5명 호전이었다고 밝혔다.

(7) 편두통 치료

방 약 | 자하거, 전갈, 구등ᵃᵏ18g의 분말을 캡슐(매알 0.3g)에 넣어 1회 3알, 1일 3회 투약하고, 통증이 소실하면 1일 3알을 투여한다. 일반적으로 복용 12시간 후 통증이 경감하고, 48시간이면 거의 소실한다. 1년간 18명을 관찰한 결과 1명만 2회 재발했다.[8]

(8) 피부궤양 치료

방 약 | 신선한 태반을 무균상태에서 핏덩이와 막을 제거하고, 1~2cm²으로 잘라 무균의 생리식염수에 넣어 1~4℃도의 냉장고에 보관하다가 다음날 환부에 이식한다. 환부를 청결히 한 후 태반 조각을 놓고 싸서 고정해 둔다. 1주일 후에 태반이 건조하거나 붙인 부위가 조습(燥濕)하고, 통증과 분비물이 없으면 2~3주 후면 완치된다. 만약 이식에 실패했으면 1주후에 다시 실시한다. 이 방법으로 피부궤양환자 30명을 치료한 결

과 1~2회 이식 후 22명 완치, 4명 진보, 4명 무효였고, 일반적으로 국소순환이 좋으면 효과가 양호했다.[9]

(9) 모유 결핍 치료

방 약 | 자하거분말0.5~1.0g을 1일 3회 투약하고, 복용 시기는 산후 3일째부터 이다. 이 방법으로 57명을 치료한 결과 1일 복용으로 유효자는 6명, 2회 복용 유효자는 24명, 3회는 6명, 4일은 12명, 5일은 3명, 6일은 5명, 7일은 1명이었다.[10]

(10) 노인성 치매 치료

방 약 | 자하거15g, 산수유20g, 오미자6g, 석창포, 원지육, 강잠(炙), 천궁^각10g을 1일 1첩, 1일 2회 투약하고, 1개월을 1회 치료기간으로 하고, 치료기간 간(間)에는 1주일간 휴식한다. 이 방법으로 노인성 치매 환자 32명을 치료한 결과 9명 현저한 효과, 17명 유효, 6명은 무효였다.[11]

(11) 붓순나무(莽草) 과실 중독 치료

방 약 | 20% 자하거 조직 주사약2~4ml를 근육주사하고, 2시간 후 다시 주사한다. 위세척이나 기타 해독제를 사용할 필요가 없고, 필요시 정맥주사로 체액을 보충해 준다. 이 방법으로 망초과실(果實) 중독환자 5명을 치료한 결과 모두 완치하였고, 그 중 12시간 후 회복자는 3명, 6시간 후 회복자는 2명이었다.[12]

(12) 난치성 창양(瘡瘍) 치료

방 약 | 신선한 태반을 홍건(烘乾)해서 분말로 만든다. 계란을 삶아 노란자를 약한 불로 건조한 후 다시 강한 불로 태워서 유지를 빼낸다. 태반분말30g에 계란기름100ml, 삼선단(三仙丹)을 혼합해서 거즈 (크기 3×2cm)에 약액을 넣어 살균한 후 환부에 도포한다. 심부의 창양은 거즈를 환부의 가장자리에 집어넣는다. 2일마다 1회 교환해 준다. 이 방법으로 본병 환자 87명을 치료한 결과 모두 완치하였고, 6~30일에 완치했다.[13]

사용용량

일반적으로 4~10g을 사용하고, 분말은 2~4g을 사용한다.

주의사항

음허(陰虛)로 열이 많은 자는 주의한다.

선모(仙茅)
Curculigo orchioides

약재개요

수선화과(石蒜科)에 속한 여러해살이 초본식물인 선모의 뿌리줄기를 건조한 것이다. 성미(性味)는 신(辛), 열(熱)하고, 독이 있으며, 신(腎)에 귀경한다. 온신보양(溫腎補陽 신장을 따뜻하게 하고 양기를 보함), 거한이습(祛寒利濕 한사와 습을 없앰)의 효능이 있어 성기능 장애, 뇨실금, 흉복부 냉통, 요통 등의 증상에 사용한다.

약리연구

(1) 면역증강 작용

선모의 주정침출물을 쥐의 위장에 투여한 결과 복강의 대식세포의 식균율과 식균지수가 현저하게 증강하였고, Endoxan으로 억제된 면역기능에 대항하였고, T세포의 백분율이 증가했다[1].

(2) 성선에 미치는 영향

선모의 수전액을 쥐의 위장에 투여한 결과 뇌하수체전엽, 난소, 자궁의 무게가 증가하였고, 주정 추출물을 수컷 쥐에게 투여한 결과 정낭의 무게가 현저하게 증가하였고, 성호르몬 작용이 있었다[1].

(3) 항-노화 작용

선모와 음양곽의 현탄액에 담가 둔 상엽을 누에에게 섭취시킨 결과 유충기, 성충기와 총 수명이 연장되었다. 선모와 음양곽을 사료에 혼합해서 쥐에게 투여한 결과 평균 수명이 연장되었고, 뇌, 심장, 간의 lipofuscin의 량이 현저하게 감소했다[2].

(4) 진정, 항경련 작용

선모의 주정추출물을 쥐의 복강에 주사한 결과 수면시간을 연장시켰고, 방기독소로 인한 경련을 억제시키고, 잠복기를 연장했다[3].

(5) 항-혈전 형성 작용

선모, 음양곽을 쥐에게 투여한 결과 경부(頸部)혈전 형성을 억제시켰고, 혈전의 무게를 감소시켰다[2].

(6) 기 타

이 외에 항암, 항염, 항균, 항-고온 등의 작용이 있었다.

임상응용

(1) 남성 불임증 치료

방 약┃ 선모, 숙지황^각60g, 산약, 파극천, 구기자^각45g, 산수유, 복령, 우슬, 육종용, 저실(楮實), 소회향, 원지, 오미자^각30g, 석창포15g. 대조100개, 생강30g을 오동나무 씨앗 크기로 환약을 만들어 1일 2회, 1회 10g, 염수(鹽水)로 투약하고, 상기의 약을 다 복용한 후 정액검사를 실시하고, 3회 복용후 효능이 없으면 복용을 중지한다. 이 방약으로 150명을 치료한 결과 복용 3개월후 정액검사에서 6천~1만인 자는 78명, 1만이상자는 37명, 6천 이하자는 35명, 활동율이 60~80%이상자 85명, 80%이상자는 35명, 30%이하자는 30명이었다. 정액액화시간은 모두 정상범위내에 있었고, 복용자중 106명은 1년 내에 배우자가 임신했다[4].

(2) 경피증(硬皮症) 치료

방 약┃ 선모, 음양곽, 귀전우, 복령, 숙지황^각15g, 단삼, 황기^각30g, 천궁, 홍화, 위령선, 사과락^각10g을 기본 약으로 사용하고, 경피증이 국소적이고, 활혈통락약(活血通絡藥)을 대량으로 사용시에는 계혈등, 상지를, 연견약(軟堅藥)은 하고초, 패모를, 계통성(系統性) 경피증에는 온신장양(溫腎壯陽)인 부자, 육계, 녹각상을 첨가한다[5]. 이 방약으로 16명을 치료한 결과 4명 현저한 효과, 11명 호전이었다.

사용용량

일반적으로 4~12g을 사용한다. 주정추출물을 쥐의 위장에 150g/kg을 7일 동안 투여한 결과 1마리도 사망하지 않았다.

주의사항

음허성 발열에는 주의한다. 선모에 중독되면 혀가 부종될 수 있다.

속단(續斷)

Dipsacus japonicus Mip

약재개요

산토끼꽃과(山夢卜科)에 속한 여러해살이 초본식물인 천속단(川續斷) 혹은 속단 뿌리를 건조한 것이다. 성미(性味)는 고(苦), 감(甘), 신(辛), 미온(微溫)하고, 간(肝), 신(腎)에 귀경한다. 보간신(補肝腎), 행혈맥(行血脈), 강근골(强筋骨)의 효능이 있어 요통, 유정(遺精), 태동불안(胎動不安), 타박상, 부스럼 등의 증상에 사용한다.

약리연구

(1) 자궁에 미치는 영향

속단DA$_{303}$ 성분은 미임신하거나 임신한 쥐의 자궁근육의 자발적인 수축을 억제하였고, Oxy 2.5u/kg으로 인한 임신한 쥐의 자궁 평활근의 수축을 억제했다.

(2) 지혈, 진통 작용

속단은 종기의 농을 배출하였고, 지혈, 진통작용이 있었고, 조직의 재생작용이 있었다.

(3) 골조직 유합 작용

속단 수전액은 골절된 쥐의 뼈 조직의 유합을 촉진하였고, 용량에 비례했다.

이외에 좌상에 속단, 홍화, 생대황, 치자, 유향, 몰약, 적작약, 백지, 도인, 부용엽의 분말을 75%의 주정에 혼합해서 환부를 도포한 결과 양호한 효능이 있었고[4], 속단, 토사자, 상기생, 아교, 태자삼, 백출, 산약, 감초를 수전해서 습관성 유산을 치료한 보고가 있다[5].

사용용량

일반적으로 10~12g을 사용한다.

주의사항

특별히 보고 된 바가 없다.

구척(狗脊)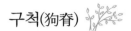

Cibotium barometz (L.) J. Sm

약재개요

방각궐과(蚌殼蕨科)에 속한 여러해살이 초본식물인 금모구척(金毛狗脊)의 뿌리줄기이다.
성미(性味)는 감(甘), 고(苦), 온(溫)하고, 간(肝), 신(腎)에 귀경한다. 보간신(補肝腎), 강요슬(强
腰膝), 거풍습(祛風濕)의 효능이 있어 요통, 슬관절통, 뇨실금, 백대하 등의 증상에 사용한다.

약리연구

(1) 심근에 미치는 영향

쥐에게 구척추출물 20~30g/kg을 복강에 1회 주사한 결과 심근[86]Rb 섭취에는 아무런 영향은
없었으나 매일 1회, 연이어 4일 투여한 결과 심근[86]Rb 섭취율이 54%증가하였고, 심근의 영양,
혈류량이 증가하였고 장기간 투여한 결과 축척했다[1].

(2) 지혈 작용

구척모(狗脊毛)는 외상성 출혈에 현저한 지혈작용이 있었다[2].

임상응용

(1) 골 증식증 치료

방약 1 | 구척, 단삼, 낙석등[각]15g, 강활6g, 독활, 당귀[각]10g, 혈갈3g, 유향, 몰약[각]5g을 수전해
서 투여한다. 이 약으로 103명을 치료한 결과 68명 완치, 27명 유효, 8명은 무효였다[3].

방약 2 | 구척, 황기, 속단[각]20g, 두충, 모과, 음양곽, 독활[각]15g, 파극천, 천궁, 녹각교[각]10g,
당귀12g, 의이인30g, 자감초3g에 물1/2, 술1/2을 첨가해서 수전한 후 투여한다. 다
시 오공4마리, 천산갑(炮), 전갈, 지용[각]3g을 분말로 투여한다. 이 방약으로 요추
증식증 환자 74명을 치료한 결과 58명 현저한 효과, 12명 호전, 4명 무효였다[4].

(2) 비대성 척추염 치료

방약 | 구척(炙), 우슬, 속단, 파극천[각]10g, 녹각상, 녹제초(鹿蹄草), 육종용, 숙지황, 저실자(楮
實子)[각]15g, 부자(법제)8g, 의이인30g, 지별충5g을 수전해서 1일 2회 투여한다. 이 약으
로 280명을 치료한 결과 162명 완치, 81명 현저한 효과, 32명 유효, 5명은 무효였다[5].

(3) 강직성 척추염 치료

방약 | 생지황30~60g, 갈근20~30g, 쌍화(双花), 토복령^각30g, 포공영20g, 구척, 적·백작약, 왕불유행^각15g, 홍화10g을 기본 약으로 하고, 통증이 심하고, 열이 있으면 자화지정, 판람근을, 한열착잡(寒熱錯雜)하면 천초, 계지를, 발열자는 석고, 단피를, 하지 부종, 관절에 부종이 있으면 의이인, 차전초를 첨가하고, 생지황을 감량하고, 바람을 싫어하고 땀이 나고 감기에 잘 걸리면 황기를 첨가하고, 병이 중한 자는 향부, 천궁, 원호, 황백, 전갈(理氣通絡散)을 첨가해서 투여한다. 탕약을 1일 2회, 1일 1첩, 연이어 6일간 투여한 후 1일 휴식후 다시 투약하고, 1개월을 1회 치료기간으로 한다⁽⁶⁾. 이 방약으로 30명을 치료한 결과 9명 현저한 효과, 20명 유효, 1명은 무효였다.

(4) 척추관 협착증 치료

방약 | 천오(법제, 선전(先煎) 30분)15g, 초오(법제), 마황, 토별충, 감초^각10g, 황기25g, 천단, 구척^각20g, 백작약, 모과^각35g, 도인15g, 오공2마리를 300ml로 수전한 후 1일 1첩, 1일 3회 투여하고, 1개월을 1회 치료기간으로 한다. 이 방약으로 35명을 치료한 결과 병력이 짧고 경미한 자는 일반적으로 1회 치료기간으로 증상이 경감하였고, 2회 치료기간으로 증상이 소실했다. 병력이 길거나 외과수술을 했거나 병력이 복잡한 자는 3~4회 치료기간을 복용후 증상이 소실했다⁽⁷⁾.

사용용량

일반적으로 4~16g을 사용한다.

주의사항

신장 허약으로 열이 있거나 혹은 배뇨장애, 구강건조 등의 증상이 있으면 주의한다.

골쇄보(骨碎補)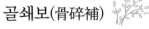
Drynaria fortunei (Kunze) J. Sm.

약재개요

고란초과(水龍骨科)에 속한 여러해살이 부생궐류(附生蕨類) 식물인 곡궐(槲蕨)의 뿌리줄기이다. 성미(性味)는 고(苦), 온(溫)하고, 간(肝), 신(腎)에 귀경한다. 보신치상(補腎治傷 신장을 보하고 외상을 치료함), 활혈지혈(活血止血 혈액을 맑게 하고 지혈시킴)의 효능이 있어 요통, 이명, 치통, 설사, 타박상 등의 증상에 사용한다.

약리연구

(1) 골손상 치료

골쇄보의 수전액은 쥐의 실험성 골손상에 유합을 촉진시키는 작용이 있었고, 용량과 비례했다[9].

(2) 혈지질 감소, 항–동맥경화 작용

고지질혈증의 토끼에게 골쇄보 주사약을 근육에 투여한 결과 콜레스트롤과 TG의 상승을 예방 및 치료하였고, 동맥경화를 예방 및 치료하는 작용이 있었다[10].

임상응용

(1) Streptomycin 중독 치료

방 약 1| 골쇄보30g, 국화, 구등각12g을 기본 약으로 하고, 증상에 따라 가감해서 매일 2첩을 투여한다. 이 방약으로 53명을 치료한 결과 43명 완치, 9명 호전, 1명은 무효였다[1].

방 약 2| 골쇄보100g을 500ml로 수전해서 경미한 자는 50ml, 1일 2회, 중한 자는 1~2회 더 투여한다. 이 방법으로 Streptomycin 중독환자 13명을 치료한 결과 모두 완치 했다[2].

(2) 견관절 주위염 치료

방 약| 골쇄보, 지용, 마전자, 홍화, 한방기, 유향, 몰약, 오가피의 분말을 캡슐에 넣어 투여한다.

(3) 이농(耳聾) 치료

방 약| 골쇄보, 갈근, 자석, 산약, 백작약, 천궁, 대황(주정법제)을 수전해서 복용한다.

(4) common wart 치료

방 약 1| 골쇄보(분쇄)20g, 감유20ml를 75%의 주정 80ml에 넣어 1주일간 두었다가 1일 1회, 15일을 1회 치료기간으로 환부에 도포한다. 이 방법으로 240명을 치료한 결과 7~20일 만에 완치했다[5].

방 약 2 | 골쇄보 분말10g을 75%의 주정 200ml에 1주일간 담가두었다가(1일 3번 흔들어 줌) 1주일 후에 여과한다. 약액을 환부에 도포한 후 침으로 환부의 깊은 곳을 자침하고, 다시 약액이 묻은 솜을 환부에 놓고 반창고로 감아두었다가 다음날 제거한 후 다시 실시하고, 일반적으로 5~7회에 완치되었다. 이 방법으로 38명을 치료한 결과 모두 유효하였고, 완치율이 92%였다[6].

(5) 전염성 molluscous 치료

방 약 | 골쇄보를 70%의 주정에 48시간 담가 두었다가 환부에 매일 2회 도포해준다. 이 방법으로 27명을 치료한 결과 16명 완치, 8명 호전, 3명은 무효였다[7]. 이외에 골쇄보15g, 생지황15g, 세신3g, 백지6g을 2회 수전하고, 매일 3회 투여해서 충치성, 일반성 치통을 치료한 보고가 있다[8]. 그 외에 완고성 피부염, 유뇨증 등을 치료한 보고도 있다.

사용용량

일반적으로 10~20g을 사용한다.

주의사항

특별히 보고된 것이 없다.

합개(蛤蚧)

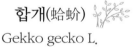

Gekko gecko L.

약재개요

벽호과(壁虎科)에 속한 척추동물인 합개의 내장을 제거하고 건조한 몸체이다. 성미(性味)는 함(鹹), 평(平)하고, 폐(肺), 신(腎)에 귀경한다. 보폐기지해천(補肺氣止咳喘 폐기를 보하고 기침과 천식을 멎게 함), 보신양양정혈(補腎陽養精血 신장의 양기와 정혈을 생성함)의 효능이 있어 신폐허성(腎肺虛性) 기침, 천식, 성기능 장애 등의 증상에 사용한다.

약리연구

(1) 호르몬적인 작용

합개 추출물(GEH)은 이중적인 호르몬 작용이 있었다. 쥐의 숫컷에게는 고환이 현저하게 증대하였고, 미성(未成)의 암놈에게는 자궁, 난소의 중량을 현저하게 증대시켰고, 발정기가 출현했다. 꼬리를 제거한 합개와 포함한 합개의 약효는 차이가 있었는데, 전자는 후자보다 정낭, 전립선의 증대가 현저했다[3].

(2) 기 타
이외에 면역증강, 과산화 방지, 노화방지, 항염, 항스트레스, 혈당강하 등의 작용이 있었다.

임상응용

(1) 만성 기관지염 치료

방 약 1 | 합개4마리, 인삼, 삼칠분[각]30g, 자하거2개(화초탕(花椒湯)으로 3분간 삶은 후 건조)의 분말에 봉밀250g을 넣어 환약(중량: 3g)으로 만든다. 4~8세는 1알, 9~12세는 2알, 13~16세는 3알, 1일 2회, 30일을 치료기간으로 투여한다. 이 방약으로 68명을 치료한 결과 42명 완치, 18명 현저한 효과, 8명 유효였고, 부작용은 없었다[1].

방 약 2 | 합개2마리(머리, 발 제거), 동충하초60g, 천패모60g, 해표초80g, 빙탕(氷糖)80~120g을 혼합해서 산제로 만들어 투여한다. 이 방약을 가감하여 노인성 만성 기관지염 환자 128명을 치료한 결과 51명 현저한 효과, 59명 호전, 18명 무효였다[2].

(3) 남성불임증 치료

방 약 | 합개2마리, 구기자, 토사자, 귀판[각]200g, 선모, 음양곽[각]150g, 시호120g, 오미자, 사상자, 백작약[각]100g, 황정250g의 분말을 1회 3g, 1일 3회, 30일을 치료기간으로 투여한다. 이 방약으로 95명(무정자증 6명, 정자 부족증 39명, 정자 활동부전 48명, 정액중 백혈구자 2명, 농세포자 15명)을 치료한 결과 완치자 63명, 현저한 효과 20명, 6명은 유효였고, 6명은 무효였다. 이외에 천식, 음낭습진 등을 치료한 보고가 있다[4].

사용용량

합개 추출물을 실험용 쥐의 복강에 주사한 결과 LD_{50}은 5.24g/kg이었다[5].

주의사항

어떤 의학자는 천식에는 일반적인 수전을 하면 효능이 없고, 주정 추출을 해야 유효성분이 용해한다고 보고했다.

사원자(沙苑子)

Astragalus complanatus R. Br.

약재개요

콩과(荳科)에 속한 여러해살이 초본식물인 편경황기(扁莖黃芪)의 성숙한 종자를 건조한 것이다. 성미(性味)는 감(甘), 온(溫)하고, 간(肝), 신(腎)에 귀경한다. 보신고정(補腎固精), 보간명목(補肝明目 ^{간을 보하고, 눈을 밝게 함})의 효능이 있어 신허성 요통, 성기능 장애, 대하증, 시력감퇴 등의 증상에 사용한다.

임상응용

(1) 천식 치료

방 약 | 사원자180g, 강활60g, 신이화60g, 왕불유행18g을 캡슐에 넣어 1일 3회, 1회 2알을 투여한다. 이 방약으로 기관지 천식 환자 58명을 치료한 결과 총유효율이 87.9%였다[1].

(2) 청소년 근시 치료

방 약 | 사원자, 질려, 홍화로 181명을 치료한 결과 총유효율이 94.4%였다[2].

(3) 뼈 불소증(fluorosis of bone) 치료

방 약 | 사원자 환약(매환 생약 9g 함유)을 1일 2회, 5개월을 치료기간으로 투여한다[3]. 이 방법으로 지역성 뼈 불소증(fluorosis of bone) 환자 27명을 치료한 결과 3명 완치, 7명 현저한 효과, 10명 유효였다고 보고했다. 이외에 어지러움증, 소아 유뇨증, 백전풍, 남성 불임증 등을 치료한 보고가 있다.

사용용량

일반적으로 9~12g을 사용한다.

주의사항

급성 독리 실험에서 특별한 독성 반응이 없었다.

쇄양(鎖陽)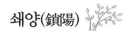

Cynomorium songaricum Rupr.

약재개요

쇄양과(鎖陽科)에 속한 여러해살이 육질 기생 식물인 쇄양의 육질줄기이다. 성미(性味)는 감(甘), 온(溫)하고, 간(肝), 신(腎), 대장(大腸)에 귀경한다. 보신조양(補腎助陽), 윤장통변(潤腸通便 대장을 윤활하게 하고 대변을 통하게 함)의 효능이 있어 성기능 장애, 불임증, 요통, 하체무력, 변비 등의 증상에 사용한다.

약리연구

(1) 면역증강 작용

쇄양은 양허(陽虛)인 쥐와 정상인 쥐의 체액 면역을 증강시켰다. 그 기전은 비장 임파세포수의 증가와 비장 중량 증가이다. 양허인 쥐에게는 중성 입세포수가 증가하여 방어기능이 증강된 것이다[1].

(2) glucocorticoid 호르몬 작용

쇄양의 수전액은 시상하부-뇌하수체-부신피질이 억제된 쥐의 Cortisol을 상승시켰으나 정상적인 쥐의 Cortisol은 변화가 없었다[2].

(3) 제거 free radical 작용

ESR 실험에서 쇄양은 체내실험에서 백주(白酒)로 손상된 혈청, 미트콘트리아내의 SOD, 산화지질을 억제했다[3].

(4) 동물의 성성숙(性成熟) 촉진 작용

쇄양의 추출물은 동물에게서 성(性) 성숙 작용이 있었고, 또한 장기간에 걸친 스트레스로 인한 성행위 감소를 개선했다[4].

(5) 장, 위장에 미치는 영향

체외에서 적당량은 토끼와 쥐의 소장 유동 운동을 증가시켜 통변작용이 있었으나 대량에서는 억제되었고, 심지어 변비가 발생했다. 또한 피하주사, 혹은 내복하면 항-궤양 작용이 현저하였고, 위점막의 PGE_2의 함량이 증가했다[5],[6].

(6) 기 타

이외에 항암, 항염, 항-혈소판응집 등의 작용이 있는 것으로 밝혀졌다.

임상응용

(1) 위궤양 치료

방 약 | 쇄양300g(침출물 건조), 봉황의(鳳凰衣)150g(焙黃), 갈자칠(蝎子七)30g을 분말로 만들어 0.45g으로 정제로 만들어 1회 6알, 1일 3회 투여한다[7]. 이 방약으로 45명을 치료한 결과 완치율 80%, 호전율 4.4%, 무효율15.6%였다.

(2) 만성 신장염 치료

방 약 | 황기15g, 쇄양12g, 선퇴10g, 목향9g, 택란, 산약[각]18g, 전갈2.5g을 수전해서 투여한다. 이 방약으로 47명을 치료한 결과 23명 완치근접, 11명 현저한 호전, 5명 호전, 8명은 무효였다[8].

(3) 농정증(膿精症) 치료

방 약 | 금은화, 연교[각]30g, 포공영, 자화지정[각]20g, 패모, 황백[각]12g, 천화분, 당귀, 작약[각]15g, 구채자, 쇄양, 자하거(단독복용)[각]15g, 감초10g을 수전해서 1일 1첩을 투약하고, 10일을 1회 치료기간으로 한다[9]. 이 방약으로 150명을 치료한 결과 108명 완치, 37명 현저한 효과, 5명은 유효였다.

사용용량

일반적으로 6~12g을 사용한다.

주의사항

음허성 발열, 비장허약성 설사, 실열성 변비에는 주의한다.

3) 보혈약(補血藥)

작용 혈액과 음액(陰液)을 생성하는 약을 보혈약이라 한다.

증상 혈허(血虛)의 증상은 얼굴색이 누렇게 뜨고, 입술 및 손·발톱이 창백하고, 눈과 머리가 어지럽고, 가슴 두근거림 증상이 있고, 부녀자의 월경 말기에는 양이 적고, 색이 엷고, 심지어는 월경이 중단한다.

배합 혈(血)과 음(陰)은 모두 액체이기 때문에 밀접한 관계가 있고, 혈허(血虛)가 되면 음허(陰虛)를 초래한다. 혈허에 음허를 동반하면 보혈약(補血藥)과 보음약(補陰藥)을 같이 사용하고, 일부 보혈약은 보음(補陰)의 효능이 있어 보음약으로도 사용할 수 있다. 또한 기(氣)가 혈액을 생성하는 작용이 있음으로 보혈시 보기약(補氣藥)을 배합하면 효능이 증강된다.

주의 보혈약(補血藥)의 성질은 점니(粘膩)하여 소화를 방해하기 때문에 습(濕)이 비위(脾胃)를 막아 생긴 복부팽만, 식욕부진, 설사 등의 증상이 있으면 사용하지 않는다. 비위(脾胃)가 허약하면 건비약(健脾藥)과 소화약(消化藥)을 배합한다.

당귀(當歸)
Angelica sinensis (Oliv.) Diels.

약재개요

산형과(傘形科)에 속한 여러해살이 초본식물인 당귀의 뿌리이다. 성미(性味)는 감(甘), 신(辛), 온(溫)하고, 간(肝), 심(心), 비(脾)에 귀경한다. 보혈윤장(補血潤腸 혈액을 보하고 장을 윤활하게 함), 활혈지통(活血止痛 혈액을 맑게 하고 진통시킴)의 효능이 있어 생리불순, 생리통, 폐경, 변비, 관절통, 타박상, 옹저창양(癰疽瘡瘍) 등의 증상에 사용한다.

약리연구

(1) 심장에 미치는 영향

뇌하수체 후엽소로 인한 심근의 허혈을 완화시키고, 실험성 허혈에는 심근을 보호하는 작용이 있었다. 심장의 흥분을 억제하여 부정맥을 억제시키고, 또한 관상혈관을 확장시키는 작용이 있었다.[47],[48]

(2) 혈지질 강하 작용

당귀 분말을 경구로 쥐에게 투여한 결과 지질이 감소하였고, 실험성 동맥경화가 있는 쥐에게 투여한 결과 병변이 감소했다.[49]

(3) 혈소판 응집 억제 작용

당귀는 혈소판의 응집을 억제하고, 동물실험에서 혈전 형성을 억제시켰다. 그 작용은 혈소판 응집, 혈액점도와 상관있다.[50]

(4) 조혈 작용

당귀의 다당류를 빈혈이 있는 쥐에게 투여한 결과 적혈구, 헤모글로빈, 백혈구가 정상적으로 회복하도록 촉진하였고, 정상이거나 빈혈이 있는 쥐의 골수에서 조혈세포의 증식, 분화가 현저하게 촉진되었다.[51]

(5) 보간(補肝) 작용

carbon tetrachlorid로 인한 간손상을 보호하는 작용이 있었는데 그 기전은 지질의 산화와 관련있다.[52]

(6) 신장 보호 작용

당귀는 60분 동안 허혈상태가 된 신장에서 사구체의 여과기능과 신소관의 재흡수 기능을 개선하였고, 신장을 손상으로부터 보호하였고, 신소관 병변의 회복을 촉진시켰다.[53]

(7) 단백질 대사 조절 작용

신장병 환자에게 당귀, 황기를 투여한 결과 체내 암모니아가 하강하였고, 혈중 알부빈, 글로브루빈이 증가했다[54].

(8) 기 타

이외에 당귀는 중추억제, 진통, 항염증, 항암, 항산화, 평천(平喘) 등의 작용이 있었다.

임상응용

(1) 호흡기 질환

① 만성 후두염 치료

방 약 | 당귀500g, 계면 활성제80~100ml, 벤질알코올10ml로 50%의 당귀주사약 100ml를 만

들어 사용한다. 환자의 경추에서 옆으로 1/2촌 부위를 상하로 눌러보고 최고 불편한 곳을 찾아(경추4~5번 다발) 자침한다. 이때 침감(針感)이 있으면 약액 0.5ml를 주입한다. 1일 1회, 10일을 1회 치료기간으로 실시한다. 이 방법으로 130명을 치료한 결과 21명 완치, 50명 현저한 효과, 48명 호전, 11명은 무효였다.[1]

② 소아 바이러스성 폐렴 치료

방 약 | 당귀주사약(20ml당 생약 20g 함유)20ml를 10%의 포도당 160ml, 생리식염수 40ml에 혼합해서 1일 1회, 7~10일을 치료기간으로 정맥주사한다. 이 방법으로 30명을 치료한 결과 증상, 각종 검사 등이 회복 및 개선하였고, 동물 실험에서 당귀액은 폐순환을 개선했다.[2]

③ 기관지 천식 치료

방 약 | 당귀의 휘발성분을 환약으로 만들어 12세 이하는 1회 100mg, 성인은 1회 150mg을 1일 3회, 연이어 7일간 투여한다. 이 방법으로 57명을 치료한 결과 현저한 효과 74.5%, 총 유효율은 90.2%였다.[5]

(2) 심혈관 질환

① 부정맥 치료

방 약 | 25~50%의 당귀주사약60~120ml를 1일 1회 정맥주사를 하거나 150%의 당귀 시럽 20ml를 1일 3회 경구투여하고, 15일을 1회 치료기간으로 한다. 이 방법으로 부정맥 환자 100명을 치료한 결과 그중 조기수축 환자 86명 중 경구 투여한 10명은 5명 유효, 5명 무효였고, 정맥주사한 76명 중 39명 유효, 37명 무효였고, 86명중 실성(室性) 조기수축 환자 70명중 36명 무효였고, 그 중 관심병성 실성 조기수축 환자에게 양호한 효과가 있었고, 효과와 병의 경중과는 상관없었다. 심방세동 환자 3명 중 1명 현저한 효과, 동부전 증후군 7명 중 4명이 유효였고, 방실·실내 전도장애 환자 4명은 모두 무효였다.[7]

② 허혈성 심장병 치료

방 약 | 당귀30~90g, 천궁15~30g, 괄루9~12g, 해백9g, 반하10g, 단삼12g, 강황7~9g, 감초5~9g 을 수전해서 1일 1첩을 투약하고, 당귀는 처음에는 30g을 사용하다 점진적으로 증가하여 60g을 사용하고, 효과가 양호하지 않으면 90g을 사용하고, 설사자는 적절히 조절한다. 이 방약으로 허혈성 심장병 환자 106명을 치료한 결과 47명 현저한 효과, 58명 유효, 1명은 악화되었다.[8]

③ 고혈압 치료

방 약 30%의 복방 당귀주사약(동일량의 당귀, 천궁, 홍화로 제조)2ml를 10%의 포도당 2ml
에 혼합해서 양측 곡지, 족삼리를 교대로(매혈 2ml) 10일을 1회 치료기간으로 주사한
다. 제1 회 치료기간에는 1일 1회 실시하고, 제2 회 치료기간에는 격일제로 1회, 제3 회
치료기간에는 매주 2회, 제4 회 치료기간에는 격일제로 실시한다. 이 방법으로 고혈
압 환자 7명을 치료한 결과 수축기 혈압이 16~56mmHg, 이완기 혈압은 20~30mmHg
하강하였고, 어지러움, 이명, 불면증 등의 증상이 개선이나 소실했다.

④ 정맥염 치료

방 약 1 당귀주사약을 병변 주위에 주사한다. 깊이는 병변 혈관보다 2mm를 초과하고, 약
액 1ml는 1.5~2mm길이에 주사하고, 용량은 환부의 길이에 따라 정하고, 혈관벽을
따라 자침하면서 약액을 주입하고, 1회에 20ml까지 주입한다. 이 방법으로 표재성
(表在性) 정맥염 환자 33명을 치료한 결과 모두 완치하였고, 4회 치료로 완치자 3
명, 5회 완치자 7명, 6회는 10명, 7회는 9명, 8회는 4명이었다. [13]

방 약 2 당귀120g, 금은화60g, 현삼30g, 생감초15g을 2회 수전해서 300ml를 만들어 1일 2
회 투약하고, 병변이 상지(上肢)이면 천궁15g을, 하지(下肢)이면 우슬15g을, 체간
은 두충15g을, 종창(腫脹)이 현저하면 천산갑15g을 배합해서 사용한다. 이 방약으
로 혈전성 정맥염 환자 28명을 치료한 결과 22명 완치, 5명 현저한 효과, 1명은 무
효였다. [14]

(3) 소화기 질환

① 소화기 출혈 치료

방 약 당귀를 홍건(烘乾)해서 분말로 만들어 1회 4.5g, 1일 3회 온수로 투여한다. 이 방법으
로 소화기 출혈 환자 40명을 치료한 결과 총유효율이 85%였고, 특별히 금식할 필요
없고, 죽같은 음식을 섭취하면 된다. [18]

② 위염, 위·십이지장 궤양 치료

방 약 1 10%의 당귀주사약을 흉부 교감신경절에 5~10ml를 격일제로 주사하고, 3개월을 치
료기간으로 한다. 이 방법으로 만성위축성위염 환자 52명을 치료한 결과 32명 완
치, 11명 현저한 효과, 8명 호전이었다. [19]

방 약 2 당귀15~30g, 패모10g, 고삼6~15g에 물 1500ml를 넣고 500ml로 수전해서 1일 1첩, 매
식전에 3회 투약하고, 울화상음(鬱火傷陰)자는 천패모를 첨가하고, 통증이 심한

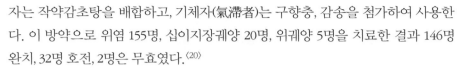

자는 작약감초탕을 배합하고, 기체자(氣滯者)는 구향충, 감송을 첨가하여 사용한다. 이 방약으로 위염 155명, 십이지장궤양 20명, 위궤양 5명을 치료한 결과 146명 완치, 32명 호전, 2명은 무효였다.[20]

방 약 3 | 당귀주사약(ml당 생약 50mg 함유)을 위수혈, 족삼리, 비수혈을 2주마다 주사하고, 매 혈에 1~2ml씩 1일 1회 실시한다. 복통이 현저하면 중완혈을 첨가하고, 4주를 1회 치료기간으로 한다. 이 방법으로 십이지장 궤양 환자 43명을 치료한 결과 31명 각종 임상증상 및 X-RAY상의 흔적이 소실하였고, 8주 치료 후 36명은 증상과 흔적이 소실하였고, 5명은 호전, 2명은 무효였다.[21]

③ 변비 치료

방 약 | 당귀40g, 알로에30g, 감초30g의 분말로 환약(매 알 10g)을 만들어 1일 1~3알을 온수로 투여한다. 이 방약으로 노인성 만성 변비 환자 50명을 치료한 결과 38명 현저한 효과, 9명 유효, 3명 무효였다.[22]

④ 만성 간염 치료

방 약 | 당귀를 농축해서 환약(10알 당 생약 2.5g 함유)으로 만들어 1일 2회, 1회 15~20알, 1~3개월간 투여한다. 이 방법으로 만성간염 69명, 간경화 19명을 치료했다. 3명이 부작용이 발생하였으나 경미하였고, 치료에는 영향을 주지 않았다.[15]

(4) 비뇨기과 질환

① 급성 신장염 치료

방 약 | 20%의 당귀 주사약0.3~1ml를 신수, 중금, 수천혈에 1일 1회 주사하고, 신수혈(腎腧穴)에는 용량을 많이 주사하고, 증상의 호전에 따라 감량한다. 이 방법으로 33명(22명은 순수한 중약치료, 11명은 항생제 배합해서 치료)의 급성 신염 환자를 치료한 결과 모두 완치하였고, 치료기간은 12~46일이었다[46].

② 전립선염 치료

방 약 1 | 10% 당귀주사약을 전립선주위에 1주일에 1회 주사하고, 10회를 1회 치료기간으로 한다. 이 방법으로 100명을 치료한 결과 55명 완치, 32명 호전이었다.[16]

방 약 2 | 5% 당귀주사약 4ml와 procaine 2ml를 혼합해서 매주 1~2회 회음혈에 주사하고, 5회를 1회 치료기간으로 한다. 이 방법으로 만성 전립선 환자 124명을 치료한 결과 68명 완치, 40명 호전이었다.[17]

③ 통풍 치료

방 약 | 당귀9g, 진교6g, 방풍4.5g, 천궁, 강활^각3g, 차전자, 황금, 지각^각1.5g을 수전해서 수면 전에 투여한다.

④ 유뇨증 치료

방 약 | 당귀60g, 차전초30g, 마황(炙)10g을 200ml로 농전하고, 14세 이하는 매일 저녁에 1회, 1회 100ml를 투약하고, 14세 이상은 200ml 투약하고, 7일을 치료기간으로 한다.[30] 이 방약으로 100명을 치료한 결과 72명 완치, 총 유효율은 95%였다.

⑤ 성기 섬유성 해면체염 치료

방 약 | 10% 당귀주사약 2~3ml에 2%procaine를 혼합하여 병변부위의 해면체 내부에 1일 1회 주사해서 2명을 치료한 결과 완치했다.[43]

(5) 정형외과 질환

① 견관절 통증 치료

방 약 | 10%의 당귀주사약5~10ml를 통증부위의 근육에 1일 1회 주사하고, 6회를 1회 치료기 간으로 한다. 이 방법으로 120명을 치료한 결과 44명 완치, 42명 현저한 효과, 32명 호 전되었다.[34]

② 테니스 엘보우 치료

방 약 | 10%의 당귀주사약을 상완골 외과와 하부에 각 5ml씩 격일로 주사하고, 6일을 1회 치 료기간으로 실시한다. 이 방법으로 100명을 치료한 결과 80명 완치, 18명 현저한 효 과, 2명은 호전되었다.[35]

③ 요통 치료

방 약 | 10%의 당귀주사약 5~10ml를 압통부위에 1일 1회 주사한다. 이 방법으로 원인불명 (급성 염좌 48명)의 요통환자 180명을 치료한 결과 완치율이 70%였고, 1년 내 재발하 지 않았고, 총 유효율은 97.8%였다.[36]

④ 늑연골염 치료

방 약 1 | 5%의 당귀주사약(ml당 생약 0.05g 함유)2~3ml에 0.5~1%의 Procaine 2ml를 혼합해 서 압통점에 매주 2회 주사하고, 늑연골에 자침한 후 침을 약간 뺀 뒤 약을 주입한 다.[37] 이 방법으로 늑연골염 환자 60명을 치료한 결과 모두 현저한 효과가 있었다.

방 약 2 | 당귀주사약2ml를 압통부위의 골막에 7일마다 1회 주사하고, 2회를 1회 치료기간으로 한다. 이 방법으로 늑연골염 환자 34명을 치료한 결과 30명 완치, 2명 현저한 효과, 2명은 유효였다.[38]

방 약 3 | 당귀, 지용²6.6g을 배건(焙乾)후 백주(白酒)로 반죽해서 압통부위에 도포하고, 1일 1회 교환해 준다. 이 방약으로 늑연골염 환자 59명을 치료한 결과 3~6회 시술로 54명 증상 소실, 7회로 현저한 효과자 3명, 2명은 무효였다.[39]

⑤ 검상돌기 증후군 치료

방 약 | 당귀주사약(2ml당 생약0.1g 함유)을 검상돌기의 통증 부위의 심부(深部)골막과 주위조직에 7일마다 1회 주사하고, 3회를 1회 치료기간으로 한다. 이 방법으로 50명을 치료한 결과 40명 완치, 7명 현저한 효과, 2명 호전이었다.[40]

(6) 신경외과 질환

① 뇌혈전 치료

방 약 | 당귀30g, 계혈등30g, 도인10g, 홍화10g, 적작약15g, 천궁15g, 천산갑10g을 수전해서 1일 1첩을 투여한다. 이 방약으로 뇌혈전 환자 107명에게 3개월간 투약한 후 관찰한 결과 48명 완치근접, 40명 현저한 효과, 15명 호전, 4명은 무효였다.

② 뇌동맥경화 치료

방 약 | 복방 당귀주사약(100ml당 당귀10g, 천궁10g, 홍화8g 함유) 40ml를 생리식염수 60ml에 혼합해서 1일 1회, 25일을 치료기간으로 33명에게 정맥주사한 결과 13명 현저한 효과, 9명 호전, 1명은 무효였다. 상기의 주사약을 19명에게 1회 4ml, 1일 1회, 25일을 치료기간으로 근육주사한 결과 6명 현저한 효과, 10명 호전, 3명은 무효였다.

③ 혈관성 두통 환자 치료

방 약 | 20%의 당귀주사약 4ml를 풍지혈에 1회 2ml씩 주사한다. 깊이는 1촌이고, 침감(針感) 방향은 두정부(頭頂部)로 방사되게 한다. 이 방법으로 139명을 치료한 결과 71.2% 완치, 18.6% 유효, 7.2% 호전이었다.[9]

④ 삼차신경통 치료

방 약 | 25%의 당귀주사약을 1일 1회, 30일을 치료기간으로 정맥주사해서 5명을 치료한 결과 양호한 효능이 있었다.[10]

⑤ 허혈성 중풍 환자 치료

방 약 ┃ 25%의 당귀주사약 200ml를 1일 1회, 20일을 치료기간으로 정맥주사한다. 이 방법으로 96명(당귀군(群) 50명, Dextran40명을 대조군(對照群)으로 함)을 치료했다. 치료군(治療群)은 25명 완치, 13명 현저한 효과, 9명 호전, 3명은 무효였고, 대조군보다 우수하였으나 통계상에는 큰 차이가 없었다.[11] 이외에 당귀30~90g을 사용해서 급성중풍 환자 31명을 치료한 결과 1개월 내에 양호한 효능이 있었다(복용 시 설사자는 산약20~30g 첨가하여 투여한다)[12].

⑥ 대뇌 발육 부전 치료

방 약 ┃ 3~5%의 당귀주사약으로 대추혈, 심수, 신수, 양릉천, 담수, 비수, 명문혈에 1회 0.5~1ml씩 1일 1회 주사하고, 10~20일을 치료기간으로 한다. 보고에 의하면 이 방법으로 대뇌발육부전환자 38명에게 이침(耳針), 체침(體針)을 결합해서 치료한 결과 16명 현저한 효과, 18명 유효, 4명은 무효였다.[4]

(6) 내분비과 질환

① 갑상선 기능 항진증 치료

방 약 ┃ 25%의 당귀주사약을 1일 1회 정맥주사하고, 연이어 1개월 주사 후 용량을 조절한다. 이 방법으로 57명을 치료한 결과 현저한 효과 49명, 호전 3명, 무효3명이었다.[23]

② 고지질혈증 치료

방 약 ┃ 당귀추출물을 1회 3g, 1일 3회, 연이어 45일을 투여한 결과 혈중지질이 현저하게 감소했다.[6]

(7) 정신신경과 질환

① 간증(癇症) 치료

방 약 ┃ 당귀30~60g, 천궁15~30g, 단삼15~30g, 천산갑(炮製)9~12g, 지용9~12g, 로로통15~20g을 기본 약으로 하고, 증상에 따라 가감해서 탕약으로 투여한다. 이 방약으로 18명을 치료한 결과 총 유효율이 77.8%였고, 방약에서 당귀의 용량이 30g이하는 효능이 좋지 않고, 30~60g에 도달해야 양호한 효능이 있었다[24].

② 불면증 치료

방 약 ┃ 당귀주사약(2ml당 생약 5% 함유)을 1회 4ml를 안면혈의 양측에 2ml씩, 1일 혹은 격일제로 1회 주사하고, 10일을 치료기간으로 한다. 자침 후 국소에 침감(針感)이 있으

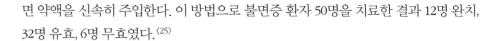

면 약액을 신속히 주입한다. 이 방법으로 불면증 환자 50명을 치료한 결과 12명 완치, 32명 유효, 6명 무효였다.[25]

(8) 부인과 질환

① 인공유산 수술 후 복통 치료

방 약 | 당귀주사약2ml를 수술 5분 전에 근육주사한다. 이 방법으로 인공유산 후 복통과 합병증 예방 목적으로 500명을 시술한 결과 370명 현저한 효과, 105명 유효, 25명은 무효였다.[26]

② 골반강 내염(Pelvic inflammation) 치료

방 약 | 당귀주사약을 2개조로 나누어 혈자리에 주사한다. 제1조: 유포혈(양측), 삼음교(양측), 족삼리(우측), 제2조: 관원에서 중급혈로 통과, 삼음교(우측), 족삼리(좌측). 두 조(組)의 혈자리에 교대로 1회 혹은 격일로 1회, 매 혈자리에 2~6ml를 주사하고, 6~10일을 1회 치료기간으로 한다. 이 방법으로 골반강 내염(Pelvic inflammation) 환자 5명을 치료한 결과 1~2회 치료기간으로 환자의 증상이 현저하게 개선하였거나 소실하였고, 복통경감, 생리가 정상으로 회복하였고, 치료 6개월 후 임신했다[45].

③ 분만 촉진

방 약 | 당귀(先煎, 단독 수전)40g, 익모초40g, 천궁15g, 우슬15g, 홍화15g을 탕약으로 1일 1첩, 1일 2회, 산모에게 복용시켜 출산일을 능동적으로 선택한다.[27] 이 방법으로 119명에게 실험한 결과 현저한 효과 107명, 유효 6명, 6명은 무효였다.

(9) 이비인후과 질환

① 만성 비염, 부비동염, 과민성 비염 치료

방 약 1 | 5%의 당귀주사약 1ml에 0.5% Procaine을 소량 혼합해서 양측 영향혈(迎香穴)에 0.5ml를 주사한다. 1일 1회 시술하고, 7일을 치료기간으로 한다. 이 방법으로 만성 비염 환자 32명을 치료한 결과 그 중 과민성 비염 4명은 모두 완치였고, 단순성 비염 17명중 13명 완치, 2명 현저한 효과, 2명 경감, 비후성 비염 11명중 6명 완치, 1명 현저한 효과, 3명 경감, 1명은 무효였다. 이외에 5%의 당귀주사약 4ml를 견우, 곡지혈을 교대로 1일 1회, 10회를 치료기간으로 해서 과민성 비염 환자 24명을 치료한 결과 19명 소실, 5명은 무효였다고 밝혔다.[3]

방 약 2 | 당귀, 황연으로 20%의 추출액을 만들어 부비동에 5~8ml를 주입한다. 이 방법으로 부비동염 환자 202명을 치료한 결과 매주 1회, 총 5회 치료로 완치자 84.3%, 호전 9%, 무효 6.7%였다[4].

② 돌발성 이농(耳聾) 치료

방 약 | 200%의 당귀 주사약20ml를 30%의 포도당 20ml에 혼합해서 1일 1회, 5일을 치료기간 으로 정맥주사한다. 이 방법으로 돌발성 이농 환자 105명을 치료한 결과 21명 완치, 22명 현저한 효과, 19명 진보, 18명은 무효였다.[32] 이외에 다른 보고에 의하면 이 방 법으로 치료한 후 환부의 순환을 관찰한 결과 국소의 혈관 확장, 혈류량 증대로 이 농에 효능이 있다고 했다.[33]

(10) 피부과 질환

① 대상포진 치료

방 약 | 당귀분말 0.5~1g(나이별로 용량 조절)을 4~6시간 마다 투여한다. 이 방법으로 소아 대상포진 환자 54명을 치료한 결과 투약 1일만에 진통자 22명, 2일에 진통자 32명이 었고, 일반적으로 투약 3일에 환부가 말라가고, 새로 발생하지 않았다.

② 탈모 치료

방 약 | 당귀의 휘발성분을 정제해서(ml당 생약 0.25g 함유) 환부에 1일 2회, 8주간 발라준다. 이 방법으로 탈모환자 21명을 치료한 결과 현저한 효과 33%, 유효율은 76.2%였다[28]. 이외에 당귀, 백자인^각500g의 분말을 환약으로 만들어 매 식후10g을 투여한 결과 탈 모에 효능이 있었다고 보고했다.

③ 동상 치료

방 약 | 당귀, 육계^각60g, 홍화, 화초, 건강^각30g, 장뇌, 세신^각15g을 95%의 주정 1Kg에 일주일간 담가 두었다가 환부에 1일 2회 도포하고, 5분간 마사지를 해주고, 6일을 1회 치료기간 으로 한다. 이 방약으로 동상환자 100명을 치료한 결과 1~3회 치료기간으로 모두 완치 하였고, 치료군(群)이 대조군(群)보다 지양(止痒)효과, 치료기간 등이 양호했다.[29]

(11) 기타 질환

① 소아 위증(痿證) 치료

방 약 | 당귀주사약2ml에 10%의 포도당 2ml를 혼합해서 매 혈자리에 1ml, 1일 1회, 1회 2~4곳 의 혈자리를 선택하여 시술한다. 상지(上肢)는 견우, 곡지, 외관, 내관, 합곡혈을 사용 하고, 하지(下肢)는 환조, 양릉천, 족삼리, 삼음교혈을 사용하는데, 교대로 시술한다. 이 방법으로 소아 위증 환자 13명을 치료한 결과 8명 완치, 5명 호전이었고, 평균 치 료 기간은 35.6일이었다.[31]

② 성기능 장애

방 약 | 당귀주사약, 단삼주사약을 혼합해서 격일로 관원, 석문, 기해, 신유, 음릉천혈 등에 주사하고, 10회를 1회 치료기간으로 실시한다. 이 방법으로 69명을 치료한 결과 21명 개선이었고, 총 유효율은 93.75%였다.[41]

③ 항문파열 치료

방 약 | 당귀주사약2ml, 1% lidocaine을 혼합해서 파열부위의 0.3~0.5cm범위 내에 주사한다. 이 방법으로 114명을 치료한 결과 1~3회 치료로 93명 완치, 17명 호전이었다.[42] 이외에 여드름, 기미 등에도 효능이 있는 것으로 밝혀졌다.[44]

사용용량

일반적으로 2~10g을 사용한다. 혈을 보할 때는 당귀의 몸을 사용하고, 파혈용(破血用)으로는 당귀의 꼬리부위를 사용하며, 화혈(和血 : 補血活血)할 때에는 당귀 전체를 사용한다. 술에 넣으면 활혈(活血)의 효능이 증강된다. 당귀 류침고(流浸膏)를 쥐에게 투여한 결과 최소 사망량은 0.3~0.9g/kg이고, 당귀잎 류침고는 1g/kg이었다. 당귀수전추출물을 쥐의 위장투여와 복강주사 시 LD_{50}은 각 8g/kg과 6.58g/kg이었다.

주의사항

당귀의 휘발성분을 국소에 주사한 후 강렬한 통증이 1시간 유지되었고, 소수의 환자는 전신발열, 오한, 두통, 구강건조, 오심 등의 부작용을 호소하였고, 특수한 치료를 하지 않아도 소실했다. 당귀의 휘발성분 1ml/kg을 동물에게 정맥주사한 결과 혈압하강, 호흡억제가 있었고, 대량에서는 혈압이 급격하게 하강했고, 호흡이 정지했다. 비위에 습(濕)이 많은 증상이나 설사 증상에는 복용을 금한다.

숙지황(熟地黃)
Rehmannia glutinosa (Gaertn.) Libosch.

약재개요

현삼과(玄蔘科)에 속한 여러해살이 초본식물인 지황의 뿌리인데 가공한 것이다. 성미(性味)

는 감(甘), 미온(微溫)하고, 간(肝), 신(腎)에 귀경한다. 보혈양음(補血養陰 ^{혈을 보하고 음을 생성함}),
보익정수(補益精髓)의 효능이 있어 어지러움, 가슴두근거림, 불면증, 생리불순, 기능성 자궁출
혈 등의 증상에 사용한다.

약리연구

(1) 항 갑상선 기능 항진 작용

숙지황은 갑상선기능 항진으로 인한 음허증(陰虛症)을 개선하고, 갑상선소(甲狀腺素) 이상
을 조절하는 작용이 있었다. 갑상선기능이 항진된 쥐 실험에서 신장의 β-수용체 RT의 수치를
정상으로 회복시켰다.[2]

(2) 보혈(補血), 지혈(止血) 작용

숙지황의 보혈작용은 골수 조혈 계통과 밀접한 관계가 있고, 쥐 실험에서 조혈 간세포(干細
胞)의 증식분화(增殖分化)가 있었다. 생지황, 생지황탄, 숙지황, 숙지황탄 모두 지혈작용이 있
었고, 그 효능은 큰 차이가 없었다.[3],[4]

(3) 혈당감소 작용

숙지황 수전액의 주정 침전물은 정상적인 쥐의 혈당을 감소시켰고, 그 기전은 췌장을 자극
하여 분비를 촉진하는 것으로 추정되고, 정상적인 쥐의 간당원의 함량을 감소시켰다.

(4) 항 노화 작용

20%의 숙지황 수전액을 1일 0.3ml씩, 45일 동안 쥐의 위장에 투여하고, 혈액의 SOD, CAT,
GSH-Px, LPO를 검사한 결과 GSH-Px가 증가하였고, LPO의 함량은 감소했다.

임상응용

(1) 부정맥 치료

방 약 | 숙지황30~60g, 오미자15~30g을 기본 약으로 하고 기허(氣虛)인 자는 당삼, 황기를
추가하고, 양허인 자는 부자, 계지를, 어혈(瘀血)자는 당귀, 천궁, 삼칠을, 담탁(痰濁)
자는 괄루, 반하를 배합해서 탕약으로 투여한다. 이 방약으로 18명을 치료한 결과 6
명 현저한 효과, 9명 유효, 3명은 무효였다.[1]

(2) 퇴행성 척추염 치료

방 약 | 숙지황15kg, 육종용, 녹함초, 골쇄보, 음양곽, 계혈등^각10kg, 래복자5kg을 고약(膏藥) 11kg로 만들어 다시 봉밀1500g을 넣고 환약 (무게: 2.5g)을 만들어 1회 2알, 1일 2~3회, 1개월을 치료기간으로 투여한다. 이 방약으로 퇴행성 척추염 환자 1000명을 치료한 결과 현저한 효과 808명, 141명 호전, 51명 무효였다.[5]

(3) 변비 치료

방 약 | 숙지황150g에 물 1000ml를 넣고 2시간 담가 두었다가 약한 불로 반복해서 3회 수전 한 후 봉밀50g을 넣어 다시 끓인 뒤 병에 보관하면서 아침에 250ml, 점심때 250ml, 저 녁에 500ml를 투여하고, 연이어 3일간 실시한다. 정건군은 이 방약으로 약으로 인한 변비 환자 300명을 치료한 결과 289명 유효, 11명은 무효였다고 밝혔다.

사용용량

일반적으로 5~15g을 사용하고, 숙지탄(熟地炭)은 지혈(止血)에 쓰인다.

주의사항

숙지황은 생지황보다 더 점니(粘膩)하여 소화를 방해하므로 건비화위약(健脾和胃藥 ^{비장을 튼튼하게 하고 위장을 편안하게 하는 약})을 배합한다. 그리고 기체담다(氣滯痰多 ^{기가 막히고 가래(담)가 많음}), 복부팽만, 통증, 식욕부진, 대변무름 등의 증상에는 주의한다.

하수오(何首烏)

Polygonum multiflorum Thunb.

약재개요

마디풀과(蓼科)에 속한 여러해살이 초본식물인 하수오의 뿌리이다. 건조한 것을 생수오(生 首烏)라고 하고, 검은 콩과 삶아서 건조한 것을 제수오(製首烏)라고 한다. 성미(性味)는 고 (苦), 감(甘), 삽(澁), 온(溫)하고, 간(肝), 신(腎)에 귀경한다. 보간신(補肝腎), 익정혈(益精血), 절 학해독(截瘧解毒 ^{학질을 없애고 해독함}), 윤장통변(潤腸通便 ^{장을 윤활하게 하고 대변을 통하게 함})의 효능이 있어 어지러움, 조기백발, 허리·하체무력(無力), 학질, 변비, 나력(瘰癧 ^{임파결핵}) 등의 증상에 사 용한다.

약리연구

(1) 항-동맥경화, 지질감소 작용

하수오는 혈중 콜레스테롤, TG, β-Lipoprotein을 감소시키는 작용이 있었고, 동맥경화의 발생을 연장시키는 작용도 있었다.[16],[17]

(2) 심박동수 감소

실험에서 20%의 하수오 주사약은 체외에서 개구리의 심박동수를 완만하게 하였고, 대량에서는 더욱 현저했다.[18]

(3) 보간(保肝) 작용

생하수오, 법제한 하수오는 모두 초산, prednisone로 인한 쥐의 간장에 지방 침착을 감소시켰고, carbon tetrachlorid의 중독으로 인한 간장 종대(腫大), 상승된 간 수치를 감소시켰다. 그 기전은 지질산화 억제와 간세포의 파괴를 억제시키기 때문이다.[19]

(4) 항-한(寒) 작용

쥐에게 1일 0.5ml(생약 0.2g에 해당)를 연이어 14일 간 투여한 결과 영하 5℃도에서 사망률이 감소했다.[15]

(5) 기 타

이외에 항균, 내분비기능 증강, 조혈기능 촉진, 항노화 등의 작용이 있는 것으로 밝혀졌다.

임상응용

(1) 고 콜레스테롤증, 고혈압 치료

방약 1 | 하수오, 산사, 결명자, 오령지 등을 분말로 만들어 캡슐(캡슐 당 생약 6.3g 함유)에 넣어 1회 4알, 1일 3회 투여하고, 30일을 1회 치료기간으로 하고, 연이어 2회 실시한다. 이 방약으로 고지질혈증 환자 61명을 치료한 결과 17명 현저한 효과, 16명 유효였다.[1]

방약 2 | 하수오로 과립제를 만들어 1회 5g, 1일 3회, 3개월을 치료기간으로 투여한다. 이 방법으로 초기 신장 손상형의 고혈압 환자 28명을 치료한 결과 증상, 혈압, 혈지질, Lipoprotein, 적혈구의 변형이 모두 호전하였고, 단백뇨, IgG, IgM 등이 개선했다.[2]

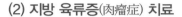

(2) 지방 육류증(肉瘤症) 치료

방 약 | 하수오12g, 생지황, 백미, 해조, 곤포, 사삼^각12g, 맥문동, 적작약, 하고초^각9g, 용계, 백화사설초, 단피^각12g을 수전해서 1일 1첩, 1일 3회, 연이어 50첩을 복용하면 증상이 호전하고, 류(瘤)의 크기가 축소된다. 위 방약에 당삼, 황기, 숙지황, 황정, 구기자^각10g을 배합하여 9개월 간 투여한 결과 증상과 류가 소실했다.⁽³⁾

(3) 당뇨병 치료

방 약 | 하수오, 황정, 육종용, 금앵자 등을 배건(焙乾)해서 환약으로 만들어 1회 6g, 1일 3회 투약하고, 30일을 치료기간으로 한다. 이 방법으로 신허성(腎虛性) 당뇨병 환자 64명을 치료한 결과 19명 완치 근접, 9명 현저한 효과, 28명 유효, 8명은 무효였다.⁽⁴⁾

(4) 신부전 치료

방 약 | 하수오15g, 당삼, 황기, 백작약^각15g, 부자(법제), 대황, 감초^각6g을 분말로 만들어 20g으로 포장해서 1회 1포, 1일 3회, 온수로 투여한다. 이 방약으로 45명을 치료한 결과 모두 유효했다.⁽⁵⁾

(5) 각종 암 치료⁽⁶⁾

방 약 1 | 하수오15g, 반지련, 판람근, 천화분, 황정, 석곡, 태자삼, 생지황, 숙지황^각12g, 맥문동, 백출^각9g을 수전해서 1일 1첩을 투여한다. 이 방약은 급성 백혈병에 효능이 있다고 보고했다.

방 약 2 | 하수오, 향일규(向日葵), 경수(莖髓), 당귀, 봉밀, 호근^각15g, 석곡, 맥문동, 사삼, 생지황, 천화분, 죽여, 옥죽^각9g을 수전해서 1일 1첩을 투여한다. 이 방약으로 위암을 치료한 결과 효능이 있었다고 보고했다.

(6) 불면증 치료

방 약 | 20%의 하수오 주사약을 1회 4ml, 1일 1회 근육주사하고, 20~30일을 1회 치료기간으로 한다. 중증자는 1일 2회, 1회 4ml를 주사하고, 동시에 복방 하수오 정제를 투여한다. 이 방법으로 불면증 환자 141명을 치료한 결과 76명 완치, 63명 호전, 2명 무효였다.⁽⁷⁾

(7) 정신 분열증 치료

방 약 | 하수오90g, 야교등90g, 홍조(紅棗) 2~6개를 수전해서 1일 1첩, 1일 2회 투여하고, 15일

을 치료기간으로 한다. 이 방약으로 정신 분열증 환자 95명을 치료한 결과 8명 완치, 47명 현저한 효과, 11명 진보였고, 30명을 관찰한 결과 14명 완치, 16명 현저한 효과였고, 질병이 안정적이었다고 밝혔다.[8]

(8) 치매 치료

방 약 1 | 하수오30g, 숙지황15g, 산수유20g, 황기20g, 원지10g, 석창포15g, 도인15g, 천궁12g, 갈근20g을 추출해서 캡슐(매 캡슐당 생약 0.25g 함유)에 넣어 공복에 1회 5알, 1일 3회, 1개월을 치료기간으로 하고, 연이어 3회를 실시한다. 이 방약으로 다발성 경색성 치매 환자 50명을 치료한 결과 41명 현저한 효과, 7명 호전, 1명 무효, 1명은 악화였다.[9]

방 약 2 | 하수오750g, 원지250g, 용안육350g, 여정자750g, 용골600g, 복령150g등으로 시럽(ml당 생약 3g 함유)을 만들어 10세 이하는 1회 1ml, 10세 이상은 1회 10ml를 1일 2회, 조석으로 투약하고, 4개월을 1회 치료기간으로 한다. 이 방약으로 지력(智力)저하인 환자 50명을 치료한 결과 지능이 발달하였고, 기억력이 증강했다.[10]

(9) 남성 불임증 치료

방 약 | 하수오, 황정, 황기, 음양곽, 구기자, 토사자, 자하거^각12g을 수전해서 격일로 1첩을 30일을 치료기간으로 투여한다. 이 방약으로 정자감소로 인한 불임증 환자 129명을 치료한 결과 42명 완치, 55명 현저한 효과, 26명 유효, 6명은 무효였다.[11]

(10) 소아 유뇨증 치료

방 약 | 하수오, 오배자^각3g의 분말을 식초에 개어 수면전 배꼽에 붙이고 붕대로 감아두었다가 다음날 아침에 제거한다. 연이어 5회 실시한다. 이 방법으로 60명을 치료한 결과 44명 완치, 14명 호전, 2명은 무효였다.[12]

(11) 요골신경 좌상(挫傷) 치료

방 약 | 하수오30g을 수전해서 1일 2회, 1개월을 치료기간으로 투여한다. 이 방법으로 14명을 치료한 결과 완치율이 86.7%였다.[13]

(12) 자궁하수 치료

방 약 | 하수오분말30g, 숫닭1마리(500g 이하). 닭의 내장을 제거한 후 약분말을 천에 싸서

닭 안에 넣고 푹 삶은 뒤 약은 꺼집어내고, 소금, 생강, 조리용 주정을 혼합해서 탕과 닭을 한 번에 복용한다. 남은 뼈는 하수오와 혼합해서 다시 미세하게 분말을 만들어 배꼽에 붙여둔다. 이 방법으로 자궁하수 환자 15명을 치료한 결과 1~2첩으로 완치했다[4].

(13) 신경성 피부염 치료

방 약 | 하수오, 생지황[각]12g, 단피, 홍화, 지부자[각]4.5g, 숙지황, 당귀[각]9g, 백질려, 강잠, 현삼, 감초[각]3g을 기본 약으로 하고, 식욕부진이 있으면 창출, 백출을, 피부가 가려우면 사상자, 지골피를, 감염이 있으면 금은화를 배합하고, 동시에 연고제를 1일 1회 도포하고, 쑥뜸을 1일 1회, 1회 3분 훈증해 준다.[3] 이 방법으로 101명을 치료한 결과 99명은 유효였고, 2명은 무효였다.

(14) 음부 백반증 치료

방 약 | 40%의 하수오 주사약을 병변 부위와 상료혈에 교대로 1일 1회, 1회 1ml 주사하고, 10일을 치료기간으로 한다. 치료기간 사이에는 7일 동안 휴식한 후 다시 실시하고, 총 3회 실시한다. 이 방법으로 본병 환자 29명을 치료한 결과 2~6회 치료기간으로 완치 20명, 8명 유효, 1명은 무효였다.[14]

사용용량

일반적으로 7~20g을 사용한다. 급성 독리실험에서 쥐의 복강에 생하수오를 주사한 결과 LD_{50}은 2.7g/kg이었고, 법제한 하수오의 LD_{50}은 169.4g/kg이었고, 아급성 독리 실험에서 법제한 하수오를 쥐에게 80g/kg, 32g/kg, 8g/kg을 1개월간 투여한 결과 기능성, 기질성 장애가 발생하지 않았다[15].

주의사항

하수오를 경구복용하면 대부분의 환자는 약간의 설사증상이 있었고, 소수의 환자는 복통, 오심, 구토 등의 증상이 있었다. 하수오를 포제를 하지 않으면 보(補)하는 작용이 없고 설사를 한다. 보간신익정혈(補肝腎益精血)에는 법제한 것을 사용하고, 절학(截瘧), 해독(解毒), 윤장(潤腸)에는 생수오(生首烏)를 사용한다. 설사, 습담(濕痰)이 심한 사람은 복용하지 않는다.

백작약(白芍藥)

Paeoniae Radix Alba

약재개요

모간과(毛茛科)에 속한 여러해살이 초본식물인 작약의 뿌리이다. 성미(性味)는 고(苦), 산(酸), 미한(微寒)하고, 간(肝), 비(脾)에 귀경한다. 양혈삽음(養血澁陰 혈을 생성하고 음액을 수렴함), 연간지통(軟肝止痛 간을 부드럽게 하고 통증을 없앰), 평간잠양(平肝潛陽 상승한 간의 양기를 내림)의 효능이 있어 생리불순, 생리통, 기능성 자궁출혈, 자한, 도한, 협복부(脇腹部) 통증, 사지경련, 두통 등의 증상에 사용한다.

약리연구

(1) 해열, 진통, 진정 작용

작약 배당체는 쥐의 정상체온을 강하시켰고, 인공 발열도 하강시켰다. 또한 백작약의 배당체는 쥐의 열판 실험 등에서 반응의 잠복기 시간을 연장시켰다. 그리고 작약 배당체를 쥐의 복강에 주사한 결과 쥐의 자율적인 활동이 감소하였고, 바비탈의 수면시간을 연장시키고, pentetraze로 인한 경련을 억제시키는 작용이 있었다[22],[23],[24].

(2) 혈당감소 작용

작약의 배당체는 streptozocin으로 인한 쥐의 당뇨병의 혈당을 감소시켰고, 혈당은 약 복용에 따라 점점 감소했다. 혈당의 감소는 용량과 상관있고, 인슐린과는 무관하다[25].

(3) 혈압강하 작용

작약의 배당체는 쥐의 혈압을 강하시켰고, 말초의 저항을 감소시켰다. 또한 마취된 개의 심박동수 감소, 혈압을 하강시켰으나 토끼의 혈압은 상승시켰고, 확장기 혈압이 현저했다[26].

(4) 심장과 혈소판에 미치는 영향

작약의 배당체는 체외에서 쥐의 심장관상혈관의 혈류량증가와 관상동맥의 확장작용이 있었고, 수전 추출물은 Pit로 인한 급성 심근경색에서 심근 산소 소비량을 증가시켰다. 또한 작약은 체외에서 ADP로 인한 혈소판응집을 억제시켰고, 혈전무게 경감과 혈전형성의 억제 작용이 있었다[26].

(5) 진해(鎭咳) 작용

작약은 기관지 평활근 경련을 억제시키는 작용이 있었고, 배당체는 쥐의 기관지를 확장시켜 진해 작용이 있었다[27].

(6) 위장(胃腸)에 미치는 영향

백작약은 부교감신경의 흥분을 억제하여 경련을 억제시키고, 백작약이 들어있는 방약은 스트레스성 위·장(腸) 질환을 치료하는 작용이 있었고, 경련을 억제시켰다.[22]

(7) 기억력 증강 작용

백작약의 배당체는 scopolamine으로 인한 기억력 저하를 개선하는 작용이 있었고, 정상적인 쥐의 학습능력과 단기간의 기억력을 증강시키는 작용이 있었다.[28]

(8) 기 타

이외에 간장보호, 항산화 등의 작용이 있었다.

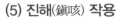

임상응용

(1) 호흡기 질환 치료

방 약 1| 백작약30g, 감초15g을 분말로 만들어 1회 30g을 온수100~150ml에 담가 두었다가 윗부분의 맑은 약액을 투여한다. 이 방약으로 천식 환자 35명을 치료한 결과 복용 30분 후 8명 현저한 효과, 23명 유효였고, 복용 2시간 후 무효자는 4명이었다.[1]

방 약 2| 백작약의 Paeoniflorin 성분을 500mg 캡슐에 넣어 1일 3회, 식전에 한달간 투여한다. 일반적인 병인(病因) 치료는 실시하고, 면역 관련 약은 복용하지 않는다. 이 방약으로 노인 만성 호흡기 질환을 치료한 결과 항염증, 거담(祛痰), 평천(平喘), 지해(止咳)의 작용이 현저하였고, 체질개선, 면역을 증강시켰고, 부작용은 발견되지 않았다.[2]

(2) 심계(心悸) 치료

방 약| 백작약30g, 생지황, 조인(炒), 모과, 구기자, 맥문동, 여정자^각12g, 당귀, 감초(炙)^각10g을 수전해서 1일 1첩을 투여한다. 이 방약으로 심계 환자 35명(빈맥 25명, 서맥 10명)을 치료한 결과 완치 19명, 14명 유효, 2명은 무효였다[3].

(3) 간 질환 치료

방 약 1 | 생백작약21g, 감초10g으로 과립제를 만들어 1일 2회(12세 이하는 1/2 복용)투약하고, 급성 황달형 간염은 45일을 1회 치료기간으로 투약하고, 급성 B형간염 무황달형은 60일을, 만성간염은 3~6개월을 1회 치료기간으로 투여한다. 이 방약으로 간염 환자 148명을 치료한 결과 급성 황달형 간염의 완치율은 88.9%이고, 급성 무황달형 간염은 80.4%이었다.[4] 이외에 다른 보고에 의하면 상기의 방약으로 B형 간염을 치료한 결과 백작약의 성분은 면역증강, 수면작용, 가슴답답함을 치료하는 작용이 있는 것을 발견했다고 밝혔다.[5]

방 약 2 | 백작약, 당귀, 복령각30g을 수전해서 투여한다. 이 방약으로 바이러스성 간염 환자 100명을 치료한 결과 75명 완치, 21명 완치 근접, 4명은 무효였다.[6]

(4) 위장 질환 치료

방 약 1 | 백작약(杭)20g, 금령자12g, 사삼, 옥죽, 석곡, 연호색각15g, 소경(蘇梗)10g, 지골피12g, 감초5g을 수전해서 1일 1첩을 투여한다. 이 방약으로 만성 위염 환자 34명을 3개월간 치료한 결과 19명 현저한 효과, 13명 유효, 2명은 무효였다.[7]

방 약 2 | 백작약200g, 감초150g, 빙편15g, 백호초(白胡椒)20g을 분말로 만들어 1회 5g, 1일 3회, 식사 30분 전에 투여한다. 연이어 2개월 복용한 후 재검사하고, 미완치자는 다시 투여한다. 이 방약으로 위·십이지장 궤양 환자 105명을 치료한 결과 86명 완치, 15명 현저한 효과, 4명은 무효였다.[8]

(5) 급성 충수염 치료

방 약 | 백작약20~80g, 단피, 황백, 지실각10~15g, 시호, 감초각6~12g을 수전해서 1일 1첩 투약하고, 7일을 1회 치료기간으로 한다. 외용으로는 망초, 마늘(자색껍질)각100g을 분쇄하여 니(泥)를 만들어 바셀린 거즈로 5겹으로 싸서 환부에 도포한 후 1일 1회 교환해준다. 이 방법으로 1000명을 치료한 결과 780명 완치, 127명 호전, 93명은 무효였다.[9]

(6) 요로 결석 치료

방 약 | 백작약20g, 감초(炙)10g, 동계자20g, 차전자20g, 활석20g을 수전해서 매 200ml씩, 1일 1첩, 1일 2회로 투여한다. 이 방약으로 30명을 치료한 결과 19명 완치, 10명 유효, 1명은 무효였다.[10]

(7) 당뇨병 치료

방 약| 생백작약3.3g, 생감초0.66g을 정제(1알 용량)로 만들어 1회 4~8알, 1일 3회 투여한다. 이 방약으로 214명(180명은 본 약만 복용)을 치료한 결과 일반적으로 3개월 이상 복용 후 54명 현저한 효과, 67명 유효, 12명 호전, 47명은 무효였다[11].

(8) 각종 통증 치료

방 약| 백작약60~250g, 감초(炙)15~60g를 기본 약으로 하고, 자통(刺痛)자는 원호20g을, 창통(脹痛)자는 목향12g을, 기허(氣虛)인 자는 황기30~60g을 첨가하여 수전한 후 용량이 적으면 한 번에 투약하고, 대량일 때에는 2~3회로 나누어 투여한다. 이 방약으로 말기 암성 통증 환자 40명을 치료한 결과 12명 현저한 효과, 2명 유효, 6명은 무효였다.[12] 다른 보고에 의하면 백작약100g, 생감초50g을 1일 1첩씩 투약해서 간암성 통증을 치료한 결과 양호한 효능이 있었고, 1개월간 투여한 결과 통증이 증가하지 않았다고 했다.[13]

(9) 변비 치료

방 약| 생백작약20~40g, 생감초10~15g을 수전해서 투여한다. 이 방약으로 습관성 변비 환자 60명을 치료한 결과 대부분이 2~4첩 복용으로 대변이 부드러워졌다. 생백작약을 24~45g 사용해서 조열(燥熱), 기체(氣滯), 혈허(血虛)로 인한 변비를 치료한 보고도 있다.[14]

(10) 관절 질환 치료

방 약 1| 29명의 류마티스 관절염 환자에게 백작약의 Paeoniflorin 성분을 1일 12~18g, 8주간 투여한 결과 양호한 효능이 있었고, 증상이 현저하게 개선되었다.[15]

방 약 2| 백작약30~60g, 대황6~10g, 부자(先煎)10~20g, 세신6~12g, 감초6~10g을 수전해서 투여한다. 이 방약으로 원발성 좌골 신경통 환자 104명을 치료한 결과 80명 완치, 20명 호전, 4명은 무효였다.[16]

방 약 3| 생백작약120g, 생감초30g에 물 1500ml를 넣고 500ml로 수전해서 몇 번으로 나누어 투약하고, 약 찌꺼기에 물 3000ml 넣고 수전한 후 뜨거울 때는 훈증하고, 적당온도로 식으면 환부를 담가 두고, 1일 1첩을 사용한다. 이 방법으로 족근통(足根痛) 환자 300명을 치료한 결과 3첩으로 완치자 165명, 6첩으로 완치자 108명, 7첩 이상은 21명이었고, 6명은 다른 합병증으로 무효였다.[18]

(11) 경추병 치료

방 약 | 백작약45g, 갈근20g, 마황(炙)3g, 계지9g, 감초6g을 300ml로 수전해서 1일 1첩을 투여하고, 5일을 치료기간으로 한다. 이 방약으로 42명을 치료한 결과 26명 현저한 효과, 14명 유효, 2명은 무효였다.[17]

(12) 안면근육 경련 치료

방 약 | 백작약(杭)45g, 감초(炙)10g을 수전해서 1일 1첩, 1일 2회, 2개월간 투여한다. 이 방약으로 32명을 치료한 결과 2명 억제, 16명 현저한 효과, 5명 유효, 9명은 무효였다.[19]

(13) 말초신경 병변 치료

방 약 | 백작약30~60g, 의이인40~60g, 자감초10g을 탕약으로 연이어 3~10첩을 투여한다. 이 방약으로 뇨독증으로 인한 말초 신경병변 환자 30명을 치료한 결과 증상 완전 소실자 16명, 현저한 개선자 9명, 무효자 5명이었다.[20]

사용용량

일반적인 용량은 5~15g이고, 대량으로는 15~30g까지 사용한다. 작약의 메칠추출물 6g/kg을 쥐의 복강에 주사한 결과 자발적인 활동 감소, 설사와 호흡이 억제된 후에 반(半)이 사망하였고, 2일 내에 모두 사망했다. 위장으로 투여한 쥐는 아무런 이상이 없었다. 작약 배당체를 쥐의 정맥에 주사한 결과 LD_{50}은 3.53g/kg이었고, 복강주사는 9.53g/kg이었고, 위장투여는 사망하지 않았다. 또한 쥐의 아급성 독리(毒理) 실험에서는 1.5g/kg과 3.0g/kg을 21일 간 연이어 투여한 결과 단백뇨 증가, 적혈구, Hb, 적혈구 용적이 현저하게 감소하였고, 두 군(群) 모두 비장이 종대(腫大)했다.

주의사항

임신한 쥐에게 TGP 용액을 투여한 결과 자궁과 새끼에 독성반응이 있었다[21]. 백작약은 진통작용이 있는데 포제상태에 따라 차이가 있다. 식초에 초(炒)한 것이 최고 강한 진통 작용이 있었다. 양허(陽虛)의 병증에는 주의한다.

아교(阿膠)

Asini Gelatium

마과(馬科)에 속한 척추 동물인 당나귀의 가죽을(털 제거) 장시간 수전하여 만든 교질이다. 성미(性味)는 감(甘), 평(平)하고, 폐(肺), 신(腎)에 귀경한다. 보혈(補血), 지혈(止血), 양음(養陰), 윤폐(潤肺)의 효능이 있어 어지러움, 심계(心悸), 토혈, 비혈, 혈변, 자궁기능성 출혈 등의 증상에 사용한다. 여피교(驢皮膠)라고도 한다.

약리연구

(1) 항-복사(輻射) 작용

^{60}Co를 쥐에게 1회 조사(照射)해서 혈액이 손상된 모형을 만든 후 아교를 위장으로 10일 간 투여한 결과 헤모글로빈, 적혈구, 골수세포 수(數)가 상승했다.[10]

(2) 보혈(補血) 작용

토끼를 출혈시켜 허혈성 빈혈로 만든 후 두 군(群)으로 나누어 대조군(對照群)은 생리식염수, 치료군(治療群)은 아교를 투여한다. 대조군은 실험 전후 헤모글로빈, 적혈구, 백혈구, 혈소판 수치의 차이가 현저하지 않았으나 치료군은 현저한 차이가 있어 아교는 보혈 작용이 있었다고 볼수 있다.[11]

(3) 혈압상승, 항-쇼크 작용

고양이를 마취한 뒤 출혈성 쇼크(하체(下體)대동맥을 출혈시킴)를 만든 후 아교액을 정맥주사한 결과 혈압이 상승하여 정상으로 회복하였고, 그 작용 시간이 길었다. 마취된 고양이에게 히스타민을 주사해서 혈압을 하강시킨 후 아교 주사액을 정맥주사한 결과 혈압이 정상으로 회복했다.[11]

(4) 칼슘대사에 미치는 영향

개 사료에 아교를 첨가하면 칼슘의 흡수율을 높이는데 그 원인은 아교의 Glycine성분이 칼슘의 재흡수를 촉진시키기 때문이다[11].

(5) 항-한(寒), 항-피로 작용

쥐에게 아교를 5일간 투여하고, 마지막 날에는 투여 1시간 후 영하 18℃도의 냉장고 안에 넣어 둔 결과 대조군(對照群)은 100% 사망하였고, 아교 복용군(群)의 사망률은 40%였다. 쥐에게 아교 9g/kg을 연이어 7일 간 투여하고, 마지막 날에 투여 1시간 후 25℃도 물에서 수영부하 실험을 한 결과 아교를 복용 군(群)은 수영시간이 연장되었다[12],[13].

(6) 기 타

이외에 면역증강, 혈관투과성 증가, 혈전형성 예방 등의 작용이 있었다.

임상응용

(1) 유행성 출혈열 쇼크 치료

방 약 | 아교, 저령, 택사, 복령을 수전해서 13명을 치료하고, 다른 12명은 양약(洋藥)을 사용하여 대조군(對照群)으로 했다. 치료군(治療群) 중 9명은 1첩, 4명은 2첩 복용으로 쇼크 전에 치료하여 사망하지 않았고, 대조군은 5명이 쇼크를 유발하여 3명이 사망했다.[1]

(2) 기관지 확장증 치료

방 약 | 아교, 삼칠, 포황탄, 천패모, 당삼 등을 분말로 투여한 결과 양호한 효능이 있었다.[2]

(3) 경부 임파절 결핵의 파손성 궤양 치료

방 약 | 아교분말200g을 딱딱한 종이 위에 펼쳐 놓고 자외선을 조사해서 소독한 후 사용한다. 먼저 환부를 청결히 하고 아교분말로 도포한 후 붕대로 감아두었다가 1일 1회 혹은 격일로 교환해 준다. 이 방법으로 11명을 치료한 결과 모두 완치했다.[3]

(4) 만성 궤양성 결장염 치료

방 약 | 아교20~30g을 녹인 후 1.5~2g을 떼어내서 좌약을 만들어 환부에 삽입한다. 이 방법으로 200명을 치료한 결과 118명 현저한 효과, 76명 유효, 6명은 무효였다.[4]

(5) 방광염 치료

방 약 | 아교6g, 저령10g, 복령18g, 활석15g을 탕약으로 1일 1첩을 투약해서 107명을 치료한 결과 1주일 정도 복용 후 완치했다.

(6) 재생 불량성 빈혈 치료

방 약 | 아교, 태반, 조각자, 해표초, 육계를 정제로 만들어 경구 투여한다.[5] 이 방약으로 70명을 치료한 결과 15명 완치, 50명 호전, 5명은 무효였다.

(7) 출혈 치료

방 약 1 | 아교, 단피, 백작약(炒), 치자(炒黑), 황금(炒), 삼칠(분말) 등을 증상에 따라 가감해서 탕약으로 1일 1첩을 투여한다. 이 방약으로 각종 출혈증 환자 300명을 치료한 결과 291명 완치, 9명 무효였다[6].

방 약 2 | 아교분말을 1회 20~30g, 1일 2~3회 온수로 투여한다. 이 방법으로 폐결핵으로 인한 소량 출혈 환자 56명을 치료한 결과 37명 현저한 효과, 15명 유효, 4명은 무효였다.[7]

방 약 3 | 아교(포항에 볶은 것)10g, 잠사탄(蠶沙炭)5g을 분말로 만들고, 4회로 나누어 투약하고, 1일 2회 갱미주(粳米酒)로 투여한다. 이 방법으로 자궁기능성 출혈 환자를 치료한 결과 일반적으로 2~3회로 지혈했다. 만약 4회 실시해도 무효인 자는 다른 방법으로 모색한다.[8]

(8) 초, 중기 항문 균열 치료

방 약 | 수면 전에 항문을 청결히 한 후 아교로 땅콩크기의 좌약을 만들어 항문에 넣고, 거즈로 항문을 막아두었다가 다음날 제거한다. 1일 2회, 5일을 치료기간으로 한다. 이 방법으로 본병 환자 30명을 치료한 결과 모두 완치했다.[9]

사용용량

일반적으로 4.5~9g을 사용한다. 더운물이나 황주(黃酒)로 복용한다. 탕제(湯劑)에 넣을 때에는 녹여서 넣고, 지혈할 때에는 포황(蒲黃)과 볶고, 폐를 윤활하게 할 때에는 합분(蛤粉)에 볶는 것이 좋다.

주의사항

소수의 환자는 아교 복용 후 비강, 구강에 수포 발생, 안구건조, 안구충혈, 인후부 건조, 변비 등이 발생했다. 이것은 제조시간이 짧은 것과 유관하다고 추정한다. 본 약재의 성질은 점니(粘膩)하여 소화장애가 심하므로 비위허약(脾胃虛弱), 식욕부진, 소화불량, 구토, 설사에는 주의한다.

용안육(龍眼肉)

Euphoria longan (Lour.) Steud

약재개요

무환자나무과(無患子科)에 속한 상록교목인 용안나무의 성숙한 과육이다. 성미(性味)는 감(甘), 온(溫)하고, 심(心), 비(脾)에 귀경한다. 보심익비(補心益脾), 보기양혈(補氣養血)의 효능이 있어 가슴두근거림, 불면증, 건망증 등의 증상에 사용한다.

약리연구

(1) 체중에 미치는 영향

정상적인 쥐의 위장에 ① ALG(용안육, 합개추출액)20ml/kg/d×10일 투여하고, 3일마다 체중을 측정한 결과 6일째부터 증가하였고, ② 쥐에게 Reserpine를 투여한 후 다시 ALG15ml/kg/d×14일을 투여한 결과 쥐의 피로, 활동량 감소 등의 증상이 개선되었으나 체중에는 아무런 변화가 없었다[1].

(2) 항-노화 작용

용안육은 선택적으로 인간의 MAO-B의 활성을 억제시키는 작용이 있었다[2].

(3) 기 타

이외에 항암, 항염 등의 작용이 있었다.

임상응용

(1) 부정맥 치료

방 약 | 당귀, 상지, 당삼, 용안육각100g, 단삼, 산조인(炒)150g, 천궁, 홍화, 원지, 복령, 용골, 지용, 토사자, 야교등, 석결명, 자위피(刺猬皮)각50g, 주사10g을 정제(생약 1g 함유)로 만들어 1회 3g, 1일 3회 투여한다[3]. 이 방약으로 32명을 치료한 결과 23명 현저한 효과, 5명 유효, 4명은 무효였다.

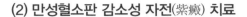

(2) 만성혈소판 감소성 자전(紫癜) 치료

방 약 | 숙지황30g, 녹각교24g, 육계, 마황, 강탄(姜炭)^각3g, 귀판교(龜板膠), 아교, 인삼, 백출^각15g, 용안육, 한련자^각30g, 자감초6g을 수전해서 1일 1첩을 투약하고, 1개월을 1회 치료기간으로 한다. 이 방약으로 64명을 치료한 결과 19명 완치, 22명 현저한 효과, 20명 유효, 3명은 무효였다⁽⁴⁾.

(3) 붕누 치료

방 약 | 백출, 복신, 황기, 용안육, 산조인^각10g, 당삼, 목향, 자감초, 당귀, 우절^각9g을 수전해서 복용한다. 이 방약으로 30명을 치료한 결과 모두 양호한 효능이 있었다⁽⁵⁾.

사용용량

일반적으로 6~12g을 사용한다. 급성 독리실험에서 쥐에게 ALG25ml/kg을 위장에 투여 6시간후 다시 1회 투여하고, 7일간 관찰한 결과 부작용이 없었다⁽⁶⁾.

주의사항

습사(濕邪)가 막혀서 생긴 복부팽만증과 기타 담과 가래가 많은 증상에는 사용을 금한다.

4) 보음약(補陰藥)

작용 자양음액(滋養陰液), 생진윤조(生津潤燥 ^{진액을 생성하고 건조한 것을 습윤하게 함})

증상 음허(陰虛) 증상은 열병후기나 만성병에서 많이 발생한다. 주로 폐음허(肺陰虛), 위음허(胃陰虛), 간음허(肝陰虛), 신음허(腎陰虛)가 많이 발생한다. 폐에 음액이 부족하면 가래가 적은 마른 기침, 각혈(咯血), 허열(虛熱), 구강건조증 등의 증상이 있고, 위장에 진액이 부족하면 혀가 검붉은 색이고, 설태가 벗겨지고, 인후부와 구강이 건조하고, 배고픈 것을 모르고, 심한 구취와 변비 등의 증상이 있다. 간의 음액이 부족하면 눈이 건조하고, 통증이 있고, 어지러운 증상이 발생하며, 신장에 음액 부족하면 허리와 무릎이 시린 통증이 있고, 손·발바닥의 중심부에 열이 나고, 가슴이 답답하고, 불면증이 있고, 유정(遺精), 허열도한(虛熱盜汗) 등의 증상이 있다.

배합 열사(熱邪)가 남아 있으면 청열약(淸熱藥)을 배합하고, 음허(陰虛)로 열이 많으면 청허열약(淸虛熱藥)을 배합하고, 음허(陰虛)로 양기 상승하면 잠양약(潛陽藥)을 배합하고, 음허와 혈허가 동반하면 보혈약을 배합하고, 음허와 기허가 같이 있는 증상에는 보기약을 추가한다.

주의 보음약(補陰藥)은 점니(粘膩)하기 때문에 비위가 허약하거나 담습(痰濕)이 비위를 막아 발생한 식욕부진, 복부팽만, 대변무름의 증상에는 주의한다.

북사삼(北沙蔘)

Adenophora tetraphylla (Thunb.) Fisch.

약재개요

북사삼(北沙蔘)은 산형과(傘形科)에 속한 여러해살이 초본식물인 산호채(珊瑚菜)의 뿌리이다. 성미(性味)는 감(甘), 미한(微寒)하고, 폐(肺), 위(胃)에 귀경한다. 청폐자음(淸肺滋陰 ^{폐의 열을 없애고 음을 보충함}), 건위생진(健胃生津 ^{위장을 건강하게 하고 진액을 생성함})의 효능이 있어 기침, 각혈, 구강건조, 식욕부진 등의 증상에 사용한다.

임상응용

(1) 소아 만성 폐렴 치료

방 약 | 북사삼, 산약^각5g을 수전해서 투여한다. 이 방약으로 소아 만성 폐렴 환자 24명을 치

료한 결과 12명은 증상소실, 미재발하였고, 9명은 증상 소실 후 1년 내 재발하였으며, 3명은 무효였다.[1]

(2) 식도염 치료

방 약| 사삼, 맥문동, 감초, 길경, 금은화, 연교^각100g, 반대해50g을 환약으로 만들어 1회 1~2알, 1일 3~5회, 식사 2시간 후나 공복에 투여한다. 이 방약으로 12명을 치료한 결과 8명 완치, 3명 호전, 1명은 무효였다.[2]

(3) 소아 구강 궤양 치료

방 약| 사삼, 맥문동, 옥죽, 천화분, 편두^각6~9g, 동상엽(冬桑葉)6g, 감초3~6g, 대청엽, 인중백 (人中白)^각9~12g을 수전해서 1일 1첩을 투여한다. 이 방약으로 34명을 치료한 결과 모두 완치하였고, 일반적으로 2~5첩을 복용했다.[3]

(4) 계안(鷄眼) 치료

방 약| 사삼50g, 단삼50g을 1일 1첩 수전해서 투여한다. 이 방법으로 27명을 치료한 결과 21명 완치, 4명 유효, 2명은 무효였다[4].

사용용량

일반적으로 7~13g을 사용하고, 신선한 것은 12~25g을 사용한다.

주의사항

허한증(虛寒證)에는 복용을 금한다.

남사삼(南沙蔘)

약재개요

남사삼(南沙蔘)은 초롱이과(桔梗科)에 속한 여러해살이 초본식물인 잔대와 행엽사삼(杏葉沙蔘), 활엽사삼(闊葉沙蔘)의 뿌리이다. 성미(性味)는 감(甘), 미고(微苦), 미한(微寒)하고, 폐(肺), 위(胃)에 귀경한다. 청폐양음(淸肺養陰 ^{폐의 열을 내리고 음액을 생성함}), 거담(祛痰), 익위생진(益胃生津 ^{위장을 튼튼하게 하고 진액을 생성함}) 의 효능이 있어 기침, 각혈, 구강건조 등의 증상에 사용한다.

약리연구

(1) 혈류에 미치는 영향

남사삼을 수전해서 쥐의 위장에 투여한 결과 혈액의 점도와 응혈에 영향을 미쳤고, 적혈구의 응집을 억제하며, 활혈(活血)작용이 있었다.[5]

(2) 강심 작용

1%의 남사삼의 추출물은 체외에서 개구리의 강심작용이 현저하였고, 수축폭을 증대시켰다.[6]

(3) 면역기능에 미치는 영향

남사삼0.5ml/kg을 쥐의 복강에 주사한 결과 세포면역과 비특이성 면역기능을 제고(提高)시켰으나 체액 면역은 억제시켰다.[7]

(4) 거담(祛痰) 작용

남사삼 수전액은 토끼에게 거담작용이 있었고, 지속 시간은 4시간 이상이었다.[6]

(5) 기 타

이외에 항-복사(輻射), 항균작용이 있는 것으로 밝혀졌다.

임상응용

북사삼 참조

사용용량

일반적으로 10~15g을 탕약으로 사용한다.

주의사항

가래가 많은 기침이나 비위습한(脾胃濕寒)에는 사용하지 않는다.

맥문동(麥門冬)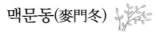
Liriope spicata Lour.

약재개요

백합과(百合科)에 속한 여러해살이 초본식물인 소엽(小葉)맥문동 혹은 대엽(大葉) 맥문동의 뿌리이다. 성미(性味)는 감(甘), 미고(微苦), 미한(微寒)하고, 폐(肺), 심(心), 위(胃)에 귀경한다. 윤폐자음(潤肺滋陰 폐를 윤활하게 하고 음액을 생성함), 건위생진(健胃生津 위장을 튼튼하게 하고 진액을 생성함), 청심거번(淸心祛煩 심장의 열을 내리고 답답함을 제거함)의 효능이 있어 기침, 각혈, 구강건조, 갈증, 번조불안, 불면증, 가슴답답함 등의 증상에 사용한다. 맥동(麥冬), 촌동(寸冬)이라고도 한다.

약리연구

(1) 진정, 항-경련 작용

맥문동 수전액은 진정작용이 있고, chlorpromazine의 진정작용을 증강시켰으며, 바비탈의 수면시간을 연장시켰고, 카페인의 흥분작용을 길항했다. Dimefline로 인한 수축, 강직성 경련을 억제시켰고, 사망을 연장시켰다.[8]

(2) 혈당에 미치는 영향

토끼에게 수전액을 근육주사한 결과 혈당이 상승하였고, 위장투여나 주정 추출물은 혈당을 하강시켰다. uroxin으로 인한 토끼의 당뇨병은 혈당을 하강시켰으며, 췌장세포의 회복과 간당원의 증가 작용이 있었다.[9]

(3) 위, 장관의 유동 운동

맥문동의 내복액은 위·장관의 운동을 촉진시키고, 바륨의 위장 통과시간을 단축시켰다.[10]

(4) 심근에 미치는 영향

Pit로 인한 심근 손상을 예방하는 작용이 있었고, 장시간의 운동으로 인한 심근 손상도 예방하는 작용이 있었다. 출혈성 쇼크가 있는 쥐에게 정맥주사한 결과 좌심실의 기능을 개선하는 작용이 있었다.[11]

(5) 면역에 미치는 영향

맥문동은 면역 촉진 작용이 있었다. 쥐의 비장 무게를 증가시키고, 대식세포와 식균작용을 증강시키고, endoxan으로 인한 백혈구 감소를 억제하는 작용이 있었다.[12]

임상응용

(1) 급성 인후염 치료

방 약 | 맥문동, 길경, 청과, 금은화. 반대해[각]6g, 감초3g을 뜨거운 물에 20분간 담가 두었다가 차 대용으로 1일 1첩을 투약하고, 3~7첩을 1회 치료기간으로 한다. 이 방약으로 36명을 치료한 결과 21명 완치, 15명 현저한 효과였고, 일반적으로 1~3첩을 복용했다.[1]

(2) 폐결핵 각혈 치료

방 약 | 맥문동, 천문동, 남사삼, 생지황, 산약, 천패모, 백합, 아교(烊化)[각]10g, 백부, 백급[각]6g, 삼칠(분말 복용)3g, 모려(先煎)15g을 수전해서 1일 2회, 1일 1첩을 투여한다. 만약 각혈이 선홍색이고 열이 있으면 황금, 치자를, 각혈색이 자색(紫色)이고, 가슴이 답답하며 통증이 있으면 단삼을 배합해서 투여한다.[2] 이 방약으로 68명을 치료한 결과 24시간 내에 지혈자는 52명, 14명은 현저한 감소였다.

(3) 관심병 치료

방 약 | 맥문동을 농전(濃煎: 10ml당 생약 15g 함유)해서 1회 10ml, 1일 3회, 3~18개월을 치료기간으로 투약하거나 주사약(2ml당 생약 4g 함유)을 1회 4ml, 2~4개월을 근육주사하거나 정맥주사약(10ml당 생약10g 함유)을 1일 1회, 1회 40ml, 1주를 치료기간으로 한다. 이 방법으로 관심병(冠心病), 심교통(心絞痛) 환자 101명을 치료한 결과 탕약을 투여한 50명 중 7명 현저한 효과, 30명 개선, 근육주사한 31명 중 7명 현저한 효과, 19명 개선, 정맥주사한 20명 중 8명 현저한 효과, 8명이 개선되었다.[3]

(4) 간염 치료

방 약 | 맥문동, 북사삼, 당귀, 생지황, 구기자, 자감초[각]10g, 대조, 소맥[각]20g을 수전해서 1일 1첩을 투약하고, 증상이 호전하면 격일로 1첩을 투여한다. 이 방약으로 간염 환자 49명을 치료한 결과 31명 완치, 14명 호전, 4명은 무효였다.[4]

(5) 당뇨병 치료

방 약 | 맥문동, 천화분, 계내금^각10g, 생산약30g, 황기, 당삼, 지모^각15g, 갈근, 오미자^각5g을 수전해서 1첩을 투약하고, 상처가 있으면 어성초를, 야맹증이 있으면 창출, 현삼을, 폐결핵 합병자는 동충하초, 여정자, 한련초를 배합해서 투약한다. 이 방약으로 25명을 치료한 결과 18명 현저한 효과, 5명 유효, 2명은 무효였다.⁽⁵⁾

(6) 위축성 위염 치료

방 약 | 맥문동, 옥죽, 산사, 석곡, 포공영 등을 3회 수전해서 300ml로 만들어 1회 100ml, 1일 3회 투여한다. 이 방약으로 50명을 치료한 결과 15명 완치, 17명 호전, 3명은 무효였다.⁽⁶⁾

(7) 소아 하계 발열증 치료

방 약 | 맥문동, 산약^각12g, 사삼15g, 복령, 오매^각6g, 목단피5g, 복분자, 원삼^각9g을 수전해서 차대용으로 1일 1~2첩을 투약하고, 고열자는 생석고30g, 청호10g을, 구갈자는 강잠 10g을, 빈뇨자는 편두10g, 맥아7g, 백출5g을, 피부에 종기가 있으면 고삼, 금은화, 포 공영^각7g을, 심번(心煩)자는 연심3g, 치자5g을, 경련자는 구등10g을 배합해서 투여한다. 이 방약으로 130명을 치료한 결과 70명 완치, 30명 현저한 효과, 21명 유효, 9명 무효였다⁽⁷⁾.

사용용량

일반적으로 7~13g을 사용한다. 쥐의 아급성 실험에서 90일간 사료로 투여한 결과 아무런 이상이 발견되지 않았고, 혈액검사에서도 정상이었다. 간, 신장 기능검사에서도 대조군(對照群)과 현저한 차이가 없었다. 쥐의 복강에 주사한 결과 LD_{50}은 134.34±12.59g/kg이었다.

주의사항

소수의 환자는 경구투여 후 복부팽만, 트림, 대변증가 등 소화기 증상이 있었으나 일반적으로 2주 후 정상으로 회복되었고, 근육주사나 정맥주사에서 부작용이 출현하지 않았다. 폐위(肺胃)의 음허열(陰虛熱)을 치료할 때에는 속을 버리고 사용하고, 심장에 열이 있을 때에는 속까지 사용한다. 감기나 가래가 많은 기침, 비위의 양기가 부족해서 생긴 설사에는 주의한다.

천문동(天門冬)
Liriopis Tuber

약재개요

백합과(百合科)에 속한 여러해살이 초본식물인 천문동의 뿌리이다. 성미(性味)는 감(甘), 고(苦), 대한(大寒)하고, 폐(肺), 신(腎)에 귀경한다. 청폐윤조(淸肺潤燥 폐의 열을 내리고 건조한 것을 습윤하게 함), 자음생진(滋陰生津 음을 보하고 진액을 생성함), 윤장통변(潤腸通便) 효능이 있어 각혈, 구강건조, 변비 등의 증상에 사용한다. 천동(天冬), 명천동(明天冬)이라고도 한다.

약리연구

(1) 심장기능 개선 작용[6]

천문동산은 세포와 강한 친화력이 있어 K, Mg인자를 세포 내로 운송하고, 혈중 K, Mg의 수치를 유지하고, 특히 세포내의 K인자는 중요한 역할를 담당하고, 심근의 수축력을 유지하게 한다.

(2) 진해(鎭咳) 작용

SO_2로 인한 실험에서 쥐의 기침 잠복기를 연장시키고, 기침 횟수를 감소시켰다.[7]

(3) 기 타

천문동은 이외에 간기능 증강, 면역증강, 항균, 항암, 파리와 모기의 유충을 죽이는 작용 등이 있는 것으로 밝혀졌다.

임상응용

(1) 악성 임파 종류(腫瘤) 치료

방 약 │ 천문동 주사약10~40ml를 25~50%의 포도당에 혼합해서 1일 2회 정맥주사하거나 정제(매알당 생약 0.3g 함유)를 1회 9알, 1일 3회 투여한다. 동시에 백화사설초 주사약을 1회 8g, 1일 2회, 연이어 3~6개월 간 투여한다. 이 방법으로 41명을 치료한 결과 15명 완치, 9명 현저한 효과, 12명 유효였다.[1]

(2) 유방종류(良性腫瘤) 치료

방 약 1 신선한 천문동(껍질 제거)2개를 찐 다음 1일 3회로 나누어 투여한다. 이 방법으로 유선소엽(乳腺少葉) 증식과 섬유선종류(纖維腺腫瘤) 환자 52명을 치료한 결과 30 명 완치 근접, 16명 현저한 효과, 5명 유효, 1명은 무효였다. 또한 유방암에도 효능 이 있었다. 복용후 종류조직이 작아지고 부드러워지며 병변이 발전하지 않았으나 소수의 환자는 큰 개선이 없었다.

방 약 2 천문동(껍질 제거)63g을 사기(砂器) 용기에 황주(黃酒)와 같이 넣고 쪄서 1일 3번 투여한다. 이 방법으로 42명을 치료한 결과 16명 완치, 8명 현저한 효과, 11명은 무 효였다.[2]

(3) 자궁 이완 작용

방 약 표면이 미끄러운 천문동(길이 5~7cm, 직경 0.3~0.6cm)을 골라 끝부위에 붕대를 감아 95%의 주정에 4시간 담가 두었다가 사용한다. 이 방법으로 인공유산 12시간 전에 천 문동을 자궁경부 내에 삽입하면 자궁 경부가 확장하고 부드러워 진다. 이 방법을 실 시후 84명을 관찰한 결과 94%는 양호한 효능이 있었고, 1명도 부작용이 발생하지 않 았다.[3]

(4) 자궁 출혈 치료

방 약 건조한 천문동 15~30g을 20분 간 물에 담가 두었다가 강한 불로 10분 간 수전한 후 다시 약한 불로 20분간 수전한다. 100ml의 약액에 설탕15~30g을 넣어 1일 2회 투약 하고, 10일을 치료기간으로 한다. 지혈 후에도 3~5첩을 더 투여한다. 이 방법으로 자 궁출혈 환자 7명을 치료한 결과 6명 완치, 1명 호전했다.[4]

(5) 대상포진 환자 치료

방 약 신선한 천문동(껍질 제거) 적당량을 미주(米酒) 소량과 같이 용기에 넣고 분쇄해서 니(泥)를 만든다. 2/3는 환부에 도포해주고, 1/3은 온수로 투여한다. 이 방법으로 대 상포진 환자 10여명을 치료한 결과 양호한 효과가 있었다.[5]

사용용량

일반적으로 6~12g을 사용한다.

본 약을 분쇄해서 물에 담가 둔 결과 장구벌레, 구더기가 3~4일 만에 사망했다. 비위허한(脾胃虛寒), 식욕부진, 설사 등에는 주의한다.

황정(黃精)

Polygonatum sibiricum Redoute

약재개요

백합과(百合科)에 속한 여러해살이 초본식물인 황정의 뿌리이다. 성미(性味)는 감(甘), 평(平)하고, 비(脾), 폐(肺), 신(腎)에 귀경한다. 양음윤폐(養陰潤肺 음액을 생성하고 폐를 습윤하게 함), 보신익정(補腎益精 신장을 보하고 음액을 생성함), 보기건비(補氣健脾 기를 보하고 비장을 튼튼하게 함)의 효능이 있어 기침, 요통, 어지러움, 하체무력, 피로, 식욕부진 등의 증상에 사용한다.

약리연구

(1) 심혈관에 미치는 영향

황정 추출액0.16~0.26g/kg을 마취된 개에게 정맥주사한 결과 관상혈관의 혈류량이 현저하게 증가하였고, 뇌하수체후엽으로 인한 심근 허혈이 있는 토끼에게 1.5g/kg을 정맥주사한 결과 억제하는 작용이 있었고, 높아진 T파를 정상으로 회복시켰다.

(2) anti-oxidant 작용

20%의 황정 수전액을 쥐에게 13ml/마리 용량으로 연이어 27일간 투여한 결과 SOD의 활성이 증가하였고, 심근의 Lopofuscin을 감소시켰으며, 20%의 황정 수전액에 상엽을 담가 두었다가 누에에게 투여시킨 결과 유충 기간이 연장되었다.

(3) anti-virus 작용

황정의 다당0.2%로 점안제를 만들어 1일 6회나 황정 다당 10mg/kg을 1일 2회 투약해서 대상포진성 각막염을 치료한 결과 양호한 효능이 있었다.

(4) 면역증강 작용

황정은 면역기능을 증강시키는 작용이 있어 DNA, RNA, 단백질 합성을 제고(提高)시키고, 면역기능이 저하된 환자에게 투여하면 임파세포의 전환이 촉진된다.

(5) 혈당감소 작용

황정은 uroxin으로 인한 쥐의 고혈당 모형에서 혈당을 감소시켰다. 메탄올 추출물은 정상이거나 streptozocin으로 인한 쥐의 고혈당을 감소시켰고, 아드레날린으로 인한 혈당 상승을 억제시켰다.[8]

(6) 항-지질, 항-동맥경화 작용

고지혈혈증인 쥐의 TC, TG를 감소시키고, 토끼의 실험성 동맥경화에서 대동맥 혈관 내의 동맥경화와 관상동맥의 동맥경화를 감소시켰다.[9]

(7) 기 타

이외에 황정은 항-백혈구 감소, 항노화, 항산화, 항피로, 항미생물, 지혈 등의 작용이 있는 것으로 밝혀졌다.

임상응용

(1) 폐결핵 치료

방 약 | 황정2500g을 500ml(ml당 생약 5g 함유)로 농축해서 1일 4회, 1회 10ml를 투여한다. 이 방법으로 폐결핵 환자 19명(가래검사에서 양성자 9명, 공동자(空洞者) 6명)을 치료한 결과 2개월 치료 후 병변 완전 흡수자 4명, 흡수 호전자 12명, 3명은 무변화, 공동 완치자 2명, 4명 호전, 치료 후 가래검사에서 음성으로 전환자는 6명이었다.[1]

(2) 부정맥 치료

방 약 | 황정40g, 당삼30g, 오미자, 삼칠각30g, 호박, 자감초각10g을 분말로 만들어 1회 15g, 1일 4회, 3일을 치료기간으로 투여한다. 이 방약으로 부정맥 환자 60명을 치료한 결과 총 유효율이 96.6%였다.[2]

(3) 저혈압 치료

방 약 | 황정20g, 서양삼5g, 맥문동12g, 오미자5g, 부자(법제)10g, 자감초6g을 수전해서 1일 1

첩 투여한다. 이 방약으로 shy-Drager 신드롬 환자 5명을 치료한 결과 수축기 혈압이 4~9kpa상승했다.[3]

(4) 백혈구 감소증 치료

방 약 | 100%의 황정약액을 1회 10ml, 1일 3회, 4주를 치료기간으로 투여한다. 이 방법으로 40명을 치료한 결과 11명 현저한 효과, 18명 유효, 11명은 무효였다.[4]

(5) 근시(近視) 치료

방 약 | 황정45kg, 흑두5kg, 백탕(白糖)7.5kg을 시럽(ml당 생약 1g 함유)으로 만들어 성인은 1회 20ml, 1일 2회 투여한다. 이 방약으로 나이가 어리고 근시가 심하지 않은 학생 75명(150쪽 안구)을 치료한 결과 치료 12~25일 후 유효율이 81.57%였다.[5]

(6) 약물 중독성 이농(耳聾) 치료

방 약 | 100%의 황정 주사약2~4ml(생약 2~4g 함유)를 비타민B₁과 배합해서 매일 근육주사하고, 비타민A를 경구 투여한다. 2개월을 치료기간으로 한다. 이 방법으로 100명을 치료한 결과 9명 완치, 22명 유효였고, 대조군(對照群) 100명은 1명 완치, 2명 유효였다.[6]

(7) 피부병 치료

방 약 1 | 황정, 생하수오^각50g을 분쇄해서 용기에 넣고, 오래된 식초300g과 60~80℃의 온수를 넣는다. 먼저 농도가 낮은 소금물에 발을 씻은 후, 솜에 약액을 묻혀 환부에 발라주는 방법으로 1일 3회 실시하고, 15일을 1회 치료기간으로 한다. 이 방법으로 족부 무좀 환자 55명을 치료한 결과 수포성 무좀 20명 완치, 10명 호전, 미란성 환자 5명 완치, 8명 호전, 2명 무효, 박피성 환자 7명 완치, 3명 호전이었다.[1]

방 약 2 | 황정45g, 왕불유행30g, 사상자, 고삼^각15g을 기본 약으로 하고, 가려움이 심한 자는 고반, 천초(川椒)^각5g에 2000ml의 물을 넣고 1500ml로 수전한 뒤 식초100ml를 넣고 10분간 가열한 후 사용한다. 적당온도에 환부를 약액으로 도포하고, 1일 2회, 1회 20분, 1첩으로 2일간 사용한다. 이 방약으로 한진(汗疹) 환자 42명을 치료한 결과 29명 완치, 13명 현저한 효과였다.[1]

사용용량

일반적으로 7~15g을 사용하고, 신선한 것은 20~50g을 사용한다. 복방(複方)황정 추출물을 쥐에게 실험한 결과 최대 내수량(耐受量)은 2.04/20g(102.4g/kg)이었고, 임상 사용량의 409.6배였는데 현저한 독성반응은 없었다.

주의사항

소수 환자는 황정 시럽을 복용한 후 경미한 복부팽만이 있었다. 습(濕)이 많은 증상, 설사, 가래가 많은 기침 등에는 주의한다.

구기자(枸杞子)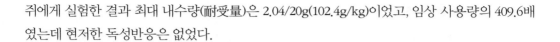
Lycium barbarum L.

약재개요

가과(茄科)에 속한 낙엽관목식물(落葉灌木植物)인 구기의 익은 열매이다. 성미(性味)는 감(甘), 평(平)하고, 간(肝), 신(腎), 폐(肺)에 귀경한다. 보간신(補肝腎), 명목(明目 눈을 밝게 함), 윤폐(潤肺 폐를 습윤하게 함)의 효능이 있어 어지러움, 시력감퇴, 하체무력, 유정(遺精), 소갈消渴), 기침 등의 증상에 사용한다.

약리연구

(1) 보간(補肝), 항-지방간 작용

구기자는 간조직의 MDA의 함량을 감소시키고, 지질산화를 억제시켜 간세포막을 보호하고, SGPTd의 활성을 감소시키며, CCl$_4$로 간이 손상된 쥐의 간당원을 상승시켰다. 또한 간내의 지방 침착을 억제시키고, 간세포의 재생을 촉진시켰다.[9]

(2) 항 산화, 항 노화 작용

구기자의 추출물은 시험관 내에서 쥐 간의 LPO 생성을 억제시키고, 체내 실험에서도 LPO생성을 억제시켰다. 또한 GSH-Px와 SOD의 활성을 증강시켰다.[10]

(3) 면역에 미치는 영향

구기자의 추출물은 임파세포에 이중(二重)적인 작용이 있었는데, 고농도(1mg/kg)에서는 억제되었고, 저농도(10^{-6}mg/kg)에서는 현저하게 증강되었다.

(4) 항-복사(輻射) 작용

구기자 다당류2(LBP$_2$) 성분은 복사로 인한 쥐의 세포의 손상에서 면역기능을 회복시켰고, 쥐의 흉선지수, 비장세포는 ConA, LPS의 증식반응을 증강시켰다.[11]

(5) 항 지질, 항-동맥경화 작용

구기자는 쥐의 혈중 콜레스테롤을 감소시켰고, 콜레스테롤 사료와 돼지 기름을 투여한 토끼의 혈중 콜레스테롤을 억제시키는 작용이 있었고, 토끼의 동맥경화를 경미하게 억제시켰다.[12]

(6) 혈당 감소 작용

구기자 추출물은 쥐의 혈당을 감소시키고, 당(糖) 내성을 증강시켰다.[2]

(7) 혈압 하강 작용

구기자는 마취된 토끼의 혈압을 하강시키고, 호흡 흥분이 있었고, 체외에서 토끼의 심장을 억제시켰다.[13]

(8) 기 타

이외에 구기자는 항-종류(腫瘤) 등의 작용이 있는 것으로 밝혀졌다.

임상응용

(1) 만성 위축성 위염 치료

방 약 | 구기자를 홍건(烘乾)한 후 분쇄해서 1회 10g, 1일 2회로 공복에 투약하고, 2개월을 치료기간으로 한다. 이 약으로 20명을 치료한 결과 2~4개월 치료 후 15명 현저한 효과, 5명 유효였고, 위내시경을 실시한 16명 중 7명은 현저한 효과, 6명 유효, 3명은 무효였다.[1]

(2) 만성 간병 치료

방 약 | 구기자의 구연산 Betaine 성분으로 131명의 만성 간병 환자를 치료한 결과 모두 양호한 효능이 있었다.[2]

(3) 비만증 치료

방 약 | 구기자 30g을 1일 1회, 혹은 2회, 차 대용으로 투여한다. 이 방법으로 비만증 환자 5명

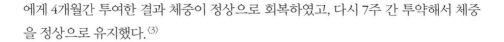

에게 4개월간 투여한 결과 체중이 정상으로 회복하였고, 다시 7주 간 투약해서 체중을 정상으로 유지했다.[3]

(4) 욕창 치료

방 약 | 구기자 분말50g을 마유(麻油)200g으로 끓이고 냉각한 후 빙편0.5g을 넣고 혼합해서 1일 1회 환부를 도포한 결과 양호한 효능이 있었다.[4]

(5) 남성 불임증 치료

방 약 1 | 구기자를 매일 저녁에 15g을 씹어서 투약하고, 1개월을 치료기간으로 한다. 정액이 정상으로 회복한 후 1개월 더 투여한다. 이 방법으로 남성 불임증 환자 42명을 치료한 결과 1개월간 복용한 후 정액이 정상으로 회복한 자는 23명, 2개월 후 정상으로 회복한 자는 10명이었다. 나머지 9명 중 6명은 무정자증으로 전혀 효능이 없었고, 나머지 3명은 효능이 좋지 않았다.[5]

방 약 2 | 구기자360g, 황정, 토사자, 육종용[각]180g, 흑구신(黑狗腎)1개, 식염15g을 홍건(烘乾)하여 분말로 만들어 부인이 생리 시작할 때에 남편은 1회 1/24을 1일 2회 투약하고, 복용기간에는 방사, 마늘, 담배, 술을 금하고, 일반적으로 1~4회 치료기간으로 투여한다. 이 방약으로 정자 감소증 환자 12명을 치료한 결과 8명 완치, 그 중 부인이 임신한 자는 7명이었고, 12명은 정액량이 모두 정상으로 회복했다.[6]

(6) 청소년 백발 치료

방 약 | 구기자, 여정자, 하수오(熟), 숙지황[각]60g에 물 1500ml를 넣고 500ml로 수전해서 여과한다. 다시 그 약액으로 적당량의 흑두(黑豆)를 수전하여 흑두에 약액이 스며들면 건조한 후 동변(童便, 적당량)에 하룻밤 담가 두었다가 건조해서 1회 30~50알, 1일 4회, 황주로 투여한다. 이 방약으로 30여명을 치료한 결과 일반적으로 3~4회 복용으로 완치했다.[7]

(7) 임신성 구토 치료

방 약 | 구기자50g, 황금50g에 끓는 물을 붓고 적당히 식으면 천천히 투약하고, 다 복용 후 다시 재탕해서 투여한다. 이 방법으로 200명을 치료한 결과 유효율이 95%였다.[8]

(8) 화상 치료

방 약 | 구기자분말40g을 마유(麻油)에 넣고 끓인 후 식으면 매 6시간마다 1회 환부에 도포한다. 이 방법으로 화상환자를 치료한 결과 양호한 효능이 있었다.[4]

사용용량

일반적으로 3~8g을 사용한다. 구기자의 수용성 추출물을 쥐의 피하에 주사한 결과 LD_{50}은 83.2g/kg이었고, Betaine hydrochloride를 쥐의 피하에 주사한 결과 LD_{50}은 18.7g/kg이었다. 쥐의 복강에 25g/kg을 주사한 결과 10분 내에 전신경련과 호흡 정지가 출현했다.

주의사항

비장의 기가 허약해서 생긴 설사에는 주의한다.

묵한련(墨旱蓮)

Eclipta prostrata L.

약재개요

국과(菊科)에 속한 한해살이 초본식물인 예장(鱧腸: 金陵草)의 전초(全草)이다. 성미(性味)는 감(甘), 산(酸), 한(寒)하고, 간(肝), 신(腎)에 귀경한다. 자보간신(滋補肝腎), 양혈지혈(凉血止血 혈액을 차게 하고 지혈시킴)의 효능이 있어 백발, 어지러움, 코피, 혈뇨, 혈변, 붕루 등의 증상에 사용한다. 한련초(旱蓮草) 혹은 예장(鱧腸)이라고도 한다.

약리연구

(1) 보간(補肝) 작용

신선한 한련초의 주정 추출물은 carbon tetrachlorid로 인한 쥐의 간세포 손상을 보호하는 작용이 있었다.[8]

(2) 백혈구 증가 작용

한련초의 주정추출물을 실험성으로 인한 백혈구 감소증에 사용한 결과 말초혈액의 백혈구수가 증가했다. 또한 endoxan으로 인한 백혈구 감소증을 경감시켰다.[9]

(3) 면역증강 작용

비특이성면역 증강 작용이 있었고, 한련초의 수전액은 쥐 흉선의 중량을 증가시키고, 세포면역 기능이 있었다.[10]

(4) 진정(鎭靜), 진통 작용

한련초는 쥐에게 진정, 진통 작용이 현저했다.[11]

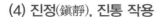

임상응용

(1) 관심병(冠心病) 치료

방 약 | 한련초를 추출해서 1회 15g(생약 30g 함유), 1일 2회, 1개월을 1회 치료기간으로 투여한다. 이 방법으로 30명을 치료한 결과 15명 현저한 효과, 14명 개선이었고, 총 유효율이 96.7%였다.[1]

(2) 발열 치료

방 약 | 한련초를 복용하거나 목욕해도 해열작용이 있으며, 소아발열에는 신선한 한련초6~15g, 죽엽5g, 등심초0.3g을 기본 약으로 사용한다. 기침을 하면 상백피6g을, 조열(潮熱)이 있으면 지골피6g을 배합해서 탕약으로 투여한다. 일반적으로 1~2첩으로 완치된다. 그리고 신선한 한련초100~200g을 수전해서 목욕해도 양호한 작용이 있다.[2]

(3) 음허성(陰虛性) 두통 치료

방 약 | 한련초50g, 아교10g, 백압혈(白鴨血: 흰 오리의 피) 50ml를 수전한 후 설탕을 적당히 가미해서 투약하고, 연이어 3일간 투여한다[3].

(4) Schistosome cercarial dermatitis 치료

방 약 | 물에 들어가기 전에 신선한 한련초의 즙을 팔·다리에 피부가 검어 지도록 바른다. 이 방법으로 본병을 예방하는 차원에서 2947명에게 실시한 결과 양호한 효과가 있었다.[4]

(5) 원형 탈모증 치료

방 약 | 한련초(전체)20g을 20분간 찐 후 식으면 75%의 주정 200ml에 넣어 2~3일간 담가 두었다가 여과한 뒤 팅크제를 만들어 매일 환부에 도포하고, 건조하면 전기자극 치료를 동시에 실시한다. 장유방은 이 방법으로 원형 탈모증 환자 11명을 치료한 결과 10명 완치, 1명 유효였다고 밝혔다.

(6) 출혈증 치료

방 약 | 한련초, 백급, 측백탄, 지유탄을 수전해서 1일1~2첩을 투여한다. 이 방약으로 상소화기 출혈 환자 59명을 치료한 결과 1~3첩 복용 후 49명이 완치였다. 또한 한련초에 기타 약을 배합해서 혈뇨, 자궁출혈, 비혈, 객혈 등을 치료한 결과 양호한 효능이 있었다고 보고한 바가 있다.[5]

(7) 복강 불임수술 후 생리불순 치료

방 약 | 한련초, 위지차(魏志茶)ᵃ50g, 황기30g, 향부10g을 수전해서 1일 1첩, 1일 3회 투여하고, 3첩을 치료기간으로 한다. 이 방약으로 450명을 치료한 결과 407명 완치, 30명 현저한 효과, 10명 호전, 3명은 무효였다.[6]

(8) 황달형 간염 치료

방 약 | 한련초, 전기황(田基黃), 계골초, 향부, 호호차(葫芦茶), 감초 등을 수전해서 투여한다.[7]

사용용량

일반적으로 7~13g을 사용하고, 신선한 것은 두 배로 사용한다. 쥐의 위장에 투여한 결과 LD_{50}은 163.4±21.4g/kg이었다.

주의사항

비위의 양기가 부족해서 생긴 설사에는 주의한다.

여정자(女貞子)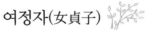

Ligustrum lucidum Ait.

약재개요

목서과(木樨科)에 속한 상록교목식물(常綠喬木植物)인 여정의 익은 열매이다. 성미(性味)는 감(甘), 고(苦), 양(凉)하고, 간(肝), 신(腎)에 귀경한다. 자보간신(滋補肝腎), 청열명목(淸熱明目 열을 내리고 눈을 밝게 함)의 효능이 있어 어지러움, 허리와 무릎의 무력, 청소년 백발, 시력감퇴 등의 증상에 사용한다.

(1) 항 염증 작용

여정자 수전액을 매일 12.5g/kg(1ml당 생약 1g 함유), 25g/kg을 ethanoic acid로 인해 복강(腹腔) 모세혈관의 투과성이 증가된 쥐에게 투여한 결과 억제율이 23.1%, 20.3%였다. 여정자 25g/kg은 Dimethylbenzene으로 인한 쥐의 귀 부종의 억제율이 54.9%였다.[7]

(2) 항 암 작용

장기간 항암치료로 면역기능이 저하된 환자에게 여정자 추출물 40mg을 1일 3회, 연이어 1~2개월 투여해서 152명을 치료한 결과 헤모글로빈, 적혈구, 혈소판 등과 각종 면역기능이 호전하였고, 각종 증상도 호전되었다.[10]

(3) 혈당강하 작용

여정자는 쥐에게서 아드레날린, uroxin, 포도당으로 인한 혈당 상승을 억제시키는 작용이 있었다.[11]

(4) 지질강하, 항-동맥경화 작용

고지질혈증 환자에게서 콜레스테롤, TG의 감소와 HDL의 상승 작용이 있었고, 대동맥의 동맥경화를 경감시키고, 관상 혈관의 병변을 감소시켰다.[12]

(5) 면역기능 증강 작용

여정자의 다당류는 체외에서 정상적인 쥐의 비장 임파 세포를 자극하여 증식시키는 작용이 있었다. 여정자 수전액은 체외에서 PHA, ConA, PWM으로 인한 임파 세포의 증식을 증강시키는 작용이 있었다.[13]

(6) 기 타

이외에 여정자는 백혈구 증가, 안압감소, 항-노화 등의 작용이 있는 것으로 밝혀졌다.

(1) 고지질 혈증 치료

방 약 1| 여정자를 환약(매환 생약 5.3g 함유)으로 만들어 1회 1알, 1일 2회, 1개월을 치료기

간으로 투여한다. 이 방법으로 30명을 치료한 결과 그중 70.6%는 콜레스테롤이 20mg% 감소하였고, 91.6%는 Lipoprotein이 50mg%감소했다.[1]

(2) 관심병, 심교통 치료

방 약 | 여정자 주사약(ml당 초산에틸 10mg 함유)2~4ml를 1일 1~2회, 20~30일을 치료기간으로 근육주사하고, 연이어 2~3회 치료기간을 실시한다. 이 방법으로 관심병 환자 100명을 치료한 결과 51명의 심교통 환자의 유효율은 86.3%, 현저한 효과 23.5%, 심전도를 재검사한 환자 73명 중 50.7%는 유효였다.[2]

(3) 바이러스성 간염 치료

방 약 | 여정자에서 올리브산을 추출해서 1일 60~90mg을 투약한다. 이 방법으로 급성 황달형 간염 환자를 치료한 결과 대부분이 GPT, GOT가 감소하였고, TTT도 약간 감소했다. 1980년 호남성 의약공업 연구소에서 이 방법으로 만성 간염 환자 222명을 치료한 결과 총 유효율이 69.8%, 현저한 효과 43.7%였고, 증상이 개선되었으며, 단백질대사 장애를 교정했다고 보고했다.[3]

(4) 혈당하강 작용

방 약 | 여정자 15g/kg, 30g/kg을 쥐의 위장에 연이어 10일 간 투여한 결과 정상적인 쥐의 혈당이 감소하였고, trimethoprim으로 인한 당뇨병을 예방과 치료 작용이 있었다[4],[5].

(5) 백혈구 감소증 치료

방 약 | 100%의 여정자 주사약을 1회 2~4ml, 1일 1~2회 근육주사한다. 이 방법으로 암환자가 방사선치료, 화학치료 전후(前後) 백혈구 감소증 예방과 치료 목적으로 투약한 결과 백혈구가 정상으로 회복하였고, 방사선, 화학치료를 계속할 수 있었다.[6]

(6) 화상 치료

방 약 | 신선한 여정자 잎1500g에 물 5000ml를 넣어 500ml로 농전(濃煎)해서 여과한 후 다시 250ml로 농축해서 사용한다. 먼저 환부를 일반적인 방법으로 소독한 후 수포를 터트리고 약액을 환부에 2~3회 도포해 준다. 삼출액이 많으면 약액을 사용하지 말고, 거즈를 12~24시간 감아 두었다가 삼출액이 감소하면 약액을 도포한다.[8] 이 방법으로 소면적 화상 환자 154명을 치료한 결과 모두 완치했다.

(7) 탈모 치료

방 약 | 여정자30~50g, 생지황20g(혹은 숙지황30g)을 수전해서 1일 1첩을 연이어 5일간 투약
하고, 다시 이 방약에 돼지 척추뼈 0.25~0.5kg을 넣어 고아서 3일마다 1회, 3회를 치료
기간으로 투여한다. 이 방약으로 탈모 환자 8명을 치료한 결과 7명이 완치했다.[9]

사용용량

일반적으로 7~15g을 사용한다. 여정자는 동물에게 실험한 결과 독성이 아주 적은 것으로
나타났다. 토끼에게 신선한 여정자75g을 1회에 투여한 결과 부작용이 없었다.

주의사항

소수의 환자는 구강건조, 어지러움, 경미한 복통, 설사가 있었다. 비위허한(脾胃虛寒)으로
인한 설사, 식욕부진 및 양기부족에는 복용을 금한다.

귀판(龜板)

Chinemys reevesii(Gray)

약재개요

남생이과(龜科)에 속한 거북의 껍질이다. 성미(性味)는 감(甘), 함(鹹), 한(寒)하고, 간(肝), 신
(腎), 심(心)에 귀경한다. 양음잠양(養陰潛陽 음액을 생성하고 올라간 양기를 내림), 보신강골(補腎强骨 신
장을 보하고 뼈를 튼튼하게 함), 양혈보심(養血補心 혈액을 생성하고 심장을 보함)의 효능이 있어 어지러움,
음허발열, 기침, 각혈, 도한, 유정, 하체무력, 심계, 불면증, 건망증 등의 증상에 사용한다.

임상응용

(1) 갑상선기능 항진 치료

방 약 | 귀판은 갑상선 기능 항진으로 음허(陰虛)가 된 쥐의 증상을 경감시키고, 혈중T_3, T_4의
함량을 감소시켰다. 위축된 갑상선을 회복하여 성장시키고, 심박동수가 감소하였으
며, 혈당이 상승하고, 적혈구 막의 Na^+–K^+–ATP 효소 활성을 감소시켰다.[1]

(2) 정자 감소증 치료

방 약 │ 귀판을 주약으로 하는 귀녹사자합제(약명: 龜鹿四子合劑)는 남성불임증 환자의 정자의 밀도를 증가시키는 작용이 있었다.[2]

(3) 신경쇠약 치료

방 약 │ 귀판, 조인, 자석, 단삼, 생지황, 시호 등을 수전해서 신경쇠약병변을 치료한 결과 양호한 효능이 있었다.[3]

(4) 만성 창양(瘡瘍) 치료

방 약 │ 귀판, 조각자, 백두옹 등을 배합해서 치료한 결과 양호한 효능이 있었다고 보고한 바가 있다.[3]

사용용량

일반적으로 10~20g을 사용하고, 선전(先煎)한다. 귀판을 쥐에게 실험한 결과 LD_{50}은 측정할 수 없었고, 최대 내수량(耐受量)은 250g/kg이었다.

주의사항

비위의 양기가 허약한 환자와 임신부는 주의한다.

별갑(鱉甲)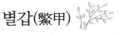

Amyda sinensis (Wicgmann)

약재개요

자라과(鱉科)에 속한 척추동물인 자라의 등껍질이다. 성미(性味)는 함(鹹), 한(寒)하고, 간(肝)에 귀경한다. 양음잠양(養陰潛陽 음액을 생성하고 상승한 양기를 내림), 자음청열(滋陰淸熱 음액을 보하고 열을 없앰), 유견산결(柔堅散結 딱딱한 것을 부드럽게 하고 뭉친 것을 풀어줌)의 효능이 있어 손떨림, 경궐(痙厥), 음허발열, 학질, 폐경, 장기종대(臟器腫大) 등의 증상에 사용한다.

약리연구

(1) 항–복사, 면역력 증강 작용

별갑 추출물을 경구 투여한 결과 X-RAY 치사량의 투여로 인한 쥐의 손상을 현저하게 감소시켰고, 30일 동안 생존율과 면역력을 제고(提高) 시켰다.[5]

(2) 항–암 작용

별갑혈청은 이식한 암세포의 성장을 현저하게 억제시켰고, 소적연견편(약명: 消積軟堅片)은 AFP의 농도를 감소시키고, 음성으로 전환을 촉진했다. 간세포가 암으로 되는 것을 지연시켰고, 종류세포(腫瘤細胞)의 성장을 억제시켰다.[6]

(3) 보간(補肝), 소적(消積) 작용

별갑은 carbon tetrachlorid의 중독으로 인한 쥐의 GPT 상승을 감소시키고, 결체 조직의 증식을 억제시켰다. 별갑은 혈장의 단백질을 증가시켜 간병으로 인한 빈혈 치료에 효능이 있었다.[7]

(4) 기타

이외에 별갑은 항-피로 등의 작용이 있었다.

임상응용

(1) 항 암 작용

방 약 | 별갑30g, 황기, 인삼, 생지황, 백작약, 복령, 자원, 상백피, 지골피, 진교, 지모ᵃᶜ15g, 반하, 감초, 길경, 시호ᵃᶜ10g, 육계5g을 수전해서 투여한다. 암덩이가 딱딱하고 크면 별갑400g, 석연자(石燕子), 석해자(石蟹子)ᵃᶜ50g, 빙편5g을 분말로 만들어 1회 7.5g, 1일 4회씩 투여한다. 이 방약으로 양성암과 악성암 초기 환자 9명을 치료한 결과 양호한 효능이 있었다.[1]

(2) 늑연골염 치료

방 약 | 별갑24g, 귀판20g, 천산갑6g, 삼능9g, 지각9g, 정향9g, 감초6g을 수전해서 1일 2회, 12일을 치료기간으로 투여한다. 이 방약으로 30명을 치료한 결과 2회 치료기간으로 20명 완치, 9명 유효, 1명은 무효였다.[2]

(3) 간병으로 인한 A/G 비율 이상자 치료

방 약 | 별갑(醋炙)3분, 천산갑 가공품2분의 분말을 1회 6g, 1일 2회, 온수로 투여한다. 이 방약으로 32명을 치료한 결과 7명 현저한 효과, 18명 호전, 7명은 무효였다.[3]

(4) 양위(陽痿) 치료

방 약 | 자라 머리(눈 제거)14개, 음양곽200g, 육종용, 복분자, 오미자, 토사자, 차전자, 구기자[각]100g을 환약(10g)으로 만들어 1회 1알, 1일 2회, 1개월간 투여한다. 이 방약으로 80명을 치료한 결과, 57명 완치, 16명 호전, 7명은 무효였다[4].

(6) 요통 치료

방 약 | 별갑(焦)40~60g을 분말로 만들어 4~6등분해서 1일 2회, 1회 1등분 투여한 결과, 양호한 효능이 있었다.

(7) 남성 불임증

방 약 | 별갑, 구채자(炒)100g, 구기자50g, 토사자, 복분자, 음양곽, 파극천, 고본[각]25g을 환약(60알)으로 만들어 1일 2회, 1회 1알을 투약해서 33명을 치료한 결과, 완치 25명(21명 임신), 4명 현저한 효과, 2명은 유효였다.

사용용량

일반적으로 10~20g을 사용하고, 선전(先煎)하고, 음허에는 생용(生用)하고, 유견산결(柔堅散結)에는 식초로 볶아서 사용한다.

주의사항

비위허한(脾胃虛寒), 식욕부진, 설사, 임신부는 복용을 금한다.

석곡(石斛)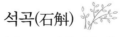
Dendrobium nobile Lindl.

약재개요

난초과(蘭科)에 속한 여러해살이 상록초본식물인인 금차석곡(金釵石斛)과 동속(同屬) 식

물의 줄기이다. 성미(性味)는 감(甘), 미한(微寒)하고, 위(胃), 신(腎)에 귀경한다. 보위생진(補胃
生津 위장을 보하고 진액을 생성함), 자음청열(滋陰淸熱 음을 보하고 열을 제거함)의 효능이 있어 구강건조,
시력감퇴 등의 증상에 사용한다.

약리연구

(1) 장관(腸管) 흥분 작용

농도2.5%의 금채석곡은 체외에서 쥐의 장관을 흥분시키고, 황초석곡은 현저하게 억제했다.
소량의 추출물은 토끼의 장관을 흥분시켰으나 대량은 억제하는 작용이 있었다.

(2) 심장에 미치는 영향

금채석곡의 추출물은 체외에서 두꺼비의 심장을 억제하는 작용이 있었고, 대량은 토끼, 쥐의
심근 수축력을 억제하였고, 혈압이 하강하였고, 호흡을 억제하는 작용이 있었다.

(3) 면역에 미치는 영향

0.5mg/마리의 금채석곡을 쥐에게 6일간 투여한 결과 대식세포의 기능이 현저하게 촉진하였
으나 대량의 hydrogen으로 인해 대식세포의 기능이 저하된 쥐에게 개선이 없었다. 또한 항노
화, 혈당상승, 해열진통 작용이 있었다.

임상응용

(1) 인후염 치료

방 약 | 석곡35g, 현삼30g, 산두근16g, 황금15g, 은화15g, 맥문동15g, 청과20g, 국화15g, 감초
10g을 분쇄해서 6등분한다. 1봉지, 봉밀 2스푼, 뜨거운 물을 컵에 넣고 15분이 경과하
면 차대용으로 투약하고, 1봉지로 3번 투여하고, 2번째부터는 봉밀을 첨가하지 않는
다. 이 방약으로 21명을 치료한 결과 모두 완치였다[1]. 이외에 석곡을 대량으로 사용
한 결과 GPT, GOT가 감소했다.

사용용량

일반적으로 6~12g을 사용하고, 중증에는 15~30g을 사용한다.

주의사항

석곡을 복용한 후 과민성 피부염이 발병한 보고가 있다[2].

옥죽(玉竹)

Polygonatum odoratum(Mill) Druce var.

약재개요

백합과(百合科)에 속한 여러해살이 초본식물인 둥굴레의 뿌리줄기를 건조한 것이다. 성미(性味)는 감(甘), 평(平)하고, 폐(肺), 위(胃)에 귀경한다. 자음윤폐(滋陰潤肺 음을 보하고 폐를 습윤하게 함), 보위생진(補胃生津 위를 보하고 진액을 생성함)의 효능이 있어 마른 기침, 구강건조 등의 증상에 사용한다.

약리연구

(1) 혈압에 미치는 영향

마취된 토끼에게 20%의 옥죽 수전액 1, 2, 5ml를 정맥주사한 결과 혈압이 서서히 상승하였고, 마취된 개에게 5ml를 정맥주사한 결과 변화가 없었으나 10ml를 주사한 결과 혈압이 잠시 하강했다. 다른 보고에 의하면 100%의 옥죽 주사액 혹은 10%의 옥죽엽 추출물 혹은 100%의 옥죽 수전액은 마취된 개와 토끼의 혈압을 잠시 하강시켰다[2][3].

(2) 심장에 미치는 영향

20%의 수전액 혹은 팅크제(산동지역 생산품)를 체외에서 개구리에게 소량(2~5방울) 투여한 결과 심장의 수축력이 증강하였고, 대량(10방울)은 심박동이 감소하고 잠시후 정지했다. 다른 보고에 의하면 100%의 주사액(동북지역 생산품)을 체외에서 개구리에게 소량을 투여한 결과 특별한 반응이 없었고, 대량에서는 억제시키는 작용이 있었다[2].

(3) 혈당에 미치는 영향

옥죽의 추출물을 투여후 초기에는 혈당이 상승하다가 잠시후 감소하였고, 동물 실험에서 포도당 등으로 인한 고혈당을 억제하는 작용이 있었다. 다른 보고에 의하면 옥죽 추출물을 토끼에게 근육주사(2.5g/kg)한 결과 혈당이 상승했다고 보고했다[5].

임상응용

(1) 고혈압 치료

방 약│옥죽500g에 물 13그릇을 넣고 약한 불로 3그릇까지 수전한 후 수차례에 걸쳐 하루 동안에 다 복용한다. 이 방법으로 고혈압 심장병 환자 1명을 치료한 결과 10첩 복용으로 완치하였고, 9개월간 관찰한 결과 재발하지 않았다[1].

(2) 고지질혈증 치료

방 약 | 옥죽, 하수오, 산사, 지각을 수전해서 1일 1첩을 투약하고, 기타 약은 복용하지 않는다. 이 방약으로 109명을 치료한 결과 74명 현저한 효과, 30명 개선, 5명은 무효였다[6].

(3) 고지질단백혈증(lipoproteinemia) 치료

방 약 1 | 옥죽, 당삼각 7.5g을 환약으로 만들어 투여한다. 보고에 의하면 이 방약으로 56명을 치료한 결과 정상으로 회복자34명, 미완전 회복자 8명이었고, 복용후 두통, 어지러움증, 심계 등의 증상이 개선하였고, 소수의 환자는 식욕과 수면이 개선되었다.

방 약 2 | 옥죽, 하수오(법제), 산사 등을 농축해서 1회 20ml, 연이어 2개월간 투여한다. 이 방약으로 고지질혈증 환자를 치료한 결과 TG가 높은 56명중 38.4%가 하강하였고, 콜레스테롤이 높은 42명중 22.3%하강, 고밀도 지단백(HDL)은 36명이 상승했다[7].

(4) 위축성 위염 치료

방 약 | 옥죽, 단삼각30g, 사인, 산사각10g, 단향5g을 기본 약으로 하고, 증상에 따라 가감해서 1일 1첩, 1일 2회, 1개월을 치료기간으로 투여한다. 이 방약으로 34명을 치료한 결과 10명 현저한 효과, 21명 유효였고, 위내시경과 조직검사로 위축된 위점막이 개선했다[8].

(5) 심부전 치료

방 약 | 옥죽25g을 수전해서 1일 1첩을 투여한다. 보도에 의하면 이 방법으로 류마티스성 심장병, 관심병, 폐심병으로 인한 심부전 환자 5명을 치료한 결과 복용 5~10일후 증상이 개선했다. 옥죽, 황기는 코발트(Co)성분이 많고, 심혈관 환자의 두발에는 코발트 성분이 부족한 것으로 밝혀졌다. 진동풍은 옥죽 30~90g을 사용해서 중풍 환자를 치료한 결과 양호한 효능이 있었다고 밝혔고, 옥죽은 뇌를 맑게 하는 유리기와 상관이 있는 것으로 인식했다. 이외에 15g을 수전해서 1일 2회, 1개월을 치료기간으로 투여한 결과 심장병에 양호한 효능이 있었다고 보고했다[4].

사용용량

일반적으로 9~12g을 사용하고, 필요시에는 25~30g을 사용한다.

특별히 보고 된 것이 없다.

백합(百合)
Lilium brownii F.

약재개요

백합과(百合科)에 속한 여러해살이 초본식물인 백합의 육질(肉質) 비늘줄기이다. 성미(性味)는 감(甘), 미한(微寒)하고, 심(心), 폐(肺)에 귀경한다. 윤폐지해(潤肺止咳 폐를 습윤하게 해서 기침을 멎게 함), 청심안신(淸心安神 심장의 열을 내리고 마음을 안정시킴)의 효능이 있어 폐열성 기침과 객혈, 가슴답답함, 불면, 불안 등의 증상에 사용한다.

약리연구

(1) 항-과민반응 작용

수전으로 추출한 백합10g/kg을 매일 2회, 연이어 10일간 쥐에게 투여한 결과 DNCB로 인한 과민반응이 현저하게 억제되었다[8].

(2) 평천지해(平喘止咳 천식을 완화시키고, 기침을 멎게 함), 거담 작용

백합수전액은 암모니아로 인한 쥐의 기침을 억제시켰고, 쥐의 폐혈류량이 증가하였고, 히스타민으로 인한 두꺼비의 천식을 억제시켰다. 또한 페놀실험에서 거담작용이 있었다. 그 기전은 호흡기의 배출기능의 증강이었다[9],[10].

(3) 위점막 보호 작용

백합의 복방(複方) 수전액을 쥐의 피하에 주사한 결과 10%의 indometacin으로 인한 위점막의 손상을 현저하게 경감시켰고, TXA_2의 대사물, TXB_2의 상승을 억제시켰다[11].

(4) 백혈구 증가 작용

endoxan을 쥐의 복강에 주사해서 실험성 백혈구 감소증을 만든 후 백합을 쥐의 위장에 투여한 결과 말초혈액의 백혈구수가 증가했다[12].

(5) 기 타

이외에 진정, 항피로, 항암 등의 작용이 있었다.

(1) 위염 치료

방 약 1 | 생백합40g, 천연자20g, 여지핵15g, 자감초6g을 수전해서 1일 1첩을 투약하고, 동시에 흑미죽을 먹는다. 이 방법으로 위염 환자 92명을 치료한 결과 42명 완치, 47명 호전, 4명은 무효였다[1].

방 약 2 | 백합30g, 백작약, 홍화^각15g, 산약, 황기^각20g, 오약9g, 진피10g, 감초5g, 황연3g을 기본 약으로 하고, 대변이 건조한 자는 대황 혹은 화마인을; 위산 결핍자는 산사(焦)를, 위점막 미란자는 석류산(錫類散)을 1회1/2병, 매일 2회; 장이 상피세포로 변한 자는 반지련을, 게실이 있으면 활혈거어약을 배합해서 탕약으로 1일 1첩, 3개월을 치료기간으로 투여한다. 이 방약으로 위축성 위염 환자 56명(위내시경 검사로 확진자)을 치료한 결과 1회 완치자 10명, 2회 완치자 3명, 1회 이하인 자는 43명이었고, 총유효율은 89.3%였다[2][3].

방 약 3 | 백합, 포공영^각20~30g, 오약, 청피(炒), 오령지(炒)^각10g을 기본 약으로 하고, 복부 팽만자는 침향, 래복자(炒)를; 토혈자는 대황, 백급을 배합해서 1일 1첩을 탕약으로 저녁 식사후 투약하고, 통증이 중한 자는 매일 오전, 오후에 각 1첩을 투여한다. 이 방약으로 울열형(鬱熱型) 위통 환자 46명을 치료한 결과 14명 현저한 효과, 29명 호전, 3명은 무효였다[4].

방 약 4 | 백합30g, 반하10g, 황연, 감초^각6g, 황금8g, 오약, 작약, 향부, 건강^각12g, 대조5개를 수전해서 1일 1첩을 투여한다. 고과군은 이 방약으로 위통 환자 50명을 치료한 결과 24명 완치, 4명 호전, 2명은 무효였다고 밝혔다. 보여옥은 백합30g, 오약9g을 수전해서 기체성(氣滯性) 위통, 열성(熱性) 위장통 환자를 치료한 결과 양호한 효과가 있었다고 보고했다.

(2) 신경쇠약증 치료

방 약 | 백합30g, 백작약12g, 백미12g, 백지12g을 수전해서 투여한다. 이 방약으로 500명을 치료한 결과 총유효율이 96.6%였다[5].

(3) 불면증 치료

방 약 | 백합30g, 생지황30g, 야교등30~60g, 단삼30~90g, 오미자15g을 수전해서 수면 1시간 전에 투여한다. 이 방약으로 20명을 치료한 결과 양호한 효능이 있었다[6].

(4) 코피 치료

방 약 1 | 백합, 현삼^각15g, 당삼10g, 감초5g을 수전해서 1일 1첩, 연이어 3~6첩을 투여한다. 이 방약으로 120명을 치료한 결과 89명 완치, 27명 호전, 4명은 무효였다[7].

방 약 2 | 백합분말에 증류수를 넣어 15%의 혼합액을 만들어 60℃도로 가열후 식혀서 냉장고에 넣어 2~4℃도로 유지한다. 해면체처럼 굳으면 다시 석회통내에 넣어 수분을 제거하고, 환부에 맞게 잘라서 사용한다. 이 약거즈를 비강의 출혈부위(비강내 Polyp 절개)에 삽입해서 100여명을 치료한 결과 모두 양호한 지혈 효과가 있었다고 밝혔다.

(5) 유행성 출혈열 다뇨기(多尿期) 치료

방 약 | 백합60g, 황정60g, 인삼3g, 자감초6g을 수전해서 1일 1첩, 3일을 치료기간으로 투여한다. 이 방약으로 205명을 치료한 결과 133명 현저한 효과, 68명 유효, 4명은 무효였다고 보고했다. 이외에 백합은 스트레스성 사지불수(四肢不隨), 전광증, 불면증 등을 치료한 보고가 있다.

사용용량

일반적으로 9~12g을 사용하고, 대량으로는 25~30g을 사용한다.

주의사항

특별히 보고 된 것이 없다.

상심자(桑椹子)
Morus alba L.

약재개요

뽕나무과(桑科)에 속한 낙엽교목인 뽕나무의 열매이다. 성미(性味)는 감(甘), 한(寒)하고, 간

(肝), 신(腎)에 귀경한다. 보음생진(補陰生津 음을 보하고, 진액을 생성함), 윤장보혈(潤腸補血 장을 윤활하게 하고, 혈을 보함)의 효능이 있어 어지러움증, 이명, 불면증, 구강건조 등의 증상에 사용한다.

약리연구

(1) 면역증강 작용

상심자는 동물의 대식세포의 식균작용을 증강시켰다. 3개월 된 쥐에게서 체외 항체(PFC)의 형성이 촉진되었다. 또한 동물의 세포면역, 체액면역기능에 증강작용이 있었다[1].

(2) 적혈구 Na^+-K^+-ATP 효소의 활성 감소 작용

상심자는 서로 연령이 다른 BALb/c 쥐와 LACA쥐의 적혈구 Na^+-K^+-ATP 효소의 활성을 현저하게 감소시켰고, 그 작용은 자음(滋陰)작용 중의 하나이다[2].

(3) T임파세포성숙 촉진 작용

상심자의 수전액은 쥐의 임파세포 ANAE 양성율을 촉진했다. ANAE는 T임파세포 성숙의 지표이다[3].

(4) 조혈기능 촉진

혈허증(血虛症)이 있는 쥐에게 상심자액을 투여한 결과 적혈구, 헤모글로빈이 복용 5일째부터 정상으로 회복되었고, 혈허 증상이 개선되었다[4].

임상응용

(1) 고혈압 치료

방 약 | 상심자, 황금, 소계, 갈근분, 국화각15g을 수전해서 투여한 결과 양호한 효과가 있었다고 보고했다[5].

(2) 재생불량성 빈혈 치료

방 약 | 상심자, 토사자, 여정자, 구기자, 숙지황, 음양곽, 보골지 등을 수전하여 투여한 결과 본병에 양호한 효능이 있었다[6].

(3) 노년성 변비 치료

방 약 | 상심자를 침출해서 시럽으로 만들어 5일을 치료기간으로 투여한다. 이 방법으로 노인 변비 환자 50명을 치료한 결과 41명 현저한 효과, 8명 유효, 1명 무효였다[5].

사용용량

일반적으로 12~20g을 복용한다.

주의사항

비위가 허약해서 생긴 소화불량과 설사증에는 주의한다.

18

수삽약(收澁藥)

정의 장기가 허약하여 땀, 설사, 정액, 소변 등이 밖으로 누설되는 것을 막아주는 약을 수삽약(收澁藥) 또는 고삽약(固澁藥)이라 한다.

작용 비정상적인 발한, 설사, 정액누설, 배뇨, 대하(帶下), 출혈, 기침 등을 멈추게 하는 작용이 있다.

증상 신체 허약이나 정기(精氣) 부족으로 인한 자한(自汗), 도한(盜汗), 설사, 이질, 유정(遺精), 활정(滑精), 유뇨(遺尿), 빈뇨(頻尿), 기침, 천식, 붕루(崩漏), 대하 등의 증상에 사용한다.

배합 기가 허약해서 생긴 자한(自汗)에는 보기약을 배합하고, 음액이 부족해서 생긴 도한(盜汗)에는 보음약을 배합하며, 비장과 신장이 허약해서 발생한 설사, 이질, 대하(帶下)에는 비장과 신장을 보하는 약을 배합한다. 신허(腎虛)로 인한 정액누설, 유뇨(遺尿), 빈뇨(頻尿) 등의 증상에는 보신약(補腎藥)을 배합한다. 임맥(任脈)과 충맥(衝脈)이 허약해서 생긴 기능성 자궁출혈에는 신장과 간을 보하는 약과 임맥(任脈)과 충맥(衝脈)을 튼튼하게 하는 약을 배합하고, 폐와 신장의 병이 오래되어 허약해서 발생한 기침, 천식에는 폐와 신장을 보하는 약을 배합해서 기를 아래로 내리게 한다.

주의 외감표사(外感表邪), 습체(濕滯), 울열(鬱熱)이 있으면 사용하지 않는다.

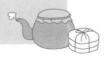

오미자(五味子)

Schisandrae Fructus

약재개요

목련과(木蓮科)에 속한 여러해살이 낙엽목질(落葉木質)의 덩굴식물인 오미자의 익은 열매이다. 남오미자, 북오미자 두 종류가 있는데 북오미자(北五味子)를 전통적 사용해 왔다. 성미(性味)는 산(酸), 온(溫)하고, 폐(肺), 심(心), 신(腎)에 귀경한다. 염폐양신(斂肺養腎 폐를 수렴하고 신장을 보함), 생진지한(生津止汗 진액을 생성하고 땀을 멎게 함), 삽정지사(澁精止瀉 정액을 수렴하고 설사를 멎게 함), 안심영신(安心寧神 마음을 안정시킴)의 효능이 있어 기침, 천식, 자한, 도한, 유정(遺精), 활정(滑精), 심계(心悸), 불면증 등의 증상에 사용한다.

약리연구

(1) 호흡기에 미치는 영향

오미자 수전액은 호흡을 흥분시키는 작용이 있고, 호흡을 빠르고 깊게 했다. 몰핀의 호흡억제에 길항하였고, 암모니아로 인한 기침을 감소시켰으며, choline를 배출하는 거담(祛痰) 작용이 있었다.[1],[2],[3]

(2) 신경계에 미치는 영향

오미자의 schisandrol 성분을 쥐에게 경구 투여한 결과 자율적인 활동이 현저하게 감소하였고, chlorpromazine로 인해 억제된 자율적인 활동을 더욱 억제시켰다.[4]

(3) 간장보호 작용

오미자의 schisandrol 성분은 SGPT를 감소시키고, 간장을 현저하게 증대시키고, 오미자의 기름도 같은 작용이 있었다. schisandrol 성분은 paracetamol로 인한 간의 독성작용을 경감시켰고, 그 기전은 간미립체에서 약 대사의 독성을 감소시키는 것으로 추정된다.

간을 조금 제거한 쥐에게 북오미자를 투여한 결과 간장의 재생과 담즙 분비의 촉진이 현저했다.[5]

(4) 자궁에 미치는 영향

오미자추출물은 토끼의 체내·외에서 임신한 자궁이나 미임신(未姙娠)한 자궁, 출산한 자궁에 자율적인 수축을 유발하였으나 장력에는 큰 영향이 없었고, 경련은 일으키지 않았다.[1]

(5) 진정(鎭靜), 최면 작용

오미자의 주정 추출물과 오미자소(素)는 진정 작용이 있었고, 주정 추출물은 바비탈의 수면 시간을 연장시켰다. 그러나 오미자 과실의 휘발 성분은 수면시간을 단축시켰다.[7]

(6) 항-노화

오미자는 뇌를 통하여 MAO-B를 억제시키고, 노화적인 질병을 치료하는 작용이 있었고, 노화를 방지시키는 작용이 있었다.[8]

(7) 기 타

이외에 오미자는 DNA 합성 촉진, 항-알러지, 항균, 항-심근경색, 시력증가, 항 경련 등의 작용이 있는 것으로 밝혀졌다.

임상응용

(1) 간염 치료

방 약│ 오미자 분말을 환약(매환 6g)으로 만들어 1회 0.5~1알, 1일 3회, 1개월을 치료기간으로 투여한다. 간기능이 정상으로 회복한 후 양(量)을 반(半)으로 줄여 투여한다. 이 방법으로 75명을 치료한 결과 63명 임상완치, 8명 호전이었다.

(2) 소갈증 치료

방 약│ 오미자120g을 250ml의 식초에 넣어 12시간 담가 두었다가 꺼내 밀가루를 입힌 후에 다시 초(焦)한 뒤 1회 3~5알, 1일 3~4회 투여한다. 이 방법으로 12명을 치료한 결과 일반적으로 5~15일 동안 투여한 후 완치됐다.[6]

(3) 신경쇠약증 치료

방 약│ 오미자40g을 50%의 주정 20ml에 10일 동안 담가 두고, 1일 1회 흔들어 준다. 여과한 후 다시 주정을 넣어 담가 두었다가 다시 여과하고, 혼합한 뒤 다시 동일량의 증류수를 혼합해서 1일 3회, 1회 2.5ml, 100ml를 초과하지 않는 범위를 치료기간으로 투여한다. 이 방법으로 73명을 치료한 결과 43명 완치, 13명 호전, 16명 치료중단, 1명 무효였다.[6]

(4) 급성이질, 장염 치료

방 약│ 오미자5kg을 2~4시간 수전해서 여과한 후 홍탕(紅糖)1.5kg을 넣어 5000ml로 농전하고, 1회 50ml, 1일 2~3회 투여한다. 이 방법으로 급성 이질 환자 33명을 치료한 결과 29명 완치, 3명 현저한 효과, 1명 사망이었고, 중독성 소화불량 환자 21명을 치료한 결과 20명 완치, 1명 사망하였고, 급성 장염 환자 10명을 치료한 결과 모두 완치했다. 복용 후 91.1%는 1~4일만에 해열하였고, 82.7%는 1~4일만에 대변이 음성으로 전환했다.[6]

(5) 요로 감염 치료

방 약 | 오미자60g을 수전해서 1일 1첩, 1일 2회로 투약하고, 10세 이하는 1/2을 투약하고, 10일을 치료기간으로 투여한다. 이 방법으로 27명을 치료한 결과 1회 치료기간으로 25명은 임상증상이 점진적으로 소실하였고, 5일 후 소변이 음성으로 전환했다. 소수의 환자는 석위 등을 배합해서 치료한 결과 완치했다.

사용용량

탕약은 2~8g을 사용하고, 분말로는 1회 1~3g씩 투여한다. 오미자는 독성이 낮다. 오미자제제 5g/kg을 쥐의 위장에 투여한 결과 2일 내에 사망하지 않았다. 오미자 기름 10~15g/kg을 쥐의 위장에 투여한 결과 15~60분 후 호흡곤란, 운동감소가 있었고, 1~2일후에 사망했다.

주의사항

오미자에테르 추출물(생약 12.96~18.53g)을 건강한 사람이 복용한 결과 혈압, 호흡, 심박동에는 변화가 없었으나 딸꾹질, 피로, 장명(腸鳴) 등의 증상이 있었다. 간염환자가 오미자 분말을 복용한 후 부작용이 없었으나 소수의 환자는 식욕부진, 위통, 위장부위의 작열감을 호소했다. 1명은 과민성 반응을 일으킨 보고가 있다. 외감(外感)으로 실열(實熱)이 있거나 기침 초기, 홍역의 초기에는 사용하지 않는다.

오매(烏梅)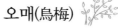
Prunus mume Sieb.et Zucc.

약재개요

장미과(薔薇科)에 속한 낙엽교목식물(落葉喬木植物)인 매화의 익지 않은 열매를 훈제해서 가공한 것이다. 성미(性味)는 산(酸), 평(平)하고, 간(肝), 비(脾), 폐(肺), 대장(大腸)에 귀경한다.

염폐(斂肺 ^{폐를 수렴함}), 삽장(澁腸 ^{장을 수렴함}), 생진(生津 ^{진액을 생성함}), 안회(安蛔 ^{회충을 진정시킴})의 효능이 있어 설사, 이질, 기능성 자궁출혈, 부스럼, 노육외돌(胬肉外突 ^{안구의 내측에 육질이 돌출}) 등의 증상에 사용한다.

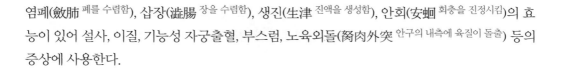

약리연구

(1) 항-피로 및 항 방사선 작용

건조한 오매가 함유한 citric acid 성분은 포도당의 10배이고, 많은 에너지 방출로 인한 피로를 제거하고, 방사선90sr을 빨리 체외로 배출했다.[8]

(2) 혈액응고 촉진 작용

오매탄 수전액은 쥐의 응혈시간을 현저하게 단축시켰으나 생오매는 이 작용이 없었다.[9]

(3) 장관(腸管)에 미치는 영향[3]

보고에 의하면 오매수전액은 체외에서 토끼의 장을 억제시키는 작용이 있었다. 다른 보고에 의하면 장벽을 수축하여 장의 유동운동을 촉진하고, 염증을 치료한다고 했다. 또한 대량의 오매는 대변의 횟수를 감소시키고 변의 수분농도를 줄였으나 소량에서는 별 효능이 없었다.

(4) 항암 작용

오매는 체외실험에서 자궁암(T$_{26}$)을 억제시켰고, 면역을 증강시키는 작용이 있었고, 또한 백혈병 세포의 성장을 억제시키는 작용이 있었다.[10]

(5) 지사(止瀉) 작용

대량의 오매는 대변의 횟수와 설사의 상태를 경감시켰으나 소량에서는 작용이 현저하지 않았다.[11]

(6) 기 타

이외에 오매는 항-알러지, 항균 등의 작용이 있었다.

임상응용

(1) 담낭 회충 치료

방 약 | 건조한 오매500g을 식초1000ml에 24시간 담가 두었다가 1일 3회, 1회 3~7ml를 투여

한다. 이 방약으로 담낭회충 환자 50명을 치료한 결과 유효(발병 48시간에 완치) 48명, 2명은 무효였고, 복용 30분만에 통증이 경감자는 30명이었다.[1]

(2) 십이지장충 치료

방 약 | 오매15~30g에 물500ml를 넣어 120ml로 수전해서 아침에 공복으로 투약하고, 오후에 재탕해서 식전에 복용하거나 오매 분말을 환약으로 만들어 1회 3~6g, 1일 3회 식전에 투여한다. 이 방법으로 20명을 치료한 결과 5~23일 복용으로 대변에 충란이 음성인 자는 14명, 6명은 양성이었고, 탕약이 환약보다 양호한 효능이 있었다.[2]

(3) 세균성 이질 치료

방 약 | 오매(종자 제거)를 분말로 만들어 소아는 0.1g/kg, 성인은 5g을 매 6시간 마다 1회 투여한다[1].

(4) 만성 결장염 치료

방 약 | 오매15g에 물 1500ml를 넣어 1000ml로 수전하고, 설탕을 적당히 넣어 1일 1첩을 차대용으로 투약하고, 25일을 치료기간으로 한다. 이 방법으로 18명을 치료한 결과 15명 완치, 3명 호전이었다.[4]

(5) 만성 전립선염 치료

방 약 | 오매30g, 황연, 황백, 계지^각15g, 건강, 천초, 지별충^각10g, 생대황, 세신^각5g, 유기노, 홍등, 연호색^각30g, 금황산(金黃散)20g을 수전한 후 따뜻할 때 500~700ml를 항문으로 관장하고, 1~2시간 저류(瀦留)시킨다. 이 방약으로 만성 전립선염 환자 28명을 치료한 결과 총 유효율이 85.71%였다[5].

(6) 과민성 비염 치료

방 약 | 오매10g, 방풍5g, 감초1g을 온수 200ml에 1시간 담가 두었다가 아침에는 보중익기환 10g, 가시오피시럽10ml와 같이 투약하고, 저녁에는 보신강신편제(補腎强身片劑) 8알, 가시오피시럽 10ml와 같이 투약하고, 콧물이 물과 같고 많으면 금쇄고정환(金鎖固精丸)을 조석으로 각 1알과 같이 투약하고, 비강이 가렵고 재채기가 심하면 건백비염환(乾柏鼻炎丸)과 같이 투여한다. 이 방법으로12명을 치료한 결과 증상이 모두 소실했다.[6]

(7) 각종 Polyp(성대, 직장, 질, 비강, 식도) 치료

방 약 | 오매1500g (식초, 주정에 담가 두었다가 오매에 액체가 스며들면 종자를 제거하고 홍건(烘乾)함) 강잠500g(쌀과 혼합해서 누렇도록 초(炒)함), 인간손톱15g(청결히 한 뒤 건조후 활석과 같이 용기에 넣어 황색으로 변하고, 부풀 때까지 볶은 후 활석 분말을 제거하고 분쇄함)이나 혹은 천산갑(炮)30g을 대용으로 사용하기도 함. 상기의 약 분말을 환약(무게: 9g)으로 만들어 1일 3회, 1회 1알을 투여한다. 이 방약으로 직장, 성대, 자궁경부의 Polyp환자를 치료한 결과 모두 양호한 효과가 있었다고 밝혔다.

(8) 피부병 치료

방 약 1 | 신선한 오매50g에 주정을 넣어 1~2주간 담가 두었다가 여과한 후 DMSO를 적당히 혼합해서 팅크제를 만들어 1일 3~4회, 1회 3~5분간 도포해 준다. 이 방법으로 백전풍 환자 245명을 치료한 결과 25.7% 완치, 34.7% 현저한 효과, 28.2% 호전, 11.4%는 무효였고, 얼굴, 경부, 사지 등 노출된 부위의 효능이 양호했다고 보고했다.

방 약 2 | 오매, 려호(藜芦), 천금자, 급성자[각]30g을 75%의 주정500ml에 1주일간 담가 두었다가 사용한다. 먼저 환부의 거친 것을 출혈이 있을 정도로 문질러 제거한 후 약액을 환부에 발라준다. 이 방법으로 심상우 환자 100명을 치료한 결과 완치율이 92%였다.[7]

(9) 생리과다, 악로(惡露) 치료

방 약 | 오매 농전액을 1회 3~5ml씩 1일 3회 투여한다.[1] 이 방약으로 생리과다와 악로(無瘀血性) 환자를 치료한 결과 양호한 효능이 있었다.

사용용량

일반적으로 3~8g을 사용하고, 대량으로는 30g 정도 사용한다. 지사지혈(止瀉止血)에는 까맣게 볶아서 사용한다.

주의사항

실열(實熱)이나 외감표사(外感表邪)가 있으면 주의한다.

오배자(五倍子)
chinensis Galla

약재개요

옻나무과(漆樹科)에 속한 낙엽관목(落葉灌木)이나 붉나무(鹽膚木) 혹은 청부양(靑麩楊) 등의 잎에 기생하는 벌레의 집이다. 성미(性味)는 산(酸), 삽(澁), 한(寒)하고, 폐(肺), 대장(大腸), 신(腎)에 귀경한다. 청열렴폐(淸熱斂肺 열을 내리고 폐를 수렴함), 렴장(斂腸 장을 수렴함), 삽정염한(澁精斂汗 정액과 땀을 수렴함), 지혈(止血)의 효능이 있어 기침, 각혈, 설사, 이질, 혈변, 부스럼 등의 증상에 사용한다.

약리연구

(1) 수렴 작용

오배자의 Gallotannin 성분은 단백질 침전 작용이 있어 피부 괴양의 점막에서 이 성분과 접촉되면 단백질이 응고하였고, 점막을 건조시키고, 보호막이 형성되므로 수렴작용이 있다고 볼 수 있다.[19]

(2) 항-종류(腫瘤) 작용

오배자는 쥐의 sacoma180을 현저하게 억제시켰고, 종류부위에 직접 작용하여 용해, 괴사, 탈락시켰다. 또한 자궁경부암 세포의 성장을 억제시켰다.[20]

(3) 정자 억제 작용

체외실험에서 정액과 오배자를 글리세린에 혼합해서 현미경으로 관찰한 결과 정액이 전혀 활동하지 않았고, 굳은 상태였다.[21]

(4) 기 타

이외에 오배자는 지사(止瀉), 항균 등의 작용이 있었다.

임상응용

(1) 소화기 출혈 환자 치료

방 약 1 | 오배자15g, 가자(訶子)5g에 물 적당량을 넣어 30ml로 수전하고, 다시 명반5g을 넣

어 수전·여과·침전한 후 상부의 맑은 약액만 추출해서 Glycerin 3ml와 혼합한 후 냉장고에 보관한다. 소화기 출혈부위를 위내시경으로 찾아내어 약을 주입하고, 쇼크자는 수혈이나 기타 방법으로 처리후 혈압이 80mmHg 이상이면 실시한다. 이 방법으로 소화기 출혈 환자 240명을 치료한 결과 급성 토혈, 혈변자 70명에게 국소에 약액 주입한 후 즉시 지혈한 자는 69명이었고, 위장병으로 인한 출혈 70명, 위내시경으로 조직검사로 인한 출혈자 100명을 치료한 결과 1회 시술로 유효율이 100%였다.[1]

방 약 2 | 오배자250~300g을 천으로 싸서 물500ml를 넣고 150ml로 수전해서 1회 50ml, 1일 3회 투여한다. 이 방법으로 뇌졸중으로 인한 소화기 출혈자(난치성, 내과에서 3일 지혈 치료로 무효인자) 27명을 치료한 결과 1~4일내 지혈자 19명, 7일내 무효자 5명, 3명은 사망했다.[2]

방 약 3 | 오배자15g, 가자5g, 명반5g을 수전하고, 대장경으로 출혈부위를 찾은 후 약액을 5~30ml를 출혈 부위에 분사한다. 이 방법으로 소화기 출혈 환자 73명을 치료한 결과 총 유효율이 98.1%였고, 그 중 현저한 효과가 94.2%였다.[3]

(2) 소화성 궤양 치료

방 약 | 오배자를 약한 불로 황색까지 홍건(烘乾)한 후 분말로 만들어 캡슐에 넣고, 1회 9g, 1일 4회, 식전, 수면 전에 투약하고(복용 전에 먼저 참기름 5~10ml를 투여한다), 4주를 1회 치료기간으로 하고, 궤양이 완치되어 유합(癒合)하면 매일 수면 전에 1회 투약하고, 모두 2회 치료기간을 실시한다. 이 방약 복용기간에는 다른 약은 복용하지 않는다. 이 방법으로 난치성(難治性) 궤양 환자 14명을 치료한 결과 9명 완치, 3명 호전, 2명은 무효였다.[4]

(3) 위하수 치료

방 약 | 오배자5g, 피마자10개의 분말을 니(泥)로 만들어 공복에 백회혈에 붙이고, 붕대로 감아 고정해 주고, 1일 3회, 1회 7분(시간), 7일을 치료기간으로 실시한다. 이 방법으로 13명을 치료한 결과 1회 치료기간으로 7명 완치, 2회는 5명, 1명은 무효였다.[5]

(4) 각종 암 치료

방 약 1 | 복방오배자 주사약(오배자, 가자, 명반으로 구성)4ml를 Mitomycin 2ml와 혼합해서 내시경으로 환부를 찾아 NM-IK 주사기로 환부의 4~5곳을 매주 1회 주사하고, 모두 4회 실시한다. 이 방법으로 말기 분문암, 식도암 환자 23명을 치료한 결과 3명 현저한 효과, 12명 호전, 4명 유효, 2명 진보, 2명은 무효였다.[6]

방약2| 오배자, 마전자, 오공, 전갈, 녹반(綠矾)^각150g, 동단(銅丹), 청대^각90g, 백급, 유향, 몰약^각75g, 빙편45g, 명반, 석고^각240g, 대황, 자초^각350g을 분말로 만들어 오동유 1000g을 혼합해서 고약으로 만들어 환부에 도포한다. 그리고 오배자, 산자고, 인진, 토사자, 계내금, 당삼, 산약, 대황^각6g, 시호, 청호, 황기^각4.5g, 백화사설초, 황약자, 반변련, 금은화^각15g을 탕약으로 투약해서 간암을 치료한 결과 간세포가 작아졌고, 황달 등의 증상이 소실했다.

(5) 만성 설사 치료

방약| 오배자(炒黃)2분, 건강2분, 오수유1분, 정향1분을 분말로 만들고, 10~15g을 75%의 주정으로 개어 1일 1회, 배꼽에 붙여주고, 3일을 1회 치료기간으로 한다. 이 방법으로 영·유아 만성 설사 환자 50명을 치료한 결과 41명 완치, 7명 호전, 2명은 무효였다.⁽⁷⁾

(6) 당뇨병 치료

방약| 오배자500g, 용골62g, 복령124g을 분말로 만들어 1회 3~6g, 1일 3회, 3개월을 치료기간으로 투여한다. 북경수도 병원에서 이 방약으로 당뇨병 환자 31명을 치료한 결과 유효율이 87%였다고 밝혔다.

(7) 갑상선 종대(腫大) 치료

방약| 오배자(炒黃: 철제 용기 사용 금지)를 분말로 만들어 수면 전에 식초에 개서 환부에 붙이고, 다음날 아침에 제거하고, 7회를 치료기간으로 실시한다. 이 방법으로 23명을 치료한 결과 20명 완치, 3명 무효였다⁽⁸⁾.

(8) 자궁경부 미란(糜爛) 치료

방약1| 오배자50g, 아출40g, 몰약25g, 사향2g, 유향30g, 백반60g등을 분말로 만들어 소독 후 보관한다. 먼저 환부를 청결히 소독하고 분비물을 제거한 후 약분말을 환부에 1일 1회, 10일을 치료기간으로 뿌려주고, 치료기간에는 성생활을 금하며, 생리기간, 임신 시에는 이 방법을 사용하지 않는다. 환부가 넓고 출혈 등의 기타 합병증이 있으면 먼저 항생제 등으로 치료한 뒤 이 방법을 실시한다. 이 방법으로 50명을 치료한 결과 완치율이 92%였다.⁽⁹⁾

방약2| 오배자8g, 황백8g, 포황(炒)3g, 빙편1.5g을 분말로 만들어 사용한다. 먼저 인진호 수전액으로 질부위를 청결히 한 후 약분말을 환부에 뿌려 준다. 질이 이완된 자는

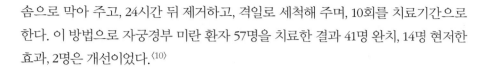

솜으로 막아 주고, 24시간 뒤 제거하고, 격일로 세척해 주며, 10회를 치료기간으로 한다. 이 방법으로 자궁경부 미란 환자 57명을 치료한 결과 41명 완치, 14명 현저한 효과, 2명은 개선이었다.[10]

(9) 정낭 부종 치료

방 약 | 오배자, 용골(煅), 고반^각15g, 육계6g을 분쇄하여 물 700ml를 넣고 30분간 수전한 후 적당 온도로 식으면 음낭을 약액에 30분 간 담가 두고, 2일에 1첩, 연이어 8첩을 사용한다. 이 방법으로 본병 환자 11명을 치료한 결과 모두 완치했다.[10]

(10) 치질 합병증 치료

방 약 | 오배자30g, 지유, 고삼^각20g, 오매15g을 기본 방약으로 하고, 통증이 심한 자는 망초 20g, 출혈이 있는 자는 마발15g, 염증성 궤양자는 황백20g, 직장 점막이 밖으로 탈출한 자는 황기30g을 배합해서 물 1000ml를 넣고 수전하여 뜨거울 때에는 훈증을 하고, 적당히 식으면 솜에 약을 묻혀 환부에 찜질을 15~20분 간 해주고, 1일 2회, 3일을 치료기간으로 한다. 이 방약으로 115명을 치료한 결과 1~2회 치료기간으로 통증이 있었던 30명 모두 완치하였고, 출혈자 43명 중 35명이 지혈하였으며, 염증성 궤양자 34명 중 29명은 증상이 소실하였고, 직장 점막이 탈출한 8명 중 3명이 내부에 들어갔고, 다시 탈출하지 않았다.[11]

(11) 유정 치료

방 약 1 | 오배자를 분말로 만들어 생리식염수에 개어 3×4cm 크기의 거즈에 놓고 사만혈(四 滿穴: 배꼽 아래 2촌, 옆으로 0.5촌 부위)에 붙이고, 3일마다 1회 교환해주고, 3회를 1회 치료기간으로 한다. 이 방법으로 35명을 치료한 결과 9명 현저한 효과, 19명 유효, 7명 무효였다.[12]

방 약 2 | 생오배자 분말3g을 봉밀에 개어 신궐혈에 붙이고 붕대로 감아 두었다가 조석으로 각 1회 실시한다. 습열내온형(濕熱內蘊型)은 생복령분, 생비해분^각2g을 혼합하여 실시하고, 동시에 매운 음식, 기름진 음식을 피하고, 환자는 꽉 끼는 속옷을 입지 않는다. 이 방법으로 유정 환자 41명을 치료한 결과 총 유효율이 82%였다.[13]

(12) 어린이 발한(發汗) 및 도한 치료

방 약 1 | 오배자산5g을 식초에 개어 수면 전에 배꼽에 붙이고, 다음날 아침에 이를 제거하며,

연이어 4회를 치료기간으로 실시한다. 이 방법으로 소아 발한증 환자 500명을 치료한 결과 자한(自汗) 환자 161명 중 29명 완치, 124명 호전, 8명 무효, 도한 환자 93명 중 28명 완치, 63명 호전, 2명은 무효였고, 자한과 도한이 동시 발생하는 환자 246명은 71명 완치, 153명 호전, 22명은 무효였다.[14]

방 약 2 | 오배자분말3g을 직접 배꼽에 붙이고 붕대로 감아두고, 2~3일을 1회 치료기간으로 한다. 이 방법으로 도한 환자 50명을 치료한 결과 22명 현저한 효과, 25명 유효, 3명은 무효였다.[15]

(13) 농포창(膿疱瘡), 배부(背部) 창옹(瘡癰) 치료

방 약 1 | 오배자3분, 지유3분, 고반1분, 빙편1분(分)을 분말로 만들어 소독한 환부에 발라준다. 이 방약으로 농포창 환자 102명을 치료한 결과 1일에 완치자 14명, 2일 완치자 50명, 3일 완치자 35명이었다.[16]

방 약 2 | 오배자20g, 대풍자, 천산갑(炮)^각15g, 오공5마리, 빙편5g의 분말을 녹차물1/2과 식초1/2로 죽처럼 만들어 배부(背部) 종기에 1일 10회 발라주고, 다음날 약액 흔적을 세척한 후 다시 발라준다. 이 방법으로 배부(背部) 부스럼 환자 21명을 치료한 결과 궤양인 2명을 제외한 나머지 19명은 모두 완치했다.[17]

(14) 전염성 사마귀(molluscum) 치료

방 약 1 | 오배자, 빙편, 천초, 대청엽 등을 분말로 만들어 사용한다. 먼저 환부를 뜨거운 수건으로 붉게 충혈되도록 문질러준 후에 약을 식초에 개서 1일 1~2회 도포해주고, 7일을 치료기간으로 한다. 이 방법으로 본병 환자 30명을 치료한 결과 27명 완치, 3명 호전이었고, 편평우, condyloma acuminata에도 효능이 있었다.[10]

방 약 2 | 오배자5분, 웅황2분, 오매, 고반, 대황^각1분을 식초에 개서 고약을 만들어 환부에 발라준다. 이 방법으로 본병 환자 93명을 치료한 결과 3~12일 치료 후 완치되었다[10].

(15) 지루성 피부염

방 약 | 동일량의 오배자, 행인을 백주(白酒)에 3일간 담가 두었다가 매일 3~5회 환부를 발라준다. 이 방법으로 4명을 치료한 결과 3명 완치, 1명은 재발했다.[10]

(16) 소아 야제(夜啼 ^{야간에 욺}) 치료

방 약 | 오배자1.5g을 80ml로 수전해서 수면 전에 1일 1회 투여한다. 보고에 의하면 이 방법으로 야제 환자 36명을 치료한 결과 모두 완치했다.[10]

(17) 항문 수종 치료

방 약 | 오배자, 망초, 승마, 압설초, 마치현^각30g을 2회 수전해서 100ml로 만들어 뜨거울 때는 훈증하고, 적당히 식으면 15~20분간 좌욕을 실시한다.[18] 이 방법으로 300명을 치료한 결과 모두 3~7일 만에 수종이 소실했다.

사용용량

일반적으로 1.5~5g을 사용한다. 오배자 수전액 20g/kg을 쥐에게 경구 투여한 결과 아무런 이상이 없었으나 피하주사에서는 국소궤양, 괴사가 있었고, 또한 불안, 행동둔화, 위축, 식욕부진, 호흡촉박 등이 있었으며, 24시간 후에 사망했다. 100%오배자 수전액 0.25ml를 쥐의 복강에 주사한 결과 12시간 내에 사망하였으나 1/10용량에서는 이상이 없었다.

주의사항

오배자에는 tannin 성분이 있어 발효성 약과 같이 복용하지 않는다. 공복에 대량으로 복용하면 복통, 구토, 설사, 혹은 변비가 발생했다. 경미한 자는 투약을 중지하면 증상이 소실하나 심한 자는 대증치료(對證治療)를 해야 한다. 외감성(外感性)기침, 습열(濕熱)로 인한 설사, 이질에는 금한다.

석류피(石榴皮)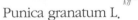
Punica granatum L.

약재개요

석류과(石榴科)에 속한 낙엽관목(落葉灌木) 혹은 소교목(小喬木)인 석류의 과실껍질이다. 성미(性味)는 산(酸), 삽(澁), 온(溫)하고, 위(胃), 대장(大腸)에 귀경한다. 렴장지사(斂腸止瀉^장_{을 수렴하고 설사를 멎게 함}), 지혈(止血), 살충(殺蟲)의 효능이 있어 설사, 이질, 탈항, 활정(滑精) 등의 증상에 사용한다.

임상응용

(1) 고지질 혈증 치료

방 약 | 석류피400g, 홍화200g, 익지인50g, 육계50g, 필발50g의 분말을 환약으로 만들어 1회

3알, 1일 2회, 식후에 투약하고, 연이어 30일 동안 투여한다. 이 방약으로 고지질혈증 환자 30명을 치료한 결과 콜레스테롤은 평균적으로 27.8%, TG는 평균적으로 45.5%, 지단백은 34.1% 감소했다.[1]

(2) 위·십이지장궤양 치료

방 약 | 석류피, 백급, 감초^각9g, 황기, 백작약, 단삼^각15g, 당귀, 향부^각12g, 와능자(煅)18g, 원호9~12g의 분말을 1회 6g, 1일 3회, 식전에 투여한다.[2] 이 방약으로 환자 50명을 치료한 결과 48명 완치, 2명은 호전되었다.

(3) 어린이 소화불량 치료

방 약 | 신선한 석류피를 배꼽에 붙여준다. 이 방법으로 소아 소화불량 환자 24명을 치료한 결과 1회로 12명 완치, 2회로 5명 완치, 3회로 4명 완치, 3명은 호전되었다.[3]

(4) 설사증 치료

방 약 | 석류피, 복령, 저령^각15g, 백출12g, 택사, 후박^각10g, 계지6g, 백출(焦)30g을 증상에 따라 가감해서 탕약으로 1일 1첩을 투여한다. 이 방약으로 112명을 치료한 결과 전부 완치했다.[4]

(5) 요도염 치료

방 약 | 석류피12g, 생지유30g, 대황(법제), 백모근, 비해, 구맥^각15g, 단피, 황백, 석위, 백근화(白槿花)^각9g, 호박6g, 감초5g을 수전해서 1일 1첩을 투여한다. 이 방약으로 67명을 치료한 결과 57명 완치, 8명 호전, 2명은 무효였다.[5]

(6) 중이염 치료

방 약 1 | 석류피(건조)30g을 용기에 넣어 초(焦)한 후 식으면 빙편2g을 넣고 분말로 만들어 사용한다. 먼저 환부를 소독하고 건조한 후 약 분말을 1일 1회 주입한다. 이 방법으로 화농성 중이염 환자 36명을 치료한 결과 28명 완치, 5명 호전이었다.[6]

방 약 2 | 석류화 몇 개를 홍건(烘乾)한 후 분말을 만들고, 빙편을 적당히 넣어(5:1 비율) 보관한다. 먼저 환부를 소독하고 건조한 후 약 분말을 1일 2회 주입한다. 이 방법으로 만성 중이염 환자 36명을 치료한 결과 모두 완치했다.[7]

(7) 화상 치료

방 약 | 석류피500g에 물 500ml를 넣어 약한 불로 250ml까지 수전하고 여과한 후 소량의 방부제를 첨가해서 보관한다. 거즈를 약액에 담가서 환부를 도포해 주고, 삼출액이 없으면 교환할 필요가 없고, 완치하면 저절로 떨어진다. 이 방법으로 화상 환자 45명(심II도 화상자 10명, 천II도 화상 34명, I도 화상 1명)을 치료한 결과 모두 완치했다. 치료기간은 7~18일이었다.[8]

(8) 표재(表在) 진균병 치료

방 약 | 석류피, 오배자 등을 팅크제로 만들어 환부에 1일 3회, 연이어 10일간 치료한다. 이 방법으로 본병(두선(頭癬), 체선, 사지선, 수족선) 환자 124명을 치료한 결과 113명 완치였다.[9]

(9) 황수창(黃水瘡) 치료

방 약 | 석류피20g, 황백5g, 고반5g을 분말로 만들어 참기름이나 식초에 개어 환부를 약액으로 도포해 준다. 이 방약으로 20여명을 치료한 결과 1~2일 만에 완치했다.[10]

(10) 전신성 psoriasis 치료

방 약 | 석류피(炒炭)의 분말200g을 자초유(紫草油: 자초30g을 식용유 500ml에 7일간 담가둠)에 혼합해서 1일 2회 환부를 도포하고, 2주간 실시한다. 이 방법으로 2명을 치료한 결과 모두 완치하였고, 피부 손상이 소실하였고, 두껍게 손상된 피부에 색소가 침착했다.[11]

(11) 궤양성 결장염 치료

방 약 | 먼저 석류피30~40g에 물 500ml를 넣고, 30분간 수전하고, 약액을 100~150ml로 만든다. 여과한 뒤 온도가 30℃도로 식으면 페니실린 160~240만, streptomycin 1.0g 혼합 후 수면전에 항문으로 관장한다. 1일 1회 실시하고, 10일을 1회 치료기간으로 한다. 이 방약으로 25명을 치료한 결과 23명 완치, 2명 호전이었다.[12]

(12) 요로감염 치료

방 약 | 석류피12g, 생지유30g, 생대황, 백모근, 비해, 구맥각15g, 단피, 황백, 석위, 백근화(白槿花)각9g, 호박6g, 감초5g을 수전해서 1일 1첩을 투여한다. 이 방약으로 67명을 치료한 결과 57명 완치, 8명 호전, 2명은 무효였다.[13]

(13) 탈항 치료

방 약 | 석류피, 늙은 대추나무 껍질^각6g, 명반4.5g을 300ml로 수전한 후 솜에 묻혀 환부에 1일 2~3회 발라준다. 이 방약으로 30명을 치료한 결과 24명 완치였다.[14]

(14) 내치질 치료

방 약 | 석류피, 오매, 황연^각250g, 지각500g, 명반72g, procaine36g, sodium citrate15g, 글리세린400ml, 물7000ml를 혼합한 후 3회 수전해서 3600ml(매 ml당 생약 0.1g 함유)를 만든 후 주정으로 침전해서 멸균한다. 치핵의 점막아래 부위에 주사하고, 환부가 회백색될 때까지 주입한다. III기의 내치는 3, 7, 11시 방향에 주사하고, 치핵 기저부와 상부의 동맥부위에 부채 형태로 주사한다. 이 방법으로 1248명을 치료한 결과(주사 1회자 1223명, 2회자 25명) 3년간 관찰한 296명중 250명 완치, 42명 호전되었고, 952명은 완치 근접이었다.[15]

> **사용용량**

일반적으로 3~10g을 사용한다. 석류피 추출물을 쥐에게 1일 60g/kg을 사료로 준 결과 아무런 부작용이 발견되지 않았다. 추출물의 LD_{50}은 731mg/kg이었다.

> **주의사항**

석류피는 독성이 없으나 석류근피(石榴根皮)는 독성이 있음으로 주의를 요한다. 석류근피의 주요독성은 Vegetable alkali 성분이고, 중독후 호흡 억제로 사망했다. 1mg/kg에서는 맥박이 늦어지고, 혈압이 상승하고, 대량에서는 맥박이 빨라지고, 시신경에 독 반응이 출현했다. 부작용의 증상은 소량에서는 어지러움, 시각모호, 허약, 다리경련 등이 출현했고, 대량에서는 오심, 구토, 설사, 두통, 반사항진, 동공확대, 시력장애, 복시, 호흡마비 등이 출현할 수 있다.

연자(蓮子)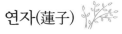
Nelumbo nucifera Gaertn.

> **약재개요**

수련과(睡蓮科)에 속한 여러해살이 수생초본식물(水生草本植物)인 연(蓮)의 익은 종자이다. 중심부의 녹색 배아(胚芽)를 싼 것을 연자심(蓮子心)이라 한다. 성미(性味)는 감(甘), 삽(澁), 평(平)하고, 비(脾), 신(腎), 심(心)에 귀경한다. 건비지사(健脾止瀉 비장을 튼튼하게 하고 설사를 멎게 함), 보신고정(補腎固精 신장을 보하고 정액을 수렴함), 양심녕신(養心寧神 심장을 보하고 마음을 안정시킴)의 효능이 있어 설사, 식욕부진, 정액누설, 심계(心悸), 불면증 등의 증상에 사용한다.

약리연구

(1) 면역증강 작용

연자는 Wistar쥐의 흉선피질 T임파세포를 증가시켰고, 연자의 다당류는 Endoxan으로 억제된 쥐의 면역기능을 향상시키는 작용이 있었다.[1]

(2) 항-노화 작용

연자는 파리의 생명을 36.4% 연장시켰고, 연자의 다당류는 D-Glactose로 인한 당대사 부전(不全)인 모형의 쥐에게서 SOD, CAT, GSH-Px 효소의 활력을 상승시켰다.[2]

임상응용

(1) 치질 치료

방 약 | 연자, 오매, 아교주(阿膠珠), 자미각(炙米殼), 대조, 봉밀 등을 수전해서 투여한 결과 치질에 양호한 효능이 있었다.[3]

(2) 소아 만성 설사 치료

방 약 | 연자, 산사육, 가자육, 오매육, 대조육을 수전해서 투여한 결과 소아 만성 설사에 양호한 효능이 있었다.[2]

(3) 유정(遺精) 치료

방 약 | 동일량의 연자, 익지인, 용골의 분말을 쌀죽으로 만들어 투여한 결과 양호한 효능이 있었다.[2]

사용용량

일반적으로 6~13g을 사용하고, 속을 버리고 분쇄한다.

주의사항

복부팽만, 변비자는 주의한다.

하엽(荷葉)

약재개요

연(連)의 잎이다. 성미(性味)는 고(苦), 삽(澁), 평(平)하고, 비(脾), 신(腎), 심(心)에 귀경한다. 청서이습(淸暑利濕 더위를 식히고 습을 통하게 함), 승양지혈(昇陽止血 양기를 끌어 올리고 지혈시킴)의 효능이 있어 출혈증 등의 증상에 사용한다.

임상응용

(1) 혈지질 감소 작용

쥐에게 고 지방 사료를 투여해서 고지질혈증으로 만든 후 하엽수전액을 투여한 결과 혈중 콜레스테롤이 감소했다.[1]

(2) 고지질혈증 치료

방 약 | 건조한 하엽을 약한 불로 2회(1회 2~3시간) 수전·농축한 후 방부제를 소량 혼합해서 보관한다. 50kg을 12000ml로 농전(濃煎)해서 1회 20ml, 1일 2회, 20일을 치료기간으로 투여한다. 이 방법으로 고지질혈증 147명을 치료한 결과 3회 치료기간으로 80% 환자의 혈지질이 감소하였고, 콜레스테롤은 39.4mg%, Lipoprotein은 145.9mg%, TG는 76.3mg% 감소하였고, 94명 중 93명은 체중이 감소하였고, 1명은 증가했다.[2]

(3) 십이지장 폐색증 치료

방 약 | 하엽, 단삼, 홍화, 적작약, 천궁, 침향, 빈낭, 삼능, 당삼을 수전해서 1일 1첩을 투여한다. 이 방약으로 7명을 치료한 결과 20일 정도 투약해서 호전되었다[3].

사용용량

일반적으로 3~10g을 사용한다.

특별히 보고된 것이 없다.

산수유(山茱萸)

Cornus officinalis SIEB. et Zucc.

약재개요

산수유과(山茱萸科)에 속한 낙엽소교목식물(落葉小喬木植物)인 산수유의 종자를 없앤 과육(果肉)이다. 성미(性味)는 산(酸), 미온(微溫)하고, 간(肝), 신(腎)에 귀경한다. 보간익신(補肝益腎), 수렴고삽(收斂固澁), 지혈고정(止血固精)의 효능이 있어 어지러움, 하체무력, 성기능 장애, 정액누설, 요실금, 허한(虛汗) 등의 증상에 사용한다.

약리연구

(1) 혈당하강 작용

산수유는 adrenal gland로 인한 고혈당에 현저하게 대항하였고, 간당원을 상승시켰다. ether 로 분리 추출한 ursolic acid 성분은 혈당과 뇨당을 현저하게 감소시켰다.[1]

(2) 항-쇼크 치료

동물 실험에서 산수유는 쇼크가 발생한 동물의 혈압을 상승시켰고, 심박동을 증대시켰으므로 항-쇼크 작용이 있었다고 볼 수 있다.[1]

(3) 항-염증 작용

산수유는 초산으로 인한 쥐의 복강모세혈관 투과성을 억제시켰고, dimethyl benzene로 인한 귀부위의 부종을 현저하게 억제시켰다.[5]

(4) 혈액점도, 혈소판 응집 억제 작용

산수유는 고혈당인 쥐의 혈액점도를 감소시키고, 고혈당인 쥐에게 투여한 결과 혈소판 응집이 44.6%가 억제되었다.[1]

(5) 면역에 미치는 영향

서로 다른 용량에서 산수유는 쥐의 혈청 IgG의 함량을 증가시켰고, DNCB로 인한 접촉성 피부염을 현저하게 억제시켰고, 용량에 따라 면역 반응도 달랐다.[9]

(6) 이뇨 작용

산수유의 추출물은 마취된 개에게서 이뇨 작용이 있었고, 혈압을 하강시켰다.[10]

(7) 기 타

이외에 산수유는 항-노화, 항-산화 등의 작용이 있었다.

임상응용

(1) 당뇨병 치료

방 약 | 산수유30g, 오미자, 오매, 창출^각20g에 물 2000ml를 넣어 1000ml로 수전해서 1일 3회, 1일 1첩을 투여한다. 이 방약으로 110명을 치료한 결과 25명 현저한 효과, 69명 유효, 16명은 무효였다.[2]

(2) 쇼크 치료

방 약 | 산수유90~150g에 물 300ml를 넣어 약한 불로 2회 수전해서 200ml로 만들어 처음에는 1/3을 투약하고, 다음에는 자주 여러 번 투여한다. 이 방법으로 쇼크 환자 57명을 치료한 결과 52명 완치, 5명은 호전되었다.[3]

(3) 관절질환 치료

방 약 1 | 산수유45g, 백작약, 계혈등^각30g, 당삼, 갈근^각20g, 천마, 위령선, 계지, 반하(법제), 천궁^각10g, 감초12g을 수전해서 15일을 치료기간으로 투여한다. 이 방약으로 경추동맥으로 인한 경추병 환자 110명을 치료한 결과 69명 완치, 56명 호전, 5명은 무효였다.[4]

방 약 2 | 산수유35g을 수전해서 1일 1첩, 1일 2회로 투약하고, 증상이 호전되면 10~15g을 끓여서 차 대용으로 투여한다. 통증이 심하면 유향10g, 의이인30g을, 국소 여러 곳에 통증이 있고, 이리 저리 이동을 하면 오공1마리, 지용10g, 백화사10g을 배합하고, 관절운동에 장애가 있으면 적작약12g, 홍화, 도인^각10g을 첨가해서 투여한다. 이

방약으로 견응증(肩凝症) 환자 29명을 치료한 결과 모두 유효하였고, 그중 20명 완치, 6명 현저한 효과, 3명은 호전이었다.[6]

(4) 기능성 자궁 출혈 치료

방 약 | 산수유60g, 토사자30g, 여정자, 한련초, 오미자[각]15g, 익모초, 천초[각]10g을 수전해서 2~3개월간 투여한다. 이 약으로 60명을 치료한 결과 47명 현저한 효과, 11명 호전, 2명은 무효였고, 지혈시간이 3첩인 자는 41명, 4~6첩인 자는 9명, 8첩이상인 자는 5명이었다.[7]

(5) 다발성 구강궤양 치료

방 약 | 수면 전에 산수유 분말10g을 식초에 개어 2개의 거즈(크기3×3cm²)에 바른 후 양측 용천혈에 붙이고, 익일 아침에 제거한다. 10일을 치료기간으로 하고, 연이어 4회 실시한다. 이 방법으로 92명을 치료한 결과 26명 현저한 효과, 54명 유효, 12명은 무효였다.[8]

사용용량

일반적으로 3~9g을 사용하고, 응급구조 시에는 20~30g을 사용한다. 산수유 과육(果肉)의 LD_{50}은 53.55g/kg(생약)이었고, 과핵(果核)의 LD_{50}은 90.8g/kg(생약)이었다.

주의사항

신선한 과육즙(黑紅色)은 개구리, 쥐, 토끼 등에 독성 작용은 크지 않았으나 토끼의 위점막에는 경미한 충혈이 있었다. 열이 있거나 습열(濕熱)로 인한 배뇨장애에는 사용하지 않는다.

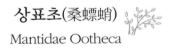

상표초(桑螵蛸)
Mantidae Ootheca

약재개요

사마귀과(螳螂科)에 속한 곤충인 사마귀의 알집이다. 성미(性味)는 감(甘), 함(鹹), 평(平)하고, 간(肝), 신(腎)에 귀경한다. 보신조양(補腎助陽 신장을 보하고, 양기를 도와줌), 고정축뇨(固精縮尿 정액을 수렴하고, 소변을 농축함)의 효능이 있어 정액누설, 유뇨(遺尿), 빈뇨(頻尿), 대량 백대하 등의 증상에 사용한다.

임상응용

(1) RBC 발육 촉진

상표초에는 18 종의 아미노산과 7 종의 인지질(phosholipi) 성분이 있고, 인지질은 RBC와 각 세포의 중요한 원료이고, RBC 발육을 촉진한다.[1]

(2) 동맥경화 경감 작용

인지질(phosholipi) 성분은 동맥경화를 경감시키는 작용이 있는 것으로 밝혀졌다.[1]

(3) 대상포진 치료

방 약 1 상표초100g, 마치현300g, 봉방150g, 승마200g, 왕불유행200g을 분쇄해서 75%의 주정에 1주일간 담가 두고, 1일 1회 저어 준다. 1일 3회, 5일을 치료기간으로 환부에 발라준다. 이 방약으로 21명을 치료한 결과 3~7일 만에 완치했다.[2]

방 약 2 상표초20g을 약한 불로 80%까지 자(炙)한 후에 분말로 만들어 참기름에 개서 환부를 1일 2회 도포하고, 만약 감염이 있으면 Gentamicin을 혼합해서 도포한다. 이 방법으로 대상포진 환자 30명을 치료한 결과 12명은 3일에 완치, 4명은 10일에 완치, 6명은 5일에 완치, 2명은 다른 방법으로 치료했다.[3]

(4) 욕창 치료

방 약 상표초의 껍질을 잘라 불순물을 제거하고, 분말을 만들어 여과하고, 고압살균한 후 보관하고, 매 7~10일 마다 중복해서 소독해 준다. 먼저 환부를 일반적인 방법으로 소독한 후 약분말을 도포하고, 소독한 거즈로 감아준다. 매 2~3일 마다 1회 교환해 준다. 이 방법으로 100명을 치료한 결과 83명 완치, 11명 호전, 6명은 무효였다.[5]

(5) 동상 치료

방 약 상표초를 칼로 잘라 내부에 있는 알을 깬 후 즙을 짜내어 동상의 환부에 도포해 준다. 동상으로 상처가 생겼더라도 감염이 없으면 사용할 수 있고, 도포 후 물로 세척하지 않고, 완치까지 시술한다. 이 방법으로 50명을 치료한 결과 모두 완치했다.[4]

사용용량

일반적으로 3~8g을 사용한다.

급성 비뇨기 감염으로 인한 빈뇨, 음허성(陰虛性) 발열에는 사용하지 않는다.

복분자(覆盆子)
Rubus Fructus

약재개요

장미과(薔薇科)에 속한 낙엽관목식물(落葉灌木植物)인 장엽복분자(掌葉覆盆子)의 익지 않은 열매이다. 성미(性味)는 감(甘), 산(酸), 미온(微溫)하고, 간(肝), 신(腎)에 귀경한다. 보익간신(補益肝腎), 고정축뇨(固精縮尿 정액을 수렴하고 소변을 농축함)의 효능이 있어 정액누설, 유뇨(遺尿 수면중 배뇨), 빈뇨(頻尿), 양위(陽萎 성기능 장애), 시력감퇴 등의 증상에 사용한다.

약리연구

(1) 에스트로겐 작용

복분자를 투여한 쥐, 토끼의 질과 내막조직을 관찰한 결과 에스트로겐 호르몬과 유사한 작용이 있었다.[1]

(2) 임파세포 증식 작용

복분자의 수전액, 에테르 추출물 등은 임파세포 증식을 현저하게 촉진시켰다.[2]

(3) testosterone 증가 작용

복분자의 수전액은 고환의 Leydig 세포에 직접 작용하여 스테로이드의 합성효소를 활성화시키고, 분해를 억제시켜서 testosterone 합성 능력을 증강시켰다.[3]

임상응용

(1) 남성 불임증 치료

방 약 1│ 복분자, 차전자, 구기자, 오미자, 토사자^각50g, 여정자, 보골지, 황기^각30g, 부자15g, 파극천25g을 수전해서 투여한다. 이 방약으로 31명을 치료한 결과 유효율이 93.5%였다.[4]

방 약 2 | 산수유, 복분자, 구기자, 하수오, 사상자^각12g, 육종용, 파극천^각10g, 음양곽15g, 감초5g을 수전해서 1일 1첩을 투여한다. 이 방약으로 71명을 치료한 결과 정액 이상자 58명 중 56명 완치, 1명 호전, 1명 무효였고, 성기능장애자 12명 중 11명 완치, 1명 무효였고, 소음경자(小陰莖者) 1명은 완치했다.[5]

(2) 소아 유뇨증 치료

방 약 | 복분자 분말5~7g을 생계란에 작은 구멍을 뚫어서 넣고 구운 후 투여한다. 이 방법으로 소아 유뇨증을 치료한 결과 양호한 효능이 있었다.[6]

사용용량

일반적으로 3~15g을 사용한다.

주의사항

성질이 따뜻해서 소변을 농축시키므로, 요량 감소나 음허증(陰虛證)에는 사용하지 않는다.

해표초(海螵蛸)
Sepiae Os

약재개요

오징어과(烏鰂科)에 속한 동물인 무침오적(無沈烏賊) 혹은 금오적(金烏賊)의 뼈이다. 성미(性味)는 함(鹹), 삽(澀), 미온(微溫)하고, 간(肝), 신(腎)에 귀경한다. 지혈(止血), 지대(止帶), 제산(制酸), 렴창(斂瘡)의 효능이 있어 붕루(崩漏 ^{기능성 자궁출혈}), 내·외상 출혈, 유정(遺精), 대하(帶下), 습창(濕瘡), 습진(濕疹) 등의 증상에 사용한다. 오적골(烏賊骨)이라고도 한다.

약리연구

(1) 항-궤양 작용

오적골은 위산 중화작용이 있을 뿐만 아니라 위액의 산도를 약화시키고, 정상이거나 스트레스가 있는 쥐의 위조직에 cAMP의 함량을 증가시키고, cAMP는 위점막분비를 촉진시켜 위점막세포가 산성(酸性)에 내성을 형성한다.[15]

(2) 제산지통(制酸止痛) 작용

오적골의 탄산칼슘은 위산을 중화시키고, 신물트림, 속쓰림을 경감시키고, 또한 위궤양면의 염증의 흡수와 통증을 경감시켰다.[16]

(3) 기 타

이외에 오적골은 골절시 뼈의 유합촉진, 지혈, 항-종류의 작용이 있는 것으로 밝혀졌다.

임상응용

(1) 천식 치료

방 약┃ 오적골500g의 분말을 사탕(砂糖)1000g에 혼합해서 성인은 1회 15~24g, 1일 3회 투약하여 8명을 치료한 결과 7명의 증상은 기본적으로 억제되었고, 기온변화에 재발하지 않았고, 1명은 호전이었다.

(2) 위·십이지장 궤양 치료

방 약 1┃ 오적골, 진주분, 상피(象皮), 절패모, 백급, 계내금, 황연, 오약, 감초 등을 캡슐(매 캡슐 생약 0.3g 함유)에 넣어 투여한다. 이 방약으로 소화성 궤양 환자 68명을 치료한 결과 총 유효율이 95.6%이고, 완치가 89.7%였다.[1]

방 약 2┃ 해표초50g, 절패모10g, 계내금15g, 홍두구(紅豆蔲)10g, 울금10g, 감초15g을 수전해서 1일 1첩을 투여한다. 이 방약으로 소화성 궤양 환자 10명을 치료한 결과 5명 완치, 5명은 개선이었고, Cimetidine를 대조군(對照群)으로 비교한 결과 현저한 차이가 없었다.[2]

방 약 3┃ 오적골, 침향을 6:1 비율로 혼합해서 분말을 만들어 1일 3회, 1회 1g을 투여한다. 이 방약으로 위한(胃寒)으로 신물을 구토하는 환자 36명을 치료한 결과 복용 2주후 30명은 구토, 위한의 증상이 현저하게 경감했다.[3]

방 약 4┃ 해표초, 모려(煅)[각]30g, 복령15g, 황백, 백출, 현호, 천련자[각]10g, 황연, 목향, 감초[각]6g을 수전해서 1일 1첩을 투약하고, 복용기간에는 매운 음식, 기름진 음식 등을 피한다. 이 방약으로 궤양병 환자 103명을 치료한 결과 68명 완치, 16명 현저한 효과, 15명 호전, 4명은 무효였다.[4]

(3) 소화기 출혈 치료

방 약 1┃ 동일량의 해표초, 생대황의 분말을 1회 2~3g, 매 4~6시간 마다 1회, 냉수로 투약하고, 일반적으로 금식을 하지 않으나 토혈하는 자는 1~3일 정도 금식한다. 이 방약으로 50명을 치료한 결과 49명 지혈, 1명은 무효였다. 지혈시간은 12~72시간이었다.[5]

방약 2│ 오적골6분, 백급5분, 감초5분을 분말로 만들어 1회 5g을 1일 3회 투여한다. 이 방약으로 44명을 치료한 결과 복용 3~5첩으로 토혈, 변혈이 중지하였고, 위장 통증이 소실, 경감했다.[6]

(4) 궤양성 결장염 치료

방약│ 오적골, 우분(藕紛)ᵃ30g을 분말로 만들고, 압담자50g을 물500ml에 넣어 100~150ml로 수전한다. 약액에 분말을 넣어 죽처럼 만들어 1일 1회 항문으로 주입한다. 7회를 1회 치료기간으로 한다. 이 방법으로 36명을 치료한 결과 27명 완치, 8명 호전, 1명은 무효였다.[7]

(5) 학질 치료

방약│ 오적골 분말3g, 백주(白酒)10ml에 혼합해서 1회에 투여한다. 이 방법으로 45명을 치료한 결과 증상이 소실자는 39명, 검사에서 음성자는 20명, 7~10개월 후 재검사에서 재발자는 9.09%였고, 일반적으로 1~3회 복용 후 효능이 있었다.[8]

(6) 욕창 치료

방약│ 오적골의 분말을 고압 소독한 후 환부에 뿌리고, 붕대로 감아두었다가 2~3일 마다 1회 교환한다. 이 방법으로 표재성(表在性) 욕창환자 100명을 치료한 결과 83명 완치, 11명 호전, 6명은 무효였고, 일반적으로 3~7회 후 완치했다.[9]

(7) 하지궤양 치료

방약│ 환부를 소독한 후 오적골 분말을 뿌린 다음 붕대로 감아두었다가 2~3일마다 1회 교환해 준다. 이 방법으로 12명을 치료한 결과 환부의 삼출액이 감소하였고, 조직이 재생하고, 결가(結痂)가 형성된 후 완치했다.[10]

(8) 구강 출혈 치료

방약│ 오적골, 중누(重樓), 삼칠을 2:2:1 비율로 혼합한 후 분말로 만들고, 소독후 보관한다. 구강 출혈부위를 청결히 한 후 약 분말을 발라주고 솜으로 1~2분간 눌러준다. 이 방법으로 발치(拔齒)후, 치주염, 외상, 혈액병 등으로 인한 구강 출혈 환자 154명을

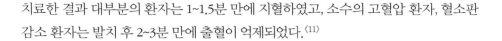

치료한 결과 대부분의 환자는 1~1.5분 만에 지혈하였고, 소수의 고혈압 환자, 혈소판 감소 환자는 발치 후 2~3분 만에 출혈이 억제되었다.[11]

(9) 피부 점막 궤양 치료

방 약 1 | 오적골50g, 주황산(珠黃散)5g을 분말로 만들어 고압 살균한다. 궤양 부위를 온수로 세척한 뒤 소독한 약분말로 도포하고 붕대로 감아두었다가 1일 1회 교환해 준다. 이 방법으로 하지궤양 환자 14명을 치료한 결과 12명 완치, 2명은 무효였다.[12]

방 약 2 | 오적골분말30g에 적당량의 봉밀을 혼합한 후 거즈에 싸서 1일 2회 환부를 도포한다. 이 방법으로 항생제나 해열진통제 등의 약물 과민반응으로 인한 수포성 발진 환자를 치료한 결과 양호한 효과가 있었다.[13]

(10) 농이(膿耳) 치료

방 약 | 오적골분말 50g을 채유(菜油) 500ml에 넣어 갈색이 될 때까지 초전(炒煎)한 후 1주일 간 두었다가 여과한다. 1회 2방울, 1일 3회 주입하고, 7일을 치료기간으로 한다[14].

사용용량

내복으로 6~15g을 사용하고, 분말 복용 시에는 1회 1.5~3g을 사용한다.

주의사항

신선한 오적골에는 5-hydroxy tryptamine, peptide류의 성분이 있어 대량으로 복용하면 운동 기능 장애를 유발한다. 음허성(陰虛性) 발열이 있으면 주의한다.

부소맥(浮小麥)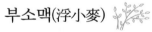
Triticum aestivum L.

약재개요

벼과(禾本科)에 속한 한해살이 혹은 두해살이 초본식물인 밀의 익지 않은 종자를 건조한 것이다. 성미(性味)는 감(甘), 량(凉)하고, 심(心)에 귀경한다. 보기(補氣), 청열(淸熱), 지한(止汗)의 효능이 있어 자한(自汗), 도한(盜汗) 등의 증상에 사용한다.

약리연구

(1) 혈지질 강하

실험용 쥐를 고지질혈증으로 모형을 만들고, 소맥의 눈을 사료로 투여한 결과 TC, TG가 현저하게 감소했다[1].

(2) 간기능 보호 작용

실험용 쥐의 간에 고콜레스롤, 고TG, 과산화의 모형을 만들어 소맥의 눈을 위장에 투여한 결과 간조직의 지질과 과산화지질의 물질이 현저하게 감소했다[1].

임상응용

(1) 자한, 도한 치료

방 약 | 부소맥, 모려, 마황근, 황기를 배합해서 치료한 결과 양호한 효능이 있었다.

(2) 남성 혈림(血淋) 치료

방 약 | 부소맥으로 남성의 혈림 증상을 치료한 결과 양호한 효능이 있었다[2].

사용용량

일반적으로 9~30g을 사용한다.

주의사항

특별히 보고 된 것이 없다.

마황근(麻黃根)
Ephedra sinica Stapf

약재개요

마황과(麻黃科)에 속한 여러해살이 초본형태의 소관목(小灌木) 풀인 목적마황(木賊麻黃)

혹은 중마황(中麻黃)의 뿌리를 건조한 것이다. 성미(性味)는 감(甘), 평(平)하고, 폐(肺)에 귀경한다. 지한(止汗)의 효능이 있어 자한(自汗), 도한(盜汗) 등의 증상에 사용한다.

약리연구

(1) 혈압강하 작용

Ephedradines A, B, C, D 성분과 Feruloylhistamine 등의 성분은 혈압강하작용이 있었지만 Ephedradines B 성분은 혈관긴장소 II로 인한 혈압상승에는 아무런 영향이 없었다[1].

임상응용

(1) 주사비(酒渣鼻) 치료

방 약 | 생마황근, 생마황절각80g을 분쇄후 백주(白酒)1500ml에 넣어 강한 불로 30분간 끓인 후 여과해서 보관하고, 1일 2회, 1회 25ml, 10일을 치료기간으로 투여한다. 이 방약으로 18명을 치료한 결과 15명 완치, 3명 호전이었다[2].

사용용량

일반적으로 3~10g을 사용한다.

주의사항

특별히 보고된 바가 없다.

가자(訶子)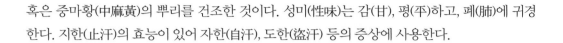
Terminalia chebula Retz

약재개요

사군자과(使君子科)에 속한 낙엽교목(落葉喬木) 식물인 가자의 익은 과실을 건조한 것이다. 성미(性味)는 고(苦), 산(酸), 삽(澁), 평(平)하고, 폐(肺), 대장(大腸)에 귀경한다. 염폐삽장(斂肺澁腸 폐와 대장을 수렴함), 이인하기(利咽下氣 인후부를 부드럽게 하고 기를 아래로 내림)의 효능이 있어 오래된 설사와 이질, 탈항, 폐가 허약해서 발생한 기침 등의 증상에 사용한다.

약리연구

(1) 항-미생물 작용

가자의 수전액은 이질간균, 백일해간균, 포도구균, 대장간균, 폐렴구균, 용혈성연구균 등을 억제시키는 작용이 있었고, 주정추출물은 진균을 억제시키는 작용이 있었다[5],[6].

(2) 수렴 작용

가자의 탄닌성분은 오배자와 유사한 수렴, 지사(止瀉) 작용이 있었고, 또한 대황과 유사한 (먼저 설사후) 수렴작용이 있었다[6].

(3) 기 타

이외에 항-경련, 항-산화 등의 작용이 있었다.

임상응용

(1) 대엽성 폐렴 치료

방 약 │ 가자육15g, 괄누15g, 백부9g을 수전해서 1일 1첩, 1일 2회로 투여한다. 보도에 의하면 이 방약으로 20명을 치료한 결과 1~3일만에 해열하였고, 3~6일만에 백혈구가 정상으로 회복하였고, 6~11일만에 염증이 흡수되었다.

(2) diphtheriaphor 치료

방 약 │ 10%의 가자 수전액을 1회 100~150ml, 1일 3~4회 투약하고, 매일 4~5회 가자약액으로 입을 행구어 준다. 보도에 의하면 이 방법으로 20명을 치료한 결과 3회 치료후 균이 음성으로 전환했다.

(3) 단백뇨 측정

방 약 │ 가자(분쇄)100g을 수전한 후 고농도로 농축해서 반고체로 만들고, 25g을 95%의 주정100ml에 넣어 용해시켜 여과한 후 2.5%의 실험약으로 사용한다. 이 방법으로 뇨단백을 검사하는 여러 가지 방법과 비교한 결과 99.1%동일했다[1].

(4) 이질 치료

방 약 1 │ 가자정제(매알당 생약 5g 함유)를 1일 3회, 1회 5~8알 투여한다. 이 방법으로 급성이질 환자 100명을 치료한 결과 86명 임상완치, 8명 호전, 6명 무효였다[2].

방 약 2 | 20%의 가자액을 1일 2회, 1회 10~40ml를 항문으로 관장하고, 동시에 가자를 캡슐(腸溶)에 넣어 1일 3회, 1회 1알, 식사 2시간 전에 투여한다. 보도에 의하면 이 방법으로 급성 이질 환자 25명을 치료한 결과 23명 완치, 체온은 평균적으로 2.4일만에 정상으로 회복하였고, 대변은 2.9일만에 정상으로 회복했다.

(5) 습진 치료

방 약 | 가자분말에 식초를 첨가해서 환부에 도포한다. 일반적으로 3~5일 동안 실시하면 양호한 효능이 있다. 이 방법으로 급성습진 환자 47명을 치료한 결과 45명 완치, 2명 현저한 효과였고, 만성 습진환자 34명을 치료한 결과 30명 완치, 3명 현저한 효과, 1명은 무효였다[3].

(6) 성대 Polyp 치료

방 약 | 가자, 원명분, 담남성, 매편(梅片), 서월석황(西月石黃)의 분말을 오매육으로 환약을 만들어 투여한 결과 본병에 양호한 효능이 있었다[4].

(7) 실음증(失音症) 치료

방 약 | 가자4개, 길경30g, 감초60g을 분말로 만들어 1회 6g을 탕약으로 투여한다. 이외에 가자로 만성 습진, 내치 등을 치료한 보고가 있다.

사용용량

일반적으로 3~9g을 사용한다.

주의사항

특별히 보고 된 것이 없다.

육두구(肉豆蔲)
Myristica fragrans Houtt

약재개요

육두구과(肉豆蔲科)에 속한 상록교목인 육두구 나무의 익은 과실의 종자이다. 성미(性味)

는 신(辛), 온(溫)하고, 비(脾), 위(胃), 대장(大腸)에 귀경한다. 온중행기(溫中行氣 비위를 따뜻하게 하고 기를 돌림), 삽장지사(澀腸止瀉 장을 수렴해서 설사를 멎게 함)의 효능이 있어 오래된 설사, 상복부 팽만, 식욕부진, 구토 등의 증상에 사용한다.

약리연구

(1) 진정, 최면 작용

육두구의 휘발성분은 중추신경을 억제하여 Barbital의 작용을 증강시켰다[1].

(2) 마취 작용

육두구의 휘발성분을 쥐, 토끼, 고양이, 개에게 정맥주사한 결과 마취작용이 있었다[2].

(3) GPT강하 작용

휘발성분은 쥐의 GPT를 강하시키는 작용이 있었다[3].

(4) 소화 촉진 작용

육두구를 소량 복용해도 위액분비를 증가시키고, 위, 장의 유동운동을 촉진시켜 소화를 촉진하고, 식욕을 증가하는 작용이 있다[4]. 이외에 항산화, 항균, 항염 등의 작용이 있는 것으로 밝혀졌다.

사용용량

일반적으로 1.5~9g을 사용한다.

주의사항

육두구의 Myristincin성분은 기형을 유발하고, 또한 발암성분, 환각성분이 함유되어 있다.

적석지(赤石脂)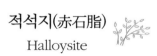
Halloysite

약재개요

단사정계(單斜晶系)에 속한 다수고령토(多水高嶺土)이다. 성미(性味)는 감(甘), 삽(澁), 산

(酸), 온(溫)하고, 위(胃), 대장(大腸)에 귀경한다. 삽장지사(澁腸止瀉 장을 수렴해서 설사를 멎게 함), 지혈(止血), 수렴생기(收斂生肌 수렴하고, 근육을 재생시킴), 렴창(斂瘡)의 효능이 있어 설사, 변혈, 탈항, 기능성 자궁출혈, 대하, 부스럼 등의 증상에 사용한다.

약리연구

(1) 지사(止瀉) 작용

적석지의 규산아연은 장관(腸管)내의 독소(인, 수은, 세균독소, 이상발효의 부산물, 염증성 삼출물)를 흡수하고, 점막을 덮어 위·장관의 자극을 감소시킨다[1].

(2) 지혈, 진통 작용

복방 적석지제제는 응혈시간과 출혈시간을 단축시키고, 동물에게 전기자극으로 인한 통증을 억제하는 작용이 있었다[2],[3].

임상응용

(1) 화상 치료

방 약 | 적석지, 한수석, 대황, 황백, 빙편의 분말을 향유에 혼합해서 환부에 도포한다. 이 방약으로 화상환자를 치료한 결과 양호한 효능이 있었다[4].

(2) 궤양성 결장염 치료

방 약 | 적석지, 가자, 감초, 황연, 황백을 배합하여 치료한다[5]. 이 방약으로 70명을 치료한 결과 유효율이 80% 이상이었다.

사용용량

일반적으로 10~20g을 사용한다.

주의사항

특별히 보고 된 바가 없다.

앵속각(罌粟殼)

Papaver somniferum

양귀비과(罌粟科)에 속한 한해살이 혹은 두해살이 초본식물인 양귀비의 성숙한 삭과(蒴果)의 껍질을 건조한 것이다. 성미(性味)는 산(酸), 삽(澁), 평(平)하며, 독이 있고, 폐(肺), 신(腎), 대장(大腸)에 귀경한다. 렴폐삽장(斂肺澁腸 폐와 장을 수렴함), 지통(止痛)의 효능이 있어 오래된 기침과 설사, 흉복부와 관절부위의 통증 등에 사용한다.

(1) 진통, 최면 작용

앵속각이 함유한 몰핀성분은 진통작용이 현저하고, 고도의 선택성이 있고, 코데인의 진통작용은 몰핀의 1/4정도였고, 수면작용도 있다[9],[10].

(2) 진해(鎭咳) 및 호흡억제 작용

몰핀은 중추를 통하여 진해작용이 있었고, 진해작용의 용량은 진통작용보다 적었고, 호흡중추를 억제하고, 호흡중추의 억제량은 진통량보다 적었다[9],[10].

(3) 기 타

이외에 앵속각은 변비, 혈관확장, 동공축소 등의 작용이 있는 것으로 밝혀졌다.

(1) 소화기 질환 치료

① 만성위염 치료

방 약 | 앵속각10g, 금은화30g, 산약30g을 수전해서 1일 1/2첩을 투여한 결과 만성위장염, 결장염, 소화불량, 만성설사 등에 양호한 효능이 있었다. 고혈압, 심장병, 심박동 증가, 부정맥 등 환자는 복용을 금한다[1].

② 만성 장염 치료

방 약 | 앵속각10g을 수전해서 금은화 분말10g과 같이 1일 3회 투여한다. 이 방법으로 20명을 치료한 결과 투여 2~4일후 양호한 효과가 있었다.

③ 세균성 이질 치료

방 약 | 앵속각6g, 적석지30g, 쌀30g, 건강6g, 석류피6g, 오미자6g, 목향6g을 수전해서 1일 1첩을 투여한다. 이 방약으로 16명을 치료한 결과 모두 완치하였고, 3명은 재발했다.

④ 애역(呃逆) 치료

방 약 | 건조한 앵속각15g에 불을 붙혀 비강으로 연기를 1일 2회 흡입하고, 다시 12g을 온수에 넣어 차처럼 복용한다. 이 방법으로 완고한 애역 환자 31명을 치료한 결과 1~3일 치료로 모두 완치 했다. 2명은 암환자여서 재발했으나 나머지 환자는 재발하지 않았다[2].

(2) 호흡기 질환 치료

① 천식치료

방 약 1 | 앵속각, 가자^각5~10g, 오미자10~15g, 백출12~30g, 산약12~15g, 토사자12~20g을 수전해서 1일 1첩을 투여한다. 이 방약으로 만성기관지염을 치료한 결과 양호했다[6].

방 약 2 | 앵속각30g, 마황(炙)15g, 행인, 진피^각9g, 모려12g, 관동화(炙)15g, 담남성, 감초^각3g을 수전해서 1일 1첩을 투여한 결과 천식에 효능이 있었다[7].

② 백일해 치료

방 약 | 앵속각, 감초^각10g, 천축황15g, 진피(秦皮), 백부^각12g을 1회 20분씩, 3회 수전해서 혼합한 후 다시 100ml로 농전(濃煎)해서 식전에 투여하고, 매일 5회 투여한다. 이 방약으로 30명을 치료한 결과 22명 완치, 6명 호전, 2명은 무효였다[8].

(3) 통증치료

① 암성 동통 치료

방 약 1 | 앵속각9g, 유향3g, 몰약6g, 원호12g, 삼칠3g, 백굴채(白屈菜)9g, 삼능9g, 아출9g, 홍화9g, 단삼10g, 천련자(川楝子)10g을 수전해서 1일 1첩을 투약하고, 15첩 복용후 약효를 판단한다. 이 방약으로 폐암 통증 환자 14명을 치료한 결과 8명 현저한 효과, 5명 호전, 1명은 무효였다[3].

방 약 2 | 앵속각100g, 위령선50g, 원호50g, 오미자30g, 령지30g, 하수오30g, 오령지30g, 마전자7g, 천선자(天仙子)7g으로 100ml의 내복약을 만들어 통증시 1회 10ml(통증이 중한 자는 15ml), 1일 1~2회, 투여한다. 이 약으로 암성통증 환자 40명을 치료한 결과 92.5%가 유효했다[4].

② 편두통 치료

방 약 | 앵속각12g, 시호, 길경, 감초, 진피^각6g, 등초(燈草)10g을 수전해서 1일 2회 투여한다. 이외에 앵속각은 심근경색의 통증을 치료한 보고가 있다.

(4) 화상, 피부감염 치료

방 약 | 당귀200g, 앵속각200g, 빙편20g, 경분20g, 은미(銀米)15g, 마유(麻油)300g, 백납(白蠟)300g으로 외용 고약을 만들어 사용한다[5]. 이 방약으로 화상, 피부감염 환자 100명을 치료한 결과 유효율이 100%였다고 밝혔다.

사용용량

일반적으로 3~10g을 사용한다.

주의사항

앵속각은 수렴작용이 있어 기침, 설사의 초기에는 사용하지 않는다. 독이 있어 대량 복용하거나 장기간 복용은 금한다. 이 약은 내성이 있고, 치료량의 20~200배를 사용하면 중독된다.

검실(芡實)

Euryale ferox Salisb

약재개요

수련과(睡蓮科)에 속한 한해살이 수생초본식물인 가시연꽃의 익은 종자의 내부 과육이다. 성미(性味)는 감(甘), 삽(澁), 평(平)하고, 비(脾), 신(腎)에 귀경한다. 보비이습(補脾利濕 ^{비장을 보하고 습을 없앰}), 보신고정(補腎固精 ^{신장을 보하고 정액을 수렴함})의 효능이 있어 비허성 설사, 신허성 유정, 노실금, 백대하 등의 증상에 사용한다.

임상응용

(1) 만성 전립선염 치료

방 약 | 검실, 숙지황, 금앵자^각15g, 복분자, 음양곽, 쇄양^각12g, 오미자, 산수유, 자위피(刺猬皮)^각10g, 하수오(법제)30g을 수전해서 투여한다[1]. 이 방약으로 신양허형(腎陽虛型)의 만성전립선염을 치료한 결과 양호한 효능이 있었다.

(2) 청소년 유정 치료

방 약 | 쇄양, 검실, 사원질려, 연수(蓮鬚), 금앵자^각31g, 용골(煅), 모려(煅)^각21g, 지모, 황백^각 15g을 수전해서 1일 1첩을 투여한다. 이 방약으로 120명 치료한 결과 6~10첩으로 완치자 57명, 11~15첩으로 완치자 43명, 16~20첩은 8명, 12명은 무효였다[2].

(3) 대하증 치료

방 약 1 | 백과, 검실, 의이인, 산약^각30g, 토복령20g, 지골피, 차전자^각12g, 황백9g으로 습열 하주형(濕熱下注型) 대하 환자 38명을 치료한 결과 35명 완치, 2명 현저한 효과, 1명은 무효였다[3].

방 약 2 | 백출, 창출, 의이인, 산약^각30g, 검실, 오적골^각15g, 두충10g, 천초8g을 수전해서 투여한다. 이 방약으로 60명을 치료한 결과 45명 완치, 13명 유효, 2명은 무효였다[4].

(4) 소아 설사 치료[5]

방 약 | 택사, 검실, 활석, 차전자(炒)^각20g, 초산사15g, 초창출5g, 사인3g을 기본 약으로 하고 변혈에는 황연6g, 포공영, 백두옹^각15g을, 복부팽만에는 초과6g을, 허한(虛寒)에는 육계, 부자(법제)^각3g을 첨가하고, 물 500ml 넣은 후 100~150ml로 수전해서 6회로 나누어 하루 동안 다 투여한다. 이 약으로 110명을 치료한 결과 100명 완치, 6명 호전, 4명은 무효였다.

사용용량

일반적으로 12~20g을 사용한다.

주의사항

외감(外感), 치질, 변비 등에는 주의한다.

금앵자(金櫻子)
Rosa laevigata Michx

약재개요

장미과(薔薇科)에 속한 상록반원관목(常綠攀援灌木) 식물인 금앵자나무의 익은 과실을 건조한 것이다. 성미(性味)는 산(酸), 삽(澁), 평(平)하고, 신(腎), 방광(膀胱), 대장(大腸)에 귀경한다. 고정축뇨(固精縮尿 정액을 수렴하고, 소변을 농축함), 삽장지사(澁腸止瀉 장을 수렴하고, 설사를 멎게 함)의 효능이 있어 유정(遺精), 빈뇨, 유뇨, 백대하, 설사, 이질 등의 증상에 사용한다.

임상응용

(1) 소아 추계(秋季) 설사증 치료

방 약 | 금앵자를 수전해서 공복에 투여한다. 이 방법으로 20명을 치료한 결과 13명 완치, 6명은 유효, 1명은 무효였다[1].

(2) 유미뇨 치료

방 약 | 금앵자, 오매, 검실, 차전자, 비해, 산약, 익지인 등을 수전해서 투여한다[2].

(3) 직장하수(直腸下垂) 치료

방 약 | 발계(菝葜)90~120g, 금앵자60~90g을 수전해서 3회로 나누어 투여한다. 이 방약으로 27명을 치료한 결과 모두 완치했다[3].

(4) 자궁하수(子宮下垂) 치료

방 약 | 금앵자3000g을 냉수에 하루 동안 담가 두었다가 다음날 약한 불로 30분씩 2회 수전한 후 3000ml로 농축해서 사용한다. 1일 2회, 1회 60ml, 연이어 3일을 치료기간으로 투약하고, 3일 휴식후 다시 투여한다. 이 방법으로 203명을 치료한 결과 1~2회 치료기간으로 16명 완치, 138명 호전이었다[4]. 이외에 금앵자는 장유착, 영구피임 시술 후 유증, 땀띠, 골반내강염, 소변잠혈, 신장결핵 등에도 효능이 있는 것으로 밝혀졌다.

사용용량

일반적으로 4.5~9g을 사용한다.

주의사항

특별히 보고 된 것이 없다.

19

용토약(涌吐藥)

정의 구토를 촉진시키는 약을 용토약(涌吐藥) 혹은 최토약(催吐藥)이라 한다

작용 구토작용

증상 독극물 오용으로 인한 위장통증, 가래가 기도를 막아서 발생한 호흡곤란, 간질발작 등의 증상에 사용한다.

주의 ① 약량을 점진적으로 늘리고, 토하기 시작하면 복용을 중지한다.

② 신체허약자, 노인, 소아, 임신부 등은 주의한다.

③ 고혈압, 심장병, 뇌혈관 환자는 주의한다.

④ 구토 후에 바로 음식 섭취하지 않는다.

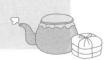

과체(瓜蒂)

Melonis Calyx

박과(葫蘆科)에 속한 한해살이 초질등본(草質藤本) 식물인 참외(恬瓜)의 꼭지이다. 성미(性味)는 고(苦), 한(寒)하고, 독이 있고, 위(胃)에 귀경한다. 거열담(祛熱痰), 소숙식(消宿食), 이습열(利濕熱)의 효능이 있어 열담(熱痰), 숙식(宿食), 전간(癲癇), 천식, 번조불안(煩躁不安), 흉복부 팽만·통증, 황달, 두통 등의 증상에 사용한다. 과정(瓜丁), 고정향(苦丁香)이라고도 한다.

(1) 구토 작용

Melotoxin 성분은 위장의 감각신경을 자극하여 반사적으로 중추성 구토를 촉진했다[1].

(2) 혈압 강하 작용

참외의 뿌리는 이뇨 작용을 통하여 혈압을 강하하는 작용이 있었다.[4]

(3) 항암 작용

실험용 쥐의 육류37(肉瘤), 폐암, 간암세포를 억제시키는 작용이 있었다.[4]

(4) 간장 보호 작용

Cucurbitacin B 성분은 Perchlormethane으로 인한 쥐의 급성 간장 손상을 보호하는 작용이 있었고, 혈중 GPT를 현저하게 감소시켰고, 간소엽(肝小葉) 중앙의 괴사 조직을 대부분 회복시켰고, 간당원을 증가시켰고, 간조직 염증은 감소하였고, 조직의 섬유화, 지방변성을 억제시켰다.[5]

(5) 면역 증강 작용

Cucurbitacin B 성분은 면역을 증강시키는 작용이 있었다.[6]

(6) 심혈관에 미치는 영향

Cucurbitacin D 성분은 쥐의 모세혈관의 투과성을 증가시켰고, 또한 마취한 개, 고양이, 원숭이의 정맥에 대량으로 주사한 결과 혈압하강, 심박동수가 감소했다.

(7) 피임 작용

Cucurbitacin D 성분은 쥐의 배란, 수정, 황체 형성을 억제시켜 피임작용을 했다.

(8) 설사 작용

Cucurbitacin D 성분을 개와 고양이에게 정맥주사한 결과 설사작용이 있었고, 마취한 개의 장유동(腸蠕動)을 증가시켰다.

임상응용

(1) 급성 황달형 간염 치료

방 약 1 | 과체산0.1g을 비공(鼻孔)으로 1일 1회 불어 넣고, 3일을 1회 치료기간으로 한다. 치료기간 간(間)은 3~7일을 휴식하고, 다시 다음 치료기간을 실시한다. 동시에 보간약(補肝藥)을 투여한다. 이 방법으로 188명을 치료한 결과 1개월 치료후 현저한 효과자 153명, 31명 호전, 4명은 무효였다.[1]

방 약 2 | 성숙하지 않은 과체5g을 작은 병에 넣은 후 뜨거운 물100ml를 넣고 10분간 담가두었다가 다시 3~4분간 끓인 뒤 마개를 닫아 둔다. 10일 후 여과한 뒤 고압살균해서 1일 2~3회 식후에 투여한다. 10개월~4세 어린이는 1회 1ml, 4~12세는 2ml, 성인은 5ml를 투여한다. 이 방법으로 103명을 치료한 결과 10일에 완치자 46.6%, 15일에 완치자 92.25%였다. 30일 복용으로 간종대(肝腫大)가 정상으로 회복하여 늑골아래 1.5cm 이내 인 자는 35.92%, 40일 복용으로는 97.09%였고, 황달이 5일내 소실자는 70.87%, 5~10일에 소실자는 95.14%였고, 소변과 간기능이 모두 정상으로 회복했다.[2]

사용용량

내복으로는 2~5g을 사용하고, 환(丸), 산제(散劑)에는 0.3~1g을 사용한다. 과체의 LD_{50}의 1/5을 사용시 부정맥, 혈중 K감소, 호흡마비증상이 출현하였고, 심지어 호흡중지로 사망까지 했다. 과체 복용 30분 후 극렬한 구토, 위장부위의 작열감, 구토물에 혈액, 담즙이 있었고, 이어서 물같은 설사를 했다. 심하면 맥박이 빈약하고, 혈압하강, 호흡곤란, 혼미 증상이 출현했다.[4]

주의사항

신체허약, 대량 출혈자는 복용을 금한다. 약을 투여한 후 사탕을 입에 물고 천천히 녹이면 약력(藥力)을 높일 수 있다. 중독이 심해서 구토가 중지하지 않으면 사향0.1~0.5g을 온수로 투여한다.

상산(常山)
Dichroa febrifuga Lour.

약재개요

범의귀과(虎耳草科)에 속한 낙엽소관목식물(落葉小灌木植物)인 황상산(黃常山)의 뿌리이다. 성미(性味)는 고(苦), 신(辛), 한(寒)하고, 폐(肺), 심(心), 간(肝)에 귀경한다. 용토담음(涌吐痰飮), 제학질(除瘧疾)의 효능이 있어 흉중담음(胸中痰飮), 학질 등의 증상에 사용한다.

약리연구

(1) anti-malaria 작용

$α-$, $β-$, $γ-$Dichroine 성분은 Quinine 약보다 26배 강한 항 말라리아 작용이 있었고, $α$ 성분은 1배, $β$ 성분은 100배, $γ$ 성분은 150배의 효과가 있었다.[3]

(2) anti-ameba 작용

Dichroine 성분은 체외에서 ameba 원충을 억제시키는 작용이 있었다.[4]

(3) anti-Leptospirosis 작용

상산 수전액은 Leptospirosis를 억제시키는 작용이 있었다.[5]

(4) 해열 작용

상산 수전액, 주정 추출물은 모두 해열작용이 있었고, 시호보다 더 강했고, $γ-$Dichroine 성분은 아스피린보다 강한 해열작용이 있었다.[6]

(5) 혈압 강하 작용

Dichroine 성분은 심장억제와 내장 혈관을 확장시켜 혈압을 하강하는 작용이 있었다[7].

(6) 장관(腸管)의 평활근에 미치는 영향

α-, β-, γ-Dichroine 성분은 체외에서 토끼의 소장의 운동을 억제하였고, α-Dichroine 성분은 개의 소장운동을 억제시켰다.[7]

(7) 자궁흥분 작용

α-, β-, γ-Dichroine 성분은 체외에서 토끼의 자궁과 체내에서 개의 자궁을 흥분시키는 작용이 있었다.[7]

(8) 구토 작용

α-, β-, γ-Dichroine 성분은 모두 구토작용이 있었고, β-Dichroine 성분의 구토작용은 위, 장을 자극하여 생긴 반사적인 것으로 추정한다.[8]

임상응용

(1) 소아 상호흡기 감염

방 약 | 상산, 시호, 황금^각10g, 포공영, 인동등, 반지련^각30g, 생감초5g을 2회 수전한 후 100~150ml로 농축한다. 공복이나 식사 1시간 후 투약하고, 2시간 마다 20~30ml를 투여한다. 이 방약으로 63명을 치료한 결과 복용 1일에 해열자 9명, 2일에 해열자 32명, 3일에 해열자 11명이었다.[1]

(2) 매핵기(梅核氣) 치료

방 약 | 상산, 감초^각15g, 오매, 몽석(先煎), 당삼^각30g, 굴핵60g, 황금20g, 침향5g, 대황(后下)3g을 수전해서 2일에 1첩을 6회로 나누어 투여한다. 이 방약으로 60명을 치료한 결과 52명 완치, 3명 호전, 5명은 무효였다.[2]

사용용량

쥐에게 각종 dichroine(常山碱)을 구강으로 투여한 결과 LD$_{50}$은, a-dichroine는 570mg/kg이고, β-dichroine는 6.57mg/kg이고, r-dichroine는 6.45mg/kg(다른 보도에서는 2.74mg/kg)이었다. Total Alkaloid(总生物碱)는 7.79mg/kg이었고, r-dichroine을 정맥주사한 결과 LD$_{50}$은 10mg/kg이었다. 구강내복이 정맥보다 독성이 강한 것으로 나타낸다.

β-dichroine(常山碱乙)의 독성은 Quinine보다 150배 많고, Total Alkaloid(总生物碱)의 독성은 Quinine의 123배였다. β-dichroine과 γ-dichrorine을 쥐에게 0.75, 0.25, 0.075mg/kg을 연이어 14일간 위장에 투여한 결과 성장을 억제시켰다. 쥐의 구강으로 dichroine를 투여한 결과 설사를 유발하였고, 심지어 변혈이 있었으며, 해부한 결과 위점막의 충혈 혹은 출혈하였고, 간, 신장이 황색이었다. 일반적으로 3~7g을 사용한다.

주의사항

중독 잠복기는 30분~2시간이고, 초기에는 구역질, 구토, 복통, 설사, 혈변 등이고, 심하면 위장출혈, 부정맥, 혈압하강 등이 있고, 최후에는 순환부전으로 사망한다.[9]

여로(藜蘆)

Veratrum nigrum L.

약재개요

백합과(百合科)에 속한 여러해살이 초본식물인 참여로의 뿌리와 뿌리줄기를 건조한 것이다. 성미(性味)는 고(苦), 신(辛), 한(寒)하고, 독이 있으며, 폐(肺), 위(胃), 간(肝)에 귀경한다. 용토풍음(涌吐風飮), 살충의 효능이 있어 중풍, 간질, 인후염, 옴 등의 증상에 사용한다.

약리연구

(1) 혈압하강 작용

여로 침출물의 수용액과 정제품의 주정 용해액은 혈압을 현저하게 하강시켰다[1].

(2) 심박동수 감소 작용

5%의 여로 침출물의 수용액을 마취된 개에게 정맥주사한 결과 혈압이 하강하였고, 심박동수가 감소하였고, 심장의 수축폭이 경미하게 증대했다[1].

(3) 기 타

이외에 장관(腸管)수축, 항진균 등의 작용이 있었다.

(1) 폐암 치료

방 약 | 여로, 산치자, 세신, 대황, 급성자각30g, 경분, 빙편각20g을 분말로 만들어 용해된 흑고약(黑膏藥)500g에 천천히 넣는다. 매 50~70g으로 파스처럼 만들어 X선을 참고해서 폐암부위의 앞·뒤 면에 붙이면 6~10시간내에 가래를 배출한다. 이 방법으로 여러명을 치료한 결과 몇 명은 6~9년 동안 생존했다[2].

(2) 골절 치료

방 약 | 동일량의 여로, 우슬, 혈여탄의 분말을 백주(白酒)에 혼합해서 환부에 도포한 후 깁스를 해준다. 이 방법으로 골절환자에게 시술한 결과 유합을 촉진시켰다[3].

(3) 탈모 치료

방 약 | 여로, 사상자, 황백, 백부, 오배자각4.5g, 반모3g을 95%의 주정 100ml에 1주간 담가 두었다가 환부에 1일 1~2회 도포한다. 일반적으로 약을 도포하면 붉은 반점, 수포가 발생하는데, 그때는 잠시 동안 치료를 중단하고, 새로운 피부가 돋아나면 다시 실시한다. 수포가 완치되면 환부가 가려우면서 발모한다[4].

(4) 심상우 치료

방 약 | 여로, 오매, 천금자, 급성자각30g을 75%의 주정 500ml에 1주간 담가 두었다가 환부에 도포한다. 일반적으로 3~5일이면 완치된다. 이 방법으로 100명을 치료한 결과 92명 완치, 8명은 무효였다[5].

내복으로는 0.3~0.9g을 사용하며, 환(丸), 산제(散劑)로 투여한다. 외용할 때에는 분말을 기름에 잘 혼합해서 도포한다. 흑여로 침출물을 쥐의 피하에 주사한 결과 LD_{50}은 1.78±0.38g/kg이었다. 부작용은 복용 5분~1시간이내 발생하고, 초기증상은 혀, 인후부위의 자침감, 위장부위 작열감, 통증, 오심, 구토, 두통, 어지러움, 발한, 동공확대, 실명, 심지어 변혈, 혈압하강, 부정맥, 호흡곤란, 경련 등의 증상이 출현하고, 최후에는 호흡마비로 사망한다.

신체허약자, 임신부, 소아는 주의한다.

20

외용약 및 기타 약재

정의 외용(外用)으로 주로 사용하는 약들을 말한다.

작용 해독거종(解毒祛腫 독과 부종을 없앰), 화부배농(化腐排膿 곪게 하고 고름을 배출시킴), 생기염창(生肌斂瘡 조직을 재생하고 부스럼을 수렴함), 살충거양(殺蟲祛痒 벌레를 죽이고 가려움을 제거함) 등의 효능이 있다.

증상 각종 부스럼과 피부병, 외상. 독충의 교상(咬傷), 이비인후과 질환

주의 ① 본 류의 약들은 대부분 독이 있기 때문에 주의하고, 장기간 사용하지 않는다.
② 규정에 맞게 법제하고, 용법용량을 준수한다.
③ 소수의 약은 과민성이 있으므로 과민 반응자는 검사 후 투여한다.
④ 부식성이 강한 약은 조직 손상에 주의하고, 부형제를 배합해서 사용한다.
⑤ 어린이, 신체허약자, 임신부는 특히 주의한다.

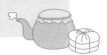

명반(明礬)
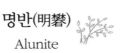
Alunite

약재개요

유산염류광물인 명반석(明礬石)의 제련품(製錬品)이고, 황산알루미늄을 함유하고 있다. 성미(性味)는 산(酸), 한(寒)하고, 폐(肺), 간(肝), 비(脾), 위(胃), 대장(大腸)에 귀경한다. 청열해독(淸熱解毒 열을 내리고 독을 없앰), 살충지양(殺蟲止痒 벌레를 죽이고 가려움을 제거함), 지혈지사(止血止瀉), 조습소담(燥濕消痰 습을 건조시키고 가래(담)를 없앰)의 효능이 있어 부스럼, 옴(疥癬), 습진(濕疹), 가려움증 등의 증상에 사용한다. 백반(白礬) 혹은 고반(枯礬)이라고도 한다.

약리연구

(1) 피임 작용

동물실험에서 명반은 피임작용이 있었다[26].

(2) 지질감소 작용

명반과 울금을 배합해서 고지질혈증인 토끼에게 투여한 결과 지질감소의 효능이 있었다[26].

(3) 수렴 작용

명반수를 외용으로 사용한 결과 지한(止汗) 작용이 있었고, 4%의 명반용액을 동물의 자궁에 사용한 결과 탈수(脫垂)를 억제하였다[26].

(4) 지혈 작용

명반수는 체외에서 혈청을 즉각 침전시켰고, 단백질을 응고시키는 작용이 현저했다[26].

임상응용

(1) 유행성 이하선염 치료

방 약 | 명반50g, 웅황45g, 빙편3.5g을 분말로 만들어 75%의 주정에 개어 환부에 발라준다. 이 방법으로 16명을 치료한 결과 3일내에 완치했다.[1]

(2) 폐결핵 객혈 치료

방 약 | 명반24g, 아차(兒茶)30g의 분말을 캡슐에 넣어 1회 0.1~0.2g, 1일 3~4회 투약하고, 대량 객혈 시에는 매 3시간마다 1회 투여한다. 객혈중지 후에도 2~3일 더 투여한다. 이 방법으로 70명의 폐결핵 객혈 환자를 치료한 결과 35명은 복용 2일에 객혈을 중지하였고, 대다수는 1~10일 만에 중지했다.

(3) 홍역 합병 폐렴 치료

방 약 | 명반30g, 흑백축(黑白丑)15g의 분말을 밀가루(소량)와 식초에 혼합해서 용천혈에 붙인다. 강소성 빈해현 장구회사의 병원에서 이 방법으로 51명을 치료한 결과 46명 완치였다고 밝혔다.

(4) 간경화 복수 치료

방 약 | 백반, 핵도인, 대조육, 흑두(黑豆), 적소두, 곡아, 차전자, 행인으로 231명을 치료한 결과 32명 완치 근접, 151명 호전이었다.[2]

(5) 전염성 간염 치료

방 약 | 명반분말을 캡슐에 넣어 1일 1g, 1일 3회 공복에 투여한다. 이 방법으로 76명을 치료한 결과 증상은 4.9일 만에 소실하였고, 황달은 12.6일 만에 없어졌고, 입원시간은 8~36일이고, 퇴원시 대부분 정상으로 회복했다.

(6) 간암성 통증 치료

방 약 | 명반, 웅황, 청대, 망초, 유향, 몰약각60g, 혈갈30g, 빙편10g의 분말을 1회 30~60g, 식초나 저담(猪膽)에 혼합해서 통증부위에 도포하고, 1일 1회 교환해준 결과 양호한 진통효과가 있었다.[3]

(7) 위, 십이지장 궤양 치료

방 약 | 고반분말500g, 오적골375g, 연호색125g, 봉밀200g으로 정제를 만들어 1일 4회, 1회 5~7알, 3개월을 치료기간으로 투여한다. 보고에 의하면 이 방약으로 만성위염, 십이지장 궤양 등 280명을 치료한 결과 76.6%는 증상이 완전히 소실하였고, 현저한 경감 21.4%, 총 유효율은 98.2%였다.

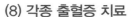

(8) 각종 출혈증 치료

방 약 1 | 명반45g, 아차(兒茶)90g에 물 1500ml를 넣고 200ml로 수전해서 1일 2~4회, 1회30ml를 투여한다. 이 방약으로 18명을 치료한 결과 17명은 유효했다.[4]

방 약 2 | 1%의 명반액으로 치료한다. 먼저 방광으로 도관을 넣어 생리식염수로 방광내부의 혈전을 세척하고, 다시 약액을 주입한다.[16] 이 방법으로 방광 대출혈자 22명을 치료한 결과 20명 지혈, 2명 경감이었다.

방 약 3 | 6%의 명반약액으로 치료한다. 위장 출혈자는 20ml를 투여하거나 도관으로 1회 50ml를 주입하고, 도관으로 위액의 상태를 검사해서 혈액이 없으면 중지한다. 전립선 수술후 출혈자는 명반액 50ml를 도관으로 주입한 뒤 30분 후 배출하고, 출혈이 있으면 다시 재주입한다. 방광 출혈자는 방광내부의 소변을 제거한 후 약액을 주입하고, 대장에 출혈자는 300~500ml를 주입한다. 이 방법으로 각종 출혈 환자 50명을 치료한 결과 47명 현저한 효과였다.[17]

(9) 각종 암 치료

방 약 1 | 고반분말9g, 백식초180g을 수전해서 1회에 투약하고, 매 5일 마다 1회 투여한다. 이 방법으로 1명의 위암 환자를 치료한 결과 X선상에 완치되었다.[1]

방 약 2 | 고반18g, 산자고18g, 비상(砒霜)9g, 사향0.9g을 분말로 만들어 미분(米粉)을 소량 첨가해서 T자 형태로 좌약(길이 1~1.5cm, 직경 0.1cm)을 만들어 건조한 후 사용한다. 이 방법으로 자궁경부암 환자 11명을 치료한 결과 모두 임상완치 표준에 도달하였고, 자각증상 소실, 국소 종대(腫大) 소실, 주위 침윤이 소실하였고, 질내를 세포학적인 검사를 3회 실시한 결과 모두 음성이었고, 조직검사, 병리검사에서도 음성이었다.[5]

방 약 3 | 백반, 홍화각6g, 와송30g을 수전해서 환부를 훈증한 후 30~60분간 세척한다. 1일 1~2회 실시하고, 1첩으로 3~4일 동안 사용한다. 동시에 북사삼. 석곡, 태자삼, 여정자, 백작약, 금은화, 복령각20g, 한련초, 당삼각30g, 흑목이(黑木耳)6g을 수전해서 1일 1첩을 투여한다. 이 방법으로 자궁경부암 환자를 치료한 결과 양호한 효능이 있었다.[6]

방 약 4 | 백반, 담석(膽石), 자석, 단사, 웅황각30g을 승화법(昇化法)으로 72시간 단(煅)한 후 사용한다.

① 종류가 편평하면 상부에서 약을 도포하고, ② 종류가 높고 뿌리가 작으면 아래부터 도포하고, ③ 종류가 괴사, 액화가 있으면 삽입하여 점진적으로 크게 구멍을

만든다. 1일 혹은 격일제로 약을 교환해주고, 종류 조직이 괴사하여 탈락할 때까지 실시한다.

이 방법으로 피부 종류 환자 16명을 치료한 결과 평균적으로 2개월 간 입원 치료 후 10명 완치, 6명 호전이었고, 부작용은 없었다.[7]

(10) 직장하수(直腸下垂) 치료

방 약 | 6%의 명반 주사약(PH: 2.5)을 직장주위 상부에 주사하고, 직장점막과 근층(筋層)에 보조로 주사한다. 보고에 의하면 이 방법으로 성인 직장 완전 하수 환자 214명을 치료한 결과 213명 완치, 1명 호전이었다.[8]

(11) 만성궤양성 결장염, 직장염 치료

방 약 | 명반, 창출, 고삼, 괴화[각]15g, 대황10g을 250ml로 수전해서 궤양성 직장염에는 1회 50~80ml를 관장하고, 결장염에는 1회 100~125ml를 항문에서 5~30cm 상부에 주사한다. 1일 2회, 10일을 치료기간으로 시술한다. 이 방약으로 359명을 치료한 결과 201명 완치, 98명 양호한 효과, 49명 호전, 7명은 무효였다.[9]

(12) 급성 세균성 이질 치료

방 약 | 명반400mg, 백두옹50mg, 계란 노란자의 유지 20mg, 대두30mg을 추출해서 캡슐(매 알당 생약 0.5g 함유)에 넣어 1회 4~6알, 1일 3회 투여한다. 이 방약으로 324명을 치료한 결과 302명 완치, 21명 유효, 1명은 무효였다.[10]

(13) 유아 설사 치료

방 약 | 명반1g을 계란 1개와 혼합하여 물 10ml를 넣고 볶아서 1일 1회, 연이어 2일을 투여한다. 이 기간에는 모유의 양을 줄이고, 항생제를 사용하지 않고, 비타민B_1과 생리식염수를 소량 투여한다. 이 방법으로 50명을 치료한 결과 70% 완치, 30% 호전이었다.[11]

(14) 배뇨장애 치료

방 약 1 | 동일량의 백반, 식염의 분말을 사용한다. 먼저 일반 포장용 용지로 직경2cm, 길이 5cm으로 원통을 만들어 배꼽에 세우고 약분말을 1/2 정도 넣고 냉수를 부어 환자의 복부에 냉감이 있도록 한다. 이 방법으로 배뇨장애 환자 20명을 치료한 결과 12명 완치, 2명 현저한 효과, 3명 유효, 3명은 무효였다.[12]

방 약 2│ 5%의 백반수용액 30~50ml를 1회로 투여한다. 보고에 의하면 이 방법으로 급성 소변 저류 환자 24명을 치료한 결과 양호한 효능이 있었고, 대다수의 환자는 시술 30분 쯤에 소변을 배출하였고, 중증 뇌염으로 인한 급성 소변 저류 환자에게 양호한 효능이 있었으나 전립선 비대로 인한 소변 저류는 무효였다.[13]

방 약 3│ 백반분말12g을 신선한 총백500g과 같이 분쇄해서 니(泥)를 만들어 배꼽 아래의 방광부위에 붙이고 붕대로 감아둔다. 이 방법으로 소변저류 환자 10명(마취 후, 골반 신경 손상, 부인병, 전립선 증식)을 치료한 결과 1회로 완치자 8명, 2회 완치자 1명, 3회로는 1명이었다.[14]

(15) 신장 낭종(囊腫) 치료

방 약│ 명반3g을 생리식염수 100ml에 넣어 고압 살균해서 보관한다. 주사기로 조직의 낭액을 뺀 만큼 약액을 주입하고, 2~3회 반복해서 시술하고, 1회 시술후 3~5분간 휴식한다. 이 방법을 낭액이 나오지 않을 때까지 실시한다. 이 방법으로 신장낭종 환자 49쪽을 치료한 결과 32쪽 소실, 15쪽은 유효였다. 낭 내부에 세척액을 남기지 않게 한다[15].

(16) 고지질 혈증 치료

방 약│ 명반, 울금을 혼합해서 1일 3회, 1회 6g을 식후에 투약하고, 20일을 치료기간으로 한다. 이 방법으로 344명을 치료한 결과 콜레스테롤은 82.8%의 환자가 평균적으로 85.9mg% 하강했다. TG는 71.2%의 환자가 평균적으로 70.6mg% 하강하였고, Lipoprotein은 64.2%의 환자가 평균적으로 175.9mg% 하강했다. 170명의 비만 환자는 체중이 현저하게 감소하였고, 138명의 고혈압 합병자 중 32명은 혈압이 현저하게 하강하였고, 50명은 유효였다.[18]

(17) 초막 액체 저류(瀦留) 치료

방 약│ 명반10g을 1%의 Procaine 200ml에 용해해서 여과, 소독 후 사용한다. 먼저 환부를 소독한 후 액체를 뽑아내고 다시 약액을 주입한다. 이 방법으로 5명을 치료한 결과 1회로 모두 완치했다[13]. 다른 보고에 의하면 53명을 치료한 결과 총 유효율이 84.8%였다[19].

(18) 내치(內痔) 치료

방 약│ 명반, 오배자로 추출해서 주사약(탄닌산 0.15%, 명반 4% 함유)을 만든다. 내치 I, II기에는 치핵에 약액을 주사하고, 주사약액 양은 체중과 내치의 크기에 따라 결정하고,

III기나 정맥류성 혼합치는 1%의 Procaine을 혼합해서 직장의 동맥주위, 치질의 점막층, 정맥주위 등을 순서대로 주사한다. 1회에 25~40ml 주입한다. 이 방법으로 968명을 치료한 결과 933명 완치, 34명 호전, 1명은 무효였다[20].

(19) 자궁 하수증(下垂證) 치료

방 약 | 10%의 명반 감유액(甘油液: Glycerine)을 만들어 자궁의 양측 인대부위에 각 5ml를 주사하고, 만약 1회 시술로 효과가 없으면 1~2주후 다시 1회 주사한다. 주사 전 소독한 후 경부에서 0.5~1cm부위에 3시, 9시 방향(25도 각도)에 양측의 질벽을 향하여 1~1.5cm 깊이의 조직에 주사한다. 이 방법으로 II, III기의 자궁하수증 환자 100명을 치료한 결과 5명 무효, 15명 호전이고, 나머지는 완치했다.[21]

(20) 만성 중이염 치료

방 약 1 | 사태(蛇蛻)1개로 명반10g을 싸서 후라이팬에 놓고 강한 불로 사태(蛇蛻)가 탈 때까지 가열한 후 명반을 미세한 분말로 만들고, 다시 빙편0.5g을 혼합한 다음 병에 보관한다. 시술시 환부를 청결히 한 후 약 분말을 1일 1회 불어 넣는다. 이 방법으로 18명(만성중이염 15명 중 14명 완치, 1명은 호전이었다)을 치료한 결과 모두 유효했다.[22]

방 약 2 | 명반3분, 사군자4분, 빙편1분을 분말로 만들어 환부에 불어 넣는다. 이 방법으로 132명을 치료한 결과 1~2회로 완치자 78명, 3~4회로 완치자 35명, 5~6회로 완치자 19명이었다.[23]

(21) 만성 비대성 비염 치료

방 약 | 6%의 명반주사약(명반60g, 염산브로카인5g, 구연산나트륨15g을 물 1000ml에 용해 후 고압살균)으로 치료한다. 비대한 부위의 1~2곳, 매 부위에 0.2~0.3ml, 5~6일마다 1회 주사하고, 3회를 치료기간으로 한다. 이 방법으로 365명을 치료한 결과 257명 현저한 효과였다[24].

(22) 광조형(狂躁型) 정신병 치료

방 약 | 명반, 빙탕각120g에 물600ml를 넣고 200ml로 수전해서 공복에 1회에 100~200ml를 투여한다. 이 방법으로 3명을 치료한 결과 모두 1~2회 복용으로 완치했다. 복약 후 대부분 구토와 설사가 있으나 짧은 시간 내에 멈추고, 피곤해서 수면한다. 3명 중 1명

의 여 환자는 복약 2일 만에 광조(狂躁)적인 행동이 없어졌고, 언어가 정상적이었다. 2명의 남자는 복약 이틀 후에는 광조적인 행동이 호전하였고, 3일째에 구토 후 잠에 들었고, 깨어난 뒤 광조적인 행동이 없었고, 정상적인 행동을 했다.[25]

사용용량

일반적으로 1~3g을 사용한다. 쥐 실험에서 LD_{50}은 1.53g/kg이었다. 토끼와 개에게 8%의 명반 주사약 2ml/kg을 주사한 결과 중독반응이 현저했다.

주의사항

부작용으로는 치주궤양, 오심구토, 복통설사, 위장출혈, 혈뇨, 단백뇨 등이 있고, 심하면 사망할 수도 있다.

대산(大蒜)

Allium sativum L.

약재개요

백합과(百合科)에 속한 여러해살이 초본식물인 마늘의 뿌리이다. 성미(性味)는 신(辛), 온(溫)하고, 비(脾), 위(胃), 폐(肺)에 귀경한다. 해독거종(解毒祛腫 독을 없애고 부종을 제거함), 살충(殺蟲)의 효능이 있어 폐결핵, 간헐성 경련성 기침(頓咳), 이질, 설사, 구충, 요충 등의 증상에 사용한다.

약리연구

(1) 혈압강하 작용

실험성 고혈압인 개에게 마늘의 제재를 내복시킨 결과 혈압이 정상으로 회복하였고, 동맥경화가 있는 토끼의 혈압을 하강시켰으나 정상인 혈압에는 변화가 없었다.[16]

(2) 혈지질 감소 작용

동물실험에서 마늘기름은 혈지질을 감소시켰고, 혈청, 간, 신장의 콜레스테롤, TG를 정상적인 범위로 회복시켰다.

(3) 항-혈전, 항 동맥경화 작용

동물실험과 임상실험에서 마늘은 동맥경화의 발전과 심근경색 발생을 억제시키는 작용이 있었는데, 그 기전은 혈소판의 혈전형성 억제, 항-지질 등의 작용으로 인한 것이다.[17]

(4) 이뇨 작용

마늘을 마취된 개의 위장에 투여한 결과 이뇨와 Na 배출 작용이 있었는데, 용량과 상관 있었다.

(5) 기 타

이외에 간 보호, 항-암, 면역증강, 항산화, 항-노화 등의 작용이 있는 것으로 밝혀졌다.

임상응용

(1) 호흡기 질병 치료

① 기관지 천식

방 약 | 마늘(자색)10~15개를 니(泥)를 만들고, 사향분말1~1.5g을 준비한다. 환자를 엎드리게 한 후 제7~12번 흉추에 사향 분말을 뿌리고(넓이 0.8~1촌) 그 위에 마늘니를 덮은 두었다가 60~75분 후 제거한다. 그 뒤 환부를 세척하고, 붕산연고를 바르고, 비닐막으로 덮은 후 반창고로 고정해 둔다. 원덕정은 이 방법으로 기관지 천식 환자 184명을 치료한 결과 2년 이하 관찰한 72명 중 58명 현저한 효과, 10명 호전, 4명 무효였고, 2년 이상 관찰한 112명 중 46명 완치, 19명 호전, 5명은 무효였다.

② 결핵

방 약 | 자색마늘을 제1 치료기간에는 1회 25g, 1일 3회, 식사와 같이 10일 동안 투여하고, 제2 치료기간에는 1회 20g, 1일 3회, 20일간 투여하고, 제3 치료기간은 1회 15g, 1일 3회, 30일간 투여하고, 제4 치료기간에는 1회 10g, 1일 2회, 12개월을 투여한다. 흰마늘을 사용 시에는 2배로 투여한다. 이 방법으로 장결핵 환자 30명을 치료한 결과 유효율이 100%였다.[1] 이외에 마늘(자색, 껍질 제거)50g을 유리병에 넣고 방망이로 분쇄 후 코를 병 입구에 대고 심호흡을 한다. 이 방법을 1일 2회, 1회 1~2시간 실시해서 폐결핵 공동(空洞)환자를 치료한 보고가 있고[7], 마늘주사약을 1일 1회, 1회 10ml를 30일간 기관지에 주사해서 각종 항 결핵약으로 효능이 없었던 폐결핵 환자를 치료한 결과 가래검사에서 음성으로 전환했다고 보고한 것이 있다.

③ 대엽성 폐렴

방 약 | 10~100%의 마늘 시럽15~20ml를 매 4시간마다 1회 투약해서 대엽성 폐렴 환자 9명을 치료한 결과 6명 완치, 3명은 무효였다. 완치자 중 체온이 정상으로 회복하는데 걸린 시간은 1~3일, 방사선 검사에서 3~5일만에 음영이 감소, 소실했다.

(2) 소화기 질환 치료

① 간경화성 복수

방 약 | 마늘125g, 갑어(甲漁: 자라)1마리(500g 좌우)를 사용한다. 먼저를 갑어의 내장을 제거하고 마늘을 넣고 장시간 삶은 후 2일 1회, 1일 4회 소금없이 투여한다. 만약 구토자는 생강10g을 첨가하고, 기체복창(氣滯腹脹)자는 흰무우200g을 첨가한다. 이 방약으로 간경화성 복수 환자 32명을 치료한 결과 8명 완치, 14명 현저한 효과, 7명 유효, 3명은 무효였다.[2]

② 세균성 간낭종(肝囊腫)

방 약 | 마늘200~400g에 망초100~200g을 넣어 분쇄해서 니(泥)로 만든다. 니를 4~5층의 기름종이에 싸서 우측상복부에 붙이고, 탄력붕대로 감아주고, 격일로 1회 교환해주고, 동시에 항생제를 투여한다. 이 방법으로 다발성 세균성 간낭종 환자 18명을 치료한 결과 17명은 수술하지 않고 완치하였고, 1명은 담도(膽道) 폐쇄로 인해 수술했다.[3]

③ 위축성 위염

방 약 | 마늘의 Allicin 성분을 환약(매환 20mg 함유)으로 만들어 1일 6알, 연이어 30일간 투여한다. 이 방법으로 30명을 치료한 결과 1개월 복용 후 위 산도(酸度)가 증가하였고, 위액 내의 NO_2 함량을 감소시키고, 암 발생을 예방했다.[4]

④ 영아 설사

방 약 | 0.15%마늘주사약(매 ml당 생약 1.5mg 함유)을 2ml/kg의 포도당 생리식염수에 혼합해서 2회로 정맥주사하고, 2~4일을 치료기간으로 한다. 이 방법으로 70명을 치료한 결과 1~3회 치료기간으로 56명 완치, 3일 이상 치료 후 완치자 14명이었다.[5]

(3) 비뇨기 질환 치료

① 신장염

방 약 | 마늘(껍질 제거)250g을 수박(딱딱한 껍질제거, 크기 3~4kg)내에 삽입한 후 쪄서 수박

과 마늘을 1일 내에 투약하고, 깎아 낸 껍질은 수전해서 복용한다. 이 방법으로 급성 신장염 환자 21명을 치료한 결과 14명 완치, 5명 호전, 2명은 무효였다.[6]

② 전립선염 치료

방 약ㅣ 마늘액5ml(마늘유 15mg 함유)를 회음부에 이온도입법으로 시술한다. 1회 20분, 격일로 1회, 20회를 치료기간으로 한다. 이 방법으로 전립선염 환자 79명을 치료한 결과 9명완치, 30명 현저한 효과, 34명 진보, 6명은 무효였다.[6]

(4) 기타 내과 질환 치료

① 고지질혈증 치료

방 약ㅣ 마늘을 정제하여 캡슐(마늘정제유 0.2ml 함유)에 넣어 1회 3알, 1일 3회 투약해서 78명(고콜레스테롤증 43명, 고 TG증 70명, hyperlipoproteinemia 24명)을 치료한 결과 콜레스테롤은 평균적으로 31.6ml% 감소하였고, TG는 74.9mg%, lipoprotein 142.7ml% 감소했다.

② 뇌경색 치료

방 약ㅣ 마늘추출액60mg을 5%의 포도당 500ml에 혼합해서 1일 1회, 4주를 치료기간으로 정맥주사한다. 이 약으로(약명: 腦心速通) 뇌경색 환자 41명을 치료한 결과 치료 2주, 4주의 유효율은 각각 77.27%, 87.50%였고, 4주 후 신경계통을 검사한 결과 대조군(對照群)보다 우수하였고, MDA가 신속하게 감소했다.[8]

③ cryptosporidiosis 치료

방 약ㅣ 마늘추출물(大蒜素)을 캡슐(매알당 생약 20mg 함유)에 넣어 1세 이하는 1회 1알, 1일 3회, 1~5세는 1회 2알, 1일 3회, 5세 이상은 1회 3알, 1일 3회, 1~3주를 치료기간으로 투여한다. 이 방법으로 24명을 치료한 결과 10명은 2~4일 복용으로 설사 경감, 1주 후에는 배변이 정상으로 회복하였고, 8명은 1~2주 내에 증상이 억제되었고, 2명은 3주 내에 정상으로 회복하였고, 1명은 폐렴을 합병하여 치료를 중단하였고, 대변을 재검사한 18명중 1주 내 음성으로 전환자는 7명, 2주 내는 8명, 2~4주는 3명, 6명은 조사하지 못했다.[9]

(5) 외과질환

① 말기 암종(癌腫) 치료

방 약ㅣ 마늘주사약(ml당 생약 2~5g 함유)을 1회 2~5ml, 1일 2회 근육주사한다. 보고에 의하면 이 방법으로 76명을 치료하고, 그 중 54명을 분석한 결과 27명 유효, 6명 현저한 효과, 1명 임상완치였다. 비인후부(鼻咽喉部) 인상(鱗狀)세포암, 임파 상피암, 폐소세포성(肺小細胞性) 미분화암, 분문 인상 세포암, 위선암(胃腺癌)이 비교적 민감했다. 호남 의학원 등에서 이 방법으로 21명의 비인후부암(鼻咽喉部癌) 환자를 치료한 결과 종괴(踪塊)가 축소하였고, 9명은 임상증상이 소실했다고 밝혔다.

② 수술 절개부 및 충수낭종 치료

방 약 | 마늘250~500g을 니(泥)로 만들어 즙을 내어 바셀린 거즈(6~8겹)에 놓고, 약간의 망초 분말을 넣어 혼합하고, 사방을 접어 밀봉해서 보관한다. 수술부위 양측옆 3cm, 양단의 2cm 부위에 붙이고, 붕대로 복벽에 고정한다. 수술 다음 날부터 실시하고 격일로 교환해 준다. 충수낭종은 낭종(囊腫)보다 3cm 더 크게 도포한다. 이 방법으로 충수낭종 환자 108명을 치료한 결과 106명 완치, 2명 호전, 수술환자에게 감염 예방목적으로 256명에게 실시한 결과 모두 완치했다.[10]

③ 유선염 치료

방 약 | 급성 유선염 환자 18명에게 마늘을 놓고 뜸을 실시한 결과 1회로 완치자는 5명, 2회로 완치자는 13명이었다.[12]

④ 관절염 치료

방 약 | 마늘니(泥)100g, 이수피(李樹皮)50g에 물100ml를 넣고 수전한다. 약액 20ml에 생강니(泥)10g, 봉밀6g을 넣고 혼합해서 관절부위에 도포한 후 붕대로 감아주고, 30~50분 뒤 발열감, 자통감(刺痛感)이 있으면 제거한다. 보고에 의하면 이 방법으로 관절염 환자 104명을 치료한 결과 총 유효율이 95.2%였다[6].

⑤ 오공 교상(咬傷) 치료

방 약 | 신선한 마늘의 껍질을 벗기고 자른 후 상처부위와 주변(직경 2~3cm)을 10~15분 간 문지르고, 매 1시간 마다 실시한다. 이 방법으로 15명을 치료한 결과 3~10회 실시 후 모두 완치했다.[11] (그 중 1명은 황연해독탕을 복용했다.)

(6) 피부과 및 기타 질환 치료

① 대상포진 치료

방 약 | 마늘500g을 분쇄한 후 65g의 식초에 24시간 담가 두었다가 환부에 1일 5~6회 도포해 준다. 이 방법으로 대상포진 환자 22명을 치료한 결과 3~4일에 모두 완치했다.[13]

② 완고한 건선 치료

방약| 마늘100g, 천초(종자제거)25g을 분쇄 후 니(泥)를 만들어 환부에 반복해서 몇 번 발라주고, 1일 1~2회 실시한다. 이 방법으로 45명을 치료한 결과 모두 완치였다.[14]

③ 탈모 치료

방약| 신선한 자색 마늘즙(껍질 제거)을 감유(甘油)와 3:2 비율로 혼합해서 1일 2~3회 발라준다.(환부를 청결히 한 후 실시하고, 약 제조 후 바로 실시하고, 다른 피부에는 바르지 않도록 한다) 동시에 황기, 당귀, 상심, 황정, 백출, 백작약[각]15g, 숙지황20g, 계혈등25g, 흑두30~50g을 증상에 따라 가감해서 투여한다. 이 방약으로 856명을 치료한 결과 842명 완치, 14명은 무효였다.[15]

사용용량

일반적으로 3~7쪽을 사용한다. 쥐에게 경구투여한 결과 LD_{50}은 15.1g/kg이었고, 피하와 복강에 주사한 것은 12.5g/kg이었다. 1, 5, 10mg/kg을 동물에게 투여한 결과 심장, 뇌, 간, 신장, 폐에 병리학적인 검사에서 이상이 발견되지 않았다.

주의사항

대산은 국소에 자극성이 있다. 동물이나 인간의 적혈구에 접촉하면 흑갈색으로 변하고, 고농도에서는 적혈구가 용해된다. 대산의 휘발 성분은 토끼의 혈당을 감소시키고, 인간의 위액분비를 억제시키며, 심지어 빈혈까지 유발했다. 위염, 위·십이지장 궤양환자는 복용할 시 주의를 요하고, 혈관에 주사하면 자극적인 통증이 있고, 심근에 허혈이 가중될 수도 있으며 정맥염을 일으킬 수도 있다. 음허화왕(陰虛火旺)으로 눈병이 있고, 혀, 인후부, 구강, 치아에 질환이 있는 사람들은 복용하지 않는 것이 좋다. 마늘을 환부(患部)에 도포하면 피부발적, 작열감이 있고, 수포를 형성하기 때문에 장시간 시술하지 않고, 임신부는 관장법(灌腸法)으로 시술하지 않는다.

사상자(蛇床子)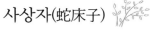

Cnidium monnieri (L.) Cusson

약재개요

산형과(傘形科)에 속한 한해살이 초본식물인 사상(蛇床)의 열매이다. 성미(性味)는 신(辛),

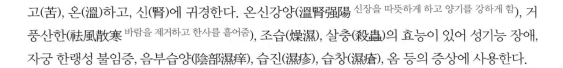

고(苦), 온(溫)하고, 신(腎)에 귀경한다. 온신강양(溫腎强陽 신장을 따뜻하게 하고 양기를 강하게 함), 거풍산한(祛風散寒 바람을 제거하고 한사를 흩어줌), 조습(燥濕), 살충(殺蟲)의 효능이 있어 성기능 장애, 자궁 한랭성 불임증, 음부습양(陰部濕痒), 습진(濕疹), 습창(濕瘡), 옴 등의 증상에 사용한다.

약리연구

(1) 성 호르몬 작용

사상자의 주정추출물은 쥐의 발정기를 연장시켰고, 난소와 자궁의 무게를 증가시켰다. 다른 보고에 의하면 스테로이드의 대사에 영향을 주고, testosterone 생성을 촉진 시켰다.[7],[8]

(2) 평천(平喘) 작용

사상자는 평천작용이 있어 천식을 경감시키고, 폐부의 환기기능을 개선시켰고, β-수용체는 흥분제 작용이 있었다. 또한 체외에서 히스타민으로 인한 기관지 평활근의 경련을 이완시켰다.[9]

(3) 국소마취 작용

사상자 수전액은 두꺼비의 좌골신경을 차단시켰고, 토끼의 척추관 마취 작용이 있었다. 그리고 바비탈의 수면시간을 연장시켰다.[10]

(4) 기 타

이외에 항-골다공증, 항-부정맥, 면역증강, 항염증 작용 등이 있는 것으로 밝혀졌다.

임상응용

(1) 천식, 천식성 기관지염 치료

방 약 | 사상자8g, 진피, 반하(법제)ᵃ5g, 소엽4g, 세신2g, 오미자, 감초(炙)ᵃ3g을 수전해서 1일 1첩 투여한다. 이 방약으로 소아 기관지천식 환자 26명을 치료한 결과 9명 완치, 13명 증상억제, 2명 호전, 2명은 무효였다.[1]

(2) 말초 신경염 치료

방 약 | 사상자, 지부자, 황백ᵃ9g, 몰약, 고삼ᵃ6g에 물 500~3000ml 넣고 5~10분간 수전한 후 매일 1회 환부를 세척해 준다. 이 방법으로 41명을 치료한 결과 35명 완치(모두 당뇨병 환자), 3명 현저한 호전(당뇨병 2명, 약물성 1명), 2명 유효, 1명은 무효였다.[2]

(3) 신경성 피부염 치료

방 약 | 사상자15g, 백선피12g, 당귀10g, 단삼10g, 박하1g, 항균연고1g, Diphenhydramine 0.5g, 교질(고무 위주)50g을 넣어 고약을 만들어 환부에 붙이고, 48시간마다 1회 교환해준다. 실시 6일마다 1일 휴식하고, 14일을 치료기간으로 한다. 이 방법으로 60명을 치료한 결과 34명 완치, 15명 현저한 효과, 9명 유효, 2명은 무효였다.[3]

(4) 양위(陽痿) 치료

방 약 | 사상자, 급성자[각]40%, 앵속각10%, 섬수8%를 총백으로 만든 병(餠)에 싸서 숯불에 외열(煨熱)한 후 종이를 버리고 다시 실시하고, 모두 7회 실시한 뒤 총백을 버리고, 사향2%를 넣어 분말로 만들어 성교전에 50도의 백주(白酒)에 약분말 0.1~0.3g을 혼합해서 귀두와 성기에 30분쯤 발라준다. 이 방법으로 양위 환자 104명을 치료한 결과 84명 완치, 12명 호전, 8명은 무효였다.[4]

(5) 남성 생식기 계통의 염증 치료

방 약 | 사상자, 어성초, 백두옹, 당귀, 구기자[각]12g, 시호, 차전자, 생지황, 향부[각]10g, 감초초(甘草梢)6g을 수전해서 투약하고, 동시에 사상자, 비해, 소목[각]15g, 백지30g, 감초10g을 수전해서 환부를 1일 2회, 1회 30분 간 좌욕한다. 이 방약으로 80명을 치료한 결과 53명 완치, 30명 호전, 5명은 무효였다.[5]

(6) 여성 생식기 가려움증 치료

방 약 | 사상자, 백선피, 황백[각]50g, 형개, 방풍, 고삼, 용담초[각]15g, 비해(后下)10g을 수전해서 환부를 1일 2회, 10~15회를 1회 치료기간으로 훈증, 좌욕해 준다. 이 방법으로 400명을 치료한 결과 392명 완치, 8명 호전이었다.[6]

사용용량

일반적으로 3~10g을 사용한다. 쥐에게 사상자 Total coumarines 성분을 투여한 결과 LD_{50}은 2.44g/kg이다.

주의사항

사상자는 독이 조금 있다. 소수의 환자는 복용후 구강건조, 기면, 위장의 불편감이 있었으나 약을 식사후 복용함으로써 소실하였고, 또한 피부 조홍감, 가려움증이 있었다. 음허성(陰虛性) 열이 있거나 하초(下焦)에 습열(濕熱)이 있으면 주의한다.

노봉방(露峰房)
Polistes mandarinus Saussure

약재개요

말벌과(胡蜂科)에 속한 곤충(昆蟲)인 대황봉(大黃蜂)의 집이다. 성미(性味)는 감(甘), 평(平)하고, 독이 있고, 위(胃)에 귀경한다. 공독(攻毒), 살충(殺蟲), 거풍(祛風)의 효능이 있어 옹저(癰疽), 나력(瘰癧), 치통(齒痛), 선창(癬瘡), 풍비통증(風痺痛症), 가려움증 등의 증상에 사용한다.

약리연구

(1) 항 염증, 진통 작용[17],[18]

노봉방은 Hydrocortisone과 유사한 작용이 있어 동물실험에서 급·만성 염증을 억제시키는 작용이 있었고, 부신을 제거한 후에도 항염증 작용이 있었다. 또한 진통 작용이 있었다.

(2) 체온 하강 작용

노봉방의 수전액은 쥐의 정상체온을 하강시켰고, 아스피린과 유사한 작용이 있었다[18].

(3) 이뇨 작용

노봉방은 경미한 이뇨 작용이 있었다. 토끼에게 0.9g을 투여한 후 24시간 내에 소변량이 28%증가하였고, 소변에 단백질이나 당 성분이 없었다. 토끼와 고양이에게 0.1g의 노봉방 기름을 내복시킨 결과 급성 신장염을 유발했다.[19]

(4) 혈액, 심혈관에 미치는 영향

노봉방의 주정, 에테르, 아세톤의 추출물은 혈액응고를 촉진시켰고, 그 중 아세톤 추출물이 가장 강했다. 또한 심장의 운동을 증강시켰고, 혈압이 단시간 하강했다.[20]

(5) 기 타

이외에 노봉방은 항균 등의 작용이 있는 것으로 밝혀졌다.

임상응용

(1) 기관지염 치료

방 약 | 봉방7개, 문빙(文冰)250g에 물 600ml를 넣어서 200ml로 수전해서 투여한다. 복용 후 누워서 땀을 낸다. 매주 1회 투약하고, 연이어 3회 실시한다.[1]

(2) 이하선염 치료

방 약 | 봉방30~50g을 초황색(焦黃色)으로 배건(焙乾)해서 분말로 만들어 참기름에 혼합한 후 환부에 1일 2회 도포한다. 이 방법으로 13명을 치료한 결과 모두 3일 내에 완치됐다.[2]

(3) 궤양성 결장염 치료

방 약 | 봉방, 아차(兒茶), 청대, 백급을 수전해서 관장한다. 이 방법으로 122명을 치료한 결과 10명 완치, 9명 현저한 효과, 100명 유효, 3명은 무효였다.[3]

(4) 매핵기(梅核氣) 치료

방 약 | 봉방80g, 계내금40g, 봉밀120g, 황납(黃蠟)120g을 환약(3g)으로 만들어 1회 3알, 1일 3회, 공복에 투여한다. 이 방약으로 21명을 치료한 결과 16명 완치, 3명 현저한 효과, 2명은 호전이었다.[4]

(5) 요실금 치료

방 약 | 동일량의 봉방, 상표초의 분말을 혼합한 후 1회 3~6g, 1일 2회 황주(黃酒)로 투여한다[5].

(6) 강직성 척추염 치료

방 약 | 봉방10g, 백개자, 천산갑, 계지각6g, 해조, 곤포, 우방자각9g, 혈갈3g, 황기60g, 당귀, 갈근각12g, 치자30g을 수전해서 1일 1첩, 1일 2회 투약하고, 동시에 외치법(外治法)을 실시한다. 이 방법으로 20명을 치료한 결과 10명 현저한 효과, 8명 호전, 2명은 무효였다.[6]

(7) 류마티스 관절염 치료

방 약 1 | 봉독침(꿀벌 독선의 분비물로 제조)1ml(0.5mg 함유). 처음에는 0.5mg을 1일 1회 근육주사하고, 반응이 없으면 혈자리에 1일 0.5mg을 주사하거나 증상과 체질에 따라

증가한다. 류마티스 관절염은 3개월을 1회 치료기간으로 한다. 일반적인 용량은 3mg이나 5mg까지 사용한다. 이 방법으로 150명을 치료한 결과 142명은 1회 치료기간을 완성하였는데, 총 유효율이 93.9%였고, 2명 완치, 31명 현저한 효과, 108명 호전, 9명은 무효였다[7].

방 약 2 | 봉독주사약 1일 2ml(생약 0.5mg 함유)를 근육주사하고 1개월을 치료기간으로 한다. 이 방법으로 RA환자 86명을 치료한 결과 18명 현저한 효과, 49명 유효, 19명 무효였다.[8]

(8) 갑상선 낭종(囊腫) 치료

방 약 | 동일량의 황봉방, 황약자의 분말을 혼합한 후 1회 0.5g, 1일 3회, 식후 황주로 투약하고, 바람을 피하고, 땀을 뺀다. 이 방법으로 71명을 치료한 결과 17명 외에 모두 완치였다[9].

(9) 조루 치료

방 약 | 봉방, 백지각10g을 홍건(烘乾)해서 분말로 만들어 식초에 갠 뒤 수면 전에 신궐혈에 붙이고 반창고를 발라둔다. 이 방법을 1일 1회 실시한다. 이 방법으로 43명을 치료한 결과 5~7회 시술로 모두 유효했다[9]. 다른 보고에 의하면 봉방, 음양곽, 육종용 등으로 남성 불임증 환자 253명을 치료한 결과 유효율이 87.3%였고, 130명 완치였다.

(10) 산후 모유 부족 치료

방 약 | 봉방20g, 두부250g, 사과락10g을 끓여서 두부와 약액을 1일 2회로 투여한다. 이 방약으로 35명을 치료한 결과 19명 현저한 효과였고, 총 유효율은 94%였다.[10]

(11) 성대 Polyp 치료

방 약 | 봉방240~300g, 천산갑(법제)30~50g, 금은화40~50g, 길경30~40g, 박하20~30g, 감초15~20g, 국화50~60g을 연밀(煉蜜)로 환약을 만들어 1회 3g, 1일 3회 투여한다. 이 방약으로 본병으로 인한 발성장애 환자를 치료한 결과 양호한 효과가 있었고, 만성비염, 만성인후염에도 효능이 있었다.[11]

(12) Behcets syndrome 치료

방 약 | 봉독주사약을 처음에는 0.05mg을 피하주사하고, 부작용이 없으면 다음날 1회 1mg을 1일 1회 주사하고, 1개월을 치료기간으로 하고, 연이어 1~3회 실시한다. 이 방법으

로 Behcets syndrome 환자 27명을 치료한 결과 44% 완치, 100% 유효율을 보였다. 1
년간 관찰한 결과 3명 재발하였으나 재실시 후 완치했다.[12]

(13) 대상포진 치료

방 약 | 유충을 함유한 봉방100g을 분쇄해서 75%의 주정 500ml에 넣어두고(밀봉보관), 5~7
일 후 여과해서 환부에 도포한다. 이 방법으로 대상포진 환자 15명을 치료한 결과 모
두 실시 2일에 결가(結痂)가 형성하였고, 3~4일에 결가가 탈락하였으며, 5일에 완치
했다. 삼출성 피부염 환자 10명은 3~5일만에 완치하였고, 접촉성 피부염 12명은 1~3
일만에 완치했다[13].

(14) 골결핵 치료

방 약 | 로방, 혈여탄, 숙지황^각60g, 사태(蛇蛻), 선태, 강잠^각30g을 분말로 만들어 1회 3g, 1일
2회, 황주로 투여한다. 이 방약으로 20명을 치료한 결과 양호한 효능이 있었다.[14]

(15) 유선암 치료

방 약 | 로방, 천산갑^각9g, 석견천(石見穿), 왕불유행, 아출, 황기, 당귀^각15g, 삼칠분말3g(2회로
나누어 단독 복용)을 수전해서 1일 1첩을 투약하고, 15일을 1회 치료기간으로 한다.[15]

(16) 화학치료 후 조직괴사 치료

방 약 | 로방탄, 생대황, 강황, 오공, 오배자^각10g, 화초, 고반^각3g, 빙편5g을 분말로 만들어 꿀
에 개서 1일 1회 도포해 준다. 이 방법으로 49명을 치료한 결과 모두 완치되었고, 평균
치료기간은 7.5일이었다.[16]

사용용량

탕약에는 6~12g을 사용하고, 분말은 1.5~3g을 투여한다. 쥐의 정맥주사에서 LD_{50}은 12.00
±0.38g/kg이고, 피하주사의 LD_{50}은 33.33±2.3 18g/kg이었다. 토끼, 고양이에게 봉방유(蜂房
油)0.1g/kg을 투여한 결과 급성 신장염이 유발했다.

주의사항

초기에는 식욕부진, 피로, 오심, 구토 등이 있었고, 이어서 두통, 요통, 사지부종, 핍뇨 등의 부
작용이 있었다. 신부전과 기혈 허약자(氣血虛弱者)는 복용하지 않는다.

대풍자(大風子)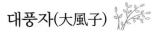

Hydnocarpus anthelmintica Pier.

약재개요

대풍자과(大風子科)에 속한 상록교목(常綠喬木)인 대풍자나무의 종자이다. 성미(性味)는
신(辛), 열(熱)하고, 독이 있고, 간, 비, 신에 귀경한다. 거풍조습(祛風燥濕 바람을 제거하고 습을 건조시
킴), 해독살충(解毒殺蟲)의 효능이 있어 한센병, 매독, 옴 등의 증상에 사용한다.

임상응용

(1) 음낭 습진 치료

방 약 | 대풍자, 산나(山奈), 백지, 감초, 백반, 형개를 혼합해서 사용한다. 경미한 증상에는
10~15g을 사용하고, 증상이 심한 자는 15~20g을 사용한다. 수전한 후 조석으로 각 1
회, 1회 10분간 환부를 담가 두었다가 다시 5분간 마사지 하면서 세척한다[1].

(2) 심마진 치료

방 약 | 대풍자30g, 마늘15g에 물 100ml를 넣고 5분간 끓인 후 환부에 도포한다. 이 방법으
로 50명을 치료한 결과 대부분이 1회 치료로 완치되었다.[2]

(3) 신경성 피부염 치료

방 약 | 대풍자, 창출, 황백, 고삼, 방풍, 독활, 오배자, 백선피 등을 동일량으로 사용한다. 상
기의 약을 두 개로 나누어 거즈에 싸서 따뜻하게 한 후 1포는 환부를 도포하고, 식으
면 교환해 준다. 1일 1회 실시하고, 1첩으로 6~7일간 사용한다.[3] 이 방법으로 20명을
치료한 결과 13명 완치, 4명 현저한 효과, 3명 호전이었다.

(4) 항문 습진 치료

방 약 | 대풍자, 고삼각50g, 창이자30g, 사상자, 부평초, 희렴초각15g에 물 2000~3000ml를 첨
가하고, 15~20분간 수전한 후 환부를 훈증하고, 적정온도에서는 환부를 3~5분간 좌
욕을 실시한다.[4] 이 방법으로 61명을 치료한 결과 42명 완치, 15명 호전, 4명은 무효
였다.

내복시에는 1회 0.3~1.0g을 사용한다. 대풍자sodium을 토끼의 피하, 정맥에 주사한 결과 용혈성 빈혈, 신장염, 단백뇨, 혈뇨, 간지방 변성 등의 병리적인 변화와 손상이 있었다.

주의사항

독이 있으므로 내복 시 주의한다. 일정 양으로 장기간 복용하면 중독된다. 중독증상으로는 두통, 어지러움, 발열, 복통, 구토가 있고, 심하면 단백뇨까지 나타난다. 임신부, 몸이 허약한자, 간과 신장의 기능이 좋지 않은 자, 음허성(陰虛性) 발열이 있으면 주의한다.

섬수(蟾酥)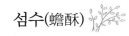
Bufonis venenum

약재개요

두꺼비과(蟾酥科)에 속한 동물인 중화대섬여(中華大蟾蜍)와 흑광섬여(黑眶蟾蜍)의 귀 뒤의 선(腺)에서 분비되는 흰색 액체를 건조한 것이다. 성미(性味)는 감(甘), 신(辛), 온(溫)하고, 독이 있고, 심(心), 위(胃)에 귀경한다. 해독소종(解毒消腫 _{독과 부종을 없앰}), 개규지통(開竅止痛 _{감각기관을 통하게 하고, 통증을 없앰})의 효능이 있어 각종 부스럼, 인후부 통증, 치통, 유선염, 혼수, 복통설사 등의 증상에 사용한다.

약리연구

(1) 강심 작용

두꺼비의 독은 심근수축력의 증강, 심박출량 증가, 심박동수 감소의 작용이 있었고, 그 기전은 심근세포에 유리된 Ca^{2+}와 상관있다[24].

(2) 중추신경 흥분 작용

두꺼비의 독은 호흡흥분과 승압(昇壓) 등 현저한 중추신경 흥분 작용이 있었다. 혈압상승은 말초혈관 수축과 관련 있다[25].

(3) 국소마취 작용

80%의 두꺼비 추출물은 표면마취작용이 있었다. 토끼의 각막, 인간의 혀에 실험한 결과 코데인보다 마취작용이 강했고, 오래 지속되었다[25].

(4) 항 종류(腫瘤)와 항 방사선 작용

섬수의 지질체는 쥐의 이행성 세포암을 억제시켰고, 그 기전은 암세포의 DNA에 영향을 주고, 또한 국소의 면역증강으로 추정한다. 그리고 쥐의 육류(肉瘤)180, 토끼Bp류(瘤), 자궁경부암, 복수형 간암 등을 억제시키는 작용이 있었다[26],[27].

(5) 기 타

상기외에 항염, 평활근 흥분, 심근보호, 면역증강, 진해(鎭咳), 혈소판응집 억제[27] 등의 작용이 있는 것으로 밝혀졌다.

임상응용

(1) 만성기관지염 치료

방 약 | 섬수1마리(동면중인 것을 포획)의 입에 명반9g, 대조1개를 넣고 열로 노랗도록 건조해서 분말로 만들고, 다시 대자석을 입혀 환약으로 제조해서 1일 3~6g을 1일 1회, 혹은 2~3회로 나누어 투약하고, 30일간 연이어 투여한다. 이 방법으로 2364명을 치료한 결과 361명 완치 근접, 651명 현저한 효과, 908명 호전, 444명은 무효였다[1].

(2) 심부전 치료

방 약 1 | 섬수4~8mg을 캡슐에 넣어 1일 2~3회, 식후에 냉수로 투여한다. 이 방법으로 심력이 2~3급인 환자 13명을 치료한 결과 12명은 투여 2~48시간내 증상이 개선하였고, 심박동수가 감소한 자 12명, 이뇨 작용이 현저한 자는 4명, 수종이 소실자는 5명, 간종대가 축소된 자는 6명, 폐부의 습음(濕音)이 소실자는 12명이었다[2].

방 약 2 | 섬수, 인삼, 녹용 등을 정제로 만들어 복용한다. 이 방법으로 만성 심부전 환자 73명을 치료한 결과 30명 현저한 효과, 38명 진보, 5명은 무효였다[3].

(3) 부정맥 치료

방 약 | 섬수를 캡슐(매알당 섬수 1mg 함유)에 넣어 처음에는 1회 1mg을 1일 3회 투약하고,

효능이 있으면 제4 일부터 2mg으로 증가하여 투약하고, 효능이 없으면 제7 일후부터 3mg을 투약하고, 1개월을 치료기간으로 한다. 이 방법으로 80명을 치료한 결과 26명 현저한 효과, 29명 유효였고, 실성(室性) 조기 수축환자의 유효율은 68.9%, 실상성(室上性)은 68.4%, 기질성 심장병 환자의 유효율은 69.6%이고, 원인불명의 유효율은 67.6%였다[4].

(4) 동부전 증후군(sick sinus syndrome) 치료

방 약 | 섬수, 사향, 삼칠, 인삼 등으로 단(丹)을 만들어 1회 2~3알, 1일 3회 투여한다. 이 방법으로 21명을 치료한 결과 자각증상의 현저한 개선외에 심박동수가 평균적으로 1분당 6~8회 증가했다[5].

(5) 간경화 복수 치료

방 약 | 살아있는 섬수1마리 입에 계란 1개를 넣고, 입을 꿰매고, 초(焦)한 후 분말로 만들어 1일 2회, 1회 1마리를 온수로 투약하고, 1개월을 1회 치료기간으로 하고, 연이어 3~6회 치료기간을 투여한다[6].

(6) B형간염 치료

방 약 | 섬수 추출물로 주사약을 만들어 1일 4ml, 30일을 1회 치료기간으로 근육주사하고, 1~3회 치료기간을 실시한다. 이 방법으로 만성 B형간염 환자 147명을 치료한 결과 HBV의 복제가 현저히 감소하였고[7], 동물실험에서 본 방법은 B형간염의 바이러스의 복제를 현저히 감소시켰고, 병리적으로 개선하였고, 세포내의 HBV-DNA가 억제되었다[8].

(7) 만성 담낭염 치료

방 약 | 계란 1개를 섬수의 복부에 집어넣고(안 들어가면 복부를 절개하여 삽입함) 보리짚으로 굽는다. 계란이 익으면 꺼집어내서 껍질을 버리고 복용한다. 1일 2~3회, 1회 1~2개를 실시한다. 이 방법으로 19명을 치료한 결과 14명 완치 근접, 5명 현저한 효과였다[9].

(8) 신장염 복수 치료

방 약 | 사인7알을 섬수의 입에 넣고 봉하고, 진흙을 발라 구운 후 흙을 제거하고, 분말로 만들어 1일 1마리, 1일 2회 황주30ml으로 투약하고, 7일을 1회 치료기간으로 한다. 이

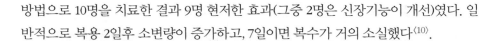

방법으로 10명을 치료한 결과 9명 현저한 효과(그중 2명은 신장기능이 개선)였다. 일반적으로 복용 2일후 소변량이 증가하고, 7일이면 복수가 거의 소실했다[10].

(9) 완고한 애역(呃逆) 치료

방 약 | 섬수소2~4ml를 1일 2~3회 근육주사한다. 이 방법으로 25명을 치료한 결과 16명은 2회 주사후 증상이 소실하였고, 6명은 3회 주사후 소실, 3명은 4일 주사후 경감했다[11].

(10) 감적(疳積) 치료

방 약 | 닭간 1엽에 사인0.1g을 넣고, 다시 섬수1마리(내장, 껍질 제거)에 넣고, 하엽(荷葉)으로 싸서 배건(焙乾)한 후 초(焦)하고, 다시 소량의 설탕과 식초를 뿌린 후 3회로 나누어 투약하고, 6~14일간 투여한다. 이 방법으로 소아 감적 환자 100명을 치료한 결과 91명 완치, 9명 호전이었다[12].

(11) 각종 암, 암성 통증 치료

방 약 1 | 섬수주사약20~40ml를 10%의 포도당에 혼합해서 1일 1회 정맥주사한다. 이 방법으로 원발성 간암환자 69명을 치료한 결과 유효율이 52.1%였고, 특히 수술이나 방사선, 화학치료를 할 수 없는 환자에게 적당하다[13].

방 약 2 | 섬수의 수용성분을 1회 20mg, 1일 2회, 3~6개월을 1회 치료기간으로 근육주사하고, 치료기간 간(間)에는 1개월간 휴식하고, 다시 제2 치료기간을 시작한다. 이 방법으로 말기암 환자 218명(폐암 164명, 소화기암 42명, 기타암 12명)을 치료한 결과 완치 3명, 임상완치 2명, 19명 현저한 효과, 105명 호전, 90명은 무효였다[14].

(12) 백혈병 치료

방 약 1 | 섬수0.15~0.3g을 캡슐에 넣어 매일 저녁 수면전에 투약하고, 10일을 1회 치료기간으로 한다. 호남 의학원 부속 제2 병원에서 이 방법과 Prednisone 1일 30~60mg을 혼합해서 투약하여 급성백혈병 환자 13명을 치료한 결과 1명 완전 완화, 부분 완화 3명, 유효 4명이었다.

방 약 2 | 섬수15마리(125g, 내장 제거)와 황주 1500ml를 용기에 넣어 밀봉한 후 다른 냄비에 밀봉한 것을 넣고 2시간 동안 끓인 후 여과해서 성인은 1회 15~30ml, 1일 3회, 식후에 투여하고, 증상이 완화될 때까지 투약하고, 그 후에는 유지하기 위해서 15일간 투약하고, 15일동안 휴식한다. 이 방법으로 백혈병 환자 32명을 치료한 결과 8명 완전 완화, 24명 완화 근접이었다[15].

(13) 골수염 치료

방 약 | 향유(香油)60~100ml를 약한 불로 끓이고, 살아있는 섬수7~10마리의 발을 실로 묶고 기름에 닿지 않게 훈증한다. 이때 섬수의 입에서 나오는 타액이 기름에 떨어지도록 하고, 타액 배출이 끝나면 중지한다. 이 기름을 매일 2회로 투약하고, 15일을 1회 치료기간으로 실시한다. 이 방법으로 화농성 골수염 환자 7명을 치료한 결과 모두 완치하였고, 치료기간은 20~45일이었고, 부작용은 없었다[16].

(14) 표면 마취

방 약 1 | 섬수, 인공우황 등을 주사용액에 0.6%로 용해해서 솜(직경0.3mm)에 약액0.4ml를 묻혀 자궁경부내에 2분동안 삽입해 둔다. 이 방법으로 인공유산할 환자 50명에게 자궁경부를 마취해서 수술한 결과 자궁경부의 마취와 평활근의 이완작용이 현저했다[12].

방 약 2 | 섬수팅크제50ml(섬수50g을 분쇄후 75%의 주정 500ml에 넣어 15분간 끓인 후 여과함), 박하뇌(薄荷腦)20g, 장뇌(樟腦)10g, 정향유5ml, 75%의 주정 250ml, 증류수 500ml를 혼합해서 사용한다. 솜에 약액을 묻혀 발치할 치아의 치주부위에 도포하고, 1~2분후 솜을 제거하고 발치한다. 이 방법으로 치아 1162개를 마취후 발치한 결과 860개 우수한 효과, 244개 양호한 효과, 47명 일반적이었고, 11명은 무효였다[17]. 이외에 편도선 수술, 내시경 촬영시에도 사용한 보고가 있다.

(15) 치아 신경 치료

방 약 | 섬수4g, 장뇌0.5g, 백비(白砒)5g을 팅크제로 만들고, 다시 Glycerin과 1:1비율로 혼합해서 고약을 만들어 밀봉, 보관한다. 쌀알크기만큼 구멍이 뚫린 치수안에 삽입후 솜으로 막아 두었다가 48시간 뒤에 검사하면 일반적으로 신경이 죽었고, 출혈과 통증이 없다. 보고에 의하면 이 방법으로 190명을 치아 신경 치료한 결과 성공률은 188명이었고, 2명은 실패했다.

(16) 유선증식 치료

방 약 | 섬수(살아있는 것), 유향, 몰약, 홍화, 빙편 등을 주정으로 추출해서 고약을 만들어 환부에 매주 3회 도포해준다. 이 방법으로 유선증식 환자 273명을 치료한 결과 104명 완치, 92명 현저한 효과, 28명 무효였다[18].

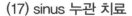

(17) sinus 누관 치료

방 약 | 살아있는 섬수 입에 마사(麻絲)를 넣고 꿰맨 후 거꾸로 달아놓아 실에 섬수의 타액이 젖도록 한 후 실을 꺼집어 내서 웅황, 사향을 실에 발라 건조한다. 사용시에는 실에 불을 붙여 환부주위에 훈구(熏灸)를 5~10분간 한다. 21일을 치료기간으로 실시한다. 이 방법으로 난치성 sinus 누관 환자 56명을 치료한 결과 1회 치료기간으로 5명 완치, 2회 치료기간으로 35명 완치, 3회로는 15명 완치하였고, 그중 결핵성 누관환자는 6개월간 시술후 완치했다[19].

(18) 신경성 피부염 치료

방 약 1 | 1%의 섬수 팅크제를 1일 2~3회 환부에 도포해준다. 여러 가지 방법으로 치료되지 않은 신경성 피부병 환자 8명을 치료한 결과 모두 양호한 효능이 있었다[21].

방 약 2 | 매화침(梅花針)으로 환부를 몇 번 두드린 후 섬수액을 매일 2회 바르고, 다른 약은 사용하지 않는다. 이 방법으로 신경성 피부염 환자 98명을 치료한 결과 78명 완치, 18명 호전, 2명은 무효였다[20].

(19) 각종 감염 치료

방 약 1 | 섬수 주사약을 1회10~20mg, 1일 2회 근육주사한다. 이 방법으로 화농성 감염 환자 250명을 치료한 결과 204명 완치, 29명 호전, 17명 무효였다[22].

방 약 2 | 살아있는 섬수(큰것, 머리와 껍질 제거)를 청결히 한 후 복부쪽으로 감염부위를 싼 후 붕대로 감아주고, 1일 1회 교환해준다. 이 방법으로 체표조직 감염 환자 6명을 치료한 결과 일반적으로 시술 2~3시간후 통증 경감, 24시간후 부종이 소실하였고, 부작용은 없었다고 밝혔다. 또한 이 방법으로 소아 이하선염 환자 11명을 치료한 결과 모두 완치했다[23].

사용용량

일반적으로 0.015~0.03g을 사용한다.

주의사항

두꺼비는 독이 있어 임신부는 복용을 금하고, 외용시 안구에 들어가지 않게 하고, 위궤양, 위염 환자는 주의를 요한다. 대량으로 복용시나 빠른 속도로 주사하면 중독반응이 출현한다.

중독증상은 복용 30~60분에 출현하고, 상복부 불편감, 오심, 구토, 입술부위 감각이상, 사지 감각이상, 기면, 심지어 혼미, 심계, 심황 등이 출현하고, 심전도상에 방실전도 장애, S-T부위 하강, T파 이상 변형 등이 나타난다. 중독시에는 일반적인 해독방법과 동시에 부정맥 치료하고, 눈에 들어가면 자초즙으로 세척해준다.

유황(硫黃)

Sulphur

약재개요

천연 유황광(硫黃鑛)을 제련해서 가공한 것이다. 성미(性味)는 산(酸), 온(溫)하고, 독이 있고, 신(腎), 대장(大腸)에 귀경한다. 외용하면 살충지양(殺蟲止痒 벌레를 죽이고 가려움을 없앰)하고, 내복하면 보양통변(補陽通便 양기를 보하고 대변을 통하게 함)의 효능이 있어 각종 피부병, 가려움증, 양기부족 등의 증상에 사용한다.

약리연구

(1) 각질 용해 작용

유황은 피부와 접촉후 황화수소가 형성되어 각질을 용해하고, 피부를 부드럽게 하고 살균 작용이 있었다[17].

(2) 소염, 진해(鎭咳), 거담 작용

유황은 실험에서 염증을 치료하는 작용이 있었다. 만성 기관지염을 경감시켰고, 기관지의 분비물을 촉진시켰다[17].

(3) 설사 작용

유황을 내복하면 장에서 황화수소가 형성되는데, 이것은 장을 자극해서 유동운동을 증가시켜 설사를 유발한다[17].

(4) 기 타

이외에 유황은 면역증강, 중추억제 작용이 있는 것으로 밝혀졌다[17].

임상응용

(1) 만성 기관지염

방 약| 유황1500g, 녹두500g을 2~3시간 수전한 후 녹두를 버리고, 유황분말을 1회 1g, 1일 1~2회, 20일을 치료기간으로 투여한다. 이 약으로 213명을 치료한 결과 40명 완치, 95명 현저한 효과였고, 특수한 부작용이 발생하지 않았다[1].

(2) 만성폐쇄성 폐질환 치료

방 약| 유황을 주약(主藥)으로 하고, 소량의 대황, 황금 등의 추출물을 혼합해서 1회 1.5~2g, 연이어 30~80일간 투여한다. 이 방법으로 만성 폐쇄성 폐질환자 1462명을 치료한 결과 총유효율이 95%였고, 75%가 현저한 효과였다[2].

(3) 고혈압 치료

방 약| 유황100g(분쇄후, 2시간 수전후 건조, 분말로 제조), 대황(주정법제)20g으로 정제(매알당 0.3g)를 만들어 1회 4알, 1일 2회 온수로 투여한다. 이 방법으로 고혈압 I, II기 환자107명을 치료한 결과 유효율이 93.4%였다. [8]

(4) 만성 신장염 치료

방 약| 생유황분말1.5~2g을 매일 투약하고, 동시에 가미령계출감탕과 Prednisone(1회 40~60g, 격일제로 투여, 2~3주 복용후 증상이 완화하면 약량의 감소함)을 투여한다. 이 방법으로 20명을 치료한 결과 12명 현저한 효과, 7명 호전, 1명은 무효였다[3].

(5) 편두통 치료

방 약| 유황5~10g, 천초(炒)2~3g, 밀가루(적당량)의 분말을 물로 반죽해서 비공(鼻孔)에 삽입한다. 이 방법으로 편두통 환자 5명을 치료한 결과 3명 완치, 2명은 호전이었다. 삽입시 좌측에 편두통이 있으면 우측의 비공에 삽입한다[4].

(6) 설사 치료

방 약 1| 생유황1.24g, 파두상(법제)0.62g을 캡슐에 넣어 2회로 나누어 투여한다. 이 방법으로 한응체형(寒凝滯型) 설사 환자 38명(대다수가 결장염 환자, 이질, 아베마이질)을 치료한 결과 복용 1~30일로 완치 근접자 20명, 진보 13명, 5명은 무효였다[5].

방 약 2 | 유황을 1세 이내는 0.15g, 1~3세는 1.5g, 4~15세는 2~5g, 성인은 5g을, 1일 2회, 연이어 3일간 투여한다. 이 방법으로 소화불량, 장기능 이상, 급성 장염으로 인한 설사 환자 49명을 치료한 결과 유효율이 88%였다[6].

(7) 요충 치료

방 약 | 유황분말을 2~5세는 1회 0.3g, 6~7세는 1회 0.5g을, 1일 3회, 식사와 같이 투여하고, 동시에 매일 항문을 세척한 후 유황분말을 항문과 그 주위에 발라준다. 이 방법으로 57명을 치료한 결과 50.98%완치였고, 부작용은 없었다고 밝혔다. 다른 보고에 의하면 유황분말3~5g을 1/7~1/14씩 참기름에 개어 1일 1회, 연이어 7일간 항문에 도포해서 요충증을 치료한 보고가 있다[7].

(8) 담도(膽道) 회충 치료

방 약 | 유황분50~100g을 계란 2개에 혼합해서 저유(猪油)로 전(煎)을 만들어 거즈에 싸서 환부에 도포하고, 외부에 핫팩을 해준다. 관중화는 이 방법으로 30명을 치료한 결과 총유효율이 90%였다고 밝혔다.

(9) 불면증 치료

방 약 | 유황, 단삼, 원지, 석창포ᵃ20g을 분말로 만들어 백주(白酒)에 혼합해서 매일 저녁에 배꼽에 붙여둔다. 이 방법으로 35명을 치료한 결과 15명 완치, 11명 현저한 효과, 3명은 무효였다[9].

(10) 좌골신경통 치료

방 약 | 생유황분을 1회 0.5g, 1일 2회, 매 3일마다 0.5g씩 양을 늘려 최대 10g까지 증가하고, 투여시에는 술에 개서 활락단(活絡丹)과 같이 투약하고, 15일을 1회 치료기간으로 한다. 이 방법으로 120명을 치료한 결과 1~4회 치료기간으로 72명 완치, 10명 현저한 효과, 14명 진보, 24명 무효였다[10].

(11) 양위(陽痿) 치료

방 약 | 동등량의 유황, 사상자, 선모의 분말을 1회 10g, 1일 2회 투여한다. 이 방법으로 8명을 치료한 결과 1~3개월 복용하였고, 1개월내 완치자 3명, 2개월은 2명, 3개월은 3명이었다[11].

(12) 치질 치료

방 약 | 유황30g, 대조90g을 볶아 탄(炭)으로 만들어 1일 3g, 식사 30분전에 투약하고, 6일을 1회 치료기간으로 실시한다. 이 방법으로 120명을 치료한 결과 유효율이 81.6%였다[12].

(13) 습진, 피부염 치료

방 약 1 | 유황, 감초(비율 2:1)에 물을 넣고 30분간 수전한 후 유황을 꺼집어내서 건조한 뒤 분말로 만들어 캡슐(중량: 0.6g)에 넣어 1일 2회, 1회 4~5알 투여한다. 이 방법으로 만성 습진 환자 8명을 치료한 결과 15~20일후 습진이 소실했다고 밝혔다.

방 약 2 | 동일량의 유황, 대황을 분말로 만든다. 먼저 온수로 머리를 감고 나서 약 분말을 두피에 2~3분간 문지른 후 다시 감아준다. 이 방법을 3~5일마다 1회 실시한다. 광동성 중의원 피부과에서 두부(頭部) 지루성 피부염 환자 100명을 치료한 결과 현저한 효과 60명, 31명 유효, 9명은 무효였다[13].

방 약 3 | 유황50g, 부자15g, 도인10g의 분말을 오이꼭지에 묻혀 환부에 1일 3회, 연이어 3일을 발라주고, 미완치자는 다시 2일을 더 발라준다. 이 방법으로 피부병 환자 50명을 치료한 결과 3회로 18명 완치, 25명 현저한 효과, 7명 호전이었다[14]. 이외에 유황50g, 부자15g, 천산갑(법제)15g의 분말을 바세린80g에 혼합해서 두부(頭部) 건선 환자에게 매일 저녁에 1회 발라서 치료한 보고가 있다.

(14) 백전풍 치료

방 약 | 유황20g의 분말을 두부250g에 혼합한 후 수면전에 온수로 투여한다.(2주간 연이어 투여.) 이 방법으로 안면, 수부에 3년 된 백전풍 환자를 치료한 결과 양호한 효능이 있었다[15].

(15) 탈모 치료

방 약 | 20%의 유황연고 100g, 생반하 분말15g, 송절(松節) 적당량을 혼합해서 환부에 1일 2회, 1주일간 발라준다. 이 방법으로 원형 탈모증 환자를 치료한 결과 양호한 효과가 있었다고 밝혔다. 이외에 sheehan병, 소화기 궤양, 소아유뇨, 비신양허성(脾腎陽虛性) 신염, 홍피병, 백대하, 종류, 항문누관, 내치출혈 등에도 효능이 있는 것으로 밝혀졌다.

사용용량

일반적으로 0.6~2.5g을 사용한다.

독성은 비소(As)와 상관성이 있고, 내복시에는 법제해서 사용하고, 생으로 대량으로, 혹은 장기간 복용하면 비소 중독을 초래한다[16].

비석(砒石)
Arsenolite

약재개요

산화물류(酸化物類)의 광물인 신화(砷華)를 가공한 것이다. 성미(性味)는 신(辛), 대열(大熱)하고, 대독이 있고, 심(心), 폐(肺), 간(肝)에 귀경한다. 외용하면 식창거부(蝕瘡祛腐 부스럼과 곪은 것을 제거함)하고, 내복하면 거담평천(祛痰平喘 가래를 없애고 천식을 완화시킴)의 효능이 있어 각종 피부병과 부스럼, 한담성(寒痰性) 가래로 인한 기침과 천식 등의 증상에 사용한다.

임상응용

(1) 기관지 천식

방 약 | 비상0.3g, 두시30g의 분말을 혼합한 후, 10g을 밥에 개서 환약(래복자 종자 크기, 0.03g)을 만들어 투여한다. 이 방약으로 12명을 치료한 결과 완치율이 83.3%였다[1].

(2) 임파결핵 치료

방 약 1 | 홍비석분말6g에 물400ml을 혼합한 후 수증기 배출 가능한 용기에 넣고 가열한다. 가열후 수증기가 배출하면 환부를 1일 1회, 1회 1시간 훈증해주고, 치료 7일후 2일 휴식한 다음 다시 실시한다. 이 방법으로 뼈, 경부 임파 결핵 환자69명을 치료한 결과 46명의 골 결핵 환자중 40명 완치, 5명 유효, 23명의 임파 결핵 환자중 20명 완치, 3명은 유효였다[2].

방 약 2 | 비석분말1~2g에 온수 60~80ml를 넣고 수전해서 수증기를 손의 노궁혈(勞宮穴)에 1일 1회, 1회 15~60분, 10일을 치료기간으로 쐬고, 동시에 묘조초(猫爪草)를 수전해서 투여한다. 이 방약으로 임파결핵 환자 10명을 치료한 결과 모두 완치했다[3].

(3) 종류(腫瘤) 치료

방 약 1 | 백비(白砒)10g, 전분50g에 물을 적당히 혼합해서 실처럼 가늘게 만들어 자연 건조한다. 환부를 일반적인 방법으로 소독한 후 간격을 두고 0.5~1cm 부위에 삽입한다. 이 방법으로 피부암 환자 22명을 치료한 결과 7~90일 치료후 모두 완치 하였고, 17명을 추적한 결과 4명은 다른 질병으로 사망하였고, 나머지는 생존하였고, 재발하지 않았다[4]. 이외에 백비와 밀가루나 명반을 혼합해서 사용한 보고도 있다.

방 약 2 | 비석, 반모(斑蝥)각100g, 아초(牙硝), 명반, 청반(靑礬)각150g, 식염75g의 분말을 용기에 넣은 뒤 물을 적당량 넣고, 다시 수은 100g을 넣어 천천히 가열하면서 용해하고, 젓가락으로 저어 수은의 별모양이 보이지 않게 하고, 만약 약이 끓어 오르면 불을 줄여 약을 가라앉게 하고, 약이 건조하면 불을 끄고 압담자즙, 백초상(百草霜)각50g을 넣어 죽처럼 만들어 밀봉, 보관한다. 약을 솜에 묻혀 환부를 도포한 후 약액이 마르면 소금물로 세척하고, 다시 제2, 3회 도포하여 종류(腫瘤)가 검은색으로 변하면 도포하지 않는다. 환부를 붕대로 감지 않고 노출시키고, 10일후면 점진적으로 결가(結痂)가 형성 되어 탈락한다. 병의 상태를 보고 재실시 여부를 결정하고, 결가전에는 환부에 냉, 온수나 기타를 접촉하지 않고, 결가 형성되면 가려운데 절대 강제적으로 떼어내서는 안된다. 이 방법으로 89명의 혈관류를 치료한 결과 68명 완치, 12명 진보, 9명은 호전이었다[5].

(4) 전골수 세포(Promyelocyte) 백혈병

방 약 | 비석을 주약으로 한 주사약(ml당 비석 1mg 함유)5ml에 25%의 포도당 20ml를 혼합해서 1일 2회 정맥주사하거나 10ml약액을 10%의 포도당 500ml에 혼합해서 1일 1회, 28일을 치료기간으로 정맥주사하고, 치료기간 간(間)은 7~14일 휴식한 후 다시 실시하고, 동시에 변증분석해서 중약을 내복약으로 투여한다. 이 방법으로 32명을 치료한 결과 2~5회 치료기간으로 21명 현저한 효과, 4명 호전이었고, 5년 이상 생존율이 50%, 10년 이상 생존율이 18.8%, 15년 이상 생존율이 9.4%였다[6].

(5) 탈모치료

방 약 | 비석0.6g, 신선한 생강3조각(엄지손톱크기)를 고량주 60ml에 2일간 담가 두었다가 생강을 탈모된 부위에 1일 3회, 1회 1~3분간 발라준다. 여름에는 이 방법을 사용하지 않는다. 이 방법으로 200여명을 치료한 결과 양호한 효능이 있었다[7].

(6) 피부병 치료

방 약 | 고과(枯瓜: 여주)1개(60g 좌우)에 작은 구멍을 뚫어 비석0.6g을 넣고 젖은 종이로 싸서 외(煨)하여 익힌 후 종이를 제거하고, 고과로 환부를 발라주거나 즙을 짜내어 발라준다. 이 방법으로 어루러기(汗斑) 환자 25명을 치료한 결과 100% 완치였다[5].

(7) 항문 누관 치료

방 약 | 비석500g, 명반625g, 웅황75g, 유향1875g을 산제로 만들어 사용한다. 먼저 환부를 일반적인 방법으로 소독하고, 누관을 절개한 후 약을 삽입하고 막은 후 외부에서 솜으로 막아주고, 반창고를 붙인다. 매일, 혹은 격일로 생기산(甥肌散)이나 팔보단(八寶丹)으로 1회 교환해준다. 이 방법으로 항문 누관 환자 153명을 치료한 결과 모두 완치했다[5].

(8) 구강병 치료

방 약 1 | 비석4.5g, 저육(豬肉, 지방조직 제거)90g, 빙편3g으로 산제를 만들어 국소에 사용한다. 이 방약으로 치통 환자 100여명을 치료한 결과 모두 완치했다[5].

방 약 2 | 비석(깨알만한 것)을 솜에 싸서 순 석회용액을 묻혀 치아의 구멍에 넣고 솜으로 막고, 구멍을 아교로 봉쇄한 후 48시간 뒤에 제거한다. 이 방법으로 치아의 신경을 죽이기 위해서 150명에게 사용한 결과 1회에 성공 하였고, 치수(齒髓) 제거시 107명 무통, 29명 경미한 통증, 14명은 무효였다[5]. 이외에 자궁경부미란, 비대 등을 치료한 보고가 있다.

사용용량

백비석을 수전해서 쥐에게 경구투여한 결과 LD_{50}은 0.144g/kg이었고, 성인의 중독량은 10mg이고, 100~200mg은 치사량이다. 본품은 맹독이 있어 내복시에는 절대 안전범위내에서 사용하고, 임신부, 심장, 간, 신장에 병이 있는 자는 복용을 금하고, 일반적으로 비석은 약주형태로 복용하지 않고, 눈과 귀에는 사용하지 않는다.

주의사항

10~15mg을 피부에 접촉하거나 내복하면 중독될 수 있고, 1~4시간 경과 후에는 증상이 출현

한다. 초기에는 인후부의 건조감과 매운감이 있고, 오심, 구토, 설사 등의 증상이 출현하고, 아주 중한 자는 식후, 대변 후 몇 시간내에 사망할 수도 있다. 중독이 심한자를 응급조치하지 않으면 일반적으로 1~2일이내 사망하고, 초기에는 호흡·순환부전, 간장괴사, 중추신경마비가 주요 사망원인이고, 소수는 만성간염 등이 출현하고, 소아는 증상이 더욱 심각하다. 장기간 접촉하였거나 소량을 장기간 복용하면 만성중독증상이 출현한다. 중독시에는 먼저 독을 배출하고, 다음은 해독약을 복용한다. 보고에 의하면 방풍12g,녹두, 홍탕(紅糖)ᵃ9g, 감초3g을 탕약으로 투여한 결과 완치율이 55.76%였다고 보고했다.

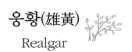

웅황(雄黃)
Realgar

약재개요

비소를 함유하고 있는 결정 광석이다. 성미(性味)는 신(辛), 고(苦), 온(溫)하고, 심(心), 폐(肺), 위(胃)에 귀경한다. 해독살충(解毒殺蟲)의 효능이 있어 각종 피부병과 부스럼, 회충증 등의 증상에 사용한다.

임상응용

(1) 유행성 이하선염 치료

방 약 | 웅황45g, 명반50g, 빙편4g을 분말로 만들어 짙은 색의 병에 보관한다. 3~5g을 75%의 주정에 혼합해서 환부에 매일 2~3회 도포한다. 이 방법으로 16명을 치료한 결과 1~2일 실시후 부종이 소실하였고, 체온이 정상으로 회복하였고, 3일째에는 모든 증상이 완치했다[1].

(2) 천식 치료

방 약 | 웅황분말500g을 밀가루에 혼합해서 환약 1000알을 만들어 성인은 1회 1알, 10~15세는 1/2알, 5~9세는 1/3알, 2~4세는 1/4알을 1일 3회 투여한다. 이 방약으로 만성기관지염 환자 39명, 만성기관지 천식 환자 11명을 치료한 결과 14명 현저한 효과, 9명 호전, 5명은 무효, 6명은 중도에 치료 중지했다[2].

(3) 결핵 치료

방 약 1 | 웅황, 유황^각120g을 우담즙(牛膽汁)으로 환약을 만들어 1일 3회, 1회 0.3g을 투여한다. 이 방법으로 중증 폐결핵 환자 9명을 치료한 결과 6~8개월 복용으로 6명 완치, 2명은 공동이 유합(癒合)하지 않았고, 1명은 사망했다[3].

방 약 2 | 동일량의 웅황, 고반, 명반의 분말을 바세린으로 고약을 만들어 환부에 도포하고, 거즈로 감아주고, 1일 1회 교환해준다. 이 방법으로 경부 임파 결핵 환자 9명, 임파절염 42명을 치료한 결과 모두 완치했다[4].

(4) 비장종대 치료

방 약 | 웅황15g, 생남성12g, 생마황, 수질, 생치자인, 생대황^각10g, 홍화6g의 분말에 밀가루를 적당히 첨가한 후 식초로 반죽해서 비장부위에 도포하고(중간에 구멍을 뚫어둠) 붕대로 감아 두었다가 약이 건조하면 다시 식초를 첨가하고, 3일간 도포해 둔다. 이 방약으로 32명을 치료한 결과 23명 완치, 6명 현저한 효과, 3명은 호전이었다[5].

(5) 소아 한성(寒性) 설사 치료

방 약 | 웅황(생강으로 싸서 약한 불로 2분간 배건(焙乾)함), 황단(黃丹)^각3g, 은주(銀朱)1g, 파두인9개를 분말로 만들어 배꼽에 넣고 반창고를 붙여준다. 이 방법으로 65명을 치료한 결과 총유효율이 96.9%였다[6].

(6) 소아 요충증, 요로 감염 치료

방 약 | 웅황5g, 고반7.5g, 황백, 고삼^각10g을 분말로 만들어 10×15cm² 크기의 거즈 봉지에 넣고, 회음부위에 맞추어 속내의에 꿰매서 입고 있다가 2일마다 1회 교환해준다. 이 방법으로 요충증 환자 59명을 치료한 결과 58명 완치, 1명 무효였고, 소아 요로 감염 환자 92명을 치료한 결과 75명 완치, 15명 호전, 2명은 무효였다[7].

(7) 정맥염 치료

방 약 | 웅황50g, 명반30g, 빙편1g의 분말을 60도의 백주(白酒)에 혼합해서 환부에 매일 도포해준다. 이 방법으로 정맥주사로 인한 정맥염 환자 57명을 치료한 결과 총유효율이 97.5%였다[8].

(8) 백혈병 치료

방 약 | 웅황, 청대(비율 1:9)의 분말을 캡슐에 넣어 1회 3.3g, 1일 3회 투약하고, 변증하여 기타 약을 투여한다. 이 방법으로 만성 입세포성(粒細胞性) 백혈병 환자 25명을 치료한 결과 18명 소실, 7명 부분 소실하였고, 백혈구는 39.4일에 하강하였고, 비장은 79.9일에 정상으로 회복했다[9].

(9) 소아 유뇨증 치료

방 약 | 웅황, 유황을 분말로 만들어 5세 좌우는 1.5g, 10세 좌우는 2.5g, 15세 좌우는 1회 5g을 황주(黃酒)나 온수로 투약하고, 10일을 치료기간으로 한다. 이 방법으로 소아 유뇨증 환자 21명을 치료한 결과 모두 완치 했다[6].

(10) 대상포진

방 약 1 | 웅황분말(환부에 따라 결정)을 식초에 개서 1일 1회 도포한다. 이 방법으로 대상포진 환자 82명을 치료한 결과 4일에 완치자 75명, 5일에 완치자 7명이었고, 일반적으로 2일만에 통증소실, 수포가 증가하지 않았고, 3일에는 수포가 마르기 시작하였고, 4일에는 결가(結痂)가 형성했다[10].

방 약 2 | 웅황50g을 75%의 주정 100ml에 혼합해서 수포가 형성된 환부를 몇 차례 문질러주고, Tagamet를 투여한다. 이 방법으로 대상포진 환자 26명을 치료한 결과 24명 완치, 2명 호전이었고, 대다수의 환자는 6시간~1일에 통증이 기본적으로 소실하였고, 2~3일에는 불편감과 통증이 소실했다[11].

방 약 3 | 웅황, 백반각100g, 황연, 황백각50g, 빙편10g을 75%의 주정 1000ml에 넣어 두었다가 1주일후 여과하여 환부에 매일 6회 도포해준다. 이 방법으로 대상 포진 환자 36명을 치료한 결과 일반적으로 2~3일만에 완치 했다[12].

(11) 안면신경마비 치료

방 약 | 웅황, 형개, 방풍, 천오, 마황, 계지, 고본, 백지, 소엽, 세신, 당귀, 감초각15g을 황색으로 초(焦)한 후 분말로 만들어 1일 2회, 1회 9g을 투약하고, 동시에 황주(黃酒)를 소량 투여한다. 이 방약으로 52명을 치료한 결과 49명 완치, 2명 호전, 1명은 무효였다[13].

(12) 경추성두통, 어지러움증 치료

방 약 | 동일량의 웅황, 지용니(地龍泥)의 분말을 병에 보관하고, 사용시에는 오래된 식초에

반죽하여 골화(骨化)가 일어난 경추 부위에 몇 회 도포해주고, 30분후에 약을 제거하고, 1일 1회 실시하고, 7~10일을 치료기간으로 한다. 이 방법으로 경추성 두통, 어지러움증 환자 35명을 치료한 결과 12명 현저한 효과, 16명 호전, 7명은 무효였다[14].

(13) 영아 습진 치료

방 약 | 웅황, 유황[각]20g, 백지(炒)12g, 세신(炒)5g, 화초(炒)3g의 분말을 식용유에 반죽한 후 1일 동안 둔다. 먼저 머리를 소금물로 청결히 한 후 피부가 건조하면 고약을 매일 2회 도포하고, 중한 자는 3~4회 실시한다. 이 방법으로 27명을 치료한 결과 모두 완치했다[9].

(14) 전염성 사마귀 치료

방 약 | 웅황2할, 오배자5할, 고반, 오매, 대황[각]1할의 분말을 식초에 혼합해서 고약을 만들어 환부에 도포해준다. 이 방법으로 93명을 치료한 결과 모두 완치했다[6].

(15) 정창(疔瘡) 치료

방 약 | 웅황, 지고우(地牯牛), 송향[각]30g을 분말로 만든다. 먼저 환부를 소독한 후 금황산(金黃散)과 바세린을 2:8로 배합하여 환부에 도포한 후 다시 약 분말을 그위에 재도포하고, 2일마다 1회 실시하고, 오미소독음(五味消毒飮)을 투여한다. 이 방법으로 189명을 치료한 결과 모두 완치했다[15].

(16) 액와부 악취 치료

방 약 | 웅황20g에 Iodophor 적당량을 혼합하여 액와부에 균일하게 도포한 후 붕대로 감아주고, 2일마다 1회 교환해주고, 4회를 치료기간으로 한다. 이 방법으로 48명을 치료한 결과 36명 소실, 10명 현저한 효과, 2명은 무효였다[16]. 이외에 발치후 통증, 하지궤양, 간암성 통증 등을 치료한 보고가 있다.

사용용량

일반적으로 0.3~0.9g을 사용한다.

주의사항

본 약은 불로 단(煅)을 하지 않는다. 불로 단을 하면 As_2O_3으로 변해 극독이 된다. 웅황은 피부로도 흡수가 가능하므로 넓은 면적에 대량으로 장기간 도포하지 않는다.

경분(輕粉)
Calomelas

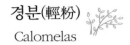

약재개요

수은, 명반(明礬), 식염(食鹽) 등을 승화법으로 가공제조한 염화제일수은(鹽化第一水銀, Hg_2Cl_2)의 결정체이다. 성미(性味)는 신(辛), 열(熱)하고, 극독이 있고, 대장(大腸), 소장(小腸)에 귀경한다. 외용하면 살충작용이 있고, 내복하면 이수통변(利水通便 ^{수분과 대변을 통하게 함})의 효능이 있어 옴, 매독, 부스럼, 수종, 변비 등의 증상에 사용한다.

임상응용

(1) 간경화 복수 치료

방 약ㅣ 먼저 배꼽에 위에 붕대를 4~5겹으로 놓고, 그 위에 경분1.5g, 파두상3g의 분말을 놓고, 다시 붕대 2겹으로 덮어두었다가 1~2시간후 가려운감이 있으면 제거하고, 설사시킨다. 만약 설사를 하지 않으면 다시 실시한다[1].

(2) 욕창 치료

방 약ㅣ 경분, 혈갈^각20g, 단석고60g, 용골40g, 빙편9g의 분말을 소독한 환부에 뿌리고, 생기고(약명: 生肌膏: 당귀15g, 오배자, 백급, 감초^각10g, 저담2개, 황초60g, 향유500g)를 붙여두었다가 1일 1회 교환하고, 분비물이 많으면 1일 2회 교환해준다. 이 방법으로 100명을 치료한 결과 95명 완치, 4명 호전, 1명은 무효였다[2].

(3) 수술후 복벽에 형성된 상구(傷口) 치료

방 약ㅣ 황납(黃蠟), 송향^각30g, 바세린10g을 용기 넣고 약한 불로 용해한다. 종이로 만든 용기에 마유(麻油)를 바르고 약액을 붓는다. 다시 경분, 동녹(銅綠)^각4g, 파두상3g의 분말을 천천히 넣은 후 약이 식으면 종이를 제거하고 좌약으로 만든다. 녹두크기의 좌약을 환부의 구멍에 넣고 생기산(甥肌散)이나 태을고(太乙膏)를 발라주고, 격일로 교환해준다. 이 방법으로 30명을 치료한 결과 평균적으로 13일만에 완치했다[3].

(4) 화농성 중이염 치료

방 약ㅣ 경분, 황연(烘乾), 고반^각10g, 빙편3g의 분말을 빨대에 적당한 양을 넣어 귀 내부의 환부에 3일마다 1회 불어 넣는다. 이 방법으로 100명을 치료한 결과 78명 완치, 17명 호전, 5명은 무효였다고 밝혔다.

(5) 입술암 치료

방 약 | 경분9g, 유향, 몰약, 웅황^각15g, 파두상, 주사^각6g, 조뇌(潮腦)3g, 사향0.3g의 분말을 식초에 개서 환부에 바르고, 동시에 반지련, 단피, 생지황^각30g, 강잠, 치자, 황연^각10g, 오공1마리, 방풍15g, 생석고50g을 수전해서 1일 1첩을 투여한다[4]. 이외에 경분을 사용해서 trichomonas vaginitis, 치질, 음경암 등을 치료한 보고가 있다.

사용용량

일반적으로 0.1~0.2g을 사용한다.

주의사항

경분의 주요성분은 수은의 화합물로 독성 강해서 0.1g을 내복하면 급성 중독증상을 유발하고, 0.5g을 복용하면 사망한다. 경구 복용후에는 즉시 입을 행구어 구강 궤양을 방지한다.

붕사(硼砂)
Borax

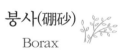

약재개요

단사정계(單斜晶系)의 광물인 붕사를 제련한 결정체이다. 성미(性味)는 감(甘), 한(寒), 량(凉)하고, 폐(肺), 위(胃)에 귀경한다. 외용하면 청열해독(淸熱解毒 ^{열과 독을 제거함})의 작용이 있고, 내복하면 청폐거담(淸肺祛痰 ^{폐의 열을 내리고 가래를 없앰})의 효능이 있어 구강궤양, 인후부 부종과 통증, 안구충혈과 내장, 끈적이는 가래 등의 증상에 사용한다.

임상응용

(1) 백일해 치료

방 약 | 붕사1.5g, 자마황3g, 담남성6g, 백부(炙)15g, 자감초3g을 수전해서 1일 1첩, 1일 3회 투

여한다. 이 방약으로 3~5세 어린이 180명을 치료한 결과 74명 완치, 83명 완치근접, 14명 현저한 효과, 9명은 무효였다[1].

(2) 소변저류증 치료

방 약 | 붕사0.3g을 캡슐에 넣어 1회 0.6~1.2g, 1일 3회 투여한다. 이 방법으로 11명을 치료한 결과 대부분 2~3일 복용으로 효능이 있었다[2].

(3) 요부 염좌 치료

방 약 1 | 붕사(소량)를 가열한 후 덩이가 되면 지면에 둬서 식으면 쌀알 크기로 분쇄한 후 환자의 청명혈(晴明穴)에 놓는다. 만약 한측의 요부에 통증이 있으면 환측의 청명혈을 시술하고, 양측이 아프거나 척추의 중앙이 아프면 양측의 청명혈에 놓고, 2분정도 경과후 녹으면 환자에게 요부를 10분간 움직이게 한다. 일반적으로 1회 완치하였고, 미완치자는 익일 다시 실시한다. 이 방법으로 골관절 질환, 신장염, 부인과의 요통을 제외하고, 급성 요통 환자 68명을 치료한 결과 총유효율이 95.6%였다[3].

방 약 2 | 붕사분말을 등심초(燈心草)에 묻혀 안구의 외측에 스친다. 잠시후 눈물이 나면 요통이 경감해진다. 매 30분마다 한번 스치고, 3회를 1회 치료기간으로 한다. 이 방법으로 급성 요부 염좌 환자 30명을 치료한 결과 1회로 24명 완치, 2회로는 4명, 3회로는 1명, 1명은 유효였다[4].

방 약 3 | 붕사95할, 주사5할의 분말을 소량을 콧구멍 앞에서 비비며 흡입하고, 1일 3~4회 실시하고, 재체기기를 하거나 코안이 가려우면 된다. 이 방법으로 급성 요부 염좌 환자에게 실시한 결과 평균 1~2회로 완치했다[5].

(4) 진균성 질염 치료

방 약 | 97%의 붕사와 3%의 빙편을 혼합해서 50~60%농도의 약을 만들어 질내부와 외음부위를 1일 1회, 5회를 1회 치료기간으로 도포한다. 이 방법으로 82명을 치료한 결과 69명 완치였다[6].

(5) 화농성 중이염 치료

방 약 | 진주6g, 붕사300g, 한수석50g, 청대6g, 빙편20g의 분말(법제후)을 만든다. 먼저 3%의 과산화수소로 청결히 한후 빨대에 약분말을 넣어 매일 3회 불어 넣는다. 4주 실시로 효능이 없으면 무효로 한다. 만약 발염감이 있으면 용담사감탕을 투여한다. 이 방법

으로 185명을 치료한 결과 급성 환자 82명 중 54명 완치, 26명 호전, 2명 무효였고, 만성 환자 102명 중 53명 현저한 효과, 43명 호전, 6명은 무효였다[7].

(6) 뼈 불소증(Fluorosis of bone) 치료

방약 | 붕사4.5g을 3회로 나누어 투여한다. 이 방법으로 31명을 치료한 결과 연이어 3개월 투여후 5명 완치, 12명 현저한 효과, 13명 유효, 1명은 무효였다[8]. 이외에 소변 저류증을 치료한 보고가 있다.

사용용량

일반적으로 1.5~3g을 사용한다.

주의사항

본 약을 쥐의 복강에 주사한 결과 LD_{50}은 2383.4±127.4mg/kg이었다.

반모(斑蝥)
Mylabris

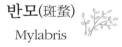

약재개요

원청과(芫靑科)에 속한 곤충인 남방대반모(南方大斑蝥) 또는 황흑소반모(黃黑小斑蝥)의 몸체이다. 성미(性味)는 신(辛), 한(寒)하고, 독이 있고, 간(肝), 신(腎), 위(胃)에 귀경한다. 공독소창(攻毒消瘡 독을 공격하고, 부스럼을 없앰), 파혈산결(破血散結 뭉친 혈을 풀어주고, 뭉친덩이를 흩어줌)의 효능이 있어 각종 부스럼, 광견의 교상, 자궁근종, 폐경 등의 증상에 사용한다.

약리연구

(1) 국소자극

반모나 반모소는 피부점막에 강렬한 자극 반응이 있었고, 접촉하면 발적(發赤)과 수포가 발생하고, 내복시에는 구강, 인후부의 작열감, 구토, 설사 등의 반응이 출현하고, 신장으로 배설시에는 비뇨기 전체를 자극하고, 성기는 이상발기 현상이 출현했다[22].

(2) 항-암 작용

반모의 수전액, 주정추출물은 식도암, 분문암, 위암, 간암, 유선암의 세포대사를 억제시키는 작용이 있었다[23].

(3) 기 타

이외에 반모는 백혈구 상승, 항균 등의 작용이 있는 것으로 밝혀졌다.

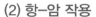

(1) 간염 치료

방 약 1 반모소10mg, 유향분2g, 봉납(蜂蠟)30g, 식물유68g으로 고약을 만들어 체중kg당 5~6cm²넓이로 간부위에 도포하고, 반모소 정제(매 알당 0.125mg 함유)를 체중 kg당 0.025mg을 2회 나누어 투약하고, 연이어 4일을 1회 치료기간으로 한다. 치료기간 간(間)은 2일을 휴식한다. 이 방법으로 31명의 A형 간염환자를 치료한 결과 복약 5~12시간부터 효능이 있었고, 1주일내에 증상이 소실하고, 간이 축소했다. 2명의 B형 간염환자는 2~4회 치료기간후 증상이 소실하였고, 간기능이 정상으로 회복하였고, HBs-Ag 양성환자 3명도 효능이 있었다[1].

방 약 2 반모소0.1mg, 식용유20mg으로 정제를 만들어 매일 0.02mg/kg을 복용하거나 혹은 1/10000의 반모소를 유지(油紙)에 놓고 간부위에 5~20cm²/kg으로 도포한 후 1~2일에 한번 교환해준다. 보도에 의하면 이 방법으로 A형간염 환자 100명을 치료한 결과 복용 2~5일후 증상 소실자 70%, 나머지 30%는 6~8일에 증상이 소실했다. 복용 14~20일후 간기능이 정상으로 회복자는 65%, 나머지 35% 21~30일에 정상으로 회복했다. 완치후 1~2주 더 투여한다.

(2) 위궤양 치료

방 약 반모소(斑蝥素)로 정제를 만들어 매일 3회 식후에 투약하고, 부작용이 없으면 배(倍)로 투여한다. 일반적으로 1일 용량이 0.75mg을 초과하지 않으면 부작용이 거의 없고, 1.5mg 이상을 투여하면 부작용이 출현한다. 송은기는 이 방법으로 위궤양 환자 21명을 치료한 결과 7명 완치, 5명 현저한 효과, 7명은 무효였다고 밝혔다.

(3) 매핵기(梅核氣) 치료

방 약 반모3g, 전충(全蟲), 오공각1g, 빙편0.5g의 분말을 바세린에 혼합해서 고약(팥알크기)

을 만들어 반창고 위에 놓고 천돌혈과 곡지혈에 붙여두었다가 3일후 제거하고, 무효인 자는 수포가 탈락한 후 다시 실시한다. 이 방법으로 100명을 치료한 결과 완치 92%였다[2].

(4) 암 치료

방 약 1 | 반모소(斑蝥素)로 정제(매알당 생약 0.25mg 함유)를 1회 1~2알, 1일 3회 투약하고, 소량에서 점진적으로 늘려간다. 중국 전국에서 반모소를 이용해서 원발성 간암 환자 800명을 치료한 결과 유효율이 60% 좌우였고, 종괴축소, 증상개선, 생존율이 연장했다[3].

방 약 2 | 반모10~16마리, 대조30개, 인삼30g, 생황기40g 등을 환약(중량: 10g)으로 만들어 1회 2알, 1일 3회, 3개월을 치료기간으로 투여한다. 이 방약으로 분문암, 식도암 126명을 치료한 결과 안정 및 부분 호전자 14.29%, 유효율26.19%이고, 생존기간이 1년 이상자 61명, 3년 이상자 17명, 5년 이상자 3명이었다[4].

(5) 과민성 비염 치료

방 약 1 | 반모분말(날개, 다리제거)을 물, 식초, 꿀에 혼합한 후 반창고에 놓은 후(콩 크기의 구멍을 뚫어 둠) 인당혈에 붙이고, 다시 그 위에 반창고로 붙여두었다가 24시간 후에 제거하고, 효과가 없으면 1주일 후에 다시 실시한다. 이 방법으로 670명을 치료한 결과 1~7회 시술로 완치자 527명, 100명 현저한 효과, 43명은 무효였다[5].

방 약 2 | 반모분말20g을 95%의 주정200ml에 담가 두고, 매 24시간마다 20분간 흔들어 주고, 2주후 여과해서 10%의 반모 추출액을 사용한다. 직경5mm의 원형 여과지를 약액으로 충분히 적신 후 환자의 대추혈, 양측 내관혈에 각각 한 장씩 붙이고, 반창고로 붙여두었다가 1~2시간후 제거하고, 피부에 수포가 생기면 터트리지 않는다 (2~3일후면 자연히 흡수됨). 일반적으로 매주 1회, 3회를 1회 치료기간으로 실시한다. 이 방법으로 변태반응성 비염 환자 50명을 치료한 결과 18명 현저한 효과, 26명 호전, 6명은 무효였다[6].

(6) 생안손 치료

방 약 | 반모분말(소량)을 환부에 뿌린 후 그 위에 다시 연고를 도포하고, 8~20시간후 환부에 황색 삼출액이 분비되면 제거하고, 2%의 용담용액을 발라준다. 이 방법으로 생안손 환자 105명을 치료한 결과 모두 1회로 완치하였고, 치료기간에는 매운음식, 술 등 자극적인 음식을 중지한다[7].

(7) 풍습병, 신경통 치료

방 약 1 반모12.5g, 웅황2~4g의 분말을 봉밀에 혼합해서 직경2mm크기로 단(丹)을 만들어 1회 1알을 통증부위에 붙이고 반창고로 고정해 두었다가 8~24시간후 제거한다. 국소에 녹두 크기의 수포가 형성되고, 5~7일이면 흡수된다. 이 방법으로 각종 풍습통, 늑간·두부(頭部) 신경통 환자 89명을 치료한 결과 유효율이 85.4%였다[8].

방 약 2 환자를 측와위(側臥位)로 눕히고 환부의 안면을 위로 향하게 한 후 시술자는 환자의 안면부쪽에 서서 삼차신경통 부위를 성냥개비 같은 작은 막대로 압통부위를 검사한다. 태양혈, 두위혈, 하관혈, 사백혈, 협차혈을 검사하고, 소독한 다음 반모 한 마리를 압통부위에 붙이고 반창고로 고정해준다. 4시간후 환부의 통증이 중지되고, 국소에 수포가 생기면 반모를 제거하고, 1:1000의 benza-lkonium bromide으로 소독한 후 생기발독산(生肌拔毒散)을 도포하고 반창고로 고정해준다. 이 방법으로 삼차신경통 환자 11명을 치료한 결과 9명 현저한 효과, 2명 임상 호전, 완치율 81.18%였고, 6개월간 재발하지 않았다[8].

(8) 안면신경염, 안면신경 마비 치료

방 약 1 반모1.5g, 파두인1.5g의 분말을 봉밀에 혼합해서 거즈에 놓은 후 환측의 하관, 협차혈의 연결선상에서 약간 앞쪽에 붙이고 반창고로 고정해두었다가 2~3시간후 작열감이 있고 수포가 생기기 시작하면 제거하고, 7일후 효과가 없으면 다시 실시한다. 이 방법으로 안면신경염 환자 80명을 치료한 결과 78명 완치, 0.5~7년간 관찰한 결과 재발하지 않았다[9].

방 약 2 반모 1마리(머리, 날개 제거)의 분말과 총백(소량)으로 환약(녹두크기)을 만들어 환측의 협차혈에 붙이고, 8~10시간후 작은 수포가 생기기 시작하면 제거하고, 무균거즈를 덮어둔다. 필요하면 하관혈에도 실시한다. 이 방법으로 소아 안면 신경염 환자 20명을 치료한 결과 18명 완치, 1명 호전, 1명은 무효였다[10].

방 약 3 반모6마리, 백호초27알의 분말에 총백5개를 넣어 니(泥)를 만들어 환부의 혈자리에 붙인후 2~5분후 제거한다. 1일 2회, 격일제로 교환해준다. 이 방법으로 안면 신경마비 환자 46명을 치료한 결과 총유효율이 97.3%, 완치율이 34.78%였다[11].

(9) 신경성 피부염 치료

방 약 1 반모15g을 70%의 주정100ml에 1주간 담가 두었다가 환부에 도포한 후 몇 시간 두었다가 환부에 수포가 발생하면 침으로 터트린 후 붕대로 감아둔다. 3~4일후 결가가 형성되고, 떨어져 나가면 완치된다. 이 방법으로 24명을 치료한 결과 23명이 완치했다(1명은 치료 중단)[12].

방 약 2 반모2g을 65도의 주정100ml에 7일간 담가 두었다가 1일 1~2회 환부에 도포해준다. 이 방법으로 30명을 치료한 결과 치료 15~50일후 25명 완치, 4명 현저한 효과, 1명은 무효였고, 도포한 후 수포가 발생한 자는 7명이었고, 완치자 18명을 6개월간 관찰한 결과 8명이 재발했으나 증상이 경미하였고, 재차 시술후 완치했다고 밝혔다.

(10) 심상우(尋常疣) 치료

방 약 살아있는 반모의 머리를 제거할 때 유출되는 황색액체를 심상우 상부에 도포해주고 (먼저 환부를 소독하고, 피부를 긁어서 소량 출혈시킨 후 도포함), 12~24시간에 수포가 발생하고, 48~72시간내에 수포가 소실한다. 심상우가 많으면 그중 최고 크고 오래된 것을 치료하면 나머지는 자연히 소실된다. 이 방법으로 100명을 치료한 결과 모두 완치하였고, 부작용이 없었다[13].

(11) 백전풍, 건선 치료

방 약 1 반모50g을 95%의 주정 1000ml에 2주간 담가 두었다가 여과한 후 사용한다. 백반부위에 매일 2~3회 도포하고, 수포형성 3회를 1회 치료기간으로 하고, 휴식 2주후 다시 제2 치료기간을 실시한다. 이 방법으로 백전풍 환자 87명을 치료한 결과 1회 치료로 3명 완치, 2회로는 5명 완치, 15명 유효, 3회로는 6명 완치, 22명 현저한 효과, 25명 유효, 26명 무효였다[14].

방 약 2 반모10g, 조각10g, 뇌환(雷丸)10g, 웅황10g, 백강(白姜)3g, 천산갑10g, 길경10g의 분말을 60%의 주정에 2주간 담가 두었다가 환부에 도포한다. 이 방법으로 건선 환자 50명을 치료한 결과 17명 완치, 23명 완치 근접, 7명 현저한 효과, 2명 유효, 1명은 무효였다[15].

(12) 원형 탈모증 치료

방 약 1 반모2개, 보골지, 한련초, 천초, 건강각20g, 홍화5g을 75%의 주정 200ml에 1주간 담가 두었다가 여과후 매일 3~5회 환부에 도포하고, 1개월을 치료기간으로 실시한다. 이 방법으로 123명을 치료한 결과 87명 완치, 31명 현저한 효과, 5명은 무효였다[16].

방 약 2 반모5g, 측백엽10g, 랄초(辣椒)10g, 건강5g, 백강잠10g의 분말을 75%의 주정에 1주일간 담가 두었다가 탈모한 부위에 경미한 통증이 있을 때까지 도포한다. 정상피

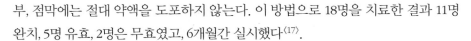

부, 점막에는 절대 약액을 도포하지 않는다. 이 방법으로 18명을 치료한 결과 11명 완치, 5명 유효, 2명은 무효였고, 6개월간 실시했다[17].

방 약 3 | 반모6마리, 정향15g의 분말에 75%의 주정 100ml, 석탄산(石炭酸)3ml를 넣은 후 6 일이 지나면 사용한다. 솜으로 환부에 발라주고, 연이어 1주를 사용하고, 환부에 수포가 발생하고, 결가(結痂)가 형성되면 생강즙을 환부에 발라주고, 국소에 작열 감이 있으면 되고, 일반적으로 3회 발라준다. 이 방법으로 62명을 치료한 결과 56명 유효, 4명 현저한 효과, 2명은 무효였고, 일반적으로 20일후 발모했다[18].

(13) 주사비 치료

방 약 | 지부자, 유황, 백선피, 대풍자^각50g, 빙편, 사상자^각15g, 백부25g, 송향20g, 연고(烟 膏)30g, 토근피(土槿皮)150g를 2500ml의 식초에 10일간 담가 두고, 반모50g, 오공20 마리, 섬수10g, 웅황25g를 천에 싸서 넣고, 3~5일후 이 약만 꺼집어내 분쇄하고, 다시 95%의 주정에 2~3주간 담가 두었다가 두 약액을 혼합해서 사용한다. 약액을 환부에 도포하고, 1회 8ml를 초과하지 않고, 2주마다 1회 실시한다. 이 방법으로 1195명을 치 료한 결과 488명 완치, 654명 완치 근접, 53명은 무효였다[19].

(14) 생리통 치료

방 약 | 반모, 백개자^각20g의 분말에 50%DMSO를 넣어 고약을 만들고, 쌀알만한 크기로 중 극, 관원혈에 교대로 붙이고, 생리시작 5일전에 붙이고, 생리가 시작하거나 통증이 시 작되면 다시 한번 붙이고, 2회 주기를 1회 치료기간으로 실시하고, 붙이고 3시간후에 제거하고, 수포가 형성되면 위생에 주의하고, 자연히 결가가 형성되게 한다. 이 방법 으로 82명을 치료한 결과 총유효율이 90.25%였다[20].

(15) condyloma acuminata 치료

방 약 | 건조한 반모5g을 75%의 주정 100ml에 1주간 담가 두었다가 사용한다. 환부를 청결 히 한 후 약액을 솜에 약간 묻혀 환부에 직접 도포해주고, 5분후 다시 한번 도포해주 고, 병변부위가 많으면 동시에 실시하지 않고, 몇 번 나누어 실시하고, 1회 3~5곳을 실 시하고, 1~2일마다 1회 실시하고, 도포후 자연건조 시키고, 세척할 필요없다. 이때 정 상조직과 점막을 주의한다. 이 방법으로 5명을 치료한 결과 병변이 작은 자는 3~5회 시술로 소실하였고, 병변이 큰 자는 7~10회 실시하였다. 약을 도포할 때 약간 힘을 줘서 바르면 약의 침투를 용이하게 해준다. 5명 완치였고, 3개월간 관찰한 결과 3명

은 재발하지 않았다. 주위에 약으로 인해 궤양이 발생하면 2%의 용담액을 발라준다
[21]. 이외에 소아 설사, 뼈·관절의 결핵, 암, 광견병, 악창 등을 치료한 보고가 있다.

사용용량

법제후 0.03~0.06g을 사용하고, 신체허약자, 임신부, 심장·신장질환자, 위장궤양자, 출혈경
향이 있는 질환자는 복용을 금하고, 대면적 도포도 금한다.

주의사항

반모의 주요 독성은 반모소이고, 강렬한 자극성으로 수포를 형성한다. 1g을 복용하면 중독
증상이 출현하고, 3g은 치사량이고, 반모소의 치사량은 30mg이다. 외용으로도 중독이 가능하
다. 중독증상은 구강과 인후부의 작열감, 오심, 구토, 복부의 통증, 변혈, 빈뇨, 소변급박, 배뇨곤
란, 혈뇨, 남성 성기 발기, 중한 자는 고열, 쇼크, 혼미, 신부전으로 사망한다. 반모 중독시에는 위
장세척을 해주고, 우유, 계란의 흰자위, 활성탄(活性炭)을 투여하고, 황연3g, 흑두, 활석^각3g, 차
엽, 대황(법제), 생감초^각9g, 호박3g(단독 복용), 총백4개를 탕약으로 투여하면 해독작용이 있다.

장뇌(樟腦)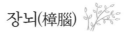

Cinnamomum camphora L.

약재개요

녹나무과(樟科)에 속한 상록교목인 녹나무의 뿌리, 줄기, 가지, 잎을 증류시켜서 휘발성분
을 뽑아내서 정제한 것이다. 성미(性味)는 신(辛), 열(熱)하고, 독이 있고, 심(心)에 귀경한다. 외
용하면 이습살충(利濕殺蟲 ^{습을 통하게 하고 벌레를 죽임}), 온산지통(溫散止痛 ^{따뜻하게 하고 통증을 없앰})의
효능이 있고, 내복하면 개규이탁(開竅利濁 ^{감각기관을 통하게 하고 혼탁한 것을 배출시킴})의 효능이 있어
옴, 치통, 타박상, 혼수 등의 증상에 사용한다.

임상응용

(1) 위장염 치료

방 약 | 장뇌분말을 1회 0.1~0.2g, 1일 2~3회 경구 투여한다. 이 방법으로 위장염 복통, 토사
등을 치료한 결과 유효했다[1].

(2) 삼차신경통 치료

방 약 | 장뇌, 세신^각10g, 박하12g, 오가피15g, 전갈, 귀판교(龜板膠), 당귀, 백지, 순골풍^각30g, 포공영, 자화지정, 천궁^각45g의 분말을 병(餠)으로 만들어 신경의 제1 분지에 통증이 있으면 태양혈, 인당혈에 도포하고, 제2 분지는 하관, 사백혈에, 제3 분지는 협차, 지창혈에 도포하고, 3일마다 1회 교환해준다. 이 방법으로 65명을 치료한 결과 62명 완치, 현저한 효과, 호전, 무효는 각 1명이었다[2].

(3) 염좌 치료

방 약 | 장뇌3g, 구채(韭菜)125g을 분쇄한 후 송절유(松節油)2ml, 주정4ml에 혼합해서 환부에 도포하고 붕대로 감아둔다. 일반적으로 3~5회 시술로 완치했다[3].

(4) 동상치료

방 약 | 장뇌12g, 고추종자45g을 65%의 주정500ml에 1주간 담가 두었다가 사용한다. 예방시에는 환부를 매일 1~2회 발라주고, 치료시에는 매일 3~4회 발라준다[4].

사용용량

내복약으로 0.03~0.06g을 사용한다. 0.5~1.0g을 복용하면 경미한 중독증상이 출현하고, 2.0g이상을 복용하면 잠시 진정하다가 경련을 유발하고, 호흡부전으로 사망할 수 있다. 경구 투여의 치사량은 7~15g 정도이다.

주의사항

중추신경계를 흥분시키는 작용이 있음으로 고혈압, 심장병 등의 질병에는 유의한다.

혈갈(血竭)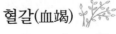

Daemonorops draco Bl

약재개요

종려과(棕櫚科)에 속한 여러해살이 상록 등본(常綠藤本) 식물인 기린갈(麒麟竭)과 동속식물의 과실과 줄기에서 추출한 수지이다. 성미(性味)는 감(甘), 함(鹹), 평(平)하고, 심(心), 간(肝)에 귀경한다. 외용하면 렴창생기지혈(斂瘡生肌止血 부스럼을 수렴하고, 조직을 재생하고, 출혈을 멎게 함)하고, 내복하면 활혈거어지통(活血祛瘀止痛 혈액을 맑게 하고 어혈을 제거하고 진통시킴)의 효능이 있어 타박상, 수렴하지 않는 부스럼, 어혈성 폐경, 생리통 등의 증상에 사용한다.

임상응용

(1) 허혈성 심장병 치료

방 약ㅣ기초적인 치료를 한 상태에서 혈갈을 1회 2g, 1일 2회, 1개월을 치료기간으로 투여한다. 이 방법으로 45명을 치료한 결과 30명 현저한 효과, 15명 유효였다. 치료후 심전도 검사에서 45명 중 20명 정상, 21명 현저한 개선, 4명은 무효였고, 혈액유동에서는 21명은 정상이고, 24명은 현저한 효과였다[1].

(2) 급성 심근경색 치료

방 약ㅣ대조군34명은 Isosorbide Dinitrate, 장용 아스피린, Enalapril 등으로 치료하고, 치료군(36명)은 대조군의 방법에 혈갈을 1회 1.2g, 1일 3회 투여한다. 이 방법으로 치료한 결과 치료군은 16명이 혈류가 정상이고, 20명은 호전이었고, 대조군은 4명이 정상, 18명 호전, 12명은 무변화였다[2].

(3) 당뇨병 치료

방 약ㅣ변증분석해서 복방 중약(中藥)에 혈갈분말3g을 1일 3회, 식사30분전에, 30일을 치료기간으로 단독 투여한다. 이 방법으로 32명을 치료한 결과 10명 현저한 효과, 19명 유효, 3명은 무효였다[3].

(4) 상소화기 출혈 치료

방 약 1ㅣ혈갈분말1g을 1일 4회, 온수로 투약하고, 대변 잠혈검사에서 음성으로 전환하면 1일 2회 투여한다. 이 방법으로 270명을 치료한 결과 평균 지혈시간은 2~4일이었고, 249명은 지혈효과가 있었다[4].

방 약 2ㅣRanitidine 주사약 200~300mg을 1일 2회로 나누어 정맥주사하고, 동시에 혈갈분말을 처음에는 6g, 이후에는 3g을 1일 3회 투약하고, 잠혈검사에서 음성으로 전환하면 2g씩 연이어 10일간 투약하고, 쇼크자는 호스로 위장에 주입한다. 이 방법으로 급성 소화기 출혈 환자 42명을 치료한 결과 25명 현저한 효과, 17명 유효였다[5].

(5) 만성 결장염 치료

방 약 | 혈갈분말5g을 온수(30~40℃도) 40ml에 혼합해서 항문으로 관장하고, 7일을 1회 치료기간으로 하고, 1~3회 치료기간을 실시한다. 이 방법으로 만성 결장염 환자 12명을 치료한 결과 6명 완치, 5명 현저한 효과, 1명은 무효였다[6].

(6) 자궁기류(畸瘤) 치료

방 약 | 혈갈을 캡슐에 넣어 1회 4알, 1일 3회, 30일을 치료기간으로 투여한다. 이 방법으로 36명을 치료한 결과 29명 현저한 효과, 5명 유효, 2명은 무효였다[7].

(7) 자궁출혈 치료

방 약 | 생리전에 혈갈을 캡슐에 넣어 1일 3회, 1회 3알을 투약하고, 생리가 끝나면 투약을 중지하고, 연이어 2회 생리기간을 투여한다. 이 방법으로 40명을 치료한 결과 13명 완치, 24명 유효, 3명은 무효였다[8].

(8) 발치(拔齒)후 치주염 치료

방 약 | 발치부위를 청결히 한 후 솜에 혈갈분말 묻혀 환부에 삽입한다. 이 방법으로 17명을 치료한 결과 9명 우수, 7명 양호, 1명은 보통이었다[9].

(9) 액와 악취 치료

방 약 | 황연10g, 은화12g, 웅황, 적석지각9g, 혈갈10g의 분말을 증류수 700ml를 넣어 200ml로 수전하여 여과하고, 약찌꺼기에 경분0.3g, 홍승단(紅升丹)0.5g, 유황3g, 주사3g, 증류수400ml를 넣고 150ml으로 수전해서 두 약액을 혼합한 후 다시 고반25g을 넣고 약액이 홍색에서 황색으로 변할 때까지 가열한 뒤 여과하고, 다시 빙편3g, Novocaine 10g 넣어 용해하고, 소독한 후 사용한다. 사용시에는 약14ml에 1%의 Novocaine 6ml를 혼합해서 액와의 털부위에 주사하고, 마사지 해주고, 1회20~30ml를 주사한다. 이 방법으로 액와 악취 환자 200명을 치료한 결과 184명 완치, 16명 호전이었다[10].

(10) 치질 치료

방 약 1 | 혈갈분2~3g을 1일 3회, 온수로 투약하고, 75%의 주정에 혈갈분말을 넣어 죽처럼 만들고, 1%의 Procaine을 다시 넣어 치핵부위에 도포해주고, 다시 바세린을 위에 바른 후 거즈로 덮어주고, 매일 배변후 1회 교환해주고, 7일을 치료기간으로 한다. 이 방법으로 각종 외치의 급성기 환자 119명을 치료한 결과 유효율은 100%였다[11].

방 약 2 | 0.1%의 benzalkonium bromide로 환부를 소독한 후 혈갈액을 거즈에 적셔 내치 출혈부에 붙이거나 직접 환부에 분사해준다. 1일 1회 실시하고, 10회를 치료기간으로 한다. 이 방법으로 내치 환자 27명을 치료한 결과 15명 완치, 10명 호전, 2명은 무효였다[12].

(11) 영·유아 사경(斜頸) 치료

방 약 | 견근산(牽筋散), 도인, 홍화, 혈갈, 망초, 울금의 분말을 환부에 도포한다. 이 방법으로 51명을 치료한 결과 모두 완치했다고 밝혔다. 이외에 척수손상, 요부염좌로 인한 소변곤란, 안면 신경염 등을 치료한 보고가 있다.

사용용량

실험용 쥐에게 투여한 결과 LD_{50}은 153.75±366g/kg이었다.

주의사항

가려움, 피진(皮疹), 수포와 수족에 혈관 신경성 수종이 발생할 수 있으므로 주의한다.

마전자(馬錢子)
Strychnos mux-vomicaL.

약재개요

마전과(馬錢科)에 속한 상록교목인 마전(馬錢) 혹은 운남마전(雲南馬錢)의 성숙한 종자이다. 성미(性味)는 고(苦), 한(寒)하고, 독이 있고, 간(肝), 비(脾)에 귀경한다. 통락산결(通絡散結 경락을 통하게 하고 뭉친 것을 풀어줌), 소종지통(消腫止痛 부종과 통증을 없앰)의 효능이 있어 타박상, 옹저(癰疽), 관절통, 경련마비 등의 증상에 사용한다.

약리연구

(1) 신경마비 작용

brucine성분은 말초의 감각신경을 마비시키는 작용이 있고, 5~10%의 brucine성분은 구강점막을 마취시켰다. brucine과 Strgchnine 성분을 대량 투여하면 신경-근육의 전도를 차단하는 작용이 있었다[27].

(2) 중추신경 흥분 작용

마전자가 함유한 Strychnine 성분은 중추신경 전체를 흥분시키는 작용이 있었다. 먼저 척수의 반사기능을 흥분시키고, 다음은 연수의 호흡중추, 혈관운동 중추를 흥분시키고, 게다가 대뇌피질층의 감각중추기능을 높혔다[28].

(3) 진해(鎭咳), 평천(平喘 천식완화) 작용

쥐의 SO_2나 암모니아로 인한 기침에 brucine 성분 50mg/kg을 위장에 투여한 결과 진해작용이 있었고, 그 강도는 코데인과 유사하고, 평천작용은 미약했다[29].

(4) 기 타

이외에 항균, 거담작용 등이 있는 것으로 밝혀졌다.

임상응용

(1) 만성 기관지염 치료

방 약 | 마전자 추출물(alkaline)의 정제를 1회 10~50mg, 1일 3회, 10일을 치료기간으로 투약하고, 치료기간 간(間)에 3일동안 휴식한 후 다시 연이어 3회 치료기간을 투여한다. 이 방법으로 334명을 치료한 결과 유효율이 72.9%였고, 복용 3일후 증상이 완화했다[1].

(2) 고혈압 치료

방 약 | 마전자(껍질제거)12g, 백축, 흑축각(신선한 것)2g을 분쇄한 후 닭의 담즙과 혼합해서 고약을 만들어 보관한다. 먼저 환자 발을 따뜻한 염수(2000ml 물에 50g 소금 혼합)에 10분간 씻어주고, 다시 40~45℃도 물에 15분간 담가 두었다가 양측 용천혈에 약을 붙이고 붕대로 감아 두었다가 10~15시간후 제거하고, 격일로 실시하고, 4회를 1회 치료기간으로 한다. 이 방법으로 고혈압 환자 30명을 치료한 결과 1회 치료기간으로 혈압이 치료전보다 하강하였고, 통계상에 현저한 차이가 있었다[2].

(3) 호흡근 마비증 치료

방 약 | 마전자산을 1회 0.9~1.2g(성인), 1일 2회 투약하고, 허한자는 생맥산(生脈散), 실증자

(實證者)는 대승기탕(大承氣湯)을 첨가하고, 침구와 양약 치료도 배합해서 실시한다. 진문광은 이 방법으로 14명을 치료한 결과 11명 완치, 3명 사망했다고 보고했다.

(4) 배뇨장애 치료

방약 | 마전자의 털을 제거하고, 약간 팽창하도록 외(煨)해서 분말로 만들어 1회 0.6g, 1일 2회 투여한다. 이 방법으로 20명(전립선비대16명, 산기(疝氣) 등 수술 2명, 산후2명)을 치료한 결과 19명이 배뇨하고, 증상이 소실하였고, 그중 18명은 1~2일만에 효능이 있었다[8].

(5) 중증 근무력(筋無力) 치료

방약 | 마전자(炙)0.2g을 캡슐에 넣어 1일 3회, 1회 1알을 식후에 투약하고, 2~4일마다 1알씩 증가하여 최대 7알까지 증가한다. 7알이 못되어서 근육이 유동하거나 기타 중독증상이 나타나면 증가하지 않는다. 이 방법과 기타 탕약을 배합해서 중증 근무력 환자 8명을 치료한 결과 완치근접 4명, 1명 호전, 3명은 무효였다[3].

(6) 근육 영양불량 치료

방약 | 마전자 분말(법제), 황기, 자감초, 당귀, 숙지황 등을 과립제로 만들어 처음 1개월은 1봉지를 1일 3회 투약하고, 20일을 치료기간으로 하고, 다음달에는 약간 증량해서 투여한다. 이 방약으로 진행성 근 영양불량증 환자 104명을 치료한 결과 양호한 효능이 있었다. 저자는 마전자로 근영양불량증, 근위축무력 환자를 치료시에는 식후 복용후 양호한 효능이 있고, 식전에 복용하면 도리어 하체에 힘이 없어진다고 했다[4].

(7) 견비통, 좌골신경통, 비증(痺症) 등 치료

방약 1 | 마전자(法)350g, 지용(炒)500g, 한방기, 유향(醋炒), 몰약(醋炒), 골쇄보(法), 오가피 각150g, 홍화30g의 분말을 0.15g의 캡슐에 넣어 1회 5알, 1일 3회, 온수로 투여하고, 15일을 치료기간으로 한다. 이 방약으로 오십견, 좌골신경통, 골관절염 환자 68명을 치료한 결과 17명 완치, 32명 현저한 효과, 16명 호전, 3명은 무효였다[7].

방약 2 | 마전자30g, 천오, 초오, 유향, 몰약각15g의 분말을 향유, 청량유(淸凉油)에 혼합해서 고약을 만들어 환부의 혈자리에 붙인다. 혈자리: 태양, 하관, 협차, 아시혈에 1회 1~2혈, 2일 1회 교환해주고, 일반적으로 3~4회에 완치한다. 본 방약은 독이 있음으로 복용을 금한다. 이 방약으로 삼차신경통 환자 134명을 치료한 결과 98명 완치, 34명 호전이었다[5].

방 약 3 | 마전자300g, 마황(炙), 천오(법제), 초오(법제), 우슬(炒), 창출(炒), 유향(법제), 몰약(법제), 강잠(炒), 전갈(炒), 감초(炙)^각35g의 분말을 캡슐(중량: 0.25g)에 넣어 매일 저녁 수면전에 1회, 성인은 1회 4~6알(중한 자는 10알)투약하고, 처음에는 소량을 투약하고, 점진적으로 량을 늘려가고, 복용 30분~1시간후에 사지가 경미한 경련성 유동이 있으면 양을 증가해서는 안되고, 백주나 황주로 투약하고, 복용기간에는 돼지고기, 차, 남과(南瓜)를 금하고, 임산부는 복용을 절대 금하고, 15일을 1회 치료 기간으로 한다. 이 방약으로 좌골신경통 환자 33명을 치료한 결과 24명 완치, 7명 현저한 효과, 2명은 무효였다⁽⁶⁾.

방 약 4 | 마전자30g, 지별충, 지용, 전갈^각3g, 주사0.3g을 법제해서 환약40알로 만들어 매일 저녁 수면전에 설탕물로 1알을 투약하고, 1주후 무효이면 저녁에 1알, 아침에 1/2~1 알을 더 투여한다. 1회에 1알 이상은 절대 복용하지 않는다⁽¹³⁾. 이 방약으로 각종 비증 환자(류마티스, 견비통)을 치료한 결과 모두 유효했다.

방 약 5 | 마전자, 백화사, 천오, 초오, 당귀, 소엽 등을 일반적인 방법으로 독을 제거하는 법 제를 한 후 물로 환약(중량: 0.05g)을 만들어 매일 저녁 수면전에 1g(20알)을 투약 하고, 매일 1알씩 증가하고, 어지러움, 근육긴장 증가, 관절의 강직 등의 증상이 있 으면 더 이상 증량하지 않는다. 이 방약으로 비증 환자 1890명을 치료한 결과 1227 명 완치, 538명 호전, 125명 무효였다⁽¹⁴⁾.

방 약 6 | 마전자, 천오, 초오 등을 법제후 주사약을 만들어 1회 2~4곳의 혈자리에, 1회 0.5~1ml, 매일 1회, 7회를 치료기간으로 주사한다. 이 방법으로 비증 환자 61명을 치료한 결과 38명 완치, 19명 호전, 4명은 무효였다⁽¹⁵⁾.

(8) 암성 통증 치료

방 약 | 마전자를 마유(麻油)에 초황(焦黃)한 후 여과하고, 식으면 분말로 만들고, 캡슐(무 게: 200mg)에 넣어 1회 1알, 1일 3회, 연이어 3일간 투약하고, 무효이면 2알로 증량하 고, 통증이 경감하면 양을 감소한다. 이 방법으로 암성 통증 환자 35명을 치료한 결 과 13명 현저한 효과, 18명 유효였다⁽⁹⁾.

(9) 추간원판 탈출증, 골증식, 경추병 치료

방 약 1 | 마전자6kg, 토별충, 우슬, 감초, 마황, 유향, 몰약, 전갈, 강잠, 창출^각720g을 사용 한다. 먼저 생마전자에 적당량의 물을 넣고 약한 불로 8시간 수전한 후 껍질을 제 거하고, 잘게 썰어 건조한 후 초황(炒黃)하고, 유향, 몰약을 넣고 가열한 후 마유

를 제거하고, 다시 홍건(烘乾)한 후 다른 약을 혼합해서 분말로 만들어 캡슐(중량: 0.25±0.05g, 마전자가 총중량의 40% 차지)에 넣는다. 매일 저녁 수면전에 5~10알을 황주30~60ml에 적당량의 온수(차는 사용금지)를 혼합해서 투약하고, 처음에는 5알을 투약하고, 매일 저녁마다 1알씩 증가하고, 요통이 증가하거나 요부에 감각이 상이 있으면 양을 증가하지 않고, 최대 10알을 초과하지 않는다. 이 방법으로 추간 원판 탈출증 40명을 치료한 결과 24명 완치, 10명 호전, 4명 유효, 2명은 무효였고, 왕지문은 이 방약을 매일 저녁에 4~8알(생약 1.2~2.4g 함유)을 투여해서 본병 환자 180명을 치료한 결과 99명 완치, 52명 현저한 효과, 26명 유효, 3명은 무효였다[10].

방 약 2 ㅣ 마전자(법제)15g, 백작약, 홍화, 울금^각50g, 목향, 유향, 몰약^각25g, 진구100g, 천궁 10g, 위령선, 상기생, 모과^각30g의 분말을 물 2000ml에 5시간 담가 두었다가 30분씩 2회 수전해서 2500ml를 만들어 이온 도입법으로 사용한다. 이 방약으로 골증식 환자 100명을 치료한 결과 그중 요추증식환자 59명 중 50명 완치, 7명 호전, 2명 무효, 경추 뼈 증식 환자 23명 중 21명 완치, 2명 호전, 종골 증식 환자 18명 중 9명 완치, 7명 호전, 2명은 무효였다[11].

방 약 3 ㅣ 마전자15g, 계지50g, 삼백봉(三百棒)300g의 분말을 끓는 물을 넣고 충분히 저어 냉각한 후 환부나 방사통 부위에 도포하고, 1일 1회 교환해주고, 10일을 치료기간으로 한다. 이 방법으로 척추골 증식 환자 250명을 치료한 결과 202명 완치, 17명 현저한 효과, 12명 유효, 19명은 무효였다[12].

(11) 안면 신경마비 치료

방 약 1 ㅣ 마전자500g에 물3600ml를 넣고 20분간 수전한 후 껍질을 제거하고, 종자를 잘게 분쇄한 후 꿀에 혼합한 후 약한 불로 15분간 끓여서 환부에 0.2cm 두께로 도포하고, 붕대로 감아두었다가 1일 1회 교환해준다. 이 방법으로 224명을 치료한 결과 199명 완치, 18명 호전, 7명은 무효였다[16].

방 약 2 ㅣ 마전자3.5g을 18~24조각을 내어 산화아연 반창고에 놓고 환부에 붙이고, 7~10일 마다 1회 교환을 해준다. 이 방법으로 안면 신경 마비 환자 2000여명을 치료한 결과 80%가 회복하였고, 일반적으로 2회 시술로 완치했다고 밝혔다.

(12) 외상성 활낭염 치료

방 약 ㅣ 마전자, 유향(법제), 몰약(법제), 생감초^각90g, 생마황120g의 분말을 용해된 바세린 480g넣어 고약을 만들어 환부에 도포하고, 3일마다 1회 교환해준다. 이 방법으로 23명을 치료한 결과 16명 완치, 6명 호전, 1명은 무효였다[17].

(13) 전간(癲癇) 치료

방 약 | 마전자120g, 전갈40g, 지용40g, 석창포, 반하(법제), 강잠, 유향, 생감초, 몰약^각40g, 생녹두60g의 분말을 밀봉, 보관한다. 3세 이하는 0.5g, 4~7세는 0.7~1.2g, 8~15세는 1.2~1.8g, 16세 이상은 1.8~2.4g을 수면 30분 전에 황주로 투약하고, 소아는 온수로 투약하고, 40일을 치료기간으로 하고, 최대 3g을 초과하지 않는다. 이 방법으로 40명 의 전간 환자를 치료한 결과 14명 억제, 19명 현저한 효과, 6명 유효, 1명은 무효였다[18].

(14) 기능성 불사정자(不射精者) 치료

방 약 | 마전자(법제)0.3g, 오공0.5g, 빙편0.1g의 분말을 수면 1.5시간 전에 투여한다. 이 방약 으로 99명을 치료한 결과 70명 완치, 3명 호전, 26명 무효였다[19].

(15) 탈항 치료

방 약 | 마전자분말 15g. 먼저 승마, 오매, 지각^각30g을 수전해서 환부를 세척한 후 다시 마전 자 분말을 약액에 혼합한 후 환부에 도포하고, 30분간 침대에 누워 있는다. 왕복흥 은 이 방법으로 탈항 환자 44명을 치료한 결과 90%가 유효였다고 보고했다.

(15) 자궁경부 미란 치료

방 약 | 마전자 종자를 참기름에 튀겨 여과한 후 기름을 바세린(적당량)에 혼합해서 고약을 만든다. 먼저 질을 Potassium으로 소독하고, 분비물을 청결히 한 후 솜에 마전자고 약을 묻혀 미란부위에 붙였다가 6시간후 제거하고, 매일, 혹은 격일로 1회 실시하고, 5회를 치료기간으로 한다. 이 방법으로 34명을 치료한 결과 13명 완치, 20명 유효, 1명 은 무효였다[20].

(16) 슬관절의 적액(積液) 치료

방 약 | 마전자(법제), 마황^각24g, 유향, 몰약^각18g, 진소미(陳小米)100g의 분말을 냉수로 개 어서 환부에 도포한 후 붕대로 감아두고, 1일 1회, 10일을 치료기간으로 실시한다. 이 방법으로 36명을 치료한 결과 22명 완치, 10명 유효, 4명은 무효였다[21].

(17) 척수 회질염, 척추손상 후유증 치료

방 약 1 | 마전자, 토사자, 음양곽, 천궁^각90g, 모과, 구척, 단삼^각190g, 인삼, 부자, 강황, 오공, 전갈, 천마^각30g, 천오, 초오^각9g, 낙석등300g, 우슬, 강잠, 첨사^각60g, 당귀120g, 봉밀

1500g으로 3000개의 환약을 만들어 공복에 1일 3회 투여한다. 1~2세는 1알, 3~4세는 2알, 5세이상은 적당한 양을 투여한다. 이 방약으로 척수회질염 후유증 환자 30명을 치료한 결과 7명 완치, 12명 현저한 효과, 8명은 호전이었고, 3명은 무효였다[22].

방 약 2| 마전자를 일반적인 방법으로 황갈색으로 법제해서 분말을 만들어 캡슐(중량: 0.3g)에 넣어 처음에는 0.3g을 투약하고, 1주후 특별한 부작용이 없으면 매일 0.9g을 3회로 나누어 투약하고, 4~5주를 1회 치료기간으로 하고, 치료기간 간(間)에는 1주 휴식후 다시 실시한다. 이 방법으로 척수 비완전 절단 환자 18명을 치료한 결과 4명 완치였고, 총유효율이 88.9%였다[23].

(18) 대상 포진 치료

방 약| 생마전자(껍질 제거)를 식초에 개서 소독한 붓으로 환부에 도포한다. 경미한 자는 1일 2회, 중한 자는 1일 4~5회 실시하고, 도포한 후 환부를 노출시켜 자연건조한다. 이 방법으로 12명을 치료한 결과 실시 30분후 통증이 경감, 혹은 소실하였고, 시술 1일로 병변이 건조하고, 부종, 피진(皮疹) 소실자는 8명, 2일은 1명, 3일은 3명이었고, 12명은 7~10일 치료후 완치했다[24].

(19) 수족 건선 치료

방 약| 마전자와 참기름을 혼합한 후 용기에 넣고 마전자가 팽만할 때까지 초(炒)해서 여과한 후 약액을 환부에 1일 1회 도포하고, 5회를 1회 치료기간으로 실시하고, 약액의 경구투여는 금한다. 이 방법으로 64명을 치료한 결과 60명 완치, 4명 호전이었고, 1년후 50명을 관찰한 결과 11명이 재발했다[25].

(20) 신경성 피부염 치료

방 약| 마전자, 반모, 사상자각9g, 사퇴3개를 250g의 식초에 담가 두었다가 매일 2~3회 환부를 발라준다. 이 방법으로 50여명을 치료한 결과 양호한 효능이 있었다[26]. 이외에 전이성 골암, 폐암, 간암, 뇌종류, 식도암, 위암, 결핵병, 정신분열증, 재생불량성 빈혈 등을 치료한 보고가 있다.

사용용량

마전자는 모래로 볶고, 털을 제거하는 법제를 하고, 성인에게 1회 5~10mg(약명: 土的寧, 주요성분: 마전자)을 투약한 결과 중독증상이 출현하였고, 30mg 복용 후에는 사망했다.

주의사항

본 약은 임산부, 신체허약자는 복용시 주의한다. 마전자가 주성분인 중성약(中成藥)은 일반적으로 6mg을 초과하지 않고, 마전자의 배설은 완만하고 축척됨으로 장기간 복용해서는 안된다. 중독의 잠복시간은 30분에서 3시간 정도이고, 초기에는 두통, 어지러움증, 호흡촉박, 전신경련 등이 있고, 심하면 호흡근 경련, 동공확대, 맥박이 빨라지고, 결국에는 호흡마비로 사망한다.

사과락(絲瓜絡)
Luffa cylindricd(L.) Roem

약재개요

박과(葫蘆科)에 속한 한해살이 덩굴식물인 수세미오이의 익은 과실을 채집후 종자와 껍질은 제거하고 그물같은 것만 건조한 것이다. 성미(性味)는 감(甘), 평(平)하고, 폐(肺), 간(肝), 위(胃)에 귀경한다. 거풍통락(祛風通絡 바람을 없애고 경락을 통하게 함), 해독화담(解毒化痰 독을 없애고, 가래를 삭임)의 효능이 있어 관절통, 사지경련, 부스럼, 가래성 기침 등의 병증에 사용한다.

약리연구

(1) 진통, 진정 작용

쥐의 열판실험, 초산 실험에서 진통작용이 현저한 것으로 밝혀졌고, 쥐에게 투여한 결과 자율적인 활동이 현저하게 감소하였고, 바비탈에 협조반응이 있었다[1].

(2) 진해(鎭咳), 평천(平喘), 거담 작용

사과락의 에스테를 추출물은 페놀 실험에서 기도로 배출이 증가하였고, 쥐 실험에서 히스타민성 천식을 예방하는 작용이 있었고, 수전액은 진해작용이 있었다[2].

(3) 기 타

이외에 사과락은 항균, 항염 작용이 있는 것으로 밝혀졌다.

일반적으로 10~15g을 사용한다.

비위의 양기가 부족한 사람, 한성(寒性) 가래와 천식에는 사용하지 않는다.

와릉자(瓦楞子)
Arcae concha

감과(蚶科)에 속한 연체동물인 니감(泥蚶)과 모감(毛蚶)의 조개껍질을 건조한 것이다. 성미(性味)는 함(鹹), 평(平)하고, 폐(肺), 간(肝), 위(胃)에 귀경한다. 거담산결(祛痰散結 가래(담)를 없애고 뭉친 것을 풀어줌), 거어연견(祛瘀軟堅 어혈을 없애고, 딱딱한 것을 풀어줌)의 효능이 있어 영류나력(瘻瘤瘰癧 갑상선, 임파 종대), 근종(筋腫) 등의 증상에 사용한다.

(1) 어혈성 생리통 치료

방 약 | 와능자(煅)60g, 향부(법제)45g, 도인20g, 단피15g, 천궁15g, 대황10g, 당귀15g, 홍화20g의 분말을 주정에 혼합해서 환약(중량: 녹두크기)을 만들어 생리2~3일전부터 1회 10g, 1일 3회, 생리완료까지 투여한다.

(2) 위궤양 치료

방 약 | 와능자(煅)1000g, 해표초(炒), 연호색^각500g, 사인200g, 목향, 백출^각250g, 침향180g, 감초150g의 분말을 1회 10~15g, 1일 3회 투여한다.

(3) 유선증식 치료

방 약 | 시호, 적작약, 오초사(烏梢蛇), 소라자(蘇羅子)^각10g, 당귀15g, 와능자, 괄누, 생모려^각30g, 오공2마리, 생감초6g을 수전해서 1일 2회 공복에 투여한다.

사용용량

탕제로는 10~30g을 사용하고, 분말로 복용할 때에는 1~3g을 사용한다.

주의사항

특별히 보고된 바가 없다.

찾아보기

참고자료

마황

1. 王筠黙主編. 中藥藥理學. 上海: 上海科學技術出版社, 1985. 25.
2. 劉興祥. 麻黃的藥理作用及其臨床應用. 中西醫結合雜紙, 1989, 9(4)：255.
3. 舒忠民. 廣西中醫葯. 1987, (1)：8.
4. 周慶偉. 河南中醫, 1997, (5)：289.
5. 舒忠民. 江蘇中醫. 1990, (2)：37.
6. 馮石松. 四川中醫, 1996, (7)：24.
7. 潘斌璋. 浙江中醫學院學報, 1988, (1)：32.
8. 呂修業. 中醫雜紙, 1987, (9)：69.
9. 邱訓潔, 江蘇中醫, 1996, (2)：37.
10. 賀哲. 中醫雜紙, 1990, (11)：28.
11. 白學斌. 陝西中醫學院學報, 1996, (4)：23.
12. 郭松河. 中西醫結合雜紙, 1998, (6)：351.
13. 雷載權. 中華臨床中藥學. 北京: 人民衛生出版社, 1998. 182.
14. 周鳴歧. 山東中醫雜紙, 1987, (6)：44.
15. 陶履氷, 江蘇中醫, 1995, (7)：24.
16. 韓冠先. 中醫雜紙, 1992, (3)：5.
17. 李永柱. 江西中醫雜紙, 1988, (1)：32.
18. 上官双金. 馬錢五子丸治療陽痿. 上海中醫葯雜紙, 1990, (10)：27.
19. 王筠黙主編. 中藥藥理學. 上海: 上海科學技術出版社, 1985. 25
20. 李曉學. 湖南中醫雜誌, 1992, 1: 43.
21. 陸成標. 江蘇中醫, 1992, 12: 6.

계지

1. 董振翔等. 中醫雜紙, 1988, (9)：31.
2. 楊萬林. 黑龍江中醫藥, 1988, (2)：19.
3. 雷載權. 中華臨床中藥學. 北京: 人民衛生出版社, 1998.
4. 朱文政. 新中醫, 1987, (1)：26.
5. 敬代鳳. 四川中醫, 1991, (9)：45.
6. 袁宇華, 湖南中醫雜紙, 1986, (2)：22.
7. 朱小燕. 中醫雜紙, 1995, (1)：7.
8. 趙啓燕. 湖北中醫雜紙, 1994, (3)：33.
9. 邱志濟. 黑龍江中醫藥, 1995, (2)：30.
10. 華樂栢. 中醫雜紙, 1995, (1)：7.
11. 張興. 黑龍江中醫藥, 1995, (1)：25.

12. 郭劍華. 遼寧中醫雜紙, 1986, (8)：42.
13. 江蘇新醫學院編. 中藥大辭典. 下冊. 上海: 上海科學技術出版社, 1986. 1772.
14. 原田正敏. 桂皮藥理學的研究. 藥學雜誌, 1972, 92(2)：135.
15. 馬清鈞等主編. 常用中藥現代研究與臨床. 天津科技飜譯出版社. 1995.
16. 中國醫學科學院藥物研究所. 中藥志, 人民衛生出版社, 1984.

자소엽

1. 曹毅, 等. 中醫雜誌, 1988, (8)：49.
2. 唐英. 廣西中醫藥, 1987, (1)：5.
3. 劉天峰. 四川中醫, 1986, (8)：47.
4. 謝宗昌, 等. 中醫雜誌, 1994, (12)：733.
5. 張淸旺. 中醫函授通訊, 1991, (1)：33.
6. 江蘇新醫學院編. 中藥大辭典. 下冊. 上海: 上海科學技術出版社, 1986. 2357.
7. 中國醫學科學院藥用植物資源開發研究所主編. 人民衛生出版社, 1988.
8. 王浴生主編. 中藥藥理與應用. 人民衛生出版社, 1983.
9. 菅谷愛子. 藥學雜誌, 1981, 101(7)：642.
10. CA, 1982. 96: 1210677t.
11. 王靜珍等. 中國中藥雜誌, 1997, 22(1)：48.
12. CA, 1984, 100: 56839c.

생강

1. 韓陽儒. 山東中醫雜誌, 1997, (7)：299.
2. 劉成極. 遼寧中醫雜誌, 1986, (10)：41.
3. 江志華, 等. 吉林中醫學, 1997, (7)：22.
4. 王留寬, 等. 中西醫結合雜誌, 1989, (6)：357.
5. 杜河林, 等. 山東中醫雜誌, 1995, (11), 520.
6. 陳安輝. 江蘇中醫, 1992, (5)：41.
7. 雍履平. 中醫雜誌, 1994, (7)：436.
8. 劉同賢. 中醫函授通訊, 1991, (2)：46.
9. 李世君. 四川中醫, 1989, (12)：45.
10. 楊世强. 實用中醫內科雜誌, 1989, (4), 38.
11. 江蘇新醫學院編. 上海科學技術出版社, 1986, 657.
12. 王浴生主編, 中藥藥理與應用, 人民衛生出版社, 1983. 320.
13. 孫慶偉等, 中草藥, 1986, 17(2)：91.
14. 吳思恩等. 中草藥, 1988, 19(2)：14.28.

15. 張建新等. 河北中藥, 1993, 15(6)：374.

16. 李兆龍. 中國藥學雜誌, 1990, 25(4)：231.

17. 張竹心等. 中草藥, 1988, 19(9)：407.

형개

1. 王浴生主編. 中藥藥理與應用. 北京: 人民衛生出版社, 1983: 744.

2. 山原條二. 生藥...... 藥學雜誌, 1980, 100(7)：713 (日本).

3. 丁安偉, 等. 荊芥炭提出物止血機理研究. 中國醫藥雜誌, 1993, 18(10)：598.

4. 許惠琪等. 荊芥炭提出物一般藥理作用研究. 南京中醫學院學報, 1994, 10(6)：25.

5. 李淑蓉. 荊芥與防風的藥理作用研究. 中國中藥雜誌, 1989, 12(6)：37.

방풍

1. 李智華. 湖南中醫雜誌, 1988, (3)：43.

2. 雷倫等. 陝西中醫, 1988, (10)：461.

3. 焦樹德. 用藥心得十講. 人民衛生出版社, 1996: 13.

4. 唐榮江. 中藥通報, 1988, 13(6)：44.

강활

1. 車明鳳等, 四種不同原植物羌活化學成分的對比. 中藥材, 1992, 15(11)：33.

2. 秦彩玲. 羌活水溶部分的抗心律失常作用. 中藥通報, 1987, 12(12)：45.

3. 秦彩玲. 中藥羌活藥理研究. 中藥通報, 1982, 7(1)：31.

4. 金樹芬. 羌活注射液藥理作用的研究. 中成藥研究, 1981, 3(12)：41.

5. 李中宇等. 通痹湯治療風濕性關節病30例臨床報告. 實用中西醫結合雜誌, 1990, 3(4)：222.

6. 顧爲琰等. 清空湯治療頑固性頭痛12例. 浙江中醫雜誌, 1991, 26(6)：248.

7. 付文衆等. 藥浴治療腎功能衰竭. 實用中醫內科雜誌, 1991, 5(1)：35.

창이자

1. 王廣智. 河南中醫, 1995, (2)：105.

2. 李麗斌等, 時珍國藥研究, 1996, (3)：145.

3. 雷載權. 中華臨床中藥學. 上卷. 北京: 人民出版社, 1998, 254~260.

4. 張樹軍等. 四川中醫, 1992, (3)：13.

5. 朱文忠. 山東中醫雜誌, 1996, (2)：81.

6. 王浴生主編. 中藥藥理與應用, 人民衛生出版社, 1983, 508.

7. 宋振玉. 藥學情報, 1962, 9(11)：678.

8. 姜克元等. 時珍國藥研究, 1997, 8(3)：217.

9. 樊景坡. 中藥學信熄, 1994, 1(2)：48.

10. 周向陽. 浙江中醫雜志, 1991:5:212

11. 徐增福等. 中西醫結合雜誌, 1985: 12: 751.

12. 湖北中醫學院. 中草藥經驗交流, 1970: 9: 12.

13. 張國龍. 浙江中醫雜誌, 1977: 3: 26.

14. 解放軍159醫院. 中草藥通訊, 1972: 2: 50.

15. 卜昭昆. 江蘇中醫, 1966: 3: 37.

신이화

1. 王浴生主編. 中藥藥理與應用. 北京: 人民出版社, 1983. 541.

2. 韓双紅. 兩種辛夷理藥作用比較. 中藥材, 1990, 13(9)：33.

3. 周大興. 新異油抗慢反應物質及其他抗過敏作用研究初步. 中草藥, 1991, 22(2)：81.

4. 馮高閔. 辛夷的藥理研究. 中華醫學雜誌, 1956, 46(10)：969.

5. 歐興長. 126種中藥抗凝血酶作用的實驗觀察. 中草藥, 1987, 18(4)：21.

총백

1. 蔡學熙. 浙江中醫雜誌, 1987, (1)：16.

2. 勞如玉. 浙江中醫雜誌, 1987, (11)：297.

3. 趙景明. 北京中醫, 1988, (3)：25.

4. 曾立昆. 四川中醫, 1988, (7)：19.

5. 陳煥松等. 新中醫, 1994, (2)：55.

6. 陳菊玲等, 浙江中醫雜誌, 1996, (2)：63.

7. 李穎. 陝西中醫, 1988, (8)：368.

8. 朱德操. 食葱拌蜂蜜中毒死亡1例. 四川中醫, 1985, 3(11)：23.

9. 康振家. 蔥白, 生薑, 食鹽治療感氣. 中級醫刊, 1965, (9)：580.

10. 黎照寶等. 蔥對高血症影向探討. 廣東醫藥資料, 1978, (11,12)：16~17.

11. 鄒麗容. 西北藥學雜誌, 1994, 9(2)：70.

12. 林寶奎. 腫瘤防治研究, 1984, 11(1)：11.

13. 江蘇新醫學院編. 上海科學技術出版社, 1986. 2316.

백지

1. 郭光英. 中醫雜誌, 1997, (2)：101.

2. 王麗霞等. 河南中醫, 1997, (2)：121.

3. 蘇立祥等. 陝西中醫, 1992, (5)：219.

4. 楊根宏. 湖南中醫雜誌, 1989, (1)：8.

5. 劉建梅等. 福建中醫藥, 1995, (6)：45.

6. 劉毅等. 中國中西結合雜誌, 1997, (2)：72.

7. 戴跃進. 白芷中微量元素的分析. 華西藥學雜誌, 1990, 5(1)：21.

8. 蘇曉紅. 中華皮膚科雜誌, 1988, 21(4)：207.

9. 國家醫藥管理局中草藥情報中心站. 人民衛生出版社, 1986. 624.

10. 李宏宇. 中國中藥雜誌, 1991, 16(9)：560.

11. 江蘇新醫學院編. 上海科學技術出版社, 1977, 675.

12. 張國威. 中華皮膚科雜誌, 1980, 13(8)：138.

고본

1. 沈雅琴. 中西醫結合雜誌, 1987, 7(12)：738.

2. 沈雅琴. 中草藥, 1989, 20(6)：22.

3. 陶靜儀. 1984, 19(9)：561.

4. 陳光娟. 中藥通報, 1987, 12(4)：48.

향유

1. 衢陽市衛生防疫站, 中草藥通迅, 1973, 4(1)：44

2. 中國研究院中藥研究所病毒組, 新醫藥學雜誌, 1973, 4(12)：38.

3. 周世淸 外, 中藥材, 1992, 15(8)：36.

4. 周世淸 外, 中藥材, 1992, 15(8)：36.

5. 李七一, 安徽中醫學院學報, 1989, 24(2)：28.

6. 龔景鎬好, 河北中醫, 1991, 13(1)：5.

7. 陳建平, 黑龍江中醫藥, 1991, (2)：36.

박하

1. 李內卿. 中西醫結合雜誌, 1988, (9)：559.

2. 南京藥學院(中草藥學)編寫組. 中草藥學. 下冊. 南京: 江蘇科學技術出版社, 1980. 932.

3. 王暉. 薄荷醇對柴胡鎭痛作用的影向. 中醫藥研究, 1996, 9(2)：38.

4. 王浴生主編. 中藥藥理與應用. 北京: 人民出版社, 1983. 1244.

5. 卓開淸. 自似淸咽湯治療急性咽炎200例. 廣西中醫藥, 1986, 9(1)：15.

6. 張曉云. 複方薄荷澱粉對乳腺癌術后放療區域皮膚保護作用的評價. 中華護理雜誌, 1990, 25(10)：523.

상엽

1. 王培義. 生桑葉片劑治療乳糜尿治療觀察. 中國寄生蟲防治雜誌, 1992, 4(3)：188.

2. 朱培忠. 桑葉汁治療化膿性中耳炎. 四川中醫, 1985, (5)：封三.

3. 王培義等. 中醫雜誌, 1992, (10).

4. 朱庚甫. 浙江中醫, 1992, (9)：432.

5. 王浴生主編. 中藥藥理與應用. 北京: 人民出版社, 1983. 316.

6. 王詩煜. 浙江中醫雜誌, 1988, (2)：56.

7. 王浴生主編. 人民衛生出版社. 1983, 316.

8. 王智華摘. 醫學文摘, 1964, 5(11)：4.

국화

1. 王浴生. 中藥藥理與應用. 北京, 人民衛生出版社, 1986. 951.

2. 黑龍江省双省縣人民醫院. 銀菊飮治療高血壓病臨床報道. 新醫藥學雜誌, 1972, 3(2)：32.

3. 王延周. 山東中醫雜誌, 1985, (5)：44.

4. 蘇祝成. 杭菊花浸提取物的不同綷取分離物對O2自由基淸余作用研究. 食品科學, 1995, 16(2)：60.

5. 劉炳鳳. 河南中醫, 1995, (4)：234.

6. 北京第6製藥廠. 野菊花藥理研究及栓劑臨床療效觀察. 中藥通報, 1985, 10(7)：45.

7. 劉世昌. 中藥材, 1991, 14(4)：39.

8. 胡春. 食品科學, 1996, 17(2)：7.

9. 楊學遠. 浙江醫科大學學報, 1989, 18(6)：282.

10. 李英霞等. 陝西中醫學院學報, 1997, 20(3)：44.

우방자

1. 王克勤. 中醫雜誌, 1997, (10)：581.

2. 吳濤. 中醫雜誌, 1997, (10)：581.

3. 崔伯瑛. 中醫雜誌, 1997, (10)：582.

4. 牛效淸. 中醫雜誌, 1997, (11)：646.

5. 王希初. 中醫雜誌, 1997, (11)：646.

6. 長谷川雅之. 國外醫學. 中醫中藥分冊, 1991, 13(2)：53.

7. 閻凌霄. 西北藥學雜誌, 1993, 8(2)：75.

8. 李文明. 云南中醫雜誌, 1990, 11(4)：27.

선의

1. 李慶江等. 吉林中醫藥, 1995, (1)：30.

2. 鄧漢成等. 中國中西醫結合雜誌, 1995, (5), 297.

3. 肖本農. 浙江中醫雜誌, 1996, (9)：428.

4. 董天德. 中醫雜誌, 1990, (3)：39.

5. 丁彥軍. 中醫函授通訊, 1989, (5)：35.

6. 馬仁智. 江蘇中醫, 1995, (11)：18.

7. 張宏琴等. 浙江中醫雜誌, 1994, (11)：525.

8. 張祥福. 中醫雜誌, 1994, (7)：389.

9. 宋修亭等. 四川中醫, 1994, (9)：25.

10. 雷載權等主編. 中華臨床中藥學. 上卷. 北京: 人民衛生出版社, 1998. 314~316.

11. 於龍順. 蟬蛻醇提物臨床前藥理研究. 中國醫院藥學雜誌, 1988, 8(3)：8.

12. 陰健等主編. 中藥現代研究與臨床應用.(2). 北京: 學苑出版社, 1993, 378~379.

13. 王喜云. 中藥通報, 1986, 16(4)：25.

14. 吳葆金. 中草藥. 1986, 17(11)：21.

갈근

1. 李清亞等. 中醫藥研究, 1995, (6)：13.

2. 卞同琦等. 江蘇中醫, 1997, (2)：17.

3. 侯留法等. 河南中醫, 1997, (4)：225.

4. 何大華. 湖北中醫雜誌, 1993, (1)：21.

5. 趙淑賢等. 中西醫結合雜誌, 1990, 10(5)：264.

6. 中國醫學科學院藥物研究所業務組. 中草藥通訊, 1975, 6(2)：34.

7. 中國醫學科學院藥物研究所. 醫學研究通訊, 1972, 3(2)：14.

8. 港禮理. 中華醫學雜誌, 1975, 55(10)：724.

9. 曾貴云. 中華醫學雜誌, 1979, 59(8)：479.

10. 劉少鵬. 黑龍江中醫藥, 1995, (2)：52.

11. 申竹芳. 藥學學報, 1985, 20(11)：863.

12. 王紅等. 中日友好醫院學報, 1995, 9(4)：191.

13. 陳發春. 中草藥, 1989, 20(4)：37.

14. ca, 1990, 112: 25664p.

15. 李宗友譯. 國外醫學. 中醫中藥分冊, 1998, 20(1)：35.

시호

1. 張瑞宣等. 中國中西醫結合雜誌, 1990, (1)：56.

2. 陳雪梅. 四川中醫, 1994, (5)：22.

3. 李家邦等. 中國中西醫結合雜誌, 1991, (3)：141.

4. 曹福凱等. 中醫藥研究, 1997, (6)：15.

5. 邢萍. 中醫雜誌, 1995, (11)：671.

6. 唐路等. 遼寧中醫雜誌, 1991, 18(6)：33.

7. 李煥堂等. 廣西中醫, 1985, 7(6)：291.

8. 王樹凡等. 四川中醫, 1987, 15(12)：10.

9. 劉玉琴等. 北京中醫, 1991, 10(6)：15.

10. 尹兆祥. 浙江中醫雜誌, 1991, 26(5)：205.

11. 袁翠英等. 中國中西醫結合雜誌, 1992, (4)：212.

12. 時毓民等. 中醫雜誌, 1993, (5)：297.

13. 楊君儒. 四川中醫, 1992, (7)：50.

14. 李金城等. 國醫論壇, 1997, (6)：31.

15. 張桂芝等. 中醫雜誌, 1996, (3)：56.

16. 李艷萍等. 河北中醫, 1991, 13(3)：16.

17. 周重楚. 藥學通報, 1979, 14(6)：252.

18. 王本祥. 中國生理學雜誌, 1981, 2(1)：60.

19. 吳春福. 沈陽藥學院學報, 1984, 1(3)：214.

20. 張本. 吉林中醫藥, 1983, 5(1)：39.

21. 李延利等. 中醫藥學報, 1992, 7(3)：34.

22. 張永文. 國外醫學, 中醫中藥分冊, 1996, 18(4)：20.

23. 李平. 中醫雜誌, 1995, 36(7)：424.

승마

1. 屠森等. 上海中醫藥雜誌, 1987, (12)：25.

2. 李治方. 四川中醫, 1986, (11)：47.

3. 沈兆科等. 中國中西醫結合雜誌, 1995, (7)：437.

4. 牛治君. 中國中醫急症, 1993, (5)：201.

5. 苟貞桃. 浙江中醫雜誌, 1987, (9)：394.

6. 魏啓澤. 山西中醫, 1994, (5)：44.

7. 王浴生主編. 人民衛生出版社, 1983. 208.

8. 常志青. 中醫研究, 1990, 3(3)：27.

9. 高木昭. 國外醫學. 中醫中藥分冊. 1984, (5)：51.

10. 山東省中醫藥研究所藥理組. 藥學通報, 1965, 11(12)：562.

11. 施榮山等. 南京中醫藥大學學報, 1997, 13(2)：90.

목적

1. 湖南省常寧縣水口鑛物局職工醫阮傳染病室. 新醫藥學雜誌, 1974, (3)：35.

2. 黃中平. 浙江中醫雜誌, 1996, (10)：467.

3. 隨少庚等. 中國中西醫結合雜誌, 1993, (6)：339.

4. 北京中醫院. 臨床科技資料匯編, 1972, 70.

5. 雷載權等. 中華臨床中藥學. 北京: 人民衛生出版社, 1998.

6. 江蘇新醫學院編. 中藥大辭典. 下册. 上海: 上海科學技術出版社, 1987, 2264.

7. 張世芳. 湖北中醫雜誌, 1980, (5)：52.

석고

1. 張宏等. 山西中醫, 1997, (5)：44.

2. 江鎰基. 中西醫結合雜誌, 1986, (4)：243.

3. 李乃庚. 江蘇中醫雜誌, 1986, 7(5)：8.

4. 徐榮成等. 中西醫結合雜誌, 1986, (4)：243.

5. 馮修杰等. 中醫雜誌, 1996, (1)：34.

6. 楊國禮. 中醫雜誌, 1992, (11)：32.

7. 朱照祥等. 中藥通報, 1986, (5)：58.

8. 王浴生主編. 中藥藥理與應用, 人民衛生出版社, 1983. 284.

지모

1. 劉國聲. 國藥抗生力研究. 中華新醫學報, 1950, 1(5)：95.

2. 廖延雄. 62種中藥抗菌性之初步研究. 西北獸醫學院校刊, 1953, (4)：5.

3. 王浴生主編. 中藥藥理與應用. 北京：人民衛生出版社, 1983.

4. 徐建中. 知母代元ZMS對老齡大鼠學習記憶的影向. 中藥藥理與臨床, 1995, 11(3)：18.

5. 木下誠治. 知母的新甾體阜代的結構急抗肝炎作用. 國外醫學. 中醫中藥分册, 1995, 17(2), 43.

6. 王德潤. 白虎加桂枝湯治療急性風濕熱. 吉林中醫藥, 1992, 14(1)：16.

로근

1. 諶德剛. 湖南中醫學院學報, 1992, (4)：35.

2. 曾立昆. 浙江中醫雜誌, 1995, (2)：87.

3. 國家醫學管理局中草藥情報中心點編. 植物藥有效成分手册. 北京：人民衛生出版社, 1986. 232~1073.

천화분

1. 徐千裏. 浙江中醫雜誌, 1993, 2: 58.

2. 暴淑蘭. 國醫論壇, 1992, 2: 28.

3. 楊宗江. 中西醫結合雜誌, 1985, 11: 666.

4. 周希廣. 浙江中醫雜誌, 1986, 11: 489.

5. 李久利. 湖南中醫, 1992, 5: 240.

6. 葛智慧. 湖北中醫雜誌, 1990, (2)：3.

7. 仇偉欣. 中國中醫藥信熄雜誌, 1996, 3(6)：11.

8. 陳敏星. 中國醫藥工業雜誌, 1993, 24(6)：257.

죽엽

1. 宋和平. 國醫論壇, 1994, (3)：22.

2. 呂華. 中國中西醫結合雜誌, 1994, (10), 634.

3. 楊宗正. 浙江中醫雜誌, 1987, (1)：43.

4. 蔣天佑. 中醫藥研究, 1992, (4)：59.

5. 江蘇新醫學院編. 中藥大辭典. 下册. 上海：上海科學技術出版社, 1977. 2253.

6. 王浴生主編. 中藥藥理與應用. 人民衛生出版社, 1983. 1108.

7. 江蘇新醫學院編. 中藥大辭典. 上海科學技術出版社, 1977. 2253.

하고초

1. 韓純慶. 實用中西醫結合雜誌, 1992, 5(1)：40.

2. 廖有業. 實用中醫內科雜誌, 1993, 7(4)：2.

3. 鄧朝綱. 天津中醫, 1989, (2)：15.

4. 李滌新. 中西醫結合雜誌, 1986, (6)：366.

5. 姚引華. 上海中醫藥雜誌, 1994, (12)：21.

6. 丁濤. 中草藥不良反應及防治. 北京：中國中醫藥出版社, 1992, 106.

7. 徐聲林. 中草藥, 1989, 20(8)：22.

8. 蔣岩. 甘肅醫學, 1988, 7(4)：4.

9. 鄭民實等. 江西醫學院學報, 1991, 31(2)：5.

10. 王浴生主編. 中藥藥理與臨床, 人民衛生出版社, 1983. 883.

치자

1. 宋紅旗等. 中西醫結合雜誌, 1989, 9: 547.

2. 侯汝旺等. 人民軍醫, 1988, (1)：67.

3. 李晶等. 江蘇中醫, 1994, 15(4)：15.

4. 江蘇新醫藥院. 中藥大辭典, 1987, 1984.

5. 高振華等. 吉林中醫藥, 1983, 5(2)：27.

6. 劉志强等. 中藥山梔的特殊肝臟毒性. 浙江醫科大學學報, 1988, 17(5)：221.

7. 姚金勝. 中國中藥雜誌, 1991, 16(8)：489.

8. 南京藥學院藥理教研組中麻研究組. 江蘇醫藥, 1976, 2(1)：28.

9. 張學蘭. 中藥材, 1994, 17(4)：24.

10. 王浴生主編. 中藥藥理與應用. 人民衛生出版社, 1983. 934.

압척초

1. 李素琴 外, 安徽醫科大學學報, 1995, 30(3)：244.

2. 江蘇新醫學院編, 上海科技出版社, 1986. 1845.

황금

1. 王瑞云等. 中西醫結合雜誌, 1988, (3)：166.

2. 呂增春等. 中西醫結合雜誌, 1990, (7)：413.

3. 陳芥同等. 中醫雜誌, 1997, (3)：164.

4. 劉力戈等. 中醫雜誌, 1996, (7)：422.

5. 劉少昆等. 新中醫, 1993, (12)：47.

6. 許夢森. 吉林中醫, 1988, (1)：28.

7. 張澤生等, 四川中醫, 1992, (4)：35.

8. 楊克文. 國外醫學, 中醫中藥分册, 1996, 18(3)：46.

9. 武健等. 西安醫學院學報, 1957, 3(4)：38.

10. 王浴生主編, 中藥藥理與應用, 人民衛生出版社, 1983. 956.

11. 楊濤等. 北京醫科大學學報, 1991, 23(2)：97.

12. 吳芬芬等. 中國實驗臨床免疫學雜誌, 1995, 7(3)：7.

황연

1. 夏世平. 中藥骨傷, 1997, (5)：50.
2. 李從道等. 江蘇中醫, 1994, (11)：7.
3. 王海榮. 實用中西醫結合雜誌, 1993, (7)：419.
4. 魯奇良. 國醫論壇, 1997, (5)：32.
5. 韓仁貴. 中國中西醫結合雜誌, 1992, (10)：606.
6. 張茵州等. 中醫雜誌, 1986, (6)：28.
7. 廖世昌. 四川中醫, 1997, (2)：33.
8. 楊侃. 江蘇中醫, 1989, (1)：36.
9. 啓芯. 中國中醫藥信熄雜誌, 1997, (2)：48.
10. 蘇光等. 中國中西醫結合雜誌, 1992, (10)：629.
11. 邢漢學. 中國函授通訊, 1997, (2)：22.
12. 代興云等. 吉林中醫藥, 1993, (3)：17.
13. 蘇光等. 中國中西醫結合雜誌, 1992, (10)：629.
14. 劉少炳等. 國醫論壇, 1994, (4)：21.
15. 高志銀. 湖北中醫雜誌, 1992, (4)：35.
16. 劉曉蓮. 湖北中醫雜誌, 1993, (4)：45.
17. 王浴生主編. 中藥藥理與應用. 北京：人民衛生出版社,
    1983, 1023.
18. 楊鑒英等. 中西醫結合雜誌, 1989. 9(8)：494.
19. 陳波華等. 黑龍江醫學, 1996, 9(2)：115.
20. 張明華. 中國藥理學通報. 1991, 7(1)：70.
21. 唐靑云等. 醫學工業. 1985, 16(3)：34.
22. 方達超. 藥學通報, 1987, 22(5)：321.
23. 張明發. 中國藥理學報, 1989, 10(2)：174.

황금

1. 張軍等. 遼寧中醫雜誌, 1987, (10)：29.
2. 王明義等. 江蘇中醫雜誌, 1987, (8)：38.
3. 趙衛等. 陝西中醫, 1996, (11)：495.
4. 宋厚明等. 陝西中醫, 1986, (4)：174.
5. 吳啓成. 陝西中醫. 1987, (8)：364.
6. 江建南等. 中醫雜誌, 1994, (2)：98.
7. 葛永東. 新中醫, 1986, (1)：25.
8. 張建明等. 中醫雜誌, 1993, (10)：612.
9. 趙紀生. 山西中醫, 1997, (6)：6.
10. 趙東明. 黑龍江中醫藥, 1991, (4)：40.
11. 陳杰. 江蘇中醫, 1992, (3)：10.
12. 李艶海等. 中醫函授通訊, 1993, (5)：45.
13. 李慶有等. 中醫外治雜誌, 1995, (1)：8.
14. 賀菊喬, 中醫雜誌, 1997, (10)：618.
15. 朱巧貞等. 三稞針降低血壓的作用. 藥學學報, 1962, 9(5)：281.
16. 陳超. 中藥藥理學通報. 1989, 5(6)：373.

17. 韓虹等. 中藥藥理學通報, 1989, 10(5)：385.
18. 焦樹德主編. 中藥大全. 黑龍江科學技術出版社. 1989. 281.
19. 南云生. 中藥材. 1995, 18(2)：18.
20. 江蘇新醫學院編. 中藥大辭典. 上海科學技術出版社,
    1977. 2032.
21. 荊慶等. 新醫藥學雜誌, 1975, 4(9)：38.

용담초

1. 王海江. 中醫雜誌, 1992, 5: 53.
2. 王愛蓮等. 陝西中醫, 1988, 10: 465.
3. 宮偉星等. 山西中醫, 1992, 4: 63.
4. 劉曉峰等. 河南中醫, 1997, 5: 298.
5. 魏道富等. 四川中醫, 1994, (1)：12.
6. 張元閣. 陝西中醫, 1987, (2)：65.
7. CA. 1968, 34: 7425.
8. 20. 江蘇新醫學院編. 中藥大辭典. 上海科學技術出版社,
    1977. 627.
9. 王浴生主編. 中藥藥理與應用. 北京：人民衛生出版社,
    1983, 295.
10. 吳成等. 江西中醫學. 1988, 19(1)：44.
11. 薛惠娟. 中國中西醫結合雜誌, 1992, 12(4)：230.
12. 徐麗娜等. 藥學學報, 1965, 12(6)：357.

고삼

1. 程維明等. 中國中西醫結合雜誌, 1995, (12)：712.
2. 柳慧芬. 浙江中醫雜誌, 1997, (501)：201.
3. 趙學良等. 中華皮膚科雜誌, 1997, (4)：268.
4. 范存偉. 中華雜誌, 1995, (10)：583.
5. 黃河淸等. 浙江中醫雜誌, 1997, (5)：213.
6. 劉天驥等. 江蘇中醫, 1994, (7)：12.
7. 楊桂芹等. 中醫雜誌, 1995, (10)：582.
8. 金崗等主編. 新編中藥藥理與臨床應用. 上海：上海科學
    技術文獻出版社, 1995.
9. 王萬祖. 中醫雜誌, 1995, (11)：646.
10. 張瑋等. 中醫雜誌, 1997, (1)：37.
11. 范新發. 中醫雜誌, 1995, (12)：709.
12. 呂景云. 陝西中醫, 1991, (9)：389.
13. 蔡先芝等. 北京中醫, 1990, (5)：25.
14. 胡玉荃等. 中醫雜誌, 1996, (1)：5.
15. 韋榮貞等. 新中醫, 1989, (7)：36.
16. 李延培. 中醫雜誌, 1995, (12)：712.
17. 金素梅等. 中醫雜誌, 1996, (1)：6.
18. 趙素云. 中醫雜誌, 1996, (1)：6.

19. 張先夫. 中醫雜誌, 1990, (1)：17.
20. 廖杰. 氧化苦蔘碱的抗炎症作用. 北京醫科大學學報, 1988, 20(4)：313.
21. 黃輝. 浙江中醫雜誌, 1988, 6: 247.
22. 吳同寅, 江蘇中醫雜誌, 1981, 6: 36.
23. 劉康平. 浙江中醫雜誌, 1987, 11: 499.
24. 皮興鷗等. 浙江中醫雜誌, 1991, 12: 546.
25. 辛洪波. 中國藥理學報. 1987, 8(6)：501.
26. 周金黃主編. 中藥藥理學. 上海科學技術出版社, 1986. 104.
27. 陳繼烈等. 中華內科雜誌, 1965, 13(7)：614.
28. 貴陽醫學院藥理教研組. 苦蔘研究資料匯編. 1979. 34.
29. 李先榮. 山西中醫, 1985, 1(2)：49.
30. 黃自明. 河南醫科大學學報, 1996, 31(3)：67.
31. 張琪等. 中華微生物學和免疫學雜誌, 1992, 12(1)：41.

서각

1. 江蘇新醫學院編. 中藥大辭典. 下冊. 上海: 上海科學技術出版社, 1986: 2423.
2. 王浴生主編. 中藥藥理與應用. 北京: 人民衛生出版社, 1983: 1158.
3. 金若敏等. 犀角與水牛角藥理作用研究. 中成藥, 1997, 19(7)：33.

수우각

1. 王浴生主編. 中藥藥理與應用. 人民衛生出版社, 1983. 242.
2. 江蘇新醫學院編. 中藥大辭典. 上海科學技術出版社, 1986. 522.
3. 湖北中医杂志, 1987；(2)；22.
4. 辽宁中医杂志, 1986；(8)；28.

적작약

1. 馬秀鳳. 中西醫結合雜誌, 1988, (11)：660.
2. 蔣森. 中醫雜誌, 1996, (7)：392.
3. 金崗等主編. 新編中藥藥理與臨床應用. 上海: 上海科學技術文獻出版社, 1995.
4. 賀江平等. 中醫雜誌, 1997, (8)：477.
5. 馬新亞. 甘肅中醫學院學報, 1993, (3)：23.
6. 賀江平等. 中西醫結合雜誌, 1997, (9)：540.
7. 任秀蘭. 山西中醫, 1994, (6)：50.
8. 簡光富. 福建中醫藥, 1989, (2)：29.
9. 周紹華等. 中西醫結合雜誌, 1986, (9)：561.
10. 張寶利. 中西醫結合雜誌, 1991, (8)：498.
11. 楊軍等. 鐵道醫學, 1989, (3)：183.

12. 趙樹民登. 遼寧中醫雜誌, 1987, (8)：18.
13. 何愉生. 中西醫結合雜誌, 1990, 10(2)：101.
14. 梁學謙. 新醫藥學雜誌, 1974, 4(12)：42.
15. 劉國聲. 中華新醫學報. 1950, 1(2)：95.
16. 陸順芳澤. 中草藥, 1998, 29(3)：212.
17. 馬秀鳳等. 中醫研究, 1992, 5(2)：17.

생지황

1. 潘兵. 湖南中醫雜誌, 1991, (3)：47.
2. 劉念亦. 吉林中醫藥, 1991, (2)：28.
3. 瞿桂鳳. 陝西中醫, 1996, (5)：219.
4. 張寶忠. 中醫藥信熄, 1987, (1)：26.
5. 黃藥芬. 中西醫結合雜誌, 1991, (3)：176.
6. 蔣運祥. 江西中醫, 1989, (1)：41.
7. 畢小利等. 中西醫結合雜誌, 1988, (2)：84.
8. 李晏霞. 遼寧中醫雜誌, 1988, (11)：25.
9. 王澤民. 中醫雜誌, 1993, (2)：121.
10. 史開勝. 中醫外治雜誌, 1996, (4)：13.
11. 王浴生主編. 中藥藥理與應用. 北京: 人民衛生出版社, 1983: 400.
12. 中医杂志 1983；(12)：59.
13. 中西医结合杂志 1985；5(8)：476.
14. 浙江中医杂志 1986；(3)：114.
15. 山东中医杂志 1981；(2)：93.
16. 中华耳鼻咽喉科杂志 1957；5(2)：1 12.
17. 木方正. 國外醫學. 中醫中藥分册, 1993, 15(2)：47.
18. 馮國平等. 上海第2醫學院學報, 1985, 5(2)：107.
19. 王浴生主編. 中藥藥理與應用, 人民衛生出版社, 1983. 400.
20. 馬健. 中國中醫藥科技, 1997, 4(4)：197.
21. 袁綬等. 中國中藥雜誌, 1992, 17(6)：367.

모단피

1. 雷載權等. 中華臨床中藥學. 北京: 人民衛生出版社, 1998.
2. 施永興. 中西醫結合雜誌, 1989, 1: 42.
3. 孫長春等. 中國中西醫結合雜誌, 1995, 15(6)：358.
4. 鄭系謨等, 福建中醫學 1983, 28(1)：49.
5. 鄭純. 湖南中醫雜誌, 1998, (5)：17.
6. 譚新萍等. 湖南中醫雜誌, 1997, (5)：16.
7. 石琳. 中國藥理學報. 1988, 9(6)：555.
8. kawashima K. 國外醫學. 中醫中藥分册. 1987, 9(4)：57.
9. 久保道德. 國外醫學. 中醫中藥分册, 1983, 5(3)：5.
10. 周金黃等. 生理科學發展. 1963, 5(4)：359.
11. 王俞等. 中國藥理學通報. 1997, 13(3)：268.

현삼

1. 李江. 陝西中醫, 1990, (4)：16.
2. 閻敏. 中西醫結合雜誌, 1991, (3)：171.
3. 李西秦等. 中國中西醫結合雜誌, 1996, (4)：232.
4. 李廣勛主編. 中藥藥理毒理與臨床. 天津:天津科技飜譯出版公司, 1992: 50.
5. 王浴生主編. 中藥藥理與應用, 人民衛生出版社, 1983. 370.
6. 劉國良. 中西醫結合雜誌, 1991, 11(10)：606.
7. 冀維桂. 浙江醫學, 1981, 3(1)：11.

자초

1. 張有明. 中醫雜誌, 1996, (4)：197.
2. 孔炳輝. 中醫雜誌, 1996, (4)：197.
3. 於寶存. 中醫雜誌, 1996, (4)：198.
4. 李素亭等. 中醫雜誌, 1990, 31(5)：32.
5. 李加寧. 中醫雜誌, 1996, (4)：199.
6. 朱樹寬等. 中醫雜誌, 1996, (8)：454.
7. 楊葆稚等. 中西醫結合雜誌, 1986, (4)：237.
8. 朱嘩. 中醫雜誌, 1996, (3)：135.
9. 章惠陵. 中醫雜誌, 1996, (3)：134.
10. 劉亞嫻. 中醫雜誌, 1996, (7)：390.
11. 張潤民. 中醫雜誌, 1996, (5)：263.
12. 吳萍等. 中醫雜誌, 1996, (2)：71.
13. 劉海軍. 中西醫結合雜誌, 1990, 5: 308.
14. 張子寬. 遼寧中醫雜誌, 1989, 5: 29.
15. 蘆業軒. 中醫雜誌, 1996, (7)：391.
16. 沈淑英等. 中醫雜誌, 1996, (4)：199.
17. 張浩等. 中醫外治雜誌, 1986, 5(2)：18.
18. 孔祥梅等. 中醫雜誌, 1996, (8)：453.
19. 王長珍. 中醫雜誌, 1996, (7)：391.
20. 李忠良等. 藥物分析雜誌, 1986, 6(1)：41.
21. 謝玉梅等. 時珍國藥研究, 1997, (11), 679.
22. 周金黃. 中藥藥理學. 上海科學技術出版社, 1986. 83.
23. 董健英. 中國實驗臨床免疫學雜誌, 1995, 7(5)：42.
24. 高菊紅. 中草藥. 1986, 17(6)：28.
25. 楊榮. 中國醫藥學報, 1992, 7(3)：28.

금은화

1. 王躍紅等. 中國中西醫結合雜誌, 1995, (6)：347.
2. 王軍. 四川中醫, 1991, (9)：13.
3. 朱賢杰等. 中西醫結合雜誌, 1991, (5)：311.
4. 孫蓮琴等. 中醫雜誌, 1994, (12)：714.
5. 楊校龍等. 四川中醫, 1994, (8)：45.

6. 丁二可等. 四川中醫, 1995, (5)：32.
7. 王明義等. 吉林中醫藥, 1993, (1)：19.
8. 代慶麟等. 中華內科雜誌, 1958, 6(6)：627.
9. 余建模. 中醫藥信熄, 1991, 18(6)：38.
10. 王浴生. 人民出版社, 1983.
11. 常敏毅. 湖南科學技術出版社, 1997.
12. 李京珍. 中藥藥理與臨床. 1990, 6(1)：33.
13. 于起福. 吉林中醫藥, 1995, 17(1)：35.
14. 張鴻祺等. 山東醫刊, 1960, 4(10)：22.
15. 羅中華. 中華醫學雜誌. 1994, 74(10)：634.
16. CA. 1961, 55: 20218.

연교

1. 謝正平. 江蘇中醫, 1992, (4)：14.
2. 張旭明. 上海中醫藥雜誌, 1995, (12)：29.
3. 張忍. 湖南中醫雜誌, 1986, (2)：29(2)：100.
4. 馬守江等. 中藥藥理與臨床, 1992, (特刊)：170.
5. 太原市傳染病肝病研究組. 甘草, 柴胡, 連翹對急性傳染性感染患者降酶作用的臨床觀察. 醫衛通訊, 1973, 2(3)：24.
6. 王浴生主編. 中藥藥理與應用, 人民衛生出版社, 1983, 515.

포공영

1. 王永山等, 內蒙古中醫藥, 1997, (2)：27.
2. 谷正本. 中醫雜誌, 1992, (5)：6.
3. 李長合. 中醫外治雜誌, 1995, (4)：48.
4. 葉文貞等. 上海中醫藥雜誌, 1987, (3)：7.
5. 朱德華. 北京中醫藥大學學報, 1995, (5)：43.
6. 馬力行等. 山東中醫雜誌, 1996, (2)：64.
7. 張柏明等. 中西醫結合雜誌, 1989, (10)：599.
8. 崔閫魯等. 福建中醫藥, 1992, (3)：17.
9. 吳興和. 中醫雜誌, 1997, (9)：637.
10. 張繼强等. 山東中醫雜誌, 1992, (1)：11.
11. 朱士伏, 時珍國藥研究, 1994, (2)：14.
12. 葉映明等. 新中醫, 1988, (2)：28.
13. 譚衡鈞. 中級醫刊, 1987, (6)：54.
14. 黃保翠等. 山西中醫, 1995, (5)：23.
15. 中國醫學科學院藥物研究所等編. 中藥志. 第4冊. 北京: 人民衛生出版社, 1988, 697.
16. 中國醫學科學院藥物研究所等編. 人民衛生出版社, 1988. 697.
17. 龍春來. 中藥藥理與臨床, 1994, 10(2)：23.

대청엽

1. 田養年. 上海中醫藥雜誌, 1985, (8)：28.
2. 王左. 遼寧中醫雜誌, 1986, (4)：33.
3. 方平. 中醫雜誌, 1995, (6)：338.
4. 崇又等. 中西醫結合雜誌, 1990, (9)：537.
5. 國家醫藥管理局中草藥情報中心站編. 植物藥有效成分手册. 北京：人民衛生出版社, 1986：608.
6. 山東醫學院藥理教研組. 山東醫學院學報, 1960, 3(2)：52.

판람근

1. 李瑞玉等. 中西醫結合雜誌, 1990, (12)：739.
2. 張淑娥. 內蒙古中醫藥, 1993, (4)：4.
3. 雷載權等主編. 中華臨床中藥學. 北京：人民衛生出版社, 1998.
4. 王雨梅等. 遼寧中醫雜誌, 1986, (9)：30.
5. 周太廷. 中西醫結合雜誌, 1990, (12)：728.
6. 李益平. 新中醫, 1986, (11)：31.
7. 戰勝軍等. 黑龍江中醫藥, 1993, (4)：19.
8. 翟淑宜等. 中醫雜誌, 1987, (3)：57.
9. 何博等. 湖北中醫雜誌, 1993, (5)：23.
10. 王克林等. 中醫雜誌, 1994, (10)：616.
11. 賈桂菊等. 中西醫結合雜誌, 1990, (12)：722.
12. 雒崇義等. 中西醫結合雜誌, 1990, (9)：537.
13. 虛益民等. 中西醫結合雜誌, 1991, 11(6)：357.

어성초

1. 陳荷英等. 中西醫結合雜誌, 1989, (1)：25.
2. 王偉等. 中醫雜誌, 1997, (5)：281.
3. 王坤等. 黑龍江中醫藥, 1994, 2：12.
4. 安權. 中醫雜誌, 1992, (1)：10.
5. 林炎官. 中國中西醫結合雜誌, 1992, 12(9)：570.
6. 李慶鋒等. 四川中醫, 1995, (4)：50.
7. 方公賢等. 福建中醫藥, 1990, 21(4)：39.
8. 孫隆生. 山西中醫, 1988, 4(2)：20.
9. 曹陽. 新中醫, 1995, (7)：25.
10. 徐青. 江蘇中醫, 1993, (6)：6~7.
11. 李宗鐸. 魚腥草研究進展. 河南中醫, 1986, 6(6)：39.
12. 宋志軍. 中草藥, 1993, 24(12)：643.
13. 王本祥主編. 現代中藥藥理學. 天津科學技術출판사, 1997. 254.
14. 張永恒. 中草藥, 1981, 12(4)：9.
15. CA, 1943, 37: 17732.

우황

1. 沈維超. 上海中醫藥雜誌, 1988, (6)：19.
2. 王聖云等. 黑龍江中醫藥, 1991, (4)：23.
3. 周正純等. 中西醫結合雜誌, 1994, (4)：37.
4. 江蘇新醫學院編. 中藥大辭典. 上册. 上海：上海科學技術出版社, 1977：414.
5. 袁惠南. 中國中藥雜誌, 1991, 16(2)：105.
6. 高橋京子. 國外醫學. 中醫中藥分册, 1988, 10(1)：41.
7. 黃正良. 中成藥研究, 1985, 7(10)：26.

토복령

1. 袁輝傾等. 中國中藥雜誌, 1997, 22(5)：315~318.
2. 白吉祥等. 中醫藥研究, 1996, (1)：26.
3. 王惠玲等. 黑龍江中醫藥, 1977, (1)：22.
4. 郭振芳等. 中醫雜誌, 1997, (4)：215.
5. 王建平. 江蘇中醫雜誌, 1987, (2)：32.
6. 宋修亭等. 四川中醫, 1995, (10)：32.
7. 王鳳岭. 黑龍江中醫藥, 1988, (3)：24.
8. 賀遵訊. 湖南中醫雜誌, 1986, (6)：32.
9. 劉琪. 陝西中醫, 1992, 13(10)：444.
10. 李蘭生等. 河北中醫, 1988, (2)：2.
11. 閻崇文. 江蘇中醫雜誌, 1986, (9)：21.
12. 蔡麗喬. 上海中醫藥雜誌, 1988, (1)：28.
13. 劉天俊. 云南中醫雜誌, 1994, (3)：49.
14. 嚴瑞琪等. 癌症, 1986, 5(2)：141.
15. 李玉琪. 中草藥, 1996, 27(7)：418.
16. 徐强. 中國免疫學雜誌, 1993, 9(1)：39.
17. 張克錦. 中草藥, 1991, 22(10)：460.

마치현

1. 王云翔等. 實用中醫內科雜誌, 1989, 3(4)：11.
2. 樊永誠. 黑龍江中醫藥, 1988, (5)：39.
3. 姚弭亂. 中醫雜誌, 1996, (11)：675.
4. 劉振濤等. 福建中醫藥, 1996, 27(3)：8.
5. 劉淑靑. 中國中西醫結合雜誌, 1995, 15(4)：246.
6. 黃璟. 福建中醫藥, 1989, 20(3)：6.
7. 陳僞圑等. 浙江中醫雜誌, 1996, (10)：438.
8. 李峰等. 中國中西醫結合雜誌, 1993, (8)：486.
9. 許桂英等. 上海中醫藥雜誌, 1989, (9)：18.
10. 宋建華. 中國農村醫學, 1993, 4：10.
11. 任伙水. 福建中醫藥, 1989, 20(4)：52.
12. 陸海蓮等. 遼寧中醫雜誌, 1991, (11)：25.
13. 李秀珍. 中醫雜誌, 1990, 31(7)：431.

14. 關祥娥. 湖北中醫雜誌, 1993, 15(2)：32.
15. 段玉民. 山東中醫雜誌, 1996, 15(6)：282.
16. 馮國民. 中國中西醫結合雜誌, 1994, 14(9)：554.
17. 雷載權登主編. 中華臨床中藥學. 北京: 人民衛生出版社, 1998.
18. 任芝勤等. 北京中醫學院學報, 1992, 15(1)：63.
19. 李燕麗. 天津藥學, 1996, 8(3)：7.
20. 〈全國中草藥匯編〉編寫組. 人民衛生出版社, 1975. 78.
21. 賀聖文等. 中草藥, 1997, 28(4)：221.
22. CA, 1996, 65: 17557f.

패장초

1. 王浴生. 中藥藥理與應用. 人民衛生出版社, 1983: 663.
2. 賀清文等. 陝西中醫, 1989, 10(4)：174.
3. 孟洪芳等. 山西中醫, 1992, 1: 41.

백화사설초

1. 李滌新. 中西醫結合雜誌, 1986, (6)：366.
2. 於尒康等. 黑龍江中醫藥, 1992, 5: 41.
3. 楊承第等. 湖南中醫雜誌, 1992, (2)：33.
4. 陳慕廉等. 江蘇中醫雜誌, 1997, 18(4)：14.
5. 寇秋愛. 中醫雜誌, 1995, 36(9)：537.
6. 陳培儒. 中醫雜誌, 1987, (11)：46.
7. 林立. 四川中醫, 1994, 2(7)：31.
8. 徐漢卿等. 中西醫結合雜誌, 1986, (3)：169.
9. 孫步云. 陝西中醫, 1987, (8)：365.
10. 雷載權等主編. 中華臨床中藥學. 北京: 人民衛生出版社, 1998.
11. 周學明等. 中醫藥研究, 1994, 6: 48.

웅담

1. 成冬生等. 陝西中醫, 1992, (8)：349.
2. 呂崇鎮等. 新中醫, 1987, (2)：42.
3. 顧賢臣等. 兎膽和熊膽的藥效比較. 中國中藥雜誌, 1994, 19(9)：556.
4. 李君實. 中國中藥雜誌, 1991, 16(12)：749.
5. 金正南等. 中草藥, 1997, 28(4)：216.
6. 顧賢臣等. 中國中藥雜誌, 1994, 19(9)：556.
7. 顧賢臣. 中草藥, 1985, 16(2)：46.

백선피

1. 南京藥學院〈中草藥〉編寫組編. 中草藥學. 中册. 江蘇科學技術出版社, 1976. 527.
2. 曲紹春. 吉林中醫藥. 1996, (2)：41.
3. 睢大員. 吉林中醫藥, 1994, 16(4)：39.

자화지정

1. 中國醫學科學院藥物研究所編. 中藥志. 人民衛生出版社, 1988. 31.
2. 中药材, 1992; 15(9)：45.
3. 江西医药, 1966; (7)：372.
4. 浙江中医杂志, 1991; 26(5)：214.
5. 吉林中医药, 1992; (2)：30.

청대

1. 徐振興. 遼寧中醫雜誌, 1986, 10(10)：27.
2. 龍建良. 江蘇中醫, 1996, 17(2)：20.
3. 王曉光等. 四川中醫, 1994, 12(10)：48.
4. 朱中健等. 黑龍江中醫藥, 1990, 4: 15.
5. 陳昭定等. 中醫雜誌, 1994, 35(2)：102.
6. 梁錫宗. 中醫藥研究, 1991, (3)：42.
7. 王年德等. 中西醫結合雜誌, 1987, (8)：482.

조휴

1. 羅榮泉. 四川中醫, 1996, 14(4)：45.
2. 禹純璞. 中西醫結合雜誌, 1991, 11(7)：444.
3. 盛展能. 抗癌治驗本草. 重慶: 重慶出版社, 1994: 64.
4. 李軍. 新中醫, 1997, (2)：17.
5. 覃先長. 湖南中醫雜誌, 1988, (5)：46.
6. 葉燕萍等. 實用中西醫結合雜誌, 1996, 9(4)：26.
7. 王强. 中國中醫雜誌, 1990, 15(2)：45.
8. 黃新立. 國外醫學. 中醫中藥分册, 1990, 12(1)：57.
9. 江蘇新醫學院編. 中藥大辭典. 上海科學技術出版社, 1986. 1748.

반변련

1. 王浴生主編. 中藥藥理與應用. 北京: 人民衛生出版社, 1983: 389.

사간

1. 李象復. 中醫雜誌, 1981, (5)：44.
2. 高士俊等. 安徽中醫學院學報, 1986, 5(2)：36.
3. 鄭建民. 山西中醫, 1994, (2)：41.
4. 李旺龍. 中醫函授通訊, 1990, (6)：42.
5. 吳澤芳. 射干與白射干, 川射干的藥理作用比較研究. 中藥藥理與臨床, 1990, 6(2)：28.
6. 金愛華等. 浙江省醫學科學院學報, 1992, 3(4)：31.
7. 吳澤芳. 中藥藥理與臨床. 1990, 6(6)：28.

산두근

1. 王西周. 陝西中醫, 1989, (3)：102.
2. 羅照財. 貴陽中醫學院學報, 1996, (1)：18.
3. 王效平. 臨床皮膚科雜誌, 1987, (2)：103.
4. 張明武. 新中醫, 1988, (5)：55.
5. 山西省中醫研究所冠心病實驗室. 山西中藥雜誌, 1979, 6(2)：1.
6. 楊啓超. 現代應用藥學, 1988, 5(1)：7.
7. 路歧祥. 上海免疫學雜誌, 1987, 7(6)：335.
8. 潭煥然. 中西醫結合雜誌, 1985, 5(2)：108.
9. 何漢增. 中國藥理通訊, 1985, 2(1)：28.
10. 于起福等. 吉林中醫藥, 1995, 17(1)：35.
11. 中醫研究院情報室譯. 中醫藥研究參考, 1973, (3)：26: 39.

마발

1. 楊柳洪等. 吉林中醫藥, 1991, (5)：10.
2. 江蘇新醫學院編, 中藥大辭典, 上海科學技術出版社, 1986. 283.

백두옹

1. 胡安黎. 浙江中醫雜誌, 1986, (12)：551.
2. 路西明等. 北京中醫藥大學學報, 1995, 18: 3.
3. 謝自成. 四川中醫, 1987, (5)：33.
4. 郭仁旭. 吉林中醫藥, 1989, 5: 28.
5. 陳培儒. 新中醫, 1987, 3: 33.
6. 尤仲偉. 江蘇中醫雜誌, 1982, 3: 18.
7. 陳守娟等. 新中醫, 1991, 4: 10.
8. 丁華. 陝西中醫, 1990, 7: 321.
9. 曹國文. 上海中醫雜誌, 1982, 11: 33.
10. 劉磊. 中國醫院藥學雜誌, 1987, 7(9)：391.
11. 楊云霞. 河南中醫, 1994, 3: 156.
12. 仝小林等. 中醫雜誌, 1996, (12)：103.
13. 江蘇新醫學院編. 中藥大辭典,上海科學技術出版社, 1977. 706.
14. 慕穗. 西北藥學雜誌, 1996, 11(3)：119.
15. 江明性等. 武漢醫學院學報, 1958, 4(1)：1.

진피(秦皮)

1. 國家醫藥管理局中草藥情報中心站編. 植物藥有效成分手册. 北京: 人民衛生出版社, 1986: 419, 467, 942.
2. 王浴生主編. 中藥藥理與應用. 北京: 人民衛生出版社, 1983: 860.
3. 王本祥主編.現代中藥藥理學. 天津: 天津科學技術出版社, 1997: 259.

아담자

1. 袁佩英. 山西中醫, 1992, (6)：20.
2. 袁佩英. 山西中醫, 1990, (4)：24.
3. 王玉明. 四川中醫, 1996, (10)：21.
4. 段道海等. 河南中醫, 1994, (1)：47.
5. 蘇守元等. 中西醫結合雜誌, 1985, 2: 86.
6. 張汝華等. 沈陽藥學院學報, 1978, 10: 7, 11, 15.
7. 李祥珍. 江蘇中醫, 1966, 1: 15.
8. 鍾渠. 中醫外治雜誌, 1992, 3: 45.
9. 王永彬等. 新中醫, 1993, (8)：42.
10. 胡萌等. 實用中西醫結合雜誌, 1996, (7)：430.
11. 雷載權主編. 中華臨床中藥學. 北京: 人民衛生出版社, 1998.
12. 余惠揚. 福建中醫藥, 1997, (1)：25.
13. 蘇興仁等. 鴉膽子抗腫瘤的研究(七)：鴉膽子油靜脈瘤抗癌作用的實驗研究. 沈陽藥學院學報, 1979, (11)：15.
14. 王云翔等. 中草藥, 1983, 14(11)：26.

산자고

1. 胡齊倫等. 中醫雜誌, 1965, 10: 46.
2. 中國抗癌報, 1993年, 3月, 25日, 第2版.
3. 屠伯言. 江蘇中醫雜誌, 1980, 1980, (3)：33.
4. 楊淸海. 中醫外治雜誌, 1995, 4(4)：43.
5. 蘇力等. 內蒙古中醫藥, 1989, 2: 2~3.
6. 韓文廣. 內蒙古中醫藥, 1990, 3: 26.
7. 朱天忠. 山東中醫雜誌.
8. 江蘇新醫學院編, 中藥大辭典, 上海科學技術出版社, 1987. 201.

녹두

1. 王沛等. 瀋陽藥學院學報, 1990,7 (1)：42.
2. 王衛等. 第二軍醫大學學報, 1989, 10(5)：454.
3. 陳漢源等. 第一軍醫大學學報, 1989, 9(3)：231.
4. 苗明三. 食療中醫藥物學. 科學出版社, 2001. 522.

지골피

1. 羅輝明. 廣東中醫, 1983, (3)：46.
2. 王德修. 上海中醫藥雜誌, 1984, (9)：11.
3. 張宏俊. 浙江中醫雜誌, 1991, 26: 118.
4. 孟祥文. 中醫外治雜誌, 1996, 5(3)：22.
5. 薛維振. 中醫函授通訊, 1990, 9(3)：47.
6. 沈桂月. 地骨皮對實驗性糖尿病小鼠胰島免疫組織化學的影向. 延邊醫學院學報, 1990, 13(3)：330.
7. 向東方. 中國中醫雜誌, 1992, 17(7)：434.

8. CA, 1990, 112: 145388g.

9. 南京藥學院〈中草藥〉編寫組主編. 中草藥學下冊. 江蘇科學技術出版社, 1980. 978.

청호
1. 彭啓燦. 瀘州醫學院學報, 1989, 12(4)：259.
2. 林栢香. 醫院藥學雜誌, 1982, (5)：35.
3. 党慶先. 中藥藥理與臨床, 1993, 9(5)：37.
4. 賀振泉. 中國醫藥科技出版社, 1995, 118.
5. 馮文宇. 四川中醫, 1985, (8)：32.
6. 錢永齡. 1989, 12(3)：171.
7. 徐繼紅. 1996, 25(3)：43.
8. 王慧珍等. 中國藥理學通報, 1998, 14(1)：94.

호황연
1. CA, 1973, 9: 10805r.
2. 江蘇新醫學院編. 中藥大辭典. 下冊. 上海: 上海科學技術出版社, 1986: 1548.
3. 楊生春等. 腮腺炎糊劑治療流行性腮腺炎. 吉林中醫藥, 1990, 12(4)：28.

은시호
1. 江蘇新醫學院編. 中藥大辭典. 下冊. 上海: 上海科學技術出版社, 1986: 2170.
2. 王英華. 引種與野生銀柴胡化學成分比較研究. 中國藥學雜誌, 1991, 26(5)：266.

백미
1. 薛寶云. 中國中藥雜誌, 1995, 20(12)：751.
2. 梁愛華. 中國中藥雜誌, 1996, 21(10)：622.
3. 广东中医, 1962; (9)：31.
4. 中西医结合杂志, 1989; (5)：304.

대황
1. 金崗等主編. 新編中藥藥理與臨床應用. 上海: 上海科技文獻出版社, 1995.
2. 彭暾. 中國中西醫結合雜誌, 1992, (11)：696.
3. 他樹榮. 四川中醫, 1994, (3)：21.
4. 陳紅. 中國中西醫結合雜誌, 1996, (7)：423.
5. 張明. 四川中醫, 1992, (12)：28.
6. 王學平. 黑龍江中醫藥, 1993, (1)：35.
7. 崔乃强等. 中醫雜誌, 1997, (6)：345.
8. 吳培俊等. 湖北中醫雜誌, 1990(4)：16.

9. 高桃珍等. 中國中西醫結合雜誌, 1992, (8)：464.
10. 河江平. 中醫雜誌, 1996, (12)：728.
11. 徐萍登. 中國中西醫結合雜誌, 1992, (12)：729.
12. 宋希仁等. 中醫雜誌, 1991, (5)：25.
13. 朴萬山等. 黑龍江中醫藥, 1993, (3)：34.
14. 焦東海. 中醫雜誌, 1994, (3)：172.
15. 漆艷平. 山西中醫, 1997, (6)：12.
16. 石堅. 中西醫結合雜誌, 1991, (3)：183.
17. 黃永生等. 吉林中醫藥, 1991, (2)：15.
18. 陳震生等. 福建中醫藥, 1995, (3)：57.
19. 徐海洪. 江蘇中醫, 1995, (7)：23.
20. 高桂英. 上海中醫藥雜誌, 1993, (1)：33.
21. 趙敖大. 中醫雜誌, 1994, (5)：269.
22. 王騰千. 中醫藥研究, 1991, (1)：37.
23. 徐放等. 中國中西醫結合雜誌, 1993, (11)：655.
24. 孫祖斌. 貴陽中醫學院學報, 1997, (2)：27.
25. 郭松河等. 新中醫, 1993, (4)：26.
26. 鄭躍進等. 中醫骨傷, 1996, (3)：50.
27. 王大增等. 中西醫結合雜誌, 1991, (9)：524.
28. 周秀華. 內蒙古中醫藥, 1994, (2)：14.
29. 蘭軍田等. 中國骨傷, 1996, (5)：59.
30. 雷載權等主編. 中華臨床中藥學. 北京: 人民衛生出版社, 1998.
31. 鄧聲華. 浙江中醫雜誌, 1992, (11)：488.
32. 焦東海. 中醫雜誌, 1991, (11)：4.
33. 周遠鵬等. 中藥藥理與臨床. 1991, 7(4)：41.
34. 王文君. 中藥通報, 1985, 10(12)：17.
35. 劉建等. 遼寧中醫雜誌, 1996, 23(9)：428.
36. 金白蘭. 中國中藥雜誌, 1989, 14(4)：47.
37. 杜歲增等. 首屆國際大黃學術討論會論文摘要集, 1990, 14, 18, 19, 20, 48, 106, 107.
38. 何氷芳等. 生物化學與生物物理學報, 1989, 21(7)：72.

망초
1. 張香琴. 吉林中醫藥, 1993, (5)：9.
2. 章隆泉等. 中西醫結合雜誌, 1990, (7)：439.
3. 張香琴. 吉林中醫藥, 1993, (5)：9.
4. 海崇熙. 中醫雜誌, 1993, (11)：647.
5. 緖忠信等. 中醫藥研究, 1993, (2)：21.
6. 余賢武. 山東中醫雜誌, 1993, (5)：47.
7. 張茂信. 浙江中醫雜誌, 1995, (12)：558.
8. 王云南等. 實用中醫內科雜誌, 1994, (2)：47.
9. 林文廣. 中西醫結合雜誌, 1989, (9)：566.
10. 傳明光. 中醫雜誌, 1993, (11)：645.

11. 於福年 等. 吉林中醫藥, 1989, (6)：10.

12. 鄧永連. 江蘇中醫, 1997, (10)：20.

13. 馮五金 等. 山西中醫, 1987, (3)：15.

14. 孫偉銘. 遼寧中醫雜誌, 1987, (5)：29.

15. 李述文. 中醫雜誌, 1993, (11)：646.

16. 卞宜心. 浙江中醫雜誌, 1997, (3)：141.

17. 謝建梅. 遼寧中醫雜誌, 1996, (3)：136.

18. 袁德禮. 上海中醫藥雜誌, 1993, (1)：31.

19. 劉啓文. 新中醫, 1990, (9)：40.

20. 雷載權登主編. 中華臨床中藥學. 上卷. 北京：人民衛生出版社, 1998. 661.

21. 金航. 中醫外治雜誌, 1997, (6)：30.

22. 劉新霞. 中醫雜誌, 1993, (12)：711.

23. 沈石渭. 四川中醫, 1991, (4)：50.

24. 五家升. 河南中醫, 1987, (3)：48.

25. 周鳳梧. 中醫雜誌, 1987, (10)：8.

26. 竺振榕 等. 中華腫瘤雜誌, 1992, 14(1)：78.

27. 江蘇新醫學院編. 中藥大辭典, 上海科學技術出版社, 1986. 836.

28. 冉先德. 中華藥海. 哈尔濱出版社, 1993. 554.

번사엽

1. 金亞成. 楊建華. 番瀉葉的實驗研究與臨床應用. 浙江中醫雜紙, 1988, 23(7)：334.

2. 林秀珍. 靳珠華. 番瀉苷和大黃多糖對大鼠血小板細胞內遊離鈣濃度的影向. 中藥藥理與臨床, 1995, 11(5)：28.

3. 孫慶偉. 番瀉葉對鹽酸和消炎痛引起的大鼠胃粘膜損傷的保護作俑. 贛南醫傳學報, 1987, 17(2)：77.

4. 陳達中. 中醫雜誌, 1986, (5)：17.

5. 蘇耀中. 福建中醫藥雜誌, 1989, (6)：70

6. 溫誠榮. 新中醫, 1994, (11)：18.

7. 張有旺. 河北醫藥, 1986, (3)：162.

8. 王麗娜 等. 中國中西醫結合雜誌, 1996, (11)：675.

9. 陽維今 等. 中醫雜誌, 1989, (4)：49.

10. 魏景秀 等. 陝西中醫學院學報, 1987, (1)：36.

11. 張庭澍 等. 新中醫, 1996, (9)：57.

12. 馬汁梁. 中藥通報, 1996, (9)：59.

로회

1. 袁海龍, 王敬國, 李仙義 等. 蘆薈對家兔III度火傷的影向. 延邊醫學院學報, 1993, 16(4)：282.

2. 陳利銘. 蘆笋的抗癌研究. 福建中醫雜紙, 1981, 11(4)：29.

3. 關鈞. 蘆笋的有效成分及其藥用機理. 蚌埠醫學院學報, 1991, 16(2)：128.

4. 夏俊, 趙學海,關鈞等. 綠蘆笋對腫瘤生長的抑制作用. 蚌埠醫學院學報, 1995, 20(5)：293.

5. 王志浩, 孫瑜, 魯德根等. 蘆笋愈傷組織對艾氏腹水癌抑制作用及機制. 中國實驗臨床免疫學雜紙, 1992, 4(4)：37.

6. 曲顯俊. 蘆笋提出物對DNA拓扑異構酶活性的作用. 中國藥理通報, 1992. 9(1)：23.

7. 孫浩. 南京中醫學院學報, 1989, (2)：18.

8. 孫浩. 中醫雜誌, 1989, (4)：34.

9. 李志文等. 時珍國藥研究, 1997, (6)：487.

10. 王維寧. 中醫雜誌, 1991, (9)：57.

11. 袁海龍等. 延邊醫學院學報, 1993, 14(2)：282.

12. 樊亦軍. 中國中藥雜誌, 1989, 14(2)：42.

화마인

1. 南京藥學院〈中草藥學〉編寫組. 中草藥學. 中册. 南京：江蘇人民衛生出版社, 1976：110.

2. 郭建生等. 麻仁軟膠囊通便作用的實驗研究. 中國中藥雜誌, 1993, 18(4)：236.

3. 任漢陽等. 火麻仁油的降脂及對過氧化脂質作用的實驗研究. 中國中醫藥科技, 1997, 4(4)：200.

4. 〈全國中草藥匯編〉編寫組. 全國中草藥匯編. 北京：人民衛生出版社, 1975: 143.

욱리인

1. 永本典生等. 杏仁, 郁李仁花扁桃仁種子的抗炎, 鎮痛活性成分. 生藥雜誌, 1989, 51(1)：81.

2. 徐伯陽等. 郁李仁類中藥對小鼠小腸運動影向的比較研究. 中藥材, 1992, 15(4)：36.

감수

1. 韓向明.甘遂中期姙娠引産的效果與其安全性. 哈尔濱醫科大學學報, 1991, 25(1)：22.

2. 李嗣英. 甘遂對小鼠免疫功能的影向. 中國藥理通訊, 1989, 6(2)：10.

3. 江蘇新醫學院. 中藥大辭典. 上册. 上海：上海科學技術出版社, 1986. 574.

4. 張漠瑞. 浙江中醫雜誌, 1990, (2)：78.

5. 雷載權等主編. 中華臨床中藥學.北京:人民衛生出版社, 1998.

6. 王萬福. 上海中醫藥雜誌, 1984, (10)：24.

7. 張漠瑞. 浙江中醫雜誌, 1990, (2)：78.

8. 雷載權等主編. 中華臨床中藥學. 北京:人民衛生出版社, 1998.

9. 沈騏等. 吉林中醫藥, 1997, (1)：12.

10. 張梅友. 湖南中醫雜誌, 1987, (5)：31.

11. 王瑞黎. 國醫論壇, 1997, (2)：47.

12. 徐國文. 上海中醫藥雜誌, 1995, (5)：35.

13. 韓向明. 中藥甘遂抗生育作用機理的研究. 醫學研究通訊, 1980, 9(6)：19.

14. 李嗣英. 中國藥理通訊, 1989, 6(2)：10.

15. 韓向明. 哈爾濱醫科大學學報, 1991, 25(1)：22.

16. 李澤琳等. 中國中醫雜誌, 1996, 21(3)：153.

파두

1. 王浴生主編. 中藥藥理與應用. 北京：人民衛生出版社, 1983. 236.

2. 江蘇新醫學院編. 中藥大辭典. 上冊. 上海：上海科學技術出版社, 1986. 502.

3. 徐建國. 巴豆煎液對人幼粒細胞白血病細胞的誘導分化研究. 中華血液學雜紙, 1990, 1(11)：538.

4. 劉維强等. 上海中醫藥雜誌, 1997, (10)：25.

5. 李幼德等. 中西醫結合雜誌, 1989, (12)：713.

6. 李啓柵. 湖北中醫雜誌, 1994, (4)：18.

7. 高德清等. 吉林中醫藥, 1993, (4)：26.

8. 金崗等主編. 新編中藥藥理與臨床應用. 上海：上海科學技術出版社, 1995.

9. 藍世隆. 上海中醫藥雜誌, 1988, (12)：24.

10. 盧慶忠等. 中西醫結合雜誌, 1996, (7)：397.

11. 林長喜等. 中西醫結合雜誌, 1987, (9)：548.

12. 汪現. 上海中醫藥雜誌, 1995, (11)：26.

13. 鄒德霖等. 浙江中醫雜紙, 1992, (4)：166.

14. 陶子迷. 廣西中醫學, 1987, (6)：24.

15. 趙德營. 江蘇中醫, 1989, (8)：11.

대극

1. 江蘇新醫學院. 中藥大辭典. 上冊. 上海：上海科技出版社, 1986: 108.

2. 尙慶慈, 毛小平, 郭桂森等. 生甘草與炙京大戟配伍後部分藥理實驗研究. 雲南中醫學院學報, 1988, 11(4)：37.

3. 焦瑩, 柳江華, 劉桂芳等. 大戟屬植物主要化學成分及其生理活性的研究進展. 中草藥, 1990, 21, (2)：39.

4. 余惠民. 廣西中醫藥, 1987, (4)：9.

5. 李治方. 江西中醫藥, 1987, (4)：3.

6. 江蘇新醫學院. 中藥大辭典. 上冊. 上海：上海科技出版社, 1986: 108.

7. 江蘇新醫學院. 中藥大辭典. 上海科學技術出版社, 1986. 108.

8. 尙慶慈. 云南中醫學院學報, 1988, 11(4)：37.

9. 中國醫學科學院藥物研究所. 中藥志. 人民衛生出版社, 1993. 6.

원화

1. 卞如濂. 生芫花與醋制芫花的毒性和作用的初步比較. 浙江中醫藥, 1978, 8(6)：27.

2. 呂向華. 中藥蒼朮, 萹蓄, 芫花及車前子煎制利尿作用的初步觀察. 藥理學報, 1996, 13(6)：4.

3. 雷載權登主編. 中華臨床中藥學. 北京：人民衛生出版社, 1998. 4.

4. 王世彪等. 山西中醫, 1992, (1)：45.

5. 李鳳仙等. 山西中醫, 1994, (2)：46.

6. 余光泉等. 中西醫結合雜誌, 1993, (5)：307.

7. 楊贈等. 芫花根76~3注射藥劑引産研究. 中草藥, 1983, 14(2)：22.

8. 呂向華. 藥理學報, 1966, 13(6)：4.

9. 上海第一醫學院藥學系. 芫花藥理研究(內部通訊), 1972.

10. 陳長勛等. 中草藥, 1985, 15(增刊)：9.

11. 陶成等. 北京醫學院學報, 1983, 15(增刊)：9.

12. 魏成武等. 中草藥, 1981, 12(3)：27.

13. 肖慶慈等. 中藥通報, 1986, 11(4)：49.

14. 南京軍區慢性氣管支炎協作組. 中草藥通訊, 1973, (5)：7.

견우자

1. 周玉萍等. 江西中醫藥, 1986, (5)：33.

2. 靳玉卿. 山西中醫, 1989, (6)：217.

3. 陰健. 學苑出版社, 1993.

4. 張建德. 湖南中醫雜誌, 1993, (1)：14.

5. 周鋒等. 江蘇中醫, 1996, 17(5)：18.

6. 閻承序. 遼寧中醫雜誌, 1991, (8)：43.

7. 劉和平等. 安徽中醫臨床雜紙, 1997, 9(4)：225.

8. 方小强. 湖南中醫雜誌, 1996, 12(6)：4.

9. 楊林. 中醫藥研究, 1997, 13(3)：21.

10. 張鑫華. 上海中醫雜紙, 1984, (2)：14.

11. 楊倉良等. 劇毒中藥古今用. 北京:中國中醫藥出版社, 1991, 69.

12. 冉先德. 中華藥海. 哈爾濱出版社, 1993. 570.

13. 中國醫藥研究員藥物研究所等編. 中藥志. 天津科技飜譯出版社, 1995. 208.

상륙

1. 王洪斌等. 第2軍醫大學學報, 1996, 17(2)：150.

2. 杜志德. 藥物分析雜紙, 1983, 3(1)：31.

3. 原思通等. 中藥材, 1991, 14(3)：46.

4. 高榮慧. 遼寧中醫雜誌, 1988, (2)：14.

5. 王浴生. 中藥藥理與應用. 人民衛生出版社, 1983, 1100.

6. 雷載權登主編. 中華臨床中藥學. 北京: 人民衛生出版社, 1998.
7. 田普水. 中草藥, 1985, 16(3)：22.
8. 田華泳. 湖南中醫雜誌, 1985, 4：13.
9. 王承富. 中醫藥研究, 1985, 16(3)：27.
10. 劉百泉. 四川中醫, 1985, 3(5)：19.
11. 吳永峰. 中醫外治雜誌, 1996, (5)：45.
12. 徐華元. 遼寧中醫雜紙, 1986, (3), 30.
13. 陝西省慢性氣管支炎基礎研究協作組. 野蘿卜根的藥理
    作用. 陝西新醫藥, 1973, 4(3)：31.
14. 徐華元. 遼寧中醫雜誌, 1986, 3: 30.
15. 吳志英. 甘肅中醫學院學報. 1992, 1: 20~21.

독활
1. 王傳麗等. 時珍國藥研究, 1996, 7(4)：196.
2. 孟娟呂. 中草藥, 1988, 19(12)：23.
3. 王浴生. 中藥藥理與應用. 人民衛生出版社, 1983, 1100.
4. 李榮芷. 北京醫科大學學報, 1988, 20(1)：22.
5. 王浴生. 中藥藥理與應用. 人民衛生出版社, 1983, 1100.
6. 李德益, 湖北中醫雜誌, 1991, (2)：6.
7. 鄭瑤琴. 獨活的藥理作用之初步研究. 山東醫學院學報,
   1959, 7(1)：43.

위령선
1. 耿寶琴. 浙江醫科大學學報, 1997, 26(1)：13~16.
2. 徐續紅等. 浙江醫科大學學報, 1996, 25(4)：160.
3. 李亦秀等. 哈尔浜醫科大學學報, 1980, 19(2)：7.
4. 浦秀山. 中醫骨傷, 1992, 5(6)：32.
5. 江蘇新醫學院編. 中藥大辭典. 下册. 上海: 上海科學技術
   出版社, 1986, 1633.
6. 程潤泉. 浙江中醫雜紙, 1984, 19(9), 395.
7. 林時永. 新中醫, 1997, (7)：39.
8. 張振東. 服威靈仙過量中毒致死一例. 浙江中醫雜誌,
   1991, 26(10)：464.
9. 謝正強等. 新中醫, 1990, (7)：51.
10. 雷載權登主編. 中華臨床中藥學. 北京. 人民衛生出版社,
    1998. 4.
11. 張若芬等. 浙江中醫雜誌, 1991, (7)：326.
12. 張振東. 服威靈仙過量中毒致死一例. 浙江中醫雜誌,
    1991, 26(10)：464.

희렴초
1. 卜長武. 中國中藥雜誌, 1989, 14(3)：44.
2. 全學洙. 吉林中醫藥, 1994, (3)：23.

3. 王浴生主編. 中藥藥理與應用. 北京: 人民衛生出版社,
   1983: 854, 297.
4. 蔣林等. 廣西中醫藥, 1990, 13(4)：44.
5. 王達一. 江蘇中醫, 1988, (12)：21.
6. 趙力等. 中國中西醫結合雜誌, 1994, (2)：71.
7. 三藤三草湯治療痺症56例. 湖北中醫雜誌, 1985, 7(3)：29.
8. 李敦輝. 中原醫刊, 1983, 10(3)：20.
9. 陶書云等. 中國中西醫結合雜誌, 1994, (2)：110.

모과
1. 張雪愛等. 山西中醫, 1996, 2: 32.
2. 譚允育. 北京中醫藥大學學報, 1994, 17(2)：28.
3. 田奇偉. 微生物通報, 1982, (6)：271.
4. 王發水. 新中醫, 1981, (5)：29.
5. 諶寧等. 中醫雜誌, 1988, (10)：18.
6. 鄭智敏等. 福建中醫藥, 1987, (2)：24.
7. 向熙瑞等. 中西醫結合雜誌, 1990, 4: 244.
8. 郭成立. 中華醫學雜誌, 1990, 16(4)：689.
9. 高峰. 山東中醫雜誌, 1984, (2)：36.

서장경
1. 余克涌. 陝西中醫, 1988, (2)：79.
2. 江淑平等. 中國中藥雜誌, 1994, 19(5)：311.
3. 河北省新醫大學. 新醫藥研究, 1975, 7(1)：36.
4. 中國醫學科學院藥物研究所藥理室降壓組. 藥學學報,
   1960, 7(8)：250.
5. 楊立華等. 中醫雜誌.
6. 石林等. 中國藥理學學報, 1988, 9(6)：55.
7. 孫奮治等. 中國中藥雜誌, 1993, 18(6)：362.
8. 李財寶等. 上海中醫雜誌, 1994, (10)：42.
9. 李群愛. 牧丹皮的藥理研究 .中草藥, 1988, 19(6)：36.

상기
1. 國家醫藥管理局中草藥情報中心站編. 植物有效成分手
   册. 北京: 人民衛生出版社, 1986: 734.
2. 孟祥全. 黑龍江中醫藥, 1991, (1)：27.
3. 嚴慶惠. 桑枝對淋巴細胞轉化率影向的實驗觀察. 新醫學
   雜誌, 1978, 8(10)：36.

상기생
1. 鄭民實等. 中國醫院藥學雜誌, 1988, 8(3)：1.
2. 金崗等. 新編中藥藥理與臨床應用. 上海: 上海科技出版
   社, 1995.

3. 王浴生等主編. 中藥桑寄生的藥理作用. 四川醫學院學報, 1959, 7(2)：88.

오가피

1. 袁文學等. 細柱五加的藥理作用研究. 沈陽藥學院學報, 1988, 5(3)：192.

2. 劉愛靜. 南五加總皀dai藥理作用的研究. 中成藥研究, 1985, (4)：41.

3. 劉禮意. 南五加"扶正固本"作用的實驗研究. 中草藥, 1987, 18(3)：27.

4. 水新微. 南五加扶正固本的研究, 中成藥研究, 1983, (9)：43.

오보사

1. 江蘇新醫學院編. 中藥大辭典. 上海科學技術出版社, 1986. 714.

2. 北京中医, 1988; (1)：35.

3. 浙江中医学院学报, 1992; (6)：45.

4. 辽宁中医杂志, 1988; 12(6)：24.

5. 中西医结合杂志, 1989; (12)：752.

6. 辽宁中医杂志, 1992; (3)：34.

방기

1. 可君等. 中國藥理學報, 1981, 2(4)：235.

2. 姚偉星等. 中國藥理學報, 1986, 7(2)：128.

3. 査仲玲等. 中國藥理學報, 1983, 6(3)：177.

4. 何華美等. 中國藥理與臨床, 1997, 13(1)：13.

5. 魯純素等. 北京醫科大學學報, 1988, 20(6)：451.

6. 漢防己甲素治療矽肺研究協作組. 中華勞動衛生職業病雜紙, 1983, 1(3)：129.

7. 雷載權登主編. 中華臨床中藥學. 北京. 人民衛生出版社, 1998. 4.

8. 畢常康. 四川中醫, 1986, (1)：17.

9. 吳樹勛. 中國中藥雜紙, 1990, 15(4)：41.

10. 南京醫學院〈中草藥學〉編寫組. 中草藥學. 中冊. 江蘇人民出版社, 1976, 297.

11. 吳荷杰主編. 中草藥藥理學. 北京人民衛生出版社, 1982. 7.

12. 雷載權登主編. 中華臨床中藥學. 北京. 人民衛生出版社, 1998. 4.

13. 褚連仲等. 武漢醫學雜紙, 1984, 8(4)：258.

진교

1. 劉耕陶等. 秦艽生物碱甲的藥理作用(三)：毒性及一般藥理. 生理學報, 1959, 23(4)：311.

2. 王浴生主編. 中藥藥理與應用. 北京：人民衛生出版社, 1983: 854, 297.

3. 徐麗娜等. 秦艽生物碱甲的藥理作用(五)：對動物血糖的影向. 藥學學報, 1965, 12(6)：357.

4. 劉先瑜. 秦艽生物碱甲的藥理作用(四)：對中樞神經系統的作用. 生理學報, 1959, 23(4)：311.

낙석등

1. 佐久島明世. 黃酮dai對黃嘌呤氧化酶的抑制活性. 國外醫學. 中醫中藥分冊, 1987, 9(2)：54.

2. CA, 1934, 28：4790.

3. 南京藥學院〈中草藥學〉編寫組. 中草藥學. 中冊. 南京：江蘇人民出版社, 1976: 867.

취오동

1. 徐叔云等. 藥學學報, 1962, 9(12)：734.

2. 王玉潤等. 上海中醫藥雜誌, 1957, (4)：11.

3. 潘家麒等. 上海中醫藥雜誌, 1957, (4)：15.

해풍등

1. 李少華. 中國中藥雜誌, 1989, 14(11)：43.

2. 肖君剛等. 北京醫科大學學報, 1994, 26(1)：42.

3. 鄧志寬等. 中國藥學雜誌, 1997, 32(5)：276.

4. 第三軍軍醫大學二附院內科. 三醫大科技, 1978, 5(3)：52.

5. 張基漢. 三軍大科技, 1978, 5(1)：29.

6. 李新芳. 中藥通報, 1985, 10(6)：277.

창출

1. 金尙秦. 醫學中央雜誌, 1928, 26(3)：368.

2. 萬維新等. 實用中醫藥雜誌, 1995, (2)：34.

3. 吳國良. 南京軍區後勤部醫學科學技術經驗, 1959. 73.

4. 雷載權登主編. 中華臨床中藥學. 北京：人民衛生出版社, 1998.

5. 呂向華. 藥學學報, 1966, 15(6)：454.

6. 馬清鈞主編. 常用中藥現代研究與臨床. 天津科技飜譯出版公司, 1995. 239.

7. 王玉良摘譯. 日本醫學紹介, 1984, 5(12)：30.

8. 謝路. 中醫學研究, 1992, 8(2)：59.

후박

1. 王浴生等主編. 中藥桑寄生的藥理作用. 四川醫學院學報, 1959, 7(2)：88.

2. 郭漢卿. 遼寧中醫雜誌, 1990, 14(11)：20.

3. 李成泉. 四川中醫, 1990, 8(7)：25.

4. 馬清鈞主編. 常用中藥現代研究與臨床. 天津：天津科技飜譯出版公司, 1995: 242.

5. 高志銀. 陝西中醫, 1991, 12(9)：418.

6. 胡麗平等. 中草藥, 1991, 22: 510.

7. 黃肯功.中醫雜誌, 1986, (3)：37.

8. 許環淑. 厚朴酚藥效學及其作用機理的研究. 北京中醫, 1993, 12(3)：51.

9. 張道元. 安徽中醫學院報, 1988, (2)：24.

10. 吳征鎰. 新華本草綱要. 第一册. 上海: 上海科技出版社, 1988: 58.

11. 崔承彬等. 厚朴及辛夷成分的藥理. 藥學通訊, 1985, 20(9)：522.

곽향

1. 陳星等. 湖北中醫雜誌, 1990, (1)：44.

2. 陳云喜等. 藿香正氣丸的藥理研究. 中成藥研究, 1988, 10(1)：45.

3. 孫訊. 中華醫學雜誌, 1958, 44(8)：754.

4. 廖延雄. 黃連及厚朴抗菌作用的研究. 藥學學報, 1954, 2(1)：5.

5. 劉國棟等. 河北中醫, 1991, 5: 12.

6. 孔庚星. 藿香香酮對內服液體的防腐效果. 中草藥, 1984, 15(3)：16.

7. 田文藝等. 藿香正氣膠囊和藿香正氣水藥理作用的比較. 中成藥, 1990, 14(4)：31.

사인

1. 黃哲元等. 福建中醫學, 1983, 14(6)：36.

2. 劉寶云等. 河南中醫, 1990, (3)：20.

3. 郝政華等. 中西醫結合雜誌, 1982, 2(3)：191.

4. 卓愛云. 浙江中醫雜誌, 1988, (3)：100.

5. 吳師竹. 中藥藥理與臨床, 1990, 6(5)：32.

6. 鄭興中等. 福建中醫學, 1985, 15(1)：44.

7. 徐林春. 浙江中醫雜誌, 1987, (11)：10.

백두구

1. 楊濟. 中國醫藥科技出版社, 1996. 404.

2. 國家醫藥管理局中草藥情報中心站. 植物藥有效成分手册. 北京: 人民衛生出版社, 1986.

3. 江蘇新醫學院編. 中藥大辭典. 上册. 上海: 上海科技出版社, 1986: 710.

초두구

1. 李在琉等. 中醫雜誌, 1980, 21(2)：68.

2. 陝西中医 1991；12(3)：129.

초과

1. 周世明. 陝西中醫, 1991, 12(9)：391.

2. 雷載權登主編. 中華臨床中藥學. 北京: 人民衛生出版社, 1998.

3. 俞寶典等. 上海中醫藥雜誌, 1984, (8)：29.

4. 國家醫藥管理局中草藥情報中心站. 植物藥有效成分手册. 北京: 人民衛生出版社, 1986.

패란

1. 孫紹美等. 西北藥學雜誌, 1983, 8(6)：30.

2. 王輝武. 中藥臨床新用, 人民衛生出版社, 2001, 410.

복령

1. 南京藥學院. 中草藥學. 中册. 江蘇人民出版社, 1976.

2. 何偉等. 中國實驗方劑學雜誌, 1995, 1(1)：23.

3. 韓德伍. 中華內科雜誌, 1977, 2(1)：13.

4. 雷載權登主編. 中華臨床中藥學. 北京: 人民衛生出版社, 1998.

5. 陳春霞. 中草藥, 1985, 16(4)：40.

6. 謝仁敷. 中藥通報, 1983, 8(6)：35.

7. 張亦欽. 山西醫藥雜誌, 1982, 15(5)：14.

8. 陳建男. 上海中醫藥雜誌, 1986, (8)：25.

9. 徐强. 中藥材, 1985, 5(2)：36.

저령

1. 王利文等. 藥學學報, 1964, 11(12)：815.

2. 嚴述常等. 中西醫結合雜誌,1988, (3)：141.

3. 王發水. 中國醫院藥學雜誌, 1992, 7(3)：477.

4. 卓煥慈等. 友誼醫刊, 1989, (1)：65.

5. 中醫研究院中藥研究所微生物室免疫組. 新醫學雜誌, 1979, 7(3)：179.

6. 李金峰. 中國中西醫結合雜誌, 1996, 16(4)：224.

7. 宋書元. 中醫藥理通訊, 1983, 15(1)：20.

8. 中醫研究院廣安門醫院. 中醫藥研究參考, 1977, (3)：1.

9. 朱克儉. 河北中醫, 1987, 9(5)：10.

10. 陳應賢. 浙江中醫雜誌. 中西醫結合雜誌, 1984, 4(5)：285.

택사

1. 呂志連. 中西醫結合肝病雜誌, 1996, 6(3)：31.

2. 王浴生主編. 中藥藥理與應用. 人民衛生出版社, 1983: 718.

3. 張洪等. 時珍國藥研究, 1995, 6(1)：34.

4. 上海一醫中山醫院. 中華醫學雜誌, 1976, 56(11)：693.

5. CA, 1983, 98: 172944a.

6. 顧慶華. 遼寧中醫雜誌, 1995, (9)：387.

7. CA, 1989, 111: 126713P.

8. 朱文玉. 中西醫結合雜誌, 1984, 4(9: 527).

9. 浙江人民衛生實驗藥物研究所, 中草藥通訊, 1976, 8(7)26.

10. CA, 1989, 111: 126714q.

11. 劉士杰.山東中醫雜誌, 1984, 3(5)：15.

12. 饒云中. 中醫雜誌, 1992, (3)：13.

13. 雒世先. 四川中醫, 1997, 15(4)：34.

14. 徐振華等. 云南中醫中藥雜誌, 1997, (2)：19.

의이인

1. 王本祥. 現代中藥藥理學. 天津科學技術出版社, 1997, 542.

2. 中村謙介. 國外醫學. 中醫中藥分冊, 1989, 11(6)：10.

3. 程光裏. 中醫雜誌, 1982, 7: 45.

4. 黃續斗. 中醫雜誌, 1987, 28(1)：66.

5. 秦宗昌. 江蘇中醫, 1989, 28(1)：66.

6. 程光裏. 吉林中醫學, 1993, (2)：20.

7. 炊積科. 內蒙古中醫藥, 1992, (3)：26.

8. 吳潤德等. 中醫雜誌, 1981, 6: 445.

9. 羅世成. 湖南中醫雜誌, 1987, 3(1)：54.

10. 張毅摘. 中醫藥新熄, 1991, (8)：31.

11. 肖妙娥等. 云南中醫中藥雜誌, 1997, (6)：8.

12. 張洪林. 中西醫結合雜誌, 1996, 16(7)：410.

13. 華樂柏. 中國中藥雜誌, 1997, 22(2)：119.

14. 何公達. 江蘇中醫, 1996, 17(3)：16.

15. 上海第一醫學院中山醫院藥劑科. 全國地區性藥學學術
    會議論文資料, 1987. 56.

차전자

1. 王浴生主編. 中藥藥理與應用. 人民衛生出版社, 1983.

2. 李文明等. 雲南中醫雜誌, 1990, 11(4)：27.

3. 雷載權登主編. 中華臨床中藥學. 北京: 人民衛生出版社, 1998.

4. 陳約翰等. 中藥通報, 1986, 11(11)：46.

5. 張振秋等. 時珍國藥研究, 1996, 7(4)：209.

6. 楊景柱. 中醫雜誌, 1984, 25(5)：9.

7. 關向東. 中醫雜誌, 1991, 14(10)：45.

8. 禾悅光. 中醫雜誌, 1984, 25(8)：55.

9. 金順英等. 長春中醫學院學報, 1997, (2)：16.

10. 黃冬度等. 中西醫結合雜誌, 1987, (11)：697.

11. 郭廣臣. 山東中醫雜誌,1995, (6)：259.

12. 黃冬度. 中西醫結合雜誌, 1987, 7(11)：697.

13. 許光明. 浙江中醫雜誌, 1993, 28(5)：205.

14. 張化南. 陝西中醫, 1989, 10(14)：174.

활석

1. 江蘇新醫學院編. 中藥大辭典. 上海科學技術出版社,
    1986. 2415.

2. 王學美. 中醫雜誌, 1988, 29(7)：43.

금전초

1. 林啓雲. 廣西中醫藥, 1990, 13(6)：40.

2. 林學山. 內蒙古中醫藥, 1995, (4)：18.

3. 周煒. 雲南中醫, 1990, 6: 39.

4. 中醫研究院. 中醫雜誌, 1960, 3(1)：41.

5. 沈小英. 江蘇中醫, 1994, 15(6)：12.

6. 姚楚錚. 中國醫科學院學報, 1981, 3(2)：123.

7. 陰健主編. 中藥現代研究與臨床應用. 學苑出版社, 1994. 562.

8. 萬一義等.人民軍醫, 1990, (3)：60.

9. 李振華. 中醫雜誌, 1996, 36(8)：519.

10. 郝淑燃等. 中國醫藥學報, 1997, 3: 35.

11. 王仁强. 中醫雜誌, 1992, 2: 59.

12. 陳承祜等. 中醫藥研究, 1993, 3: 50.

13. 黃國泉. 新中醫, 1994, 5: 42.

석위

1. 江蘇新醫學院編. 中藥大辭典, 上海科學技術出版社,
    1986. 579.

2. 孫孝洪. 中醫治療學原理.四川科學技術出版社, 1990. 420.

3. 李碧等. 山東中醫雜誌, 1986, (5)：12.

4. 鄭民實. 中國藥理學報, 1989, 10(1)：85.

5. 李英姿等. 中醫雜誌, 1997, (11)：669.

6. 李文海等. 湖南中醫雜誌, 1992, (1)：7.

7. 王萬林. 中西醫結合雜誌, 1989, (5)：9.

8. 張瑞衍. 吉林中醫藥, 1992, 12(2)：15.

9. 許公平. 四川中醫, 1991, 9(1)：33.

인진호

1. 楊文義等. 中醫雜誌, 1996, (12)：738.

2. 江蘇新醫學院. 中藥大辭典. 上海科學技術出版社, 1986. 1588.

3. 袁書文. 湖南中醫雜誌, 1992, (3)：21.

4. 山本浴弘. 日本化學部覽, 1952, 26(5)：480.

5. 陳順存. 中醫藥研究, 1997, 13(4)：27.

6. 張彩琴. 黑龍江中醫藥. 1992. (6)：31.

7. 四川省中藥研究所心血管藥理小組. 中草藥研究資料,
    1973, (10)：39.

8. 方堯德等. 藥學通報, 1987, 22(10)：590.

9. 楊蘊祥. 國外醫學. 中醫中藥分冊, 1982, 4(5)：44.

10. 淺野宏. 藥學通報, 1985, 20(7)：415.

11. 陰健主編. 中藥現代研究與臨床應用. 學苑出版社, 1994. 577.

편축

1. 崔硯田等. 山東中醫, 1978, 5(5)：52.

2. 徐禮桑等. 藥學學報, 1983, 18(9)：700.

3. 雷載權登主編. 中華臨床中藥學. 北京: 人民衛生出版社, 1998.

4. 單會府. 江蘇中醫雜誌, 1983.

5. 袁呈雲, 陝西中醫 1986, 7(1)：28.

구맥

1. 饒曼人. 南京第一醫學院學報, 1959, 7(1)：27.

2. 程指明. 遼寧中醫雜誌, 1988, 12(1)：28.

3. 李定格等. 中藥材, 1996, 19(10)：520.

4. 王西周. 雲南中醫雜誌, 1990, 11(5)：13.

5. 王浴生主編. 中藥藥理與應用. 人民衛生出版社, 1983.

6. 陰健主編. 中藥現代研究與臨床應用. 學苑出版社, 1994. 209.

동과피

1. 王安田等. 江蘇中醫, 1964, (10)：10.

2. 蔣成佐. 廣東醫學, 1965, 4(5)：19.

3. 黃建華. 山東中醫雜誌, 1995, (6)：253.

4. 池月枝. 浙江中醫雜誌, 1995, (10)：477.

적소두

1. 楊同成. 福建中醫藥, 1993, 24(3)：39.

2. 南京藥學院〈中草藥學〉編寫組. 中草藥學. 江蘇人民衛生出版社, 1976. 485.

3. 苗明三. 食療中藥藥物學, 2001, 235.

옥미수

1. 王浴生主編. 中藥藥理與應用. 人民衛生出版社, 1983. 255.

2. 劉强. 中草藥, 1997, 28(6)：379.

3. 鄒建華. 國外醫學. 中醫中藥分册, 1991, 13(5)：46.

4. 李開注. 中西醫結合雜誌, 1984, 4(3)：171.

택칠

1. 江蘇新醫學院編. 中藥大辭典. 上海科學技術出版社, 1986. 1464.

2. 河北新醫大學藥物治療敎研組. 新醫藥學雜誌, 1974, 4(2)：34.

3. 黃吉賡等. 新中醫, 1991, 23(6)：49.

4. 鐵道部上海衛生學校. 中醫雜誌, 1956, 3(1)：25.

5. 上海中醫學院附屬曙光醫院. 中成藥研究, 1981, (5)：27.

6. 陳壽永. 浙江中醫雜誌, 1992, 7: 328.

7. 呂云劍等. 四川中醫, 1991, 11: 25.

8. 湯琢成. 新中醫, 1986, 2: 40.

목통

1. 崔德彬. 中醫藥研究, 1992, 1: 64.

2. 張岐山等. 中醫雜誌, 1987, 6: 34.

3. 江蘇新醫學院編. 中藥大辭典. 下册. 上海: 上海科技出版社, 1986: 357.

통초

1. 賈敏如等. 中藥材, 1991, 14(9)：40.

2. 李廣勛. 中藥藥理毒理與臨床. 天津科學技術飜譯出版公司, 1992. 175.

3. 苗明三. 食療中藥藥物學. 科學出版社, 2001. 435.

해금사

1. 劉宗駿. 安徽醫學, 1987, 8(1)：34.

2. 莫劉基. 新醫學, 1985, 17(6)：51.

3. 江蘇新醫學院編. 中藥大辭典. 上海科學技術出版社, 1986. 1938.

4. 浙江中医杂志, 1984; 19(9)：395.

5. 湖南中医杂志, 1986; 2(6)：22.

6. 新中医, 1976; (2)：43.

7. 赤脚医生杂志, 1978; (1)：16.

비해

1. 徐相廷等. 浙江中醫雜誌, 1992, 27(2)：59.

2. 段連友. 浙江中醫雜誌, 1991, 26(12)：556.

3. 朱永康. 中醫雜誌, 1988, (9)：41.

4. 尹凡等. 中醫雜誌, 1996, (9)：554.

5. 張敏建等. 中醫雜誌, 1996, (3)：159.

6. 張克錦. 中草藥, 1990, 21(11)：25.

7. 李少文. 新中醫, 1991, 23(7)：33.

8. 王勁松. 中醫雜誌, 1996(9)：532.

지부자

1. 王殿祥. 山東中醫雜誌, 1985, 7(4)：40.

2. 王玉浩等, 現代應用藥學, 1995, 12(4)：10.

3. 戴岳, 等. 國外醫藥. 中醫中藥分册, 1996, 18(2)：37.

4. 山东中医杂志 1985；(4)：40.

5. 新中医 1984；(1)：13.

6. 中级医刊 1966；(3)：175.

7. 四川中医 1987；(5)：47.

8. 吉林医学 1980；(4)：42.

9. 赤脚医生杂志 1976；(11)：18.

10. 江苏中医杂志 1975；(5)：15.

11. 陕西中医 1986；7(10)：461.

동규자

1. 樓之岑. 常用中藥材品種整理和質量研究. 北醫大協和聯合出版社, 1995. 533.
2. 淸水訓子, 等. 國外醫學,中醫中藥分冊, 1992, 14(6)：43.
3. 王明福. 四川中醫, 1984, 2(1)：57.
4. 苗明三. 食療中藥藥物學. 科學出版社, 2001. 150.

등심초

1. 樓之岑. 常用中藥材品種整理和質量研究. 北醫大協和聯合出版社, 1995. 533.
2. 山东中医杂志, 1991; 10(6)：20.
3. 福州医药, 1983; (3)：30.
4. 湖北医学院学报, 1982; (3)：58.
5. 辽宁中医杂志, 1990; 14(9)：39.

삼백초

1. 何亞維. 中國中藥雜誌, 1992, 17(2)：751.
2. 南京藥學院.中草藥學. 江蘇人民衛生出版社, 1976. 91.
3. 國家醫藥管理局中草藥情報中心站編. 植物藥有效成分手冊. 人民衛生出版社, 1986. 105.

부자

1. 陳評. 湖南中醫雜誌, 1990, 2: 11.
2. 胡中梁. 福建中醫藥, 1992, 3: 14.
3. 朱伯卿等. 中西醫結合雜誌, 1985. 4: 219.
4. 劉成源等. 中醫雜誌, 1994, (12)：726.
5. 朱躍平等. 中西醫結合雜誌, 1992, 2: 11~12.
6. 溫仁泉. 新中醫, 1978, 6: 20.
7. 孟續民, 遼寧中醫雜誌, 1991, 9: 40.
8. 朱勤等, 浙江中醫雜誌, 1993, (1)：64.
9. 中華全國中醫學會內科分會痺症學組協定處方. 遼寧省藥品標準. 1994.
10. 肖洪德. 湖南中醫雜誌, 1989, 5: 12.
11. 湯淸明等, 江西中醫藥, 1991, 3: 19~20.
12. 戚廣崇, 中國醫藥學報, 1987, 1: 36.
13. 鄧漢成. 內蒙古中醫藥, 1996, (3)：12.
14. 李繁東. 中醫雜誌, 1996, (3)：169.
15. 孫淑玲等. 中國中西醫結合雜誌, 1997, (7)：433.
16. 雷載權等主編. 中華臨床中藥學. 人民衛生出版社, 1998.
17. 紀延龍等. 江蘇中醫, 1984, 1: 18.
18. 孫凡明等. 山東中醫雜誌, 1993, (6)：41.
19. 張建平等. 內蒙古中醫藥, 1995, (4)：4.
20. 周遠鵬. 藥學學報, 1983, 18(5)：394.
21. 張明發等. 天然産物研究與開發, 1990, 2(1)：23~27.
22. 周自平等. 中國中藥雜誌, 1992, 17(4)：238.
23. 周遠鵬. 中藥藥理與臨床, 1992, 8(5)：45.
24. 黃紹熱等. 現代診斷與治療, 1990, 1(3)：261.
25. 周遠鵬. 中藥通報, 1988, 13(5)：43.

초오

1. 陝西中医 1991；12(10)：473.
2. 四川中医 1988；6(8)：32.
3. 內蒙古中医药 1992；11(3)：24.
4. 湖北中医杂志 1991；13(5)：7.
5. 河南中医 1991；11(4)：39.
6. 上海中医药杂志 1962；(6)：10.

천오두

1. 劉希智, 等. 中醫藥信息, 1996, 13(2)：55.
2. 黃永融. 福建中醫藥, 1991, 22(1)：54.
3. 江蘇新醫學院編. 中藥大辭典, 上海科學技術出版社, 1986. 228.
4. 劉天培. 藥學學報, 1966, 13(4)：250.
5. 劉世芳. 中國藥理學報. 1986, 7(1)：23.
6. 翟啓輝譯. 國外醫學. 中醫中藥分冊, 1988, 10(5)：26.
7. 楊介炳賓. 吉林中醫藥, 1991, 5: 29.
8. 湯銘新等. 北京中醫, 1986, 3: 27.
9. 王心東. 北京中醫, 1986, 6: 58.
10. 董治能. 四川中醫, 1986, 1: 43.
11. 周虎. 中西醫結合雜誌, 1985, 1: 32.

건강

1. 張竹心等. 中成藥, 1992, 14(11)：30.
2. 許靑媛等. 中國中藥雜誌, 1991, 16(2)：112.
3. 孫慶偉等. 中草藥, 1986, 17(2)：43.
4. 彭平健. 中國中藥雜誌, 1992, 17(6)：370.
5. 笠原義正. 生藥學雜誌, 1983. 320.
6. 張明發等. 西北藥學雜誌, 1996, 11(4)：186.
7. 李玉平等. 國外醫學. 中醫中藥分冊, 1986, 8(1)：25.
8. 未川秀. 國外醫學. 中醫中藥分冊, 1987, 9(3)：32.
9. 宋輝等. 北京醫科大學學報, 1995, 27(4)：302.
10. 張竹心等. 中草藥, 1988, 19(9)：23.

육계

1. 劉濟群. 陝西中醫. 1983. 4(1)：48.
2. 鄭國惠. 福建中醫學, 1959, (1)：16.

3. 周廣明. 中西醫結合雜誌, 1984, 4(2)：115.

4. 李萍. 山東中醫, 1980, (11)：28.

5. 朱自平. 中國中藥雜誌, 1993, 18(9)：553.

6. 周金黃. 中藥藥理學. 上海科學技術出版社, 1986, 146.

7. 張明發等. 陝西中醫, 1995, 16(1)：39.

8. 蘭茂璞. 中醫雜誌, 1983, (8)：78.

9. 祁開平. 新中醫.

10. 雷載權等主編. 中華臨床中藥學. 人民衛生出版社, 1998.

11. 張韋東等. 中西醫結合雜誌, 1996, (8)：454.

12. 盛蘊蓮. 湖北中醫雜誌, 1993, (5)：39.

13. 劉杏鑫等. 山西中醫, 1997, (2)：46.

14. 唐業建. 中醫藥研究, 1997, (3)：37.

15. 全國胸痺心痛協作組. 中國醫藥學報, 1987, (6)：9.

16. 龔旭初等. 北京中醫, 1990, (5)：26.

17. 周自平等. 中國中藥雜誌, 1993, 18(9)：553.

18. harada M, et al. chem pharm bull, 1975, 23(5)：941.

19. 許青媛. 中藥藥理與臨床, 1989, 5(1)：34.

20. 王欲生主編. 中藥藥理與應用, 人民衛生出版社, 1983. 443.

오수유

1. 張明發等. 中藥材, 1991, 14(3)：300.

2. 邱賽紅. 中藥藥理與臨床, 1988, 4(3)：39.

3. 吳震西. 中醫雜誌, 1995, (3)：135.

4. 韓奮强等. 中西醫結合雜誌, 1988, (9)：565.

5. 徐有全等. 中醫雜誌, 1995, (2)：71.

6. 王玉芝. 中醫雜誌, 1995, (4)：202.

7. 雷載權等主編. 中華臨床中藥學. 人民衛生出版社, 1998.

8. 劉清珍等. 中醫雜誌, 1995, (4)：199.

9. 黃如棟等. 中藥藥理與臨床, 1991, 7(2)：1.

10. 傅健. 中醫雜誌, 1995, (3)：137.

11. 金經國. 中醫雜誌, 1995, (3)：136.

12. 陳胤夫. 四川中醫, 1984, 6：24~25.

13. 余國平. 湖北中醫雜誌, 1993, (1)：19.

14. 吳伯平. 中醫雜誌, 1991, 12：13~14.

15. 金明珠. 四川中醫, 1995, (1)：48.

16. 林君玉. 江蘇中醫, 1989, 11：17.

17. 劉文熙. 福建中醫藥, 1996, (4)：36.

18. 邊振考等. 時珍國藥研究, 1997, (3)：214.

19. 田延風. 江蘇中醫, 1992, (9)：7.

20. 寧選等. 新中醫, 1981, 3：33~34.

세신

1. 孫玉琴. 山東中醫雜誌, 1986, 6：38.

2. 馮恒善. 河北中醫, 1984, 1：16.

3. 中醫研究院西苑醫院內科. 新醫學雜誌, 1977, 1：13.

4. 李介鳴等, 中西醫結合雜誌, 1984, 5：299.

5. 王易虎. 中國醫藥學報, 1991, 2：19~20.

6. 胥福林. 四川中醫, 1991, (3)：41.

7. 李超佑等. 湖北中醫雜誌, 1990, (5)：21.

8. 顧麗光. 湖北中醫雜誌, 1991, 2：22~23.

9. 朱久育等. 四川中醫, 1988, 8：31.

10. 林漢敏等. 四川中醫, 1985, 3, 46.

11. 郭玉富. 山西中醫, 1997, (4)：38.

12. 劉政等, 浙江中醫雜誌, 1993, (12)：531.

13. 李久成. 浙江中醫雜誌, 1993, (5)：237.

14. 王玉明. 中醫雜誌, 1993, (6)：327.

15. 曲淑岩. 藥學學報, 1982, 17(1)：12.

16. 王浴生主編. 中藥藥理與應用, 人民衛生出版社, 1983. 724.

17. 劉國卿等. 藥學學報, 1982, 17(2)：87.

18. 陳振中. 藥學學報, 1981, 16(10)：721.

19. 陳立峰. 中草藥, 1985, 16(10)：24.

20. 錢立郡等. 中草藥, 1996, 27(5)：290.

정향

1. 王明明等. 中醫藥研究, 1997, 13(5)：55.

2. 李世祥等. 中醫雜誌, 1988, (11)：55.

3. 優文俊, 廣西中醫藥, 1988, (1)：13.

4. 周午平. 新中醫, 1988, (4)：13.

5. 楊恒裕. 中醫雜誌, 1988, (8)：29.

6. 孫迅等. 中醫雜誌, 1988, (7)：53.

7. 劉漢興. 陝西中醫, 1988, (4)：174.

8. 索壽臣. 河北中醫, 1990, (3)：6.

9. 姜國峰. 福建中醫藥, 1994, (5)：10.

10. 許水玉. 四川中醫, 1996, (2)：50.

11. 王亞楠等. 黑龍江中醫藥, 1991, (2)：53.

12. 雷載權主編. 中華臨床中藥學. 人民衛生出版社, 1998.

화초

1. 江蘇新醫學院. 中藥大辭典. 上海人民出版社, 1986. 1058.

2. 夏波揚. 中國醫院藥學雜誌, 1983, 3(9)：38.

3. 吳玉華等. 新疆中醫藥, 1989, (2)：25.

4. 注翠茹. 浙江中醫雜誌, 1997, 32(2)：67.

5. 楊向東. 中西醫結合雜誌, 1989, (8)：490.

6. 朱樹寬. 浙江中醫雜誌, 1996, (2)：69.

7. 張明發. 中國醫藥學報, 1988, 3(3)：260.

8. 張明發. 中國中藥雜誌, 1991, 16(8)：493.

9. 江蘇新醫學院編. 中藥大辭典, 上海科學技術出版社, 1·986.1058.
10. 許青媛等. 中草藥, 1990, 21(12): 17.
11. 許青媛等. 中草藥, 1993, 24(5): 277.
12. 國家醫藥管理局中草藥情報中心站編.植物藥有效成分 分冊. 人民衛生出版社, 1986, 123, 969.

필발
1. 盧芳. 中醫藥學報, 1980, (3): 10.
2. 鄭克安. 湖北中醫雜誌, 1988, (6): 16.
3. 扈祚良. 中西醫結合雜誌, 1988, (12): 746.
4. 劉德源等. 中原醫刊, 1983, 10(6): 15.
5. 江蘇新醫學院. 中藥大辭典. 上海人民出版社, 1986. 1571.
6. 中國醫藥科學院藥物研究所等編. 中藥志, 人民衛生出版 社, 1984. 508.
7. 白音夫等. 中草藥, 1993, 24(12): 639.
8. 國家醫藥管理局中草藥情報中心站編. 植物藥有效成分 分冊. 人民衛生出版社, 1986, 836. 838.
9. 白音夫. 內蒙古藥學, 1986, 5(2): 17.

고량강
1. 朱自平, 等. 中藥材, 1991, 14(10): 37.
2. 張明發等. 陝西中醫, 1992, 13(5): 232.
3. 江蘇新醫學院編. 中藥大辭典. 上海科學技術出版社, 1986. 3930.
4. 李在琉, 中醫雜誌, 1985, 21(2): 148.
5. 井上秦尙, 等. 國外醫學. 中醫中藥分冊, 1993, 15(1): 37.
6. 四川中医 1983 ; (6) : 12.
7. 辽宁中医杂志 1990 ; 14(9) : 25.
8. 陝西中医 1991 ; 12(11) : 510.

소회향
1. 陳利國. 中草藥, 1989, 20(7): 41.
2. 張明發. 陝西中醫, 1989, 10(5): 231.

진피
1. 鐘潁. 福建中醫藥, 1989, 20(2): 42.
2. 陳廉等. 江蘇中醫雜誌, 1981, (3): 60.
3. 周群. 貴州醫藥, 1981, (2): 2.
4. 白海燕等. 四川中醫, 1997, (1): 29.
5. 雷載權主編. 中華臨床中藥學. 人民衛生出版社, 1998.
6. 祝冬燦. 中醫藥研究, 1997, (2): 42.
7. 王浴生. 中藥藥理與應用. 人民衛生出版社, 1983. 567.
8. 楊鳳琴. 黑龍江中醫藥, 1990, (6): 37.

9. 王佐. 北京中醫學院學報, 1988, (3): 3.
10. 項双韋等. 福建中醫藥, 1997, (3): 33.
11. 王洪忠等. 中醫雜誌, 1996, (12): 732.
12. 王五壽. 新中醫, 1997, (10): 15.
13. 蘇文韶等. 吉林中醫藥, 1991, (3): 27.
14. 郭劍鋒. 河南中醫, 1989, (2): 31.

청피
1. 隋艷華等. 河南中醫, 1993, 13(1): 19.
2. 王浴生. 中藥藥理與應用. 人民衛生出版社, 1983. 586.
3. 陳汝興. 上海中醫藥雜誌, 1987, (2): 21.

지실
1. 胡盛珊等. 中草藥, 1994, 25(8): 419.
2. 閻興擧. 中華醫學雜誌, 1955, 41(5): 437.
3. 畢慶和等. 中國醫藥學報, 1991, 6(1): 39.
4. 胡盛珊等. 江西醫藥, 1992, 27(3): 159.
5. 何麗敏. 遼寧中醫雜誌, 1986, (1).
6. 萬傳貴. 中醫藥研究, 1991, (3): 38.
7. 高玉明. 山西中醫, 1992, (1): 46.
8. 江西新醫學院編. 上海科學技術出版社, 1986. 3140.
9. 雷載權等主編. 中華臨床中藥學. 人民衛生出版社, 1998.
10. 徐勝德等. 中國中西醫結合雜誌, 1992, (4): 244.
11. 陳惠陽. 江蘇中醫, 1993, (3): 27.
12. 張效禹. 遼寧中醫雜誌, 1984, 10(1): 32.
13. 呂秀蘭等. 中國中西醫結合雜誌, 1992, (4): 209.

목향
1. 王浴生主編. 中藥藥理與應用. 人民衛生出版社, 1983. 169.
2. 江西新醫學院編. 上海科學技術出版社, 1986. 353.
3. 王明江等. 同濟醫科大學學報, 1992, 21(3): 209.

향부
1. 張發初. 藥理研究報告, 1935, (2): 148.
2. 隋艷華等. 河南中醫, 1993, 13(1): 19.
3. 王樹凡等. 四川中醫, 1987, (12): 10.
4. 嚴强. 浙江中醫雜誌, 1992, (2): 82.
5. 邵全滿. 浙江中醫學院學報, 1996, 20(2): 23.
6. 劉國卿等. 中國藥科大學學報, 1989, 20(1): 49.
7. 雷載權等主編. 中華臨床中藥學. 人民衛生出版社, 1998.

오약
1. 重慶市衛生局醫學科學研究委員會等. 醫學科學論文選 集. 上冊. 1963. 249.

2. 王浴生主編. 中藥藥理與應用. 人民衛生出版社, 1983. 217.

3. 嚴鳳山等. 河北中醫, 1987, 9(6)：14.

4. 雷載權等主編. 中華臨床中藥學. 人民衛生出版社, 1998.

5. 歐興長等. 中草藥, 1987, 18(4)：21.

6. 黃志華. 國醫論壇, 1989, (5)：33.

7. 任朴安等. 上海中醫藥雜誌, 1987, (12)：8.

8. 謝海洲等. 中醫雜誌, 1997, (3)：133.

침향

1. 奧川奇, 等. 國外醫學. 中醫中藥分冊, 1991, 13(6)：37.

2. 奧川奇, 等. 國外醫學. 中醫中藥分冊, 1992, 14(6)：49.

3. 周永標. 中藥材, 1989, 12(12)：40.

4. 周永標. 中藥通報, 1988, 13(6)：40.

5. 張安楨等. 福建中醫藥, 1981, 25(3)：12.

천련자

1. 張庭玉. 湖北中醫雜誌. 1989, 5: 46.

2. 朱小曉等. 廣西中醫藥, 1988, 6: 9.

3. 李方躍等. 中西醫結合雜誌, 1991, 11(3)：181.

4. 向月應. 新中醫, 1989, 5: 23.

5. 王陵等. 中西醫結合雜誌, 1981, 2: 80.

6. 全國急性胃痛協作組. 中國醫藥學報, 1988, 2: 22.

7. 俞桂華. 湖北中醫雜誌, 1988, 5: 12~13.

8. 杜俊寶. 遼寧中醫雜誌, 1991, 4: 27.

9. 陳樹庄. 湖北中醫雜誌, 1987, (2)：17.

10. 鄧英莉. 陝西中醫,1991, 1: 14~15.

11. 徐伯倫. 上海中醫藥雜誌, 1985, 8: 28.

12. 周應征. 湖北中醫學院學報, 1988, 3: 29.

13. 張迎春. 時珍國藥研究, 1991, 1: 16~17.

14. 中醫研究院西苑醫院婦科. 上海中醫藥雜誌, 1980, 3: 13.

15. 鍾文春. 中醫函授通訊, 1990, 9(6)：42.

16. 陳維亞等. 浙江中醫雜誌, 1987, (10)：444.

17. 樂秀珍等. 上海中醫藥雜誌, 1992, (3)：19.

18. 嚴忠. 浙江中醫雜誌, 1995, (8)：364.

해백

1. 侯于等. 中西醫結合雜誌, 1988, (5)：267.

2. 雷載權等主編. 中華臨床中藥學. 人民衛生出版社, 1998.

여지핵

1. 中國醫藥科學院藥物研究所等. 中藥紙, 第3冊. 人民衛生出版社, 1984. 520.

불수

1. 王浴生主編. 中藥藥理與應用. 人民衛生出版社, 1983. 538.

2. 江西新醫學院編. 上海科學技術出版社,1986. 1141.

3. 陰健. 中藥現代研究與臨床應用. 中國古籍出版社, 1995. 198.

감송

1. 馬傳庚. 安徽醫學院學報, 1980, 15(4)：9.

2. 朱燁等. 上海中醫藥雜誌, 1965, (4)：18.

3. 王筠黙. 國外醫學. 中國中藥分冊, 1970, (4)：2.

4. 郭教禮. 中醫藥研究. 1991, (5)：22.

5. 羅順洪. 中國外治雜誌, 1995, 4(4)：48.

산사

1. 李勝利等. 黑龍江中醫藥, 1997, (2)：49.

2. 翁維良等. 山西醫藥雜誌, 1988, (1)：24.

3. 虞人榮. 中華內科雜誌, 1992, 6: 262.

4. 王本祥. 天津科學技術出版社. 1997, 684~685.

5. 孔會舉. 吉林中醫藥. 1990, 5: 20.

6. 甘蕭蘭州市西周區人民醫院. 新醫學, 1975, (2)：11.

7. 劉大發. 湖北中醫雜誌, 1985, (4)：28.

8. 王占華, 北京中醫雜誌, 1991, 1(3)：41.

9. 段郡蒅等. 中西醫結合雜誌, 1984, (5)：315.

10. 張友權. 天津中醫, 1977, (6)：281.

11. 趙惠敏. 中成藥, 1990, (9)：23.

12. 鄭萬龍. 山東中醫雜誌, 1988, (6)：49.

13. 馬建國等. 河南中醫, 1988, (4)：10.

14. 黃亮平等. 湖北中醫雜誌, 1994, (5)：47.

15. 容小翔等. 黑龍江中醫藥, 1995, (4)：56.

16. 王樹立. 中西醫結合雜誌, 1987, 7(8)：483.

17. 〈全國中草藥匯編〉編寫組. 全國中草藥匯編. 人民衛生出版社, 1975.115.

18. 陰健. 中藥現代研究與臨床應用. 學苑出版社, 1994. 371.

19. 劉壽山主編. 中草藥研究文獻摘要. 北京科學出版社, 1979. 72.

20. 鄒天浮等. 青島醫學院報, 1957, 3(1)：14.

신곡

1. 樂綉盛等. 中華兒科雜誌, 1960, 3(3)：231.

2. 吳勇. 云南中醫雜誌, 1986, 7(4)：14.

3. 毛麗. 湖南中醫學院學報, 1994, (4)：28.

4. 雷載權等主編. 中華臨床中藥學, 人民衛生出版社, 1998. 1010.

맥아

1. 黎鏡. 浙江中醫雜誌, 1985, 20(5)：224.

본초학

2. 王惠琴等. 浙江中醫雜誌, 1988, (10)：457.
3. 羅生梧. 實用中醫藥雜誌, 1993, (2)：7.
4. 馬珍淑等. 中西醫結合雜誌, 1987, 7(4)：210.
5. 浦永東等. 中西醫結合雜誌, 1980, (5)：301.
6. 王浴生主編. 中藥藥理與應用, 人民衛生出版社, 1983. 473.
7. 劉愛和等. 山東中醫學院學報, 1991, 15(2)：41.

래복자
1. 李久利等. 河南中醫, 1992, 12(5)：240.
2. 周立孝. 中藥通報, 1988, 13(12)：51.
3. 肖佐桃等. 湖南科學技術出版社, 1991, 13(4)：314~315.
4. 解榮. 上海中醫藥雜誌, 1997, (10)：29.
5. 傳鵬肖. 中醫正骨, 1990, (4)：46.
6. 沈順琴. 中藥通報, 1986, 11(8)：56.
7. 傳玉山. 中醫外治雜誌, 1997, 6(2)：36.
8. 鄭麗麗. 山東中醫雜誌, 1997, (3)：139.
9. 趙玉梅. 中醫藥學報, 1987, (2)：封4.
10. 王浴生主編. 中藥藥理與應用. 人民衛生出版社, 1983. 867.
11. 張永和等. 吉林中醫藥, 1996, 16(5)：41.
12. 長春中醫學院骨質增生丸藥理研究組. 白求恩醫科大學學報, 1978, 5(4)：28.
13. 吳興和等. 中醫雜誌, 1996, 31(5)：300.
14. 李文惠等. 成都中醫學院學報, 1985, 8(2)：47.

계내금
1. 姚弭亂. 中醫雜誌, 1996, (11)：675.
2. 張曉文等. 中國中醫藥科技, 1995, (6)：9.
3. 楊競. 山東中醫雜誌, 1995, (8)：373.
4. 呂慎謨登. 山西中醫, 1996, (2)：15.
5. 馬怡燦. 中國民間療法, 1994, (4)：15.
6. 陳沛. 江蘇中醫, 1992, (2)：9.
7. 王浴生主編. 中藥藥理與應用. 人民衛生出版社, 1983. 581.
8. 楊忠英. 四川中醫, 1992, (7)：33.
9. 張麗麗等. 江蘇中醫, 1988, (2)：15.
10. 尹文緖. 四川中醫, 1988, (1)：23.
11. 靳新領等. 國醫論壇, 1993, (5)：39.
12. 李觀榮等. 云南中醫雜誌, 1983, 3(3)：33.
13. 劉燿池等. 中國中醫雜誌, 1991, 16(10)：62.
14. 王浴生主編. 中藥藥理與應用. 人民衛生出版社, 1983. 581.
15. 南云生等. 中藥材, 1990, 13(11)：30.
16. 胡因銘等. 中藥材, 1993, 16(9)：33.

사군자
1. 段玉清等. 藥學學報, 1957, 5(2)：87.

2. 胡崇家. 中華醫學雜誌, 1950, 36(12)：619.
3. 陳欽銘. 中藥通訊, 1984, 15(4)：34.
4. 佩義生等. 青島醫學院學報, 1957, 3(1)：20.
5. 曹仁烈. 中華皮膚科雜誌, 1975, 10(4)：286.
6. 王浴生主編. 中藥藥理與應用. 人民衛生出版社, 1983. 686.

빈낭
1. 雷載權等主編. 中華臨床中藥學, 人民衛生出版社, 1998. 1027~1030.
2. 毛協仁. 山東中醫雜誌, 1989, (5)：25.
3. 鄭祥光. 中西醫結合雜誌, 1987, (8)：504.
4. 承伯鋼. 江西中醫藥, 1986, (4)：35.
5. 鄧世榮等. 中國中西醫結合雜誌, 1994, (4)：248.
6. 周志寬. 中國中西醫結合雜誌, 1995, (8)：495.
7. CA, 1968, 68: 113138.
8. 姚兵等. 徐州醫學院學報, 1988, 8(2)：86.
9. 陳麗艷等. 江蘇中醫, 1988, 9(6)：34.

고련피
1. 劉王. 中藥材, 1991, 12: 46.
2. 尹風儒. 湖南中醫雜誌, 1980, 4: 33.
3. 湖南省中醫藥研究所. 簡易中醫療法. 人民衛生出版社, 1978: 102.
4. 田文晧. 生理學報, 1980, 32(4)：338.
5. 李培忠, 等. 中草藥, 1982, 13(7)：29.
6. 王浴生主編. 中藥藥理與應用. 人民衛生出版社, 1983. 648.

뇌환
1. 王浴生主編. 中藥藥理與應用. 人民衛生出版社, 1983. 1184.
2. 吳云端. 中華醫學雜誌, 1984, 34(10)：437.
3. 江苏中医杂志 1956；(试刊号)：25.
4. 中级医刊 1960；(7)：35.
5. 上海中医药杂志 1956；(9)：23.

관중
1. 孫明輝. 遼寧中醫雜誌, 1989, 8: 17.
2. 劉啓哲等. 新中醫, 1984, 1: 34.
3. 朱良爭等. 上海中醫藥雜誌, 1985, 9: 11.
4. 白力力. 上海中醫藥雜誌, 1989, 6: 25~26.
5. 趙天升. 河南中醫, 1988增刊: 65.
6. 林其昌. 中醫雜誌, 1981, 8: 13.
7. 徐元庚. 湖北中醫雜誌, 1987: 2: 31.

8. 何維柱, 新中醫, 1997, (1)：21.
9. 謝新窓. 陝西中醫, 1988: 12: 546~547.
10. 秦中玉. 第一屆全國微生物學術會議資料, 1977. 18.
11. 富杭育. 全國清熱解毒藥中西醫結合研究學術會議論文匯編, 1986. 75.
12. 胡家瑤. 江西中醫藥, 1960, 2(5)：27.
13. 陳琦等. 天津醫藥, 1980, 22(8)：488.

남과자
1. 馮蘭州. 中華醫學雜誌, 1956. 42(2)：138.
2. 肖樹華, 等. 藥學學報, 1962, 9(6)：327.
3. 陳欽銘. 中藥通報, 1984, (3)：34.
4. 中华医学杂志 1960；(2)：92.
5. 中医杂志 1966；(2)：23.
6. 中医杂志 1966；(3)：25.

대계
1. 南京藥學院. 大薊降壓作用研究小結. 1971.
2. 湖南省結核病防治院. 1971年度臨床資料匯編. 1971. 37.
3. 蘇天紅. 浙江中醫雜誌, 1987, (11)：489.
4. 祖榮生. 福建中醫雜誌, 1979, (4)：17.
5. 張桂寶. 基層醫刊, 1982, (5)：39.
6. 雷載權等主編. 中華臨床中藥學, 人民衛生出版社, 1998. 1182~1183.
7. 王建新. 中醫函授通訊, 1989, (3)：41.
8. 馬峰峻等. 桂木斯醫學院學報, 1991, 4(1)：10.
9. 郭鈞. 中國防癆雜誌, 1964, 5(3)：481.
10. 宋善俊等. 新醫學, 1978, 3(2)：55.

소계
1. 醫學文摘. 福建, 1962, 704.
2. 李桂敏等. 國醫論壇, 1989, (5)：31.
3. 肖才松. 湖南醫學雜誌, 1984, (6)：14.
4. 姜仁太等. 山東中醫雜誌, 1995, (9)：421.
5. 馬樹龍. 中華皮膚科雜誌, 1960, (2)：118.
6. 江蘇新醫學院. 中藥大辭典. 上海科學技術出版社, 1986. 242.
7. 遵義醫學院附院. 新醫學資料, 1971, (11)：5.
8. 中國醫學科學院陝西分院. 醫學科學參考資料, 1962, (1)：27.
9. 吳葆杰主編. 中草藥藥理. 人民衛生出版社, 1983. 206.
10. 汪麗燕等. 安徽醫藥, 1984, 5(2)：39.
11. 姚乾元. 中草藥, 1982, 13(9)：9.
12. 周金黃主編. 中藥藥理學. 上海科學技術出版社, 1986. 213.

지유
1. 黎光南. 云南中藥志. 云南科學技術出版社, 1990. 241.
2. 曾萬領等. 貴陽中醫學院學報, 1992, 14(4)：55.
3. 楊景寬. 中華內科雜誌, 1960, 8(3)：248.
4. 徐寶安. 山東中醫雜誌, 1991, (3)：53.
5. 王貫中等. 陝西中醫, 1990, (11)：151.
6. 禹純僕. 中醫雜誌, 1984, (8)：33.
7. 萬芳. 湖北中醫雜誌, 1994, (4)：32.
8. 張峰. 內蒙古中醫藥, 1993, (4)：18.
9. 朱雪萍. 上海中醫藥雜誌, 1992, (4)：19.
10. 沈姚科等, 中醫雜誌, 1995, (11)：670.
11. 熊明根等. 中國中西醫結合雜誌, 1993, (12)：746.
12. 沈冲. 四川中醫, 1994, (11)：51.
13. 史會林. 天津中醫學院學報, 1993, (2)：15.
14. 萬福印. 陝西中醫, 1991, (11)：511.
15. 王浴生主編. 中藥藥理與應用, 人民衛生出版社, 1983. 406.
16. 葉聚榮等. 福建醫學雜誌, 1985, 7(6)：34.
17. 小管卓夫. 漢方研究, 1980, (11)：409.

백모근
1. 中國醫學科學院藥物所抗菌工作組. 藥學通報, 1960, 8(2)：2: 59.
2. 于慶海,等. 中藥材, 1995, 18(2)：88.
3. 中西医结合杂志 1986；6(4)：212.
4. 人民军医 1990；(3)：59.
5. 广东医学(祖国医学版) 1965；(3)：23.
6. 西安醫學院, 西安醫學院科學研究技術等新輯要. 1959. 210.

괴화
1. 徐志. 廣西中醫藥, 1990, 13(1)：44.
2. 趙保深. 山東中醫雜誌, 1988, 7(5)：46.
3. 謝宗立. 中醫藥研究, 1994, (4)：34.
4. 李瑞新等. 國醫論壇, 1997, (2)：45.
5. 王慶華. 山東中醫雜誌, 1997, (3)：138.
6. 鄧文等. 湖南中醫雜誌, 1997, 13(5)：20.
7. 鄧權. 浙江中醫雜誌, 1997, (4)：449.
8. 董漢泉. 江蘇中醫, 1987, (10)：8.
9. 沈紅等. 湖南中醫藥導報, 1997, (2~3)：112.
10. 江蘇新醫學院編. 中藥大辭典, 上海科學技術出版社, 1977. 2433.
11. 梁克軍. 山西醫學雜誌, 1979, 7(1)：53.
12. 劉壽山. 中藥研究文獻摘要. 北京科學出版社, 1961. 741.
13. CA, 1957, 71: 1969.
14. 徐志. 廣西中醫藥, 1990, 13(1)：44.

측백엽

1. 顧梯成等. 上海中醫藥雜誌, 1987, (11) : 11.
2. 方云琪. 安徽中醫學院學報, 1988, (1) : 34.
3. 倪達人等. 中華內科雜誌, 1960, 8(3) : 249.
4. 馬淸鈞. 天津科學技術翻譯出版社, 1995. 364.
5. 王志新. 福建中醫藥, 1991, (2) : 40.
6. 寧琴玉. 中西醫結合雜誌, (10) : 630.
7. 浙江衛生實驗院藥物研究氣防治慢性氣管炎研究組. 科研資料匯編, 1973. 175.
8. 第四軍醫大學防治慢性氣管炎藥理組. 科技資料, 1973, (5) : 10.
9. 王浴生主編, 中藥藥理與應用, 人民衛生出版社, 1983. 230.

삼칠

1. 趙國强等. 中草藥, 1986, 17(6) : 34.
2. 劉賀之. 藥學學報, 1982, 17(11) : 801.
3. 吳道通. 中醫雜誌, 1994, (2) : 69.
4. 阮國治等. 中醫雜誌, 1994, (3) : 135.
5. 姚石安. 中醫雜誌, 1994, (1) : 6.
6. 米建華等. 陝西中醫, 1996, (1) : 4.
7. 久保德道. 藥學雜誌, 1984, 104(7) : 752.
8. 陳鼎林. 中醫雜誌, 1994, (2) : 70.
9. 戴能道. 河南中醫, 1997, (4) : 235.
10. 尹文緖. 中醫雜誌, 1994, (3) : 135.
11. 王利敏. 光明中醫, 1994, (6) : 20.
12. 岳耀華等. 中國中西醫結合雜誌, 1994, (1) : 32.
13. 王象騰等. 中醫雜誌, 1994, (4) : 200.
14. 高有品. 云南中醫, 1990, (6) : 23.
15. 陶文生. 中醫雜誌, 1994, (2) : 71.
16. 齊孟龍等. 中西醫結合雜誌, 1990, (12) : 744.
17. 翟瑞慶等. 四川中醫, 1997, (3) : 53.
18. 宋宗美等. 浙江中醫雜誌, 1997, (6) : 280.
19. 林祖賢. 中醫雜誌, 1994, (4) : 199.
20. 毛春學. 中醫雜誌, 1994, (3) : 134.
21. 盧國鳳. 時珍國藥研究, 1996, (4) : 200.
22. 趙明利. 中醫雜誌, 1993, (9) : 551.
23. 金宏勛. 重慶醫學大學學報. 1990, 15(3) : 251.
24. 張學文. 陝西新醫學, 1978, 2(4) : 38.
25. 李學軍. 葯學學報, 1988, 23(3) : 168.
26. 李麟仙等. 中國藥理學報, 1988, 9(1) : 52.
27. 王殿祥. 中國藥學報, 1990, (4) : 51.
28. 王濱生等. 中國中藥雜誌, 1995, 20(8) : 497.
29. 雷偉亞等. 中草藥, 1986, 17(1) : 15.
30. 杜芳騰. 江西醫學院學報, 1991, 31(3) : 1.

천초

1. 王浴生等主編. 中藥藥理與應用. 人民衛生出版社, 1983, 751.
2. 蘇秀玲等. 中醫藥研究, 1991, 7(3) : 54.
3. 宋廷廉. 山東中醫雜誌, 1986, (5) : 14.
4. 趙學東. 黑龍江中醫藥, 1991, (2) : 12.
5. 孫虹. 云南中醫雜誌, 1995, (1) : 24.
6. 肖前玲. 新藥與臨床, 1986, (5) : 257.
7. 閔紹植. 健康報, 1987, 6. 16.
8. 李鶴幹. 陝西中醫, 1987, (1) : 35.
9. 王義善等. 山東中醫雜誌, 1994, (12) : 568.
10. 孫備. 國外醫學. 中醫中藥分冊, 1996, 18(5) : 45.
11. 李筠. 中醫雜誌, 1993, (10) : 603.
12. 馬列淸. 中醫雜誌, 1996, (4) : 227.
13. Reller Jetal. CA, 1946, 40 : 44795.
14. 張海水. 實用中西醫結合雜誌, 1991, (5) : 312.
15. 郭廣臣. 山東中醫雜誌, 1995, (6) : 259.

포황

1. 姚稚明等. 中草藥. 1994, 25(6) : 324.
2. 王麗君等. 時珍國藥硏究, 1988, 1(1) : 49.
3. 魏良行. 浙江中醫學院學報, 1991, 15(2) : 18.
4. 林祖賢. 中醫雜誌, 1994, (10) : 581.
5. 慶中. 湖南中醫雜誌, 1997, (13) : 10.
6. 羅永寬. 中醫雜誌, 1994, (9) : 519.
7. 黃炳初. 四川中醫, 1991, (11) : 25.
8. 張菊蘭. 中醫雜誌, 1994, (9) : 518.
9. 于寶鋒. 中醫雜誌, 1994, (10) : 582.
10. 張傳弘. 中醫雜誌, 1994, (10) : 583.
11. 張紅玉等. 新中醫, 1991, (9) : 16.
12. 張云鳴等. 中醫雜誌, 1994, (9) : 518.
13. 黃淑云等. 中西醫結合雜誌, 1985, 5(5) : 297.

애엽

1. 江蘇新醫學院. 中藥大辭典. 上海科學技術出版社, 1986, 560.
2. 梅全喜. 長春中醫學院學報, 1997, 13(12) : 64.
3. 曾冲. 新中醫, 1986, (10) : 45.
4. 李新民等. 中西醫結合雜誌, 1987, (5) : 285.
5. 賴福生. 中國中西醫結合雜誌, 1995, (9) : 562.
6. 湖北省衛生局編. 湖北中草藥雜誌, 人民衛生出版社, 1982, 345.
7. 丁宗鐵. 國外醫學. 中醫中藥分冊, 1983, 5(5) : 52.
8. 王浴生主編, 中藥藥理與應用, 人民衛生出版社, 1983. 259.
9. 溫瑞興等. 中國中藥雜誌, 1992, 17(7) : 406.

선학초

1. 王浴生主編. 中藥藥理與應用. 人民衛生出版社. 1983. 323.
2. 袁文學. 瀋陽藥學學報, 1980, 4(12) : 11.
3. 顧麗貞, 等.中國中醫藥科技, 1995, 2(2) : 21.

백급

1. 悅隨士, 等. 中華醫藥雜誌, 1995. 75, (10) : 632.
2. 耿志國, 等. 中草藥, 1990, 21(2) : 273.
3. 山西医学 1957 ; 1(2) : 53.
4. 山东医刊 1960 ; (10) : 9.
5. 新医药通讯 1972 ; (2) : 26.
6. 黑龙江中医药 1985 ; (6) : 封三.
7. 陝西中医　1987 ; (2) : 59.
8. 中医杂志 1965 ; (7) : 37.
9. 中国防痨 1960 ; (2) : 106.
10. 浙江中医杂志 1987 ; 22(10) : 454.

종려피

1. 潘海葆, 等. 南京中醫藥大學學報, 1995, 11(5) : 37.
2. 任遵華, 等. 時珍國藥研究, 1992, 3(1) : 7.
3. 上海中醫學院方藥教研組. 中藥臨床手冊. 上海人民出版社, 1977. 306.
4. 江蘇新醫學院編. 中藥大辭典, 上海科學技術出版社, 1977. 2296.

우절

1. 王柯慧. 國外醫學. 中醫中藥分冊, 1997, 19(1) : 41.
2. 崔樹然主編. 中藥大全. 黑龍江科學技術出版社, 1989. 637.
3. 苗明三. 食療中藥藥物學. 科學出版社, 2001. 639.

혈여탄

1. 覃元. 中國中藥雜誌, 1989, 14(1) : 24.
2. 新中医 1972 ; (5) : 35.
3. 福建中医药 1961 ; 6(2) : 64.
4. 顧月芳, 等. 上海中醫藥雜誌, 1984, (8) : 48.

천궁

1. 邹愛平等. 武漢醫學院學報, 1984, 13(4) : 282.
2. 陳芷芳. 中國藥理學通報, 1984, 4(2) : 125.
3. 李連達等. 中西醫結合雜誌, 1987. 7(1) : 20.
4. 薛慶培等. 江蘇中醫, 1993, (7) : 17.
5. 劉縱. 中西醫結合雜誌, 1990, 10(3) : 160.
6. 周序斌. 藥學學報, 1985, 20(5) : 334.

7. 呂愛剛等. 中藥藥理與臨床, 1997, 13(2) : 38.
8. 陳達仁 等. 中醫雜誌, 1991, (5) : 27.
9. 陳達仁 等. 中西醫結合雜誌, 1992, (2) : 71.
10. 宋振順等. 山西中醫, 1992, (2) : 12.
11. 于忠甫. 中西醫結合雜誌, 1986, (4) : 234.
12. 方桂元等. 河南中醫, 1997, (6) : 349.
13. 白海燕等. 四川中醫, 1996, (11) : 27.
14. 戰國生等. 內蒙古中醫藥, 1993, (3) : 4.
15. 于克俊. 中西醫結合雜誌, 1991, (1) : 52.
16. 萬卓昌. 中藥藥理與臨床, 1990, 6(5) : 34.
17. 蔣犁. 江蘇中醫, 1991, (9) : 21.
18. 劉天翼等. 上海中醫藥雜誌, 1995, (10) : 36.
19. 白書臣等. 四川中醫, 1989, (11). 43.
20. 趙元君等. 中西醫結合雜誌, 1994, (1) : 21.
21. 姚林等. 江蘇中醫, 1990, (3) : 11.
22. 薛勇宏. 陝西中醫, 1990, (7) : 321.

연호색

1. 天津藥物研究所. 中草藥, 1980, 4 : 192.
2. 孫綬一. 中華婦産科雜誌, 1963, 92 : 79.
3. 裴昌林等. 浙江中醫雜誌, 1986, (4) : 158.
4. 唐山第2醫院. 河北新醫藥, 1973, 4 : 34.
5. 姚云任等. 河南中醫, 1988, (4) : 40.
6. 金子秀彦等. 漢方研究, 1976, 11 : 422.
7. 施幕文. 上海中醫藥雜誌, 1987, (4) : 24.
8. 楊振平. 中醫雜誌, 1996, (9) : 556.
9. 金國障等. 生理學報, 1980, 32(2) : 110.
10. 蔣燮榮. 中草藥通訊, 1978, 9(11) : 27.
11. 孫峰等. 中國藥理學報, 1989, 10(1) : 30.
12. 王義明. 遼寧中醫雜誌, 1980, 7(1) : 36.

울금

1. 孫建中等. 湖北中醫雜誌, 1993, (6) : 4.
2. 雷載權等主編. 中華臨床中藥學, 人民衛生出版社, 1998.
3. 安徽省中醫學院學報, 1982 ; (2) : 10.
4. 中醫雜誌. 1965 ; (10) : 46 .
5. 黃良月等. 中成藥研究, 1987, 9(5) : 44.
6. 郝洪謙等. 中草藥, 1994, 25(8) : 423.
7. 陳少天等. 中國醫科大學學報, 1991, 21(2) : 127.
8. 吳亞剛等. 中國醫科大學學報, 1992, 21(2) : 129.
9. 王濱等. 中國中醫藥科技, 1996, 3(1) : 21.
10. 賈寬等. 中國免疫學雜誌, 1989, 5(2) : 121.

아출

1. 李淑玲等. 吉林中醫藥, 1995, (5) : 17.
2. 王浴生主編. 中藥藥理與應用, 人民衛生出版社, 1983. 873.
3. 高榮慧. 中醫雜誌, 1990, (7) : 31.
4. CA 1970, 73: 63548n.
5. 馬洪杰等. 中西醫結合雜誌. 1991, (6) : 360.
6. 沈煒等. 浙江中醫雜誌, 1997, (10) : 447.
7. 徐厚謙等. 甘蘇中醫學院學報.
8. 張惠儉等. 遼寧中醫雜誌, 1985, (12) : 37.
9. 安一心等, 中草藥, 1985, (10) : 30.
10. 中西醫結合雜誌. 1991, 11(3) : 168.
11. 袁培英等. 中醫雜誌, 1994, (3) : 167.
12. 原道英等. 中國中西醫結合雜誌, 1994, (6) : 374.

삼릉

1. 陝西中醫. 1991, 12(9) : 401.
2. 司徒義. 中醫雜誌, 1995, (5) : 297.
3. 遼寧中醫雜誌. 1991, 18(4) : 27.
4. 陳艷. 中醫雜誌, 1995, (8) : 485.
5. 楊錦瑞. 吉林中醫藥, 1986, (6) : 16.
6. 孫寧銓等. 中西醫結合雜誌, 1986, (12) : 711.
7. 崔岩. 中華護理雜誌, 1989, (7) : 409.
8. 張鐵軍等. 中草藥, 1991, 22(6) : 272.
9. 黨春蘭等. 河南醫科大學學報, 1996, 31(3) : 31.
10. 陰健. 中藥現代研究與臨床應用. 學苑出版社, 1994.

단삼

1. 許德金等. 中醫雜誌. 1991, (2) : 41.
2. 牟永方. 中華老年醫學雜誌, 1987, 6(4) : 254.
3. 王明等. 心血管雜誌, 1996, 15(1) : 52.
4. 雷載權等主編. 中華臨床中藥學, 人民衛生出版社, 1998.
5. 宋發全等. 山西中醫, 1993, (4) : 24.
6. 段天荀, 四川中醫, 1993, (6) : 48.
7. 朱洪生. 上海第2醫學院學報, 1984, 4(3) : 177.
8. 孟祥春等. 中國中西醫結合雜誌, 1992, (6) : 345.
9. 王建升. 國外醫學, 中醫中藥分册, 1998, 20(2) : 42.
10. 趙和平等. 中國中西醫結合雜誌, 1995, (10) : 624.
11. 王肖鳳等. 中國中西醫結合雜誌, 1995, (2) : 97.
12. 洪善貽等. 中醫雜誌, 1995, (10) : 609.
13. 惠洪霞等. 黑龍江中醫藥, 1991, (5) : 15.
14. 陳貽言. 福建中醫藥, 1996, (4) : 39.
15. 張錫源. 中國中西醫結合雜誌, 1993, (2) : 109.
16. 簡永平等. 福建中醫藥, 1997, (4) : 14.
17. 劉會來. 中西醫結合雜誌, 1990, (2) : 77.

18. 胡元香等. 中醫雜誌, 1991, (12) : 28.
19. 胡順臨. 中醫雜誌, 1997, (11) : 681.
20. 倪愛民. 中國中西醫結合雜誌, 1994, (7) : 439.
21. 王啓等. 中西醫結合雜誌, 1990.(5) : 307.
22. 王炳炎. 中國中西醫結合雜誌, 1993, (5) : 295.
23. 李元總. 遼寧中醫雜誌, 1997, (1) : 42.
24. 周建宣等. 中醫雜誌, 1995, (2) : 92.
25. 金惠銘等. 中西醫結合雜誌, 1985, 5(5) : 270.
26. 徐裏納等. 新醫學雜誌, 1976, 6(5) : 38.
27. 張淑芳. 江蘇中醫, 1965, 12(3) : 32.
28. 王柯慧. 國外醫學, 中醫中藥分册, 1998, 20(1) : 46.
29. 趙傳昌等. 中成藥, 1994, 16(7) : 34.
30. 張慧云. 藥學學報, 1979, 14(5) : 288.

호장

1. 孫娟. 中醫藥研究, 1997, 6: 47.
2. 顧梯成. 上海中醫藥雜誌, 1987, (11) : 11.
3. 任基浩等. 中國中西醫結合雜誌, 1992, 12(8) : 499.
4. 蔡先之等. 北京中醫, 1990, (5) : 25.
5. 洪慧聞. 中醫雜誌, 1994, 35(9) : 561.
6. 盧永兵. 中醫藥研究, 1992, 4: 32.
7. 金亞城. 陝西中醫, 1980, (6) : 24.
8. 宋希仁. 上海中醫藥雜誌, 1990, (1) : 6.
9. 翼正亮等. 南京中醫學院學報, 1987, (4) : 27.
10. 王致道等. 中西醫結合實用臨床急球, 1996, (9) : 413.
11. 萬連元. 光明中醫, 1989, (3) : 19.
12. 朱佐江. 中華醫學雜誌, 1989, 69(5) : 279.
13. 駱蘇芳. 第1軍醫大學學報, 1992, 12(1) : 10.
14. 朱佐江. 第1軍醫大學學報, 1987. 7(2) : 113.
15. 周希輝. 第1軍醫大學學報, 1983, 3(3) : 231.
16. 李武忠. 皿川中醫, 1986, 4(11) : 26.
17. 王美琴. 吉林中醫藥, 1997, 1 : 14.
18. 伍志先等. 中西醫結合雜誌, 1991, 11(6) : 374.
19. 謝東升. 浙江中醫雜誌, 1995, (5) : 204.
20. 杜志强. 新中醫, 1995, (11) : 41.
21. 胡金曼等. 遼寧中醫雜誌, 1990, (1) : 32.
22. 施榮山等. 南京中醫藥大學學報, 1997, 13(2) : 90.
23. 金行中等. 第一軍醫大學學報, 1992, 12(1) : 31.
24. 王浴生主編. 中藥藥理與應用, 人民衛生出版社, 1983. 654.
25. 木島正夫. 藥用植物大辭典. 廣州書店, 1976. 28.

익모초

1. 張陳福. 中西醫結合雜誌, 1984, 4(10) : 638.

2. 劉壽山主編. 中藥文獻摘要. 科學出版社, 1978, 581.

3. 顧梯成等. 上海第2醫科大學學報, 1988, 38(3) : 219.

4. 楊克勝. 成度醫學院學報, 1985, (2) : 16.

5. 朱服典. 湖北中醫雜誌, 1985, (4) : 27.

6. 楊保雅. 中醫雜誌, 1995, (11) : 672.

7. 謝波. 新中醫, 1997, (7) : 20.

8. 李克勤. 山西中醫, 1995, (1) : 18.

9. 黎玉華等. 四川中醫, 1996, (10) : 43.

10. 王瀹等, 中醫雜誌, 1995, (2) : 124.

11. 郭文習. 陝西中醫, 1991, (5) : 225.

12. 鄒其俊等. 山西醫學雜誌, 1978, 11(4) : 41.

13. 周天忠. 山東中醫雜誌, 1995, (2) : 81.

14. 石米揚等. 中國中藥雜誌, 1995, 20(3) : 173.

15. 李承珠. 中西醫結合雜誌, 1982, 2(2) : 111.

16. 黃泰康主編. 常用中藥成分與藥理手冊. 中國醫藥科技出
版社, 1994. 1486.

충울자

1. 潘思源, 等. 中草藥, 1998, 29(10) : 687.

2. 冉先德. 哈尔濱出版社, 1993. 1219.

3. 北京中医 1983 ; (2) : 51.

4. 中西医结合杂志 1984 ; 4(4) : 238.

도인

1. 廖福龍. 中西醫結合雜誌, 1986, 6(2) : 103.

2. 袁聿文. 浙江中醫雜誌, 1991, 26(5) : 200.

3. 徐列明等. 中國中西醫結合雜誌, 1994, 14(6) : 362.

4. 徐列明等. 中國中藥雜誌, 1994, 19(8) : 491.

5. 徐列明等, 中醫雜誌, 1994, (12) : 737.

6. 劉成等, 中醫雜誌, 1991, (7) : 20.

7. 朱劍亮等. 中國中西醫結合雜誌, 1992, (4) : 207.

8. 劉平等. 中西醫結合雜誌, 1996, (10) : 588.

9. 劉春忠. 中醫雜誌, 1994, (3) : 141.

10. 吳建平等. 山東中醫雜誌, 1997, (3) : 139.

11. 袁桂生. 湖北中醫雜誌, 1991, 26(5) : 16.

12. 昕輝民. 廣西中醫藥, 1984, 7(4) : 24.

13. 王煥奇. 中草藥, 1986, (1) : 9.

14. 石先洲等. 新醫學, 1987, (10) : 32.

홍화

1. 高其銘. 中西醫結合雜誌, 1984, 4(12) : 758

2. 黃泰康主編. 常用中藥成分與藥理手冊. 中國醫藥科技出
版社, 1994. 911.

3. 李傳平等. 中國中西醫結合雜誌, 1994, (4) : 251.

4. 張丕遜. 中醫藥研究, 1996, (5) : 26.

5. 耿守緖. 四川中醫, 1989, (3) : 35.

6. 孫訊等. 中西醫結合雜誌, 1989, (6) : 359.

7. 吳兆玉. 山東中醫雜誌, 1994, (10) : 467.

8. 單立眞等. 中醫藥研究, 1994, (2) : 37.

9. 株德英等. 云南中醫雜誌, 1989, (3) : 35.

10. 孫光周等. 遼寧中醫雜誌, 1986, (12) : 34.

11. 劉永剛. 中華耳鼻咽喉科雜誌, 1982, 17(1) : 41.

12. 吳伯琨. 河北中醫, (3) : 5.

13. 笠原又正. 日本藥學會第109次年會論文摘要, 1989. 65.

우슬

1. 張志軍. 中國中藥信熄雜誌, 1995, 2(1) : 15.

2. 任重倫. 基層中藥雜誌, 1996, 10(4) : 46.

3. 楊運星. 湖北中醫雜誌, 1994, 16(5) : 4.

4. 胡翠芳. 四川中醫, 1993, (4) : 40.

유향

1. 朱燕譯. 國外醫學. 中醫中藥分冊, 1987, 9(1) : 28.

2. 邵勝前等. 江蘇中醫, 1996, (11) : 20.

3. 鄢聲浩. 湖南中醫雜誌, 1988, (6) : 15.

4. 周有德. 山西中醫, 1997, (3) : 9.

5. 雷載權等主編. 中華臨床中藥學, 人民衛生出版社, 1988,
1068~1071.

6. 曹社國. 中成藥研究, 1986, (9) : 18.

7. 馬淸鈞主編. 常用中藥現代研究與臨床, 天津科技飜譯出
版公司, 1995. 386.

8. 牛錫民等. 中成藥, 1989, 11(7) : 32.

몰약

1. 雷載權等主編. 中華臨床中藥學, 人民衛生出版社, 1988,
1071~1075.

2. 江蘇新醫藥院編. 中藥大辭典. 上海科學技術出版社.
1986. 1168.

3. 楊桂仙. 中西醫結合雜誌, 1990, (8) : 492.

강황

1. 江蘇新醫藥院編. 中藥大辭典. 上海科學技術出版社.
1986. 1735.

2. 曹鍾梅等. 中國中西醫結合雜誌, 1994, 14(3) : 167.

3. 曹煜等. 貴陽醫學院學報, 1988, 1(2) : 157.

4. 江蘇新醫藥院編.中藥大辭典. 上海科學技術出版社.
1986. 1736.

5. 漢田德之助. 生藥學雜誌(日), 1975, 25(1) : 11.

6. 郝左太等, 中醫藥硏究, 1994, (3) : 12.

7. 孫步云. 中醫雜誌, 1988, (3) : 44.

8. 張言志. 中華醫學雜誌, 1955, 35(5) : 440.

9. 曹煜等. 中華皮膚科雜誌, 1996, (4) : 280.

10. Bill N. food chem toxicol, 1985, 23(8) : 967.

오령지

1. 李慶明. 中國中西醫結合雜誌, 1996, 16(12) : 90.

2. 陰件. 中藥現代硏究與臨床應用. 學苑出版社, 1994.

3. 新中医 1987 ; 19(9) : 46.

4. 江苏中医杂志 1965 ; (11) : 33.

5. 安徽中医学院学报 1991 ; 10(4) : 44.

6. 王樹榮, 等. 中國中藥雜誌, 1995, 20(10) : 630.

천산갑

1. 高英等. 中藥材, 1989, 12(2) : 34.

2. 李忠編. 現代臨床中藥. 中國醫藥科技出版社, 1994. 172.

3. 李萬鵬等. 中醫雜誌, 1995, (5) : 294.

4. 郭廷贊. 四川中醫, 1992, (5) : 38.

5. 雷載權等主編. 中華臨床中藥學. 人民衛生出版社, 1998, 1171~1175.

6. 盧書山. 中國中西醫結合雜誌, 1994, (2) : 88.

7. 張英杰等. 中國中西醫結合雜誌, 1997, (10) : 627.

8. 李明道. 中醫雜誌, 1987, (3) : 24.

9. 江蘇新醫學院主編. 中藥大辭典. 上海科學技術出版社, 1986. 1727~1728.

10. 雷載權等主編. 中華臨床中藥學. 人民衛生出版社, 1998.

11. 仰占輯. 中醫藥信息報, 1991, 3. 16, 二版.

12. 姚陵等. 國醫論壇. 1997, (6) : 34.

13. 渠敬文. 遼寧中醫雜誌, 1989, (2) : 23.

14. 楊洪芝. 山東中醫雜誌, 1995, (6) : 254.

15. 闞金銘. 四川中醫, 1991, (1) : 37.

자충

1. 周春鳳, 等. 中草藥, 1994, 25(1) : 28.

2. 王魏, 等. 中西醫結合雜誌, 1988, 8(10) : 620.

3. 楊輝芳, 等. 中草藥, 1989, 20(6) : 20.

4. 王浴生主編. 中藥藥理應用. 人民衛生出版社, 1983.

5. 劉光漢. 陝西中醫, 1986, 7 : 301.

6. 吳國義. 遼寧中醫雜誌, 1983, 12 : 33.

7. 李乃民, 等. 四川中醫, 1989, 5 : 30.

8. 張綜良, 等. 江蘇中醫, 1987, 2 : 13.

9. 白映彩. 貴陽中醫學院學報, 1987, 2 : 41.

10. 陳友宏. 四川中醫, 1987, 5 : 26.

수질

1. 鄭君莉. 鐵道醫學, 1985, 3 : 139.

2. 金德山等. 北京中醫, 1989, 1 : 21.

3. 張秋海等. 中國中藥雜誌, 1998, 23(3) : 176.

4. 樊新亞等. 河北中醫, 1987, 3 : 9.

5. 黎鏡. 新中醫, 1987, 2 : 34~35.

6. 周繼發. 四川中醫, 1990, 3 : 27.

7. 張紹先. 浙江中醫雜誌, 1981, 10 : 417.

8. 陶宗玲等. 天津醫學, 1980, 4 : 238.

9. 管慶潘. 湖南中醫雜誌, 1996, (2) : 28.

10. 毛俊雄. 陝西中醫, 1986, (11) : 513.

11. 王合森等. 中西醫結合雜誌. 1990, (11) : 694.

12. 李太華等. 山東中醫雜誌, 1997, (3) : 108.

13. 蔣森. 山西中醫, 1996, (6) : 6.

14. 王達平等. 中國中西醫結合雜誌, 1992, (1) : 38.

15. 洪用森等. 浙江中醫雜誌, 1982, 3 : 101.

16. 劉光漢. 陝西新醫學, 1975, 1 : 61.

17. 王達平等. 中西醫結合雜誌, 1989, 3 : 155.

18. 樊炯等. 山西中醫, 1997, (3) : 45.

19. 朱運斋等. 中國中西醫結合雜誌.

20. 江蘇建湖57千校問診. 新醫學, 1972, 8 : 57.

21. 劉明程等. 中國中西醫結合雜誌, 1992, (2) : 122.

22. 黃建生. 湖北中醫雜誌, 1997, (6) : 24.

23. 劉菊蘭等. 中醫藥硏究, 1994, (1) : 23.

24. 魏世超. 中醫雜誌, 1993, (4) : 199.

25. 吳光華. 浙江中醫雜誌, 1982, 7 : 319.

26. 張文燦. 中醫雜誌, 1993, (5) : 263.

27. 張軍等. 黑龍江中醫雜誌. 1997, (3) : 33.

맹충

1. 王浴生主編. 中藥藥理與應用, 人民衛生出版社, 1983.

2. 魏振裝. 北京中醫學院學報, 1982, 4 : 31.

3. 劉惠敏. 天津中醫. 1992, 2 : 18.

4. 李貴, 等. 中西醫結合雜誌 1984. 11 : 669~671.

5. 楊育周. 天津中醫 1980, 2 : 115.

6. 曹旭. 中藥藥理與臨床, 1992, 1 : 40.

7. 馬同長等. 中醫雜誌, 1983, 12 : 62.

8. 孫育德. 中醫雜誌, 1963, 11 : 19.

택란

1. 郭一欽等. 中成藥. 1991, 13(3) : 20.

2. 周田明. 赤脚醫生雜誌, 1977, 5(1) : 33.

3. 周黎民. 陝西中醫, 1988, 9(12) : 541.

4. 李承珠. 中西醫結合雜誌, 1982, 2(2) : 11.

5. 高南南等. 中草藥, 1996, 27(6) : 352.

6. 劉新民. 中草藥, 1991, 22(11) : 501.

7. 高南南等. 基層中藥雜誌, 1995, 9(3) : 34.

왕불유행

1. 喬瑞淸等. 山東中醫雜誌, 1995, 14(8) : 360.

2. 王巧云等. 成都中醫學院學報, 1987, (2) : 23.

3. 蔣其潤. 安徽中醫臨床雜誌, 1997, (4) : 224.

4. 胡運久. 國醫論壇, 1997, (3) : 34.

5. 韋永先. 中醫雜誌, 1990, (7) : 52.

6. 閻建中等. 四川中醫, 1997, (10) : 35.

7. 白吉祥. 中醫藥研究, 1991, (2) : 21.

유기노

1. 劉馨蘭等. 天津中醫, 1992, 9(3) : 40.

2. 姚岳. 遼寧中醫雜誌, 1986, (2) : 12.

3. 李國通. 山西中醫, 1997, (2) : 32.

4. 徐玉琳等. 中醫雜誌, 1964, 5(8) : 9.

5. 尹浩等. 中國外治雜誌, 1994, (4) : 37.

6. 車錫平等. 西安醫學院學報, 1985, 6(2) : 128.

소목

1. 南京藥學院. 中草藥學. 江蘇人民衛生出版社, 1976. 438.

2. 國家醫藥管理局中草藥情報中心站. 植物藥有效成分手
   冊, 人民衛生出版社, 1986. 137.

3. 南京第一醫學院. 南京第一醫學院學報, 1959, 10(1) : 23.

4. 任連生,等. 中國中醫雜誌, 1990, 15(5) : 50.

5. 湖北中医杂志 1991 ; 13(2) : 6.

6. 北京中医 1990 ; (5) : 31.

계혈등

1. 何淑瑪. 福建省藥檢所資料匯編, 1962, 12.

2. 張淑芳. 中國醫院藥學雜誌, 1989, 9(9) : 387.

3. 劉少祥等. 絕江中醫雜誌, 1989, (8) : 349.

4. 蘇尔云等. 中國中西醫結合雜誌, 1997, (4) : 213.

5. 常敏毅. 抗癌中藥.湖南科學技術出版社, 1986. 365.

6. 尹旭君. 山東中醫雜誌, 1993, (5) : 56.

7. 浦少東等. 中西醫結合雜誌, 1989, (5) : 301.

8. 劉慶芳等. 湖北中醫雜誌, 1989, (2) : 21.

반하

1. 裘昌永, 等. 浙江中醫雜誌. 1980, 4: 158.

2. 劉丕成, 等. 中草藥. 1983, 11: 11.

3. 蔡福養. 遼寧中醫雜誌, 1981, 3: 21.

4. 李眞眞. 新中醫. 1986, 12: 66.

5. 劉景琪. 上海中醫藥雜誌, 1983, 9: 26.

6. 張作記等. 中醫藥研究, 1990, (2) : 31.

7. 陳震等. 中國中西醫結合雜誌, 1994, (2) : 83.

8. 雷載權等主編, 中華臨床中藥學. 人民衛生出版社, 1998.

9. 沈祖淸. 福建中醫藥, 1982, 2: 14.

10. 張劍秋. 上海中醫雜誌, 1979: 4: 24.

11. 劉學祿. 遼寧中醫雜誌, 1982, 9: 36.

12. 周慶芳. 浙江中醫雜誌, 1987, 11: 484.

13. 張鐵敏. 中西醫結合雜誌, 1983, 5: 299.

14. 胡卿發. 中級醫刊, 1983, 6: 28.

15. 上海第1醫學院婦産科醫院等. 上海醫學, 1978, 1: 13.

16. 陳婉竺等. 福建中醫藥, 1992, (2) : 39.

17. 鄧程國. 中醫外治雜誌, 1996, (4) : 31.

18. 魯西等. 中國中西醫結合雜誌, 1992, (5) : 299.

19. 王浴生主編. 中藥藥理與應用. 人民衛生出版社, 1983. 383.

20. 中醫研究院中藥研究所. 北京中醫學院中藥系. 中草藥,
    1985, 16(4) : 21.

21. 劉繼林等. 成都中醫學院學報, 1989, 12(2) : 41.

22. 馬淸鈞主編. 常用中藥現代研究與臨床. 天津科技飜譯出
    版公司, 1995. 433.

백부자

1. 陶江. 湖南中醫雜誌, 1990, 1: 21~23.

2. 張鐵忠, 等. 北京中醫學院學報, 1992, 5: 66.

3. 馬靑云, 等. 陝西中醫, 1984, 10: 13.

4. 鄧明德. 中醫藥信熄, 1987, 3: 20.

5. 胡熙明, 等. 中國中醫秘方大全. 文彙出版社, 1989: 937.

6. 常東明. 中藥通報, 1981, 6(4) : 23.

7. 劉松璽. 中國人民解放軍獸醫大學學報, 1983, 16(3) : 341.

8. 吳連英等. 中國中醫雜誌, 1992, 17(5) : 275.

9. 李忠主編. 現代臨床中藥, 中國醫藥科技出版社, 1994, 178.

길경

1. 馮順來. 馬代夢. 中西醫結合治療胸膿18例. 天津中醫,
   1985, (1) : 4.

2. 王浴生主編. 中藥藥理與應用. 人民衛生出版社, 1983. 866.

3. 國家醫藥管理局中草藥情報中心站編. 人民衛生出版社,
   1986. 128.

4. 李茯海等. 湖南中醫學院學報, 1993, 13(3) : 47.

조각자

1. 劉慶. 廣東中醫, 1960, 11: 56.
2. 潘汀, 等. 中醫雜誌, 1982, 12: 40 .
3. 燕潤菊, 等. 中醫雜誌, 1991, 7: 37.
4. 張傳淸. 四川中醫, 1988, 2: 22.
5. 奚鳳霖. 中醫雜誌, 1986, (7) : 67.
6. 汪貽魁. 湖北中醫雜誌, 1987, (1) : 25.
7. 黃梅生. 四川中醫, 1989, (7) : 29.
8. 劉玉厚, 等. 浙江中醫雜誌, 1990, 12: 562.
9. 魏興國. 時珍國藥研究, 1997, 8(1) : 9.
10. 劉玲. 河南中醫, 1987, (1) : 28.
11. 袁昌華. 四川中醫, 1994, (1) : 45.
12. 陸萬仁. 浙江中醫雜誌, 1995, (5) : 229.
13. 頡克勤. 中醫雜誌, 1995, 36(6) : 326.
14. 劉璽珍等. 北京中醫藥大學學報, 1994, 17(4) : 21.
15. 郭守犖. 實用中西醫結合雜誌, 1991, (5) : 312.
16. 袁志浩. 浙江中醫雜誌, 1993, (6) : 255.
17. 于世良. 山東中醫雜誌, 1987, (2) : 41.
18. 吳自勤, 等. 河北中醫, 1991, 6: 6~7.
19. 江蘇新醫學院編. 中藥大辭典, 上海科學技術出版社, 1986. 1145.
20. 賈印元. 山東中醫學院學報, 1990, 14(6) : 64.

선복화

1. 國家醫藥管理局中草藥情報中心站. 植物藥有效成分手冊, 北京: 人民衛生出版社, 1986. 139.
2. 王浴生主編. 中藥藥理與應用. 人民衛生出版社, 1983. 866.
3. 江蘇新醫學院編. 中藥大辭典. 上海科學技術出版社, 1986. 2218.

백전

1. 梁愛花等. 中國中藥雜誌, 1996, 21(3) : 173.
2. 梁愛花等. 中國中藥雜誌, 1995, 20(3) : 176.

전호

1. 薛建華. 實用中西醫結合雜誌, 1997, (9) : 844.
2. 孫大興. 浙江中醫雜誌, 1996, (2) : 65.
3. CA, 1985, 103: 205543W.
4. 王浴生主編. 中藥藥理與應用. 人民衛生出版社, 1983. 815.
5. 王洪新等. 藥學學報, 1995, 30(11) : 812.

괄루

1. 張厚東等. 中醫藥研究, 1997, (6) : 12.

2. 霍明岐. 遼寧中醫雜誌, 1987, (9) : 39.
3. 王浴生主編. 中藥藥理與應用. 人民衛生出版社, 1983. 352.
4. 秦林等. 山東中醫學院學報. 1995, 19(6) : 414.
5. 陳彬等. 南京中醫藥大學學報, 1996, 12(2) : 26.

천패모

1. 朱丹妮等. 中國藥學大學雜誌, 1992, 23(2) : 118.
2. 川西北區川貝栽培研究協作組四川醫學院小組. 中國藥學大學學報, 1978, 9(2) : 30.
3. 江蘇新醫學院編. 中藥大辭典. 上海科學技術出版社, 1986, 225.

절패모

1. 〈全國中草藥匯編〉編寫組. 人民衛生出版社, 1978.463.
2. 姚麗娜, 等. 同濟醫科大學學報, 1993, 22(1) : 47.
3. 章鳴玉, 等. 安輝醫藥, 1994, 15(5) : 58.
4. 崔樹德. 中藥大全. 黑龍江科學技術出版社, 1989. 668.
5. 江蘇省植物所. 新華本草綱目. 上海科學技術出版社, 1991. 455.
6. 馬淸鈞主編. 常用中藥現代研究與臨床. 天津科技飜譯出版公司, 1995. 455.
7. 江蘇新醫學院編. 中藥大辭典. 上海科學技術出版社, 1986. 1921.

죽여

1. 梁靑山. 中國函授通訊, 1990, (3) : 47.
2. 林上卿. 福建中醫藥, 1988, (4) : 25.

죽력

1. 賈紅慧等. 中藥材, 1992, 15(10) : 35.
2. 黃世德等. 中醫藥學報, 1995, 15(4) : 20.

해조

1. 季宇彬等. 中國海洋藥物, 1995, 14(2) : 10.
2. 范曼方等. 中國藥科大學學報, 1988, 19(4) : 279.
3. 徐明芳等. 食品科學, 1995, 16(12) : 19.
4. 張鶴林. 中國海洋藥物, 1988, 2(4) : 18.
5. 王炳岩等. 中醫藥信熄, 1994, 11(5) : 43.
6. 江蘇新醫學院編. 中藥大辭典, 上海科學技術出版社, 1986. 1934.

곤포

1. 黨鐸. 陝西中醫, 1991, 12(11) : 489.

2. 管華詩. 海洋藥物, 1983, (3) : 153.

3. 鄧槐春. 中草藥, 1987, 18(8) : 12.

4. 藍寶明. 新中醫, 1990, (9) : 22.

5. 杜玉敏. 中西醫結合雜誌, 1990, 10(7) : 445.

6. 楊秀蘭. 浙江中醫雜誌, 1992, 27(9) : 398.

7. 李清華等. 國外醫學. 植物藥分冊, 1982, (4) : 9.

8. 薛惟建. 中國藥科大學學報, 1989, 20(6) : 378.

9. 鄧槐春等. 中草藥, 1987, 18(2) : 15.

10. 江蘇新醫學院編. 中藥大辭典. 上海科學技術出版社, 1986. 1352.

11. 鄧槐春等. 中華放射醫學與防護雜誌, 1987, 7(1) : 49.

천남성

1. 白洪龍. 云南中醫雜誌, 1987, 1: 36~37.

2. 鮑淑芳. 黑龍江中醫藥, 1981, 4: 39.

3. 王金元. 北京中醫學院學報, 1984, 5: 29.

4. 上海第1醫學院. 全國腫瘤工作簡報, 1972, 17: 8.

5. 汪悅. 江蘇中醫, 1990, 2: 1.

6. 廣州軍區建設兵團6師5團29連衛生所. 新醫學, 1972, 10: 49.

7. 湖北公安縣中醫院骨科. 浙江中醫雜誌, 1982, 6: 270.

8. 許永善. 新中醫, 1981, 2: 54.

9. 任宏寬等. 新中醫, 1980, 6: 29.

10. 王浴生主編. 中藥藥理與應用. 人民衛生出版社, 1983. 162.

11. 中國醫學科學院藥物研究所. 中藥志. 人民衛生出版社, 1984. 32.

12. 上海第一醫學院. 全國腫瘤工作簡報, 1972, (17) : 15.

13. 黃泰康等. 常用中藥成分與藥理手冊. 中國醫藥科技出版社, 1994. 484.

백개자

1. 許慧娟等. 浙江中醫雜誌, 1997, (12) : 548.

2. 劉曉鷹等. 湖北中醫雜誌, 1990, (2) : 5.

3. 無錫市傳染病防治醫院. 江蘇醫學, 1976, (1) : 51.

4. 彭永禮. 北京中醫學院學報, 1983, (4) : 33.

5. 河南開封市中醫院冠心病小組. 冠心Ⅱ號治療冠心病40例療效觀察. 新中醫, 1977, (5) : 28.

6. 楊樹云. 中西醫結合治療面神經麻痺. 中級醫刊, 1991, 26: 255.

7. 周玉朱. 云南中醫雜誌, 1987, (6) : 8.

8. 盧章文. 江蘇中醫, 1990, (2) : 36.

9. 譚敬書等. 中國中西醫結合雜誌, 1994, 14(6) : 342.

10. 盧周才. 陝西中醫, 1996, 17(5) : 218.

11. 郝海仙. 逍遙散加白芥子治療婦女腰痛96例. 浙江中醫雜誌, 1991, 26: 112.

12. 國家醫藥管理局中草藥情報中心站編. 植物藥有效成分水柵. 人民衛生出版社, 1986.

13. 馬淸鈞主編. 常用中藥現代研究與臨床. 天津科技飜譯出版公司, 1995. 440.

천죽황

1. 卞卓昌. 中藥通報, 1982, 7(5) : 31.

2. 朱麗靑, 等. 中草藥, 1990, 21(1) : 22.

3. 熊大邃. 中國藥理學通迅, 1985, 2(2) : 22.

몽석

1. 中西医结合杂志 1987 ; 7 (2) : 107.

2. 中医杂志 1965 ; (6) : 21.

3. 浙江中医杂志 1990 ; 25(6) : 270.

반대해

1. 安忠蘭. 中醫藥硏究, 1994, (5) : 12.

2. 黃平. 中醫外治雜誌, 1995, (5) : 16.

3. 馮大然, chinese med J, 1942, 61A: 9.

4. 江蘇新醫學院. 中藥大辭典, 上海科學技術出版社, 1986. 1714.

5. 杜力軍等. 中藥材, 1995, 18(8) : 409.

6. 劉福平. 浙江中醫雜誌, 1966, 9(5) : 180.

행인

1. 楊副勝. 河南中醫, 1982, 5: 15.

2. 唐桂文. 四川中醫, 1986, 12: 17.

3. 常州市中醫院小兒科. 江蘇中醫雜誌, 1986, 5: 47.

4. 顧耀平. 安徽中醫學院學報, 1992, 1: 45~46.

5. 資成武. 實用中醫內科雜誌, 1993, 7(4) : 48.

6. 呂會文. 山東中醫雜誌, 1980, 3: 66.

7. 王素香等. 中醫外治雜誌, 1987, 6(5) : 45.

8. 鄭占武, 等. 陝西中醫學院學報, 1989, 4: 36.

9. 呂云霄. 浙江中醫學院學報, 1990, 6: 24.

10. 黃正元. 山東中醫雜誌, 1995, (10) : 470.

11. 雷載權等主編. 中華臨床中藥學. 人民衛生出版社, 1998.

12. 蘇城煉. 中醫雜誌, 1990, 2: 26~29.

13. 江蘇新醫學院. 中藥大辭典.上海科學技術出版社, 1997: 1100~1103.

14. 方文龍. 延邊醫學院學報, 1986, 9(2) : 30.

15. 劉秉錕等. 中華醫學雜誌, 1987, 67(7) : 408.

16. 南京藥學院. 中草藥學. 江蘇人民出版社, 1976. 411.

17. CA, 1985, 102: 1990; 70a.

관동화
1. 李一平, 等. 中國藥理學報, 1986, 7(4) : 333.
2. 李一平, 等. 藥學學報, 1987, 22(7) : 486.
3. 王浴生主編. 中藥藥理與應用. 人民衛生出版社, 1983. 1132.
4. 王筠黙. 藥學學報, 1979, (5) : 268.
5. 余芳香登. 新中醫, 1989, (11) : 38.

소자
1. 嚴少敏等. 中草藥, 1993, 24(1) : 193.
2. 周丹等. 中草藥, 1994, 25(5) : 251.
3. 于占洋等. 國外醫藥. 藥學分冊, 1986, 8(3) : 173.

상백피
1. 馮喜彬. 吉林中醫藥, 1991, 11(3) : 19.
2. 史紅庭. 安徽中醫學院學報, 1995, (3) : 22.
3. 黃永融. 福建中醫藥, 1965, 10(3) : 23.
4. 俞軍等. 中國醫藥學報, 1988, (1) : 44.
5. 戴勇. 浙江中醫雜誌, 1988, (6) : 254.
6. 蔣治平. 云南中醫雜誌, 1987, (1) : 37.
7. 王欲生主編. 中藥藥理與應用. 人民衛生出版社, 1983. 927.

백과
1. 上海市楊浦區滬東醫院. 新中醫, 1972, 9 : 14.
2. 劉文杰. 中醫雜誌, 1988, 3 : 18.
3. 楊世興, 等. 陝西中醫, 1988, 6 : 244.
4. 李建民等. 內蒙古中醫藥, 1996, (4) : 33.
5. 張魁生. 中醫雜誌, 1982, 4 : 72.
6. 湯平. 江西中醫藥, 1992, 6 : 42.
7. 藍雄飛. 中醫藥研究, 1989, (1) : 30.
8. 王浴生主編. 中藥藥理與應用. 人民衛生出版社, 1983. 1054.
9. 顧維成等. 江蘇中醫, 1989, 10(8) : 32.
10. 馬清鈞主編. 常用中藥現代研究與臨床. 天津科技翻譯出版公司, 1995. 480.

정력자
1. 王廣見等. 四川中醫, 1993, (6) : 50.
2. 蘇瑞軍等. 中西醫結合雜誌, 1991, (5) : 296.
3. 董聖郡. 中醫報, 1988, 5 : 17.
4. 孫法武. 山西中醫, 1987, (2) : 21.
5. 邵寶玉. 湖南中醫雜誌, 1992, (3) : 3.
6. 李文述. 吉林中醫藥, 1987, (5) : 13.
7. 黃鐵朝. 中醫正骨, 1990, (4) : 38.
8. 張慶云. 山西中醫, 1986, (2) : 30.

9. 畢琼瑛等. 武漢醫學院學報, 1963, 8(20) : 9.
10. 中國醫學科學院藥用植物資源開發研究所等編. 中藥志. 人民衛生出版社, 1984. 625.

비파엽
1. 〈全國中草藥匯編〉編寫組. 人民衛生出版社, 1975. 49.
2. 王麗, 等. 最新中藥藥理與臨床應用. 華夏出版社, 1999. 377.
3. 江蘇新醫學院編. 中藥大辭典. 上海科學技術出版社, 1986. 1248.
4. 河北中医 1984 ; (3) : 36.
5. 辽宁中医杂志 1982 ; (9) : 36.

백부
1. 周振農等. 中醫雜誌, 1996, (6) : 356.
2. 鄭祥光. 陝西中醫, 1986, 7(10) : 439.
3. 王東雨. 上海中醫雜誌, 1956, (8) : 21.
4. 范杰等. 湖北中醫雜誌, 1993, (2) : 35.
5. 呂仁和. 中國農村醫學, 1986, 2 : 39.
6. 趙建宗. 陝西中醫, 1986, (9) : 412.
7. 丁瑞川. 中醫雜誌, 1981, (4) : 33.
8. 魏學勤. 江蘇中醫, 1997, (4) : 25.
9. 范先兵. 湖北中醫雜誌, 1994, (2) : 13.
10. 劉旭等. 甘肅中醫學院學報, 1995, (3) : 27.
11. 鄧朝綱. 四川中醫, 1989, (7) : 42.
12. 羅華玉. 河南中醫, 1997, (4) : 249.
13. 王浴生主編. 中藥藥理與應用. 人民衛生出版社, 1983. 419.
14. 李廣勛主編. 中藥藥理毒理與臨床. 天津科技翻譯出版公司, 1992. 285.

자원
1. 周金黃等主編. 中藥藥理學. 上海科學技術出版社, 1986. 229.
2. 李茁, 等. 瀋陽藥學院學報, 1987, 4(2) : 136.
3. 蔡恒. 浙江中醫雜誌, 1988, (10) : 449.
4. 憎德環. 浙江中醫雜誌, 1998, (3) : 126.
5. 成禽舟. 實用中西結合雜誌, 1996, (9) : 552.

산조인
1. 袁福茹等. 湖南中醫雜誌, 1995, 11(6) : 11.
2. 田錦芳等. 湖南中醫藥學刊, 1995, 10(5) : 44.
3. 孫朝宗. 山東中醫雜誌, 1988, (1) : 17.
4. 孫家駒. 浙江中醫雜誌, 1987, (5) : 204.
5. 李廣根. 實用中西醫結合雜誌, 1991, 4(12) : 729.
6. 婁松年. 山東中醫學院學報, 1985, (專輯) : 53.

7. 郭勝民 等. 西北藥學雜誌, 1996, 9(4) : 166.
8. 江蘇新醫學院編. 中藥大辭典. 上海科學技術出版社, 1986. 2534.
9. 白曉玲. 中國中藥雜誌, 1996, 21(2) : 110.
10. 劉國芳. 中國藥理學通訊, 1984, 2(3~4) : 38.
11. 劉國芳. 第一軍醫大學學報, 1985, (1) : 31.
12. 萬嘉珍. 中藥藥理與臨床. 1985, (創刊號) : 215.

자석

1. 痘景喜. 黑龍江中醫藥, 1990, (1) : 48.
2. 朱武成. 山東中醫雜誌, 1996, 13(10) : 460.
3. 王汝娟, 等. 中國中醫雜誌, 1997, 22(5) : 305.
4. 冉先德. 哈尔濱出版社, 1993. 1447.

용골

1. 劉翠榮 等. 中西醫結合雜誌, 1988, (12) : 789.
2. 李志山 等. 陝西中醫, 1988, (4) : 156.
3. 江西新中醫學院. 中藥大辭典. 上冊. 上海科學技術出版社, 1986. 626.
4. 雷載權 等主編, 中華臨床中藥學, 人民衛生出版社, 1998.
5. 楊漢輝, 福建中醫藥, 1994, (1) : 10.
6. 王常勇. 廣西中醫藥, 1987, (2) : 27.
7. 黃寅墨. 中成藥, 1990, 12(6) : 31.

호박

1. 金圓. 琥珀酸的藥理研究進展. 藥學通報, 1983, 18(2) : 36.
2. 王大林, 等. 三丁酸鈉注射藥的試驗研究. 中草藥, 1979, 10(12) : 548.
3. 谷勵. 化瘀散治療前列腺肥大的臨床觀察. 黑龍江中醫藥, 1994, (2) : 38.
4. 袁今奇, 等. 人蔘, 三參琥珀末治療冠心病心絞痛116例臨床觀察. 中醫雜誌, 1992, 33(9) : 29.

백자인

1. 〈英〉Nshiyama. 國外醫學. 中醫中藥分册, 1994, 16(1) : 46.
2. 河北中医 1991 ; 13(4) : 4.
3. 实用中西医结合杂志 1990, 3(5) : 281.

원지

1. 王浴生主編. 中藥藥理與應用, 人民衛生出版社, 1983. 477.
2. 王牧優. 遼寧中醫雜誌, 1987, (2) : 21.
3. 錢小奇. 江蘇中醫, 1989, (1) : 29.
4. 張劍勇 等. 甘肅中醫學院學報, 1990, 7(4) : 29.

5. 黃泰康主編. 中國醫藥科學技術出版社, 1994. 741.
6. 吳振楊. 中藥通報, 1986, (7) : 64.
7. 陰健. 中藥現代研究與臨床應用. 學苑出版社, 1994. 336.

합환피

1. 周午平. 金歡湯治癒肝膿腫3例. 浙江中醫雜誌, 1983, (10) : 445.
2. 程國英 等. 山西中醫, 1996, (5) : 16.
3. 馮懷英. 山西中醫, 1991, (6) : 32.
4. CA, 1964, 60: 1568ba.
5. 馬淸鈞主編. 常用中藥現代研究與臨床. 天津科技飜譯出版公司, 1995. 495.
6. 馬錦媚 等. 中國藥學雜誌, 1995, 20(2) : 111.

주사

1. 呂崇鎭. 新中醫, 1987, 2: 42.
2. 周希廣. 浙江中醫學院學報, 1987, 6: 7.
3. 北京市安定醫院總院. 中醫雜誌, 1959, 9: 26.
4. 姜安川. 實用中醫內科雜誌, 1990, 1: 43.
5. 宋惠媛. 山西中醫. 1989, 1: 15.
6. 陳趾麟. 江蘇中醫, 1989, 1: 15.
7. 時鈞華等. 藥學通報, 1984, 19(11) : 26.
8. 徐蓮英. 中成藥研究, 1988, 10(5) : 2.
9. 李鍾文. 中國中藥雜誌, 1993, 20(7) : 436.

영지

1. 王浴生主編. 中藥藥理與應用. 人民衛生出版社, 1983. 551.
2. 河北新醫大學老年慢性氣管支炎研究組. 新醫學研究, 1972, 3(3) : 38.
3. 北京醫學院基礎部藥理敎硏組. 北京醫學院學報, 1975, 7(1) : 16.
4. 北京醫學院基礎部藥理敎硏組. 北京醫學院學報 1974, 6(4) : 246.
5. 河北新醫大學老年慢性氣管支炎研究組. 新醫學研究 1972, 3(3) : 46.
6. 湖南醫藥工業研究所. 中草藥通迅, 1979, 10(6) : 26.
7. Lee SY, et al. Chem pharm Bull, 1990, 38(5) : 1359.
8. Komoda Y, et al. Chem pharm Bull, 1989, 37(2) : 531.
9. 劉耕陶. 藥學學報, 1979, 14(5) : 284.
10. 慢性氣管支炎防治研究組. 福建醫科大學學報, 1973, 4(1) : 33.
11. 黃邵新, 等. 河北醫藥, 1997, 19(1) : 25.
12. 林志彬. 食用菌, 1980, 1(3) : 5.
13. 冷煒. 藥學通報, 1980, 15(7) : 1.

야교등

1. 楊俊業. 華西醫科大學, 1990, 21(2) : 175.
2. 黃樹蓮. 中草藥, 1991, 22(8) : 117.
3. 國家醫藥管理局中草藥情報中心. 人民衛生出版社, 1986. 384.
4. 孫陽. 南京藥學院學報, 1985, 1(1) : 72.

영양각

1. 薛淑英等. 中成藥, 1995, 17(8) : 34.
2. 王浴生主編. 中藥藥理與應用, 人民衛生出版社, 1983. 1110.
3. 陳長勛. 中成藥, 1990, 12(11) : 27.
4. 李凡. 天津中醫, 1987, 4(6) : 26.

석결명

1. 張吉德, 等. 中國海洋藥物1990, 9(2) : 21.
2. 福建中医药 1991 ; 22(1) : 11.
3. 湖南中医学院学报 1991 ; 11(4) : 20.
4. 陜西中医 1991 ; 12(2) : 66.

모려

1. 徐元昌. 中醫雜誌, 1983, 24(3) : 36.
2. 孫淑蓮. 浙江中醫雜誌, 1987, (8) : 38.
3. 曹青冰. 江蘇中醫雜誌, 1964, 3(4) : 39.
4. 董莉麗. 中成藥研究, 1987, (3) : 20.
5. 雷載權等主編, 中華臨床中藥學, 人民衛生出版社, 1998.
6. 孟金林. 臨床皮膚科雜誌, 1992, 21(4) : 212.
7. 聶淑琴等. 中國中藥雜誌, 1994, 19(7) : 405.
8. 馬清鈞主編. 常用中藥現代研究與臨床. 天津科技飜譯出版公司, 1995. 499.
9. 陳偉平等. 現代應用藥學, 1994, 11(3) : 7.

진주

1. 聶志强,等. 用消淋膠囊治療慢性前列腺炎160名. 湖南中醫雜誌, 1996, (4) : 15.
2. 陳依軍等. 老年學雜誌, 1988, 8(2) : 109.
3. 陳依軍等. 現代應用醫學, 1990, 7(6) : 48.
4. 章蘊毅等. 中成藥, 1994, 16(9) : 35.
5. 曹彩等. 中國中藥雜誌, 1996, 2(10) : 635.

진주모

1. 鄭純. 補腎調肝湯治療更年期綜合症38例. 湖南中醫雜誌, 1998, (5) : 17.
2. 賀羊龍. 用消癭湯治療甲狀腺機能亢進症26例. 湖南中醫雜誌, 1996, (4) : 14.

3. 馮理仁. 用活血破瘀治療腦外傷綜合症47例. 實用中西醫結合雜誌, 1992, (3) : 140.
4. 朱兆華. 新醫學, 1983, 14(11) : 579.
5. 童鍾杭等. 老年學雜誌, 1987, 7(1) : 50.
6. 馬清筠主編. 實用中藥現代研究與臨床. 天津科技飜譯出版公司, 1995. 501.
7. 江蘇新醫學院編. 中藥大辭典. 上海科學技術出版社, 1986, 1495.

구등

1. 雷載權等主編. 中華臨床中藥學, 人民衛生出版社, 1998.
2. 林連榮. 遼寧中醫雜誌, 1988, (2) : 23.
3. 陳文發等. 中西醫結合雜誌, 1991, (2) : 100.
4. 王浴生主編. 中藥藥理與應用. 人民衛生出版社, 1983. 786.
5. 張永祥等. 湖南中醫學院學報, 1987, (4) : 17.
6. 孫安盛. 中國藥理學通報, 1989, 5(4) : 244.
7. 俞紅等. 江西中醫學院學報, 1995, 7(1) : 22.
8. 張煒. 貴州醫學, 1986, 10(3) : 19.
9. 陳張勛等. 現代應用藥學, 1995, 12(1) : 13.

천마

1. 丁靑等. 中國中西醫結合雜誌, 1992, (6) : 409.
2. 雷載權等主編. 中華臨床中藥學, 人民衛生出版社, 1998.
3. 高南南等. 中國中藥雜誌, 1995, 20(9) : 563.
4. 馬淸筠主編. 實用中藥現代研究與臨床. 天津科技飜譯出版公司, 1995. 507.
5. 譚春貴. 黑龍江中醫藥, 1995, (1) : 35.
6. 高南南等. 中醫藥研究, 1994, (6) : 14.
7. 王浴生主編. 中藥藥理與應用. 人民衛生出版社, 1983. 164.

결명자

1. 華海靑. 決明子的研究和臨床應用. 中國中藥雜誌, 1995, 20(9) : 564.
2. 雷載權等主編. 中華臨床中藥學, 人民衛生出版社, 1998.
3. 白洪龍. 云南中醫雜誌, 1987, (1) : 36.
4. 閻敏. 中西醫結合雜誌, 1991, 11(3) : 171.
5. 聶家紹. 湖北中醫雜誌, 1986, (6) : 53.
6. 王德本. 四川中醫, 1992, (7) : 49.
7. 劉民元等. 新中醫, 1993, (8) : 49.
8. 中國醫學科學院藥物研究所. 中藥志. 人民衛生出版社, 1984. 352.
9. 南景一. 遼寧中醫雜誌, 1989, 13(5) : 43.
10. 國家醫藥管理局中草藥情報中心站. 植物藥有效成分水柵. 人民衛生出版社, 1986. 212.

11. 馬淸鈞主編. 常用中藥現代硏究與臨床. 天津科技飜譯出版公司, 1995. 512.

12. 王利民等. 中醫藥學報. 1993, 8(3) : 30.

전갈

1. 盧穎. 浙江中醫雜誌, 1992, 5: 203.

2. 于建敏. 江蘇中醫, 1994, 15(11) : 23.

3. 劉志超. 江蘇中醫, 1995, 15(4) : 22.

4. 楊東山等. 中醫外治雜誌, 1996. 5(3) : 22.

5. 王保賢等. 浙江中醫雜誌, 1990, (3) : 14.

6. 李志湘. 江蘇中醫, 1991, (10) : 13.

7. 陳明信, 湖北中醫雜誌, 1985, 4: 28~29.

8. 內蒙古自治區醫院. 中草藥驗方選編. 內蒙古人民出版社, 1972: 151.

9. 馮蘭馨, 等. 中醫雜誌, 1963, 5: 15.

10. 鞠麗娟等. 四川中醫, 1997, 15(6) : 31.

11. 史文祥. 廣西中醫藥, 1987, 5: 23.

12. 沙星垣. 中醫雜誌, 1988, 4: 10.

13. 薛永文等. 黑龍江中醫雜誌, 1991, 6: 31~32.

14. 晏九銀等. 四川中醫, 1991, (11) : 12.

15. 姜麗敏. 湖北中醫雜誌, 1996, 18(4) : 53.

16. 周正球等. 江蘇中醫, 1994, 16(2) : 13.

17. 陳三位, 等. 新中醫, 1987, 3: 25.

18. 張惠等. 中醫雜誌, 1989, (5) : 29.

19. 張華榮. 山東中醫雜誌, 1994, (11) : 520.

20. 楊成米. 福建中醫, 1990, 22(1) : 16.

21. 吳慶福. 山東中醫雜誌, 1995, 14(5) : 228.

22. 胡勤栢. 中醫雜誌, 1986, 1: 40.

23. 樊明法. 時珍國藥硏究, 1993, 4(1) : 40.

24. 姜麗敏等. 山東中醫雜誌, 1995, (5) : 228.

25. 苗明三. 安徽中醫學院學報, 1997, 16(4) : 56.

26. 劉崇銘. 沈陽藥學院學報, 1988, 5(2) : 110.

27. 劉崇銘. 沈陽藥學院學報, 1987, 4(2) : 109.

28. 顔正華主編. 臨床實用中藥學, 人民衛生出版社, 1984. 561.

29. 郭曉庄主編. 有毒中草藥大辭典. 天津科技飜譯出版公司, 1992. 226.

오공

1. 高建昌. 中醫函授通訊, 1991, 10(1) : 33.

2. 雷載權等主編. 中華臨床中藥學. 人民衛生出版社. 1998.

3. 黑龍江中醫硏究所. 哈尔濱中醫, 1960, 11: 17.

4. 曹殿民,等. 中醫藥硏究, 1988, 4: 20.

5. 李淸泉. 時珍國藥硏究, 4(3), 12.

6. 吳建華. 四川中醫, 1995, (9) : 49.

7. 姚光宸. 天津中醫, 1989, 5: 40.

8. 上海第2醫學院附屬3院內科等. 中草藥通訊, 1976, 8: 26.

9. 蒙木榮等. 實用中醫內科雜誌, 1989, 2: 21.

10. 王輝武等. 中藥新用. 科技文獻出版社重慶分社, 1987. 308.

11. 吳耀升. 江蘇中醫雜誌, 1985, 9: 18.

12. 于德剛等. 中醫雜誌, 1983, 12: 35.

13. 陳玉梅. 中醫雜誌, 1981, 4: 36.

14. 程爵棠等. 陝西中醫, 1983, 4: 24.

15. 紀鈞等. 遼寧中醫雜誌, 1989, 5: 27~30.

16. 俞林明等. 中西醫結合雜誌, 1994, 14(4) : 278.

17. 黃中平. 浙江中醫雜誌, 1995, (11), 495.

18. 胡同斌. 福建中醫藥, 1988, 4: 13.

19. 江蘇新醫學院編. 中藥大辭典. 上海科學技術出版社, 1986. 2474 .

20. 熊付良. 時珍國藥硏究소, 1991, 2(3) : 134.

21. 余聖龍. 中國中藥雜誌, 1989, 14(5) : 56.

22. 李小莉等. 中國中藥雜誌, 1996, 21(8) : 498.

23. 遲程等. 云南中醫學院學報, 1992, 15(2) : 25.

24. 王玉芬等. 中國中藥雜誌, 1994, 19(11) : 685.

25. 陳昌俞. 中藥藥理與臨床, 1985, (創刊) : 124.

백강잠

1. 馬鳳友. 黑龍江中醫藥, 1987, (5) : 44.

2. 羅嗣堯. 湖北中醫雜誌, 1987(3) : 43.

3. 李久成. 甘蕭中醫, 1995, (1) : 40.

4. 鄭成光. 白僵蠶催眠作用的硏究. 大連醫學學報, 1961, (2) : 28.

5. 侯景婉. 廣西中醫藥, 1984, 7(3) : 21.

6. 南京藥學院〈中草藥學〉編寫組. 中草藥學. 江蘇科學技術出版社, 1980, 1423.

7. 陳建家. 江蘇醫藥, 1976, (2) : 33.

8. 黃泰康. 常用中成藥成分與藥理手冊. 中國醫藥科技出版社, 1994, 1811.

지룡

1. 劉壽山. 中藥硏究文獻摘要. 北京科學出版社, 1963. 668.

2. 傅洁. 上海中醫藥雜誌, 1991, (2) : 24.

3. 魯永保等. 中西醫結合雜誌, 1990, (4) : 231.

4. 張紹章. 第4軍醫大學學報, 1994, 14(5) : 350.

5. 金圓. 藥學學報, 1980, (12) : 761.

6. 陳斌艷等. 上海醫科大學學報, 1996, 23(3) : 225.

7. 傅俊彔. 陝西中醫, 1989, (3) : 138.

8. 常連更等. 河南中醫, 1997, (2) : 120.

9. 張複夏. 陝西科學技術出版社, 1987.9.

10. 張玉眞. 上海第2醫科大學學報, 1993, 14(5) : 350.

11. 程能能. 中國中藥雜誌, 1993, 18(12) : 747.

12. 顧明昌. 上海中醫藥雜誌, 1995, (12) : 26.

13. 郭豊濤. 中西醫結合雜誌, 1988, (7) : 400.

14. 鄭彬彬. 中醫雜誌, 1994, (8) : 487.

15. 薛勇宏. 陝西中醫, 1991, (2) : 83.

16. 邵風民. 河南中醫研究, 1996, 5(2) : 140.

17. 羅漢中. 新中醫, 1983, (4) : 7.

18. 朱文政. 河北中醫, 1983, (3) : 48.

19. 闇世德. 浙江中醫藥, 1979, (12) : 440.

20. 陶云卿. 中醫雜誌, 1995, (7) : 399.

21. 喬顯桂. 中醫函授通訊, 1989, (6) : 37.

22. 李唯鋼等. 中國中西醫結合雜誌, 1997, (5) : 263.

23. 何國興. 吉林中醫藥, 1986, (6) : 19.

24. 張廣博. 四川中醫, 1987, (3) : 28.

25. 姜莉蕓. 云南中醫雜誌, 1994, (1) : 40.

26. 蘭友明. 湖南中醫雜誌, 1995, 11(2) : 41.

27. 張鳳春等. 中國中藥雜誌, 1997, 22(9) : 225.

28. 牟德俊等. 中醫雜誌, 1988, 9(7) : 21.

29. 張復復等. 中醫藥研究, 1997, 13(4) : 39.

30. 王克爲. 第四軍醫大學學報, 1988, 9(1) : 61.

대자석

1. 江蘇新醫學院編. 中藥大辭典. 上海科學技術出版社, 1986, 659.

2. 徐木林等. 新中醫, 1997, (11) : 36.

3. 張反修等. 河南中醫, 1989, (6) : 34.

4. 蔡景春等. 吉林中醫藥, 1995, (3) : 13.

5. 王宗起. 吉林中醫藥, 1988, (1) : 10.

6. 趙淑英等. 天津中醫, 1992, (5) : 4.

7. 李華. 中醫研究, 1996, (6) : 36.

8. 賀汝學等. 黑龍江中醫藥, 1992, (1) : 46.

자질려

1. 王博文等. 中西醫結合雜誌, 1990, (2) : 85.

2. 周端. 白蒺藜有效成分組分治療腦血管障碍 (瘀血型) 的臨床研究. 中醫雜誌, 1995, 36(5) : 289.

3. 曹德亭. 理氣解鬱湯治療肌收縮性頭痛. 山東中醫雜誌, 1988, 7(1) : 20.

4. 高樹迎. 黑龍江中醫藥, 1991, (4) : 36.

5. 高樹迎等. 中醫藥動態, 1997, (4) : 35.

6. 薛賽琴等. 中醫雜誌, 1994, 35(5) : 296.

7. 張運祥. 云南中醫藥雜誌, 1997, (1) : 25.

8. 姜聯等. 四川中醫, 1997, 15(4) : 52.

9. 王艶. 北京中醫學院學報, 1989, 12(6) : 30.

10. 錢本余. 中成藥, 1990, 12(11) : 34.

11. 中國醫學科學院藥物研究所等編. 中藥志, 人民衛生出版社, 1986. 445.

12. 劉啓福等. 中國中藥雜誌, 1995, 20(7) : 59.

13. 劉福平等. 北京中醫, 1996, 15(4) : 59.

14. 尙靖等. 中國藥學雜誌, 1995, 30(11) : 654.

15. 馮瑪莉等. 中草藥, 1998, 29(2) : 107.

사향

1. 劉隆棣等. 南京中醫學院學報. 1991, (9) : 38.

2. 寧選等. 中西醫結合雜誌, 1988, (7) : 409.

3. 徐承貴等. 天津中醫, 1987, (5) : 20.

4. 沈勤勤等. 山西中醫, 1996, (5) : 25.

5. 施秉焙等. 遼寧中醫雜誌, 1993, (11) : 15.

6. 孟照華等. 中醫雜誌, 1990, 31(3) : 45.

7. 張海發等. 中國中西醫結合雜誌, 1993, (11) : 692.

8. 李保朝. 國醫論壇. 1997, (4) : 34.

9. 王永信. 實用中醫內科雜誌, 1992, (4) : 32.

10. 徐繼樂. 四川中醫, 1991, (9) : 38.

11. 司徒朴等. 浙江中醫雜誌, 1996, (10) : 460.

12. 羅海康等. 四川中醫, 1990, (11) : 45.

13. 顧德辛. 中成藥研究, 1981, (12) : 31.

14. 郭綱琬. 藥學通報, 1980, 15(6) : 41.

15. 陳雪等. 中草藥, 1981, 12(5) : 44.

16. 王文杰等. 中國中藥雜誌, 1998, 23(4) : 238.

17. 莫啓忠等. 中成藥研究, 1984, 6(7) : 1.

18. 劉聯聲. 中成藥研究, 1981, 3(10) : 1.

19. 馬淸鈞主編. 常用中藥現代研究與臨床. 天津科技飜譯出版公司, 1995. 526.

빙편

1. 于惠珍. 山東中醫雜誌, 1997, (10) : 476.

2. 陳德俊. 四川中醫, 1996, (1) : 21.

3. 孫國章. 河南中醫, 1986, (4) : 14.

4. 趙錫民. 山東中醫雜誌, 1988, (1) : 7.

5. 張榮. 中成藥, 1988, (8) : 19.

6. 吳錫强. 河南中醫, 1988, (5) : 23.

7. 侯桂芝. 中成藥, 1992, (8) : 24.

8. 陳家濤. 中國中西醫結合雜誌, 1993, (7) : 441.

9. 劉叔林等. 中西醫結合雜誌, 1990, (2) : 93.

10. 尹尙龍. 中醫藥硏究, 1995, (3) : 21.

11. 吳啓海. 上海中醫藥雜誌, 1987, (9) : 34.

12. 吳錫强. 浙江中醫雜誌, 1987, (4) : 158.

13. 雷載權等主編. 中華臨床中藥學. 人民衛生出版社, 1998. 1561.

14. 馬淸鈞主編. 常用中藥現代硏究與臨床. 天津科技飜譯出版公司, 1995. 531.

15. 賈筠生. 上海中醫藥雜誌, 1982, (5) : 46.

16. 劉德福. 哈爾濱醫科大學學報, 1986, 20(4) : 6.

17. 江蘇新醫學院編. 中藥大辭典. 上海科學技術出版社, 1986. 951.

석창포

1. 趙士正. 中西醫結合雜誌, 1984, (8) : 490.

2. 董月奎. 中醫雜誌, 1996, (10) : 583.

3. 陳建家. 江蘇醫學, 1977, (3) : 32.

4. 徐昌賢. 四川中醫, 1997, 15(12) : 30.

5. 張永祥. 新中醫, 1989, 5: 51~52.

6. 薛强, 等. 北京中醫, 1990, 5: 21~22.

7. 陶凱等. 中醫雜誌, 1996, (3) : 161.

8. 史鎭芳. 南京中醫學院學報, 1992, 2: 122.

9. 譚國來. 湖南中醫雜誌, 1988, 6: 38~39.

10. 周大興. 中草藥, 1992, 23(8) : 417.

11. 李勇. 中醫雜誌, 1996, (12) : 710.

12. 郭翠華, 四川中醫, 1995, (9) : 50.

13. 李洪俊. 貴陽中醫學院學報, 1990, 3: 51.

소합향

1. 張文惠, 等. 中草藥, 1985, 16(3) : 16.

2. 覃筠生. 上海中醫藥雜誌, 1982, (5) : 46.

3. 陝西中医 1985 ; 6(7) : 322.

인삼

1. 羅成群等. 中西醫結合雜誌, 1990, (1) : 30.

2. 盧世秀等. 中西醫結合雜誌, 1990, (4) : 250.

3. 高欽穎等. 中國中西醫結合雜誌, 1996, (10) : 623.

4. 丁大植等. 中國中西醫結合雜誌, 1995, (6) : 325.

5. 王韋星等. 中國中西醫結合雜誌, 1995, (2) : 70.

6. 魏漢林等. 中醫雜誌, 1996, (7) : 415.

7. 馬連珍. 中國中西醫結合雜誌, 1989, (11) : 686.

8. 吳曄良等. 中西醫結合雜誌, 1990, (7) : 398.

9. 雷載權等主編. 中華臨床中藥學. 人民衛生出版社, 1998.

10. 金崗等主編. 新編中藥藥理與臨床應用. 上海科學技術出版社, 1995.

11. 袁今奇. 中醫雜誌, 1990, (12) : 28.

12. 喬玉山等. 湖南中醫雜誌, 1992, (1) : 41.

13. 何立群等. 中國醫藥學報, 1997, (2) : 31.

14. 方中等. 浙江中醫雜誌, 1996, (5) : 231.

15. 徐英杰等. 新中醫, 1990, (12) : 28.

16. 王至中等. 吉林中醫藥, 1989, (2) : 11.

17. 曹振祥. 中醫雜誌, 1994, (4) : 214.

18. 劉振聲. 時珍國藥研究, 1993, (1) : 40.

19. 高士俊等. 中西醫結合雜誌, 1988, (11) : 675.

20. 馮立明等. 中西醫結合雜誌, 1987, 28(3) : 388.

21. 宗瑞義. 藥學學報, 1988, 23(7) : 494.

22. 張均田. 藥學學報, 1988, 23(1) : 12.

23. 開麗等. 中藥藥理學通報, 1998, 14(1) : 53.

24. 張寶恒. 生理學報, 1959, 23(1) : 1.

25. 李洪珍. 老年學雜誌, 1989, 9(2) : 114.

26. 王本祥. 藥學學報, 1965, 12(7) : 477.

27. 林樺等. 白求恩醫科大學學報, 1992, 18(2) : 123.

28. CA, 1980, 93: 125760.

29. 曹立亞. 中草藥, 1989, 20(6) : 36.

30. 寒川慶一. 日本藥學會. 110次年會論文摘要集, 1990.

31. 王浴生主編. 中藥藥理與應用. 人民衛生出版社, 1983.

32. 怡悅摘譯. 國外醫學. 中醫中藥分冊, 1997, 19(2) : 49.

33. 曹瑞敏. 中國中藥雜誌, 1991, 16(7) : 433.

서양삼

1. 侯愚等. 人蔘硏究, 1991, (1) : 6.

2. 雷載權等主編. 中華臨床中藥學. 人民衛生出版社, 1998. 1599.

3. 陳楷等. 中國中西醫結合雜誌, 1997, (7) : 393.

4. 崔晶等. 中西醫結合雜誌, 1991, (8) : 457.

5. 孫尙奎. 中藥藥理與臨床, 1992, 8(3) : 33.

6. 何維等. 中醫藥學報, 1993, (1) : 51.

7. 劉鐵成主編. 中國西洋蔘. 北京人民衛生出版社, 1995. 265.

8. 陳玉山. 全國人蔘科技資料匯編II藥化藥理部分西洋蔘部分, 1988. 43.

9. 楊曉明等. 佳木斯醫學院學報, 1996, 19(2) : 21.

10. 陰健. 中藥現代硏究與應用. 學苑出版社, 1993. 280.

11. 張寶風等. 沈陽藥學院學報, 1985, 2(4) : 273.

12. 李吉平等. 白求恩醫科大學學報, 1996, 22(4) : 343.

당삼

1. 張磊等. 中藥藥理與臨床, 1990, 6(6) : 9.

2. 潘思源等. 中草藥, 1987, 18(7) : 19.

3. 孫玉等. 吉林中醫學, 1989, 9(5) : 36.

4. 陰建. 現代中醫研究與臨床應用. 學苑出版社, 1993. 550.
5. 郭自强等. 北京中醫學大學學報, 1995, 18(5) : 39.
6. 梁從云等. 中醫藥學報, 1995, 10(6) : 45.
7. 王世民等. 山西中衣, 1989, 5(1) : 41.
8. 李紹芝等. 中國中醫藥科技, 1996, 3(4) : 28.
9. 王浴生主編. 中藥藥理與應用. 人民衛生出版社.

황기

1. 李家琦等. 上海中醫藥雜誌, 1993, (1) : 34.
2. 高智銘等. 中西醫結合雜誌, 1991, (4) : 206.
3. 馬融等. 中西醫結合雜誌, 1991, (10) : 593.
4. 林卓友. 上海鍼灸雜誌, 1990, (3) : 19.
5. 雍萬熙. 中醫雜誌, 1994, (12) : 718.
6. 雷載權等主編. 中華臨床中藥學, 人民衛生出版社, 1998.
7. 李樹清等. 中國中西醫結合雜誌, 1995, (2) : 77.
8. 李樹清等, 中國中西醫結合雜誌, 1994, (6) : 359.
9. 閻淑琴等. 北京中醫, 1997, (2) : 34.
10. 阮漢權等. 中國中西醫結合雜誌, 1997, (1) : 60.
11. 呂曉云等. 甘肅中醫, 1994, (3) : 27.
12. 董桂英等. 山東中醫雜誌, 1996, (8) : 350.
13. 甘毓麟. 北京中醫, 1986, (6) : 27.
14. 顧樹南. 中西醫結合雜誌, 1989, (12) : 755.
15. 劉克洲等. 中國中西醫結合雜誌, 1996, (7) : 394.
16. 吳嘉賡等. 中醫雜誌, 1994, (7) : 416.
17. 林瑞欽. 福建中醫藥, 1996, (2) : 25.
18. 程曉霞. 中醫雜誌, 1996, (9) : 542.
19. 賈汝漢等. 中西醫結合雜誌, 1989, (6) : 369.
20. 石效龍等. 中醫雜誌, 1994, (1) : 57.
21. 張長順. 四川中醫, 1995, (6) : 28.
22. 韓建方等. 吉林中醫藥, 1989, (1) : 16.
23. 黃志强等. 新中醫, 1987, (10) : 84.
24. 楊秀. 云南中醫中藥雜誌, 1994, (4) : 18.
25. 夏翔等. 中醫藥研究, 1991, (5) : 50.
26. 湯建武等. 天津中醫, 1992, (3) : 17.
27. 姚金梅等. 中國中西醫結合雜誌, 1995, (12) : 731.
28. 張宗良等. 南京中醫學院學報, 1987, (4) : 29.
29. 雍曉生, 中國中西醫結合雜誌, 1995, (8) : 462.
30. 徐鬱杰等. 上海第2醫科大學學報, 1997, 17(5) : 357~359.
31. 張會川等. 中醫雜誌, 1994, (1) : 13.
32. 王淑云等. 中醫雜誌, 1996, (8) : 481.
33. 劉洪明等. 吉林中醫藥, 1997, (2) : 7.
34. 安麗芝. 四川中醫, 1996, (2) : 22.
35. 李萬水等. 四川中醫, 1996, (9) : 25.

36. 陳再蓮等. 中西醫結合雜誌, 1991, (1) : 55.
37. 沈兆科. 福建中醫, 1992, (5) : 29.
38. 潘明繼等. 中醫雜誌, 1996, (4) : 218.
39. 李萍萍等. 中醫雜誌, 1994, (4) : 217.
40. 王和平. 新疆中醫, 1997, (3) : 10.
41. 王俊英. 北京中醫, 1997, (2) : 18.
42. 毛書琴. 中國中西醫結合雜誌, 1993, (4) : 232.
43. 李東太. 陝西中醫, 1988, (6) : 256.
44. 李增富等. 河南中醫, 1997, (2) : 94.
45. 鄧吉華等. 中醫雜誌, 1996, (2) : 102.
46. 董亦明. 江蘇中醫, 1988, (2) : 27.
47. 萬蘭清. 新中醫, 1991, (6) : 54.
48. 崔慧娟等. 中醫雜誌, 1996, (4) : 231.
49. 黃厚聘等. 藥學學報, 1965, 12(5) : 319.
50. 徐品初等. 中國中藥雜誌, 1991, 16(1) : 49.
51. 陰健. 中藥現代研究與應用. 學苑出版社, 1995. 592.
52. 李先榮等. 中成藥, 1989, 11(9) : 32.
53. 李麗英等. 中華腎臟病雜誌, 1995, 11(6) : 372.
54. 王立新等. 藥學學報, 1992, 27(1) : 5.
55. 李先榮等. 中成藥, 1989, 11(3) : 27.

백출

1. 李文艷. 甘肅中醫, 1995, (1) : 19.
2. 呂志連. 中醫雜誌, 1996, (9) : 560.
3. 黃春林等. 中醫雜誌, 1996, (4) : 221.
4. 董自强等. 浙江中醫雜誌, 1990, (8) : 378.
5. 盧雯平等. 中醫雜誌, 1996, (6) : 350.
6. 蔣天佑. 中醫藥研究, 1991, (5) : 59.
7. 陰建. 中藥現代研究與臨床應用. 學苑出版社, 1993. 241.
8. 李育浩. 中藥材, 1991, 14(9) : 38.
9. 王玉良摘澤. 日本醫學紹介, 1984, 5(12) : 30.
10. 久保道德. 藥學雜誌(日), 1938, 103(4) : 442.
11. 呂志連等. 中醫雜誌, 1996, 13(9) : 560.
12. 陳敏珠. 生理學報, 1961, 24(3) : 227.
13. 經利彬. 國立北平研究院生理研究所中文報告匯刊, 1936, 3(4) : 289.

산약

1. 邵桂珍等. 中醫雜誌, 1992, (1) : 35.
2. 應瑛. 浙江中醫雜誌, 1997, (11) : 512.
3. 陳振東. 江蘇中醫, 1995, (12) : 18.
4. 關德華等. 北京中醫學院學報, 1989, (6) : 24.
5. 周全等. 安徽中醫臨床雜誌, 1997, 9(6) : 286.

6. 周倉珠. 陝西中醫, 1985, (4) : 174.

7. 龐國興. 中成藥, 1989, 11(5) : 45.

8. 郝志奇. 中國藥學大學學報, 1991, 22(3) : 158.

9. 蔡亞. 上海畜牧獸醫通訊, 1983, 7(2) : 90.

감초

1. 江蘇新醫學院編. 中藥大辭典. 上海科學技術出版社, 1986. 571.

2. 耿小茵. 中醫雜誌, 1996, (11) : 687.

3. 雷載權等主編. 中華臨床中藥學. 人民衛生出版社, 1998.

4. 金崗等主編.〈新編中藥藥理與臨床應用〉. 上海科學技術文獻出版社, 1995.

5. 宋星宏. 中國中西醫結合雜誌, 1997, (8) : 494.

6. 宋金恒. 新中醫, 1990, (8) : 40.

7. 趙瑞安等. 江西中醫藥, 1989, (6) : 44.

8. 徐曉昭等. 中西醫結合雜誌, 1990, (11) : 648.

9. 錢伯琦. 浙江中醫雜誌, 1988, (2) : 78.

10. 呂維栢. 中國中西醫結合雜誌, 1993, (6) : 340.

11. 趙軍太. 遼寧中醫雜誌, 1997, (11) : 498.

12. 汪言誠. 中國中西醫結合雜誌, 1995, (4) : 249.

13. 江德勝. 中國中西醫結合雜誌, 1992, (6) : 372.

14. 周學明. 中醫藥研究, 1995, (1) : 23.

15. 王浴生主編. 中藥藥理與應用. 人民衛生出版社, 1983. 264.

16. 趙自强等. 中國中醫藥科技, 1995, 2(6) : 26.

17. 張寶恒. 藥學學報, 1963, 10(11) : 688.

18. 顧旭等. 西北藥學雜誌, 1997, 12(3) : 116.

19. 張洪泉等. 新疆醫學院學報, 1987, 10(3) : 177.

20. CA, 1982, 97 : 207991x.

21. 趙樹進等. 中國中藥雜誌, 1991, 16(6) : 370.

대조

1. 雷載權等主編. 中華臨床中藥學. 人民衛生出版社, 1998.

2. 唐山市中醫院. 河北新醫藥, 1976, 4(3) : 77.

3. 上海市立第4人民醫院. 上海中醫藥雜誌, 1958, 11. 29.

봉밀

1. 王廣見等. 江蘇中醫, 1991, (4) : 22.

2. 雷載權等主編. 中華臨床中藥學. 人民衛生出版社, 1998, 1646.

3. 張盈瑞. 中國中西醫結合雜誌, 1992, (3) : 173.

4. 馮松齊等. 河南中醫, 1997, (2) : 121.

5. 王樹金. 新疆中醫藥, 1995, (2) : 55.

6. 黃榮生. 山東中醫雜誌, 1995, (5) : 210.

7. 李春杰. 吉林中醫藥, 1987, (4) : 27.

녹용

1. 蔡祖仁. 浙江醫學, 1988, 10(1) : 22.

2. 木村武. 診療新藥. 1976, 13(4) : 31.

3. 曹開勇等. 中醫雜誌, 1992, (6) : 36.

4. 黃雪萍. 湖南中醫雜誌, 19898, (5) : 15.

5. 劉運. 山東中醫雜誌, 1987, (3) : 51.

6. 吳振㷍. 中醫藥研究, 1995, (5) : 27.

7. 易綿中. 四川中醫, 1991, (2) : 30.

8. 熊尙林. 云南中國中藥, 1997, (1) : 22.

9. 白建蘭. 中西醫結合雜誌, 1991, (7) : 414.

10. 王本祥等. 藥學學報, 1991, 26(9) : 714.

11. 陳曉光等. 中草藥, 1990, 21(11) : 21.

12. 陳林等. 北京醫科大學學報, 1987, 19(5) : 315.

13. 楊璐璐等. 云南中醫學院學報, 1995, 18(4) : 19.

14. 何剛. 延邊醫學院學報, 1992, 15(3) : 231.

15. 潘麟士譯. 福建醫學雜誌, 1980, 2(2) : 64.

16. 王本祥等. 藥學學報, 1985, 20(5) : 321.

파극천

1. 扈鎭柱等. 中醫雜誌, 1997, (9) : 541.

2. 金長墀. 吉林中醫藥, 1992, (4) : 13.

3. 喬智勝. 中西醫結合雜誌, 1991, 11(7) : 415.

4. 馮昭明. 中藥材, 1996, 19(2) : 104.

5. 陰健. 中藥現代研究與應用. 學苑出版社, 1994. 83.

육종용

1. 薛德鈞等. 中國中藥雜誌, 1955, 20(11) : 687.

2. 羅尙夙. 中藥通報. 1986, 11(11) : 681.

음양곽

1. 王憶勤. 中國中西醫結合雜誌, 1997, (7) : 398.

2. 于莉等. 上海中醫藥雜誌, 1989, (8) : 26.

3. 王浴生主編. 中藥藥理與應用, 人民衛生出版社, 1983, 1102.

4. 王敏等. 沈陽藥學院學報, 1993, 10(3) : 185.

5. 平嶋祺洪. 醫學中央雜誌, 1971, 276(3) : 344.

6. 李海勝等. 中醫雜誌, 1982, 23(11) : 70.

7. 史煒鏜等. 中國中西醫結合雜誌, 1997, (7) : 398.

8. 許靑媛. 中藥藥理與臨床, 1996, 12(2) : 22.

9. 李炳如. 中醫雜誌, 1984, 25(7) : 63.

10. 雷載權等主編. 中華臨床中藥學, 人民衛生出版社, 1998. 1717~1723.

11. 吳新榮. 遼寧中醫雜誌, 1991, (9) : 37.

12. 林文森等. 中國中西醫結合雜誌, 1996, (11) : 658.

두충

1. 陰建. 中藥現代研究與臨床應用. 學苑出版社, 1993. 339.
2. 韓志堅. 湖南中醫雜誌, 1998, (5) : 7.
3. 中國科學院藥物研究所. 科學通報, 1953, 2(7) : 1031.
4. 王浴生主編. 中藥藥理與應用. 人民衛生出版社, 1987. 1031.
5. 馮寶鑫. 中國藥學會1962年學術會論文摘要, 1962. 324.
6. 劉元一等. 湖南中醫雜誌, 1998, (5) : 11.
7. 陳澤群. 湖南中醫雜誌, 1998, (7) : 37.
8. 范維衡, 藥學通報, 1979, 14(9) : 404.
9. 關蘭芬. 吉林中醫藥, 1993, (4) : 28.
10. 趙君玫. 河南中醫, 1997, (5) : 283.

동충하초

1. 王勤. 中藥通報, 1987, 12(11) : 42.
2. 唐榮江. 中草藥, 1985, 16(11) : 9.
3. 金崗等主編. 上海科學技術文獻出版社, 1995.
4. 裴雨林等. 中國中西醫結合雜誌. 1993, (11) : 660.
5. 張琳. 安徽中醫學院學報, 1991, (1) : 22.
6. 吳家蓉等. 中成藥研究, 1986, (8) : 26.
7. 嚴軍藩等. 中國中西醫結合雜誌, 1992, (11) : 680.
8. 鄭鞭蓉. 中國醫院藥學雜誌, 1992, (2) : 84.
9. 游景成. 福建中醫藥, 1987, (2) : 22.
10. 朱蘇虹等. 山東中醫雜誌, (5) : 19.
11. 張宏等. 中西醫結合雜誌, 1990, 10(9) : 570.
12. 程琪琳等. 上海免疫學雜誌, 1989, 9(3) : 143.
13. 許維楨. 上海中醫藥雜誌, 1988, 1 : 48.
14. 匡顏德等. 上海免疫學雜誌, 1989, 9(1) : 6.
15. 周良楣等. 中國醫藥學雜誌, 1990, (1) : 53.
16. 何健軍. 浙江中醫學院學報, 1992, 16(1) : 12.
17. 孔慶輝等. 山東中醫雜誌, 1996, (5) : 265.
18. 劉成等. 上海中醫藥雜誌, 1986, (6) : 30.
19. 季暉等. 中國藥科大學學報, 1996, 27(4) : 245.
20. 陳以平. 中草藥, 1986, 17(6) : 16.
21. 鄭鞭蓉. 中國醫院藥學雜誌, 1992, (2) : 84.
22. 李京等. 湖南醫科大學學報, 1989, 14(2) : 147.
23. 周岱翰等. 中國中西醫結合雜誌, 1995, (8) : 476.
24. 雷堅等. 中國中藥雜誌, 1992, 17(6) : 364.
25. 張越林. 新中醫, 1993, (6) : 37.
26. 庄金梅. 中西醫結合雜誌, 1987, (1) : 43.

토사자

1. 郭澄等. 時珍國藥研究, 1992, 3(2) : 62.
2. 宓鶴鳴. 中草藥, 1991, 22(12) : 547.

3. 殷愛華等. 云南中醫雜誌, 1989, (6) : 13.
4. 劉春祥. 中醫雜誌, 1994, (9) : 546.
5. 李炳茹. 中醫雜誌, 1984, 25(7) : 543.
6. 俞圭田. 浙江中醫雜誌, 1996, (4) : 179.
7. 江蘇新醫學院編. 中藥大辭典. 上海科學技術出版社, 1977. 2006.

보골지

1. 譚慧琪等. 廣東醫學, 1984, 5(11) : 29.
2. 劉人樹. 中醫藥信熄, 1992, 9(3) : 15.
3. 姜浩等. 中醫雜誌, 1981, 22(9) : 56.
4. 金崗等主編. 新編中藥藥理與臨床應用. 上海科學技術文獻出版社, 1995.
5. 張永聖. 中西醫結合雜誌, 1986, 6(3) : 178.
6. 謝雁鳴等. 中國中西醫結合雜誌, 1997, (9) : 526.
7. 劉玉英等. 四川中醫, 1988, (8) : 15.
8. 廣東化州縣中醫院. 中草藥通訊, 1978, (8).
9. 胡獻國. 湖北中醫雜誌, 1987, (3) : 25.
10. 趙繼英. 中華皮膚科雜誌, 1989, (2) : 116.
11. 楊素華等. 上海中醫藥雜誌, 1989, (9) : 22.
12. 張和平. 中醫藥研究, 1997, (3) : 18.
13. 林東海等. 沈陽藥科大學學報, 1996, 13(3) : 222.

익지인

1. 实用中西医结合杂志 1991 ; 4(1) : 44.
2. 云南中医杂志 1990 ; 11(6) : 16.

자하거

1. 張宗如. 吉林中醫藥, 1987, (7) : 24.
2. 蔣尊五. 湖北中醫雜誌, 1997, (6) : 31.
3. 顧劍萍等. 浙江中醫學院學報, 1986(增刊) : 8.
4. 潘家旺. 新疆中醫藥, 1997, (4) : 63.
5. 金義生等. 江蘇中醫, 1997, (7) : 33.
6. 周國芳. 實用中西醫結合雜誌, 1993, 6(3) : 184.
7. 林武. 福建中醫藥, 1996, (6) : 39.
8. 孫洲. 江蘇中醫, 1988, 9(4) : 10.
9. 賈萬鈞. 中國藥理通訊, 1989, 6(2) : 19.
10. 王輝武. 中藥新用(第2集). 科學技術文獻出版社重慶分社, 1990. 223.
11. 王明文等. 山西中醫, 1994, 28.
12. 黃志華等. 河南中醫, 1990, (5) : 31.
13. 李留記等. 浙江中醫雜誌, 1989, (11) : 513.
14. 顏正華. 臨床實用中藥學. 人民衛生出版社, 1984. 426.

15. 江蘇新醫學院編. 中藥大辭典. 上海科學技術出版社, 1987. 2362.
16. 蘇是煌等. 湖南主義雜誌, 1993, 9(6) : 46.
17. 劉淑蘭等. 中國中醫藥雜誌, 1995, 20(1) : 56.

선모

1. 陳泉生, 等. 中國中藥雜誌, 1989, 14(10) : 42.
2. 錢曾年, 等. 中成藥研究, 1986, 8(11) : 32.
3. 郭曉庄. 天津科技飜譯出版公司, 1992. 165.
4. 内蒙古中医药 1991 ; (2) : 10.
5. 中国医药学报 1990 ; 5(6) : 46.

속단

1. 翼小建等. 中國藥科大學學報, 1996, 27(1) : 48.
2. 呂蘭薰. 常用中藥藥理. 陝西科學技術出版社, 1979. 251.
3. 紀順心等. 中草藥, 1997, 28(2) : 98.
4. 鄧揚武. 四川中醫, 1987, 5(12) : 47.
5. 董月芳. 浙江中醫雜誌, 1986, 21(10) : 448.

구척

1. 張寶恒. 中藥通報, 1985, 10(2) : 42.
2. 第二軍醫大學. 中華外科雜誌, 1962, 10(8) : 507.
3. 湖南中医杂志 1991 ; 7(1) : 45.
4. 新中医 1990, 22 (12) : 40.
5. 福建中医药 1990 ; 21(6) : 8.
6. 陝西中医 1991 ; 12(2) : 62.
7. 黑龙江中医药 1990 ; (5) : 22.

골쇄보

1. 劉子貴. 新中醫, 1986, (11) : 30.
2. 劉梅秋. 中國防癆通訊, 1987, (1) : 24.
3. 王殿祥. 新中醫, 1990, 22(6) : 277.
4. 孫愛華. 中醫雜誌, 1981, 22(5) : 35.
5. 黃培余. 山東中醫雜誌, 1995, (5) : 229.
6. 李安源等. 中醫外治雜誌, 1996, (4) : 48.
7. 劉斌等. 陝西中醫, 1986, (10) : 460.
8. 陳孝先. 四川中醫, 1989, (9) : 38.
9. 周銅水等. 中草藥, 1994, 25(5) : 249.
10. 王維信. 藥學通報, 1981, 16(5) : 60.

합개

1. 孔番倫. 河南中醫, 1987, (3) : 17.
2. 王志聖等. 中醫藥研究, 1990, (2) : 36.

3. 陳慧敏等. 中草藥, 1995, 26(5) : 270.
4. 劉達軍. 實用中西醫結合雜誌, 1993, 6(5) : 275.
5. 胡黨民. 天津中醫, 1989, 8(3) : 24.

사원자

1. 來聖吉等. 云南中醫雜誌, 1992, (6) : 11.
2. 陶根魚等. 陝西中醫學院學報, 1990, 13(2) : 46.
3. 李世昌. 陝西新醫學, 1985, 14(5) : 64.

쇄양

1. 鄭云霞,等. 甘肅中醫學院學報, 1991, 8(4) : 26.
2. 李茂信. 甘肅中醫學院學報, 1991, 8(1) : 50.
3. 張百舜, 等. 中藥材, 1993, 16(10) : 32.
4. 愈騰飛等. 中國中醫雜誌, 1994, 19(4) : 244.
5. 王珏. 中醫藥信息, 1996, 13(4) : 15.
6. 邢生桑等. 北京中醫藥大學學報, 1994, 17(6) : 32.
7. 天津中医 1987 ; (5) : 32.
8. 湖北中医杂志 1991 ; 13(3) : 16.
9. 辽宁中医杂志 1991 ; 18(1) : 29.

당귀

1. 李鎭. 遼寧中醫雜誌, 1986, (4) : 39.
2. 閻田玉等. 中西醫結合雜誌, 1987, (3) : 161.
3. 何成江. 上海鍼灸雜誌, 1988, (4) : 4.
4. 雷載權等主編. 中華臨床中藥學, 人民衛生出版社, 1998.
5. 王鎭才等. 天津中醫, 1986, (1) : 4.
6. 王桂香. 甘肅醫學, 1986, 5(1) : 24.
7. 周慶偉. 陝西中醫, 1990, 11(9) : 420.
8. 夏永潮. 中國中西醫結合雜誌, 1994, (12) : 742.
9. 孫麗琴等. 中醫雜誌, 1993, (6) : 330.
10. 王鳳霞. 孝感醫學. 1980, (2) : 41.
11. 涂俊杰. 中醫雜誌, 1982, 23(10) : 42.
12. 夏永潮等. 天津中醫, 1985, (6) : 7.
13. 李文德等. 中西醫結合雜誌, 1990, (11) : 666.
14. 高志銀. 四川中醫, 1992, (9) : 37.
15. 程斌. 中國中西醫結合雜誌, 1993, (8) : 477.
16. 王家浴. 湖北醫學院學報, 1990, 11(2) : 170.
17. 魏一鳴. 中國鍼灸, 1992, 12(6) : 5.
18. 蔣一鳴. 遼寧中醫雜誌, 1982, 6(6) : 40.
19. 王蘭英. 湖北醫學院學報, 1991, 12(3) : 287.
20. 畢明義. 河南中醫, 1992, (1) : 17.
21. 蘇東伶. 云南中醫雜誌, 1988, 9(2) : 36.

22. 金玲. 天津中醫, 1996, (2) : 33.
23. 王蘭英. 湖北醫學院學報, 1987, (1) : 53.
24. 楊韋生. 中醫雜誌, 1990, (11) : 32.
25. 王寧生. 中西醫結合雜誌, 1983, 230 : 50.
26. 葛華等. 內蒙古中醫藥, 1992, (3) : 19.
27. 李愛林等中國中西醫結合雜誌, 1994, (10) : 582.
28. 李銘. 中醫藥硏究. 1995, (1) : 28.
29. 劉成華等. 浙江中醫雜誌, 1997, (9) : 406.
30. 劉韶景等. 江蘇中醫, 1990, (8) : 15.
31. 孟樹芳等. 中西醫結合雜誌, 1990, (7) : 409.
32. 馮彥等. 中西醫結合雜誌, 1986, (9) : 536.
33. 蔡正華等. 中西醫結合雜誌, 1991, (2) : 109.
34. 王蘭英. 湖北醫學院學報, 1989, 9(1) : 59.
35. 劉靑云. 醫學導報, 1992, 11(6) : 34.
36. 王蘭英. 湖北醫學院學報, 1986, 7(3) : 281.
37. 楊貴祿. 人民軍醫, 1987, (9) : 59.
38. 覃開文. 中西醫結合雜誌, 1991, 11(4) : 243.
39. 陶福元. 新中醫, 1993, (2) : 42.
40. 覃開文. 中西醫結合雜誌, 1991, (5) : 307.
41. 崔云. 上海中醫藥雜誌, 1990, (1) : 16.
42. 徐元庚. 天津中醫, 1986, 3(4) : 10.
43. 魯脇. 北京中醫, 1980, 2(1) : 47.
44. 余士根等. 中西醫結合雜誌, 1990, (5) : 302.
45. 花縣人民醫院婦産科. 新醫學通訊, 1972, 3(6) : 33.
46. 翼德全. 新醫學, 1976, 7(6) : 294.
47. 張培棪. 甘肅藥學, 1986, 1(1) : 9.
48. 尉中民. 北京中醫學院學報, 1985, 8(3) : 40.
49. 江蘇新醫學院藥理組. 江蘇新醫學院資料選編, 1974, (1) : 104.
50. 王亞平. 重慶醫學, 1989, 18(4) : 39.
51. 王亞平等. 中華醫學雜誌, 1996, 76(5) : 363.
52. 徐翠華. 藥學通報, 1984, 19(2) : 53.
53. 劉建湘. 湖南醫學, 1987, 4(2) : 122.
54. 李麗英等. 中華內科雜誌, 1995, 34(10) : 670.

숙지황

1. 郭麥. 四川中醫, 1987, (12) : 25.
2. 馮國平. 中西醫結合雜誌, 1986, 6(10) : 606.
3. 袁媛等. 中國中藥雜誌, 1992, 17(6) : 366.
4. 甄漢琛. 中成藥硏究, 1985, 7(12) : 20.
5. 劉栢齡. 遼寧中醫雜誌, 1982, 9(3) : 40.
6. 丁建軍等. 山東中醫雜誌, 1997, (12) : 569.

하수오

1. 周文泉. 浙江中醫雜誌, 1991, (6) : 245.

2. 唐樹德等. 中國中西醫結合雜誌, 1994, (5) : 302.
3. 肖佐桃等. 湖南科學技術出版社, 1991, 654~707.
4. 雷載權等主編. 中華臨床中藥學, 人民衛生出版社, 1998.
5. 孫建功. 浙江中醫雜誌, 1997, (2) : 62.
6. 常敏毅. 湖南科學技術雜誌, 1997, 278.
7. 中國人民解放軍201醫院. 中草藥通訊, 1974, 15(5) : 38.
8. 姚鳴春. 藥學通報, 1984, 19(11) : 28.
9. 馬云枝等. 河南中醫, 1997, (5) : 286.
10. 劉焯等. 中國中西醫結合雜誌, 1996, (2) : 74.
11. 戴西湖等. 中國中西醫結合雜誌, 1995, (1) : 43.
12. 李遠佳. 湖北中醫雜誌, 1993, (2) : 29.
13. 傅鵬霄. 中華中醫骨傷雜誌, 1988, (1) : 34.
14. 王淑賢. 中國農村醫學, 1986, (5) : 26.
15. 李廣勛. 中藥藥理毒理與臨床. 天津科學技術飜譯出版 公司, 1992. 368.
16. 王魏. 中西醫結合雜誌. 1984. 4(12) : 748.
17. 何高軍等. 中藥藥理與臨床, 1987, 4(4) : 41.
18. 王浴生主編. 中藥藥理與應用. 人民衛生出版社, 1983. 535.
19. 鄧文龍. 中草藥, 1987, 18(3) : 42.

백작약

1. 李富生. 中醫雜誌, 1987, (9) : 66.
2. 張雪琴. 中國藥理學通報, 1988, 4(5) : 314.
3. 沈新華. 上海中醫藥雜誌, 1988, (2) : 12.
4. 梁炳銀等. 上海中醫藥雜誌, 1989, (6) : 5.
5. 徐叔云等. 中國藥理學與毒理學雜誌, 1994, 8(3) : 161.
6. 金崗等主編. 上海科學技術文獻出版社, 1995.
7. 劉紅英等. 雲南中醫中藥雜誌, 1997, (5) : 8.
8. 張治愈. 黑龍江中醫雜誌, 1992, (1) : 26.
9. 周小娜等. 四川中醫, 1996, (6) : 31.
10. 高桂敏等. 遼寧中醫雜誌, 1986, (3) : 29.
11. 王宗根等. 中西醫結合雜誌, 1986, (10) : 593.
12. 劉昭坤. 河南中醫, 1997, (2) : 78.
13. 施志明〈中國中醫秘方大全〉. 上海文匯出版社, 1989.
14. 劉洪明. 山東中醫雜誌, 1997, (2) : 81.
15. 王志賢. 中藥藥理學通報, 1994, 10(2) : 117.
16. 周來興等. 福建中醫藥, 1994, (1) : 7.
17. 楊大中. 江蘇中醫, 1990, (10) : 29.
18. 張永華. 四川中醫, 1996, (11) : 38.
19. 李華. 中西醫結合雜誌, 1991, (1) : 43.
20. 庚及弟. 北京中醫藥大學學報, 1995, (1) : 21.
21. 王家驥等. 白芍總대苷有致突變畸性硏究. 癌變. 畸變. 突變, 1995, 7(5) : 280.

22. 馬玉卓等. 中草藥, 1995, 26(8) : 437.

23. 王祥本. 安徽醫科大學學報, 1986, 21(1) : 11.

24. 梁旻若. 新醫學, 1989, 2(3) : 51.

25. 陸順芳摘譯. 中草藥, 1998, 29(3) : 212.

26. 王欽茂. 中藥藥理學報, 1986, 2(5) : 26.

27. 明亮等. 安徽醫科大學學報, 1993, 28(1) : 19.

28. 梁躍芳等. 安徽醫科大學學報, 1993, 28(1) : 51.

아교

1. 程孝慈. 中醫雜誌, 1982, 23(6) : 34.

2. 費贊臣. 新中醫, 1983, 17(9) : 25.

3. 尹洪恕. 中醫雜誌, 1990, (3) : 41.

4. 郭松河. 中西醫結合雜誌, 1989, (3) : 178.

5. 王仲賢. 遼寧中醫, 1977, 4(1) : 19.

6. 李世太. 河南中醫, 1997, (1) : 39.

7. 張心茹. 遼寧中醫雜誌, 1987, (9) : 39.

8. 張道城. 四川中醫, 1989, (4) : 40.

9. 賈美華. 四川中醫, 1993, (8) : 41.

10. 夏麗英. 中成藥, 1992, 14(1) : 30.

11. 王浴生主編. 中藥藥理與應用. 人民衛生出版社, 1983. 563.

12. 李宗鐸. 河南中醫, 1989, 9(6) : 27.

13. 李宗鐸. 臨床醫學, 1991, 11(6) : 258.

용안육

1. 苗明三. 食療中藥藥物學. 科學出版社, 2001. 137.

2. 常敏毅. 中國食品, 1987, 12(2) : 4.

3. 辽宁中医杂志 1991 ; 18(11) : 26.

4. 陝西中医 1991 ; 12(6) : 245.

5. 陝西中医 1991 ; 12(12) : 554.

6. 農興旺. 中國中藥雜誌, 1989, 14(6) : 46.

사삼

1. 吉林中醫. 1981, (2) : 45.

2. 福建中醫藥. 1982, (14) : 28.

3. 陝西中醫. 1954, 5(1) : 16.

4. 閻家森. 中成藥研究. 1986, (7) : 47.

5. 毛滕敏. 中藥藥理與臨床, 1987, 3(4) : 1.

6. 江蘇新醫學院編. 中藥大辭典. 上海科學技術出版社, 1977. 1560.

7. 黃曉洁等. 瀋陽藥學院學報, 1991, 8(3) : 204.

맥문동

1. 新中醫. 1997, 29(2) : 49.

2. 廣西中醫藥, 1985, 8(2) : 24.

3. 上海中醫學院曙光醫院內科. 新醫學雜誌, 1977, 8(5) : 39.

4. 四川中醫, 1988, 6(1) : 20.

5. 浙江中醫雜誌, 1985, (3) : 138.

6. 王建. 遼寧中醫雜誌, 1989, (6) : 21.

7. 廣西中醫藥. 1985, (3) : 21.

8. 李秀挺.廣州中醫學院學報, 1986, 2(3) : 29.

9. 蔡幼淸摘譯.國外醫學. 中醫中藥分册, 1996, 18(4) : 49.

10. 張韋星等. 中成藥, 1995, 17(1) : 35.

11. 桂苡等. 中草藥, 1984, 15(3) : 21.

12. 余伯陽等. 中國中藥雜誌, 1991, 16(10) : 584.

천문동

1. 高國俊. 新醫學. 1975, (4) : 193.

2. 高國俊. 江蘇醫藥, 1976, (4) : 33.

3. 江蘇新醫學院. 中藥大辭典. 上海人民出版社, 1977, 318.

4. 祁明等. 中醫雜誌, 1993, (9) : 534.

5. 王子湖. 新中醫, 1996, (11) : 47.

6. 沙靜姝等. 藥學通報, 1982, 17(12) : 50.

7. 溫晶媛等. 上海醫科大學學報, 1993, 20(2) : 108.

황정

1. 王浴生主編. 中藥藥理與應用. 人民衛生出版社, 1983. 998.

2. 吳丕中. 四川中醫. 1996, (2) : 37.

3. 韓咏竹等. 中國中西醫結合雜誌, 1992, (1) : 50.

4. 蘇全勝等. 中西醫結合雜誌, 1989, (2) : 102.

5. 李光遠. 河南中醫, 1981, 1(6) : 24.

6. 劉健. 中西醫結合雜誌, 1982, 2(1) : 19.

7. 王山. 山童中醫雜誌, 1992, (5) : 47.

8. 雷德培等. 中成藥, 1988, 10(11) : 23.

9. 河南中醫研究所生化組.中醫藥研究資料, 1975.17.

구기자

1. 陳紹蓉等. 中醫雜誌, 1987, (2) : 12.

2. 王浴生主編. 中藥藥理與應用. 人民衛生出版社, 1983. 741.

3. 景修虎. 新中醫, 1988, 20(7) : 37.

4. 蔣立基. 中醫雜誌, 1985, 26(5) : 69.

5. 董德韋等. 新中醫, 1988, (2) : 20.

6. 黃天寶等. 福建中醫藥, 1987, (5) : 64.

7. 李留寄等. 四川中醫. 1991, (3) : 14.

8. 許夢森. 吉林中醫, 1988, (1) : 28.

9. 遲國興等. 吉林中醫藥, 1996, 16(2) : 35.

10. 王慧琴等. 首都醫學院學報, 1992, 13(2) : 83.

11. 王玲等. 上海免疫雜誌,1995, 15(4)：209.

12. 李紅光. 沈陽藥學院學報, 1991, 8(3)：233.

13. 中國醫學科學院藥物研究所編. 中藥志. 人民衛生出版
社, 1984. 484.

묵한련

1. 中醫研究院中藥研究所腫瘤組. 中醫藥研究參考. 1975, (4)：8.

2. 江蘇省植物研究所等. 新華本草綱要. 上海科學技術出版
社, 1990. 415.

3. 翁玉芳等. 中國中藥雜誌, 1992, 17(3)：181.

4. 中國人民解放軍6438部隊衛生隊. 中草藥通訊, 1974, 5(5)：46.

5. 吳葆杰. 中草藥藥理學. 人民衛生出版社, 1983. 204.

6. 趙碧蘭. 實用中醫藥雜誌, 1997, (5)：17.

7. 中國人民解放軍168醫院. 中草藥通訊, 1972, 3(1)：47.

8. 王天恩等. 國外醫學. 中醫中藥分冊, 1991, 13(6)：29.

9. 中醫研究院中藥研究所腫瘤組. 中醫藥研究參考, 1975, 第
四輯. 8.

10. 胡慧娟等. 中國藥科大學學報, 1992, 23(1)：55.

11. 周約伯. 天津醫學, 1986, 14(8)：490.

여정자

1. 彭兌. 中國中藥雜誌, 1991, 16(6)：372.

2. 章金球. 中醫雜誌, 1982, 23(3)：24.

3. 續立志. 中草藥通訊, 1979, 10(8)：25.

4. 王云發. 內蒙古中醫藥, 1986, 5(1)：10.

5. 郝志奇. 中國中藥雜誌, 1992, 17(7)：429.

6. 王浴生等主編. 中藥藥理與應用. 人民衛生出版社, 1983, 130.

7. 戴岳. 中國中藥雜誌, 1989, 14(7)：47.

8. 陸壽耆等. 中西醫結合雜誌, 1987, (6)：370.

9. 林金寶. 福建中醫藥. 1991, (5)：59.

10. 孫燕. 中國臨床藥理雜誌, 1990, 6(2)：72.

11. 郝志奇等. 中國中藥雜誌, 1992, 17(7)：429.

12. 孫玉文等. 中醫雜誌, 1993, 34(8)：493.

13. 馮作化. 中國免疫學雜誌, 1986, 2(2)：88.

귀판

1. 楊梅香. 中藥通報, 1988, 13(2)：41.

2. 李澄棣. 中華泌尿外科雜誌, 1988, 9(2)：109.

3. 中醫醫學院〈中藥臨床應用〉編寫組. 中藥臨床應用. 廣東
人民出版社, 1975, 406.

별갑

1. 司富春等. 河南中醫, 1990, 10(6)：35~38.

2. 王長江等. 中西醫結合雜誌, 1989, (3)：179.

3. 亢殿鴻. 山西中醫, 1990, (5)：24.

4. 王懷山. 四川中醫, 1989, (1)：33.

5. 凌笑梅等. 吉林中醫藥, 1995, 15(4)：41.

6. 張英華. 中藥藥理與臨床, 1992, 8(4)：7.

7. 周愛香等. 中藥材, 1998, 21(4)：197.

석곡

1. 李春杰. 山東中醫雜誌, 1987, (3)：50.

2. 汪家祥等. 台州醫藥, 1986, (1)：41.

옥죽

1. 雷載權等主編. 中華臨床中藥學, 人民衛生出版社, 1998, 1803.

2. 錦州醫學院藥理教研組. 錦醫科技, 1979, (9)：5.

3. 哈尔濱醫科大學藥理教研組. 醫科大學1959科研論文選輯
(第1輯), 1959. 14.

4. 秦東風等. 浙江中醫雜誌, 1992, (2)：55.

5. 加藤. 國外醫學, 中醫中藥分冊, 1991, 13(6)：36.

6. 黃克威. 廣西中醫藥, 1988, 11(5)：6.

7. 黃克威等. 浙江中醫雜誌, 1987, (4)：157.

8. 朱彬. 天津中醫, 1992, (5)：19.

백합

1. 王希初等. 吉林中醫, 1995, (6)：14.

2. 周通池. 遼寧中醫雜誌, 1988, (4)：18.

3. 周通池. 江蘇中醫雜誌, 1987, (6)：47.

4. 王一賢. 云南中醫雜誌, 1987, (6)：14.

5. 河北中醫, 1984, (12)：31.

6. 遼寧中醫雜誌, 1980, (3)：16.

7. 人民軍醫, 1980, (11)：76.

8. 李韋民. 中草藥, 1990, 3(6)：31.

9. 李韋民. 中草藥, 1991, 22(6)：279.

10. 李韋民. 中藥材, 1990, 13(6)：33.

11. 王長洪. 北京中醫藥大學學報, 1994, 17(1)：66.

12. 中醫研究院中藥研究所腫瘤組. 中醫藥研究參考, 1975,
第四輯. 8.

상심자

1. 徐浩, 等. 湖北中醫雜誌, 1994, 16(6)：46.

2. 陳林. 北京醫科大學學報, 1987, 19(5)：316.

3. 錢瑞琴. 北京醫科大學學報, 1987, 19(3)：174.

4. 麻柔. 中西醫結合雜誌, 1984, 4(9)：534.

5. 附一院中醫科心血管小組. 武漢醫學院學報, 1977, 6(6)：15.

6. 中醫硏究院西苑醫院內科血液病組.中華醫學雜誌, 1975, 65(10) : 708.

오미자

1. 王浴生主編. 中藥藥理與應用. 人民衛生出版社, 1983. 177.
2. 孫侃. 藥學學報, 1959, 7(7) : 277.
3. 陳古榮. 中藥材, 1988, 11(2) : 41.
4. 鈕心. 懿中華醫學雜誌, 1975, 55(5) : 348.
5. 王美納. 西安醫科大學學報, 1989, (3) : 21.
6. 趙桂蘭. 中醫藥學報, 1996, (4) : 19.
7. 齊治. 北京醫科大學學報, 1988, 20(6) : 457.
8. 陳曉光等. 老年醫學雜誌, 1991, 11(2) : 112.

오매

1. 馬淸鈞主編. 天津科學技術飜譯出版公司, 1995. 669.
2. 王浴生主編. 中藥藥理與應用. 人民衛生出版社, 1983. 219.
3. 常敏毅. 國外醫學. 植物學分册, 1991, 6(1) : 41.
4. 高治源. 黑龍江中醫藥, 1991, (4) : 43.
5. 高耀華. 江蘇中醫, 1997, 18(7) : 8.
6. 陳安鳳. 四川中醫, 1993, (4) : 44.
7. 喬成林. 河南中醫, 1989, (1) : 41.
8. 國外醫學. 植物學分册, 1991, 16(1) : 41.
9. 牛序莉等, 山東中醫雜誌, 1986, 6(1) : 219.
10. 沈紅梅等. 中國中藥雜誌, 1995, 20(6) : 365.
11. 侯建平等. 中國中醫藥科技, 1995, 2(6) : 24.

오배자

1. 王慧中等. 中西醫結合雜誌, 1986, (10) : 599.
2. 張栢靑. 中醫藥硏究, 1993, (6) : 28.
3. 鄭長靑等. 中國中西醫結合雜誌, 1997, (2) : 124.
4. 蘭勝儁等. 實用中西醫結合雜誌, 1992, (6) : 328.
5. 賈士賚. 山西中醫, 1991, (6) : 22.
6. 吳培俊. 中醫雜誌, 1990, (7) : 33.
7. 林松等. 福建中醫藥, 1993, (4) : 28.
8. 覃秋. 四川中醫, 1989, (3) : 25.
9. 張家珍. 黑龍江中醫藥, 1993, (3) : 42.
10. 雷載權等主編. 中華臨床中藥學. 人民衛生出版社, 1998.
11. 羅裕民. 浙江中醫雜誌, 1985, (1) : 22.
12. 楊曉. 新疆中醫藥, 1986, (4) : 封四.
13. 周文學. 中藥藥理與臨床. 1989, (2) : 51.
14. 王烈等. 中醫雜誌, 1991, (12) : 48.
15. 俞霽. 浙江中醫學院學報, 1996, (5) : 43.
16. 董萬華. 中醫雜誌,1995, (6) : 346.

17. 羅萍. 安徽中醫學院學報, 1995, (3) : 34.
18. 徐惠芳等. 遼寧中醫雜誌, 1996, (12) : 545.
19. 江蘇新醫學院編. 中藥大辭典, 上海科學技術出版社, 1986. 392.
20. 陳靜崗等. 黑龍江中醫藥, 1996, (1) : 10.
21. 嚴俊章. 靑海醫學, 1984, 6(3) : 7.

석류피

1. 岳維民. 中國中西醫結合雜誌, 1993, (1) : 35.
2. 解放軍26醫院內科陝西中醫, 1980, 3 : 8~9.
3. 倫西全. 中成藥硏究, 1986, (12) : 19.
4. 陳良春, 等. 湖南中醫雜誌, 1989, 1 : 12~13.
5. 裵詩庭. 浙江中醫雜誌, 1987, 1 : 18.
6. 王殿祥. 山東中醫雜誌, 1984, 4 : 42.
7. 馬保榮. 中醫外治雜誌, 1997, (5) : 21.
8. 王寶山. 吉林中醫藥, 1983, 5 : 29.
9. 王昊等. 中醫雜誌, 1997, (11) : 675.
10. 馮占鳴. 中醫函授通訊, 1990, (1) : 37.
11. 謝旭林. 成都中醫學院學報, 1986, (4) : 37.
12. 丙恒祥等. 中國肛腸病雜誌, 1985, 3 : 21.
13. 裵詩庭. 浙江中醫雜誌, 1987, 1 : 18.
14. 汪新民. 新醫學雜誌, 1976, 1 : 47.
15. 刑玉美等. 陝西中醫, 1984, 3 : 21.

연자

1. 馬忠杰,等. 中草藥, 1995, 26(2) : 81.
2. 苗明三. 食療中藥藥物學,科學出版社, 2001, 451.
3. 張書林. 山西中醫, 1991, 7(5) : 52.

하엽

1. 許臘英. 湖北中醫雜誌, 1996, 18(4) : 42.
2. 解放軍104醫院. 心臟血管疾病, 1976, (1) : 37.
3. 白兆芝等. 山西中醫, 1994, (6) : 45.

산수유

1. 蔣渝. 中藥藥理與臨床, 1989, 5(1) : 36.
2. 李壽森. 中醫雜誌, 1992, 33(11) : 25~26.
3. 安俊義等. 中國中醫急症, 1994, (5) : 214.
4. 周秋蘭. 內蒙古中醫藥, 1997, (3) : 16.
5. 戴握等. 中國中藥雜誌, 1992, 17(5) : 30.
6. 宋麒. 中醫雜誌, 1984, 25(11) : 35.
7. 徐秋云. 中醫雜誌, 1995, (4) : 231.
8. 劉智敏. 新中醫, 1992, (3) : 16.

9. 趙武迮等. 中華微生物學與免疫學雜誌, 1995, 15(5) : 325.
10. 經利彬等. 國立北平研究院生理學研究所中文報告匯刊, 1936, 3(3) : 259.

상표초
1. 柯銘淸. 湖南科學技術出版社, 1982, 186.
2. 齊荔紅等. 福建中醫藥, 1996, (4) : 23.
3. 韓鋒. 實用中西醫結合雜誌, 1994, (6) : 372.
4. 張麗珍. 實用中醫雜誌, 1989, (4) : 40.
5. 黃玉荣等. 中华护理杂志, 1996, 31(10) : 562.

복분자
1. 苗明三. 法定中藥藥理與臨床. 世界圖書出版公司, 1998, 10. 1296.
2. 陳坤華等. 上海免疫學雜誌, 1995, 15(5) : 302.
3. 陳坤華等. 中國中藥雜誌, 1996, 21(9) : 560.
4. 辽宁中医杂志 1990 ; 14(11) : 46.
5. 陕西中医 1991 ; 11(11) : 496.
6. 朱樹森等. 中醫藥學報, 1998, 26(4) : 42.

오적골
1. 唐業建等. 云南中醫中藥雜誌, 1997, (6) : 15.
2. 田成福. 吉林中醫藥, 1987, (5) : 22.
3. 繆寶迎. 陝西中醫, 1986, (2) : 76.
4. 張相賢. 四川中醫, 1987, (1) : 29.
5. 章文亮. 中西醫結合雜誌, 1986, (11) : 665.
6. 朱希均. 遼寧中醫雜誌, 1986, (5) : 29.
7. 李留記等. 浙江中醫雜誌, 1991, (5) : 202.
8. 江蘇中醫雜誌. 1962, (10) : 26.
9. 黃玉英. 中西醫結合雜誌, 1987, (11) : 696.
10. 中醫雜誌. 1955, (10) : 30.
11. 朱賢杰. 中西醫結合雜誌, 1987, (2) : 107.
12. 黃建東. 中醫外治雜誌, 1997, 6(1) : 20.
13. 王恒照. 四川中醫, 1992, (9) : 38.
14. 曾韋華. 湖北中醫雜誌, 1997, 19(3) : 56.
15. 顧洛等. 中國中醫結合雜誌, 1994, 14(2) : 101.
16. 馬清鈞主編. 常用中藥現代與臨床, 天津科技翻譯出版公司, 1995. 692.

부소맥
1. 曾述之等. 中國藥學雜誌, 1989, 24(3) : 149.
2. 李忠主編. 現代臨床中藥. 中國醫藥科學技術出版社, 1994. 237.

마황근
1. 顧關云. 中成藥硏究. 1985, 7(10) : 20.
2. 張和平. 湖北中醫雜誌, 1991, 3: 14.

가자
1. 顧南壽. 江蘇醫藥, 1976, (1) : 57.
2. 于貴濤. 新中醫, 1980, (增刊2) : 23.
3. 張季高. 中西醫結合雜誌, 1988, 8(7) : 442.
4. 趙興周. 遼寧中醫雜誌, 1981, 8(11) : 39.
5. 中國醫學科學院藥物硏究所編. 中藥志. 人民衛生出版社, 1984. 428.
6. 江蘇新醫學院編. 中藥大辭典. 上海科學技術出版社, 1986. 1175.

육두구
1. 國家醫藥管理局中草藥情報中心站編. 植物藥有效成分手册. 人民衛生出版社, 1986.722.
2. 閔知大等. 中草藥通報, 1978, (9) : 7.
3. 劉勇民. 維吾尔藥志, 新疆人民出版社, 1986. 137.
4. 臧堂主編. 中草藥. 中國人民解放軍第1軍醫大學出版社, 1982. 229.

적석지
1. 馬淸鈞主編. 天津科技翻譯出版公司, 1995. 679.
2. 張太山等. 中藥材, 1993, 16(5) : 28.
3. 肖慶慈等. 云南中醫學院學報, 1996, 19(4) : 1.
4. 黎思乾. 遼寧中醫雜誌, 1991, 18(7) : 35.
5. 陳偉等. 中國中藥雜誌, 1991, 16, (1) : 36.

앵속각
1. 蒲興漢. 四川中醫, 1985, 2: 18.
2. 劉廣慶. 中醫外治雜誌, 1995, 4(5) : 20.
3. 陳天賜. 福建中醫藥, 1992, 24(1) : 27.
4. 趙建成等. 河南中醫, 1997, (6) : 358.
5. 劉世忠等. 黑龍江中醫藥, 1992, (2) : 49.
6. 王玉生. 上海中醫藥雜誌, 1991, 9: 10~11.
7. 張友農. 新中醫, 1979, 6: 30.
8. 景其昌. 四川中醫, 1983, 5: 26.
9. 南京藥學院〈中草藥〉編寫組. 中草藥學. 江蘇人民衛生出版社. 1986. 355.
10. 江蘇新醫學院編. 中藥大辭典. 上海科學技術出版社, 1977. 2560.

검실

1. 浙江中医杂志 1987 ; (2) : 65.
2. 新中医 1990 ; 22(12) : 23.
3. 浙江中医杂志 1984 ; (1) : 32.
4. 湖北中医杂志 1990 ; 7(3) : 7.
5. 中原医刊 1990 ; 17(4) : 42.

금앵자

1. 梅德勤等. 中醫雜誌, 1985, 26(6) : 71.
2. 紀光泉. 中國農村醫學, 1990, 18(10) : 38.
3. 曹會卿. 上海中醫藥雜誌, 1981, 10: 24.
4. 瑞安縣仙降公社除害滅病工作隊. 浙江中醫雜誌, 1960, (3) : 126.

과체

1. 孟踐. 吉林中醫藥. 1986, 3: 12.
2. 李紹興. 中華兒科雜誌, 1959, 2: 123解放軍201醫院,醫學資料匯編, 1973, 1: 7.
3. 王浴生等主編. 中藥藥理與應用, 人民衛生出版社, 1983. 203.
4. 李忠主編. 現代臨床中藥. 中國醫藥科技出版社, 1994. 229.
5. 韓德伍等. 中華醫藥雜誌, 1979, 59(4) : 206.
6. 上海市傳染病總院. 新醫藥學雜誌, 1976, 7(9) : 42.

상산

1. 徐小洲. 新醫學雜誌, 1979, 5: 33.
2. 夏斌. 陝西中醫, 1989, 9: 414.
3. 趙燦熙. 同濟醫科大學學報, 1987, 16(5) : 334.
4. 張覃沐. 武漢醫學院學報, 1958, 13(1) : 11.
5. 中國醫學科學院藥用植物資源開發研究所編. 人民衛生出版社, 1982. 515.
6. CA, 1949, 43: 3929h.
7. 張昌紹等, 生理學報, 1956, 20(1) : 30.
8. 江文德. 醫學院學報, 1957, 8(3) : 253.
9. 李廣勛主編. 天津科技飜譯出版社, 1992. 135.

여로

1. 魏淑蓮等. 黑龍江醫刊, 1959, 2(4) : 11.
2. 浦魯言. 中醫雜誌, 1993, 1, 21~22.
3. 〈浙江藥用植物志〉編寫組. 浙江科學技術出版社, 1980, 1549~1551.
4. 裴永良. 浙江中醫雜誌, 1984, 4: 166.
5. 喬成林. 河南中醫, 1989, 1: 41.

명반

1. 李興培. 浙江中醫藥, 1979, (12) : 467.
2. 山東省昌邑縣中草藥研究組. 新中醫, 1976, 4: 36~42.
3. 段鳳舞. 黑龍江中醫藥, 198, 4: 19.
4. 李煥. 山東科學技術出版社. 第1版, 1981: 238.
5. 孟磊等. 中醫雜誌, 1981, 11: 33.
6. 李景順. 上海中醫雜誌, 1984, 9: 20.
7. 李長信. 中西醫結合雜誌, 1984, 4(1) : 26.
8. 明礬液注射療法治療直腸脫垂協作組, 中醫雜誌, 1981, 22(10) : 28.
9. 劉恩卿等. 中西醫結合雜誌, 1986, 6(7) : 421.
10. 楊天開等, 中西醫結合雜誌, 1990, (11) : 659.
11. 于樹林等. 時珍國藥研究, 1997, (3) : 253.
12. 常治元. 山西中醫, 1992, (1) : 40.
13. 雷載權等主編. 中華臨床中藥學. 人民衛生出版社, 1998.
14. 李世祥等. 中醫雜誌, 1991, (2) : 34.
15. 萬瑞欽等. 中西醫結合雜誌, 1989, (11) : 662.
16. 楊唐俊等. 四川中醫, 1988, (5) : 313.
17. 周曉娜等. 新中醫, 1991, (8) : 12.
18. 陳武等. 江西中醫藥, 1981, 1: 1.
19. 毛德華等. 山東中醫雜誌, 1995, (12) : 549.
20. 史兆岐. 中醫雜誌, 1980, 21(7) : 24.
21. 蔣子起. 福建中醫藥, 1960, (5) : 19.
22. 馮金海. 河北中醫, 1987, 9(3) : 23.
23. 李治芳. 湖北中醫雜誌, 1985: 5.
24. 許文英等. 中國中西醫結合雜誌, 1994, (2) : 79.
25. 廣西中醫藥. 1950~1969. 全國醫藥期刊驗方選編, 增刊: 28.
26. 江蘇新醫學院編. 中藥大辭典, 上册, 1986. 680.

대산

1. 任貞女. 黑龍江中醫藥, 1989, (4) : 47.
2. 符世純. 河南中醫, 1992, (5) : 236.
3. 羅昭全等. 四川中醫, 1996, (11) : 26.
4. 高曼玲. 山東醫藥, 1987, (6) : 22.
5. 湯文. 中級醫刊, 1980, (8) : 21.
6. 雷載權等主編, 中華臨床中藥學, 人民衛生出版社, 1998.
7. 張萬城等. 新中醫, 1980, 12(4) : 26.
8. 張久亮. 中國中西醫結合雜誌, 1994, (7) : 478.
9. 姚福寶等. 中醫雜誌, 1991, (4) : 9.
10. 陳祖恩. 四川中醫, 1996, (6) : 48.
11. 新中醫, 1991: (6) : 6.
12. 常蓮芝. 新疆中醫藥, 1985, (2) : 19.
13. 朱家琼. 湖北中醫雜誌, 1992, (6) : 12.

14. 阮育民等. 中西醫結合雜誌, 1990, (4) : 21.

15. 吉林醫藥, 1985, (5) : 24.

16. 劉直. 中國醫院藥學雜誌, 1989, 9(6) : 268.

17. 賈海忠. 中國中醫藥信熄雜誌, 1995, 2(8) : 16.

사상자

1. 陳勇. 湖北中醫雜誌, 1989, 5: 47.

2. 周守祥等. 中西醫結合雜誌, 1990, (3) : 182.

3. 王剛生等. 中國中西醫結合雜誌, 1997, (6) : 373.

4. 王廣見. 新中醫, 1993, (12) : 37.

5. 王中鷗. 陝西中醫, 1990, 11: 499.

6. 張希良. 中醫雜誌, 1980, 8: 77.

7. 江蘇新醫學院編. 中藥大辭典. 上海科學技術出版社, 1986. 2121.

8. 張亞强摘譯. 國外醫學. 中醫中藥分冊, 1996, 18(1) : 45.

9. 陳志春. 中藥通報, 1986, 11(2) : 50.

10. 連其沈. 中藥通報, 1988, 13(9) : 40.

노봉방

1. 金子遠. 中醫研究工作資料匯編 第2輯. 上海科技衛生出版社, 1958: 213.

2. 劉維平. 新中醫, 1996, (5) : 51.

3. 周秦漢. 河南中醫, 1994, (6) : 384.

4. 李天升. 湖北中醫雜誌, 1992, 2: 21.

5. 周鳳梧. 中藥學 第1版 . 山東科技出版社, 1981: 740.

6. 高根德, 等. 上海中醫藥雜誌, 1991: 15~16.

7. 吳小敏等. 天津中醫, 1994, (6) : 30.

8. 嚴序炳等. 中國中西醫結合雜誌, 1995, (6) : 370.

9. 雷載權等主編. 中華臨床中藥學, 人民衛生出版社, 1998. 1952.

10. 李遇春等. 河南中醫, 1994, (3) : 189.

11. 謝之林. 山西中醫, 1992, (2) : 21.

12. 張秀蘭等, 中華皮膚科雜誌, 1997, (1) : 53.

13. 宋天恩. 時珍國藥研究, 1995, (3) : 9.

14. 楊景周. 黑龍江中醫藥雜誌, 1996, 6: 39.

15. 陸洁等. 遼寧中醫雜誌 1987, 5: 28.

16. 浦魯言. 中醫雜誌, 1993, 1: 21.

17. 王錚. 陝西新醫學, 1979, 8(11) : 51.

18. 孟海琴等. 中草藥, 1983, (9) : 21.

19. 李遇春等. 河南中醫, 1994, 14(3) : 48.

20. 江蘇新醫學院編. 中藥大辭典. 上海科學技術出版社, 1986. 2737.

대풍자

1. 馬浩岺. 河南中醫, 1984, 5: 50.

2. 黃文湖. 江西中衣醫藥, 1960: 11: 28.

3. 黃宗勛. 常見中草藥外治療法. 福建科學技術出版社, 第1版, 1986. 109.

4. 陳振生. 福建中醫藥, 1983, 5: 42.

섬수

1. 山東昌濰地區衛生局. 攻克老年慢性氣管支炎資料選編, 1972: 14.

2. 天津市中醫院. 天津醫藥, 1976, 3: 135.

3. 雷載權等主編. 中華臨床中藥學. 人民衛生出版社, 1998, 1574~1582.

4. 徐熾度等. 中華心血管雜誌, 1981, 3: 227.

5. 劉王明等. 中西醫結合雜誌, 1984, 10: 590.

6. 葛漢樞. 新中醫, 1976, 5: 46.

7. 徐向田等. 中國中西醫結合雜誌, 1993, (8) : 473.

8. 劉庄. 中國中西醫結合雜誌, 1996, (12) : 738.

9. 陳其雨等. 實用中醫內科雜誌, 1993, (2) : 26.

10. 北京軍救后勤部衛生部. 醫療衛生技術改新資料選編, 1970: 39.

11. 陳次和. 實用內科雜誌, 1985, 5: 248.

12. 金崗等. 新編中藥藥理與臨床應用, 上海科學技術文獻出版社, 1995. 159.

13. 王墨榮. 南京中醫學院學報, 1989, 4: 17.

14. 蔣庭章. 南京中醫學院學報, 1988, 1: 12.

15. 劉曉東. 北京中醫學院學報. 1990, (3) : 44.

16. 徐林春. 江蘇中醫, 1992, 4: 17.

17. 婁秀岩. 中國中西醫結合雜誌, 1990, (5) : 309.

18. 苗逢亮. 中國中西醫結合雜誌, 1993, (7) : 435.

19. 李銀述. 湖北中醫雜誌, 1991, (1) : 14.

20. 蔣勇華. 臨床皮膚科雜誌, 1986, (3) : 157.

21. 楊澤民. 浙江中醫雜誌, 1985, 9: 403.

22. 張瑜瑤. 南京醫藥, 1986, (3) : 42.

23. 王守忠. 中醫藥研究, 1994, (1) : 26.

24. 金向群. 沈陽藥學院學報, 1989, 6(3) : 204.

25. 南京藥學院〈中草藥學〉編寫組, 中草藥學, 下冊, 1980, 1434.

26. 田普訓. 西安醫科大學學報, 1996, 17(1) : 12.

27. 朱天忠. 浙江中醫雜誌, 1987, 30(12) : 565.

유향

1. 朱爾梅, 等. 中華內科雜誌, 1963, 2: 104.

2. 劉克明. 中醫藥信息報, 1988, 2: 13.

3. 張德山. 河南中醫, 1982, 1: 41.

4. 陳尚書. 湖北中醫雜誌, 1986, (4) : 26.

5. 史載祥, 等. 中醫雜誌, 1979, 12: 30.

6. 張偉生. 新中醫, 1978, 8: 367.

7. 金萬斌. 黑龍江中醫藥, 1988, (2) : 38.

8. 玉林地區軍民科硏小組. 廣西衛生. 1975, 5: 50.

9. 張化南等. 吉林中醫藥, 1989, (3) : 28.

10. 雷載權等主編. 中華臨床中藥學, 人民衛生出版社, 1998.

11. 王乃漢. 河北中醫, 1987, (3) : 45.

12. 唐山市中醫院痔瘻科. 新醫學雜誌, 1974, 7: 40.

13. 廣東省中醫院皮膚科. 新中醫, 1986, (11): 29.

14. 郭繼媛. 河南中醫, 1997, (2) : 121.

15. 張華. 浙江中醫學院學報, 1984, 3: 54.

16. 馮寶麟. 山東科學技術出版社, 1984. 284.

17. 顔正華. 中藥學, 人民衛生出版社, 1991. 986.

비석

1. 曹心如. 上海中醫雜誌, 1958, 2: 18.

2. 王慕鑒. 河南中醫, 1995, (1) : 45.

3. 周鳳翔. 內蒙古中醫學, 1989, (3) : 23.

4. 田素琴等主編. 中華臨床中藥學, 人民衛生出版社, 1998.

5. 雷載權等主編. 中華臨床中藥學, 人民衛生出版社, 1998.

6. 孫鴻德等. 中國中西醫結合雜誌, 1992, (3) : 170.

7. 徐文達. 浙江中醫雜誌, 1986, 3: 133.

웅황

1. 賓海山. 武漢醫學. 1965, 3: 16.

2. 河北新醫大學. 新醫學雜誌, 1971, 2: 427.

3. 李煥. 山東科學技術出版社, 1981, 25.

4. 徐逢春等. 江蘇中醫雜誌, 1965, 5: 37.

5. 潘文光. 浙江中醫雜誌, 1991, 2: 546.

6. 雷載權等主編. 中華臨床中藥學, 人民衛生出版社, 1998.

7. 丁彦軍. 四川中醫, 1992, (11) : 46.

8. 陳欣等. 黑龍江中醫藥, 1992, (5): 13.

9. 徐信言等. 四川中醫, 1988, (7) : 44.

10. 陳詩堂等. 時珍國藥硏究, 1997, (2) : 115.

11. 黃逸玲. 甘肅中醫學院學報, 1997, (3) : 40.

12. 倪宋濤. 實用中西醫結合雜誌, 1995, (2) : 34.

13. 李治國. 河南中醫, 1981, 5: 41.

14. 王知俠等. 陝西中醫, 1986, (9) : 42.

15. 符彦成等. 四川中醫, 1995, (1) : 41.

16. 翼韋東等. 中國中西醫結合雜誌, 1995, (5) : 312.

경분

1. 上海市公費醫療醫院. 上海中醫藥雜誌, 1959, 2: 17.

2. 徐林茂. 江蘇中醫, 1992, 8: 16~17.

3. 胡涇倍. 四川中醫, 1991, (3) : 46.

4. 常敏毅. 實用抗癌驗方. 中國醫藥科技出版社, 1993: 17.

붕사

1. 遼寧中醫雜誌, 1980, (12) : 42.

2. 遼寧中醫雜誌, 1980, (5) : 44.

3. 李文銀. 遼寧中醫雜誌, 1991, (1) : 42.

4. 何少增等. 河南中醫, 1995, (1) : 46.

5. 徐錦池等. 時珍國藥硏究, 1994, 5(4) : 36.

6. 新醫學雜誌, 1971: (增刊) : 39.

7. 俞軍等. 中國中西醫結合雜誌, 1992, 12(11) : 682.

8. 趙富陽等. 河北中醫, 1990, (5) : 8.

반모

1. 王日衛, 等. 遼寧中級醫刊, 1980, 3: 36.

2. 金惠生. 中華外科雜誌, 1959, 10: 1025.

3. 王廣生. 藥學通報, 1980, 5: 23.

4. 强致和等. 中西醫結合雜誌, 1989, 8: 503.

5. 葉長淸. 上海中醫藥雜誌, 1990, 2: 18~19.

6. 湯之明等. 中國中西醫結合雜誌, 1995, (6) : 334.

7. 胡明燦等. 中西醫結合雜誌, 1984, 6: 375.

8. 朱守慶. 時珍國藥硏究, 1992, (4) : 182.

9. 高希斎. 中國中西醫結合雜誌, 1993, (7) : 438.

10. 李文富等. 中醫外治雜誌, 1995, (5) : 5.

11. 王飛等. 中醫藥硏究, 1995, (3) : 32.

12. 金兆玉等. 中華皮膚科雜誌, 1964, 1: 23.

13. 項朝吉. 云南中醫雜誌, 1982, 5: 25.

14. 劉忠恕. 中醫雜誌, 1995, (10) : 508.

15. 李玉珍. 中醫藥硏究, 1993, (6) : 35.

16. 陳升東. 河南中醫, 1990, 3: 23.

17. 劉春甫等. 內蒙古中醫藥, 1993, (1) : 21.

18. 張和平. 中醫外治雜誌, 1997, (2) : 5.

19. 胡明燦, 等. 中西醫結合雜誌, 1984, 6: 375.

20. 施亞平等. 江蘇中醫, 1990, (2) : 36.

21. 王澗. 甘肅中醫, 1996, (1) : 40.

22. 張昌紹. 藥理學. 人民衛生出版社, 1962. 122.

23. 李軍德等. 中成藥, 1992, 14(2) : 40.

장뇌

1. 江蘇皮膚病防治研究所. 皮膚病防治研究通訊, 1972, 1: 24.

2. 楊金文, 等. 時辰國藥硏究, 1993, 1: 11.

3. 陳志敏. 廣東中醫雜誌, 1960, 4: 199.

4. 汪愼安. 江蘇中醫雜誌, 1963, 12: 28.

혈갈

1. 卢文田. 血竭胶囊治疗缺血性心脏病45例观察. 临床荟萃, 2001; 16(12): 562.

2. 王宁波. 现代中西医结合杂志, 2003; 12(12): 1267.

3. 劉學蘭. 云南中醫中藥雜誌, 1997, (4) : 9.

4. 周亨德. 浙江中醫雜誌, 1984, 19(7) : 302.

5. 吳碧星等. 云南中醫中藥雜誌, 1997, (1) : 18.

6. 林兆恒等. 云南中醫中藥雜誌, 1997, (1) : 19.

7. 马哲, 等. 临床医药实践, 2003; 12(5) :376.

8. 刘明媛, 等. 华北煤炭医学院学报, 2002; 4(5): 613.

9. 劉汝平等. 內蒙古中醫藥, 1997, (2) : 29.

10. 吳標等. 河南中醫,1992, (4) : 188.

11. 李石. 云南中醫中藥雜誌, 1997, (1) : 21.

12. 包龍等. 內蒙古中醫藥, 1997, (3) : 33.

마전자

1. 湯新民. 遼寧中醫雜誌, 1986, (4) : 32.

2. 鄭希林等. 遼寧中醫雜誌, 1996, (5) : 232.

3. 裘昌林. 浙江中醫雜誌, 1986, 1: 27.

4. 沙海汶等. 北京中醫學院學報, 1993, (3) : 5.

5. 張華. 湖南中醫雜誌, 1982, 4: 13.

6. 王業榮. 江蘇中醫雜誌, 1986, (1) : 18.

7. 姚洪海等. 山東中醫雜誌, 1985, 1: 21.

8. 何懋生. 浙江中醫雜誌, 1984, 9: 397.

9. 林勝友等. 遼寧中醫雜誌, 1993, (2) : 41.

10. 郭曉庄. 中醫雜誌, 1980, 7: 44.

11. 趙方等. 云南中醫中藥雜誌, 1997, (4) : 26.

12. 吳元秀等. 湖南中醫雜誌, 1996, (2) : 13.

13. 顏新. 上海中醫藥雜誌, 1986, (11) : 29.

14. 李春杰. 浙江中醫雜誌, 1986, (5) : 196.

15. 白文玉. 陝西中醫, 1986, (12) : 549.

16. 褚成炎等. 四川中醫, 1985, 11: 38.

17. 姜兆俊, 等. 山東中醫雜誌, 1985, 2: 16.

18. 吳寶信. 上海中醫藥雜誌, 1986, (7) : 32.

19. 吳近曾. 中醫雜誌, 1986, (9) : 35.

20. 沈陽醫學院. 科學研究資料匯編, 1958, 2: 42.

21. 劉天翼等. 四川中醫, 1995, (12) : 44.

22. 董士鋒. 浙江中醫雜誌, 1980, 10: 436.

23. 陳祖平等. 四川中醫, 1996, (6) : 355.

24. 徐志剛. 新醫學, 1985, 12: 633.

25. 楊忠. 陝西中醫, 1986, 4: 174.

26. 駱國云. 中草藥通訊, 1974, 3: 49.

27. Sollman T. A Manual of pharmalology WB Saunders company. phladelphia and londen, 1957. 241.

28. 中山醫學院. 藥理學. 人民衛生出版社, 1979. 109.

29. 王浴生主編. 中藥藥理與應用. 人民衛生出版社, 1983. 137.

사과락

1. 康白等. 實用中西醫結合雜誌, 1993, 6(4) : 227.

2. 四川中藥志協作編寫組. 四川中藥志. 四川人民出版社, 1980. 76.

참고문헌

1. 김용현, 웰빙 한방차, 한올출판사.
2. 김용현, 한방건강식품, 한올출판사.
3. 苗明三, 食療中藥藥物學, 科學出版社.
4. 王黎 外, 最新中藥藥理與臨床應用, 華夏出版社.
5. 中藥臨床新用, 人民衛生出版社.
6. 全國韓醫科大學 本草學敎授, 本草學, 永林社.
7. 高淥紋, 有毒中藥臨床精要, 學院出版社.
8. 凌一揆 外, 中藥學, 上海科學技術出版社.
9. 張廷模 外, 臨床中藥學, 中國中醫藥出版社.

김용현

◎ 저자약력

· 북경중의약대학교 학사과정 졸업
· 북경중의약대학교 석사과정 졸업
· 북경중의약대학교 박사과정 졸업
· 전 대구대학교 외래교수
· 전 대구한의대학교 외래교수
· 전 대구보건대학교 외래교수
· 전 아시아대학교 외래교수
· 전 김천과학대학교 외래교수
· 현 대구한의대학교 평생교육원 객원교수

◎ 저 서

· 중의학박사가 쓴 의사도 모르는 난치병 치료법, 한올출판사
· 중의학 박사가 쓴 임상한방차, 한올출판사
· 웰빙 한방차, 한올출판사
· 임상경락학, 한올출판사
· 한방건강식품, 한올출판사

신본초학

2014년 1월 10일 초판1쇄 인쇄
2014년 1월 15일 초판1쇄 발행

저 자   김 용 현
펴낸이   임 순 재

펴낸곳   **한올출판사**

등록 제11-403호
[1][2][1]-[8][4][9]
주   소   서울시 마포구 성산동 133-3 한올빌딩 3층
전   화   (02)376-4298(대표)
팩   스   (02)302-8073
홈페이지   www.hanol.co.kr
e - 메 일   hanol@hanol.co.kr
정   가   55,000원